国际经典放射治疗学译著
深圳市"医疗卫生三名工程"项目（SZSM201612063）&
深圳市医学重点学科建设经费（SZXK013）资助

RadiationOncology
for Pediatric CNS Tumors

儿童中枢神经系统肿瘤放射治疗学

原著 [美] Anita Mahajan
[美] Arnold Paulino
主审 王绿化
主译 金 晶 文飞球 陈志坚

中国科学技术出版社
·北 京·

图书在版编目（CIP）数据

儿童中枢神经系统肿瘤放射治疗学 /（美）安妮塔·马哈詹 (Anita Mahajan)，（美）阿诺德·保利诺 (Arnold Paulino) 原著；金晶，文飞球，陈志坚主译．— 北京：中国科学技术出版社，2021.10

书名原文：Radiation Oncology for Pediatric CNS Tumors

ISBN 978-7-5046-9074-6

Ⅰ．①儿… Ⅱ．①安… ②阿… ③金… ④文… ⑤陈… Ⅲ．①小儿疾病—中枢神经系统疾病—肿瘤—放射治疗学 Ⅳ．① R739.405.5

中国版本图书馆 CIP 数据核字 (2021) 第 108802 号

著作权合同登记号：01-2021-2866

策划编辑 靳 婷 孙 超 费秀云
责任编辑 方金林
装帧设计 佳木水轩
责任印制 李晓霖

出　　版 中国科学技术出版社
发　　行 中国科学技术出版社有限公司发行部
地　　址 北京市海淀区中关村南大街 16 号
邮　　编 100081
发行电话 010-62173865
传　　真 010-62179148
网　　址 http://www.cspbooks.com.cn

开　　本 889mm × 1194mm 1/16
字　　数 682 千字
印　　张 32.5
版　　次 2021 年 10 月第 1 版
印　　次 2021 年 10 月第 1 次印刷
印　　刷 天津翔远印刷有限公司
书　　号 ISBN 978-7-5046-9074-6 / R · 2716
定　　价 298.00 元

译者名单

主　审　王绿化

主　译　金　晶　文飞球　陈志坚

译　者（以姓氏笔画为序）

马　俊　马星钢　王　立　文飞球　邓卫娟　龙庆玲
兰凤鸣　冯森泉　任　骅　向孝勇　刘　周　刘　祎
孙　晗　麦惠容　苏　喆　苏晓晔　苏慧萍　李　宁
李济时　李统慧　杨斌让　杨意州　肖南杰　吴式琇
邱春燕　沈　琳　宋建明　张　帆　张　烨　张文珏
陆佳伟　陈冬杰　陈志坚　陈创珍　林　鄞　林志雄
林淑慧　罗德红　金　晶　金柯馨　周姣媚　房松华
赵　岫　胡　镭　钟　晖　姜　威　胥　亮　徐志渊
郭　智　梁　军　彭　苗　蒋菲菲　鲁梦琪　阚志生
廖俊芳　翟田田　潘宏光　穆娅莎

学术秘书　兰凤鸣　麦惠容

内容提要

本书引自世界知名的 Springer 出版社，是一部儿童中枢神经系统肿瘤放射治疗领域的实用参考书。全书分七篇 35 章，包括儿童中枢神经系统常见肿瘤的分类、流行病学、病理、影像诊断、多学科综合治疗等内容。在总结不同类型颅内肿瘤治疗经验的基础上，聚焦儿童中枢神经系统肿瘤放射治疗的实施、放射治疗技术的进步和放射治疗全程管理等内容，帮助读者全面了解儿童中枢神经系统肿瘤放射治疗领域的最新研究进展。本书内容系统、图文并茂，对儿童中枢神经系统肿瘤的诊疗策略及相关研究有很强的指导作用，适合广大儿童肿瘤科及放射治疗科相关医师阅读参考。

中文版序

儿童肿瘤学是肿瘤学的一个重要组成部分，根据中国抗癌协会统计，我国每年约有 3 万新发儿童肿瘤病例，其中 20% 的儿童肿瘤发生于中枢神经系统，这对于大多数以孩子为关注中心的中国家庭来说，其敏感性不言而喻。

本书原著由来自全球各地的儿童肿瘤专家共同编撰而成，详细阐述了儿童中枢神经系统肿瘤在发生、发展、病理、临床和预后等方面的独特特点，突出了儿童中枢神经系统肿瘤多学科综合诊治和个体化治疗的理念，着重介绍了放射治疗在不同颅内肿瘤中的具体实施方案，以及放射治疗全程管理和相关毒性反应的处置。随着精确放射治疗技术和设备的日益更新与发展，我们已经实现了从原先的二维放射治疗时代到如今的容积旋转调强、图像引导放射治疗，以及质子、重离子治疗等的重大转变。全世界的肿瘤放射治疗专家都致力于在提高肿瘤患者生存率的同时最大限度地降低远期不良反应，这对中枢神经系统肿瘤的患儿尤为重要，我们不仅要关注儿童生长发育因素和长期生活质量，还要考虑患儿的骨骼生长、婚姻生育、智力发育及心理健康。

感谢此书的原作者为儿童肿瘤学发展做出的巨大贡献！感谢参与翻译的每一位临床工作者，为此书的顺利出版付出的辛勤劳动！希望本书能为我国儿童肿瘤医务工作者带来更多有益的指导和经验。

中国儿童中枢神经系统肿瘤临床诊治的未来仍面临严峻的挑战，需要大量从事儿童脑肿瘤研究的医师和科研人员共同努力，为罹患肿瘤的儿童和家庭带来更多的希望！

中国医学科学院肿瘤医院深圳医院

译者前言

随着儿童感染性疾病死亡率的下降和先天性畸形治愈率的提高，恶性肿瘤已成为儿童的主要死亡原因之一。在我国，每年约有 3 万名儿童被诊断为恶性肿瘤，发病率正在以每 5 年 5% 的速度上升。其中，中枢神经系统肿瘤的发生率位居儿童所有肿瘤发病的第 2 位，仅次于白血病，是儿童最常见的实体性肿瘤。与成人肿瘤相比，儿童肿瘤有其自身独特的属性，如肿瘤生长快、病情进展迅速、恶性程度较高、治疗后并发症多等。因此，儿童恶性肿瘤的发生虽然只有成人的 1/10，但却对患儿及其家庭造成极大的危害，也给整个社会带来沉重负担。

在普通百姓眼里，恶性肿瘤是不治之症，而发生于儿童的恶性肿瘤更是不可治愈的，因经济原因、社会偏见和专业认知水平不足，导致相当多的患儿被放弃治疗。然而，事实上儿童肿瘤的临床治愈率显著高于成人，经过合理规范的综合治疗，50%～70% 的儿童肿瘤患者是完全有可能根治的。

儿童中枢神经系统肿瘤的治疗需要神经外科、放射治疗科、肿瘤内科和儿科等多学科协作诊治。随着中枢神经系统肿瘤分类的细化，国际上对患儿的治疗原则也达成了共识，根据不同的颅内肿瘤，采用“经典手术—放射治疗—化学治疗”的综合治疗，辅以靶向治疗的个体化治疗模式。放射治疗在儿童中枢神经系统肿瘤的治疗中有着特殊意义，也是一项不可替代的重要手段，随着放射治疗技术的发展，特别是质子、重离子等高新放射治疗技术的应用，其在临床工作中的地位越来越重要。针对国内缺少儿童肿瘤放射治疗学相关著作，我们翻译了 *Radiation Oncology for Pediatric CNS Tumors* 一书，以期为我国的儿科放射治疗专家提供有用的参考，进一步改善我国中枢神经系统肿瘤患儿的生存率，同时降低治疗所致的近期和远期毒性反应。

本书的翻译历时半年多，感谢中国医学科学院肿瘤医院深圳医院放射治疗科团队，感谢参译的中国医学科学院肿瘤医院深圳医院、深圳市儿童医院、香港大学深圳医院、汕头大学医学院附属肿瘤医院各位临床医师在繁重的工作之余，花费大量的时间和精力完成了出色的翻译和审校工作。

特别感谢中国医学科学院肿瘤医院深圳医院放射肿瘤学学科带头人王绿化教授对本书翻译工作的支持和指导。感谢深圳市儿童医院肿瘤科麦惠容副教授和中国医学科学院肿瘤医院深圳医院放射治疗科兰凤鸣医生的组织协调工作。

中国医学科学院肿瘤医院深圳医院

深圳市儿童医院

中国医学科学院肿瘤医院深圳医院

原书前言

在美国，脑部肿瘤占儿童新发肿瘤病例的 20%，占儿童肿瘤死亡率的 30%。当前数据表明，在小于 19 岁的中枢神经系统肿瘤患者当中，有 70%～75% 的患者能够长期存活。放射治疗一直是儿童中枢神经系统肿瘤多学科综合治疗中的关键组成部分。简单的放射治疗技术时代已经一去不复返，比如我们现在不会在颅内生殖细胞瘤中应用“放射诊断”的治疗方法或在全脑全脊髓放射治疗中应用类似于“单一野”的照射技术。技术的不断进步和医生对诊断、影像和放射治疗的深入理解都会影响对患者的治疗决策。本书整合了放射治疗在儿童中枢神经系统肿瘤中的一系列进展。

本书分为四个部分：①基本原则；②特定疾病部分；③放射治疗的实施；④放射治疗的毒性反应和临床处置。基本原则包括颅内肿瘤的流行病学，以及除放射治疗外的各学科在中枢神经系统肿瘤治疗中的重要作用。特定疾病部分讨论了胚胎型肿瘤、胶质细胞瘤、生殖细胞瘤，以及其他类型的各种颅内肿瘤。儿童放射治疗实施部分涵盖了各种治疗技术，包括麻醉、全脑全脊髓照射、质子治疗和低分割放射治疗的应用。最后一篇则探讨了与视力、听力、内分泌和认知功能有关的各种放射治疗毒性反应和相应的临床处置方法。

让我们感到非常幸运的是，参与此书编著的作者都是儿童肿瘤放射治疗领域的专家，许多作者来自美国，也有来自德国、法国、英国、爱尔兰、日本、韩国、加拿大和巴西等全球各个国家的代表。

希望本书能为整个儿童肿瘤学提供有用的信息和指导，并作为放射肿瘤学的重要教育资源和工具书。我们同样希望本书能为我们继续提高对儿童中枢神经系统肿瘤的认知奠定坚实的基础。

Anita Mahajan

Rochester, USA

Arnold Paulino

Houston, USA

目 录

第一篇 基本原则

第二篇 胚胎性脑瘤

第三篇 胶 质 瘤

第四篇 生殖细胞瘤

第五篇 其他肿瘤

第六篇　放射治疗实践

第七篇　放射治疗毒性及处理

第一篇

基本原则

Basic Principles

第1章 儿童脑瘤的流行病学
Epidemiology of Childhood Brain Tumors

Philip J. Lupo　Surya P. Rednam　Murali Chintagumpala　**著**
蒋菲菲　刘　祎　**译**
麦惠容　文飞球　**校**

摘　要

儿童脑瘤是儿童最常见的实体肿瘤。在过去的几十年里，儿童脑瘤在治疗手段上的显著提高使其预后得到改善，但发病率和死亡率仍然很高。小儿脑瘤在临床和生物学上的特点都与成人脑肿瘤不同。我们对儿童脑瘤的危险因素的认识仍然局限于少数头、颈部的放射线影像学结果，以及研究较为透彻的遗传性肿瘤易感综合征。在本章中，我们回顾了儿童脑肿瘤的描述性和分析性流行病学，包括辐射暴露的作用，已确定的遗传性肿瘤易感综合征，以及其他可疑的危险因素。

一、概述

在美国和加拿大，脑瘤是导致0—19岁癌症死亡的主要原因（Curtin等，2016）。此外，脑瘤是婴儿和儿童癌症相关发病率的一个重要来源。考虑到儿童脑肿瘤的相对较高的发病率和欠佳的治疗效果，确定其病因是重要的。流行病学通过描述性和分析性两种研究方式帮助我们了解儿童脑瘤的病因。描述性研究揭示了脑肿瘤的发病率，以及与组织学亚型和人口统计学特征相关的死亡率和生存率，而分析性研究通过比较有无脑瘤典型特征（队列研究）及有无脑瘤病史（病例对照研究）的患者的患病风险，来识别和评估各种可能的危险因素，包括辐射暴露和遗传性肿瘤易感性综合征。除了流行病学分析研究，肿瘤分子分型可以帮助我们更深入地了解肿瘤基因在疾病进展方面的作用及其对放化疗的敏感性的影响。我们希望从流行病学和肿瘤生物学研究中获得的知识能够改善对儿童脑瘤的风险评估和建立早期肿瘤识别的方法，并最终制定个体化的防治策略。

二、描述性流行病学

脑肿瘤组织学亚型已超过 100 种，每个亚型的发病率因年龄、地理、性别和种族等因素而异。例如，儿童脑瘤发病率因国家而异，为 1.12～5.14/10 万（表 1–1）（Johnson 等，2014）。总的来说，儿童脑瘤在男性中更为常见，尽管这可能因组织学亚型而不同。在美国，非西班牙裔白人和亚太岛民的发病率高于西班牙裔或非西班牙裔黑种人。然而，应该注意的是，发病率和生存期的差异可能与不同的肿瘤登记中心的病例诊断方法的差异有关。此外，肿瘤登记处对良性脑瘤的确定性存在差异。例如，在 2004 年以前美国法规并不要求对非恶性肿瘤进行登记，然而各肿瘤登记中心的登记要求包括所有良性、恶性脑瘤和其他中枢神经系统（CNS）肿瘤在内的数据。因此，在分析特定的组织病理学亚型及与比较统计数据的信息时，必须考虑上述的局限性。

（一）胶质瘤

神经胶质瘤起源于神经胶质细胞，是儿童脑肿瘤中最常见的一类（Bauchet 等，2009）。发病率（表 1–1）和生存率（表 1–2）因部位和组织学亚型的不同而有显著差异。儿童最常见的胶质瘤是毛细胞型星形细胞瘤。

表 1–1　不同组织学和地区的儿童脑瘤发病率（每 10 万人）

组织亚型	地区和参考文献	年份（年）	发病率（95% CI）
所有类型脑瘤	欧洲（Peris–Bonet 等，2006）	1988—1997	2.99
	美国（Ostrom 等，2013）	2006—2010	5.26（5.19～5.33）
	日本（Makino 等，2010）	1989—2008	3.61
	科威特（Katchy 等，2013）	1995—2011	1.12
	丹麦、芬兰、挪威、瑞典（Schmidt 等，2011）	1985—2006	4.20
毛细胞型星形细胞瘤	美国（Ostrom 等，2013）	2006—2010	0.90（0.87～0.93）
	英国（Arora 等，2009）	1995—2003	0.75

（续表）

组织亚型	地区和参考文献	年份（年）	发病率（95% CI）
星形细胞瘤	欧洲（Peris-Bonet 等，2006）	1988—1997	1.18
	日本（Makino 等，2010）	1989—2008	1.32
	丹麦、芬兰、挪威、瑞典（Schmidt 等，2011）	1985—2006	1.79
室管膜瘤	欧洲（Peris-Bonet 等，2006）	1988—1997	0.34
	美国（Ostrom 等，2013）	2006—2010	0.28（0.26～0.30）
	日本（Makino 等，2010）	1989—2008	0.15
	丹麦、芬兰、挪威、瑞典（Schmidt 等，2011）	1985—2006	0.42
	英国（Arora 等，2009）	1995—2003	0.25
胚胎性肿瘤	美国（Ostrom 等，2013）	2006—2010	0.80（0.77～0.84）
	丹麦、芬兰、挪威、瑞典（Schmidt 等，2011）	1985—2006	0.73
	英国（Arora 等，2009）	1995—2003	0.28
原始神经外胚叶肿瘤(*PNET*)	奥地利（Woehrer 等，2010）	1996—2006	0.21（0.15～0.30）
	英国（Arora 等，2009）	1995—2003	0.08
髓母细胞瘤	日本（Makino 等，2010）	1989—2008	0.37
	奥地利（Woehrer 等，2010）	1996—2006	0.58（0.16～0.71）
	英国（Arora 等，2009）	1995—2003	0.20
非典型畸胎样/横纹肌样肿瘤(*AT/RT*)	奥地利（Woehrer 等，2010）	1996—2006	0.14
	美国（Ostrom 等，2013）	2006—2010	0.11（0.10～0.12）

1. 毛细胞型星形细胞瘤

毛细胞型星形细胞瘤（WHO Ⅰ级）是最常见的儿童期脑瘤，约占儿童 CNS 肿瘤的 17%（Ostroma 等，2013）。其发病率为 0.7～0.9/10 万（表 1-1）。然而这些肿瘤级别低，很少会发展为高级别恶性肿瘤（Fisher 等，2008；Stokland 等，2010）。总体 5 年生存率高达 97%（表 1-2）（Ostroma 等，2013）。

2. 高级别胶质瘤

高级别胶质瘤占儿童脑肿瘤的 7%～11%，其中最常见的高级别胶质瘤为间变性星形细胞瘤和胶质母细胞瘤。总体而言，高级别胶质瘤（WHO Ⅲ和Ⅳ级）较少见，间变性星形细胞瘤和

表 1-2　不同组织学和地区儿童脑瘤的 5 年生存率

组织亚型	地区和参考文献	年份（年）	5 年生存率（95% CI）
所有类型脑瘤	欧洲（Peris-Bonet 等，2006）	1988—1997	61.0（60.0～62.0）
	美国（Ostrom 等，2013）	2006—2010	72.3（71.2～73.3）
	瑞典（Lannering 等，2009）	1984—2005	76.0
室管膜瘤	欧洲（Peris-Bonet 等，2006）	1988—1997	53.0（49.0～57.0）
	美国（Ostrom 等，2013）	1995—2010	72.2（67.9～76.1）
	瑞典（Lannering 等，2009）	1984—2005	72.0
星形细胞瘤	欧洲（Peris-Bonet 等，2006）	1988—1997	75.0（73.0～76.0）
	瑞典（Lannering 等，2009）	1984—2005	84.0
毛细胞型星形细胞瘤	美国（Ostrom 等，2013）	2006—2010	97.2（96.3～98.0）
胚胎性肿瘤	美国（Ostrom 等，2013）	1995—2010	62.1（59.6～64.5）
原始神经外胚叶肿瘤 (*PNET*)	欧洲（Peris-Bonet 等，2006）	1988—1997	49.0（46.0～51.0）
	美国（Ostrom 等，2013）	1995—2010	49.5（45.3～53.6）
	瑞典（Lannering 等，2009）	1984—2005	47.0
髓母细胞瘤	美国（Ostrom 等，2013）	1995—2010	71.1（68.5～73.5）
	瑞典（Lannering 等，2009）	1984—2005	63.0
非典型畸胎样 / 横纹肌样肿瘤 (*AT/RT*)	美国（Ostrom 等，2013）	1995—2010	28.0（20.7～35.7）

胶质母细胞瘤发病率分别为 8% 和 14%（Ostroma 等，2013）。高级别胶质瘤 5 年生存率非常低，通常小于 30%（Johnson 等，2014）。

3. 脑干胶质瘤

脑干肿瘤约占儿童脑肿瘤的 10%，它在生物学、自然病程和预后方面差异很大。脑干肿瘤中最常见的是弥漫性内生性脑桥胶质瘤（DIPG）（Freeman 和 Farmer，1998）。确诊为 DIPG 的患者生存率非常低，超过 90% 的病例在 2 年内死亡（Hargrave 等，2006）。这些肿瘤很少进行活检，而是通过影像学诊断，因此，通过癌症登记处的数据很难评估其实际发病率（Hargrave 等，2006）。

（二）胚胎性肿瘤

胚胎性肿瘤被认为起源于出生后残存在中枢神经系统的被破坏的胚胎细胞。胚胎肿瘤有三种主要类型包括髓母细胞瘤、原始神经外胚叶肿瘤和非典型畸胎样 / 横纹肌样瘤，它们在发病年龄和生存率方面存在明显差异（Louis 等，2007）。

1. 髓母细胞瘤

髓母细胞瘤是胚胎性脑瘤中最常见的一种，年发病率为 0.20～0.58/10 万。近期数据显示，0—1 岁、1—9 岁、10—19 岁儿童 1 年生存率分别为 52%、90% 和 92%（Smoll，2012）。分子学分析确定了四个髓母细胞瘤亚型，它们与生存率密切相关（Rutkowski 等，2010）。目前还没有关于人群亚型特异性生存率的研究报道，在一项国际性 Meta 分析中，携带 WNT 的肿瘤儿童 10 年总体生存率可达 95%，携带音猬因子（sonic hedgehog，SHH）、第 3 组及第 4 组的患儿 10 年生存率分别为 51%、50% 和 32%（Kool 等，2012）。

2. 原始神经外胚叶肿瘤（PNET）

PNET 发病率位居胚胎性肿瘤的第二位，年发病率为 0.08～0.21/10 万。PNET 的生存率似乎随着发病年龄的增加而提高，例如，0—1 岁、1—9 岁、10—19 岁的 1 年生存率分别为 31%、88% 和 95%（Smoll，2012）。鉴于 PNET 和髓母细胞瘤具有相似的组织学特征，1993 年世界卫生组织制定了基于病灶部位的分类标准，具体来说，幕上的胚胎性肿瘤被认为是 PNET，而幕下肿瘤被认为是髓母细胞瘤。随着肿瘤分类学的逐步发展，PNET 不再被认为是一种疾病，事实上，它有几个亚型，而准确的分类仍然具有挑战性（Pfister 等，2010）。

3. 非典型畸胎样 / 横纹肌样肿瘤（AT/RT）

AT/RT 是一种罕见的 CNS 胚胎性肿瘤，好发于 3 岁以下儿童。年发生率为 0.07～0.14/10 万（Johnson 等，2014；Woehrer 等，2010），虽然生存率随发病年龄有所提高，预后通常很差（Hilden 等，2004；Lafay-Cousin 等，2012；von Hoff 等，2011；Woehrer 等，2010）。总的来说，中位生存时间通常是 6～18 个月（Athale 等，2009；Lafay-Cousin 等，2012；Lee 等，2012；von Hoff 等，2011）。AT/RT 通常在男性（Heck 等，2013；Lafay-Cousin 等，2012）和非西班牙裔白人（Bishop 等，2012）中更为常见。直到 2005 年，系统的 AT/RT 诊断方法才普遍建立起来，在此之前，这些肿瘤经常被误诊为髓母细胞瘤或 PNET（Woehrer 等，2010）。

（三）其他脑瘤

1. 脉络丛癌

脉络丛癌在儿童脑瘤中只占很小的比例（1%～4%），大多数（70%）发生于 1 岁以内，5

年生存率低于 30%（Johnson 等，2014）。

2. 室管膜瘤

室管膜瘤约占儿童期脑瘤的 10%，90% 以上发生于颅内。0—7 岁发病率最高，相对 5 年总生存率为 82%（Johnson 等，2014），此外，男性比女性似乎更容易罹患室管膜瘤（Johnson 等，2014）。

3. 颅咽管瘤

虽然颅咽管瘤占儿童期脑瘤的 6%～9%，但很少发生于婴儿，实际上，它的发病高峰年龄为 8—10 岁。最近通过监测、流行病学和预后（SEER）计划的数据进行的一项评估显示，其 1 年生存率＞ 90%，但高达 75% 的患儿存在严重的并发症，包括下丘脑肥胖等（Hoffmann 等，2015）。

4. 生殖细胞瘤

生殖细胞肿瘤是一种混合的脑肿瘤，根据组织学和免疫组织化学特征进行分类。WHO 分类出多种不同类型的生殖细胞肿瘤，从纯生殖细胞瘤、成熟畸胎瘤到各种高度侵袭性的非生殖细胞性生殖细胞瘤。这些肿瘤的发病率相对较低，为 0.051/10 万，但因地域而异（如一些亚洲国家的发病率高于美国）（de Robels 等，2014c）。

三、分析性流行病学

（一）环境危险因素

1. 辐射暴露

为治疗癌症或其他疾病而对头部和颈部进行大剂量辐照是儿童脑瘤的一个确定的危险因素（Kleinerman，2006）。在接受 CNS 预防性放射治疗（通常累积剂量为 25Gy，目前已不再是现代治疗的一部分）患儿中，急性淋巴细胞白血病的颅脑放射治疗与罹患脑肿瘤（胶质瘤、PNET）的高风险有关（Ohgaki 和 Kleihues，2005）。此外，治疗儿童头癣时，暴露于低剂量电离辐射与良性脑膜瘤和恶性脑肿瘤有关（Sadetzki 等，2005）。据估计，放射治疗后出现的脑肿瘤的潜伏期为 7～9 年，对于更早年龄诊断的患儿该风险更高（Ohgaki 和 Kleihues，2005）。几十年来，人们也广泛接受子宫内小到中度剂量诊断性辐射暴露的剂量依赖性与儿童癌症风险（包括脑瘤）增加相关（Streffer 等，2003）。

(1) 电离辐射：一项使用儿童癌症生存者研究数据的报道称，第一次诊断原发性 CNS 肿瘤儿童，在接受放射治疗后发生后续 CNS 肿瘤的可能性高出 7 倍（Neglia 等，2006）。关于诊断性X线照射和儿童脑瘤风险的证据尚不完全确定。例如，在一项研究中指出，虽然那些在新生儿时期接触诊断性X线的患儿发生儿童脑瘤的可能性高出2倍，但它们之间的关系无统计学差异（Mellemkjaer 等，2006）。瑞典的一项研究调查了1975—1984年出生的人群，对其产前腹部辐射暴露与儿童脑肿瘤之间的关系进行研究，虽然总体罹患脑瘤的风险没有增加，但暴露于产前腹部辐射的个体发生PNET的可能性是其他个体的2倍（Stalberg 等，2007）。最近在美国进行的一项研究中，母亲报告产后暴露于诊断性X线与儿童髓母细胞瘤或PNET无关（Khan 等，2010）。

(2) 非电离辐射：非电离辐射的来源包括射频/微波（如手机、调幅及调频收音机、电视、微波炉）和极低频磁场（如电源线、电线），目前已展开对它们在儿童脑瘤风险中作用的研究。国际癌症研究机构（Internationa Agency for Cancer Research，2014）已将这些接触物质归类为可能致癌物质。然而，流行病学研究表明，非电离辐射暴露与儿童脑肿瘤之间没有显著的正相关性（Johnson 等，2014）。

2. 其他的环境危险因素

虽然已经有几项关于儿童脑肿瘤的流行病学研究，但几乎没有确定的危险因素。此外，这些研究中很少有导致采取预防策略的。最近的一项综述得出结论，儿童脑瘤危险因素的最有力证据是遗传性肿瘤易感综合征和治疗性电离辐射（Johnson 等，2014）。虽然包括父母年龄、出生缺陷和杀虫剂在内的一些风险因素有暗示性证据，但包括母亲用药史和怀孕期间父母职业暴露在内的其他因素只有微弱或不充分的证据（Johnson 等，2014）。

（二）遗传因素

1. 遗传性肿瘤易感综合征

高达10%的儿童肿瘤是在一系列详细描述的遗传性肿瘤易感综合征（HCPS）的背景下发生的（Strahm 和 Malkin，2006）。患有这些罕见疾病的个体罹患恶性肿瘤的风险大大增加，是普通人群的10～100倍。一些线索可提示这些疾病的存在。一个个体可能患有一种特定的肿瘤（或亚型），这通常与遗传易感性有关（如视神经通路胶质瘤伴神经纤维瘤病1型）（Listernick 等，2007）。与一般人群相比，罹患遗传性肿瘤易感综合征的患者肿瘤的发病年龄更年轻化（如儿童脑膜瘤和神经纤维瘤病2型）（Evans 等，1999、2005；Thuijs 等，2012）。家族史、临床特征、某些特定的实验室检查或影像学异常可能提示HCPS的存在。同一个体可发生多种原发肿瘤。全面的家系调查也可能发起遗传评估，要么是由于一个亲属被诊断为遗传性肿瘤易感综合征，要么是由于家系中明显的临床病史的提示。

HCPS与儿童脑肿瘤风险增加相关（表1–3），根据其遗传模式可分为常染色体显性遗传或常染色体隐性遗传。常染色体显性综合征可进一步细分为神经皮肤病、涉及脑肿瘤风险升高的家族性结肠癌综合征（如 Turcot 综合征），以及仅具有肿瘤特征的情况。常染色体隐性综合征的潜在缺陷是 DNA 修复受损，这与儿童脑肿瘤的易感性增加有关。本文将在下表中列出每一种综合征的例子（扩展列表见表 1–3）。

表 1–3　儿童脑瘤相关的遗传性肿瘤易感综合征

综合征	独有的临床特征	脑肿瘤
常染色体显性遗传		
神经皮肤疾病		
神经纤维瘤病 1 型（Fisher 等 2012；Hirbe 和 Gutmann，2014；Listernick 等，2007）	• 皮肤：咖啡牛奶斑、腋窝及腹股沟雀斑、神经纤维瘤 • 其他：虹膜色素缺陷瘤和血管病变	• 视神经通路胶质瘤 • 其他低级的神经胶质瘤
神经纤维瘤病 2 型（Baser 等，2000；Lloyd 和 Evans，2013）	• 皮肤：咖啡牛奶斑（少） • 眼科：晶状体后囊下混浊、视网膜前膜	• 双侧前庭神经鞘瘤 • 施万细胞瘤 • 其他神经鞘瘤 • 脑膜瘤 • 室管膜瘤
结节硬化症（Northrup 和 Krueger，2013）	• 神经：惊厥、皮质结节、脑室管膜下结节 • 皮肤：面部纤维血管瘤、色素脱失斑、鲨革斑 • 其他：肾血管肌脂肪瘤、心脏横纹肌瘤、视网膜错构瘤	• 室管膜下巨细胞星形细胞瘤（SEGA）
von Hippel–Lindau 病（Lonser 等，2014；Maher 等，2011）	• 肿瘤：嗜铬细胞瘤、肾细胞癌、腹部内脏器官的肿瘤和囊肿 • 其他：视网膜血管瘤	• 小脑血管母细胞瘤 • 脊髓血管母细胞瘤
痣样基底细胞癌综合征（Gorlin Syndrome）（Amlashi 等，2003；Cowan 等，1997；Evans 等，2010；Lam 等，2013；Sartip 等，2013）	• 皮肤：基底细胞痣 / 癌、掌 / 足底凹陷 • 骨骼：巨颅、额顶骨隆起、肋骨裂、脊椎畸形、牙源性颌骨囊肿	• 髓母细胞瘤
家族性结肠癌（Turcot）		
错配修复基因相关（Barrow 等，2009；Jasperson 等，2010；Therkildsen 等，2015）	• 肿瘤：胃肠癌、肝胆癌、子宫癌、卵巢癌、输尿管癌	• 胶质母细胞瘤 • 多形性细胞瘤 • 其他神经胶质瘤
APC 相关（Attard 等，2007；Jasperson 等，2010）	• 肿瘤：胃肠道癌、甲状腺癌、硬纤维瘤、骨瘤 • 其他：先天性视网膜色素上皮肥大	• 髓母细胞瘤

（续表）

综合征	独有的临床特征	脑肿瘤
特有的肿瘤易感性		
Li–Fraumeni 综合征（Chompret 等, 2000; Gonzalez 等, 2009; Heymann 等, 2010; Hisada 等, 1998; Limacher 等, 2001; Olivier 等, 2003; Ruijs 等, 2010; Tabori 等, 2010）	• 肿瘤：肉瘤、乳腺癌、白血病、淋巴瘤、肾上腺皮质癌	• 高级别胶质瘤 • 脉络丛癌 • 髓母细胞瘤
横纹肌样瘤易感综合征（Bourdeaut 等, 2011; Eaton 等, 2011）	• 肿瘤：肾及肾外横纹肌样肿瘤	• 非典型畸胎 / 横纹肌样瘤（AT/RT）
多发性内分泌肿瘤 1 型（Cuny 等, 2013; Stratakis 等, 2010）	• 肿瘤：甲状旁腺肿瘤、胃肠胰道高分化内分泌肿瘤、类癌、肾上腺皮质肿瘤	• 垂体瘤（最常见的是泌乳素瘤）
DICER1 综合征（de Kock 等, 2014a, b; Schultz 等, 2014）	• 肿瘤：胸膜肺母细胞瘤、多结节性甲状腺肿、分化型甲状腺癌、血清间质细胞瘤（睾丸支持 – 睾丸型间质细胞瘤）、囊性肾瘤、子宫横纹肌肉瘤	• 垂体胚细胞瘤 • 松果体母细胞瘤
其他情况		
Rubinstein–Tabyi 综合征（Bourdeaut 等, 2014; Milani 等, 2015）	• 骨骼：小头畸形、特殊面容、宽或成角拇指及踇趾 • 其他：先天性心脏病与智力障碍	• 髓母细胞瘤
常染色隐性遗传		
体质错配修复缺陷综合征（Bakry 等, 2014）	• 皮肤：咖啡牛奶斑 • 肿瘤：白血病、淋巴瘤、胃肠肿瘤	• 高级别的胶质瘤
范可尼贫血（Dewire 等, 2009; Eiler 等, 2008; Pollard 和 Gatti, 2009; Rizk 等, 2013）	• 血液系统：骨髓衰竭 • 肌肉骨骼系统：小头畸形、拇指或桡骨畸形 • 肿瘤：白血病、骨髓增生异常综合征、鳞状细胞癌、宫颈癌 • 其他：皮肤色素异常和肾畸形	• 髓母细胞瘤

(1) 神经皮肤疾病：神经纤维瘤病 1 型（*NF1* 基因）在 2500～3000 人中出现 1 例，可伴有肿瘤性和非肿瘤性特征，包括多发性咖啡牛奶斑、腋窝和腹股沟雀斑、皮肤神经纤维瘤及虹膜色素缺陷瘤（Lisch 结节）。有 15%～20% 的患者出现视神经通路胶质瘤（OPG）（Fisher 等, 2012）。当 OPG 出现进展时（这种情况通常发生在 6 岁以下的儿童），可能会出现严重的视力损害（约 1/3 的 OPG 患者）。此外，在其他部位发生胶质瘤的风险也很大，主要为低级别的胶质瘤。放射治疗被认为是非 NF1 患者的 OPG 的最终治疗方法，尤其是对年龄较大的儿童，放射治疗

造成明显神经认知影响的风险较低。然而，由于继发恶性肿瘤及放射诱导血管病变的风险，在 NF1 中 OPG 患者中通常需要避免使用放射治疗（Listernick 等，2007）。

痣样基底细胞癌（或称 Gorlin）综合征（*PTCHI* 和 *SUFU* 基因）是一种罕见的疾病，约每 3 万人中有 1 例（Evans 等，2010）。典型的临床特征通常出现在青少年或青年，包括颌骨角化囊肿和基底细胞癌（Lam 等，2013）。在儿童时期，若出现以下独特的颅骨特征，如巨头畸形、额顶骨肿块、粗糙的外表和皮肤（如多基底细胞痣和掌 / 足底小坑），需考虑本病可能。且约 5% 的儿童在出生后前几年发生髓母细胞瘤，通常为纤维增生亚型（Amlashi 等，2003；Cowan 等，1997）。痣样基底细胞癌患者接受放射治疗时，需仔细权衡放射治疗疗效与放射区域短期内发展为大量基底细胞癌的高风险及继发其他恶性肿瘤的可能性（如脑膜瘤）（Sartip 等，2013）。

(2) 特科特综合征（Turcot syndrome）：特科特综合征的特点是在家族性结肠癌综合征的背景下发生脑肿瘤。在这些罕见的情况下，儿童脑瘤可能与 *APC* 基因种系突变导致家族性腺瘤性息肉病（FAP）、突变错配修复（MMR）基因（*MSH2*、*MLH1*、*MSH6*、*PMS2*）导致遗传性非息肉病性结肠癌（HNPCC，杂合的 MMR 基因突变）、体质错配修复缺陷综合征（CMMRD、双等位基因 MMR 突变及常染色体隐性遗传）有关（Bakry 等，2014；Hamilton 等，1995）。构成性 *APC* 基因突变（FAP）导致的髓母细胞瘤的风险显著高于一般人群，但仍低于 1%（Attard 等，2007）。杂合子 MMR 基因突变（HNPCC）与罹患胶质母细胞瘤（GBM）有关，估计终生风险率为 1%～3%（Barrow 等，2009；Therkildsen 等，2015）。这些 GBM 通常发生在成年人（高峰在 40—50 岁），但儿童病例也有报道。在没有家族史的情况下，脑肿瘤可能是这些综合征的最早的提示，而其他特征后来才会出现。CMMRD 患者，根据其咖啡牛奶斑，最初可能被怀疑为 NF1（Bakry 等，2014）。他们在儿童早期罹患恶性肿瘤的风险很高，尤其是白血病、淋巴瘤、胃肠道癌和脑瘤。1/3～1/2 的患者会发生脑瘤，并且以高级别神经胶质瘤为主。对于各种类型的特科特综合征，缺乏放射治疗毒性的相关信息。

2. 仅具有肿瘤学特征的疾病

Li–Fraumeni 综合征（LFS）（*TP53* 基因突变）是一种罕见的疾病，与一生中发生各种不同肿瘤的高风险相关。*TP53* 基因突变的人群中，约 73% 的男性和几乎 100% 的女性罹患肿瘤（Chompret 等，2000），包括软组织肉瘤、骨肉瘤、脑肿瘤、绝经前乳腺癌、白血病和肾上腺皮质癌，这些肿瘤几乎占所有 LFS 相关恶性肿瘤的 3/4（Gonzalez 等，2009；Olivier 等，2003；Ruijs 等，2010）。脑肿瘤诊断的中位年龄为 16 岁。LFS 患儿的罹患原发脑肿瘤的风险为高级别胶质瘤、脉络丛癌（CPC）和髓母细胞瘤（Olivier 等，2003；Tabori 等，2010）。由于 CPC 与 *TP53* 胚系突变之间有很强的相关性，因此在所有这些患者中都应考虑进行遗传评估（Tabori 等，

2010)。在基线水平上，LFS 患者有发生多种原发癌的显著风险。人们普遍认为，辐射暴露会增加这种风险，这一点已被广泛接受，尽管辐射暴露尚未得到很好的量化（Heymann 等，2010；Hisada 等，1998；Limacher 等，2001)。标准的做法是必要时进行放射治疗，在可能的情况下限制放射治疗区域及剂量。

3. 遗传性肿瘤易感综合征总结

多种 HCPS 与儿童脑瘤肿瘤风险显著相关。在这一领域持续存在的挑战是如何通过更好地建立基因型—表现型相关性、识别遗传修饰因子和环境影响，来进一步提高我们对与这些疾病相关风险的了解。此外，迫切需要为这些高危儿童制定和（或）实施适当的筛查和预防策略。

结　论

很可能在不久的将来，在了解儿童脑肿瘤病因学方面的最大收获来自“组学”研究，这些研究旨在了解先天性和外源性因素对肿瘤易感性的影响。同时，识别遗传和环境因素之间的相互作用、开展综合胚系和体细胞肿瘤数据的研究，以确定胚系变异如何影响肿瘤突变谱和预后也很重要。由于癌症是儿童死亡的主要原因，而儿童脑肿瘤在儿童癌症中死亡率最高（Ward 等，2014)，因此，为了在这些领域取得进展，从大量儿童脑瘤病例中系统收集临床标记生物样本（包括肿瘤和正常标本）应成为国际社会优先考虑的资源投入。

参考文献

[1] Amlashi SF, Riffaud L, Brassier G, Morandi X (2003) Nevoid basal cell carcinoma syndrome: relation with desmoplastic medulloblastoma in infancy. A population-based study and review of the literature. Cancer 98:618–624

[2] Arora RS, Alston RD, Eden TO, Estlin EJ, Moran A, Birch JM (2009) Age-incidence patterns of primary CNS tumors in children, adolescents, and adults in England. Neuro Oncol 11:403–413

[3] Athale UH, Duckworth J, Odame I, Barr R (2009) Childhood atypical teratoid rhabdoid tumor of the central nervous system: a meta-analysis of observational studies. J Pediatr Hematol Oncol 31:651–663

[4] Attard TM, Giglio P, Koppula S, Snyder C, Lynch HT (2007) Brain tumors in individuals with familial adenomatous polyposis: a cancer registry experience and pooled case report analysis. Cancer 109:761–766

[5] Bakry D, Aronson M, Durno C, Rimawi H, Farah R, Alharbi QK, Alharbi M, Shamvil A, Ben-Shachar S, Mistry M, Constantini S, Dvir R, Qaddoumi I, Gallinger S, Lerner-Ellis J, Pollett A, Stephens D, Kelies S, Chao E, Malkin D, Bouffet E, Hawkins C, Tabori U (2014) Genetic and clinical determinants of constitutional mismatch repair deficiency syndrome: report from the constitutional mismatch repair deficiency consortium. Eur J Cancer 50:987–996

[6] Barrow E, Robinson L, Alduaij W, Shenton A, Clancy T, Lalloo F, Hill J, Evans DG (2009) Cumulative lifetime incidence of extracolonic cancers in Lynch syndrome: a report of 121 families with proven mutations. Clin Genet 75:141–149

[7] Baser ME, Evans DG, Jackler RK, Sujansky E, Rubenstein A (2000) Neurofibromatosis 2, radiosurgery and malignant nervous system tumours. Br J Cancer 82:998

[8] Bauchet L, Rigau V, Mathieu-Daude H, Fabbro-Peray P, Palenzuela G, Figarella-Branger D, Moritz J, Puget S, Bauchet F, Pallusseau L, Duffau H, Coubes P, Tretarre B, Labrousse F, Dhellemmes P (2009) Clinical epidemiology for childhood primary central nervous system tumors. J Neurooncol 92:87–98

[9] Bishop AJ, McDonald MW, Chang AL, Esiashvili N (2012) Infant brain tumors: incidence, survival, and the role of radiation

based on Surveillance, Epidemiology, and End Results (SEER) Data. Int J Radiat Oncol Biol Phys 82:341–347

[10] Bourdeaut F, Lequin D, Brugieres L, Reynaud S, Dufour C, Doz F, Andre N, Stephan JL, Perel Y, Oberlin O, Orbach D, Bergeron C, Rialland X, Freneaux P, Ranchere D, Figarella–Branger D, Audry G, Puget S, Evans DG, Pinas JC, Capra V, Mosseri V, Coupier I, Gauthier–Villars M, Pierron G, Delattre O (2011) Frequent hSNF5/INI1 germline mutations in patients with rhabdoid tumor. Clin Cancer Res 17:31–38

[11] Bourdeaut F, Miquel C, Richer W, Grill J, Zerah M, Grison C, Pierron G, Amiel J, Krucker C, Radvanyi F, Brugieres L, Delattre O (2014) Rubinstein–Taybi syndrome predisposing to non–WNT, non–SHH, group 3 medulloblastoma. Pediatr Blood Cancer 61:383–386

[12] Chompret A, Brugieres L, Ronsin M, Gardes M, Dessarps–Freichey F, Abel A, Hua D, Ligot L, Dondon MG, Bressac–de PB, Frebourg T, Lemerle J, Bonaiti–Pellie C, Feunteun J (2000) P53 germline mutations in childhood cancers and cancer risk for carrier individuals. Br J Cancer 82:1932–1937

[13] Cowan R, Hoban P, Kelsey A, Birch JM, Gattamaneni R, Evans DG (1997) The gene for the naevoid basal cell carcinoma syndrome acts as a tumour–suppressor gene in medulloblastoma. Br J Cancer 76:141–145

[14] Cuny T, Pertuit M, Sahnoun–Fathallah M, Daly A, Occhi G, Odou MF, Tabarin A, Nunes ML, Delemer B, Rohmer V, Desailloud R, Kerlan V, Chabre O, Sadoul JL, Cogne M, Caron P, Cortet–Rudelli C, Lienhardt A, Raingeard I, Guedj AM, Brue T, Beckers A, Weryha G, Enjalbert A, Barlier A (2013) Genetic analysis in young patients with sporadic pituitary macroadenomas: besides AIP don't forget MEN1 genetic analysis. Eur J Endocrinol 168:533–541

[15] Curtin SC, Minino AM, Anderson RN (2016) Declines in Cancer Death Rates Among Children and Adolescents in the United States, 1999–2014. NCHS Data Brief 257:1–8

[16] de Kock L, Sabbaghian N, Druker H, Weber E, Hamel N, Miller S, Choong CS, Gottardo NG, Kees UR, Rednam SP, van Hest LP, Jongmans MC, Jhangiani S, Lupski JR, Zacharin M, Bouron–Dal SD, Huang A, Priest JR, Perry A, Mueller S, Albrecht S, Malkin D, Grundy RG, Foulkes WD (2014a) Germ–line and somatic DICER1 mutations in pineoblastoma. Acta Neuropathol 128:583–595

[17] de Kock L, Sabbaghian N, Plourde F, Srivastava A, Weber E, Bouron–Dal SD, Hamel N, Choi JH, Park SH, Deal CL, Kelsey MM, Dishop MK, Esbenshade A, Kuttesch JF, Jacques TS, Perry A, Leichter H, Maeder P, Brundler MA, Warner J, Neal J, Zacharin M, Korbonits M, Cole T, Traunecker H, McLean TW, Rotondo F, Lepage P, Albrecht S, Horvath E, Kovacs K, Priest JR, Foulkes WD (2014b) Pituitary blastoma: a pathognomonic feature of germ–line DICER1 mutations. Acta Neuropathol 128:111–122

[18] de Robles P, Fiest KM, Frolkis AD, Pringsheim T, Atta C, St Germaine–Smith C, Day L, Lam D, Jette N (2014c) The worldwide incidence and prevalence of primary brain tumors: a systematic review and meta–analysis. Neuro Oncol 17(6): 776–783

[19] Dewire MD, Ellison DW, Patay Z, McKinnon PJ, Sanders RP, Gajjar A (2009) Fanconi anemia and biallelic BRCA2 mutation diagnosed in a young child with an embryonal CNS tumor. Pediatr Blood Cancer 53:1140–1142

[20] Eaton KW, Tooke LS, Wainwright LM, Judkins AR, Biegel JA (2011) Spectrum of SMARCB1/ INI1 mutations in familial and sporadic rhabdoid tumors. Pediatr Blood Cancer 56:7–15

[21] Eiler M, Frohnmayer D, Frohnmayer L, Larsen K, Olsen J (2008) Fanconi anemia: guidelines for diagnosis and management. Fanconi Anemia Research Fund, Inc, Eugene, OR Evans DG, Birch JM, Ramsden RT (1999) Paediatric presentation of type 2 neurofibromatosis. Arch Dis Child 81:496–499

[22] Evans DG, Howard E, Giblin C, Clancy T, Spencer H, Huson SM, Lalloo F (2010) Birth incidence and prevalence of tumor–prone syndromes: estimates from a UK family genetic register service. Am J Med Genet A 152A:327–332

[23] Evans DG, Watson C, King A, Wallace AJ, Baser ME (2005) Multiple meningiomas: differential involvement of the NF2 gene in children and adults. J Med Genet 42:45–48

[24] Fisher MJ, Loguidice M, Gutmann DH, Listernick R, Ferner RE, Ullrich NJ, Packer RJ, Tabori U, Hoffman RO, Ardern–Holmes SL, Hummel TR, Hargrave DR, Bouffet E, Charrow J, Bilaniuk LT, Balcer LJ, Liu GT (2012) Visual outcomes in children with neurofibromatosis type 1–associated optic pathway glioma following chemotherapy: a multicenter retrospective analysis. Neuro Oncol 14:790–797

[25] Fisher PG, Tihan T, Goldthwaite PT, Wharam MD, Carson BS, Weingart JD, Repka MX, Cohen KJ, Burger PC (2008) Outcome analysis of childhood low–grade astrocytomas. Pediatr Blood Cancer 51:245–250

[26] Freeman CR, Farmer JP (1998) Pediatric brain stem gliomas: a review. Int J Radiat Oncol Biol Phys 40:265–271

[27] Gonzalez KD, Noltner KA, Buzin CH, Gu D, Wen–Fong CY, Nguyen VQ, Han JH, Lowstuter K, Longmate J, Sommer SS, Weitzel JN (2009) Beyond Li Fraumeni Syndrome: clinical characteristics of families with p53 germline mutations. J Clin Oncol 27:1250–1256

[28] Hamilton SR, Liu B, Parsons RE, Papadopoulos N, Jen J, Powell SM, Krush AJ, Berk T, Cohen Z, Tetu B (1995) The molecular basis of Turcot's syndrome. N Engl J Med 332: 839–847

[29] Hargrave D, Bartels U, Bouffet E (2006) Diffuse brainstem glioma in children: critical review of clinical trials. Lancet Oncol 7:241–248

[30] Heck JE, Lombardi CA, Cockburn M, Meyers TJ, Wilhelm M, Ritz B (2013) Epidemiology of rhabdoid tumors of early childhood. Pediatr Blood Cancer 60:77–81

[31] Heymann S, Delaloge S, Rahal A, Caron O, Frebourg T, Barreau L, Pachet C, Mathieu MC, Marsiglia H, Bourgier C (2010) Radio–induced malignancies after breast cancer postoperative radiotherapy in patients with Li–Fraumeni syndrome. Radiat Oncol 5:104

[32] Hilden JM, Meerbaum S, Burger P, Finlay J, Janss A, Scheithauer BW, Walter AW, Rorke LB, Biegel JA (2004) Central nervous system atypical teratoid/rhabdoid tumor: results of therapy in children enrolled in a registry. J Clin Oncol 22:2877–2884

[33] Hirbe AC, Gutmann DH (2014) Neurofibromatosis type 1: a multidisciplinary approach to care. Lancet Neurol 13:834–843

[34] Hisada M, Garber JE, Fung CY, Fraumeni JF Jr, Li FP (1998) Multiple primary cancers in families with Li–Fraumeni syndrome. J Natl Cancer Inst 90:606–611

[35] Hoffmann A, Postma FP, Sterkenburg AS, Gebhardt U, Muller HL (2015) Eating behavior, weight problems and eating

disorders in 101 long-term survivors of childhood-onset craniopharyngioma. J Pediatr Endocrinol Metab 28:35–43
[36] International Agency for Cancer Research (2014) Agents classified by the IARC Monographs, vol 1–109. IARC, Lyon
[37] Jasperson KW, Tuohy TM, Neklason DW, Burt RW (2010) Hereditary and familial colon cancer. Gastroenterology 138:2044–2058
[38] Johnson KJ, Cullen J, Barnholtz-Sloan JS, Ostrom QT, Langer CE, Turner MC, McKean-Cowdin R, Fisher JL, Lupo PJ, Partap S, Schwartzbaum JA, Scheurer ME (2014) Childhood brain tumor epidemiology: a brain tumor epidemiology consortium review. Cancer Epidemiol Biomarkers Prev 23:2716–2736
[39] Katchy KC, Alexander S, Al-Nashmi NM, Al-Ramadan A (2013) Epidemiology of primary brain tumors in childhood and adolescence in Kuwait. Springerplus 2:58
[40] Khan S, Evans AA, Rorke-Adams L, Orjuela MA, Shiminski-Maher T, Bunin GR (2010) Head injury, diagnostic X-rays, and risk of medulloblastoma and primitive neuroectodermal tumor: a Children's Oncology Group study. Cancer Causes Control 21:1017–1023
[41] Kleinerman RA (2006) Cancer risks following diagnostic and therapeutic radiation exposure in children. Pediatr Radiol 36(Suppl 2):121–125
[42] Kool M, Korshunov A, Remke M, Jones DT, Schlanstein M, Northcott PA, Cho YJ, Koster J, Schouten-van MA, van Vuurden D, Clifford SC, Pietsch T, von Bueren AO, Rutkowski S, McCabe M, Collins VP, Backlund ML, Haberler C, Bourdeaut F, Delattre O, Doz F, Ellison DW, Gilbertson RJ, Pomeroy SL, Taylor MD, Lichter P, Pfister SM (2012) Molecular subgroups of medulloblastoma: an international meta-analysis of transcriptome, genetic aberrations, and clinical data of WNT, SHH, Group 3, and Group 4 medulloblastomas. Acta Neuropathol 123:473–484
[43] Lafay-Cousin L, Hawkins C, Carret AS, Johnston D, Zelcer S, Wilson B, Jabado N, Scheinemann K, Eisenstat D, Fryer C, Fleming A, Mpofu C, Larouche V, Strother D, Bouffet E, Huang A (2012) Central nervous system atypical teratoid rhabdoid tumours: the Canadian Paediatric Brain Tumour Consortium experience. Eur J Cancer 48:353–359
[44] Lam C, Ou JC, Billingsley EM (2013) "PTCH"-ing it together: a basal cell nevus syndrome review. Dermatol Surg 39:1557–1572
[45] Lannering B, Sandstrom PE, Holm S, Lundgren J, Pfeifer S, Samuelsson U, Stromberg B, Gustafsson G (2009) Classification, incidence and survival analyses of children with CNS tumours diagnosed in Sweden 1984–2005. Acta Paediatr 98:1620–1627
[46] Lee JY, Kim IK, Phi JH, Wang KC, Cho BK, Park SH, Ahn HS, Kim IH, Kim SK (2012) Atypical teratoid/rhabdoid tumors: the need for more active therapeutic measures in younger patients. J Neurooncol 107:413–419
[47] Limacher JM, Frebourg T, Natarajan-Ame S, Bergerat JP (2001) Two metachronous tumors in the radiotherapy fields of a patient with Li-Fraumeni syndrome. Int J Cancer 96: 238–242
[48] Listernick R, Ferner RE, Liu GT, Gutmann DH (2007) Optic pathway gliomas in neurofibromatosis- 1: controversies and recommendations. Ann Neurol 61:189–198
[49] Lloyd SK, Evans DG (2013) Neurofibromatosis type 2 (NF2): diagnosis and management. Handb Clin Neurol 115:957–967
[50] Lonser RR, Butman JA, Huntoon K, Asthagiri AR, Wu T, Bakhtian KD, Chew EY, Zhuang Z, Linehan WM, Oldfield EH (2014) Prospective natural history study of central nervous system hemangioblastomas in von Hippel-Lindau disease. J Neurosurg 120:1055–1062
[51] Louis DN, Ohgaki H, Wiestler OD, Cavenee WK, Burger PC, Jouvet A, Scheithauer BW, Kleihues P (2007) The 2007 WHO classification of tumours of the central nervous system. Acta Neuropathol 114:97–109
[52] Maher ER, Neumann HP, Richard S (2011) von Hippel-Lindau disease: a clinical and scientific review. Eur J Hum Genet 19:617–623
[53] Makino K, Nakamura H, Yano S, Kuratsu J (2010) Population-based epidemiological study of primary intracranial tumors in childhood. Childs Nerv Syst 26:1029–1034
[54] Mellemkjaer L, Hasle H, Gridley G, Johansen C, Kjaer SK, Frederiksen K, Olsen JH (2006) Risk of cancer in children with the diagnosis immaturity at birth. Paediatr Perinat Epidemiol 20:231–237
[55] Milani D, Manzoni F, Pezzani L, Ajmone P, Gervasini C, Menni F, Esposito S (2015) Rubinstein-Taybi syndrome: clinical features, genetic basis, diagnosis, and management. Ital J Pediatr 41:4
[56] Neglia JP, Robison LL, Stovall M, Liu Y, Packer RJ, Hammond S, Yasui Y, Kasper CE, Mertens AC, Donaldson SS, Meadows AT, Inskip PD (2006) New primary neoplasms of the central nervous system in survivors of childhood cancer: a report from the Childhood Cancer Survivor Study. J Natl Cancer Inst 98:1528–1537
[57] Northrup H, Krueger DA (2013) Tuberous sclerosis complex diagnostic criteria update: recommendations of the 2012 Iinternational Tuberous Sclerosis Complex Consensus Conference. Pediatr Neurol 49:243–254
[58] Ohgaki H, Kleihues P (2005) Epidemiology and etiology of gliomas. Acta Neuropathol 109:93–108
[59] Olivier M, Goldgar DE, Sodha N, Ohgaki H, Kleihues P, Hainaut P, Eeles RA (2003) Li-Fraumeni and related syndromes: correlation between tumor type, family structure, and TP53 genotype. Cancer Res 63:6643–6650
[60] Ostrom QT, Gittleman H, Farah P, Ondracek A, Chen Y, Wolinsky Y, Stroup NE, Kruchko C, Barnholtz-Sloan JS (2013) CBTRUS statistical report: primary brain and central nervous system tumors diagnosed in the United States in 2006-2010. Neuro Oncol 15(Suppl 2):ii1–i56
[61] Peris-Bonet R, Martinez-Garcia C, Lacour B, Petrovich S, Giner-Ripoll B, Navajas A, Steliarova-Foucher E (2006) Childhood central nervous system tumours—incidence and survival in Europe (1978-1997): report from Automated Childhood Cancer Information System project. Eur J Cancer 42:2064–2080
[62] Pfister SM, Korshunov A, Kool M, Hasselblatt M, Eberhart C, Taylor MD (2010) Molecular diagnostics of CNS embryonal tumors. Acta Neuropathol 120:553–566
[63] Pollard JM, Gatti RA (2009) Clinical radiation sensitivity with DNA repair disorders: an overview. Int J Radiat Oncol Biol Phys 74:1323–1331
[64] Rizk T, Taslakian B, Torbey PH, Issa G, Hourani R (2013) Sequential development of Wilms tumor and medulloblastoma in a child: an unusual presentation of fanconi anemia. Pediatr

Hematol Oncol 30:400–402

[65] Ruijs MW, Verhoef S, Rookus MA, Pruntel R, van der Hout AH, Hogervorst FB, Kluijt I, Sijmons RH, Aalfs CM, Wagner A, Ausems MG, Hoogerbrugge N, van Asperen CJ, Gomez Garcia EB, Meijers-Heijboer H, Ten Kate LP, Menko FH, van't Veer LJ (2010) TP53 germline mutation testing in 180 families suspected of Li–Fraumeni syndrome: mutation detection rate and relative frequency of cancers in different familial phenotypes. J Med Genet 47:421–428

[66] Rutkowski S, von Hoff K, Emser A, Zwiener I, Pietsch T, Figarella-Branger D, Giangaspero F, Ellison DW, Garre ML, Biassoni V, Grundy RG, Finlay JL, Dhall G, Raquin MA, Grill J (2010) Survival and prognostic factors of early childhood medulloblastoma: an international meta-analysis. J Clin Oncol 28:4961–4968

[67] Sadetzki S, Chetrit A, Freedman L, Stovall M, Modan B, Novikov I (2005) Long-term follow-up for brain tumor development after childhood exposure to ionizing radiation for tinea capitis. Radiat Res 163:424–432

[68] Sartip K, Kaplan A, Obeid G, Kadom N (2013) Neuroimaging of nevoid basal cell carcinoma syndrome (NBCCS) in children. Pediatr Radiol 43:620–627

[69] Schmidt LS, Schmiegelow K, Lahteenmaki P, Trager C, Stokland T, Grell K, Gustafson G, Sehested A, Raashou-Nielsen O, Johansen C, Schuz J (2011) Incidence of childhood central nervous system tumors in the Nordic countries. Pediatr Blood Cancer 56:65–69

[70] Schultz KA, Yang J, Doros L, Williams GM, Harris A, Stewart DR, Messinger Y, Field A, Dehner LP, Hill DA (2014) Pleuropulmonary blastoma familial tumor predisposition syndrome: a unique constellation of neoplastic conditions. Pathol Case Rev 19:90–100

[71] Smoll NR (2012) Relative survival of childhood and adult medulloblastomas and primitive neuroectodermal tumors (PNETs). Cancer 118:1313–1322

[72] Stalberg K, Haglund B, Axelsson O, Cnattingius S, Pfeifer S, Kieler H (2007) Prenatal X-ray exposure and childhood brain tumours: a population-based case-control study on tumour subtypes. Br J Cancer 97:1583–1587

[73] Stokland T, Liu JF, Ironside JW, Ellison DW, Taylor R, Robinson KJ, Picton SV, Walker DA (2010) A multivariate analysis of factors determining tumor progression in childhood low-grade glioma: a population-based cohort study (CCLG CNS9702). Neuro Oncol 12:1257–1268

[74] Strahm B, Malkin D (2006) Hereditary cancer predisposition in children: genetic basis and clinical implications. Int J Cancer 119:2001–2006

[75] Stratakis CA, Tichomirowa MA, Boikos S, Azevedo MF, Lodish M, Martari M, Verma S, Daly AF, Raygada M, Keil MF, Papademetriou J, Drori-Herishanu L, Horvath A, Tsang KM, Nesterova M, Franklin S, Vanbellinghen JF, Bours V, Salvatori R, Beckers A (2010) The role of germline AIP, MEN1, PRKAR1A, CDKN1B and CDKN2C mutations in causing pituitary adenomas in a large cohort of children, adolescents, and patients with genetic syndromes. Clin Genet 78:457–463

[76] Streffer C, Shore R, Konermann G, Meadows A, Uma DP, Preston WJ, Holm LE, Stather J, Mabuchi K, H R (2003) Biological effects after prenatal irradiation (embryo and fetus). A report of the International Commission on Radiological Protection. Ann ICRP 33:5–206

[77] Tabori U, Shlien A, Baskin B, Levitt S, Ray P, Alon N, Hawkins C, Bouffet E, Pienkowska M, Lafay-Cousin L, Gozali A, Zhukova N, Shane L, Gonzalez I, Finlay J, Malkin D (2010) TP53 alterations determine clinical subgroups and survival of patients with choroid plexus tumors. J Clin Oncol 28:1995–2001

[78] Therkildsen C, Ladelund S, Rambech E, Persson A, Petersen A, Nilbert M (2015) Glioblastomas, astrocytomas and oligodendrogliomas linked to Lynch syndrome. Eur J Neurol 22(4):717–724

[79] Thuijs NB, Uitdehaag BM, Van Ouwerkerk WJ, van der Valk P, Vandertop WP, Peerdeman SM (2012) Pediatric meningiomas in The Netherlands 1974–2010: a descriptive epidemiological case study. Childs Nerv Syst 28:1009–1015

[80] von Hoff K, Hinkes B, Dannenmann-Stern E, von Bueren AO, Warmuth-Metz M, Soerensen N, Emser A, Zwiener I, Schlegel PG, Kuehl J, Fruhwald MC, Kortmann RD, Pietsch T, Rutkowski S (2011) Frequency, risk-factors and survival of children with atypical teratoid rhabdoid tumors (AT/RT) of the CNS diagnosed between 1988 and 2004, and registered to the German HIT database. Pediatr Blood Cancer 57:978–985

[81] Ward E, DeSantis C, Robbins A, Kohler B, Jemal A (2014) Childhood and adolescent cancer statistics, 2014. CA Cancer J Clin. 64:83–103

[82] Woehrer A, Slavc I, Waldhoer T, Heinzl H, Zielonke N, Czech T, Benesch M, Hainfellner JA, Haberler C (2010) Incidence of atypical teratoid/rhabdoid tumors in children: a population-based study by the Austrian Brain Tumor Registry, 1996–2006. Cancer 116:5725–5732

第2章　中枢神经系统原发性肿瘤的组织病理学

Histopathology of Primary Tumors of the Central Nervous System

Adekunle M. Adesina　著
宋建明　译
麦惠容　文飞球　校

摘　要

原发性中枢神经系统（CNS）肿瘤是0—19岁儿童中第二常见的肿瘤，其中70%的儿童肿瘤位于幕下。脑转移性实体瘤在成人中很常见，但在儿童期很少见。

中枢神经系统肿瘤的分类以细胞分化模式为基础，而且该假定分化模式反映了此类肿瘤的组织发生，也是世界卫生组织（WHO）分类的基础。尽管有其局限性，但细胞分化程度与临床预后有很强的相关性。然而，临床结果不仅受组织学（即分化程度）的影响，还受肿瘤位置、手术切除范围及放化疗敏感性的影响。本章概述特别强调儿童脑肿瘤的病理特点和显著的诊断特征。

一、脑膜肿瘤

发生于软脑膜的原发性肿瘤包括脑膜瘤和间叶性非脑膜肿瘤，如孤立性纤维瘤（血管外皮瘤）和黑色素细胞肿瘤。

（一）脑膜瘤

脑膜瘤是由肿瘤性脑膜皮细胞组成的肿瘤，占颅内肿瘤的 13%～26%。脑膜瘤最常见于中年人和老年人。脑膜瘤发病率的高峰是在 60—70 岁年龄组，且常常是尸检时偶然发现的。当脑膜瘤发生在儿童的时候，通常具有侵袭性。虽然大多数肿瘤是散发的，但多发性脑膜瘤可被视为神经纤维瘤病 2 型（NF2）的一部分，也可见于遗传易感的非 NF2 个体。

组织学特征可将脑膜瘤分为三个等级，包括：①良性脑膜瘤（WHO Ⅰ级）占脑膜瘤的大部分；②非典型脑膜瘤（WHO Ⅱ级），占所有脑膜瘤的 4.7%～7.2%；③间变性（恶性）脑膜瘤（WHO Ⅲ级）占所有脑膜瘤的 1.0%～2.8%。

一般来说，脑膜瘤更常见于女性，男女比例在颅内肿瘤为 3∶2，脊髓脑膜瘤为 10∶1。女性占优势，以及约 2/3 的脑膜瘤孕酮受体阳性，这与性激素在其发育过程中的作用相一致。然而，由于目前尚不清楚的原因，非典型和间变性脑膜瘤主要见于男性和儿童。

对于脑膜皮细胞的肿瘤性转化，目前已经提出了许多发病因素。其中值得注意的是电离辐射。暴露于电离辐射与脑膜瘤临床诊断之间的滞后时间的范围从 35 年［头癣的低剂量（800rad）头皮放射治疗后观察到］到脑瘤高剂量（＞2000rad）放射治疗后的 19～24 年。这些观察结果表明滞后时间与电离辐射剂量呈正相关。

脑膜瘤因其所处的位置而被称为不同部位特定的名称，如大脑镰、蝶骨嵴、嗅沟、半球凸面和枕大孔，其临床表现与这些特定部位的功能缺损有关。脑膜瘤通常是质韧或橡胶状，边界清楚，圆形，偶尔分叶状；也可以生长为扁平肿块而称为“斑块状”脑膜瘤。

经典型脑膜皮细胞或合胞体脑膜瘤是由胞质边界不清的上皮样细胞构成、瘤细胞核大小一致、核内常有胞质假包涵体，但无明显核仁组成。其他脑膜瘤的亚型从成纤维细胞型（以良性梭形和纤维成分为主）到以成纤维细胞型脑膜瘤的梭形成纤维细胞和脑膜皮细胞型脑膜瘤的上皮样细胞旋涡状排列的过渡型（图 2-1）。任何一个亚型都可以有砂粒体。血管瘤型脑膜瘤中良性血管成分可能很突出。明显的微囊变性或浅染的黄色瘤细胞是脑膜瘤其他亚群的特征。分泌性（假腺性）脑膜瘤可见腺样结构，其管腔内含有嗜酸性过碘酸希夫（PAS）反应和上皮膜抗原（EMA）阳性分泌物。黏液瘤样或黏液样脑膜瘤的特点是弥漫性黏液样间质内伴星状细胞形成。诊断这些类型的脑膜瘤需要以更多经典型脑膜瘤成分为依据。这些经典型的区域可能仅是该类中的一小部分，需要大量的组织取样才能发现。如果没有这种成分，鉴别诊断将包括转移性黏液分泌腺癌。同样，大量透明细胞的存在提示需要与转移性肾细胞癌鉴别。成熟的良性淋巴细胞和浆细胞的弥漫性浸润是富于淋巴浆细胞型脑膜瘤的主要组成部分；注意与非霍奇金淋巴瘤的鉴别。化生型脑膜瘤表现为局灶性或有时显著分化为其他成熟细胞类型，如骨样、软骨

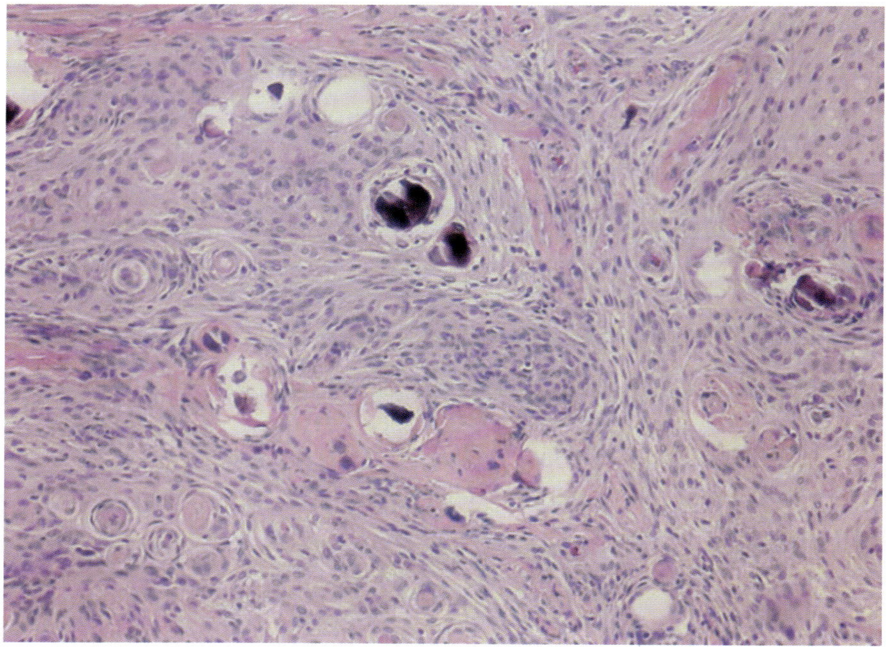

▲ 图 2-1　移行性脑膜瘤表现为典型的同心螺纹和嗜碱性砂粒体（200×）

样和脂肪组织。侵犯硬脑膜或硬脑膜窦是常见的，而颅骨侵犯通常与骨质肥厚有关。

位于小脑脑桥角或与颅 / 脊神经根相关的脑膜瘤应与施万细胞瘤（神经鞘瘤）鉴别。对此类肿瘤，靠基于光镜和免疫染色特点的组织学方法通常就能进行鉴别。神经鞘瘤通常 S-100 蛋白阳性，上皮膜抗原阴性。相反，脑膜瘤细胞对上皮膜抗原和密封蛋白 1 等呈阳性，而 S-100 蛋白则很少阳性。此外，电子显微镜显示肿瘤存在桥粒连接，细胞质镶嵌链接，缺乏基层，这是脑膜瘤的特征，而基层的存在和真正桥粒连接的缺乏与施万细胞的分化是一致的。

侵袭性脑膜瘤表现为脑部明显侵袭性，通常伴有非典型或恶性脑膜瘤的组织学特征。

1. 非典型脑膜瘤（WHO Ⅱ级）

非典型脑膜瘤是脑膜瘤的一个亚型，与良性脑膜瘤相比复发风险稍高（29%～39% vs. 7%～20%）。这类肿瘤的特点是有丝分裂率增加（在有丝分裂活性最高的区域＞ 4/10 高倍镜视野）或至少有以下三种组织学表现：细胞密度增加、小细胞改变、核仁突出、片状生长或自发性或地图状坏死（治疗性栓塞引起的）；增殖指数（MIB-1 指数）通常大于 5%（平均 2.1%，而良性脑膜瘤平均 0.7%）。

具有舌状侵犯脑组织和脉络膜或透明细胞特征的脑膜瘤具有临床侵袭性，归类为非典型脑膜瘤（WHO Ⅱ级）。

2. 间变型（恶性）脑膜瘤

(1) 乳头状脑膜瘤：根据定义，乳头状脑膜瘤是恶性脑膜瘤，并且存在明显的乳头状结构是这类脑膜瘤的特征（图 2–2），WHO Ⅲ级。乳头状脑膜瘤多发生在儿童。在硬脑膜病变出现乳头状特征时，应与转移性乳头状腺癌的进行鉴别。

(2) 恶性（非乳头状）脑膜瘤：在对无乳头状特征的间变性或恶性脑膜瘤的诊断时，需要有显著或明显的间变性和（或）转移存在。该类肿瘤典型的病变通常以细胞密度增加、核分裂活跃（核分裂象＞20 个 /10 高倍镜视野）和明显的坏死为特征；增殖指数（MIB–1 指数）通常大于 10%（平均值 =11%）。横纹肌样脑膜瘤是脑膜瘤的一种侵袭性变型，也被归为 WHO Ⅲ级。

术后复发是脑膜瘤的一个常见特征，在 20 年的随访后，高达 20% 的良性脑膜瘤出现复发。可能复发的指标除不完全切除外，还包括组织学亚型和肿瘤分级。间变型脑膜瘤复发率最高，为 50%～78%。

（二）间叶性、非脑膜皮细胞肿瘤

这组肿瘤组织学特征对应于外周软组织相应的类型，包括：①脂肪组织肿瘤，如脂肪瘤[纤维脂肪瘤性错构瘤、血管瘤和硬膜外脂肪瘤病（与长期使用皮质类固醇有关）] 和颅内脂肪肉瘤。脂肪瘤最常发生在中线，通常位于胼胝体、小脑蚓部或乳突，也可能是复杂畸形的一部分。成熟脂肪细胞是被称为脂肪神经细胞瘤的低级别小脑肿瘤的一种成分，该肿瘤由成熟脂肪细胞和神经细胞混合组成。②纤维组织细胞瘤，包括良、恶性纤维组织细胞瘤。③纤维瘤包括孤立性纤维瘤、肥厚性颅内斑块性脑膜炎和纤维肉瘤。④肌肉形成性肿瘤，如平滑肌瘤、颅内平滑肌

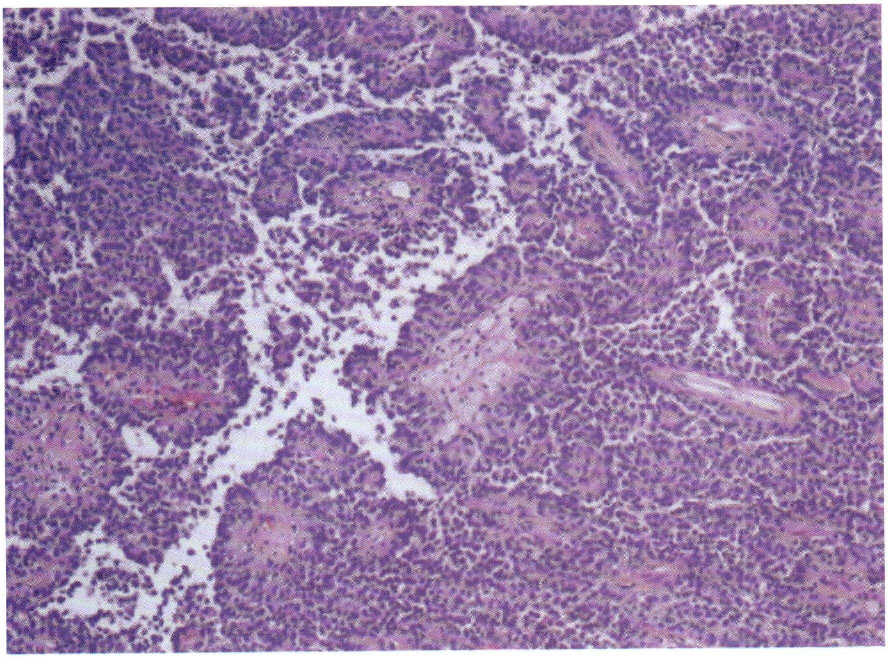

▲ 图 2–2　乳头状生长模式是乳头状脑膜瘤的特征（100×）

肉瘤、横纹肌肉瘤、胚胎性横纹肌肉瘤、恶性外胚层间叶瘤等。⑤骨软骨瘤，包括软骨瘤、骨瘤及骨软骨瘤、间叶性软骨肉瘤、骨肉瘤。⑥血管肿瘤，如血管瘤、上皮样血管内皮瘤、血管肉瘤和卡波西肉瘤。⑦组织发生不明确的肿瘤，如血管外皮细胞瘤、毛细血管性血管母细胞瘤和脑膜肉瘤 / 肉瘤病。⑧黑色素细胞瘤。

虽然这些肿瘤中有许多是中枢神经系统中令人感兴趣的肿瘤类型，但是本章只对相对较常见的肿瘤进一步讨论。其他肿瘤的组织学特征与相应的软组织类型相似，其已在其他标准教科书的软组织肿瘤部分进行了很好的论述。

1. 孤立性纤维肿瘤 / 血管外皮细胞瘤

历史上，这种肿瘤曾被称为各种过时的名称，如“血管母细胞性脑膜瘤”，脑膜瘤血管外皮细胞亚型，这反映出对其真正的组织发生缺乏了解。血管外皮细胞瘤仅占所有脑肿瘤的 4%，通常以硬脑膜为基底，很少出现在脑实质内，临床表现与脑膜瘤相似。孤立性纤维肿瘤（SFT）的富于细胞亚型在组织学和免疫组织化学 STAT6 核表达方面，与血管外皮细胞瘤特性重叠，两者被视为同一疾病。

大体上，肿瘤质韧、边界清楚、呈球状伴轻微分叶状，手术切除时可广泛出血。组织学上，瘤细胞特点是单一的卵圆形至长梭形细胞核、不同程度的核异型性和显著的有丝分裂象（图 2–3）。肿瘤内不同程度的“鹿角形”血管改变很明显，可能会发生潜在的脑侵犯。由于许多软组织肿瘤可以有血管外皮细胞瘤样区域，如果有条件，免疫染色和电子显微镜检查是确保准确

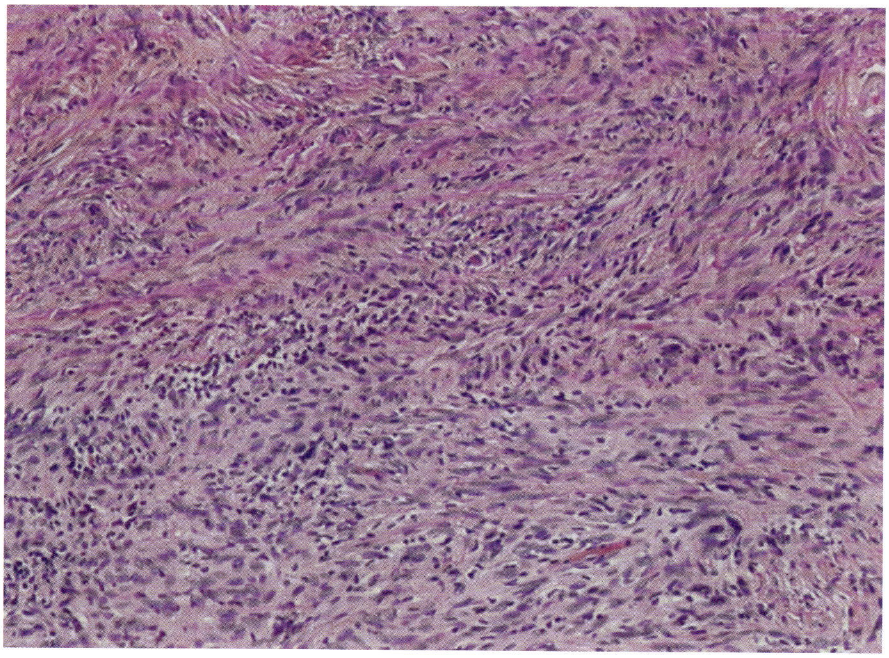

▲ 图 2–3　富于细胞性孤立性纤维瘤 / 血管外皮细胞瘤的细胞和纤维化梭形细胞增殖（200×）

诊断的重要辅助手段。血管外皮细胞瘤与对应的软组织肿瘤（现在被认为是孤立性纤维肿瘤）具有相同的免疫组化特征，波形蛋白、CD99 和 bcl-2 呈弥漫性阳性，而 Leu-7、CD34 和 XⅢa 因子存在不同程度的单个肿瘤细胞表达。CD34 阳性通常呈斑片状，这点与在典型的孤立性纤维瘤中弥漫性表达不同。与脑膜瘤中 EMA 和封闭蛋白 1 弥漫性强阳性表达不同，血管外皮细胞瘤中这些抗体的染色通常呈斑片状和弱阳性，且 S-100、CD31 和孕酮受体表达阴性，Actin、Desmin 和 CK（克隆号 CAM5.2）罕见阳性。虽然 p53 免疫反应可见于约一半的血管外皮细胞瘤，但此通常不是脑膜瘤或孤立性纤维肿瘤的特征。

在血管外皮细胞瘤中，增殖指数（MIB-1 指数）变化较大，中位值在 5%～10%。血管外皮细胞瘤 15 年局部复发率为 85%～91%，随访 15 年以上的病例中约有 65% 发生转移。

2. 毛细血管性血管母细胞瘤

毛细血管性血管母细胞瘤是一种组织发生不确定的 WHO Ⅰ级血管生成性肿瘤，常发生于小脑，脊髓和脑干也会发生，但频率较低，而幕上病变非常罕见。约 25% 的病例发生具有 von Hippel-Lindau 病的背景。与 von Hippel-Lindau 病相关的肿瘤发生在年轻患者中，而非 von Hippel-Lindau 疾病相关的肿瘤则发生在成人。von Hippel-Lindau 病是一种与视网膜血管母细胞瘤、嗜铬细胞瘤、肾细胞癌和内脏（肝脏和胰腺）囊肿相关的神经皮肤综合征。血管母细胞瘤是一种生长缓慢的肿瘤，常表现为脑脊液流动受阻而引起的颅内压升高。由于肿瘤间质细胞产生红细胞生成素，常伴有继发性红细胞增多症。

大体上，毛细血管性血管母细胞瘤由边界清楚的红色结节组成，通常位于大囊壁上。组织学上，肿瘤由大的空泡状间质细胞和丰富的毛细血管网组成。间质细胞显示波形蛋白免疫阳性，但肿瘤没有显示胶质纤维酸性蛋白或内皮标志物如 CD34 或 von Willebrand 因子的免疫反应性。间质细胞的“透明细胞”外观可与转移性肾癌混淆。囊壁内可见 Rosenthal 纤维。毛细血管性血管母细胞瘤生长缓慢与低增殖指数（MIB-1 指数＜ 1%）特点相一致。间质细胞始终呈波形蛋白、α 抑制素、D2-40 和水孔蛋白阳性，而 S-100、NCAM、NSE、促红细胞生成素、EGFR、VEGF、α_1- 抗胰蛋白酶和抗糜烂蛋白酶呈不同程度的阳性。有报道孕激素受体和 XⅢ因子阳性率也很高。GFAP、角蛋白、EMA 或结蛋白可能呈局灶性阳性，而特异性神经元（神经丝、突触素和嗜铬粒蛋白）和内皮细胞（CD31、CD34 和 vWF）标记通常为阴性。

3. 脑膜肉瘤病

脑膜肉瘤病是一种弥漫性软脑膜肉瘤性肿瘤，缺乏清楚的界限，这是大多数脑膜肿瘤的特点。该肿瘤由分化差的梭形细胞组成，具有未分化肉瘤的特征；除波形蛋白免疫染色阳性外，所有神经胶质标记物均为阴性。

4. 间叶性软骨肉瘤

间叶性软骨肉瘤最常见的骨外部位是中枢神经系统。间叶性软骨肉瘤具有明显的小细胞肿瘤成分，其间存在非典型透明软骨岛（图 2–4）。因该小细胞成分与血管外皮细胞瘤具有相同的组织学特征，在缺乏软骨样成分的小活检中可与血管外皮瘤混淆。

5. 黑色素细胞病变

中枢神经系统原发性黑色素细胞病变相对少见，仅占脑肿瘤的 0.06%～0.1%。黑色素细胞病变在高加索人中更为常见，是由软脑膜的黑素细胞引起的。中枢神经系统黑色素细胞病变有三种可能类型：①弥漫性黑色素细胞增多症；②黑色素细胞瘤；③原发性软脑膜恶性黑色素瘤。

(1) 弥漫性黑色素细胞增多症通常表现为儿童癫痫发作、行为障碍和脑积水。组织学上，病变显示软脑膜内弥漫分布着均匀的痣样多角形细胞。

(2) 黑色素细胞瘤表现为由梭形、纺锤形、上皮样或多角形细胞组成的肿块，呈旋涡状、片状、巢状或车辐状交错排列，核分裂象很少，可能存在黑色素。肿瘤细胞 S–100 蛋白表达阳性，根据笔者的经验，黑色素瘤抗原标记物，HMB–45 和 melan A 通常是阴性的。

(3) 原发性脑膜恶性黑色素瘤也表现为肿块性病变。它们通常发生在神经皮肤黑变病的背景下，如常染色体显性遗传的 Toureaine 综合征和先天性太田（Ota）痣患者。这种肿瘤具有与皮肤黑色素瘤相似的侵袭行为，其组织学特征为明显的多形性、高核分裂活性、坏死、出血和侵犯脑组织。原发性中枢神经系统黑色素瘤的诊断只能在转移性黑色素瘤排除后才能做出。与

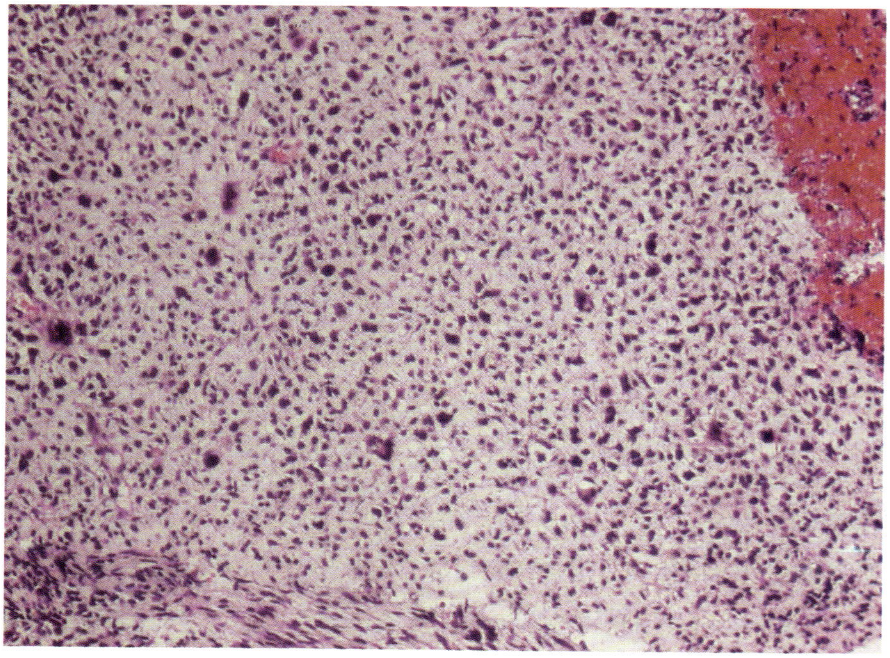

▲ 图 2–4 间叶性软骨肉瘤的恶性软骨黏液样增生，注意核的多形性（200×）

皮肤黑色素瘤一样，肿瘤细胞为 S-100 蛋白、HMB-45 和 Melan A 阳性，而胶质纤维酸性蛋白（GFAP）、神经丝蛋白（NFP）、上皮膜抗原（EMA）和细胞角蛋白阴性。电子显微镜显示存在黑素小体。

二、星形细胞肿瘤

毛细胞型星形细胞瘤（pilocytic astrocytoma，PA）是一种生长缓慢，常为边界清楚的纤维状星形细胞瘤，预后良好，被世界卫生组织（WHO）定为 I 级。占所有儿童脑肿瘤的 20%～25%，常为小脑囊性肿瘤伴附壁结节。同样的肿瘤可能累及视神经，在儿童中表现为视神经胶质瘤，常见于神经纤维瘤病 1 型（neurofibromatosis type 1，NF1）。幕上轴内肿瘤常见于颞叶，也可能累及下丘脑或丘脑。毛细胞性星形细胞瘤的特征性细胞是胶质纤维酸性蛋白阳性的毛状（细长或“毛发状”）星形胶质细胞，呈双相排列，包括富于细胞纤维状星形胶质细胞区和其间松散的微囊区（图 2-5）。Rosenthal 纤维和嗜酸性颗粒体（eosinophilic granular body，EGB）是常见的，尤其在术中会诊时冰冻切片或压片标本中，丰富的 Rosenthal 纤维出现是一个有助于诊断的特征。与经典的弥漫性浸润型星形细胞瘤不同，血管增生和轻微的多形性并不意味着具有侵袭性的高组织学分级。然而，在罕见的病例中，当出现多个核分裂象、显著增加

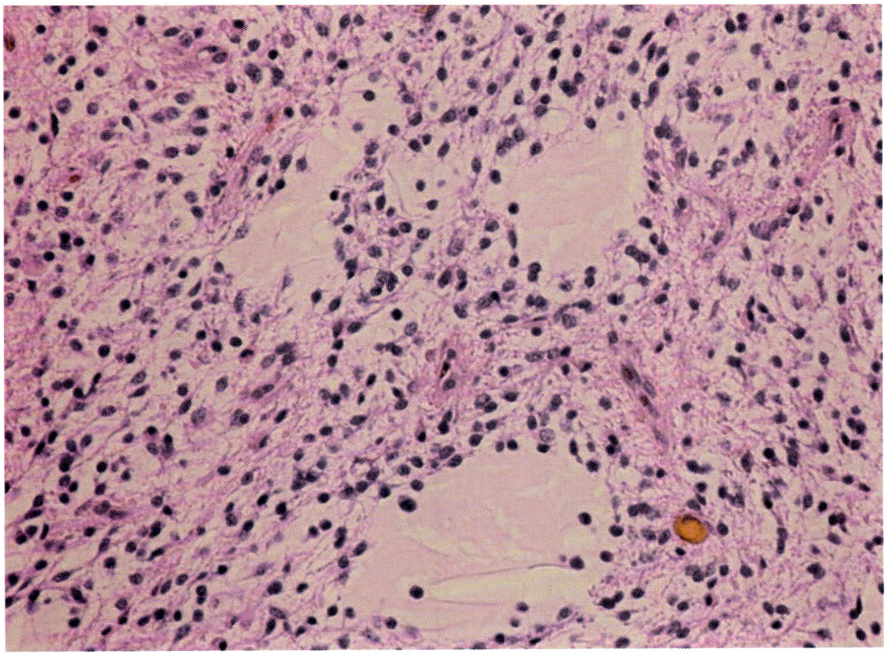

▲ 图 2-5　毛细胞型星形细胞瘤具有双相性微囊和致密细胞成分伴嗜酸性 Rosenthal 纤维形成（200×）

的细胞密度和坏死时，应诊断为具有间变性特征的毛细胞星形细胞瘤。70% 的 PA 在 7q34 处出现串联重复伴 BRAF-KIAA1549 重复 / 融合重排。10% 的小脑外 PA，尤其是间脑肿瘤，可见 BRAFV600E 突变；但这两种情况很少同时发生。

毛黏液样型星形细胞瘤（pilomyxoid astrocytoma，PMA）为 WHO Ⅱ级，与 PA 具有共同的组织学特征。它还显示了额外的特征，包括单一性双极细胞在丰富的黏液样基质中有纤细的“毛状”突起。瘤细胞突起常以假菊形团样放射状排列在血管周围。在单纯性 PMA 中，Rosenthal 纤维和 EGB 是不存在的，但可见有丝分裂。成熟中的 PMA 显示 PA 和 PMA 的中间性组织学特征。

60% 的 PMA 可见到 BRAF-KIAA1549 重复 / 融合重排。

多形性黄色星形细胞瘤（pleomorphic xanthoastrocytoma，PXA），WHO Ⅱ级，是一种具有明显放射病理特征的肿瘤，包括位于脑膜脑浅表部位，颞叶常见，常伴有长期癫痫病史。多形性黄色星形细胞瘤占所有星形细胞肿瘤的 1% 以下，但 2/3 的病例发生在 18 岁以下的个体。组织学上表现出明显的多形性，伴有许多非典型巨细胞和核仁较明显的星形细胞。典型的多形性黄色星形细胞瘤明显缺乏核分裂活性和坏死。在网织纤维阳性的结缔组织增生背景下，存在多少不一的泡沫细胞（黄色瘤样）和局灶性淋巴细胞和浆细胞浸润。由于肿瘤细胞亚群中存在神经元标记物，使得这一肿瘤的星形细胞起源成为一个问题。此外，多形性黄色星形细胞瘤的形态学模式可能是形成神经节胶质瘤的胶质瘤成分。BRAFV600E 突变常见于 75% 的 PXA。

具有间变性特征的多形性黄色星形细胞瘤是一种 WHO Ⅲ级的变体，常被视为复发性病变中肿瘤进展的一部分。它们具有侵袭性的特征，包括核分裂活性增加（核分裂象＞ 5 个 /10 高倍视野）、坏死和血管内皮细胞增生。

弥漫型星形细胞瘤是浸润性纤维型肿瘤，具有不同的分化程度和肿瘤分级，占原发性脑肿瘤的 50%。星形细胞肿瘤的特点是具有浸润性边缘，范围从低级别弥漫型星形细胞瘤（WHO Ⅱ级）（峰值年龄 30—39 岁）到间变型（恶性）星形细胞瘤（WHO Ⅲ级）（峰值年龄 40—49 岁），以及最具侵袭性的胶质母细胞瘤，WHO Ⅳ级（峰值年龄 50—69 岁）。约 10% 的胶质母细胞瘤发生在 20 岁以内。在儿童年龄组中，浸润性星形细胞瘤的发生率仅次于毛细胞性星形细胞瘤。

弥漫性浸润型星形细胞瘤，WHO Ⅱ级或称高分化（低级别）星形细胞瘤，最常见于大脑白质，占原发性脑肿瘤的 20%。低级别星形胶质细胞瘤是由纤维性基质中增生的星形胶质细胞组成的（图 2-6），核分裂很少。与反应性胶质增生不同，弥漫性星形细胞瘤具有边界不清的浸润性边缘，可伴有微囊变性。肿瘤细胞表现出轻微的异型性，这是区分其与反应性胶质增生的重要标准。肿瘤细胞可以有丰富的嗜酸性胞质（肥胖细胞），通常是大多数弥漫性星形细胞瘤的

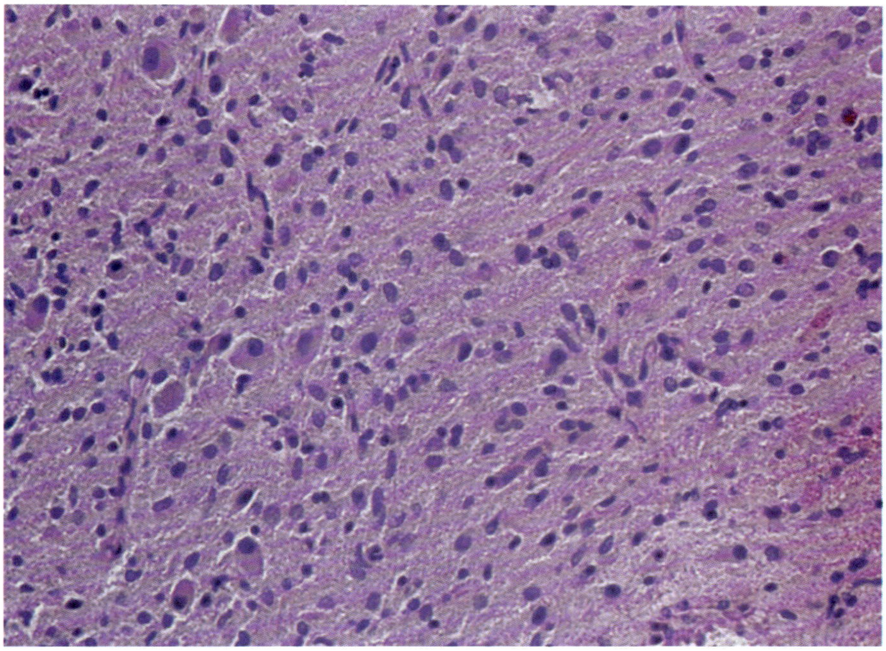

▲ 图 2-6　低级别弥漫性浸润型星形细胞瘤，细胞密度轻度增加，星形细胞分化，罕见核分裂象（200×）

少量成分。由超过 20% 的肥胖性肿瘤细胞组成的肿瘤，称为肥胖细胞型星形细胞瘤。星形细胞瘤的瘤细胞胞质呈胶质纤维酸性蛋白阳性。

（一）间变型（恶性）星形细胞瘤

间变型星形细胞瘤是一种高级别弥漫性纤维状星形细胞瘤，属于 WHO Ⅲ级，其分布与低级别星形细胞瘤相似，但其特点是细胞密度和多形性增大，核分裂象易见（图 2-15）。

（二）胶质母细胞瘤

胶质母细胞瘤是最常见的胶质瘤，占所有胶质瘤的 50%。它是临床上最具侵袭性的胶质瘤，代表了星形细胞间变的极端表现。胶质母细胞瘤是一种常见的脑白质病变，弥漫性浸润，可越过中线，累及胼胝体，产生影像学上的“蝴蝶型”特点。胶质母细胞瘤大体上，可见出血和坏死；组织学上，可见明显的细胞多形性、活跃的核分裂象、肿瘤巨细胞、内皮细胞增生和伴有或无假栅栏排列的坏死（图 2-7）。高增殖指数和 p53 蛋白的免疫活性是胶质母细胞瘤的共同特征。

胶质母细胞瘤出现多量高增殖活性的小细胞，称为小细胞性胶质母细胞瘤，此时应与小圆细胞恶性肿瘤鉴别。虽然细胞多形性是胶质母细胞瘤固有的组织学特征，但在出现大量多核巨细胞时应称为巨细胞性胶质母细胞瘤。当出现梭形间叶性肉瘤转化时，应称为胶质肉瘤，必须

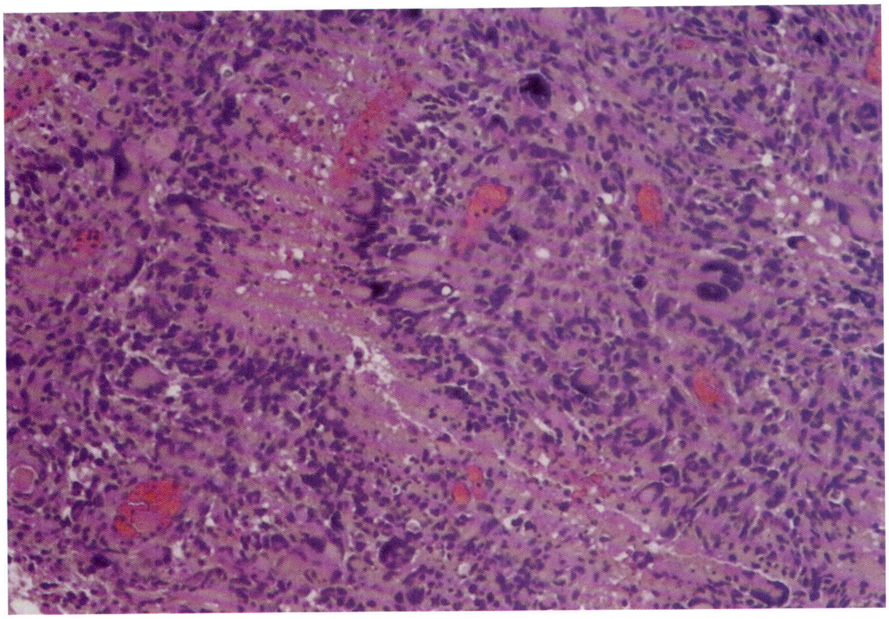

▲ 图 2-7　胶质母细胞瘤细胞密度增加，多形性明显和假栅栏状坏死；血管内皮细胞增生也存在（未显示）（200×）

与伴随胶质母细胞瘤细胞侵袭软脑膜引起的继发性弥漫性梭形细胞（成纤维细胞）增生相鉴别。巨细胞性胶质母细胞瘤预后略好于经典型胶质母细胞瘤，而胶质肉瘤与经典型胶质母细胞瘤预后无显著差异。

p53 基因突变在低级别星形细胞瘤的演变和从低级别星形细胞瘤向高级别星形细胞瘤的发展过程中尤为常见。mdm2 基因的扩增为 p53 失活提供了另一种途径，此情况仅在少数胶质母细胞瘤中发生。继发于 p53 突变或失活的胶质母细胞瘤亚类被称为继发性胶质母细胞瘤。相比之下，新发或原发性胶质母细胞瘤 p53 基因突变的可能性较小，而表皮生长因子受体基因扩增更常见。因此，在经典类型的胶质母细胞瘤的生物学进化过程中，似乎至少有两种截然不同的发生路径。

高级别胶质瘤发生过程中的其他遗传事件包括表皮生长因子（EGF）和转化生长因子 α（transforming growth factor-α，TGF-α）表达，为自分泌激发提供了一个闭环模式。成纤维细胞生长因子和血管内皮生长因子的过度表达可能在血管生成的发展中起主要作用，而血管生成是低级别星形细胞瘤向多形性胶质母细胞瘤转化的关键因素。其他报道的星形细胞瘤进展中的遗传事件包括结肠癌（colon carcinoma，DCC）基因缺失，染色体 10q23.3（PTEN 基因位点）杂合性丢失（LOH）（30%～49% 的高级别胶质瘤发生突变），10 号染色体完全丢失，染色体 19q13.3 缺失，22q 号染色体缺失。巨细胞胶质母细胞瘤似乎不存在这些分子途径，因此表明它是一个明显不同的疾病，这一特征也与它不同的临床侵袭性相一致。

基于包括表观遗传 / 甲基化状态测定，以及基因拷贝数和表达谱的综合研究，胶质母细胞瘤可分为不同的分子和预后亚组。

(1) H3F3a K27M 和 G34R 突变亚组：在儿童胶质母细胞瘤中占优势；通常 IDH1 突变呈阴性，常表现为 TP53 突变，并普遍表现出广泛的基因组低甲基化。K27M 亚组在儿童中更常见，与中线肿瘤 [丘脑和脊髓的弥漫性内生性脑桥胶质瘤（diffuse intrinsic pontine glioma，DIPG）和 GBM] 有关。而 G34R 亚组在青少年大脑半球肿瘤中最常见。

(2) IDH1 突变肿瘤亚组：占儿童胶质母细胞瘤的一小部分，表现为全基因组的高甲基化，并经常携带 TP53 突变。这一组包括患有大脑半球肿瘤的年长儿童 / 青年人。

(3) PDGFRA 扩增肿瘤亚组：与原神经基因表达谱相关。这一组肿瘤年龄分布广，有一部分发生在大脑半球的儿童肿瘤中。

(4) 间叶亚组肿瘤亚组：表现为间充质基因表达特征，无明确的基因拷贝数改变或点突变。这一组肿瘤的年龄分布也很广，其中一部分发生在大脑半球的儿童肿瘤中。

(5)“经典”亚组：仅限于老年人发生的 GBM，该组存在 10 号染色体缺失、CDKN2A 纯合子缺失和 EGFR 扩增的频率高。

弥漫性内生性脑桥胶质瘤（DIPG）是一种累及脑桥基底部的弥漫性浸润性胶质瘤，其组织学表现为低级别或高级别；占儿童脑瘤的 10%，由纤维状星形胶质细胞组成。诊断通常是基于其典型的神经影像学表现，而不需要试图切除肿瘤或活检。治疗通常包括放射治疗，但伴随而来的是存活的肿瘤细胞高度倾向去分化为间变性更高的组织学类型，包括胶质母细胞瘤。

在 DIPG 中已报道了许多遗传事件，包括：① H3F3A（H3.3）或 HIST1H3B（H3.1）的 K27M 突变，这些突变在几乎 80% DIPG 中极为常见；②功能性 ACVR1 突变获得仅见于 DIPG（高达 30% 的病例），而 FGFR1 突变或融合则见于丘脑 HGA 中；③全基因 DNA 低甲基化是 DIPG 常见的表观遗传改变，可通过 H3K27me3 特异性免疫组织化学检测瘤细胞染色降低来判定；④ TP53（75%）和 ATRX（10%）突变可能发生在 DIPG 亚类中，其中 ATRX 突变在较大儿童肿瘤中更为常见。PIL3CA 突变和 PDGF-a 获得 / 扩增已有报道。经常丢失 17p 和 14q 的亚组和缺乏 IDH1/2 突变或 CDKN2a/CDKN2B 缺失的亚类也有报道。

三、室管膜肿瘤

室管膜瘤是脊髓最常见的肿瘤（尤其是成人），也是小儿中枢神经系统（CNS）的第三常见肿瘤，占 3 岁以下儿童颅内肿瘤的 30%。幕下肿瘤的发病高峰出现在前 10 年，而脊柱肿瘤的发病高峰往往在30—40岁。室管膜肿瘤可分为低级别室管膜瘤（WHO Ⅱ级）和高级别间变型室管膜瘤（WHO Ⅲ级）。变异体包括极低级别、WHO Ⅰ级黏液乳头状室管膜瘤，它只发生在马尾神经终末区的脊髓圆锥区，以及通常在第四脑室底发现的室管膜下瘤，也是低度的，在老年人尸检时常被偶然发现。室管膜下瘤很少发生自发性瘤内出血并伴有脑室出血。最近的证据支持放射状胶质细胞是室管膜瘤的候选起源细胞，而室管膜下瘤似乎起源于室管膜下胶质前体细胞。

室管膜瘤，WHO Ⅱ级，是典型的脑室内肿瘤；也可能发生在脑室外部位，以及脊髓和终丝。最常见于第四脑室，常表现为梗阻性脑积水。室管膜瘤最常见于儿童，占儿童脑瘤的20%，但仅占成人脑肿瘤的5%。

室管膜瘤的特点是腺样室管膜菊形团伴生毛体样结构。然而，血管周围假菊形团（中央血管和放射状排列的胶质纤维酸性蛋白阳性的细胞突起）较为常见（图2–8）。肿瘤细胞呈圆形，相对单一，仅有轻度深染。偶尔可见具有纤维状突起的肥胖细胞样细胞，尤其是在冰冻切片中，在术中会诊时造成诊断困惑。很少有脑脊液播散。室管膜瘤的一些组织学亚型，包括具有明显的乳头状结构、透明细胞为主伴伸长（双极梭形）细胞、脂肪瘤样分化、印戒细胞特征或黑色素存在的特点。细胞密度增加而核分裂活性无明显增加所形成的细胞性室管膜瘤，并没有任何其他不良的预后影响。虽然大多数室管膜瘤边界清楚，但浸润性肿瘤可发生在大脑半球和脊髓。室管膜分化的电镜特征包括纤毛、生毛体（blepharoplasts）、管腔微绒毛、连接复合体的形成，

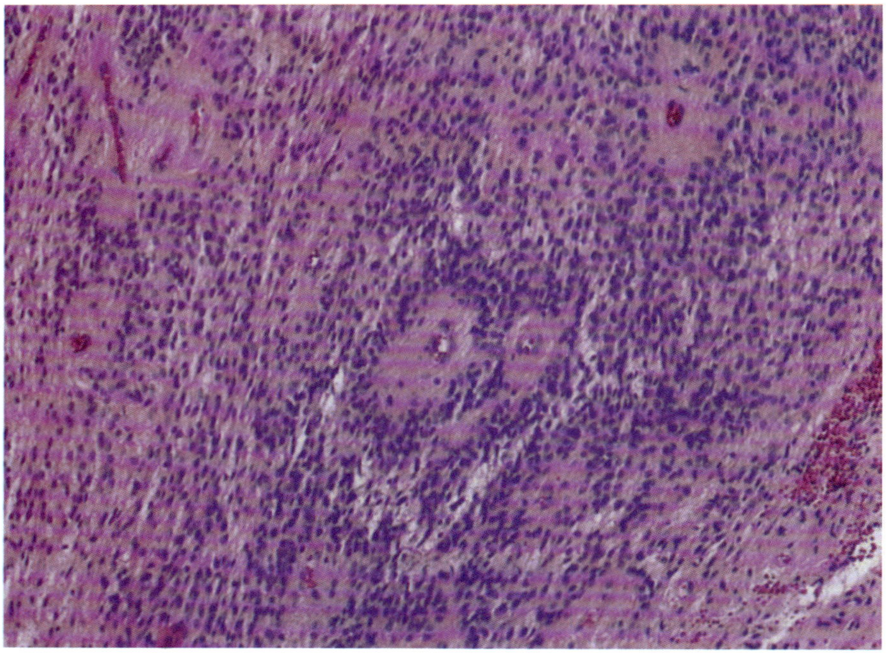

▲图2–8　室管膜瘤具有细胞密度分布不均和特征性血管周围假菊形团特点（100×）

以及伴中间丝的细胞突起。

间变型室管膜瘤显示细胞密度明显增多伴有间变性，核分裂活跃、内皮细胞增生和坏死。这种肿瘤有脑脊液播散的倾向。只有坏死而没有其他细胞学改变和核分裂活动并不意味着有侵袭性行为，因为即使在低级别室管膜瘤中也可以看到坏死。室管膜瘤预后不良的预测因素包括3岁以下、间变性特征（高细胞密度和活跃的核分裂）、肿瘤不完全切除和脑脊液播散。室管膜瘤的分子遗传学研究尚未发现任何与星形细胞瘤相关的遗传事件。仅在脊髓室管膜瘤中发现NF2基因突变，这提示脊髓室管膜肿瘤代表一个不同分子亚型的可能性。

室管膜瘤为S-100、GFAP和波形蛋白阳性。上皮膜抗原（EMA）常表现为典型的标点样点状阳性和膜染色。神经元标记物的染色通常是阴性的，但NeuN可能在某些间变型室管膜瘤中显示核阳性。

转录谱研究表明，颅后窝室管膜瘤可被分为两个临床和分子上不同的亚组。

A组（1组）肿瘤见于年轻患者，发生两侧位，基因组平衡伴染色体1q获得频率增加，生物学上更具侵略性的行为缩短了PFS和OS。层粘连蛋白α2（laminin alpha-2，LAMA2）免疫染色可作为这类肿瘤的标志物。

B组（2组）肿瘤多见于老年患者，发生于中线，有大量涉及整条染色体或染色体臂的细胞遗传学异常，常有6q和22q染色体丢失，9p、15q和18q获得。神经表皮生长因子样-2(neural epidermal growth factor like-2，NELL2）免疫组织化学检测可作为这些肿瘤的标志物。

另一方面，与幕下室管膜瘤相比，幕上室管膜瘤表现出明显的神经元标志物过度表达；尤其是，神经丝轻多肽70（neurofilament light polypeptide，NEFL）在幕上肿瘤中过度表达。神经上皮干细胞蛋白（nestin）和VEGF在幕上室管膜瘤中表达频率较高，与PFS较差有关。

超过2/3的幕上室管膜瘤包含RELA（参与典型NF-κB信号传导）和C11orf95之间的致癌性融合。

四、少突胶质细胞瘤

少突胶质细胞瘤是一种低分化、生长缓慢的胶质瘤，主要累及额叶和顶叶。少突胶质瘤在儿童年龄组并不常见。通常，有一个长期的癫痫难以控制的病史。肿瘤由单一性圆形细胞组成，具有特征性的纤细毛细血管结构（所谓的“鸡爪样”血管）（图2-9）。甲醛溶液固定肿瘤会产生一个人工的核周空晕，使少突胶质细胞瘤的细胞呈现出所谓的“煎蛋”样外观。钙化也很常见。有时可以看到明显的核栅栏排列。少突胶质细胞瘤的一个不常见的变种可以存在小肥胖细

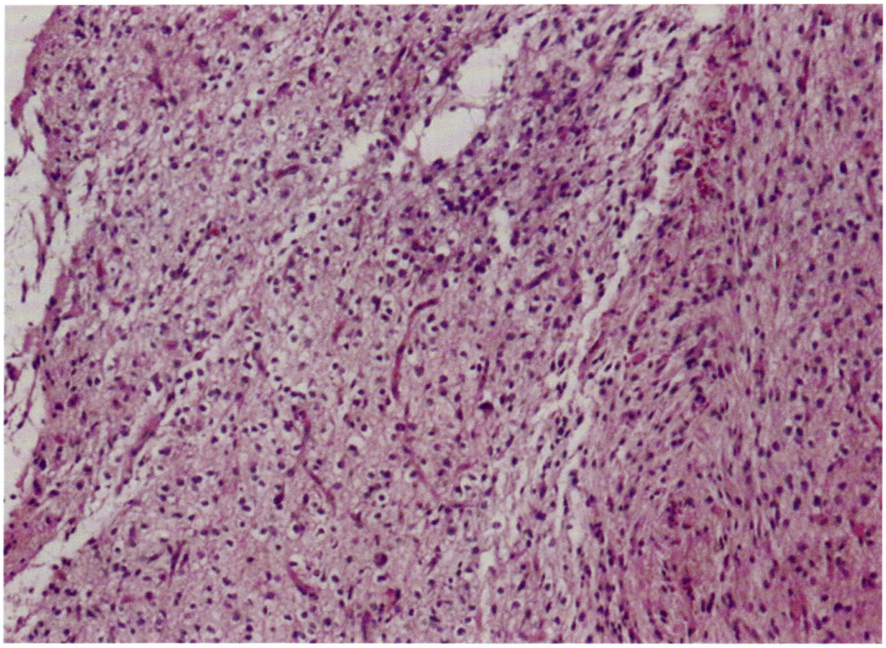

▲ 图 2-9 少突胶质细胞瘤，浸润的单一性圆形瘤细胞，表现为核周空晕（煎蛋样）和纤细的“鸡爪样”毛细血管网（200×）

胞的重要组成部分。胶质纤维性少突胶质细胞和小肥胖胶质细胞代表表达胶质纤维酸性蛋白的过渡类型。典型少突胶质瘤的鉴别诊断包括：①中枢神经细胞瘤，可通过存在无细胞神经纤维丝岛和神经元抗原（如突触素）的阳性免疫染色来区分；②透明细胞型室管膜瘤，可通过较典型的病灶区的存在而容易识别室管膜菊形团和上皮膜抗原（EMA）和（或）细胞角蛋白的阳性免疫染色。

间变型少突胶质瘤的特点是细胞密度显著增加，伴有核重叠、坏死、核分裂活性增加和内皮细胞增生。细胞增多和核分裂活性是典型少突胶质细胞瘤间变性进展的有用指标。

偶有家族聚集性少突胶质细胞瘤病例。然而，涉及少突胶质瘤的遗传性癌症综合征是罕见的。染色体 1p36 和 19q13 的杂合性缺失是低级别少突胶质细胞瘤最常见的遗传改变（Kros 等，1999；Reifenberger 等，1996）。IDH1（R132H）突变在这些肿瘤中也很常见，并伴随着 1p/19q 的共缺失。在儿童少突胶质细胞瘤中，这些遗传事件并不常见，在 10 岁以上的儿童肿瘤中可见。间变性少突胶质细胞瘤在显示 19q 和 1p 染色体改变的同时，也表现出表皮生长因子受体的过度表达，但通常没有该基因扩增。Cdk4 扩增在一小部分间变型少突胶质细胞瘤中有报道。间变型少突胶质细胞瘤的染色体 1p 和（或）19q 缺失是延长生存期和对丙卡巴肼、环磷酰胺和长春新碱（PCV）联合化学治疗反应效果的积极预测因素。

播散性少突胶质细胞样软脑膜肿瘤（disseminated oligodendroglial-like leptomeningeal neoplasm，DOLN）是一个新近被描述的疾病，具有典型的低级别（WHO Ⅱ级）少突胶质细胞瘤的细胞形态学特征，广泛累及软脑膜。在这些患者中没有发现相关的中轴内肿块。累及的软脑膜中出现显著的促纤维结缔组织增生。少数病例显示神经节 / 神经节样细胞或间变性特征。DOLN 已被报道显示孤立的 1p 缺失伴 BRAF–KIAA1549 基因融合。偶尔也有 1p/19q 共缺失的报道。与少突胶质细胞瘤不同，IDH1R132H 突变在 DOLN 中并不常见。

（一）混合型胶质瘤

混合型胶质瘤越来越受到重视。在组织学上，它们是由两个或两个以上不同的胶质细胞类型组成的，这些胶质细胞可以在肿瘤的不同区域以不同的比例混合或具有不同的优势细胞类型。更常见的混合型胶质瘤是少突 – 星形胶质细胞瘤，可表现为 WHO Ⅱ级肿瘤或 WHO Ⅲ级间变型少突 – 星形胶质细胞瘤。对混合型胶质瘤的辨认，尤其是少突胶质细胞成分的存在可能具有一定的治疗意义。

（二）脉络丛肿瘤

脉络丛肿瘤是从良性脉络丛乳头状瘤（WHO Ⅰ级）到恶性脉络丛癌（WHO Ⅲ级）的脑室内乳头状肿瘤。脉络丛乳头状瘤（choroid plexus papillomas，CPP）更常见于儿童，10%～20% 在出生后一年内出现。

这些肿瘤大多是散发性的，少数是遗传性肿瘤易感综合征引起的，包括 Li–Fraumeni 综合征（胚系 TP53 突变）、横纹肌瘤样易感综合征（SNF5/INI1/SMARCB1 的胚系突变）、Aicardi 综合征，很少发生在 von Hippel–Lindau 病中。先天性肿瘤也可能发生。大多数侧脑室肿瘤见于 20 岁以下的个体。大体上，脉络丛乳头状瘤表现为边界清楚的菜花样肿块。组织学特征包括明显的乳头状结构伴纤维血管轴心，乳头表层衬覆单层立方状至柱状上皮，类似于正常脉络丛（图 2–10）。

非典型脉络丛乳头状瘤（WHO Ⅱ级）是核分裂活性增高的 CPP（＞ 2/10 高倍镜视野）。非典型 CPP 的显著组织学特征包括细胞密度增加、核多形性、局灶性乳头状结构丧失 / 实性生长和坏死；也可以观察到伴筛网状乳头状结构的复杂的生长方式。

相反，脉络丛癌是一种侵袭性肿瘤，可以表现为实性、出血性和坏死性特点。组织学特征为分化差的间变性上皮样浸润性生长的肿瘤，伴细胞密度显著增加，核分裂活跃和坏死。细胞角蛋白、波形蛋白、S–100 蛋白和突触素的表达有助于区分脉络丛癌和转移性腺癌，因为后者的 S–100 蛋白和突触素应为阴性。INI1 的核免疫阳性可区分具有横纹肌样表型的脉络丛癌（choroid plexus carcinoma，CPC）和缺乏 INI1 核阳性的真正 AT/RT。

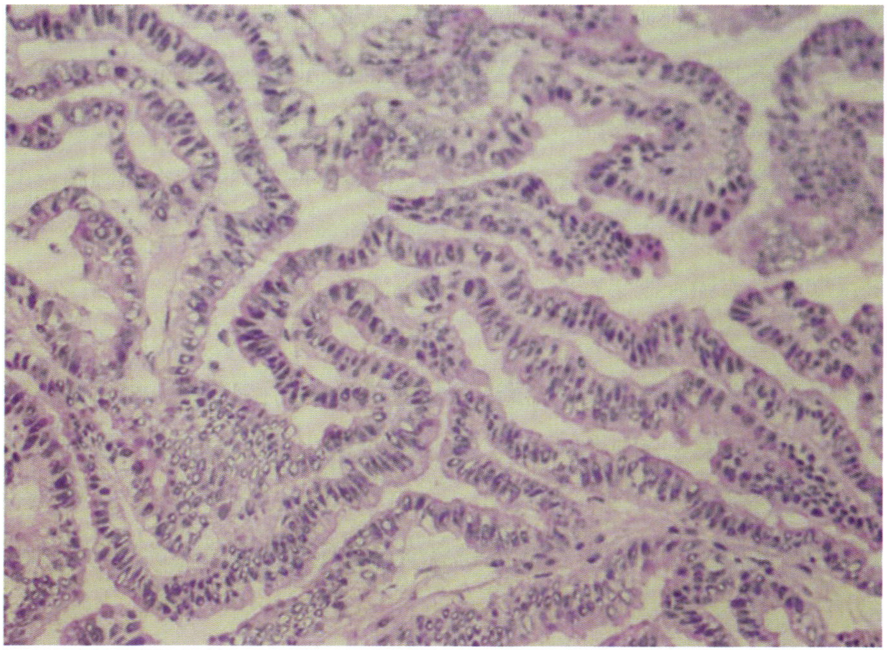

▲ 图 2-10　脉络丛乳头状瘤表现为分化良好的乳头状结构（200×）

五、胚胎性肿瘤

胚胎性神经上皮肿瘤是一组重要的脑肿瘤，主要发生在儿童人群中，而在成人中较少发生。它们的特点是“小圆蓝细胞”，表现出明显的不同分化模式，被称为原始神经外胚叶肿瘤（primitive neuroectodermal tumor，PNET）。其他独特的组织学特征，虽然不常见，可以在 PNET 亚类中看到，包括室管膜母细胞瘤的特征性室管膜母细胞菊形团（与周围肿瘤细胞融合的多层菊形团），松果体母细胞瘤中的瘤细胞簇集似莲花型（fleurettes）或 Flexner-Wintersteiner 菊形团，以及幕上 PNET 中的花型促纤维结缔组织增生（间叶性成分）。PNET 不同的亚类包括髓上皮瘤，室管膜母细胞瘤，一些无菊形团的 PNET，以及伴丰富神经纤维丝和真性菊形团的胚胎性肿瘤（embryonal tumor with abundant neuropil and true rosettes，ETANTR）具有共同的 C19MC（chr19q13.41-42）扩增的遗传特征，共同代表幕上 PNET 的一个亚类，现在称为具有多层菊形团的胚胎性肿瘤。髓母细胞瘤是特别发生在小脑的“小圆蓝细胞”肿瘤的一个亚型，占儿童颅内肿瘤的 25%，是儿童颅内第二常见的恶性肿瘤。这使得一小部分幕上 PNET 消失，被定为胚胎性神经上皮肿瘤，非特殊型（not otherwise specified，NOS）。

胚胎性肿瘤中最原始的是髓上皮瘤，相当于 WHO Ⅳ级。它的特点是发生在 5 岁以下的幼儿。髓上皮瘤可以发生在神经轴的任何部位，但最常见的部位是大脑半球的脑室周围。眶内髓上皮瘤也可发生。髓上皮瘤是一种类似原始神经管的原始神经上皮肿瘤，可以是乳头状、管状或小梁状，代表一种独特的诊断性组织学模式。侵袭性组织学特征，包括核分裂、坏死和未分化细胞。肿瘤细胞神经上皮干细胞蛋白（nestin）、波形蛋白（vimentin）阳性。沿神经元、神经胶质或间充质细胞的分化也可能发生。

Bailey 和 Cushing 提出了髓母细胞瘤是一组儿童期高侵袭性肿瘤，推测其起源于公认的小脑干细胞“髓母细胞”。尽管这个名字多年来被广泛用于这些肿瘤，但“髓母细胞”一直没有明确定义，在神经发生方面也没有对应的细胞。

髓母细胞瘤和相关 PNET 的形态谱系是多种多样的。它通常包括大量圆形到卵圆形（胡萝卜形）的未分化高增殖性［增殖指数（MIB-I 指数）通常大于 30%］的小圆蓝细胞（图 2-11）。这些细胞构成典型髓母细胞瘤的组织学特征。间变程度可从轻至中度到重度不等。核仁突出的单一性非黏附大圆形细胞区提示存在大细胞成分。以大细胞为主或严重间变代表大细胞 / 间变性（图 2-12）亚型，约占髓母细胞瘤的 4%。重度的间变通常与细胞凋亡增加、核分裂活跃及“细胞包裹”或“自相残杀”有关。其他组织学变异体包括结节型（促结缔组织增生型）髓母细胞瘤（图 2-13），其特征是神经纤维丝样背景中存在多个缺乏网状纤维的淡染神经细胞结节，很少有核分裂伴凋亡增加；广泛结节型髓母细胞瘤（以前称为小脑神经母细胞瘤）表现为丰富的结节状和神经细胞分化，无或很少有未分化的结间成分；双相型髓母细胞瘤是一种经典和结节型成分混合的肿瘤，其中结节成分不被结缔组织增生包围，即结间无网状纤维形成。这是与

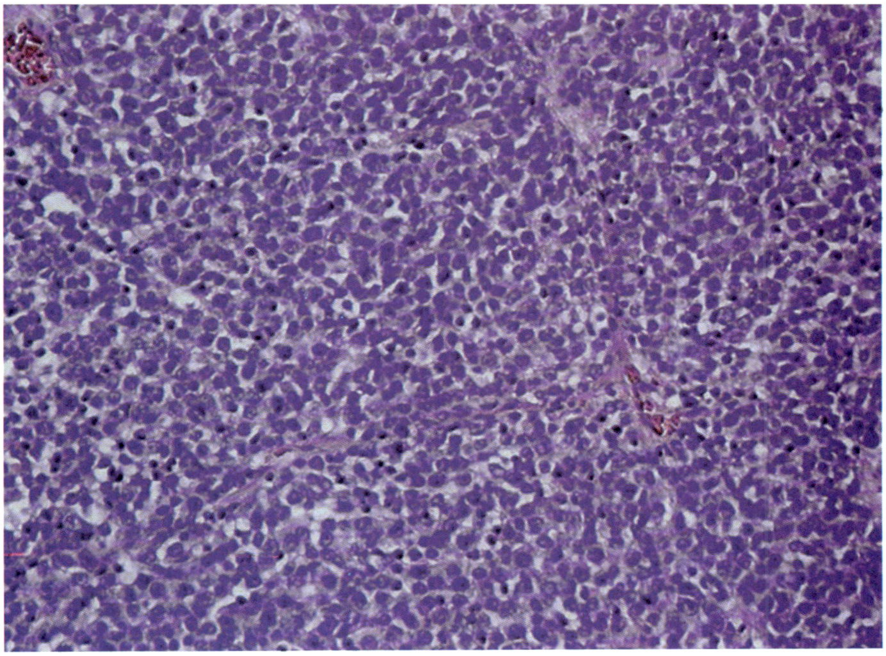

▲ 图 2-11　经典型髓母细胞瘤伴弥漫性未分化的“小圆蓝细胞”（200×）

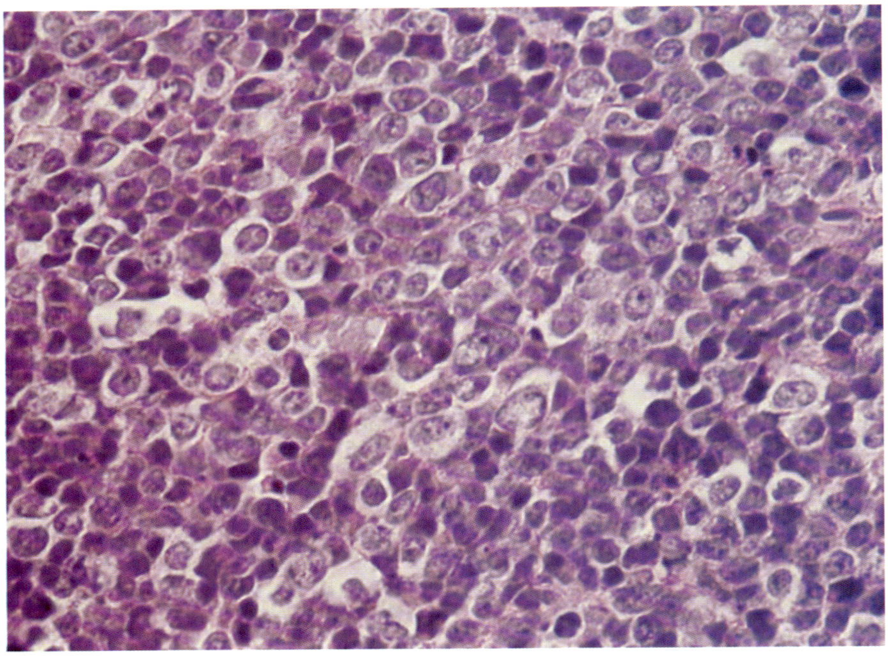

▲ 图 2-12　间变性 / 大细胞型髓母细胞瘤，可见增大的细胞伴有泡状核和突出的核仁，以及细胞多形性（200×）

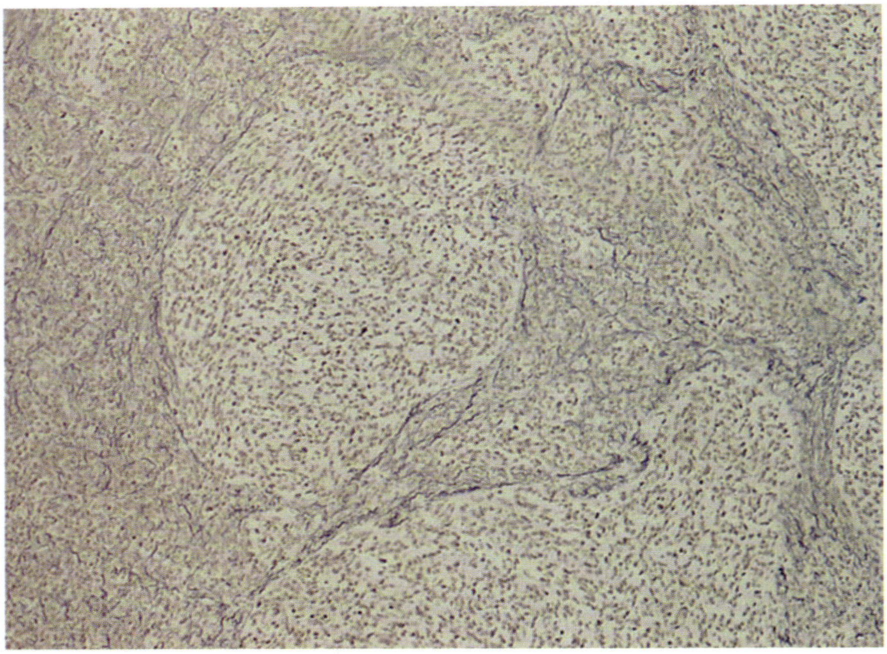

▲ 图 2-13　网状纤维染色显示促纤维增生型髓母细胞瘤的无网织纤维的结节（200×）

结节型 / 促纤维增生型髓母细胞瘤的重要区别。在少数这些肿瘤中，神经母细胞的分化表现为 Homer–Wright 菊形团形成；可见星形细胞分化的局灶区域；也可见发散性分化伴横纹肌肉瘤（髓母细胞瘤）和黑色素细胞的分化。神经母细胞和星形细胞分化时，分别伴有突触素或其他神经元抗原和胶质纤维酸性蛋白的免疫反应阳性。

髓母细胞瘤的进一步分子分型研究强调肿瘤的异质性和发育信号通路与四个分子亚型的联系。A 型和 B 型分别与 Wnt 和音猬（SHH）通路的激活有关。C 和 D 亚型为非 wnt、非 SHH，生物学上具有更高侵袭性，可能过度表达 MYCN（C 型）和（或）OTX2 和 FOXG1，也更有可能表现出 il7q。p53 表达的下调导致预后不良。分子分型可通过使用 β 联蛋白抗体对 Wnt 途径激活完成检测，以及 GAB1、YAP1、细丝蛋白 1 和 Gli2 对 SHH 途径激活进行检测。

髓母细胞瘤预后差的临床决定因素包括年龄＜ 3 岁、发病时播散时间和部分手术切除。促纤维增生亚型似乎与良好的预后相关，而间变 / 大细胞型与生存期缩短有关。

非典型畸胎样 / 横纹肌样肿瘤（atypical teratoid/rhabdoid tumor，AT/RT）是一种中枢神经系统胚胎性肿瘤，其组织学特征与肾脏恶性横纹样肿瘤相似。即使是在同一个肿瘤中，组织学特征也可能极为不同，包括横纹肌样、原始神经上皮、上皮和间叶成分。不论组织学谱系如何，典型的横纹肌样细胞具有偏心的细胞核和突出的核仁，是一个恒定存在的特征。在电子显微镜下，细胞质明显是致密的粉红色，含有电镜下存在的旋涡状束状排列中间丝（图 2–14）。肿瘤内常可观察到核分裂非常活跃和坏死区。生殖细胞成分明显缺乏。细胞显示不同程度的波形蛋白、EMA、GFAP 和 SMA，有时还有 NF 免疫染色；CK 和结蛋白可呈局灶

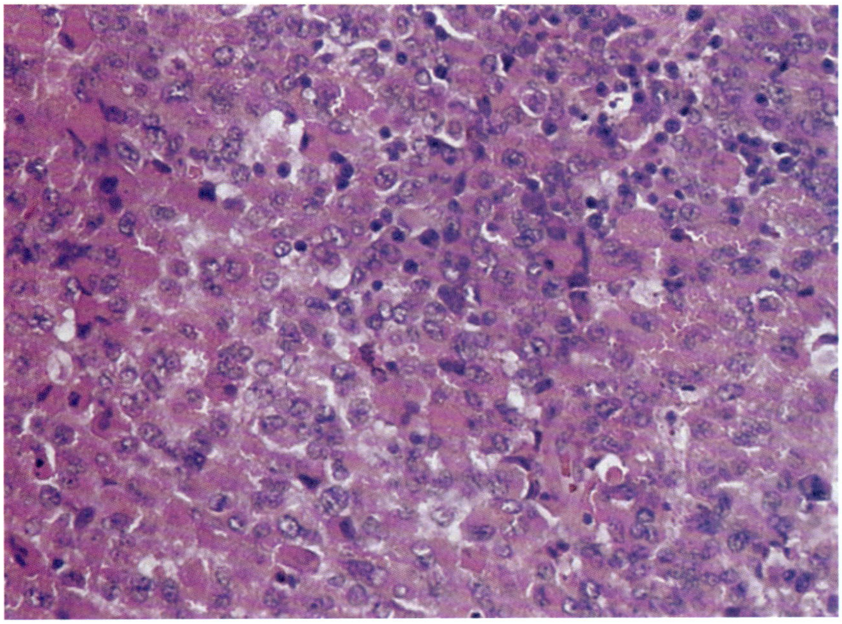

▲ **图 2–14**　具有嗜酸性胞质小球和偏心胞核的横纹肌样细胞是非典型畸胎样 / 横纹肌样肿瘤的特征（200×）

性阳性。生殖细胞肿瘤标记物通常为阴性。分子研究证实，这种肿瘤在生物学上与 PNET 不同，90% 的肿瘤表现为 22 号染色体的单体性和（或）杂合性缺失。hSNF/INIl/SMARCB1 的突变 / 缺失是中枢神经系统 AT/RT 和相关肾横纹肌样肿瘤特征，同时缺乏核 INI1 蛋白的表达（图 2–15）。

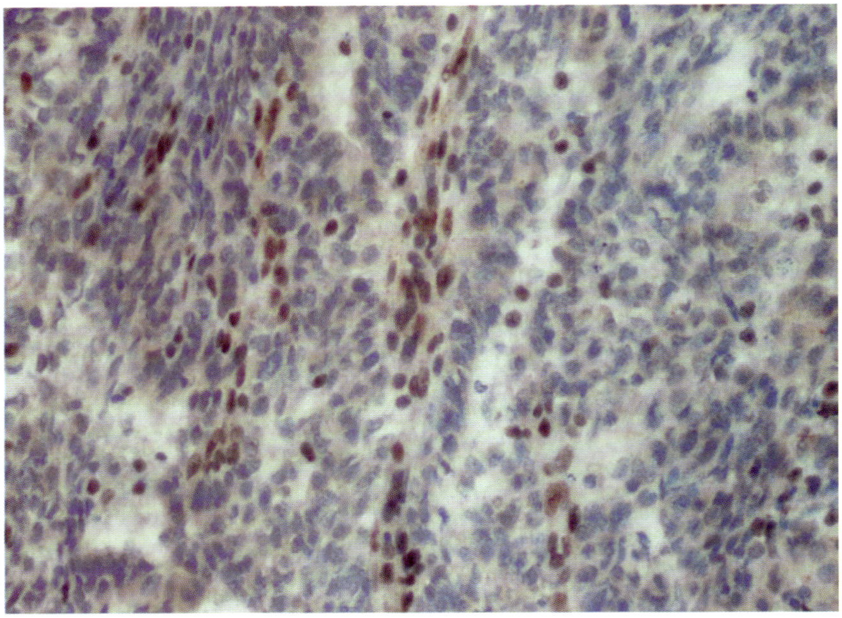

▲ **图 2–15** 免疫染色显示肿瘤细胞中 **INI1** 的核表达缺失，免疫阳性（棕色）的内皮细胞作为阳性的内部对照（**200×**）

六、神经元和混合性神经元 – 胶质瘤

节细胞瘤（WHO Ⅰ级）和节细胞胶质瘤（WHO Ⅱ级）是少见的肿瘤，仅占所有脑肿瘤的 0.4%～1.3%，中位年龄为 8.5—25 岁。虽然这些肿瘤可以发生在神经轴的任何地方，但大多数发生在幕上。通常与癫痫发作有关，大多数肿瘤发生在颞叶，呈囊性病变伴壁结节。

这些肿瘤的特征是存在大的多极性发育异常神经元（图 2–16）。在节细胞瘤中，间质由非肿瘤性胶质细胞和网状纤维组成，而在节细胞胶质瘤中，间质为肿瘤性胶质细胞（通常是毛细胞）成分。血管周围淋巴细胞浸润是该肿瘤的常见特征。能见到嗜酸性颗粒体（与毛细胞型星形细胞瘤相似）、微囊和钙化。胶质成分有时可表现出间变性特征，因此有必要诊断为间变型节细胞胶质瘤（WHO Ⅲ级）。BRAF V600E 突变在约 45% 的儿童节细胞胶质瘤中被发现，而 KIAA1549–BRAF 融合基因是罕见的，只有在具有突出毛细胞胶质成分的幕下节细胞胶质瘤中有报道。

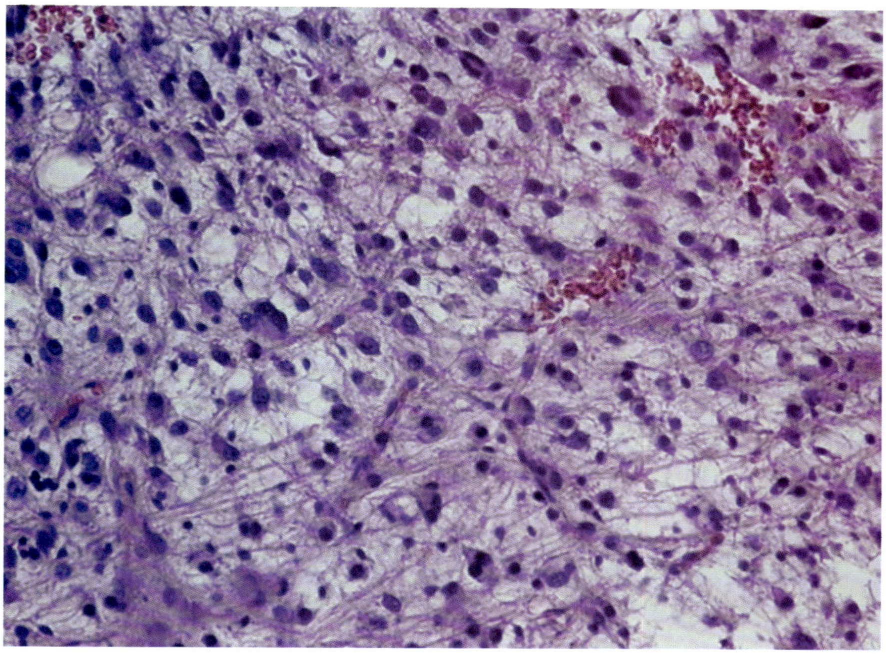

▲ 图 2-16　神经节细胞胶质瘤显示多形性节细胞 / 节细胞样分化（200×）

最近描述的胶质瘤亚型包括以假乳头状组织学为特征的乳头状胶质神经元肿瘤和第四脑室菊形团形成的胶质神经元肿瘤。

婴儿促纤维增生型星形细胞瘤（DIA）是一种明显的低级别（WHO Ⅰ级）脑膜脑星形细胞瘤伴突出的促纤维组织增生，特征性地发生于 2 岁以下的儿童，尽管现在已有发生在年龄较大儿童的病例报道。当证实有神经元成分时，应称为婴儿促纤维增生型神经节细胞胶质瘤（DIG）。不成熟的神经上皮细胞群可能存在。值得注意的是这种肿瘤经常附着在硬脑膜上。肿瘤可以有单房或多房囊性成分和实性（通常是浅表性）成分。促纤维增生成分可以形成突出的车辐状结构和丰富的网状纤维，类似于间叶性肿瘤。免疫染色仅显示，在婴儿促纤维增生型星形细胞瘤中神经胶质纤维酸性蛋白和波形蛋白呈阳性，而在婴儿促纤维增生型神经节细胞胶质瘤中神经元成分呈突触素和其他神经元抗原标记物阳性。

中枢神经细胞瘤

中枢神经细胞瘤是一种典型的幕上神经元肿瘤，起源于侧脑室和第三脑室，但脑实质内和脊髓发生的也有报道。中枢神经细胞瘤的发病高峰为 20—29 岁，相当 WHO Ⅱ级，由少突胶质细胞瘤样细胞及其间的无核神经纤维丝构成。中枢神经细胞瘤对突触素和其他神经元抗原呈免疫阳性。可见神经节 / 神经节样分化。虽然星形细胞分化很少见，但也已经观察到这种改变。

以细胞密度增加和核分裂活性增高为特征的间变型中枢神经细胞瘤也可出现。间变型中枢神经细胞瘤常见增殖指数（Ki–67 指数）> 2%，且可见脑实质侵犯。

胚胎发育不良性神经上皮肿瘤（dysembryoplastic neuroepithelial tumor，DNET）是一种良性的 WHO Ⅰ级肿瘤，主要发生在浅表皮质。这个肿瘤也是一种介于错构瘤和肿瘤之间的病变。胚胎发育不良性神经上皮肿瘤主要发生在儿童和年轻人，他们通常有长期的难以控制的局灶性癫痫发作的病史。经典复杂胚型胚胎发育不良性神经上皮肿瘤是多结节性的，其特征是“特异性的胶质 – 神经元成分”，排列成垂直于皮质表面的柱状结构。这些柱状结构是由束状排列的轴突和紧密相连的少突胶质细胞样细胞（偶有突触阳性）形成的。肿瘤内也存在微囊嗜碱性区形成伴漂浮的神经元现象（Daumas Duport 等，1988；Daumas Duport，1993）。病变邻近的脑组织常见皮质发育不良。在单纯型中，组织学改变较简单，可以是斑片状分布，仅由独特的神经胶质细胞成分组成。尽管报道极为罕见，该肿瘤也可起源或位于深部基底节区。临床、放射学和病理学的综合多学科讨论在胚胎发育不良神经上皮肿瘤的准确诊断中至关重要（图 2–17）。

室管膜下巨细胞型星形细胞瘤（WHO Ⅰ级）是一种见于结节性硬化综合征患者的脑室内肿瘤。该肿瘤似乎是由室管膜下错构瘤结节的增大演变而来的，由大的嗜酸性星形细胞样细胞伴突出的神经元样核仁的细胞构成（图 2–18）。典型的瘤细胞胶质纤维酸性蛋白免疫染色阳性，也被报道于神经元抗原标记物如突触素阳性者。

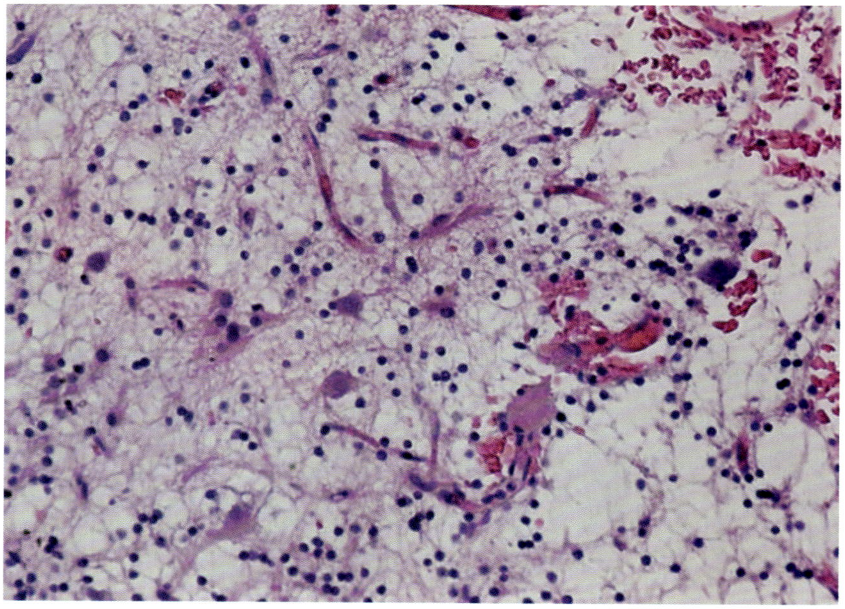

▲ 图 2–17　胚胎发育不良性神经上皮瘤（**DNET**）的特异性神经胶质细胞成分伴黏液样微囊和“漂浮神经元”（**200×**）

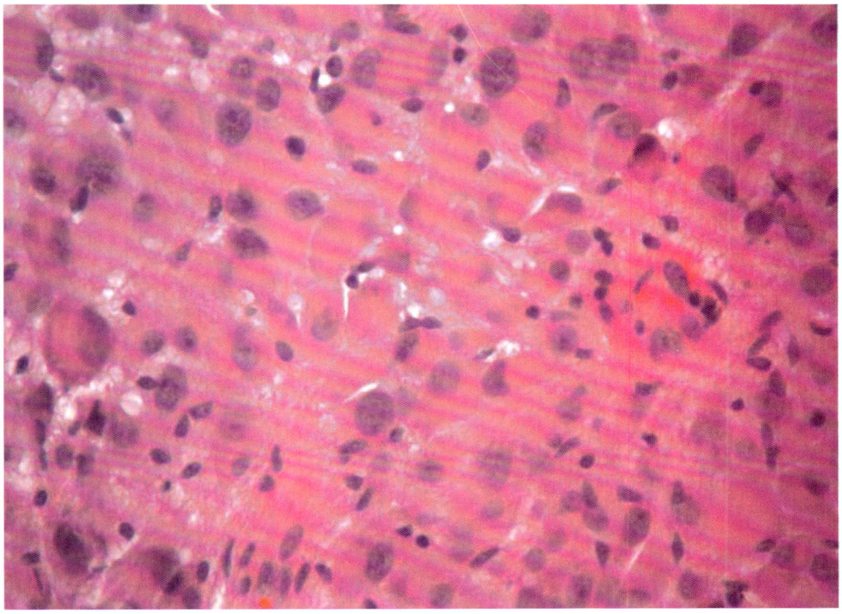

▲ 图 2-18　室管膜下巨细胞型星形细胞瘤，瘤细胞单一，胞质丰富、嗜酸性（200×）

七、其他肿瘤

（一）施万细胞瘤（神经鞘瘤）

神经鞘瘤是一种来源于周围神经鞘的良性肿瘤，多见于感觉神经。最常见累及的是第Ⅷ对脑神经的前庭部分而形成桥小脑角肿块病变，通常称为听神经鞘瘤。双侧听神经鞘瘤是神经纤维瘤病 2 型（NF2）的特征。虽然少见，但神经鞘瘤也可累及第Ⅴ对脑神经，而其他脑神经受累的很少见。典型的组织学特征包括富于细胞 Antoni A 区、Verocay 小体和疏松的黏液样 Antoni B 区（图 2-19）。厚壁透明血管的存在是神经鞘瘤的组织学特征标识。免疫组织化学显示 S-100 蛋白和波形蛋白阳性，上皮膜抗原阴性。恶性转化在这些肿瘤中很少见。

（二）生殖细胞肿瘤

生殖细胞肿瘤在中枢神经系统中并不常见，占颅内原发肿瘤的 0.3%～0.5%。在 20 岁以下的儿童和青少年中，通常表现为中线肿瘤，位于松果体区域和鞍上区域。肿瘤发生的其他部位包括基底节、丘脑、脑室内、延髓和脊髓髓质内。组织学上，无性细胞瘤 / 生殖细胞瘤类似于性腺精原细胞瘤，细胞单一，胞核大，核仁突出，胞质透明、富含糖原（图 2-20）。可见淋巴细胞浸润和合体滋养叶巨细胞。胎盘碱性磷酸酶（PLAP）和 c-kit（CD107）的免疫染色通常

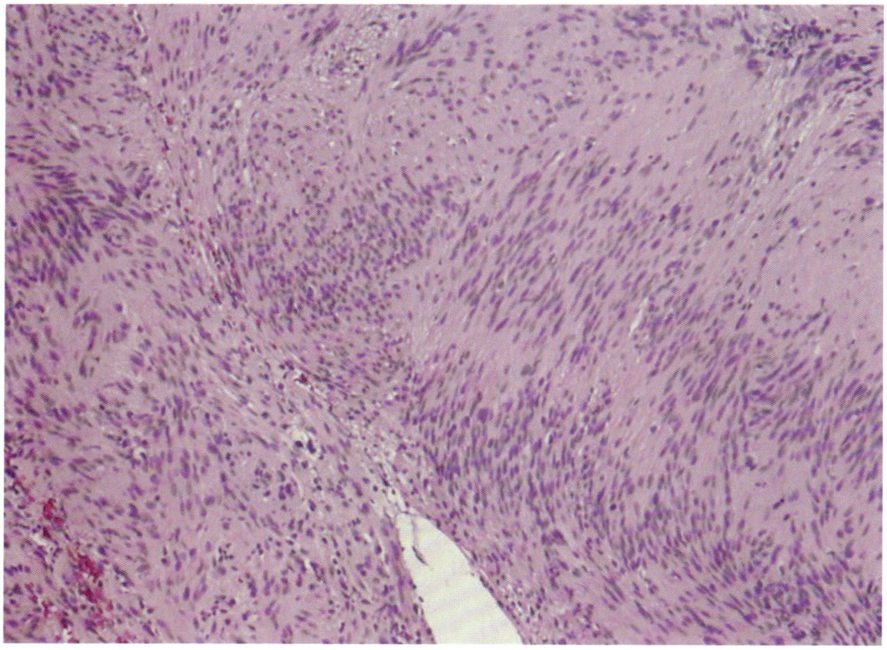

▲ 图 2-19　良性梭形细胞增生伴栅栏排列的核和无细胞间质相间存在，形成神经鞘瘤特有的 **Verocay** 小体（**100×**）

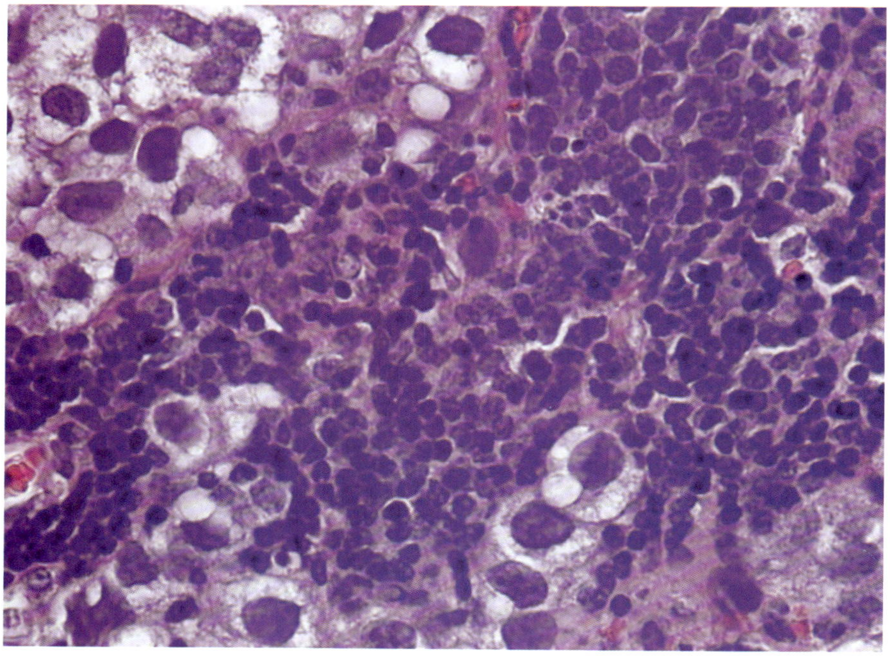

▲ 图 2-20　混合的成熟淋巴细胞和空泡状上皮样生殖细胞构成的生殖细胞瘤（**400×**）

是阳性的。OCT3/4 和 SALL4 免疫染色也常呈阳性。细胞滋养层成分的鉴定可借助于 β- 人绒毛膜促性腺激素（β-hCG）和人胎盘催乳素（HPL）的免疫染色。其他生殖细胞肿瘤也可发生，表现为单一的组织学亚型或由胚胎癌、卵黄囊癌、绒毛膜癌和未成熟或成熟畸胎瘤组成的混合性生殖细胞肿瘤。

颅咽管瘤起源于拉特克囊细胞残余，表现为鞍内或鞍上肿块伴对视交叉、第三脑室、下丘脑和垂体的压迫。该肿瘤通常为部分囊性，伴有明显钙化。上皮成分以角化鳞状上皮为特征，其周围栅栏状排列，有时在组织学上与造釉细胞瘤结构十分相似（造釉细胞型颅咽管瘤）（图 2-21）。假乳头型是另一种组织学亚型。黄色肉芽肿成分也可见。囊肿通常含有油性物质（所谓的“机械油”样），这种物质溢出到脑脊液会导致化学性脑膜炎。肿瘤不完全切除后常复发。β 联蛋白突变是颅咽管瘤的一种常见事件。

脊索瘤是由斜坡或脊柱处的脊索残余形成的，最常见的部位是骶骨。脊索瘤生长缓慢，分叶状，瘤细胞在黏液样基质中呈行列状或索状排列。典型的瘤细胞是空泡状植物样（“含空泡”）细胞。脊索瘤显示波形蛋白、细胞角蛋白、上皮膜抗原（EMA）、Brachyury 和 S-100 蛋白的免疫染色阳性。一种具有明显软骨样成分的组织学亚型被称为软骨样脊索瘤。

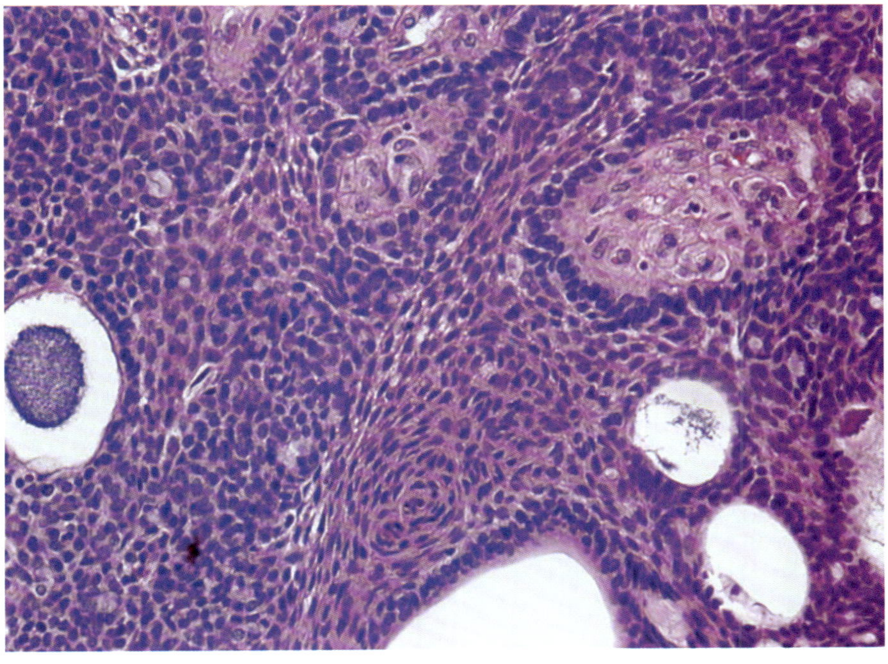

▲ 图 2-21　混合微囊上皮成分和富于细胞的网状间质构成的造釉细胞性颅咽管瘤（200×）

参考文献

脑膜瘤

[1] Harrison MJ, Wolfe DE, Lau TS, Mitnick RJ, Sachdev VP (1991) Radiation–induced meningiomas: experience at the Mount Sinai Hospital and review of the literature. J Neurosurg 75:564–574

[2] Lamszus K, Kluwe L, Matschke J, Meissner H, Laas R, Westphal M (1999) Allelic losses at 1p, 9q, 10q, 14q, and 22q in the progression of aggressive meningiomas and undifferentiated meningeal sarcomas. Cancer Genet Cytogenet 110:103–110

[3] Louis DN, Perry A, Reifenberger G, von Deimling A, Figarella–Branger D, Cavenee WK, Ohgaki H, Wiestler OD, Kleihues P, Ellison DW (2016) The 2016 World Health Organization Classification of Tumors of the Central Nervous System: a summary. Acta Neuropathol 131:803–820

[4] Ludwin SK, Rubinstein LJ, Russell DS (1975) Papillary meningioma: a malignant variant of meningioma. Cancer 36:1363–1373

[5] Maier H, Ofner D, Hittmair A, Kitz K, Budka H (1992) Classic, atypical, and anaplastic meningioma: three histopathological subtypes of clinical relevance. J Neurosurg 77:616–623

[6] Perry A, Stafford SL, Scheithauer BW, Suman VJ, Lohse CM (1997) Meningioma grading: an analysis of histologic parameters. Am J Surg Pathol 21:1455–1465

[7] Rutledge MH, Xie YG, Han FY, Peyrard M, Collins VP, Nordenskjold M, Dumanski JP (1994) Deletions on chromosome 22 in sporadic meningioma. Genes Chromosomes Cancer 10:122–130

[8] Smith MJ (2015) Germline and somatic mutations in meningiomas. Cancer Genet 208(4):107–114

[9] Wang XQ, Zeng XW, Zhang BY, Dou YF, Wu JS, Jiang CC et al (2012) Spinal meningioma in childhood: clinical features and treatment. Childs Nerv Syst 28(1):129–136

毛细血管性血管母细胞瘤

[1] Bohling T, Hatva E, Kujala M, Claesson Welsh L, Alitalo K, Haltia M (1996) Expression of growth factors and growth factor receptors in capillary hemangioblastoma. J Neuropathol Exp Neurol 55:522–527

[2] Carney E, Banerjee P, Ellis C, Albadine R, Sharma E, Chaux A et al (2011) PAX2(−)/PAX8(−)/ inhibin A(+) immunoprofile in hemangioblastoma: a helpful combination in the differential diagnosis with metastatic clear cell renal cell carcinoma to the central nervous system. Am J Surg Pathol 35(2):262–267

[3] Conway JE, Chou D, Clatterbuck RE, Brem H, Long DM, Rigamonti D (2001) Hemangioblastomas of the central nervous system in von Hippel–Lindau syndrome and sporadic disease. Neurosurgery 48(1):55–62

胶质瘤

[1] Cairncross JG, Ueki K, Zlatescu MC, Lisle DK, Finkelstein DM, Hammond RR, Silver JS, Stark PC, Macdonald DR, Ino Y, Ramsay DA, Louis DN (1998) Specific genetic predictors of chemotherapeutic response and survival in patients with anaplastic oligodendrogliomas. J Natl Cancer Inst 90:1473–1479

[2] Gielen GH, Gessi M, Hammes J, Kramm CM, Waha A, Pietsch T (2013) H3F3A K27M mutation in pediatric CNS tumors. A marker of diffuse high–grade astrocytoma. Am J Clin Pathol 139:345–349

[3] James CD, Carlbom E, Dumanski JP, Hausen M, Nordenskjold MD, Collins VP, Cavenee WK (1988) Clonal genomic alterations in glioma malignancy stages. Cancer Res 48:5546–5551

[4] Kros JM, van Run PRWA, Alers JC, Beverloo HB, van den Bent MJ, Avezaat CJJ, van Dekken H (1999) Genetic aberrations in oligodendroglial tumors: an analysis using comparative genomic hybridization (CGH). J Pathol 188:282–288

[5] Powell SZ, Yachnis AT, Rorke LB, Rojiani AM, Eskin TA (1996) Divergent differentiation in pleomorphic xanthoastrocytoma. Evidence for a neuronal element and possible relationship to ganglion cell tumors. Am J Surg Pathol 20:80–85

[6] Reifenberger G, Reifenberger J, Liu L, James CD, Wechsler W, Collins VP (1996) Molecular genetics of oligodendroglial tumors. In: Nagai M (ed) Brain tumor research and therapy. Springer, Tokyo, pp 187–209

[7] Schiffer D, Chio A, Giordana MT, Leone M, Soffietti R (1988) Prognostic value of histologic factors in adult cerebral astrocytoma. Cancer 61:1386–1393

[8] Watanabe K, Tachibana O, Sato K, Yonekawa Y, Kleihues P, Ohgaki H (1996) Overexpression of the EGF receptor and p53 mutations are mutually exclusive in the evolution of primary and secondary glioblastomas. Brain Pathol 6(3):217–224

[9] Wu G, Broniscer A, McEachron T, Lu C, Paugh BS, Becksfort J et al (2012) Somatic histone H3 alterations in paediatric diffuse intrinsic pontine gliomas and non–brainstem glioblastomas. Nat Genet 44(3):251–253

[10] Wu G, Diaz AK, Paugh BS, Rankin SL, Ju B, Li Y et al (2014) The genomic landscape of diffuse intrinsic pontine glioma and pediatric non–brainstem high–grade glioma. Nat Genet 46(5):444–450

胚胎性肿瘤：髓母细胞瘤

[1] Adesina AM, Dunn ST, Moore WE, Nalbantoglu J (2000) Expression of p27kip1 and p53 in medulloblastoma: relationship with cell proliferation and survival. Pathol Res Pract 196:243–250
[2] Adesina AM, Nalbantoglu J, Cavenee WK (1994) p53 gene mutation and mdm2 gene amplification are uncommon in medulloblastoma. Cancer Res 54:5649–5651
[3] Ellison DW, Dalton J, Kocak M, Nicholson SL, Fraga C, Neale G, Kenney AM et al (2011) Medulloblastoma: clinicopathological correlates of SHH, WNT, and non-SHH/WNT molecular subgroups. Acta Neuropathol 121(3):381–396
[4] Giangaspero F, Perilongo G, Fondelli MP, Brisigotti M, Carollo C, Burnelli R, Burger PC, Garre ML (1999) Medulloblastoma with extensive nodularity: a variant with favorable prognosis. J Neurosurg 91:971–977
[5] Taylor MD, Northcott PA, Korshunov A, Remke M, Cho YJ, Clifford SC, Eberhart CG, Parsons DW, Rutkowski S, Gajjar A, Ellison DW, Lichter P, Gilbertson RJ, Pomeroy SL, Kool M, Pfister SM (2012) Molecular subgroups of medulloblastoma: the current consensus. Acta Neuropathol 123:465–472

非典型畸胎样 / 横纹肌样肿瘤

[1] Biegel JA, Zhou JY, Rorke LB, Stenstrom C, Wainwright LM, Fogelgren B (1999) Germ-line and acquired mutations of INI1 in atypical teratoid and rhabdoid tumors. Cancer Res 59:74–79
[2] Rorke LB, Packer RJ, Biegel JA (1996) Central nervous system atypical teratoid/rhabdoid tumors in infancy and childhood: definition of an entity. J Neurosurg 85:56–65

原始神经外胚叶肿瘤

[1] Al-Hussaini M, Abuirmeileh N, Swaidan M, Al-Jumaily U, Rajjal H, Musharbash A, Hashem S, Sultan I (2011) Embryonal tumor with abundant neuropil and true rosettes: a report of three cases of a rare tumor, with an unusual case showing rhabdomyoblastic and melanocytic differentiation. Neuropathology 31(6):620–625
[2] Gessi M, von Bueren A, Treszl A, zur Mühlen A, Hartmann W, Warmuth-Metz M, Rutkowski S, Pietsch T (2014) MYCN amplification predicts poor outcome for patients with supratentorial primitive neuroectodermal tumors of the central nervous system. Neuro-Oncology 16(7):924–932
[3] Korshunov A, Sturm D, Ryzhova M, Hovestadt V et al (2014) Embryonal tumor with abundant neuropil and true rosettes (ETANTR), ependymoblastoma, and medulloepithelioma share molecular similarity and comprise a single clinicopathological entity. Acta Neuropathol 128(2):279–289
[4] Spence T, Sin-Chan P, Picard D et al (2014) CNS-PNETs with C19MC amplification and/or LIN28 expression comprise a distinct histogenetic diagnostic and therapeutic entity. Acta Neuropathol 128(2):291–303

胶质神经元肿瘤 / 胚胎发育不良性神经上皮瘤 / 淋巴瘤 / 生殖细胞瘤

[1] Camilleri-Broet S, Davi F, Feuillard J, Seilhean D, Michiels JF, Brousset P, Epardeau B, Navratil E, Mokhtari K, Bourgeois C, Marelle L, Raphael M, Hauw JJ (1997) AIDS-related primary brain lymphomas: histopathologic and immunohistochemical study of 51 cases. The French study group for HIV-associated tumors. Hum Pathol 28:367–374
[2] Daumas-Duport C, Scheithauer BW, Chodkiewicz JP, Laws ER Jr, Vedrenne C (1988) Dysembryoplastic neuroepithelial tumor: a surgically curable tumor of young patients with intractable partial seizures. Report of thirty-nine cases. Neurosurgery 23:545–556
[3] Daumas-Duport C (1993) Dysembryoplastic neuroepithelial tumours. Brain Pathol 3:283–295
[4] Komori T, Scheithauer BW, Anthony D, Rosenblum M, McLendon RE, Scott RM, Okazaki H, Kobayashi M (1998) Papillary glioneuronal tumor: a new variant of mixed neuronal-glial neoplasm. Am J Surg Pathol 22:1171–1183
[5] Mitchell A, Scheithauer BW, Unni KK, Forsyth PJ, Wold LE, McGivney DJ (1993) Chordoma and chondroid neoplasms of the spheno-occiput. An immunohistochemical study of 41 cases with prognostic and nosologic implications. Cancer 72(10):2943–2949
[6] Rosenblum MK, Matsutani M, Van Meir EG (2000) CNS germ cell tumors. In: Kleihues P, Cavenee WK (eds) Pathology & genetics: tumors of the nervous system. IARC Press, Lyon, pp 208–214

颅咽管瘤

[1] Hofmann BM, Kreutzer J, Saeger W, Buchfelder M, Blumcke I, Fahlbusch R et al (2006) Nuclear beta-catenin accumulation as reliable marker for the differentiation between cystic craniopharyngiomas and Rathke cleft cysts: a clinico-pathologic approach. Am J Surg Pathol 30:1595–1603
[2] Paulus W, Stockel C, Krauss J, Sorensen N, Roggendorf W (1997) Odontogenic classification of craniopharyngiomas: a clinicopathological study of 54 cases. Histopathology 30:172–176
[3] Sekine S, Shibata T, Kokubu A, Morishita Y, Noguchi M, Nakanishi Y et al (2002) Craniopharyngiomas of adamantinomatous type harbor beta-catenin gene mutations. Am J Pathol 161:1997–2001

第 3 章 儿童中枢神经系统肿瘤影像学

Imaging of Pediatric Central Nervous System Tumors

Edgar G. Ordóñez-Rubiano　Rachel S. Hicklen　Laura Rivera-Osorio　Jason M. Johnson　著
胡　镭　刘　周　译
罗德红　校

摘　要

中枢神经系统肿瘤是儿童最常见的实体肿瘤类型。神经影像学是患有中枢神经系统肿瘤的儿童能接受最先进治疗的前提条件。本章介绍了多种无创成像技术，其实用性已从最初的诊断到手术和放射治疗计划的制订、治疗后治疗效果和并发症监测及排除疾病复发的全过程中得到体现。对这些成像技术进行概述的初衷是帮助读者更好地理解如何选择合适的成像策略，指导患者最佳的个体化治疗。

中枢神经系统（central nervous system，CNS）肿瘤是儿童最常见的实体肿瘤类型，也是儿童癌症死亡的主要原因（Ostrom 等，2015）。与成人脑肿瘤不同，儿童脑肿瘤通常是原发性的，而不是转移性的。由于临床症状可能轻微或不典型，儿童中枢神经系统肿瘤通常很难发现。如儿童人群中的脑膜瘤通常发现较晚，常伴有邻近正常脑组织的明显压迫（图 3-1）（Liu 等，2008）。

患者的年龄、肿瘤位置和影像学典型特征是建立诊断的关键信息。幕上肿瘤更常见于新生儿和 2 岁以下婴儿，而幕下肿瘤通常见于 2 岁以上儿童（Yu 等，2015）。尽管一些肿瘤在幕上和幕下均有发现，但大多数位于幕上轴内的肿瘤包括但不限于星形细胞瘤，如弥漫性星形细胞瘤、间变性星形细胞瘤、多形性黄色星形细胞瘤（pleomorphic xanthoastrocytoma，PXA）、室管膜下巨细胞型星形细胞瘤（sub-ependymal giant cell astrocytoma，SEGA）和多形性胶质母细胞瘤（glioblastoma multiforme，GBM）、少突胶质细胞瘤、原始神经外胚叶肿瘤（primitive

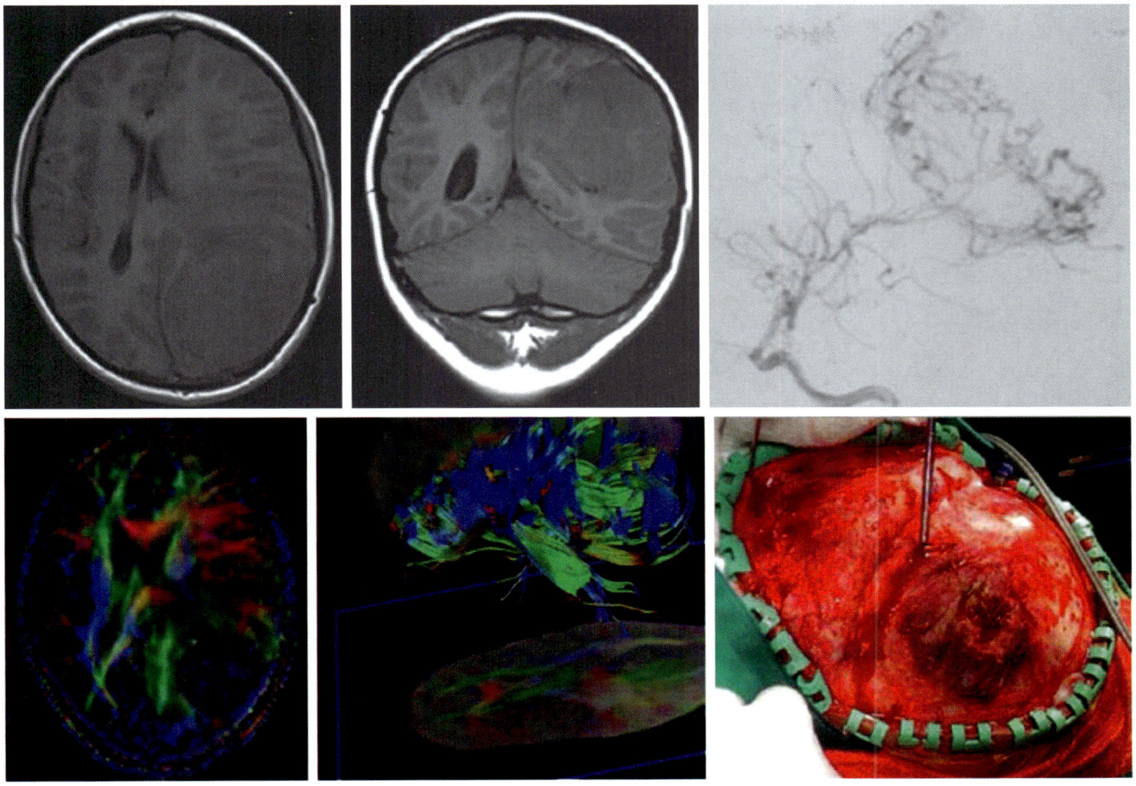

▲ 图 3-1　脑膜瘤

10 岁男童，头痛 6 个月，视力障碍 15 天；不典型脑膜瘤（WHO Ⅱ级）术前影像学与术中肿瘤颅外浸润图像

neuroectodermal tumor，PNET）、胚胎发育不良性神经上皮肿瘤（dysembryoplastic neuroepithelial tumor，DNET）、神经节细胞胶质瘤和婴儿促纤维增生性神经节细胞胶质瘤。一些幕上轴外肿物包括蛛网膜囊肿、松果体区肿物和脉络丛肿瘤。

常规计算机断层扫描（CT）和磁共振成像（MRI）提供肿瘤特征和位置信息，对于诊断至关重要。平扫或增强 MRI 仍然是儿童中枢神经系统可疑病变神经影像的金标准。先进的神经成像还包括评估这些病变的代谢和生理特征的非侵入性工具。影像学在儿童中枢神经系统肿瘤评估和治疗中的其他目标包括手术和放射治疗计划的制订，以及治疗后疗效评估。

一、成像方式

（一）CT

CT 技术的进步以快速且可重复性强的方式极大地提高了颅内肿瘤的检出能力。碘对比剂通常用于增强肿瘤的特征表现，这些特征表现与其能识别血管模式改变和血脑屏障破坏有关，两者的特征均与更高级别的恶性肿瘤相关。然而，在颅中窝、颅后窝 CT 可能会受到射线硬化伪影的影响，而且由于不能显示出组织的细微变化，同时影响了它的敏感性和特异性。CT 成像的物理特性有倾向性地依赖于电子密度变化来区分正常组织和异常组织。由于 MRI 的物理原理具有更佳的鲁棒性，MRI 有更佳的组织区分度，以及更高的敏感性和特异性（Hodler 等，2016）。

（二）MRI

MRI 仍然是脑肿瘤定性诊断的主要工具，T_1 和 T_2 弛豫的基本参数、增强成像后血脑屏障和组织血管生成的评估，以及微结构中的水分子扩散情况有助于肿瘤的定性诊断。其他 MR 成像参数包括各种组织灌注评估方法、波谱成像和血氧水平依赖（blood oxygen level dependent，BOLD）成像（Hodler 等，2016）。

1. MRI 的高级应用

弥散加权成像（diffusion-weighted imaging，DWI）、弥散张量成像（diffusion-tensor imaging，DTI）和纤维束示踪成像：向 MRI 脉冲序列添加弥散梯度场脉冲使得采集的图像对沿着平行于弥散梯度磁场方向的水分子的随机运动敏感（Le Bihan 和 Iima，2015）。早期的实验表明，脑的图像会随着所施加的弥散梯度磁场方向的改变而显著变化：脑白质中水分子的弥散是高度各向异性的。除了这种方向的可变性之外，改变梯度磁场脉冲的强度（弥散加权或 b 值）会使图像对不同距离的水分子弥散敏感；较强的梯度场编码较小距离（微米）的运动，而较弱的梯度场只对较大距离（毫米）水的大量移动敏感。因此，通过系统性地改变施加的弥散梯度场的强度和方向，可以收集弥散数据来表征水分子在空间中沿着每个方向在不同空间尺度上运动的概率。弥散成像对于脑白质的显示有着里程碑式的意义。在掌握了重要的联合纤维、联络纤维和投射纤维的位置和轨迹后，放射科医师应使用彩色的各向异性分数（fractional anisotropy，FA）图和纤维示踪图，为患者所表现出的症状学提供临床解剖学相关性证据。同样关键的是，医生在基于 DTI 行临床决策时必须熟悉 DTI 技术固有的局限性和潜在的缺陷。DTI 可显示皮质下纤维的不同程度的损害。FA 值的分析还可以对纤维的损伤程度进行分级，如移位、水肿、浸润或断裂。通过在两个半球的纤维之间，以及与标准化表之间进行比较（Boqa 等，2013；Plaza 等，2013），可以对纤维的数量、FA 值和纤维的方向进行定量分析。此外，fMRI 还提供有关大脑皮质功能区和 DTI 的信息，有助于确定最佳手术入路和皮质下切除的范围来避免不必要的神经纤维损伤。

弥散张量成像（DTI）具有显示水分子弥散方向（各向同性或各向异性）的潜力，以此可识别白质纤维束，从而建立白质纤维束与肿瘤之间的空间关系。基于感兴趣区域的定量 DTI 分析是在手动选择的两个大脑半球主要纤维束的横截面区域中进行的。在每个感兴趣区得到平均 FA、平均 FA 的标准差、平均弥散率和平均弥散率的标准差，同时还要估计主要特征向量和次要特征向量。感兴趣区置于内囊、上纵束、下纵束、下枕额束和胼胝体。比较是在大脑半球之间，并与标准化表之间进行的。

弥散纤维束示踪成像是弥散加权成像（DWI）发展的延伸，它能够识别特定纤维束的连通性，如皮质脊髓束、胼胝体束、弓状束、下眶额部束和钩状束（图 3-1），并可以对这些纤维束进行三维重建。这其中可能会使用到一种基于人为主观定义的 FA 和弯曲阈值的体素连接的确定性算法。对纤维束进行定量分析是通过计算每条纤维束的纤维数目和每一条纤维束的最大长度来完成的。侧化指数也可以从这些所测量的指标中获得。

白质纤维束的识别对于制订手术计划来确定最佳手术入路和切除范围以避免不必要的神经纤维损伤至关重要。DTI 和纤维示踪成像也有助于确定肿瘤生长或切除后白质纤维束的进展或消退。

2. MR 灌注成像

灌注成像可以通过 CT 或 MRI 来获得脑组织和脑部病变的血流动力学参数指标。然而，在儿童中，由于 CT 检查的电离辐射暴露风险，灌注成像在大多数情况下仅限于 MRI。灌注 MRI 可评估多个血流动力学参数，包括脑血容量（cerebral blood volume，CBV）、脑血流量（cerebral blood flow，CBF）和平均通过时间（mean transition time，MTT）；其中，研究显示 CBV 是评估颅内肿物最有用的参数。更常见的是，动态磁敏感对比（dynamic susceptibility contrast，DSC）增强平面回波成像（echo-planar imaging，EPI）用于儿童肿瘤评估。通过使用基于钆对比剂，当对比剂通过血管时，血管和周围组织中的局部磁化率变化（T_2^*）的差异可以得到显示。通过检测注射对比剂后组织的信号丢失量，计算相对 CBV（rCBV）、CBF 和 MTT，并以彩色图显示。MR 灌注成像改善了靶点选择的精准度，提高了立体定向活检的诊断率。

MR 灌注成像是鉴别低级别肿瘤和高级别肿瘤的有效辅助手段。通常，与低级别肿瘤相比，高级别肿瘤倾向新生血管生成和毛细血管渗漏增加，因此相应的 rCBV 会升高。在区分成人肿瘤级别的灌注处理算法中，rCBV 的处理受到了最大的关注的同时（Law 等，2003），组织信号强度 – 时间曲线也显示出了有用的附加诊断信息，包括鉴别原发性中枢神经系统淋巴瘤与多形性胶质母细胞瘤和转移瘤（Mangla 等，2011）。研究显示这些曲线在儿童脑肿瘤中具有良好的观察者间一致性，可有效地识别低级别肿瘤，并对毛细血管星形细胞瘤诊断也具有较好的敏感性和特异性（Ho 等，2016）。通过使用 MR 灌注成像来识别和定位肿瘤的高级别成分，改善了立体定向活检靶点选择的精准度，且减少了取样误差。在治疗后的患者中，研究发现 MR 灌注成像有助于区分肿瘤复发和放射性坏死，因为肿瘤复发往往伴有 CBV 的增加。

此外，肿瘤内血管通透性（对比剂转移常数，K_{trans}）的量化现在可以通过 DSC 成像获得。K_{trans} 测量值已被证明对胶质瘤分级有用，并可能与患者的预后和生存期相关。

其他相对较新的技术，如动脉自旋标记（arterial spin echo，ASL），也被用于脑肿瘤的灌注成像。尽管 ASL 主要用于成人，但由于 ASL 是一种完全无创的技术，而且不需要对比剂，因此在儿童中的应用频率正在逐步增加。ASL 技术是通过使用射频脉冲对动脉血中的水分子进行磁性标记。两个图像，一个有标签的（标签图像）和另一个没有标签的（对照组图像）被生成并彼此相减，便得到一个有灌注对比的图像（Paiva 等，2007）。

DSC 和 ASL 在脑肿瘤灌注成像中可能有互补作用。ASL 技术使用动脉血中的水分子作为自由扩散的示踪剂来测量脑灌注，这使得它对肿瘤血流的绝对定量更加敏感。另外，DSC 对渗透性和毛细血管血容量的变化更为敏感，可以用来通过成像显示大脑的血管通透性变化。

3. 磁共振波谱成像（magnetic resonance spectroscopy，MRS）

MRS 提供活体组织的生化和细胞代谢物分析。质子 MRS 有五个主要代谢峰：含胆碱的化合物，反映细胞膜的周转率；肌酸，脑组织能量合成的提示物，由于其相对稳定，可作为确定代谢物比率的内部对照；*N*– 乙酰天冬氨酸（*N*–acetyl aspartate，NAA），主要存在于神经元中，但也可能存在于神经胶质细胞中，主要用作神经元细胞的标志物；乳酸（图 3–2）是无氧代谢产物，见于坏死的肿瘤组织和低氧或梗死的脑组织中；脂质，当细胞和髓磷脂分解

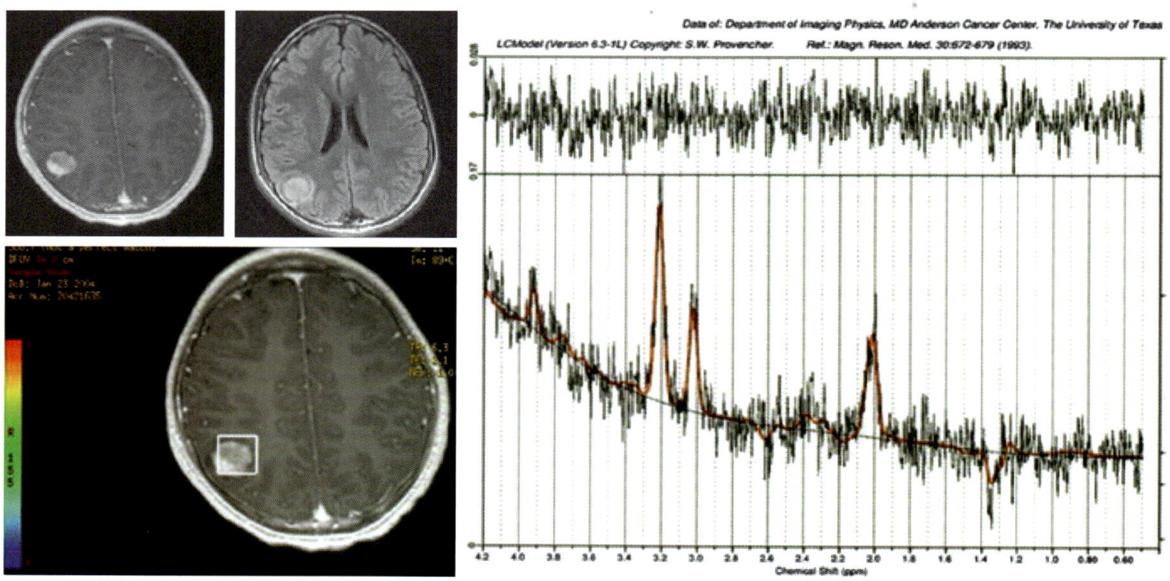

▲ 图 3–2 神经节细胞胶质瘤的磁共振波谱成像

轴状位增强 T_1 和轴状位 T_2 图像显示右顶叶轴内高信号病变；MRS 显示胆碱和乳酸水平升高，符合神经节细胞胶质瘤

产物增加或无活性的坏死组织增加时达到峰值。其他代谢物，如肌醇（一种胶质细胞标记物）也可以被检测到。与正常大脑相比，脑肿瘤的波谱标志性特征是胆碱水平升高和 NAA 水平降低。

MRS 有助于儿童脑肿瘤的评估，包括诊断、分级和评估肿瘤的范围。MRS 还可以区分放射性坏死和肿瘤复发，因为治疗后正常的代谢物水平提示水肿和术后改变。最近的研究建议通过 MRS 的定量方式而不是定性的方式用于评估儿童脑肿瘤的完整代谢物谱。研究还表明，将功能 MRI 和波谱成像结合到放射治疗计划制订的过程中是可行的，与单独解剖成像相比，可显著改变靶点位置和体积。该策略的一个主要好处是低级别胶质瘤内更高级别的成分可以更精准地被定位（Narayana 等，2007）。MRS 提供活体脑组织的生化和细胞代谢产物分析。它有助于确定肿瘤的诊断、分级和范围（Panigrahy 和 Bluml，2009）。此外，MRS 还可以区分放射性坏死和肿瘤复发。

4. 功能性 MRI（fMRI）

在脑肿瘤切除前绘制语言功能区图，对于预防术后不利并发症和最大限度地恢复术后语言功能至关重要（Duffau，2007）。通过任务 fMRI 绘制术前语言功能区图，对比任务状态和基线状态之间的血氧水平依赖性（BOLD）信号变化，可提供功能皮质的无创功能定位（Fox 等，1984；Ogawa 等，1992）。但是，其有效性经常会受到患者认知能力和任务执行能力的限制（Pujol 等，1998）。fMRI 能够通过对激活或刺激时 CBF 的局部变化进行成像，来实现对控制语言、运动和记忆功能的功能皮质灰质的定位。完成这一过程的评估对于最大限度地安全切除位于皮质功能区的肿瘤是必要的。可以根据功能区的位置确定切除的范围。鉴于对正常组织，特别是对儿童的正常组织早期和晚期辐射效应的日益关注（Marx 等，1999），诸如 fMRI 等有助于改善肿瘤治疗计划策略的技术正受到越来越多的关注（图 3-3）。在放射治疗计划制订中当考虑沿着病变区域的神经纤维束给予高剂量照射时，使用 fMRI 来确定放射治疗危及的功能区的研究仍在持续进行（Garcia-Alvarez 等，2006）。

（三）血管成像

血管造影评估，如 CT 血管造影（CTA）和 MR 血管造影（MRA），对高度血管化肿瘤的治疗前计划仍有一定的意义（Vbgl 等，1992）。尽管 CTA 和 MRA 均取得了进展，基于数字减影导管的血管造影术仍然具有重要意义，但它通常仅用于可能伴有术前栓塞的病例（Wang 等，2013）。CTA 广泛易得，微创，可对脑动脉进行高分辨率的快速评估。较短的扫描时间使其还可以用于评估那些可能无法忍受其他需较长扫描时间的成像方式的患者，如危重症儿童或伴有精神状态改变的患者。此外，与 MRA 等血流相关成像方式相比，CTA 不易出现运动相关伪影

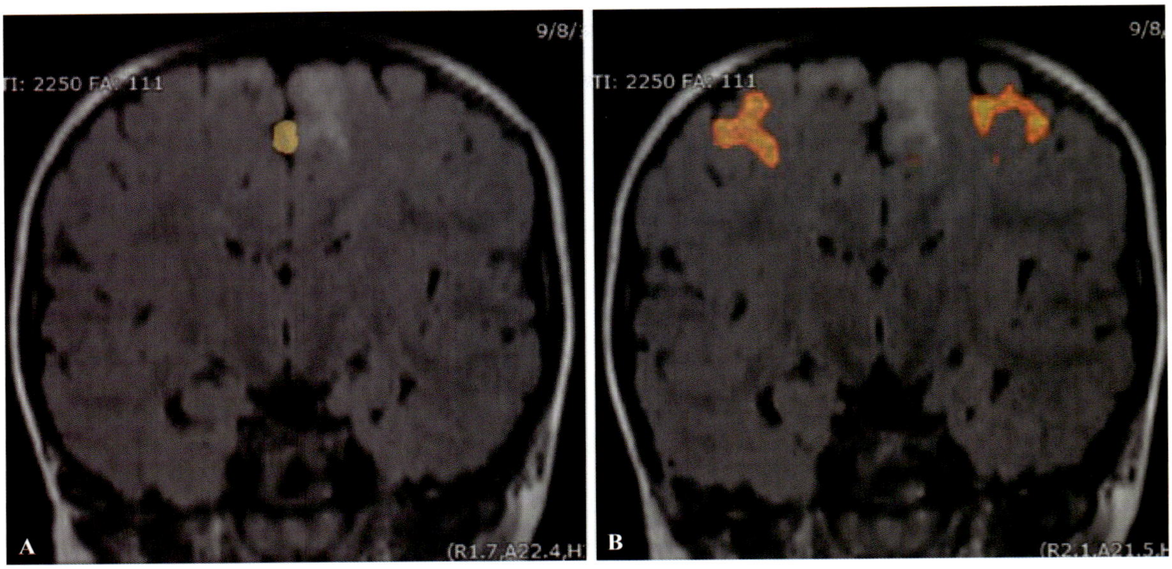

▲ 图 3-3 **fMRI 运动任务**

脑冠状位 FLAIR 成像显示运动任务时的 BOLD 采集，包括与轴内额叶内侧病变相关的脚趾（A）和手（B）的运动

（Johnson 等，2012）。现代多探测器 CT 具有更快速的扫描时间、更高的分辨率和更低的辐射剂量（Mahesh，2002）。与 MRA 不同的是，金属异物、植入的金属硬件，如起搏器、动脉瘤夹和各种骨科装置，都不是 CTA 的禁忌证。因此，与 MRI 相比，更大比例的患者能够接受 CT 的血管成像。

MRA 是一种安全、方便、无创的用于脑血管评估的检查工具。平扫 MRA 常用于评估脑血管系统，通常使用时间飞跃（time of flight，TOF）或相位对比（phase contrast，PC）流动敏感成像技术，该技术可以二维（2D）或 3D 容积采集。虽然这些方法具有无须对比剂的优点，但该技术的诊断质量存在问题，特别是在存在搏动伪影（如来自大血管）、小血管或血流缓慢的情况下。这些序列也容易受到狭窄血管节段中信号强度缺失伪影的影响，这些伪影可能会导致需要区分接近闭塞和完全闭塞的问题（Mustert 等，1998；Nederkoorn 等，2002）。

静脉注射钆对比剂增强 MRA（CE-MRA）有助于克服未增强磁共振血管成像的局限性；然而，这也增加了成像的成本和复杂性（Carr 等，2001；Leclerc 等，1999；Yang 等，2005）。由于与 DSA 相比具有较高的敏感性和特异性，CE-MRA 越来越多地被用于颈动脉和椎动脉的评估，但它没有足够显著的优势常规用于颅内血管的评估。手术失血对成年人来说不会引起太多的担忧，但对儿科患者来说却意味着一个更大的风险，因为他们的总血容量要低得多。术中 MRI（结构序列、DTI、fMRI）提高了外科手术的精确度，可以在不损伤功能性或深部皮质结构的情况下制定精确的手术入路（Fan 等，2016；Jolesz，2005）。

（四）正电子发射体层成像（PET）

尽管 MR 成像可提供直接和多平面的可视化，但在制定手术计划时仍可能会有一些局限性，例如在准确显示肿瘤边缘方面。儿童脑肿瘤在 MR 成像上可能表现出明显浸润性，特别是在平扫或增强 T_1 加权序列上。增强可能是分散的或不均匀的（如少突胶质细胞瘤和纤维型星形细胞瘤），并不总能为图像引导下的完整切除提供精确的轮廓。在儿童和成人的许多低级别和高级别胶质瘤中，研究显示 MR 成像在识别肿瘤边界方面是不够准确的。据报道其检测肿瘤组织的敏感性和特异性分别为 96% 和 53%；其检测间变性组织的敏感性和特异性分别为 72% 和 65%（Plathow 和 Weber，2008）。MR 成像在术后立即检测残留肿瘤（即使在 3 天内获得 T_1 加权、T_2 加权和 FLAIR 序列）、显示异常残留信号的边界、区分残留肿瘤信号和炎症反应方面的准确性也是有限的。由于早期确认完全切除是一个关键的预后因素，并可以及早进行二次手术，因此术后早期影像的价值至关重要。MR 成像的最后一个局限性是 T_1 加权（有或没有 Gd–DTPA 序列）在识别组织学上高度异质性的脑肿瘤，尤其是胶质瘤中的间变性组织时是不准确的。因此，MR 成像引导可能导致立体定向活检靶向和取样不准确，诊断率不理想，低估肿瘤的分级，或者导致在基于导航引导的体积切除中对具有最高分化潜力的肿瘤部位靶向不准确。

多项研究表明，将 PET 成像整合到儿童脑肿瘤的诊断检查中，发现代谢信息在特定情况下影响了处在不同步骤下的手术管理，据单中心的报道约占其治疗的所有儿童脑肿瘤的 30%（Pirotte 等，2010）。在儿童中使用 PET 还为评估功能性神经成像在儿科神经肿瘤学中所起的作用提供了可能，并开创了管理儿童脑肿瘤的新方法，其中所获得的功能性信息可能会影响治疗决策过程。

（五）扫描方案优化

1. 幕上肿瘤

应根据病变的性质指导幕上肿瘤的扫描方案。无论何种肿瘤类型，对每个病例都应该进行完整的基本的平扫 MRI 检查，包括以下序列：轴状位结构 T_1 高分辨率 1mm 层厚容积采集图像，轴状位 T_2、轴状位 FLAIR、轴状位 SWI、轴状位 DWI、轴状位灌注成像和轴状位 DTI。在需要应用神经导航的情况下，应进行初始的轴状位结构 T_1 增强高分辨率 1mm 层厚容积采集。还应采集矢状位、冠状位和轴状位 T_1 增强图像。轴外病变，如脑膜瘤，最初可以用平扫 MRI T_1 和 T_2 序列来分析，也可以用 CE–MRI 分析，如果可能的话，还可以用 CE–MRA 分析。对于特定的轴内病变，尤其是那些位于深部或位于功能区域（运动、语言、视觉等）的病变，强烈建议始终执行 fMRI、MRS 和 DTI 的扫描方案。图像融合使医生可以将皮质和皮质下结构的关键信息结合起来。如果有的话，使用后处理软件将对确定肿瘤的结构关系有很大的帮助（图 3–4）。

2. 幕下肿瘤

颅后窝肿瘤的扫描方案主要侧重于脑神经、脑脊液间隙和小脑受压而造成的损害。扫描方案必须获得容积轴状位 T_1、矢状位 T_1、轴状位 FIESTA（或 3D T_2 加权序列）、轴状位 FLAIR、轴状位 DWI/ADC，以及冠状位、矢状位和轴状位 T_1 增强序列。如有必要，可加做 DTI 或 MRS 作为补充。建议对神经轴的其他部分进行额外扫描，因为许多颅后窝肿瘤可以有脑膜脊膜种植转移（图 3–5）。分析儿童颅后窝肿瘤的结节和囊性成分及其与神经血管结构的关系是很有必要的。

大多数儿童脑干肿瘤起源于胶质细胞（Ostrom 等，2014）。弥漫性内生性脑桥胶质瘤（diffuse intrinsic pontine glioma，DIPG）的诊断值得特别注意，因为考虑到脑干活检的风险，DIPG 的诊断通常依赖常规的 MR 成像。MR 对本病的诊断准确率非常高（95%～97%）。典型的 DIPG 表现为边缘模糊的轴内肿块，以腹侧脑桥为中心，累及脑干横截面积的 70%，并延伸至桥前池，伴有基底动脉不同程度的包绕（Warren，2012）（图 3–6）。

3. 眼眶肿瘤

眼内和视神经肿瘤在儿童中很罕见，但其影像学表现可反映其病理特征。儿童最常见的眼内肿瘤仍然是视网膜母细胞瘤（Chung 等，2007）。强调这一点对于选择检查方法是起决定性作

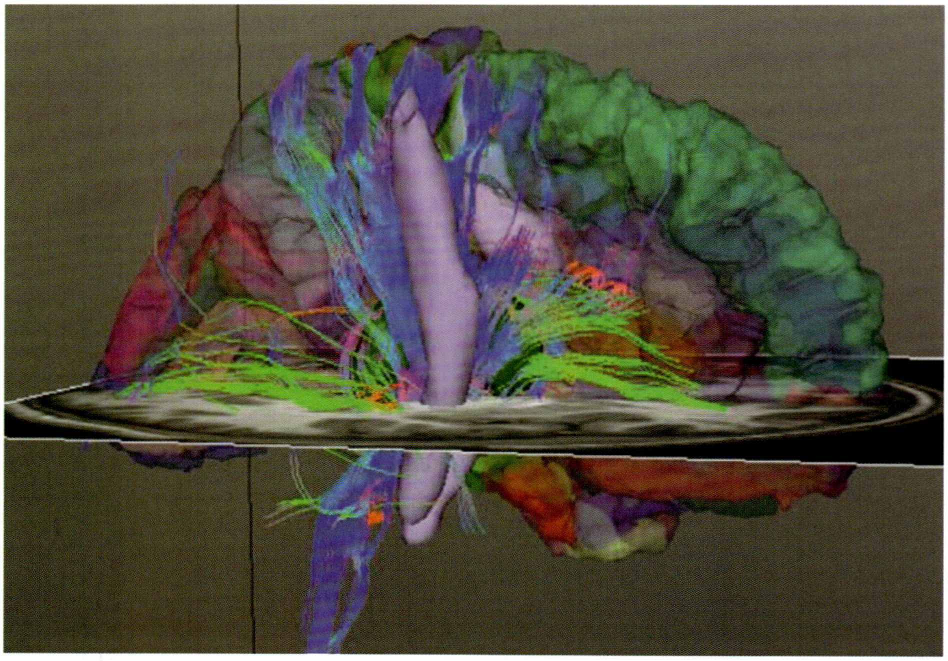

▲ 图 3–4　**MRI 后处理技术在幕上病变术前计划中的应用**

一名 1 岁健康女童 fMRI 皮质表面分布、皮质脊髓束和皮质下丘脑投射容积 DTI 的综合信息

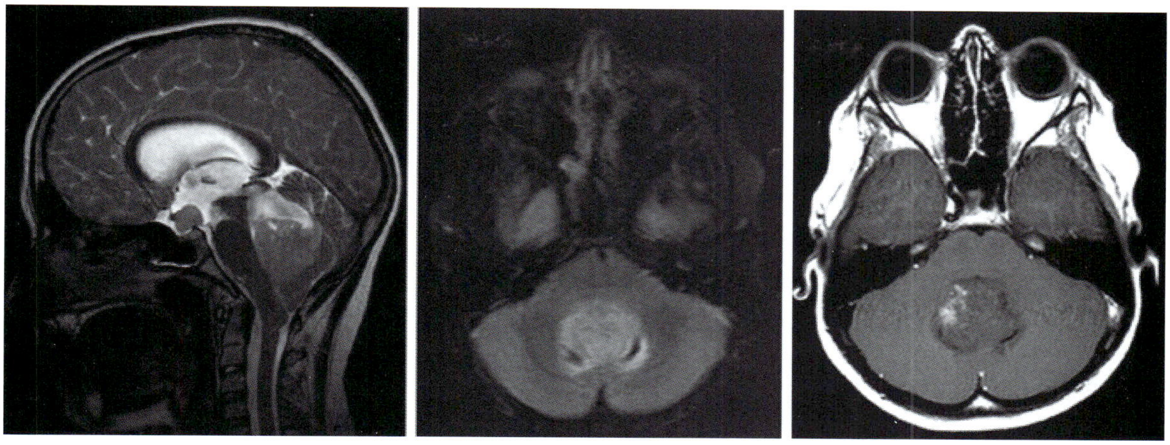

▲ **图 3-5**　髓母细胞瘤

脑矢状位 T_2、轴状位 FLAIR 和轴状位 T_1 增强图像显示脑室内不均质肿物，增强后呈不均匀强化

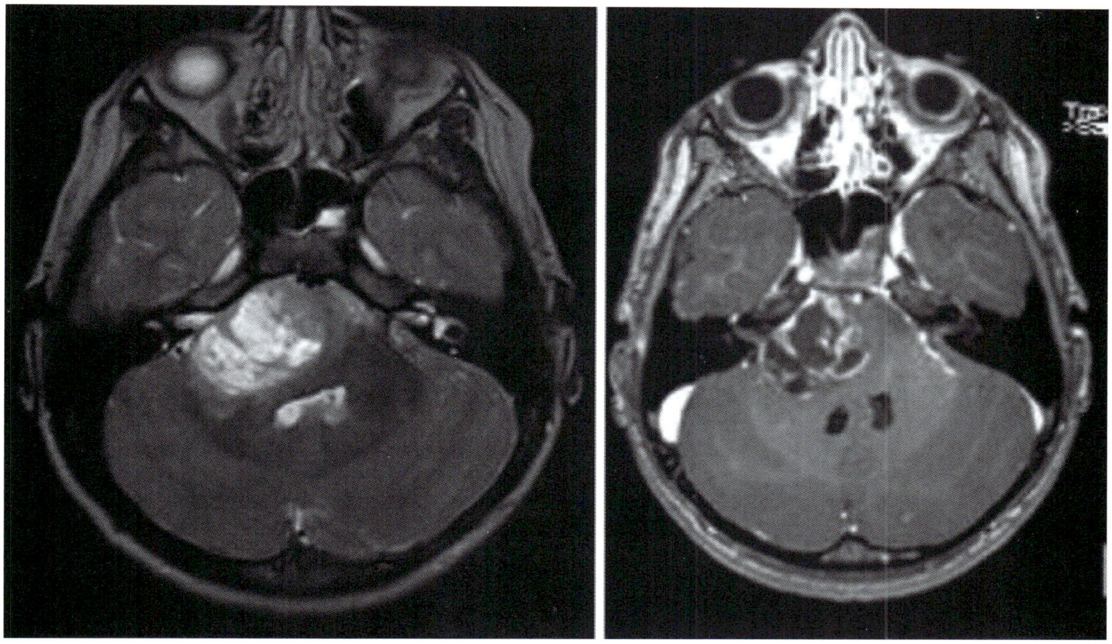

▲ **图 3-6**　弥漫性内生性脑桥胶质瘤（**DIPG**）

轴状位 T_2 和 T_1 增强图像显示右侧脑桥区肿物

用的。眼眶超声（ultrasound，US）在儿童中耐受性良好，对视网膜母细胞瘤的典型特征钙化非常敏感。三维 US 技术可以提高眼眶肿瘤评估的敏感性和特异性。尽管 CT 对于病变的眼外扩散更敏感，尤其是对于侵犯周围骨组织的肿瘤，但是与 MRI 相比，CT 的缺点是有辐射，并且对肿瘤的颅内侵犯的敏感性较低。儿科患者几乎总是需要在镇静状态下进行 MRI 检查，而且 MRI 对钙化的敏感性较低，但对视神经和蛛网膜下腔侵犯的敏感性较高。由于存在眼眶脂肪伪影，

磁共振扫描方案应始终包括 T_1 脂肪抑制增强序列。

4. 鞍区和鞍上肿瘤

鞍区 MRI 检查应包括高分辨率平扫和增强扫描（Chen 等，2016）。扫描方案应包括平扫矢状位和冠状位快速自旋回波（SE）T_1 加权序列、冠状位 T_2 加权序列、增强后冠状位和矢状位 T_1 加权序列。CT 仅在存在 MRI 禁忌证时使用。CT 可提供周围骨性结构的信息，如鞍底（在儿童中通常是非气化性的）。

（六）患者管理的成像应用

1. 手术

充分切除的主要特征包括结构轮廓的显示（T_1 增强、灌注、波谱）、皮质功能区域（fMRI）和皮质下功能通路（DTI、纤维示踪）的识别。

大多数主要的儿科中心均可在术前计划使用先进的影像学。更新的 MRI 技术，如灌注 MRI、功能 MRI（fMRI）、MR 波谱（MRS）和术中 MRI（intraoperative MRI，iMRI）的使用在过去 20 年中广泛增加，成为常规平扫和增强 CT 和 MRI 扫描的有效补充（Craig 等，2012）。

2. 放射治疗计划与管理

中枢神经系统成像是现代放射治疗技术（包括三维适形放射治疗和立体定向放射外科）所必需的。初步评估应确定病变的范围，并根据预期的毒性建立基线水平。辐射能力能引起水分子电离化，产生反应性自由基，从而在细胞水平上破坏多种大分子。受辐射的细胞可能会出现以下几种现象之一，如突变、DNA 修复、生殖细胞死亡、坏死或凋亡。正常中枢神经系统组织辐射诱导引起的改变包括脱髓鞘改变、胶质变性、血管病变和血管周围淋巴细胞浸润。迟发性颅内放射改变还包括广泛的脱髓鞘改变、神经内分泌功能障碍、相关区域的凝固性坏死、钙化、纤维蛋白渗出和胶质增生。颅外影响包括面部发育迟缓、牙齿畸形、听力损失和甲状腺功能减退（Muller，2002；Paulino 等，2000）。这些放射治疗后并发症与肿瘤周围不同放射治疗风险器官的剂量有关（Loeffler 等，1990）。

MRI 与 CT 相比软组织分辨率更高，因此越来越多地用于放射治疗计划的制定中。在放射治疗计划软件包中，MRI 在勾画 GTV 和潜在存在放射治疗风险的器官（OAR）方面发挥着主导作用。MRI 序列，包括常规诊断序列（轴状位 T_2 FLAIR 和轴状位 SE T_1 增强）和具有 T_1 和 T_2 加权的几何优化 3D 序列，均常规纳入治疗计划的扫描方案中。MRI 的软组织数据通常被用来确定病变边缘，而 CT 则更倾向被使用，由于其与电子密度图的关系，有助于精确的剂量计算（Metcalfe 等，2013）。

立体定向放射外科（stereotactic radiosurgery，SRS）需要非常精确的肿瘤勾画和空间精确度，才能恰当地给予单个高剂量的放射治疗。立体定向增强 MRI 扫描通常采用高分辨率 1mm 层厚容积采集。在大多数情况下，512 × 252 矩阵可提供足够的特有的解剖细节。

在放射治疗临床机构中，MRI 扫描仪作为 CT 模拟器的辅助设备越来越受到人们的关注。原则上，最好能用相应的 MRI 计划扫描完全取代 CT 计划扫描，特别是对于有更大辐射顾虑的儿童。在使用 MRI 进行组织剂量计算时，保证几何精度和精确估算电子密度的问题已经得到了很大程度的解决，但是在大多数临床实践中，MRI 目前主要与标准 CT 计划扫描结合使用（Schmidt 和 Payne，2015）。

3. 治疗并发症

与中枢神经系统肿瘤治疗相关的最常见的严重并发症包括出血、梗死和恶性肿瘤复发。除了上述与鉴别假性进展和真正进展性疾病相关的挑战之外，常规 MR 成像应该能够很容易地识别出血和梗死等严重并发症。

化学脑：神经毒性是癌症化学治疗的常见并发症，也是主要的剂量限制性因素。它在临床上以各种方式表现出来，并在过去的十年中引起了越来越多的关注，这些关注与患者、家庭成员和认知功能受损患者（通常被称为“化学脑”）的照料者所表达的担忧有关。

客观的神经心理学测试已经证实了这些担忧的有效性，并且已经出现了数量巨大且不断增长的研究认知障碍不同方面的文献（Weiss，2008；Verstappen 等，2003）。认知功能障碍是临床关注的主要治疗神经并发症，也有感觉和运动功能障碍的报道。

二、小结

神经影像学是对患有中枢神经系统肿瘤的儿科患者进行最先进治疗的必要条件。如上所述的各种非侵入性成像技术在从最初诊断、手术和放射治疗计划的制定、治疗后监测治疗效果、并发症监测和排除疾病复发的过程中都显示出了实用性。这一成像技术的概述希望读者更好地理解如何选择合适的成像策略来实现对患者最佳的个体化治疗。

参考文献

[1] Board PDQ PTE (2002) Childhood brain and spinal cord tumors treatment overview (PDQ(R)): health professional version. PDQ cancer information summaries. National Cancer Institute (US), Bethesda, MD

[2] Borja MJ, Plaza MJ, Altman N, Saigal G (2013) Conventional and advanced MRI features of pediatric intracranial tumors: supratentorial tumors. AJR Am J Roentgenol 200(5):W483–W503

[3] Carr JC, Shaibani A, Russell E, Finn JP (2001) Contrast-enhanced magnetic resonance angiography of the carotid circulation. Top Magn Reson Imaging 12(5):349–357
[4] Chen CC, Carter BS, Wang R et al (2016) Congress of neurological surgeons systematic review and evidence-based guideline on preoperative imaging assessment of patients with suspected nonfunctioning pituitary adenomas. Neurosurgery 79(4):E524–E526
[5] Chung EM, Specht CS, Schroeder JW (2007) From the archives of the AFIP: pediatric orbit tumors and tumorlike lesions: neuroepithelial lesions of the ocular globe and optic nerve. Radiographics 27(4):1159–1186
[6] Craig E, Connolly DJ, Griffiths PD, Raghavan A, Lee V, Batty R (2012) MRI protocols for imaging paediatric brain tumours. Clin Radiol 67(9):829–832
[7] Duffau H (2007) Contribution of cortical and subcortical electrostimulation in brain glioma surgery: methodological and functional considerations. Clin Neurophysiol 37(6):373–382
[8] Fan X, Roberts DW, Schaewe TJ et al Intraoperative image updating for brain shift following dural opening. J Neurosurg 2016:1–10
[9] Fox PT, Mintun MA, Raichle ME, Herscovitch P (1984) A noninvasive approach to quantitative functional brain mapping with H2 (15)O and positron emission tomography. J Cereb Blood Flow Metab 4(3):329–333
[10] Garcia-Alvarez R, Liney GP, Beavis AW (2006) Repeatability of functional MRI for conformal avoidance radiotherapy planning. J Magn Reson Imaging 23(2):108–114
[11] Ho CY, Cardinal JS, Kamer AP, Lin C, Kralik SF (2016) Contrast leakage patterns from dynamic susceptibility contrast perfusion MRI in the grading of primary pediatric brain tumors. AJNR Am J Neuroradiol 37(3):544–551
[12] Hodler J, Kubik-Huch RA, von Schulthess GK (2016) Diseases of the brain, head and neck, spine 2016-2019: diagnostic imaging. Springer International Printing, Davos
[13] Johnson J, Meader A, Hunt D (2012) Pearls and pitfalls of noninvasive carotid imaging. In: Abbara S, Kalva S (eds) Vascular imaging pearls and pitfalls. Springer, New York
[14] Jolesz FA (2005) Future perspectives for intraoperative MRI. Neurosurg Clin N Am 16(1):201–213
[15] Lam S, Lin Y, Warnke PC (2014) Permeability imaging in pediatric brain tumors. Transl Pediatr 3(3):218–228
[16] Law M, Yang S, Wang H et al (2003) Glioma grading: sensitivity, specificity, and predictive values of perfusion MR imaging and proton MR spectroscopic imaging compared with conventional MR imaging. AJNR Am J Neuroradiol 24(10):1989–1998
[17] Le Bihan D, Iima M (2015) Diffusion magnetic resonance imaging: what water tells us about biological tissues. PLoS Biol 13(7):e1002203
[18] Leclerc X, Gauvrit JY, Nicol L, Pruvo JP (1999) Contrast-enhanced MR angiography of the craniocervical vessels: a review. Neuroradiology 41(12):867–874
[19] Liu Y, Li F, Zhu S, Liu M, Wu C (2008) Clinical features and treatment of meningiomas in children: report of 12 cases and literature review. Pediatr Neurosurg 44(2):112–117
[20] Loeffler JS, Siddon RL, Wen PY, Nedzi LA, Alexander E III (1990) Stereotactic radiosurgery of the brain using a standard linear accelerator: a study of early and late effects. Radiother Oncol 17(4):311–321
[21] Mahesh M (2002) Search for isotropic resolution in CT from conventional through multiple-row detector. Radiographics 22(4):949–962
[22] Mangla R, Kolar B, Zhu T, Zhong J, Almast J, Ekholm S (2011) Percentage signal recovery derived from MR dynamic susceptibility contrast imaging is useful to differentiate common enhancing malignant lesions of the brain. AJNR Am J Neuroradiol 32(6):1004–1010
[23] Marx M, Langer T, Beck JD, Dorr HG (1999) Disorders of endocrine function after brain tumor therapy in childhood. Strahlenther Onkol 175(7):305–308
[24] Metcalfe P, Liney GP, Holloway L et al (2013) The potential for an enhanced role for MRI in radiation-therapy treatment planning. Technol Cancer Res Treat 12(5):429–446
[25] Muller J (2002) Disturbance of pubertal development after cancer treatment. Best Pract Res Clin Endocrinol Metab 16(1):91–103
[26] Mustert BR, Williams DM, Prince MR (1998) In vitro model of arterial stenosis: correlation of MR signal dephasing and trans-stenotic pressure gradients. Magn Reson Imaging 16(3):301–310
[27] Narayana A, Chang J, Thakur S et al (2007) Use of MR spectroscopy and functional imaging in the treatment planning of gliomas. Br J Radiol 80(953):347–354
[28] Nederkoorn PJ, van der Graaf Y, Eikelboom BC, van der Lugt A, Bartels LW, Mali WP (2002) Time-of-flight MR angiography of carotid artery stenosis: does a flow void represent severe stenosis? AJNR Am J Neuroradiol 23(10):1779–1784
[29] Ogawa S, Tank DW, Menon R et al (1992) Intrinsic signal changes accompanying sensory stimulation: functional brain mapping with magnetic resonance imaging. Proc Natl Acad Sci U S A 89(13):5951–5955
[30] Ostrom QT, Gittleman H, Liao P et al (2014) CBTRUS statistical report: primary brain and central nervous system tumors diagnosed in the United States in 2007-2011. Neuro Oncol 16(Suppl 4):iv1–i63
[31] Ostrom QT, de Blank PM, Kruchko C et al (2015) Alex's Lemonade Stand Foundation Infant and Childhood Primary Brain and Central Nervous System Tumors Diagnosed in the United States in 2007-2011. Neuro Oncol 16(Suppl 10):x1–x36
[32] Paiva FF, Tannus A, Silva AC (2007) Measurement of cerebral perfusion territories using arterial spin labelling. NMR Biomed 20(7):633–642
[33] Panigrahy A, Bluml S (2009) Neuroimaging of pediatric brain tumors: from basic to advanced magnetic resonance imaging (MRI). J Child Neurol 24(11):1343–1365
[34] Paulino AC, Simon JH, Zhen W, Wen BC (2000) Long-term effects in children treated with radiotherapy for head and neck rhabdomyosarcoma. Int J Radiat Oncol Biol Phys 48(5):1489–1495
[35] Pirotte BJ, Lubansu A, Massager N et al (2010) Clinical impact of integrating positron emission tomography during surgery in 85 children with brain tumors. J Neurosurg Pediatr 5(5):486–499
[36] Plathow C, Weber WA (2008) Tumor cell metabolism imaging. J Nucl Med 49(Suppl 2): 43S–63S
[37] Plaza MJ, Borja MJ, Altman N, Saigal G (2013) Conventional and advanced MRI features of pediatric intracranial tumors:

posterior fossa and suprasellar tumors. AJR Am J Roentgenol 200(5):1115–1124

[38] Pujol J, Conesa G, Deus J, Lopez-Obarrio L, Isamat F, Capdevila A (1998) Clinical application of functional magnetic resonance imaging in presurgical identification of the central sulcus. J Neurosurg 88(5):863–869

[39] Schmidt MA, Payne GS (2015) Radiotherapy planning using MRI. Phys Med Biol 60(22): R323–R361

[40] Verstappen CC, Heimans JJ, Hoekman K, Postma TJ (2003) Neurotoxic complications of chemotherapy in patients with cancer: clinical signs and optimal management. Drugs 63(15):1549–1563

[41] Vogl TJ, Balzer JO, Stemmler J, Bergman C, Egger E, Lissner J (1992) MR angiography in children with cerebral neurovascular diseases: findings in 31 cases. AJR Am J Roentgenol 159(4):817–823

[42] Wang HH, Luo CB, Guo WY et al (2013) Preoperative embolization of hypervascular pediatric brain tumors: evaluation of technical safety and outcome. Child's Nerv Syst 29(11): 2043–2049

[43] Warren KE (2012) Diffuse intrinsic pontine glioma: poised for progress. Front Oncol 2:205

[44] Weiss B (2008) Chemobrain: a translational challenge for neurotoxicology. Neurotoxicology 29(5):891–898

[45] Yang CW, Carr JC, Futterer SF et al (2005) Contrast-enhanced MR angiography of the carotid and vertebrobasilar circulations. AJNR Am J Neuroradiol 26(8):2095–2101

[46] Yu J, Shi WE, Zhao R, Gao X, Li H (2015) Epidemiology of brain tumors in children aged two and under: a 10-year single-institute study. Oncol Lett 9(4):1651–1656

第 4 章　小儿脑肿瘤手术治疗原则

Surgical Principles in the Treatment of Pediatric Brain Tumors

Eric N. Momin　Mahmood Khan　Andrew Jea　著
阚志生　张　帆　译
阚志生　陈志坚　校

摘　要

当代外科神经肿瘤学的起源可以追溯到 Harvey Cushing 对脑肿瘤的研究和治疗。神经外科在对脑肿瘤组织穿刺活检诊断和通过切除大多数孤立的边界清楚的脑肿瘤外科干预，结合术后放化疗的治疗方式，发挥了重要的作用。神经外科医师常常会关注在患儿的颅内占位性病灶，如果对外科手术基本原则有一定的了解，将对肿瘤内科医师及放射科医师能提供满意的会诊结果和建立多学科综合治疗计划提供更加有效的指导作用。本章概述了五个重要的外科原则，并阐述相关的临床热点问题，如脑肿瘤手术入路、脑积水管理、颅后窝综合征、类固醇激素应用及癫痫管理等。

一、概述

现代神经外科在很大程度上始于 Harvey Cushing 在神经外科包括脑肿瘤的研究与治疗方面的开创性工作（Canale，1989）。对于大多数单发的边界清楚颅内肿瘤，术后结合放射治疗及化学治疗是目前的首选方式。神经外科会诊经常更关注小儿颅内占位病灶，相对于肿瘤内科医师及放射肿瘤学医师来讲，熟悉外科手术的治疗原则可以有助于他们进行的会诊及制定合理的治疗方式。本章概述了五个关键的外科主题：脑肿瘤手术入路、脑积水管理、颅后窝综合征、类固醇激素应用及癫痫管理等。

二、脑肿瘤的手术入路

通过外科手术切除肿瘤仍然是目前大多数脑肿瘤确诊和治疗的主要手段。尽管讨论具体手术适应证的内容超过了本章节的范畴，但符合手术指征的肿瘤经常属于下列类别之一：①边界清楚的原发颅内肿瘤；②单发颅内转移瘤；③对于存在症状的多发颅脑转移瘤患者，切除引起症状的单个转移瘤病灶；④对于能易于通过手术减容或者完全切除的病灶，其占位效应明显的巨大肿瘤；⑤引起梗阻性脑积水的肿瘤。对于手术不作为首选治疗的肿瘤，可以进行开放手术或立体定向活检以获得组织学诊断。在少数情况下，如对于具有特征影像表现的弥漫性脑桥胶质瘤，在进行化学治疗或放射治疗之前，无须进行手术干预（切除或活检）获得病理诊断。

从脑脊液中提取肿瘤标志物，包括 β– 人绒毛膜促性腺激素和 α 甲胎蛋白；肿瘤分期；通过腰椎穿刺进行病理学诊断，在没有肿瘤引起的明显肿块占位效应和梗阻性脑积水的情况下是安全的。在肿块占位效应明显或脑积水的情况下腰椎穿刺提取脑脊液可诱发致命的脑疝，对于不确定的肿块占位效应或脑积水程度的情况下，应在腰椎穿刺前神经外科会诊评估。

绝大多数小儿肿瘤可通过下面五种主要的开颅手术入路切除病灶，分别为：翼点入路、枕下入路、乙状窦后入路、大脑半球间入路及区域手术入路。内镜经鼻或者经鼻蝶入路对鞍内及鞍上肿瘤，如颅咽管瘤可以采用，但是儿童蝶窦气化不良是进行该入路的最重要的解剖限制。在儿童人群中，肿瘤侵袭颅底比较少见，同时有时也存在不必要进行积极手术治疗的情况。因此，儿童经髁远外侧入路等颅底手术，在小儿神经外科文献中，除少数作者外并没有受到太多关注（Patel 等，2012）。翼点开颅术可直接进入颅中窝、大部分颅前窝和颅侧底。在发际线后面做一个皮肤切口以保持美观。此入路常见的并发症包括同侧眼睑的急性肿胀、颞肌萎缩、颞肌疼痛和面神经额支损伤导致上睑下垂。枕下开颅术可直接进入颅后窝中线直至中脑，后枕中线皮肤切口靠近枕颈交界处，由于大部分为发际线所覆盖，不影响美观，该入路术后常见的并发症为切口脑脊液（CSF）漏与颅后窝综合征（本章稍后讨论），椎动脉损伤导致后循环缺血是一种罕见但潜在危险性的并发症。乙状窦后入路开颅术用于进入颅后窝外侧和脑桥前部，从第Ⅴ对脑神经（三叉神经）到第Ⅻ对脑神经（舌下神经）等邻近的脑神经可以由此路径暴露，乙状窦后开颅术常被用来切除桥小脑角肿瘤，其常见的并发症包括脑脊液漏（此入路通常会暴露乳突气房）。大脑半球间或经胼胝体开颅术，可以进入侧脑室和第三脑室前部，包括 Monroe 孔。这种方法的常见并发症包括大脑半球间静脉损伤和胼胝体切开的“离断”综合征。最后，各种区域性局部开颅术（额叶、顶叶、眼眶等）通常用于对应区域部位的肿瘤。这些手术可以采用小的弧线或 S 形切口，或直接位于肿瘤上方的马蹄形皮瓣，以及肿瘤位于颅骨下方的开颅手术。

大脑凸面脑膜瘤通常适合此种方法开颅。

应用术中辅助技术包括术中神经导航、术中影像（超声和 MRI）和神经电生理监测，这些技术可以帮助外科医师进行充分的切除，同时保证术后降低甚至不出现神经功能缺损。

（一）神经导航

目前在大多数神经外科中心普遍配备了术中导航设备，神经导航允许外科医师在手术过程中（使用特殊的指引装置）识别解剖关键点，并在患者术前 MRI 扫描图像上确认相应的位置（Ng 等，2010）。导航技术有助于识别必须避免损伤的重要结构（如静脉窦或大静脉），还可以了解肿瘤还有多少有待切除（Orringer，2012）。导航的缺点在于肿瘤切除过程中会导致原有的解剖关系发生位移，因此为确保肿瘤完全切除，单纯参考导航本身并不完全可靠。导航的另一个用途在进行分流或 Ommaya 贮液囊时引导的脑室端准确置入。神经导航需要一个称为 STEALH MRI 的高分辨率磁共振序列提供数据，而在分流或 Ommaya 贮液囊安置的情况下，由 STEALH CT 即可满足要求。对于需要核磁共振成像确定可能存在的脑肿瘤时（如在 CT 中发现有肿块病变的患者），磁共振增加对比增强 STEALH 序列很有必要，这样做可以避免将来在进行导航计划手术时重复进行 MRI 获得 STEALH MRI 数据。

（二）术中影像

术中超声可以在硬脑膜暴露后使用，这种方式有助于在计划硬膜切开时定位肿瘤或用于评估肿瘤切除的程度（El Beltagy 等，2010）。多项多中心研究证实，术中超声是唯一评估肿瘤切除边界情况的术中实时成像的可视化评估手段（Cheon，2015）。随着术中磁共振成像越来越普遍应用，有 2 级证据表明对于胶质瘤术中肿瘤边界的判定，术中磁共振引导手术比传统术前导航更有价值（Kubben，2011）。对于肿瘤边界与正常组织难以直接区分的浸润性肿瘤而言，术中磁共振尤其有效。

（三）术中监测

术中神经生理监测是利用各种神经电生理技术来监测手术期间神经结构的完整性（Ng 等，2010）。体感诱发电位可以用来定位中央沟（因此可以定位运动区前方的位置），因为中央沟区域产生特征性的相反相位（N20/P20 分量倒置）（Cedzich 等，1996）。运动诱发电位可用于监测运动区肿瘤切除过程中皮质脊髓束的完整性（Taniguchi 等，1993）。为保护听觉时，脑干听觉诱发电位常被用来监测小脑脑桥角肿瘤手术中的耳蜗功能，并且听觉诱发电位也可用于监测脑干手术患者的神经功能。在颅后窝手术或小脑脑桥角手术中，肌电图和刺激肌电图有助于监测各种脑神经，尤其是面神经的功能（Isaacson 等，2003）。

三、脑积水的管理

脑积水的定义是脑室系统中的脑脊液过度积聚所致。它是颅内占位病变最常见的并发症之一。小儿脑积水常常需要神经外科会诊，而且往往需要立即治疗。因此，认识并及时识别脑积水是至关重要的。

几个特殊解剖位置特别容易阻塞脑脊液流动，包括：中脑导水管（直径仅几毫米），室间孔及蛛网膜颗粒。此外，部分肿瘤病灶可阻塞侧脑室颞角，引起侧脑室颞角梗阻。当脑脊液循环在蛛网膜吸收前发生阻塞，这些情况称为梗阻性脑积水。相反，当脑脊液循环在蛛网膜颗粒吸收阶段障碍时，称交通性脑积水。例如，众所周知，第四脑室肿瘤切除后脑积水发生率很常见（0%～18%）。因此部分医生主张对需要手术切除第四脑室肿瘤患者，进行早期预防性脑脊液分流。目前有研究评估发生术后脑积水的危险因素，将指导神经外科医师对术前需要脑脊液分流进行危险因素评分（表 4–1）。颅后窝手术后发展为脑积水的危险因素包括：年龄＜ 2 岁，室管膜水肿持续存在，中度或重度脑积水，脑转移瘤，以及可疑髓母细胞瘤、室管膜瘤或脑干背侧胶质瘤（Riva–Cambrin 等，2009；Foreman 等，2013）。进行危险因素分析的原因在于许多行颅

表 4–1　改良的加拿大术前预测脑积水危险因素评分

危险因素	分　值
• 年龄＜ 2 岁	3
• 室管膜水肿持续存在	1
• 中度或重度脑积水	2
• 脑转移瘤	3
• 术前评估肿瘤诊断	
– 髓母细胞瘤	1
– 室管膜瘤	1
– 脑干背侧胶质瘤	1
合计	10

总分 5 分或 5 分以上被认为是后颅窝肿瘤切除后发生脑积水的高风险

后窝肿瘤切除术后的患儿并不一定需要进行脑室外引流，因为肿瘤切除后，生理性脑脊液循环恢复，同时脑积水也得到了治疗。

及时发现脑积水是至关重要的。对于不能语言交流的患儿，早期常常是由家长注意到患者嗜睡、烦躁、恶心、呕吐或癫痫发作（Shiminski–Maher 和 Disabato，1994）。对于能沟通交流的患儿，头痛是主要的症状。夜间的卧位、早晨起床或者一天之中坐或站立体位变化，将致头痛加重。心动过缓可能来自于延髓和疑核迷走神经背侧运动核受压，该核团包含迷走神经轴突可传导的节前副交感神经元。视盘水肿是重要查体表现，常常表明颅内压升高。然而，视盘水肿未发现，也不能排除颅内压不高，因为视盘水肿需要几天的进展。如果查体发现视盘水肿存在可疑，而其他的检查结果尚不明确，则需要眼科医师进行评估。对于亚急性 / 慢性脑积水查体表现包括，头皮静脉曲张、中脑受压引起向上凝视麻痹、前囟膨出和头围增大。在前囟开放的婴儿，早期症状可能更加灵敏，因为前囟变化与颅内压改变具有良好的对应关系。

神经影像通常能发现肿瘤患者中早期脑积水征象。在 CT 图像中，脑室扩大是明显的表现，并且在急性病例中，脑室壁周边可见明显模糊的低密度区。由于第三脑室顺应性较好，常常脑室压力增高的首发影像学表现为第三脑室扩张或变成类圆形第三脑室。较严重的颅内压升高可能与皮质沟回间沟通，磁共振 T_2 像表现为脑脊液的高信号，脑室角周围尤其突出。室管膜区胼胝体可以变薄并向上拉伸。定量测量评估包括 Evan 比值＞于 1/3（双侧额角直径与颅内最大横径之比）及颞角宽度＞ 3mm。实际上，Evan 比值对于评估脑室大小相比诊断脑积水更有意义，因为其他影像表现往往能做出明确的脑积水诊断。

脑积水的治疗方法是神经外科专业最成熟的治疗之一。它包括脑室向外沟通（脑室外引流术或脑室造瘘术）和分流。脑室外引流能快速治疗梗阻性脑积水，常规在手术室完成，若情况紧急，也可以在床旁进行。该方法可行前方入路将引流管精确放置到室间孔附近，脑室外引流管引出头皮，连接集液器，通过重力虹吸作用收集脑脊液。脑脊液通过压力（患者耳郭上方 0～20cm）或容积（每小时固定体积 10～15ml）控制流量，避免脑脊液过少或过度引流。脑室外引流在下述情况中为最理想的选择，如：临时等待手术或者正在准备计划进行复杂肿瘤手术的患者突发急性脑积水（如第四脑室梗阻性脑积水）、病情能够很快逆转的急性脑积水或者如果诊断脑积水不明确，但强烈怀疑的时候（腰椎穿刺测压并无非交通性脑积水的可靠指征，同时可能危及生命），颅内压力数值诊断尤为重要。

脑积水的长期治疗方法是第三脑室底造瘘术（ETV）和脑室分流术。ETV 包括经颅骨钻孔内镜导航至第三脑室底部，并通过灰质结节打开第三脑室。这种方式开创了脑脊液循环的另一条通路，因为脑脊液可以从第三脑室底经造瘘口直接流入桥前池。ETV 并发症主要发生在围术期。术中甚至有少量脑室内血液即可引起内镜视野模糊，单通道内镜入路很难电凝出血的血管。

损伤穹隆可出现很严重的临床后果，包括短期及长期记忆丢失。下丘脑损伤可表现为尿崩症、闭经、食欲改变、生长激素紊乱、甲状腺功能减退、口渴消失、电解质异常或下丘脑 – 垂体轴紊乱（Bouras 和 Sgouros，2011）。基底动脉相对于第三脑室底部的位置是不恒定的，有时会在穿刺造瘘时很难观察到，一旦损伤往往是致命性的灾难。术后并发症包括脑脊液漏（3.1%）、脑膜炎（2.3%）、出血（1.7%）、硬膜下积液（1.7%）和癫痫（1%）（Sacko 等，2010）。此外，第三脑室底造瘘任何时候可再发梗阻，绝大多数病例易发生在术后半年内；对于导水管狭窄或者肿瘤所致的脑积水患者，术后三年为发生第二次梗阻的高峰时间（Lam 等，2014）。

脑室分流术是神经外科最成熟的手术之一，常常经额入路或经枕入路准确到达侧脑室。通常首选分流到腹腔（脑室 – 腹腔分流术），腹腔内留置足够的导管长度以适应儿童身高的生长，有时也可以分流至其他部位，包括心脏（脑室 – 心房分流术），肺（脑室 – 胸膜分流术），或胆囊（最不常用）。非腹腔分流部位一般是在多次腹膜切开及存在腹膜粘连之后选择。对于交通性脑积水患者，腰大池穿刺脑脊液腹腔分流也是一种治疗方式（腰大池 – 腹腔分流术）。分流手术有很高的失败风险。在最新研究小儿分流置管术后患者中，1 年内有 40% 的失败风险，两年内有 50% 的失败风险。总体每年有 5% 的失败风险。梗阻（31%）和感染（8%）是最常见的失败原因，但术后 6 个月以后，感染风险微乎其微（Drake 等，1998）。与内镜技术相比，分流术的前期成本较低，但随着时间的推移，成本会逐渐增加。回顾性数据显示，42% 的脑积水手术是分流修复术，在每年花费在分流患者护理上的 1 亿美元中，约有一半用于修复性手术（Bondurant 和 Jimenez，1995）。分流术还具有在远端种植肿瘤的显著风险，最近的一项 Meta 分析显示，27% 的儿童原发性脑肿瘤转移与分流有关，其中生殖细胞肿瘤是最常见的分流相关性转移（Rickert，2003）。由于脑肿瘤患者主要并发症与分流相关，因此选择进行分流手术需要仔细斟酌决定。对需要长期复查头颅 MRI 检查来判断预后的脑肿瘤患者而言，分流装置的置入易受磁共振扫描中强磁场影响，必须注意避免使用磁控可调压分流泵。若使用此类可调压分流阀，患者在每次 MRI 前后都需要头颅 X 线片（与分流阀成对面，以便确定其位置），以确保阀门位置不会被强电磁波而发生变动。

当神经外科医师具备神经内镜手术能力时，是否行 ETV 或分流术，可以通过 ETV 评分来辅助（表 4–2）（Kulkarni 等，2009）。对于 6 个月或年龄更大的儿童、脑肿瘤（尤其是导致导水管狭窄的肿瘤）的儿童和以前没有分流的患者而言，ETV 成功的分值将更高。由于 ETV 在新生儿和婴儿中存在一定的操作困难，ETV 成功评分实际上可预测对于 6 个月及其以上的肿瘤相关脑积水的儿童中，ETV 在 6 个月患儿中至少达到 50% 的成功率。因为置入分流装置会使患者面临较高的近期感染风险和无休止的梗阻风险，一些医生倾向于在考虑分流术之前先让患者试用 ETV。ETV 在脑积水治疗中的作用正在积极研究中。随着技术进步的到来（包括能够进入

表 4-2 内镜第三脑室底造瘘术评分

评 分	年 龄	病 因	既往分流
0	＜1 月龄	感染后	是
10	1—6 月龄（不包含 6 月龄）		否
20		脊髓脊膜膨出，脑室出血，非顶盖脑瘤	
30	6 月龄—1 岁（不包含 1 岁）	导水管狭窄，顶盖肿瘤，其他病因	
40	1—10 岁（不包含 10 岁）		
50	≥10 岁		

术后 6 个月评估第三脑室底造瘘术手术成功百分率等于年龄 + 病因 + 既往分流

颞角的软脑室镜，这将能几乎完全电凝产生脑脊液的脉络丛），ETV 将在治疗脑积水方面发挥更大的作用。最近的一项研究表明，当 ETV 结合部分脉络丛烧灼术时，6 个月的成功率从 ETV 成功评分的预期 45% 提高到 59%（Stone 和 Warf，2014）。

快速识别 ETV 失败或分流失败是至关重要的，如果对失败有任何关注，必须咨询神经外科医师。在分流或 ETV 患者中，影像学评价重新扩大的脑室形态可以提示分流失败无须进行其他检查。然而，采用密集多次比较 CT 是不必要的，或者有时 CT 对脑室扩张评价也会不确定，分流失败的并不一定总是表现脑室扩张（Sellin 等，2014）。在这种情况下，必须依靠临床病史和体格检查或按压储液器来诊断分流失败。如果进行 ETV，可以对大脑进行 CINE MRI 扫描，以评估第三脑室底部瘘口的脑脊液流量。

在少见的情况下，对远端分流失败的患者变化出现急性脑积水表现时（通常远端分流失败患者症状表现得更加迟缓），通过分流储液囊抽取脑脊液可能成为挽救生命的重要方式。当脑室腹腔分流腹腔端存在可疑梗阻时，可行腹部 CT 检查查看分流管腹腔端是否有假性囊肿、感染或非常罕见的肿瘤种植。在症状性分流梗阻的病例中，唯一确定的治疗方法是紧急分流修复术或暂时性脑室外引流。

四、颅后窝综合征

1985 年，Rekate 报道了几例儿童颅后窝手术后的缄默（Rekate 等，1985）。自此出现了有许多关于小脑肿瘤术后发生缄默的报道。颅后窝综合征（PFS）包括小脑病变手术后出现的各种特殊的语言、认知和行为症状。典型的症状出现在儿童颅后窝肿瘤切除后几天，一般恢复的术后病程之后（Wells 等，2008）。据报道，PFS 发生在成人中，但并不常见（Marien 等，2013），PFS 的标志性症状是缄默症（“小脑缄默”），通常伴有额叶性精神行为症状，如食欲缺乏、冷漠或缺乏关注（Levisohn 等，2000）。在缄默缓解之后，部分患者表现为构音障碍但具备语言功能，很少能恢复（Wells 等，2008）。因此，PFS 有时被称为缄默后构音障碍综合征。重要的是，并不出现长传导束征及核团、脑神经麻痹表现（Wells 等，2008），其呈现的症状通常是短暂的，并随着时间的推移而缓解，长期后遗症可能包括一般智力下降和学业成绩不佳（Steinlin 等，2003；De Smet 等，2009）。PFS 最初被报道为“罕见”，但最近一系列髓母细胞瘤切除术后患者的前瞻性研究发现术后缄默症发病率可达 24%（Robertson 等，2006）。

目前 PFS 确切的病理生理学机制尚未明了。目前有两个假说解释 PFS 症状：双侧齿状核损伤而导致的齿状核皮质束中断和小脑肿胀，这两个假说并不相互排斥。

（一）齿状核皮质束中断可能是颅后窝综合征的原因之一

齿状皮质束是小脑的主要传出通路。它起源于齿状核，通过同侧小脑上脚发出投射，在中脑被盖交叉，在对侧丘脑腹外侧部形成突触，其间突触与投射到辅助运动区的二级神经元产生兴奋（Kandel，2013）。儿童时期的髓鞘形成是不完全的，这可能会导致低龄患者更容易受到该通路的干扰（Ildan 等，2002）。Crutchfield 观察到，沿此区域的病变会导致缄默（Crutchfield 等，1994）。有文献报道，为了治疗运动障碍综合征，立体定向损毁双侧齿状核后出现了缄默（Fraioli 和 Guidetti，1975）。据报道，治疗帕金森病双侧丘脑切开术后出现了缄默症（Siegfried 等，1970）。另外，辅助运动区的损伤也会导致缄默症（Crutchfield 等，1994）。PFS 患者的 MRI 研究通常发现沿着这一通路的附近区域损伤的证据（Morris 等，2009）。最近的一项尸体解剖学研究表明，在各种颅后窝手术入路中，有很高概率发生齿状核损伤（Akakin 等，2014）。手术切除肿瘤后的空腔可能发生小脑下垂移位，也可能导致这些神经束的扭曲，从而加重损伤。Crutchfield 观察到，当该通路的损伤发生时，出现症状之后的恢复从缄默到单个词语和完整语句言语的全面恢复通常是相当突然的（Crutchfield 等，1994）。根据这一临床观察，作者假设沿着这条通路的损伤会导致皮层语言中心的抑制，而积极康复可以逆转这种抑制。推测齿状皮质束为皮质语言回路提供了一种可能的恢复途径，该回路使语言能力能够得到快速恢复。

（二）小脑肿胀也是颅后窝综合征的原因之一

Ferrante 提出术后小脑动脉的血管痉挛可能导致相应区域缺血及相应的小脑肿胀和水肿（Ferrante 等，1990）。到目前为止，还没有通过颅后窝手术后脑血管造影来评估血管痉挛的临床研究报道。SPECT 研究显示，1 例 PFS 患者左侧小脑半球血流灌注不足，这种异常与缄默症一起消失（Clerico 等，2002；Ersahin 等，1996）。最近的一系列研究还显示，92% 的 PFS 患者术后存在小脑水肿，水肿通常累及小脑中脚和小脑上脚（Wells 等，2010）。同一项研究表明，出现 PFS 的患者通常有侵入脑干的肿瘤。由此可以考虑小脑肿胀有可能是由于术中切除和其他操作造成的，而不一定是由于血管痉挛。

小脑蚓部特别是下蚓部的切开，已经被认为是引起 PFS 的原因（Dailey 等，1995）。实际上，用于切除颅后窝肿瘤的膜髓帆入路是专门为避免切开蚓部而设计的（Mussi 和 Rhoton，2000）。但是有一些学者也对切开蚓部与颅后窝综合征之间的联系提出了质疑（Pitsika 和 Tsitouras，2013）。Robertson 指出切开蚓部与颅后窝综合征之间并不存在相关性（Robertson 等，2006）。他们的依据是绝大多数通过蚓部行根治性切除的颅后窝肿瘤患者，术后并未出现缄默症。脑积水曾一度被认为是 PFS 的原因（Ferrante 等，1990）。然而后来的研究表明脑积水和 PFS 之间并没有关联性（Crutchfield 等，1994；Catsman–Berrevoets 和 Aarsen，2010）。

五、占位效应与颅内压管理

在确定治疗之前，可以采用几种临时措施来治疗肿瘤占位效应及其相关的颅内压增高。床头应抬高至 30°～45° 以增加静脉流出，减低颅内压，但同时略微降低平均动脉压和脑灌注压。头部应该尽量面对正前方（不能偏向一侧），这样也会增加静脉流出。非紧急治疗肿瘤相关占位效应的一线药物是类固醇激素，通常是地塞米松（见下文）。过度通气可通过降低二氧化碳分压来降低颅内压，二氧化碳分压通过各种生理机制减少脑血流量。过度通气可以在二氧化碳分压目标为 30～35mmHg 的短时间内暂时使用，但不应用于颅内压升高的长期治疗，因为这会使患者面临脑缺血的风险。甘露醇降低颅内压的机制可能涉及改善血流动力学（血浆扩张降低血细胞比容，从而增加脑血流量），但一直存在争议（Burke 等，1981），利尿和渗透作用延迟较多，起效时间为 15～30min。在紧急情况下，可以以甘露醇 1g/kg 的剂量在 30min 内静脉注射。高渗盐水也有渗透作用，3% 的盐水通常通过中心静脉途径给予治疗，每 6 小时检查一次血清钠，以维持 145～155mmol/L。

六、类固醇激素

糖皮质激素是治疗肿瘤相关水肿的有效疗法。它们经常用于以下情况：①在计划进行最终切除的同时，暂时缓解手术切除的脑瘤患者的水肿；②减少围术期的水肿（手术后逐渐减少剂量）；③与某些化学治疗方案联合使用，以减少给予治疗期间的水肿；④在放射治疗期间尽量减少肿胀；⑤在不能手术的脑瘤的情况下缓解水肿。临床上，通常在数小时内就能观察到药物作用，因为类固醇的药理作用改变了 DNA 转录（Ratman 等，2013）。因此，类固醇不是肿瘤相关 ICP 危象的一线药物（Alberti 等，1978）。地塞米松是治疗肿瘤相关性脑水肿最常用的糖皮质激素。因为其低水平的盐皮质激素活性降低了液体潴留的可能性（Galicich 等，1961）。与其他类固醇相比，地塞米松也可能具有较低的感染和认知障碍风险（Batchelor 和 DeAngelis，1996）。类固醇可有效治疗由于血脑屏障破坏而引起的血管源性水肿（Bebawy，2012）。与之形成鲜明对比的是，类固醇在治疗细胞毒性水肿方面效果不佳，后者是由细胞肿胀（如脑卒中后的脑水肿）引起的。

类固醇与一些常见的并发症有关，这些并发症通常发生在长期大量使用之后。其中三个最重要的并发症特别值得关注：消化性溃疡、类固醇肌病和肾上腺功能不全（艾迪生病）。消化性溃疡是一种众所周知的类固醇并发症，而脑瘤（库欣溃疡）带来的固有溃疡风险更是放大了这种风险；胃肠道预防，通过使用质子泵抑制药是进行保护性治疗是通用的标准。受类固醇肌病影响的患者通常在接受糖皮质激素治疗的第 9—12 周出现近端肌肉无力，没有肌肉疼痛和正常的反射（Pereira 和 Freire de Carvalho，2011）。处理是方法是停用或降低类固醇剂量，但是这种方法并不总是可行的，而且在改善症状方面也并不总是有效。糖皮质激素抑制 HPA 轴，这可能导致继发性肾上腺功能不全，表现为危及生命的低血压（Krasner，1999）。在接受糖皮质激素治疗的脑瘤患者中，约有 1% 会发生继发性肾上腺功能不全（Da Silva 和 Schiff，2007）。肾上腺功能不全的症状（如嗜睡、恶心和呕吐、神志不清、精神错乱、食欲缺乏和昏迷）容易在减低剂量缩期间显现（Gordijn 等，2012），并且经常被错误地误认为占位效应所致。因此，当在糖皮质激素减量过程中遇到上述症状时高怀疑继发性肾上腺功能不全是必要的，有时应该考虑进行 ACTH 刺激试验。

七、癫痫管理

任何部位的脑肿瘤手术，30%～50% 的病例会出现癫痫（Perucca，2013）。儿童常用的抗癫痫药包括左乙拉西坦（Keppra）、苯妥英钠（Dilantin）、丙戊酸盐（Depakote）、苯巴比妥、卡马西平（Tegretol）、拉莫三嗪（Lamictal）、非巴比妥钠（Felbatol）、普瑞巴林（Lyrica）和托吡酯（Topomax）。选择哪种药物作为长期一线药物通常取决于不良反应情况。建议由儿科神经科医师对所有有癫痫发作的患儿进行评估，以确定合适的抗癫痫方案。

对于急性痉挛发作的处理，直接的目的是控制症状和稳定患者，随后请小儿科神经科医师进行评估，以便进行长期的抗癫痫治疗。表 4–3 为推荐的癫痫管理流程（Greenberg，2010）。当患者出现持续的癫痫发作状态不能自行发缓解时，一线给药是苯二氮䓬类，可以使用几种剂量的劳拉西泮以控制癫痫发作，随后可以静脉注射负荷量的左乙拉西坦和（或）苯妥英钠。如果这些措施无效，下一步将是静脉滴注镇静药（如利培酮或异丙酚），此时往往需要气管插管（治疗痉挛状态癫痫）（美国癫痫基金会癫痫持续状态工作组的建议，1993 年；Sirven 和 Waterhouse，2003）。即使不使用镇静药滴注，也应始终密切监测气道情况，因为有时由于苯二氮䓬类和精神症状损害气道保护的共同作用，及时进行气管插管是必要的。

表 4–3　小儿癫痫持续状态管理的推荐流程（Greenberg，2010）

• ABC，开始吸氧，检查重要器官，神经系统查体；将患者头部转向一侧
• 指尖血糖，电解质，全血细胞计数（CBC）动脉血气分析（ABG），肝功能（LFT），血清镁，血清钙，AED，EKG
• 颅脑 CT
• 一线抗癫痫药：劳拉西泮（阿替万）0.1mg/kg 静脉注射并且＜ 2mg/min
• 二线抗癫痫药（可与一线药物同时或之后使用）：苯妥英钠（狄兰汀）20mg/kg 静脉注射并且 25mg/min；或者磷妥英钠 20mg 等效（苯妥英钠等效）/kg 静脉注射并且 75mg/min
• 三线抗癫痫药（只有 7% 的概率通过三线抗癫痫药阻止癫痫发作）：左乙拉西坦（开浦兰）20mg/kg 静脉注射并且＞ 15min；或者丙戊酸钠 15～30mg/kg 静脉注射 [最大剂量 6mg/（kg · min）]
• 如果癫痫持续时间＞ 30min, ICU 气管插管并开始咪达唑仑 [负荷 0.2mg/kg 缓慢静脉输液，维持 0.1～0.4 mg/（kg · h），最大 2.0mg/（kg · h）] 或者丙泊酚 [负荷 1～2mg/kg 静脉注射 10mg/min，维持 2～10mg/（kg · h），最大 15mg/（kg · h）]
• 小儿神经外科会诊

对于从未发生癫痫发作的脑肿瘤患者，围术期预防性使用抗癫痫药存在争议。预防性抗癫

痫药的使用在颅脑创伤的背景下得到了充分的肯定（Temkin 等，1990），但在脑肿瘤手术切除中发生的“损伤”是不同的，因为手术是发生在一个受控的环境中，并且发生在肿瘤周围的局部。因此，颅脑创伤文献中的结论并不能在脑肿瘤患者中通用。一项针对 123 名成人原发性脑肿瘤术后患者的前瞻性单盲随机试验，比较了接受苯妥英钠预防性治疗和未接受预防的患者而无癫痫发作的存活率（Wu 等，2013）。但是该项试验被提前终止，因为临床上有意义的早期癫痫的发生率在两个分组之间非常接近（观察组为 3%，预防组为 2%），因此被认为不太可能发现显著的差异。另一项针对 100 名成年脑瘤患者（其中 39 人接受了外科手术）的预防性抗癫痫药的随机试验也被提前终止，因为研究中的癫痫发生率在统计学上没有显著差异（观察组为 28%，预防组为 24%）（Forsyth 等，2003）。前述这些研究都是成人的三联试验，在儿科患者中没有试验报告。某些高危部位（如颞叶）的肿瘤患者是否会从围术期癫痫预防中受益，还有待观察。在临床实践中，对于那些在高危部位有肿瘤并存在癫痫疑似症状的患儿来说，使用抗癫痫药的门槛往往很低。在手术前出现症状的成年星形细胞瘤患者中，77% 的患者术后一年无癫痫发作，95% 的患者癫痫发作控制有显著改善（Chaichana 等，2009）。此项研究结果意味着肿瘤本身的手术切除可能是保证长期癫痫控制的最重要因素。

参考文献

[1] Akakin A, Peris-Celda M, Kilic T, Seker A, Gutierrez-Martin A, Rhoton A Jr (2014) The dentate nucleus and its projection system in the human cerebellum: the dentate nucleus microsurgical anatomical study. Neurosurgery 74(4):401–424.; discussion 424–405. doi:10.1227/ NEU.0000000000000293

[2] Alberti E, Hartmann A, Schutz HJ, Schreckenberger F (1978) The effect of large doses of dexamethasone on the cerebrospinal fluid pressure in patients with supratentorial tumors. J Neurol 217(3):173–181

[3] Batchelor T, DeAngelis LM (1996) Medical management of cerebral metastases. Neurosurg Clin N Am 7(3):435–446

[4] Bebawy JF (2012) Perioperative steroids for peritumoral intracranial edema: a review of mechanisms, efficacy, and side effects. J Neurosurg Anesthesiol 24(3):173–177. doi:10.1097/ ANA.0b013e3182578bb5

[5] Bondurant CP, Jimenez DF (1995) Epidemiology of cerebrospinal fluid shunting. Pediatr Neurosurg 23(5):254–258. discussion 259

[6] Bouras T, Sgouros S (2011) Complications of endoscopic third ventriculostomy. J Neurosurg Pediatr 7(6):643–649. doi:10.3171/2011.4.PEDS10503

[7] Burke AM, Quest DO, Chien S, Cerri C (1981) The effects of mannitol on blood viscosity. J Neurosurg 55(4):550–553. doi:10.3171/jns.1981.55.4.0550

[8] Canale DJ (1989) William Osler and “the special field of neurological surgery”. J Neurosurg 70(5):759–766. doi:10.3171/ jns.1989.70.5.0759

[9] Catsman-Berrevoets CE, Aarsen FK (2010) The spectrum of neurobehavioural deficits in the Posterior Fossa Syndrome in children after cerebellar tumour surgery. Cortex 46(7):933–946. doi:10.1016/j.cortex.2009.10.007. S0010-9452(09)00282-2 [pii]

[10] Cedzich C, Taniguchi M, Schafer S, Schramm J (1996) Somatosensory evoked potential phase reversal and direct motor cortex stimulation during surgery in and around the central region. Neurosurgery 38(5):962–970

[11] Chaichana KL, Parker SL, Olivi A, Quinones-Hinojosa A (2009) Long-term seizure outcomes in adult patients undergoing primary resection of malignant brain astrocytomas. Clinical article. J Neurosurg 111(2):282–292. doi:10.3171/2009.2.JNS081132

[12] Chen CC, Kasper EM, Zinn PO, Warnke PC (2013) Management of entrapped temporal horn by temporal horn to prepontine cistern shunting. World Neurosurg 79(2):404. e7–404.10. doi:10.1016/j.wneu.2011.02.025. S1878-8750(11)00144-6 [pii]

[13] Cheon JE (2015) Intraoperative neurosonography revisited: effective neuronavigation in pediatric neurosurgery. Ultrasonography 34(2):79–87. doi:10.14366/usg.14054. usg.14054 [pii]

[14] Clerico A, Sordi A, Ragni G, Festa A, Cappelli C, Maini CL (2002) Brief report: transient mutism following posterior

fossa surgery studied by single photon emission computed tomography (SPECT). Med Pediatr Oncol 38(6):445–448. doi:10.1002/mpo.1361

[15] Crutchfield JS, Sawaya R, Meyers CA, Moore BD III (1994) Postoperative mutism in neurosurgery. Report of two cases. J Neurosurg 81(1):115–121. doi:10.3171/jns.1994.81.1.0115

[16] Da Silva AN, Schiff D (2007) Adrenal insufficiency secondary to glucocorticoid withdrawal in patients with brain tumor. Surg Neurol 67(5):508–510. doi:10.1016/j.surneu.2006.07.018. S0090–3019(06)00770–1 [pii]

[17] Dailey AT, GM MK II, Berger MS (1995) The pathophysiology of oral pharyngeal apraxia and mutism following posterior fossa tumor resection in children. J Neurosurg 83(3):467–475. doi:10.3171/jns.1995.83.3.0467

[18] De Smet HJ, Baillieux H, Wackenier P, De Praeter M, Engelborghs S, Paquier PF, De Deyn PP, Marien P (2009) Long–term cognitive deficits following posterior fossa tumor resection: a neuropsychological and functional neuroimaging follow–up study. Neuropsychology 23(6):694– 704. doi:10.1037/a0016106. 2009–20255–002 [pii]

[19] Drake JM, Kestle JR, Milner R, Cinalli G, Boop F, Piatt J Jr, Haines S, Schiff SJ, Cochrane DD, Steinbok P, MacNeil N (1998) Randomized trial of cerebrospinal fluid shunt valve design in pediatric hydrocephalus. Neurosurgery 43(2):294–303. discussion 303–295

[20] El Beltagy MA, Aggag M, Kamal M (2010) Role of intraoperative ultrasound in resection of pediatric brain tumors. Childs Nerv Syst 26(9):1189–1193. doi:10.1007/s00381–010–1091–4

[21] Ersahin Y, Mutluer S, Cagli S, Duman Y (1996) Cerebellar mutism: report of seven cases and review of the literature. Neurosurgery 38(1):60–65. discussion 66

[22] Ferrante L, Mastronardi L, Acqui M, Fortuna A (1990) Mutism after posterior fossa surgery in children. Report of three cases. J Neurosurg 72(6):959–963. doi:10.3171/jns.1990.72.6.0959

[23] Foreman P, III MCS, Naftel R, Griessenauer CJ, Ditty BJ, Agee BS, Riva–Cambrin J, Wellons J III (2013) Validation and modification of a predictive model of postresection hydrocephalus in pediatric patients with posterior fossa tumors. J Neurosurg Pediatr 12(3):220–226. doi:10.3171/2013.5.PEDS1371

[24] Forsyth PA, Weaver S, Fulton D, Brasher PM, Sutherland G, Stewart D, Hagen NA, Barnes P, Cairncross JG, DeAngelis LM (2003) Prophylactic anticonvulsants in patients with brain tumour. Can J Neurol Sci 30(2):106–112

[25] Fraioli B, Guidetti (1975) Effects of stereotactic lesions of the dentate nucleus of the cerebellum in man. Appl Neurophysiol 38(2):81–90

[26] Galicich JH, French LA, Melby JC (1961) Use of dexamethasone in treatment of cerebral edema associated with brain tumors. J Lancet 81:46–53

[27] Gordijn MS, Gemke RJ, van Dalen EC, Rotteveel J, Kaspers GJ (2012) Hypothalamic–pituitary–adrenal (HPA) axis suppression after treatment with glucocorticoid therapy for childhood acute lymphoblastic leukaemia. Cochrane Database Syst Rev 5:CD008727. doi:10.1002/14651858. CD008727.pub2

[28] Greenberg MS (2010) Handbook of neurosurgery, 7th edn. Greenberg Graphics, Tampa, FL Hayreh MS, Hayreh SS (1977) Optic disc edema in raised intracranial pressure. I. Evolution and resolution. Arch Ophthalmol 95(7):1237–1244

[29] Ildan F, Tuna M, Erman T, Gocer AI, Zeren M, Cetinalp E (2002) The evaluation and comparison of cerebellar mutism in children and adults after posterior fossa surgery: report of two adult cases and review of the literature. Acta Neurochir 144(5):463–473. doi:10.1007/s007010200067

[30] Isaacson B, Kileny PR, El–Kashlan H, Gadre AK (2003) Intraoperative monitoring and facial nerve outcomes after vestibular schwannoma resection. Otol Neurotol 24(5):812–817

[31] Kandel ER (2013) Principles of neural science, 5th edn. McGraw–Hill, New York Krasner AS (1999) Glucocorticoid–induced adrenal insufficiency. JAMA 282(7):671–676. jgn90000 [pii]

[32] Kubben PL, ter Meulen KJ, Schijns OE, ter Laak–Poort MP, van Overbeeke JJ, van Santbrink H (2011) Intraoperative MRI–guided resection of glioblastoma multiforme: a systematic review. Lancet Oncol 12(11):1062–1070. doi:10.1016/S1470–2045(11)70130–9. S1470–2045(11) 70130–9 [pii]

[33] Kulkarni AV, Drake JM, Mallucci CL, Sgouros S, Roth J, Constantini S (2009) Endoscopic third ventriculostomy in the treatment of childhood hydrocephalus. J Pediatr 155(2):254–259.e251. doi:10.1016/j.jpeds.2009.02.048. S0022–3476(09)00207–8 [pii]

[34] Lam S, Harris D, Rocque BG, Ham SA (2014) Pediatric endoscopic third ventriculostomy: a population–based study. J Neurosurg Pediatr 14(5):455–464. doi:10.3171/2014.8.PEDS13680

[35] Levisohn L, Cronin–Golomb A, Schmahmann JD (2000) Neuropsychological consequences of cerebellar tumour resection in children: cerebellar cognitive affective syndrome in a paediatric population. Brain 123(Pt 5):1041–1050

[36] Marien P, De Smet HJ, Wijgerde E, Verhoeven J, Crols R, De Deyn PP (2013) Posterior fossa syndrome in adults: a new case and comprehensive survey of the literature. Cortex 49(1): 284–300. doi:10.1016/j.cortex.2011.06.018. S0010–9452(11)00206–1 [pii]

[37] Morris EB, Phillips NS, Laningham FH, Patay Z, Gajjar A, Wallace D, Boop F, Sanford R, Ness KK, Ogg RJ (2009) Proximal dentatothalamocortical tract involvement in posterior fossa syndrome. Brain 132(Pt 11):3087–3095. doi:10.1093/brain/awp241. awp241 [pii]

[38] Mussi AC, Rhoton AL Jr (2000) Telovelar approach to the fourth ventricle: microsurgical anatomy. J Neurosurg 92(5):812–823. doi:10.3171/jns.2000.92.5.0812

[39] Ng WH, Mukhida K, Rutka JT (2010) Image guidance and neuromonitoring in neurosurgery. Childs Nerv Syst 26(4):491–502. doi:10.1007/s00381–010–1083–4

[40] Oreskovic D, Klarica M (2011) Development of hydrocephalus and classical hypothesis of cerebrospinal fluid hydrodynamics: facts and illusions. Prog Neurobiol 94(3):238–258. doi:10.1016/j.pneurobio.2011.05.005. S0301–0082(11)00076–1 [pii]

[41] Orringer DA, Golby A, Jolesz F (2012) Neuronavigation in the surgical management of brain tumors: current and future trends. Expert Rev Med Devices 9(5):491–500. doi:10.1586/erd.12.42

[42] Osborn AG (2013) Osborn's brain: imaging, pathology, and anatomy, 1st edn. Amirsys Publishing, Salt Lake City, UT Patel AJ, Gressot LV, Cherian J, Desai SK, Jea A (2012) Far lateral paracondylar versus transcondylar approach in the pediatric age group: CT morphometric analysis. J Clin Neurosci

21(12):2194–2200. doi:10.1016/j.jocn.2014.05.022
[43] Pereira RM, Freire de Carvalho J (2011) Glucocorticoid-induced myopathy. Joint Bone Spine 78(1):41–44. doi:10.1016/j.jbspin.2010.02.025. S1297-319X(10)00089-8 [pii]
[44] Perucca E (2013) Optimizing antiepileptic drug treatment in tumoral epilepsy. Epilepsia 54(Suppl 9):97–104. doi:10.1111/epi.12452
[45] Pitsika M, Tsitouras V (2013) Cerebellar mutism. J Neurosurg Pediatr 12(6):604–614. doi:10.3171/2013.8.PEDS13168
[46] Ratman D, Vanden Berghe W, Dejager L, Libert C, Tavernier J, Beck IM, De Bosscher K (2013) How glucocorticoid receptors modulate the activity of other transcription factors: a scope beyond tethering. Mol Cell Endocrinol 380(1–2):41–54. doi:10.1016/j.mce.2012.12.014. S0303-7207(12)00538-2 [pii]
[47] Rekate HL, Grubb RL, Aram DM, Hahn JF, Ratcheson RA (1985) Muteness of cerebellar origin. Arch Neurol 42(7): 697–698
[48] Rickert CH (2003) Extraneural metastases of paediatric brain tumours. Acta Neuropathol 105(4):309–327. doi:10.1007/s00401-002-0666-x
[49] Riva-Cambrin J, Detsky AS, Lamberti-Pasculli M, Sargent MA, Armstrong D, Moineddin R, Cochrane DD, Drake JM (2009) Predicting postresection hydrocephalus in pediatric patients with posterior fossa tumors. J Neurosurg Pediatr 3(5):378–385. doi:10.3171/2009.1.PEDS08298
[50] Robertson PL, Muraszko KM, Holmes EJ, Sposto R, Packer RJ, Gajjar A, Dias MS, Allen JC (2006) Incidence and severity of postoperative cerebellar mutism syndrome in children with medulloblastoma: a prospective study by the Children's Oncology Group. J Neurosurg 105(6 Suppl):444–451. doi:10.3171/ped.2006.105.6.444
[51] Sacko O, Boetto S, Lauwers-Cances V, Dupuy M, Roux FE (2010) Endoscopic third ventriculostomy: outcome analysis in 368 procedures. J Neurosurg Pediatr 5(1):68–74. doi:10.3171/2009.8.PEDS08108
[52] Sainte-Rose C, Cinalli G, Roux FE, Maixner R, Chumas PD, Mansour M, Carpentier A, Bourgeois M, Zerah M, Pierre-Kahn A, Renier D (2001) Management of hydrocephalus in pediatric patients with posterior fossa tumors: the role of endoscopic third ventriculostomy. J Neurosurg 95(5):791–797. doi:10.3171/jns.2001.95.5.0791
[53] Sellin JN, Cherian J, Barry JM, Ryan SL, Luerssen TG, Jea A (2014) Utility of computed tomography or magnetic resonance imaging evaluation of ventricular morphology in suspected cerebrospinal fluid shunt malfunction. J Neurosurg Pediatr 14(2):160–166. doi:10.3171/2014.4.PEDS13451
[54] Shiminski-Maher T, Disabato J (1994) Current trends in the diagnosis and management of hydrocephalus in children. J Pediatr Nurs 9(2):74–82
[55] Siegel A, Sapru HN, Siegel H (2015) Essential neuroscience, 3rd edn. Wolters Kluwer Health, Philadelphia, PA
[56] Siegfried J, Esslen E, Gretener U, Ketz E, Perret E (1970) Functional anatomy of the dentate nucleus in the light of stereotaxic operations. Confin Neurol 32(1):1–10
[57] Sirven JI, Waterhouse E (2003) Management of status epilepticus. Am Fam Physician 68(3):469–476
[58] Steffen H, Eifert B, Aschoff A, Kolling GH, Volcker HE (1996) The diagnostic value of optic disc evaluation in acute elevated intracranial pressure. Ophthalmology 103(8):1229–1232
[59] Steinlin M, Imfeld S, Zulauf P, Boltshauser E, Lovblad KO, Ridolfi Luthy A, Perrig W, Kaufmann F (2003) Neuropsychological long-term sequelae after posterior fossa tumour resection during childhood. Brain 126(Pt 9):1998–2008. doi:10.1093/brain/awg195. awg195 [pii]
[60] Stone SS, Warf BC (2014) Combined endoscopic third ventriculostomy and choroid plexus cauterization as primary treatment for infant hydrocephalus: a prospective North American series. J Neurosurg Pediatr 14(5):439–446. doi:10.3171/2014.7.PEDS14152
[61] Taniguchi M, Cedzich C, Schramm J (1993) Modification of cortical stimulation for motor evoked potentials under general anesthesia: technical description. Neurosurgery 32(2):219–226
[62] Temkin NR, Dikmen SS, Wilensky AJ, Keihm J, Chabal S, Winn HR (1990) A randomized, double-blind study of phenytoin for the prevention of post-traumatic seizures. N Engl J Med 323(8):497–502. doi:10.1056/NEJM199008233230801
[63] Treatment of convulsive status epilepticus. (1993) Recommendations of the Epilepsy Foundation of America's Working Group on Status Epilepticus JAMA 270(7):854–9
[64] Wells EM, Walsh KS, Khademian ZP, Keating RF, Packer RJ (2008) The cerebellar mutism syndrome and its relation to cerebellar cognitive function and the cerebellar cognitive affective disorder. Dev Disabil Res Rev 14(3):221–228. doi:10.1002/ddrr.25
[65] Wells EM, Khademian ZP, Walsh KS, Vezina G, Sposto R, Keating RF, Packer RJ (2010) Postoperative cerebellar mutism syndrome following treatment of medulloblastoma: neuroradiographic features and origin. J Neurosurg Pediatr 5(4):329–334. doi:10.3171/2009.11. PEDS09131
[66] Wu AS, Trinh VT, Suki D, Graham S, Forman A, Weinberg JS, McCutcheon IE, Prabhu SS, Heimberger AB, Sawaya R, Wang X, Qiao W, Hess KR, Lang FF (2013) A prospective randomized trial of perioperative seizure prophylaxis in patients with intraparenchymal brain tumors. J Neurosurg 118(4):873–883. doi:10.3171/2012.12.JNS111970
[67] Yamakami I, Yoshinori H, Saeki N, Wada M, Oka N (2009) Hearing preservation and intraoperative auditory brainstem response and cochlear nerve compound action potential monitoring in the removal of small acoustic neurinoma via the retrosigmoid approach. J Neurol Neurosurg Psychiatry 80(2):218–227. doi:10.1136/jnnp.2008.156919

第5章 脑肿瘤的化学治疗策略

Chemotherapeutic Strategies in Brain Tumors

Soumen Khatua 著
龙庆玲 李统慧 译
麦惠容 文飞球 校

摘 要

脑肿瘤是儿童最常见的实体肿瘤，化学治疗仍然是治疗这些恶性肿瘤多种方法中的一种重要的方法。在过去的20年里，各协作组对临床试验进行了评估，目的是提高治疗效果，以及更好地理解常见药物毒性特征。这些肿瘤基因组和表观基因组的最新分子特征导致了生物数据的激增，对信号通路的深入理解，以及为发明靶向致癌因子的药物铺平了道路。这开启了靶向治疗的时代。但即使对这些策略进行了改进，仍然存在于无法全面理解耐药性的机制及药物难以通过血脑屏障（BBB）的挑战。如果我们能够结合所有这些学科知识，并能够描述儿童脑肿瘤最有效的化学治疗和高效的治疗技术，最终将会达到最理想的治疗效果。

一、概述

化学治疗仍然是儿童中枢神经系统（CNS）肿瘤的主要治疗方法。它用于新辅助治疗或局部控制措施辅助治疗，如手术和（或）放射治疗。在过去的30年中，包括儿童肿瘤组（POG）、儿童癌症组（CCG）、儿童肿瘤组协会（COG）和儿童脑肿瘤联盟（PBTC）在内的合作试验探索了各种方法，使治疗取得进展。团队合作成果的例子包括：评价同步和辅助化学治疗和放射治疗在髓母细胞瘤中的作用，CNS生殖细胞肿瘤患者的新辅助治疗，以及辅助化学治疗在儿童高级别胶质瘤（HGG）管理中的作用，同时还要确定临床疗效和（或）降低治疗毒性（Taylor 等，2003；Murray 等，2013；Sposto 等，1989）。然而，由于小儿脑肿瘤的生物学起源多样、耐药性的发展和通过血脑屏障（BBB）药物利用度不理想，确定最佳化学治疗方案仍然是一个挑战。随着我们对致癌信号通路和分子驱动因素的理解，聚焦于靶向治疗的方式正在发生转变。本章将讨论传统化学治疗药物的使用及其毒性、耐药的机制、努力增强抗肿瘤药的传递，以及在儿童脑肿瘤中发展新的靶向治疗。

二、化学治疗药物

一般来说，化学治疗药物是通过口服或静脉注射的方式给药。人们还在持续评估局部给药的不同方法，从而达到药物能通过血脑屏障，提高肿瘤部位的药物浓度。化学治疗可以作为单一的药物使用，也可以作为放射治疗或者不放射治疗的联合治疗。下面将讨论常用化学治疗药物的种类。

（一）亚硝基脲

亚硝基脲是脂溶性烷化剂，能透过血脑屏障，在大脑中达到较好的药物浓度。这些药物使鸟嘌呤、腺嘌呤和胞嘧啶位置的 DNA 烷基化，使 DNA 交联，导致单链或双链断裂，从而抑制 DNA 修复、RNA 合成和肿瘤细胞的分裂。洛莫司汀（CCNU）和卡莫司汀（BCNU）是常用的亚硝基脲类药物。通过在放射治疗或辅助治疗中对洛莫司汀和卡莫司汀进行了评估，显示其对治疗 HGG 或髓母细胞瘤有中度反应（Middleton 和 Margison，2003；Bouffet 等，1997）。较高剂量的卡莫司汀也被用于移植预处理方案中。洛莫司汀与丙卡巴肼、硫鸟嘌呤和长春新碱的联合化学治疗已被证明在儿童低级别胶质瘤（PLGG）中，5 年无事件生存率（EFS）超过 50%（Ater 等，2012）。骨髓抑制和肾毒性是亚硝基脲的主要不良反应。长期高剂量暴露于这些药物也可能导致肺纤维化。

（二）异环磷酰胺 / 环磷酰胺

异环磷酰胺和环磷酰胺是促进亲核基团共价结合的前药，导致 DNA 交联，从而抑制 DNA 复制。这些药物已用于治疗颅内生殖细胞肿瘤、HGG、髓母细胞瘤和复发性脑肿瘤。这些药物的疗效范围从疾病稳定到有治疗反应。异环磷酰胺与卡铂和依托泊苷的治疗方案在治疗脉络丛肿瘤中显示抗肿瘤反应，从而有利于第二次手术（Lafay-Cousin 等，2010）。常见的药物不良反应包括恶心、呕吐、骨髓抑制、膀胱炎、肾毒性和脑病。长期使用环磷酰胺也会导致不育不孕（Adamson 等，2006；Duffner 等，1998）。

（三）替莫唑胺

替莫唑胺是一种前药，主要通过在鸟嘌呤 O_6 位点对 DNA 进行甲基化来诱导单链断裂和产生细胞毒性。它不需要肝脏的酶激活，但在生理 pH 时，它会自发地分解成活性代谢物甲基三嗪基碳氧酰亚胺（MTIC）。基于 Stupp 在成人 HGG 试验（Stupp 等，2002）中的成功，替莫唑胺与放射治疗和辅助治疗一起用于儿童 HGG。在复发髓母细胞瘤和 PLGG 中使用替莫唑胺可以观察到不同的反应（Cefalo 等，2014；Khaw 等，2007）。骨髓抑制是常见的剂量限制性毒性（DLT）。其他不良反应包括恶心、便秘和血清转氨酶升高。

（四）铂类

卡铂和顺铂是这类药物中常用的药物。它们通过烷基化鸟嘌呤 N_7 位置形成 DNA 链内交联。它们与其他药物联合应用于各种方案中。铂也被用作“辐射增敏剂”，因为它们可能阻止耐辐射克隆的产生，而耐辐射克隆可以在辐射后修复致命或亚致命的 DNA 损伤（Wilkins 等，1993）。以顺铂为基础的放射治疗前化学治疗治疗颅内室管膜瘤，对 90% 以上肿瘤切除的患者能获益（Garvin 等，2012）。在近全切除的松果体母细胞瘤患者中，卡铂联合放射治疗的 5 年生存率＞ 80%（Jakacki 等，2015）。当卡铂与长春新碱联合使用时，进展性 LGG 患者的 5 年 EFS 为 39% ± 4%（Ater 等，2012）。虽然这些药物具有相似的 CNS 渗透力，但它们的毒性分布是不同的。顺铂的毒性增加包括听力丧失、肾毒性、恶心、呕吐和周围神经病变。它也被认为与延迟和严重的致吐性有关。卡铂对脑肿瘤的疗效相似，但毒性反应与顺铂不同。它的耳毒性和肾毒性较小，但具更强的骨髓抑制作用。它的致吐性也较低，诱发较轻的周围神经病变（Reed 等，1996）。

（五）长春碱类

长春新碱和长春碱是这类药物中最常见的。它们通过微管蛋白解聚抑制细胞内微管的组装，从而导致有丝分裂停止和细胞死亡，从而发挥细胞毒性作用。长春新碱用于髓母细胞瘤和 PNET 肿瘤的放射联合治疗（Tarbell 等，2013；Gnekow 等，2012）。长春碱对进展 PLGG 有疗效（Bouffet 等，2012）。长春新碱的毒性作用以便秘和周围神经病变更常见，而骨髓抑制通常是长春碱的剂量限制毒性。

（六）依托泊苷

依托泊苷是一种表鬼臼毒素，通过稳定 DNA 底物与拓扑异构酶Ⅱ之间形成的共价中间体，导致单链和双链 DNA 断裂。它被用于治疗新诊断的髓母细胞瘤、室管膜瘤和生殖细胞肿瘤，并用于复发性脑肿瘤的联合治疗（Gerber 等，2014；Venkatramani 等，2013；da Silva 等，2010）。通常采用肠外注射，但也可以单独口服或与其他药物联合使用（Robison 等，2014）。其主要毒性包括骨髓抑制、黏膜炎和变态反应。众所周知，长期使用会导致继发性白血病（Duffner 等，1998）。

1. 婴幼儿脑肿瘤的化学治疗

25% 的儿童脑肿瘤是在 36 月龄前被诊断出来。该年龄段常见肿瘤包括髓母细胞瘤、非典型畸胎样 / 横纹肌样肉瘤（AT/RT）、室管膜瘤和脉络丛肿瘤。由于肿瘤的侵袭性，为了避免或延迟放射治疗，对这些幼儿进行强化化学治疗。在 20 世纪 90 年代早期完成的协作组研究中，使用多种药物来避免辐照产生了良好的初始反应。“婴儿 –POG”（POG8663）试验治疗了 198 名不足 36 月龄的患儿，放射治疗前使用了顺铂、依托泊苷、长春新碱和环磷酰胺，总生存率为 32%（Duffner 等，1999）。CCG 921 试验在方案中使用八种药物与泼尼松、长春新碱、洛莫司汀联合作对比，治疗婴幼儿 PNET 和室管膜瘤，3 年 PFS 为 23%（Geyer 等，1994）。目前正通过 COG（ACNS 0334）进行一项临床试验，评估在顺铂、长春新碱、依托泊苷和环磷酰胺的诱导期加入甲氨蝶呤，然后大剂量化学治疗和自体干细胞挽救治疗幼儿髓母细胞瘤的临床疗效。该方法是基于“Head Start”研究中令人鼓舞的数据，该研究显示 5 年 PFS 率为 52%（Dhall 等，2008）。虽然为避免放射治疗使用强化化学治疗策略在这些幼儿身上看到了令人鼓舞的结果，但其大剂量化学治疗的毒性作用可能是有害的，需要密切监测。

由于仅用化学治疗法治疗婴幼儿室管膜瘤效果不佳，并且随着放射治疗技术的改进，适形放射治疗（CRT）现在已经用于 12 个月大的局限性室管膜瘤患儿。对于这类患者，化学治疗被用于放射治疗之前部分切除的肿瘤能被完全切除（Merchant 等，2009）。COG（ACNS0831）一项临床试验正在进行，它是基于这些肿瘤对某些化学治疗药物如顺铂、环磷酰胺和依托泊苷的反应来评估幕下室管膜瘤放射治疗后辅助化学治疗的作用。

2. 化学治疗药物的耐药性

由环境、遗传、表观遗传和动力学机制诱导的内在或获得性耐药性削弱临床疗效并导致治疗失败。由突变、缺失和易位等各种机制引起的遗传畸变是耐药的主要原因（Goldie，2001）。许多抗癌药可以引起这些现象。CNS 药理学中一个常见的现象是 MDR1 基因诱导的多药耐药（MDR）的发展，导致其蛋白产物 P 糖蛋白（P–gp）的转录。MDR 表型研究最充分的是与细胞内药物积累减少和原质膜 ATP 依赖的药物外流泵增加有关，这些药物外流泵属于转运蛋白基因家族，即 ATP 结合盒转运蛋白（ABC）（Schneider 等，1999；Leonard 等，2003）。P-gp 和 MDR1 基因负责毒性化合物从细胞外排，减少细胞内药物积累，导致治疗失败。这些基因在髓母细胞瘤、室管膜瘤和胶质母细胞瘤中均有表达。这一发现提示了化学治疗药物暴露后肿瘤的原发性或获得性耐药性的作用（Tishler 等，1992；Chou 等，1996；Valera 等，2009）。这种现象可见于蒽环类、长春碱、替莫唑胺和表鬼臼毒素。达沙替尼（一种口服 BCR/ABL 和 Src 家族酪氨酸激酶抑制药）的主动外流限制了药物对胶质母细胞瘤肿瘤细胞的递送，从而阻碍了治疗效果（Agarwal 等，2012）。研究表明，美法仑（左旋苯丙氨酸氮芥）、多柔比星、米托蒽醌、卡莫司汀（BCNU）、凡德他尼（Vandetanib）和硼替佐米对小儿 HGG 和弥漫性内生性脑桥胶质瘤（DIPG）细胞有体外细胞毒性（Veringa 等，2013）。同时也应注意到肿瘤血管系统中 P-gp 的存在和胶质瘤细胞中 MRP1（一种 MRD 蛋白）的表达。这些结果提示，儿童胶质瘤和 DIPG 肿瘤本身可能对化学治疗不耐药，但除了其他耐药机制外，药物外排转运体的存在可能是导致早期治疗失败的原因，这些转运体构成了位于血脑屏障的一线耐药。目前，使用 P-gp 抑制药与其他药物联合使用的临床试验已用于提高治疗效果，但要转化为临床成功的效果仍不理想。

CNS 耐药的另一个重要机制是烷基转移酶和相关蛋白在 DNA 修复中的多方面作用。O-6-甲基鸟嘌呤 DNA- 甲基转移酶（MGMT）是一种独特的广泛分布的 DNA 修复蛋白，它通过去除位于 DNA 鸟嘌呤 O（6）- 位置上的烷基基团而恢复其功能，从而影响烷基化药物的临床疗效（Pegg，2011）。它是破坏烷化剂如 BCNU、CCNU 和替莫唑胺的细胞毒性作用的主要因素。启动子甲基化对 MGMT DNA 修复基因的表观遗传沉默被认为可以延长成人胶质母细胞瘤的生存时间，并增加替莫唑胺的获益（Hegi 等，2005）。使用 AGT 抑制药如 O-6- 苄基鸟嘌呤（O6-BG）可能克服这种耐药性，目前已被用于脑肿瘤的临床试验。虽然使用 O-6- 苄基鸟嘌呤和亚硝基脲并没有观察到肿瘤的消退，但能使复发的成人恶性胶质瘤患者疾病稳定（Quinn 等，2002）。最近完成的一项 Ⅱ 期研究中，使用 O-6- 苄基鸟嘌呤联合替莫唑胺对复发或进展 HGG 和脑干胶质瘤的儿童患者没有达到靶向反应率，这强调了需要针对其他耐药机制进行研究（Warren 等，2012）。

3. 血脑屏障和克服其耐药性的机制

BBB 是一种物理屏障，它由一层特殊的内皮细胞构成，排列在脑微泡和周围的细胞中，包括周细胞、星形胶质细胞和小胶质细胞。这些细胞形成紧密连接，缺乏空隙，并表达运输介质。这些功能强大的解剖层可以让特定的营养物质进入大脑，让大脑产生的废物可以排出。这种选择性过程极大地阻碍了小分子药物如卡铂、长春新碱和顺铂通过 BBB 的转移（Pardridge，

2007）。试图操纵 BBB 并不会导致小儿脑肿瘤均匀的破坏，通常也不像之前认为的那样容易促进生物制剂的渗透，因此需要制定策略来跨越这一解剖学障碍。这种努力可以使局部药物浓度更高，并有可能改善全身毒性。采用各种方法克服 BBB 给药抵抗（表 5-1）。

表 5-1　克服血脑屏障抵抗的机制

• 鞘内注射	• 动脉灌注
• 对流增强给药	• 肿瘤内给药
• 血脑屏障破坏	

鞘内给药如阿糖胞苷和环磷酰胺已用于髓母细胞瘤、松果体母细胞瘤和复发性脑肿瘤，以越过 BBB。由于非均匀弥散而导致的对治疗持续挑战与由于不同分子量和弥散系数而导致的药物弥散无效体积有关。此外，还必须考虑后续的神经心理学评估，这表明这些治疗方案对发育中的神经系统并非没有影响（Partap 等，2011；Blaney 等，2005）。

对流增强给药（CED）是另一种生物制剂的局部给药方法，使用连接到目标部位的颅内导管，具有连续的正压力梯度。这更好地将分子传递到肿瘤，克服了鞘内化学治疗的局限性。利用这项技术，转铁蛋白 -CRM107 是人转铁蛋白（Tf）和白喉毒素（CRM107）基因突变体的结合物，它在成人肿瘤区域的传递中显示出肿瘤周围毒性、肿瘤反应和安全性。目前正在研究如何将这种技术应用于小儿脑肿瘤手术切除后向肿瘤腔内输送免疫毒素（Laske 等，1997）。最近，拓扑替康（Topotecan）的 CED 传送在胶质母细胞瘤中显示出了反应，目前正在进行 DIPG 患者的临床试验（Bruce 等，2011）；然而，在根据注入的药物量确定对流分布的最佳设定方面仍然存在挑战，还担心药物反流可能导致 CNS 毒性。

血脑屏障破坏是一种通过使用血管活性物质来增强药物向肿瘤部位输送的方法。这使得药物可以通过这个屏障进入大脑。缓激肽是一种有效的血管扩张药，其类似物洛布拉迪米尔（RMP-7）已被用于临床试验，以增强和促进卡铂进入 PNET、HGG 和室管膜瘤中。尽管在Ⅰ期临床试验中出现了初始反应，但在Ⅱ期临床试验中，发现在儿童 HGG 和其他肿瘤中洛布拉迪米尔和卡铂联合使用没有活性（Felix 等，2013；Warren 等，2006；Ford 等，1998）。

通过颈动脉或椎动脉插管进行化学治疗药物动脉内（IA）给药，在不同的恶性肿瘤中使用已经超过 30 年，有证据表明肿瘤部位注入的药物浓度较高（Hori 等，1987）。这种方法可以单独使用，也可以与甘露醇等药物一起使用，这些药物可以破坏 BBB，增强药物的输送。通过对成人胶质母细胞瘤患者的Ⅲ期研究显示，与传统的给药技术相比，这种方法毒性增加，但没有生存优势（Imbesi 等，2006；Hiesiger 等，1995）。目前很少有针对儿童脑肿瘤使用动脉内化学治疗的研究。甲氨蝶呤或卡铂通过这一途径在中枢神经系统肿瘤中传递，在一些患者中表现出客观存在的反应（Dahlborg 等，1998）。研究表明，成人和儿童脑干胶质瘤患者使用顺铂或卡铂，同时使用依托泊苷和干扰素静脉注射，对具有相当耐受性的患者有良好反应（Fujiwara 等，1994）。另一项研究对 27 名患者进行了动脉内化学治疗并阻断 BBB，作为复发的中枢神经系统肿瘤的挽救治疗，该研究显示了一些有前景的生存结果和可接受的毒性反应（Jahnke 等，2008）。在 DIPG 患者使用美法仑的动脉内给药的临床试验正在进行中。虽然这种给药途径听起来很有希望，但到目前为止，没有数据显示比静脉注射途径有好处。目前仍需要进一步的研究来确定这种给药途径对脑肿瘤儿童的安全性和有效性。

目前已经评估了化学治疗药物在 CNS 肿瘤的瘤内使用，直接使用化学治疗浸渍片、凝胶、球体或在肿瘤部位注射化学治疗药物。除了克服 BBB，它也有助于减少药物分散到所需的部位以外。在成人复发或新诊断的恶性胶质瘤的手术部位，已有使用含有 BCNU 的可生物降解聚合物（Gliadel®）的研究，该方法有一定疗效；然而，毒性包括脑脊液泄漏、水肿和治疗相关的坏死（Nagpal，2012；Valtonen 等，1997）。为了提高临床疗效，对于新诊断为恶性胶质瘤的成人患者，卡莫司汀片配合替莫唑胺的放化疗总体生存率为 18 个月（Kleinberg 等，2004）。使用这些晶片的一个限制是化学治疗药物在手术腔外的组织中扩散受限，削弱了其在浸润性脑肿瘤中的可及性和临床疗效。虽然这些药物的作用已经在成人中被证实，但没有研究显示其在儿童脑肿瘤中使用的安全性和有效性。

4. 靶向化学治疗

在过去的 20 年里，在识别儿童脑肿瘤的分子生物学方面取得了长足的进步，使我们能够更好地理解诱导血管生成、肿瘤侵袭和迁移的致癌驱动因素。这一认识引领了靶向治疗试验的发展（图 5-1，表 5-2）。关键受体酪氨酸激酶包括有表皮生长因子受体（EGFR）、血小板衍生生长因子受体（PDGFR）和血管内皮生长因子受体（VEGFR）。参与儿童 CNS 肿瘤发生的主要信号通路是磷脂酰肌醇 3- 激酶 /Akt/mTOR、ras- 丝裂原激活蛋白激酶和音猬因子（sonic hedgehog，SHH）（de Bont 等，2008；Brantley 和 Benveniste，2008；Lo，2010；Nageswara Rao 等，2012）。

尼妥珠单抗是一种靶向 EGFR 的 IgG_1 抗体，已用于儿童 HGG，耐受性良好，2 年生存率为 54.2%（Cabanas 等，2013）。厄洛替尼是 EGFR 和 HER2 强有力的选择性口服抑制药，与局部放射治疗一起用于新诊断的儿童 HGG，其毒性可接受，但没有改变这些肿瘤的不良结局（Qaddoumi 等，2014）。另一种口服 EGFR 抑制药吉非替尼与放射治疗一起应用于新诊断的 DIPG 时表现出耐受性，12 个月的总生存率并不优于历史对照组（Pollack 等，2011）。PDGFR 在 HGG 和髓母细胞瘤中表达，是一个很有吸引力的靶点。伊马替尼是 kit 致癌基因和 PDGFR

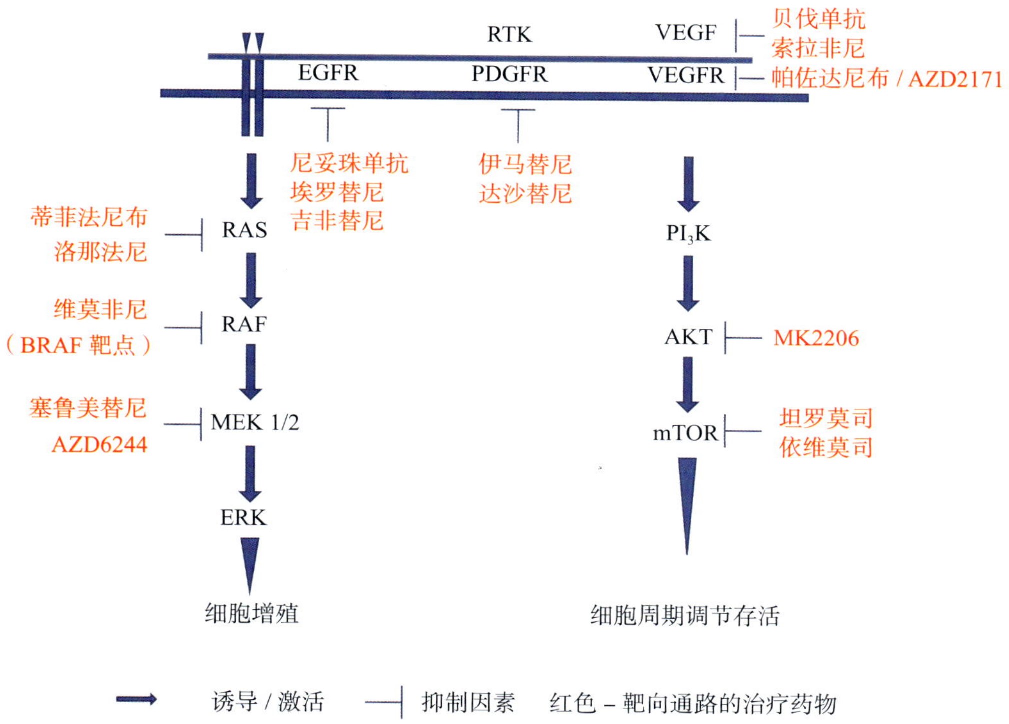

▲ 图 5-1　细胞信号通路和治疗靶点

AKT. 蛋白激酶 B；EGFR. 表皮生长因子受体；ERK. 细胞外信号调节激酶；MEK. 丝裂原活化蛋白激酶；mTOR. 哺乳动物雷帕霉素靶蛋白；PDGFR. 血小板源性生长因子受体；PI_3K. 磷脂酰肌醇 3 激酶；RAS. Ras 蛋白；RTK. 受体酪氨酸激酶

表 5-2　小儿中枢神经系统肿瘤的靶向治疗

靶　点	药　物
EGFR	尼妥珠单抗、埃罗替尼、吉非替尼
PDGFR	伊马替尼、达沙替尼
PI_3K/AKT/mTOR 通路	MK2206、依维莫司、坦罗莫司
Ras/Raf/MEK/ERK 通路	蒂菲法尼布、洛那法尼、AZD6244
Angiogenesis/VEGF 通路	贝伐珠单抗、帕佐达尼布
组蛋白脱乙酰酶	伏立诺他、丙戊酸
音猬因子通路	GDC0449、LDE225
BRAF 突变	维莫非尼

的小分子抑制药。虽然它已被用于临床试验，但由于其有限的中枢神经系统穿透，其疗效不佳，且存在瘤内出血的风险（Baruchel 等，2009）。达沙替尼是一种有效的 PDGFR 抑制剂，具有更好的 CNS 穿透力，目前正在进行临床试验（Broniscer 等，2013）。

众所周知，PI_3K/Akt/mTOR 通路在各种儿童脑肿瘤中驱动下游信号。MK2206 是 Akt 的变构抑制剂，基于其对恶性胶质瘤的疗效，目前正在进行复发/难治性胶质瘤的临床试验，与其他协同疗法联合使用（Cheng 等，2012）。mTOR 是下游的主要把关者，接收来自 Ras/Raf/MAPK/ERK 和 PI_3K/Akt/mTOR 通路的信号，诱导肿瘤发生。抑制这一关键 mTOR 分子的艾弗莫司和替西罗莫司等药物正在临床试验中进行评估，初步研究表明其对脑肿瘤有疗效（Cappellano 等，2013；Piha-Paul 等，2014）。

Ras 是 Ras- 丝裂原活化蛋白激酶通路中的效应分子。生长因子受体的激活导致 Ras 分子被法尼基转移酶（FT）修饰，从而诱导其激活。已有研究使用 FT 抑制药替吡法尼和洛纳法尼能阻断这一现象。虽然这些药物耐受性良好，但到目前为止，单药治疗复发的 CNS 肿瘤没有临床疗效（Haas-Kogan 等，2011；Kieran 等，2007）。司美替尼（AZD6244）是一种抗 MEK1/2 的丝裂原活化蛋白激酶抑制药，在临床前试验中显示了抗青少年毛细胞型星形细胞瘤异种移植物的活性（Kolb 等，2010）。基于这些数据，PBTC 正在对复发难治 LGG 使用 AZD6244 进行临床试验（ClinicalTrials.gov 注册号 NCT01386450 和 NCT01089101）。儿童胶质瘤中发现的 BRAF V600E 突变导致 BRAF 激酶的构成性激活，随后 MAPK/ERK 通路被激活（Schindler 等，2011）。到目前为止，关于 BRAF 抑制药维莫非尼对儿童 LGG 和 HGG 治疗反应的报道很少（Skrypek 等，2014；Robinson 等，2014）。

靶向 VEGF 的血管生成抑制剂应用现已成熟。贝伐珠单抗是一种人源化单克隆抗体，对所有 VEGF 亚型具有高度特异性，目前正用于具有疾病治疗反应和不同毒性的复发性儿童脑和视神经通路肿瘤（Gururangan 等，2014；Avery 等，2014）。VEGF 通路的小分子抑制药帕唑帕尼和 AZD2171，以及具有血管生成特性的多激酶抑制药（MTKI）索拉非尼正在进行不同的Ⅰ/Ⅱ期儿科临床试验。

在近 25% 的髓母细胞瘤中发现了 SHH 通路的激活。SHH 配体与跨膜蛋白 PTCH 结合导致 PTCH 基因的去抑制作用。这导致跨膜蛋白 SMO 的构成性激活，进而激活下游胶质瘤相关癌基因同源蛋白，导致肿瘤发生。临床前数据和患者的临床反应导致特异性 SMO 抑制药维莫德吉（GDC-0449）和 LDE225 进入临床试验。初步数据显示，这些药物耐受性良好，具有一定的抗肿瘤活性（Gajjar 等，2010；Geoerger 等，2012）。

随着脑肿瘤表观遗传学的兴起，组蛋白乙酰化和去乙酰化（HDAC）在染色质重塑和肿瘤发生中的作用越来越重要。HDAC 抑制药伏立诺他和丙戊酸与复发 CNS 肿瘤的可变反应相关

（Hummel 等，2013；Felix 等，2013）。丙戊酸在经过深度预处理的 HGG 患儿中耐受性良好（Wolff 等，2008）。

尽管从儿童脑肿瘤的分子和基因组研究中获得的大量数据继续降低人们的热情，但在设计针对这些难以对付的恶性肿瘤的具有意义的治疗效果的最佳试验方面，仍然存在挑战。

参考文献

[1] Adamson P, Balis FM, Berg SL (2006) General principles of chemotherapy. In: Pizzo PA, Poplack DG (eds) Principles and practice of pediatric oncology. Lippincot, Williams and Wilkins, Philadelphia

[2] Agarwal S, Mittapalli RK, Zellmer DM, Gallardo JL, Donelson R, Seiler C, Decker SA, Santacruz KS, Pokorny JL, Sarkaria JN, Elmquist WF, Ohlfest JR (2012) Active efflux of Dasatinib from the brain limits efficacy against murine glioblastoma: broad implications for the clinical use of molecularly targeted agents. Mol Cancer Ther 11(10):2183–2192. doi:10.1158/1535–7163. MCT–12–0552

[3] Ater JL, Zhou T, Holmes E, Mazewski CM, Booth TN, Freyer DR, Lazarus KH, Packer RJ, Prados M, Sposto R, Vezina G, Wisoff JH, Pollack IF (2012) Randomized study of two chemotherapy regimens for treatment of low–grade glioma in young children: a report from the Children's Oncology Group. J Clin Oncol 30(21):2641–2647. doi:10.1200/JCO.2011.36.6054

[4] Avery RA, Hwang EI, Jakacki RI, Packer RJ (2014) Marked recovery of vision in children with optic pathway gliomas treated with bevacizumab. JAMA Ophthalmol 132(1):111–114. doi:10.1001/jamaophthalmol.2013.5819

[5] Baruchel S, Sharp JR, Bartels U, Hukin J, Odame I, Portwine C, Strother D, Fryer C, Halton J, Egorin MJ, Reis RM, Martinho O, Stempak D, Hawkins C, Gammon J, Bouffet E (2009) A Canadian paediatric brain tumour consortium (CPBTC) phase II molecularly targeted study of imatinib in recurrent and refractory paediatric central nervous system tumours. Eur J Cancer 45(13):2352–2359. doi:10.1016/j.ejca.2009.05.008

[6] Blaney SM, Boyett J, Friedman H, Gajjar A, Geyer R, Horowtiz M, Hunt D, Kieran M, Kun L, Packer R, Phillips P, Pollack IF, Prados M, Heideman R (2005) Phase I clinical trial of mafosfamide in infants and children aged 3 years or younger with newly diagnosed embryonal tumors: a Pediatric Brain Tumor Consortium study (PBTC–001). J Clin Oncol 23(3):525–531. doi:10.1200/JCO.2005.06.544

[7] Bouffet E, Khelfaoui F, Philip I, Biron P, Brunat–Mentigny M, Philip T (1997) High–dose carmustine for high–grade gliomas in childhood. Cancer Chemother Pharmacol 39(4):376–379. doi:10.1007/s002800050586

[8] Bouffet E, Jakacki R, Goldman S, Hargrave D, Hawkins C, Shroff M, Hukin J, Bartels U, Foreman N, Kellie S, Hilden J, Etzl M, Wilson B, Stephens D, Tabori U, Baruchel S (2012) Phase II study of weekly vinblastine in recurrent or refractory pediatric low–grade glioma. J Clin Oncol 30(12):1358–1363. doi:10.1200/JCO.2011.34.5843

[9] Brantley EC, Benveniste EN (2008) Signal transducer and activator of transcription–3: a molecular hub for signaling pathways in gliomas. Mol Cancer Res 6(5):675–684. doi:10.1158/1541– 7786.MCR–07–2180

[10] Broniscer A, Baker SD, Wetmore C, Pai Panandiker AS, Huang J, Davidoff AM, Onar–Thomas A, Panetta JC, Chin TK, Merchant TE, Baker JN, Kaste SC, Gajjar A, Stewart CF (2013) Phase I trial, pharmacokinetics, and pharmacodynamics of vandetanib and dasatinib in children with newly diagnosed diffuse intrinsic pontine glioma. Clin Cancer Res 19(11):3050–3058. doi:10.1158/1078–0432.CCR–13–0306

[11] Bruce JN, Fine RL, Canoll P, Yun J, Kennedy BC, Rosenfeld SS, Sands SA, Surapaneni K, Lai R, Yanes CL, Bagiella E, DeLaPaz RL (2011) Regression of recurrent malignant gliomas with convection–enhanced delivery of topotecan. Neurosurgery 69(6):1272–1279. ; discussion 1279–1280. doi:10.1227/NEU.0b013e3182233e24

[12] Cabanas R, Saurez G, Rios M, Alert J, Reyes A, Valdes J, Gonzalez MC, Pedrayes JL, Avila M, Herrera R, Infante M, Echevarria E, Moreno M, Luaces PL, Ramos TC (2013) Treatment of children with high grade glioma with nimotuzumab: a 5–year institutional experience. mAbs 5(2):202–207. doi:10.4161/mabs.22970

[13] Cappellano AM, Senerchia AA, Adolfo F, Paiva PM, Pinho R, Covic A, Cavalheiro S, Saba N (2013) Successful everolimus therapy for SEGA in pediatric patients with tuberous sclerosis complex. Childs Nerv Syst 29(12):2301–2305. doi:10.1007/s00381–013–2170–0

[14] Cefalo G, Massimino M, Ruggiero A, Barone G, Ridola V, Spreafico F, Potepan P, Abate ME, Mascarin M, Garre ML, Perilongo G, Madon E, Colosimo C, Riccardi R (2014) Temozolomide is an active agent in children with recurrent medulloblastoma/primitive neuroectodermal tumor: an Italian multi–institutional phase II trial. Neuro–Oncology 16(5):748–753. doi:10.1093/ neuonc/not320

[15] Cheng Y, Zhang Y, Zhang L, Ren X, Huber–Keener KJ, Liu X, Zhou L, Liao J, Keihack H, Yan L, Rubin E, Yang JM (2012) MK–2206, a novel allosteric inhibitor of Akt, synergizes with gefitinib against malignant glioma via modulating both autophagy and apoptosis. Mol Cancer Ther 11(1):154–164. doi:10.1158/1535–7163.MCT–11–0606

[16] Chou PM, Barquin N, Gonzalez–Crussi F, Ridaura Sanz C, Tomita T, Reyes–Mugica M (1996) Ependymomas in children express the multidrug resistance gene: immunohistochemical and molecular biologic study. Pediatr Pathol Lab Med 16(4):551–561

[17] da Silva NS, Cappellano AM, Diez B, Cavalheiro S, Gardner S,

Wisoff J, Kellie S, Parker R, Garvin J, Finlay J (2010) Primary chemotherapy for intracranial germ cell tumors: results of the third international CNS germ cell tumor study. Pediatr Blood Cancer 54(3):377–383. doi:10.1002/pbc.22381

[18] Dahlborg SA, Petrillo A, Crossen JR, Roman–Goldstein S, Doolittle ND, Fuller KH, Neuwelt EA (1998) The potential for complete and durable response in nonglial primary brain tumors in children and young adults with enhanced chemotherapy delivery. Cancer J Sci Am 4(2):110–124

[19] de Bont JM, Packer RJ, Michiels EM, den Boer ML, Pieters R (2008) Biological background of pediatric medulloblastoma and ependymoma: a review from a translational research perspective. Neuro–Oncology 10(6):1040–1060. doi:10.1215/15228517–2008–059

[20] Dhall G, Grodman H, Ji L, Sands S, Gardner S, Dunkel IJ, McCowage GB, Diez B, Allen JC, Gopalan A, Cornelius AS, Termuhlen A, Abromowitch M, Sposto R, Finlay JL (2008) Outcome of children less than three years old at diagnosis with non–metastatic medulloblastoma treated with chemotherapy on the "Head Start" I and II protocols. Pediatr Blood Cancer 50(6):1169– 1175. doi:10.1002/pbc.21525

[21] Duffner PK, Krischer JP, Horowitz ME, Cohen ME, Burger PC, Friedman HS, Kun LE (1998) Second malignancies in young children with primary brain tumors following treatment with prolonged postoperative chemotherapy and delayed irradiation: a Pediatric Oncology Group study. Ann Neurol 44(3):313–316. doi:10.1002/ana.410440305

[22] Duffner PK, Horowitz ME, Krischer JP, Burger PC, Cohen ME, Sanford RA, Friedman HS, Kun LE (1999) The treatment of malignant brain tumors in infants and very young children: an update of the Pediatric Oncology Group experience. Neuro–Oncology 1(2):152–161

[23] Felix FH, de Araujo OL, da Trindade KM, Trompieri NM, Fontenele JB (2013) Survival of children with malignant brain tumors receiving valproate: a retrospective study. Childs Nerv Syst 29(2):195–197. doi:10.1007/s00381–012–1997–0

[24] Ford J, Osborn C, Barton T, Bleehen NM (1998) A phase I study of intravenous RMP–7 with carboplatin in patients with progression of malignant glioma. Eur J Cancer 34(11): 1807–1811

[25] Fujiwara T, Ogawa T, Irie K, Tsuchida T, Nagao S, Ohkawa M (1994) Intra–arterial chemotherapy for brain stem glioma: report of four cases. Neuroradiology 36(1):74–79

[26] Gajjar A, Stewart CF, Ellison D, Curran T, Phillips P, Goldman S, Packer R, Kun L, Boyett J, Gilbertson R (2010) A phase I pharmacokinetic trial of Sonic Hedhehog (SHH) antagonist GDC–0499 in pediatric patients with recurrent or refractory medulloblastoma: a Pediatric Brain Tumor Consortium study (PBTC 25). J Clin Oncol 28(18 supplement):CRA9501

[27] Garvin JH Jr, Selch MT, Holmes E, Berger MS, Finlay JL, Flannery A, Goldwein JW, Packer RJ, Rorke–Adams LB, Shiminski–Maher T, Sposto R, Stanley P, Tannous R, Pollack IF, Children's Oncology G (2012) Phase II study of pre–irradiation chemotherapy for childhood intracranial ependymoma. Children's Cancer Group protocol 9942: a report from the Children's Oncology Group. Pediatr Blood Cancer 59(7):1183–1189. doi:10.1002/pbc.24274

[28] Geoerger B, Aerts I, Casanova M, Chisholm J, Hargrave D, Leary S, Ashley DM, Bouffet E, MacDonald T, Hurh E, Jyotirmoy D, Kalambakas S, Dokyi D, Kieran M (2012) A phase I/II study of LDE225, a smoothened (Smo) antagonist, in pediatric patients with recurrent medulloblastoma (MB) or other solid tumors. J Clin Oncol 30:9519

[29] Gerber NU, von Hoff K, Resch A, Ottensmeier H, Kwiecien R, Faldum A, Matuschek C, Hornung D, Bremer M, Benesch M, Pietsch T, Warmuth–Metz M, Kuehl J, Rutkowski S, Kortmann RD (2014) Treatment of children with central nervous system primitive neuroectodermal tumors/ pinealoblastomas in the prospective multicentric trial HIT 2000 using hyperfractionated radiation therapy followed by maintenance chemotherapy. Int J Radiat Oncol Biol Phys 89(4):863– 871. doi:10.1016/j.ijrobp.2014.04.017

[30] Geyer JR, Zeltzer PM, Boyett JM, Rorke LB, Stanley P, Albright AL, Wisoff JH, Milstein JM, Allen JC, Finlay JL et al (1994) Survival of infants with primitive neuroectodermal tumors or malignant ependymomas of the CNS treated with eight drugs in 1 day: a report from the Childrens Cancer Group. J Clin Oncol 12(8):1607–1615

[31] Gnekow AK, Falkenstein F, von Hornstein S, Zwiener I, Berkefeld S, Bison B, Warmuth–Metz M, Driever PH, Soerensen N, Kortmann RD, Pietsch T, Faldum A (2012) Long–term follow–up of the multicenter, multidisciplinary treatment study HIT–LGG–1996 for low–grade glioma in children and adolescents of the German Speaking Society of Pediatric Oncology and Hematology. Neuro–Oncology 14(10):1265–1284. doi:10.1093/neuonc/nos202

[32] Goldie JH (2001) Drug resistance in cancer: a perspective. Cancer Metastasis Rev 20(1–2):63–68

[33] Gururangan S, Fangusaro J, Poussaint TY, McLendon RE, Onar–Thomas A, Wu S, Packer RJ, Banerjee A, Gilbertson RJ, Fahey F, Vajapeyam S, Jakacki R, Gajjar A, Goldman S, Pollack IF, Friedman HS, Boyett JM, Fouladi M, Kun LE (2014) Efficacy of bevacizumab plus irinotecan in children with recurrent low–grade gliomas—a Pediatric Brain Tumor Consortium study. Neuro–Oncology 16(2):310–317. doi:10.1093/neuonc/not154

[34] Haas–Kogan DA, Banerjee A, Poussaint TY, Kocak M, Prados MD, Geyer JR, Fouladi M, Broniscer A, Minturn JE, Pollack IF, Packer RJ, Boyett JM, Kun LE (2011) Phase II trial of tipifarnib and radiation in children with newly diagnosed diffuse intrinsic pontine gliomas. Neuro–Oncology 13(3):298–306. doi:10.1093/neuonc/noq202

[35] Hegi ME, Diserens AC, Gorlia T, Hamou MF, de Tribolet N, Weller M, Kros JM, Hainfellner JA, Mason W, Mariani L, Bromberg JE, Hau P, Mirimanoff RO, Cairncross JG, Janzer RC, Stupp R (2005) MGMT gene silencing and benefit from temozolomide in glioblastoma. N Engl J Med 352(10):997–1003. doi:10.1056/NEJMoa043331

[36] Hiesiger EM, Green SB, Shapiro WR, Burger PC, Selker RG, Mahaley MS Jr, Ransohoff J 2nd, VanGilder JC, Mealey J Jr, Robertson JT et al (1995) Results of a randomized trial comparing intra–arterial cisplatin and intravenous PCNU for the treatment of primary brain tumors in adults: brain tumor cooperative group trial 8420A. J Neuro–Oncol 25(2):143–154

[37] Hori T, Muraoka K, Saito Y, Sasahara K, Inagaki H, Inoue Y, Adachi S, Anno Y (1987) Influence of modes of ACNU administration on tissue and blood drug concentration in malignant brain tumors. J Neurosurg 66(3):372–378. doi:10.3171/jns.1987.66.3.0372

[38] Hummel TR, Wagner L, Ahern C, Fouladi M, Reid JM,

McGovern RM, Ames MM, Gilbertson RJ, Horton T, Ingle AM, Weigel B, Blaney SM (2013) A pediatric phase 1 trial of vorinostat and temozolomide in relapsed or refractory primary brain or spinal cord tumors: a Children's Oncology Group phase 1 consortium study. Pediatr Blood Cancer 60(9):1452–1457. doi:10.1002/pbc.24541

[39] Imbesi F, Marchioni E, Benericetti E, Zappoli F, Galli A, Corato M, Ceroni M (2006) A randomized phase III study: comparison between intravenous and intraarterial ACNU administration in newly diagnosed primary glioblastomas. Anticancer Res 26(1B):553–558

[40] Jahnke K, Kraemer DF, Knight KR, Fortin D, Bell S, Doolittle ND, Muldoon LL, Neuwelt EA (2008) Intraarterial chemotherapy and osmotic blood–brain barrier disruption for patients with embryonal and germ cell tumors of the central nervous system. Cancer 112(3):581–588. doi:10.1002/cncr.23221

[41] Jakacki RI, Burger PC, Kocak M, Boyett JM, Goldwein J, Mehta M, Packer RJ, Tarbell NJ, Pollack IF (2015) Outcome and prognostic factors for children with supratentorial primitive neuroectodermal tumors treated with carboplatin during radiotherapy: a report from the Children's Oncology Group. Pediatr Blood Cancer 62(5):776–783. doi:10.1002/pbc.25405

[42] Khaw SL, Coleman LT, Downie PA, Heath JA, Ashley DM (2007) Temozolomide in pediatric low–grade glioma. Pediatr Blood Cancer 49(6):808–811. doi:10.1002/pbc.21270

[43] Kieran MW, Packer RJ, Onar A, Blaney SM, Phillips P, Pollack IF, Geyer JR, Gururangan S, Banerjee A, Goldman S, Turner CD, Belasco JB, Broniscer A, Zhu Y, Frank E, Kirschmeier P, Statkevich P, Yver A, Boyett JM, Kun LE (2007) Phase I and pharmacokinetic study of the oral farnesyltransferase inhibitor lonafarnib administered twice daily to pediatric patients with advanced central nervous system tumors using a modified continuous reassessment method: a Pediatric Brain Tumor Consortium study. J Clin Oncol 25(21):3137–3143. doi:10.1200/ JCO.2006.09.4243

[44] Kleinberg LR, Weingart J, Burger P, Carson K, Grossman SA, Li K, Olivi A, Wharam MD, Brem H (2004) Clinical course and pathologic findings after Gliadel and radiotherapy for newly diagnosed malignant glioma: implications for patient management. Cancer Investig 22(1):1–9

[45] Kolb EA, Gorlick R, Houghton PJ, Morton CL, Neale G, Keir ST, Carol H, Lock R, Phelps D, Kang MH, Reynolds CP, Maris JM, Billups C, Smith MA (2010) Initial testing (stage 1) of AZD6244 (ARRY–142886) by the pediatric preclinical testing program. Pediatr Blood Cancer 55(4):668–677. doi:10.1002/pbc.22576

[46] Lafay–Cousin L, Mabbott DJ, Halliday W, Taylor MD, Tabori U, Kamaly–Asl ID, Kulkarni AV, Bartels U, Greenberg M, Bouffet E (2010) Use of ifosfamide, carboplatin, and etoposide chemotherapy in choroid plexus carcinoma. J Neurosurg Pediatr 5(6):615–621. doi:10.3171/2010.3.PEDS09354

[47] Laske DW, Youle RJ, Oldfield EH (1997) Tumor regression with regional distribution of the targeted toxin TF–CRM107 in patients with malignant brain tumors. Nat Med 3(12):1362–1368

[48] Leonard GD, Fojo T, Bates SE (2003) The role of ABC transporters in clinical practice. Oncologist 8(5):411–424

[49] Lo HW (2010) Targeting Ras–RAF–ERK and its interactive pathways as a novel therapy for malignant gliomas. Curr Cancer Drug Targets 10(8):840–848

[50] Merchant TE, Li C, Xiong X, Kun LE, Boop FA, Sanford RA (2009) Conformal radiotherapy after surgery for paediatric ependymoma: a prospective study. Lancet Oncol 10(3):258–266

[51] Middleton MR, Margison GP (2003) Improvement of chemotherapy efficacy by inactivation of a DNA–repair pathway. Lancet Oncol 4(1):37–44

[52] Murray MJ, Horan G, Lowis S, Nicholson JC (2013) Highlights from the third international central nervous system germ cell tumour symposium: laying the foundations for future consensus. Ecancermedicalscience 7:333. doi:10.3332/ecancer.2013.333

[53] Nageswara Rao AA, Scafidi J, Wells EM, Packer RJ (2012) Biologically targeted therapeutics in Pediatric Brain Tumors. Pediatr Neurol 46(4):203–211. doi:10.1016/j.pediatrneurol.2012.02.005

[54] Nagpal S (2012) The role of BCNU polymer wafers (Gliadel) in the treatment of malignant glioma. Neurosurg Clin N Am 23(2):289–295, ix. doi:10.1016/j.nec.2012.01.004

[55] Pardridge WM (2007) Blood–brain barrier delivery. Drug Discov Today 12(1–2):54–61. doi:10.1016/j.drudis.2006.10.013

[56] Partap S, Murphy PA, Vogel H, Barnes PD, Edwards MS, Fisher PG (2011) Liposomal cytarabine for central nervous system embryonal tumors in children and young adults. J Neuro–Oncol 103(3):561–566. doi:10.1007/s11060–010–0419–y

[57] Pegg AE (2011) Multifaceted roles of alkyltransferase and related proteins in DNA repair, DNA damage, resistance to chemotherapy, and research tools. Chem Res Toxicol 24(5):618–639. doi:10.1021/tx200031q

[58] Piha–Paul SA, Shin SJ, Vats T, Guha–Thakurta N, Aaron J, Rytting M, Kleinerman E, Kurzrock R (2014) Pediatric patients with refractory central nervous system tumors: experiences of a clinical trial combining bevacizumab and temsirolimus. Anticancer Res 34(4):1939–1945

[59] Pollack IF, Stewart CF, Kocak M, Poussaint TY, Broniscer A, Banerjee A, Douglas JG, Kun LE, Boyett JM, Geyer JR (2011) A phase II study of gefitinib and irradiation in children with newly diagnosed brainstem gliomas: a report from the Pediatric Brain Tumor Consortium. Neuro–Oncology 13(3):290–297. doi:10.1093/neuonc/noq199

[60] Qaddoumi I, Kocak M, Pai Panandiker AS, Armstrong GT, Wetmore C, Crawford JR, Lin T, Boyett JM, Kun LE, Boop FA, Merchant TE, Ellison DW, Gajjar A, Broniscer A (2014) Phase II trial of Erlotinib during and after radiotherapy in children with newly diagnosed high–grade Gliomas. Front Oncol 4:67. doi:10.3389/fonc.2014.00067

[61] Quinn JA, Pluda J, Dolan ME, Delaney S, Kaplan R, Rich JN, Friedman AH, Reardon DA, Sampson JH, Colvin OM, Haglund MM, Pegg AE, Moschel RC, McLendon RE, Provenzale JM, Gururangan S, Tourt–Uhlig S, Herndon JE 2nd, Bigner DD, Friedman HS (2002) Phase II trial of carmustine plus O(6)–benzylguanine for patients with nitrosourea–resistant recurrent or progressive malignant glioma. J Clin Oncol 20(9):2277–2283

[62] Reed E, Dabholkar M, Chabner BA (1996) Platinum analogues. In: Chabner BA, Longo DL (eds) Cancer chemotherapy

and biotherapy principles and practice. Lippincott-Raven, Philadelphia, pp 357–358

[63] Robinson GW, Orr BA, Gajjar A (2014) Complete clinical regression of a BRAF V600E-mutant pediatric glioblastoma multiforme after BRAF inhibitor therapy. BMC Cancer 14:258. doi:10.1186/1471-2407-14-258

[64] Robison NJ, Campigotto F, Chi SN, Manley PE, Turner CD, Zimmerman MA, Chordas CA, Werger AM, Allen JC, Goldman S, Rubin JB, Isakoff MS, Pan WJ, Khatib ZA, Comito MA, Bendel AE, Pietrantonio JB, Kondrat L, Hubbs SM, Neuberg DS, Kieran MW (2014) A phase II trial of a multi-agent oral antiangiogenic (metronomic) regimen in children with recurrent or progressive cancer. Pediatr Blood Cancer 61(4):636–642. doi:10.1002/pbc.24794

[65] Schindler G, Capper D, Meyer J, Janzarik W, Omran H, Herold-Mende C, Schmieder K, Wesseling P, Mawrin C, Hasselblatt M, Louis DN, Korshunov A, Pfister S, Hartmann C, Paulus W, Reifenberger G, von Deimling A (2011) Analysis of BRAF V600E mutation in 1,320 nervous system tumors reveals high mutation frequencies in pleomorphic xanthoastrocytoma, ganglioglioma and extra-cerebellar pilocytic astrocytoma. Acta Neuropathol 121(3):397–405. doi:10.1007/s00401-011-0802-6

[66] Schneider E, Paul D, Ivy P, Cowan KH (1999) Multidrug resistance. Cancer Chemother Biol Response Modif 18: 152–177

[67] Skrypek M, Foreman N, Guillaume D, Moertel C (2014) Pilomyxoid astrocytoma treated successfully with vemurafenib. Pediatr Blood Cancer 61(11):2099–2100. doi:10.1002/pbc.25084

[68] Sposto R, Ertel IJ, Jenkin RD, Boesel CP, Venes JL, Ortega JA, Evans AE, Wara W, Hammond D (1989) The effectiveness of chemotherapy for treatment of high grade astrocytoma in children: results of a randomized trial. A report from the Childrens Cancer Study Group. J Neuro-Oncol 7(2):165–177

[69] Stupp R, Dietrich PY, Ostermann Kraljevic S, Pica A, Maillard I, Maeder P, Meuli R, Janzer R, Pizzolato G, Miralbell R, Porchet F, Regli L, de Tribolet N, Mirimanoff RO, Leyvraz S (2002) Promising survival for patients with newly diagnosed glioblastoma multiforme treated with concomitant radiation plus temozolomide followed by adjuvant temozolomide. J Clin Oncol 20(5):1375–1382

[70] Tarbell NJ, Friedman H, Polkinghorn WR, Yock T, Zhou T, Chen Z, Burger P, Barnes P, Kun L (2013) High-risk medulloblastoma: a pediatric oncology group randomized trial of chemotherapy before or after radiation therapy (POG 9031). J Clin Oncol 31(23):2936–2941. doi:10.1200/JCO.2012.43.9984

[71] Taylor RE, Bailey CC, Robinson K, Weston CL, Ellison D, Ironside J, Lucraft H, Gilbertson R, Tait DM, Walker DA, Pizer BL, Imeson J, Lashford LS, International Society of Paediatric O, United Kingdom Children's Cancer Study G (2003) Results of a randomized study of preradiation chemotherapy versus radiotherapy alone for nonmetastatic medulloblastoma: the International Society of Paediatric Oncology/United Kingdom Children's Cancer Study Group PNET-3 study. J Clin Oncol 21(8):1581–1591. doi:10.1200/JCO.2003.05.116

[72] Tishler DM, Weinberg KI, Sender LS, Nolta JA, Raffel C (1992) Multidrug resistance gene expression in pediatric primitive neuroectodermal tumors of the central nervous system. J Neurosurg 76(3):507–512. doi:10.3171/jns.1992.76.3.0507

[73] Valera ET, de Freitas Cortez MA, de Paula Queiroz RG, de Oliveira FM, Brassesco MS, Jabado N, Faury D, Bobola MS, Machado HR, Scrideli CA, Tone LG (2009) Pediatric glioblastoma cell line shows different patterns of expression of transmembrane ABC transporters after in vitro exposure to vinblastine. Childs Nerv Syst 25(1):39–45. doi:10.1007/s00381-008-0740-3

[74] Valtonen S, Timonen U, Toivanen P, Kalimo H, Kivipelto L, Heiskanen O, Unsgaard G, Kuurne T (1997) Interstitial chemotherapy with carmustine-loaded polymers for high-grade gliomas: a randomized double-blind study. Neurosurgery 41(1):44–48; discussion 48–49

[75] Venkatramani R, Ji L, Lasky J, Haley K, Judkins A, Zhou S, Sposto R, Olshefski R, Garvin J, Tekautz T, Kennedy G, Rassekh SR, Moore T, Gardner S, Allen J, Shore R, Moertel C, Atlas M, Dhall G, Finlay J (2013) Outcome of infants and young children with newly diagnosed ependymoma treated on the "Head Start" III prospective clinical trial. J Neuro-Oncol 113(2):285–291. doi:10.1007/s11060-013-1111-9

[76] Veringa SJ, Biesmans D, van Vuurden DG, Jansen MH, Wedekind LE, Horsman I, Wesseling P, Vandertop WP, Noske DP, Kaspers GJ, Hulleman E (2013) In vitro drug response and efflux transporters associated with drug resistance in pediatric high grade glioma and diffuse intrinsic pontine glioma. PLoS One 8(4):e61512. doi:10.1371/journal.pone.0061512

[77] Warren K, Jakacki R, Widemann B, Aikin A, Libucha M, Packer R, Vezina G, Reaman G, Shaw D, Krailo M, Osborne C, Cehelsky J, Caldwell D, Stanwood J, Steinberg SM, Balis FM (2006) Phase II trial of intravenous lobradimil and carboplatin in childhood brain tumors: a report from the Children's Oncology Group. Cancer Chemother Pharmacol 58(3):343–347. doi:10.1007/s00280-005-0172-7

[78] Warren KE, Gururangan S, Geyer JR, McLendon RE, Poussaint TY, Wallace D, Balis FM, Berg SL, Packer RJ, Goldman S, Minturn JE, Pollack IF, Boyett JM, Kun LE (2012) A phase II study of O6-benzylguanine and temozolomide in pediatric patients with recurrent or progressive high-grade gliomas and brainstem gliomas: a Pediatric Brain Tumor Consortium study. J Neuro-Oncol 106(3):643–649. doi:10.1007/s11060-011-0709-z

[79] Wilkins DE, Heller DP, Raaphorst GP (1993) Inhibition of potentially lethal damage recovery by cisplatin in a brain tumor cell line. Anticancer Res 13(6A):2137–2142

[80] Wolff JE, Kramm C, Kortmann RD, Pietsch T, Rutkowski S, Jorch N, Gnekow A, Driever PH (2008) Valproic acid was well tolerated in heavily pretreated pediatric patients with high-grade glioma. J Neuro-Oncol 90(3):309–314. doi:10.1007/s11060-008-9662-x

第二篇

胚胎性脑瘤

Embryonal Brain Tumors

第 6 章　髓母细胞瘤
Medulloblastoma

Arnold C. Paulino　Christian Carrie　著
沈　琳　译
李济时　校

摘　要

髓母细胞瘤患儿目前的生存结果很好地证明了采取多学科方法在小儿脑肿瘤患者治疗方面的优势。对于 3 岁以上儿童，术后残留肿瘤 $< 1.5cm^2$ 且无播散（M_0）证据者归类为标准风险组，而那些瘤床残留体积大或已出现肿瘤播散者被归类为高危风险组。两组患者的治疗包括全脑全脊髓放射治疗，序贯颅后窝或颅后窝瘤床区加量，放射治疗同期予顺铂为基础的化学治疗。对于 3 岁以下患儿，手术与术后化学治疗，联合或者不联合原发灶放射治疗是最常见的治疗方法。目前已发现髓母细胞瘤四种分子亚型与预后相关。当前的研究主要探索对某些 Wnt 亚型患儿降低治疗强度，针对第 3 组和第 4 组亚型采取更积极的治疗方法。

一、流行病学

髓母细胞瘤是一种源于小脑的胚胎性肿瘤，约占儿童脑肿瘤的 20%，占所有儿童颅后窝肿瘤的 40%。美国每年新发病例约 400 例，发病高峰年龄在 5—6 岁（Gurney 等，1996）。超过 70% 的病例见于 10 岁以下儿童，约 20% 的病例见于 2 岁以下儿童。髓母细胞瘤更常见于男性，占所有病例的 2/3。

二、诱发因素

此前一份报道显示，6.4% 的髓母细胞瘤患者存在相关的遗传综合征或先天性异常（Evans 等，1993）。格林综合征或基底细胞痣综合征是一种罕见的常染色体显性遗传疾病，以多发性基底细胞癌、牙源性角化囊肿和眼部异常为特征，与纤维增生性髓母细胞瘤有关。2 型特科特综合征与髓母细胞瘤和家族性腺瘤性息肉病有关（Paraf 等，1997）。

三、临床表现

患儿可表现出与小脑受累、脑积水（第四脑室梗阻）、脑干侵犯（直接蔓延）和肿瘤播散相关的一系列症状和体征。常可见步态异常、躯干不稳定和精细运动不协调。脑积水患者可能出现晨吐和头痛，脑干受累者可能出现复视。脊髓播散的患者可出现背部疼痛，很少表现出脊髓压迫的体征。

四、影像学和病理学发现

（一）影像学

髓母细胞瘤的典型位置位于中线并累及小脑蚓部。然而，在年龄较大的儿童和青少年，髓母细胞瘤可能表现为偏侧病灶或位于桥小脑角的肿瘤。一些研究认为髓母细胞瘤的不同分子亚型的肿瘤可能起源于颅后窝特定位置。如一项研究发现 wingless（Wnt）肿瘤很可能位于中线并易浸润脑干，而音猬因子（SHH）型肿瘤则更好发于小脑半球（Gibson 等，2010）。另一些研究则尚未发现分子亚型与肿瘤位置的相关性（Teo 等，2013）。

（二）病理学

髓母细胞瘤的传统亚型分类包括经典型，结节性促结缔组织增生型和大细胞间变组织型。据报道，结节性促结缔组织增生型是婴幼儿中最常见的亚型，预后更好。大细胞间变性亚型预后最差，而经典型最常见，预后中等。最近，髓母细胞瘤被细分为四种分子亚型：Wnt 型、SHH 型、第 3 组和第 4 组（Northcott 等，2011）。通过 Wnt 信号通路激活的髓母细胞瘤预后最好，生存率超过 90%，但仅占所有髓母细胞瘤的 10%。通常见于年龄较大的儿童和年轻的成年人，往往是经典组织型。大多数这些肿瘤常存在 CTNNB1 基因突变。Wnt 型髓母细胞瘤与 6 号染色体的完全或部分缺失有关，而其他亚型通常与 17 号染色体的改变有关。SHH 亚型发病年龄在婴儿期、儿童后期和成年早期有一个双峰高峰。其占所有髓母细胞瘤的 30%，预后中等。PTCH1 抑癌基因突变最常见，但其他基因如 SMO、SUFU 等也可能发生突变。促结缔组织增生型倾向于 SHH 亚型。第 3 组肿瘤预后最差，占所有髓母细胞瘤的 25%。初始诊断时肿瘤播散的发生率最高，通常发生在婴儿和幼儿。男性较女性更常见，已发现 MYC 复发性扩增。第 4 组由其余的髓母细胞瘤组成，预后中等。男性多见，所有年龄段儿童可发病。等臂染色体 17q 在第 4 组肿瘤中更为常见。图 6–1 显示了不同的分子亚型与相应的人口统计数据、临床和遗传特征（Taylor 等，2012）。各分子亚型间的失败模式显著不同，颅后窝局部复发在 SHH 亚型患者最常见，而转移性复发似乎更常见于第 3 组和第 4 组（Ramaswamy 等，2013）。

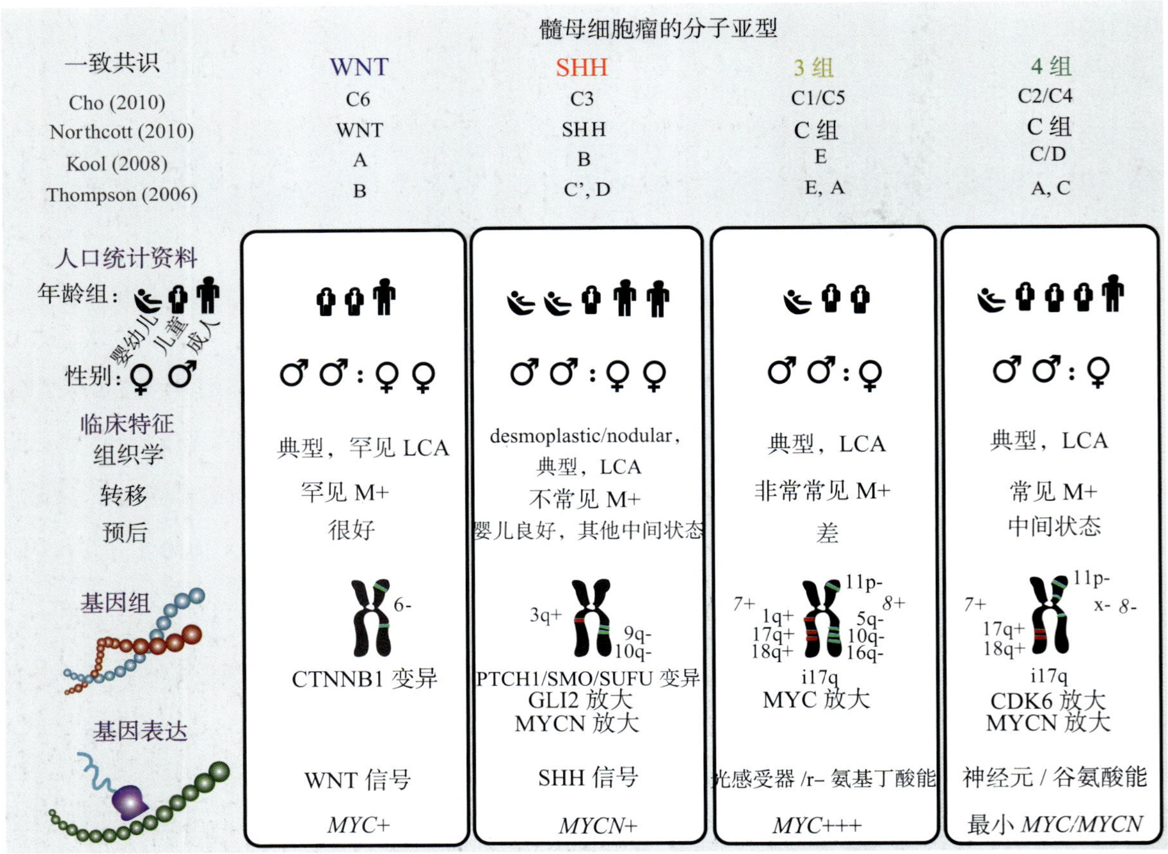

▲ **图 6–1　髓母细胞瘤的分子亚型**

在儿童患者中发现了 4 种分子亚型；患者人口统计数据及肿瘤特点见图所示（Taylor 等，2012）

五、检查

髓母细胞瘤患儿在术前和诊断前通常会行颅脑磁共振成像（MRI）扫描。患者术后 24～48h 内复查颅脑 MRI 以确定残余肿瘤量。术后 2 周左右应行腰椎穿刺以排除脑脊液转移，并行全脊柱 MRI 检查以评估软脑膜播散。在一项关于恶性细胞检测的研究中，发现腰椎穿刺比脑室分流抽液更敏感（Gajjar 等，1999）。腰椎穿刺与脊柱 MRI 互为补充；如果任何一项检查没做，都会漏诊约 15% 的软脑膜转移病例（Fouladi 等，1999）。如今仅在罕见的有骨痛表现或血细胞计数异常的软脑膜播散的病例才行骨扫描和骨髓活检。硬膜外转移在初诊时并不常见，≤ 2% 的病例可见（Mazloom 等，2010）。

修订后的常氏分期系统用于记录是否存在软脑膜扩散及扩散程度（表 6-1）（Chang 等，1969）。一般来讲，约 2/3 患者处于 M_0 期。M_1 期特指腰椎穿刺发现恶性细胞，而 MRI 未见肿瘤播散的证据。与 M_1 期相比，M_2 和 M_3 期患者的预后更差（Harisiadis 和 Chang，1977）。

表 6-1　髓母细胞瘤修订后的常氏分期系统

分期			
M_0	无软脑膜转移	M_3	软脊膜播散
M_1	腰穿脑脊液中见恶性细胞	M_4	中枢神经外转移
M_2	软脑膜播散		

在髓母细胞瘤的分子分型出现之前，最重要的两个预后因素为瘤床肿瘤残留量和 M 分期（Zeltzer 等，1999）。肿瘤局限在原发部位、残留小于 1.5cm² 且无肿瘤播散（M_0）的患者，被归类为标准或中等危险组。患者病灶残留超过 1.5cm²、软脑膜或中枢神经外播散（M_1～M_4）被列为高危组。

六、急症处理

导致颅内压升高的脑积水可以通过脑室外引流、脑室造瘘术或分流术处理。一般情况下，如果切除前有明显的脑积水，大多数颅后窝肿瘤患者会行术中脑室外引流（EVD）。EVD 在术后停用，并可在耐受的情况下移除。如果存在持续性脑积水而不能停用脑室外引流，则可行脑脊液分流术或内镜下第三脑室造瘘术（Lin 和 Riva-Cambrin，2015）。最常用的分流类型是脑室 -

腹膜分流术。分流术可能引起的并发症包括功能障碍、阻塞、感染和罕见的硬膜外转移。

七、治疗

（一）手术

除了引流脑脊液来处理脑积水，切除原发肿瘤是重要的治疗手段。尽可能行最大限度地安全切除，达到无残留或者非常少的残留。如上所述，肿瘤残留超过 1.5cm^2 者预后较差（Zeltzer 等，1999）。手术可能的并发症包括无菌性脑膜炎、颈椎不稳定和颅后窝综合征。通常在术后 1 或 2 天可见颅后窝综合征或小脑缄默综合征的典型表现，可伴有人格改变、情绪不稳定、自主运动减少和进食障碍（Pollack，1997）。尽管缄默症可能与患儿肿瘤及非肿瘤疾病的手术相关，但其在髓母细胞瘤患儿中最常见，且通常持续 2～4 个月并伴遗留构音障碍。8%～25% 的髓母细胞瘤患儿出现颅后窝综合征（Doxey 等，1999）。潜在的原因尚不清楚，可能与齿状核受侵、双侧齿状核丘脑皮质通路的中断及小脑正中结构的损伤有关。有证据表明颅后窝综合征的发病率正在增加，与更加激进的手术的增加成正比（Korah 等，2010）。

（二）放射治疗

髓母细胞瘤是一种放射敏感的肿瘤。据报道，放射治疗 2Gy 后的平均灭活剂量和存活分数分别为 1.43Gy 和 27%（Deschavanne 和 Fertil，1996）。放射治疗在这些患者的根治性治疗中，是非常重要的组成部分。放射治疗剂量、体积、和放化疗的顺序都被认为是影响预后的因素，下文将对此进行讨论（Castro–Vita 等，1980；Garton 等，1990；Tarbell 等，1991；Jenkin，1969；Paulino，1997）。放射治疗技术同样重要（Carrie 等，1992，1999）。此前已有研究表明筛状板覆盖不全会导致额叶下复发的高风险（Jereb 等，1984）。放射治疗时间延长超过 45～50d，颅后窝局部控制及生存率较差（Paulino 等，2003；del Charco 等，1998；Taylor 等，2004）。

1. 放射治疗体积

纵观既往治疗历程，髓母细胞瘤根治性治疗最大的进步是全脑全脊髓照射（CSI）的应用。Paterson 和 Farr 研究确立了全脑全脊髓照射是髓母细胞瘤的最合适的放射治疗方法，具有里程碑式的意义（Paterson 和 Farr，1953）。使用较小范围的放射治疗野（仅颅后窝、颅后窝和脊髓放射治疗）预后较差（Castro–Vita 等，1980；Jenkin，1969）。在化学治疗时代，法国 M_4 治疗指引使用化学治疗降低放射治疗体积至仅包含颅后窝和脊髓（Bouffet 等，1992）。接受治疗的 16 例患儿，平均随访期 6 年，仅 3 例（18%）无病生存。复发最常见部位为幕上，该部位未在放疗野内，占复发的 69%。目前，唯一没有接受幕上脑 CSI 的是非常年幼的患儿（＜ 3 岁），因 CSI 可能导致严重的神经认知功能障碍和肌肉骨骼后遗症（Ashley 等，2012；Duffner 等，1993）。

全脑全脊髓照射后，对原发肿瘤所在部位的颅后窝给予加量。在过去，整个颅后窝（PF）均接受加量，主要以颅骨骨性标志定位。由于影像学和放射治疗技术的进展及对放射治疗毒性的担忧，一些研究者仅对瘤床和残留肿瘤外扩一定安全边界进行推量。现有数据表明，仅瘤床加量时，＜ 5% 的患者发生孤立的瘤床外颅后窝复发（Merchant 等，2008；Paulino 等，2011；Douglas 等，2004；Wolden 等，2003）。多伦多一项研究表明，与治疗整个颅后窝相比，该方法改善了神经认知功能（Moxon-Emre 等，2014）。近期截止的一项三期研究，儿童肿瘤组协会（COG）ACNS0031 方案，对标准风险患者随机进行颅后窝加量和瘤床加量（瘤床外扩 1.5cm 安全边界作为临床靶区或 CTV），初步结果显示，不需要整个颅后窝进行加量（Michalski 等，2016）。

2. 放射治疗剂量

在化学治疗作为常规使用时代之前，标准的全脑全脊髓放射治疗剂量约为 36Gy/20f。在一项儿童癌症组研究中，Packer 和他的同事报道了标准风险组髓母细胞瘤予全脑全脊髓放射治疗 23.4Gy 后序贯长春新碱、洛莫司汀和顺铂化学治疗，5 年无进展生存率为 79%（Packer 等，1999）。随后的 COG 研究将标准风险组患者随机分配到两种不同的化学治疗方案中，证实了 23.4Gy CSI 剂量的疗效（Packer 等，2006）。目前，标准风险组患者的 CSI 剂量为 23.4Gy/13f，随后同期放化疗加量。当标准危险组患者行 23.4Gy CSI 时，放射治疗在术后 30 天内开始。SIOP Ⅱ研究显示，当给予初始化学治疗致放射治疗延迟时，23.4Gy CSI 患者预后较差。该研究的缺陷之一可能与化学治疗方案有效率较低有关（Bailey 等，1995）。SFOP M7 方案实行放射治疗前化学治疗，幕上剂量降低至 27Gy；放射治疗在术后 7 周进行（Gentet 等，1995）。肉眼完全切除或次全切除、M_0 患者 5 年无事件生存率为 74%。MSFOP 93 非随机方案在放射治疗前予化学治疗，最迟手术后 15 周开始放射治疗（Oyharcabal-Bourden 等，2005）。放射治疗剂量为全脑全脊髓 25Gy、颅后窝加量至 55Gy，5 年无复发生存率为 64.8%。尽管后两项研究表明放射治疗可以延迟，但是早期放射治疗、使用化疗减少 CSI 剂量仍然是已报道的最佳治疗结果（Packer 等，1999，2006）。

一些小组推荐全脑全脊髓照射 36Gy 用于标准危险间变型髓母细胞瘤患者，因其与其他组织学亚型相比预后较差。目前，COG ACNS0332 指南甚至建议对 M_0、间变型髓母细胞瘤患者全脑全脊髓照射 36Gy，该亚组不包含正在进行的欧洲 PNET5 方案中的标准风险组患者

（Chintagumpala 等，2016）。

有研究显示全脑全脊髓照射 23.4Gy 即已出现神经认知功能障碍，尤其是 7 岁以下儿童（Ris 等，2001，2013）。费城儿童医院和印第安纳大学的 Pilot 研究，接受 18Gy CSI 的幼儿的疗效和神经认知结果存在矛盾（Goldwein 等，1996；Jakacki 等，2004）。COG ACS0031 方案将 3—7 岁标准风险组患儿随机分配至 18Gy 或 23.4Gy 全脑全脊髓放射治疗组，序贯同期放化疗加量；初步结果显示接受 18Gy CSI 的治疗组无事件生存结果较差（Michalski 等，2016）。

高危型患者全脑全脊髓照射剂量通常为 36～39.6Gy，分割 20～22 次进行，然后予颅后窝或瘤床区加量。POG 9031 研究结果显示此剂量方案联合化学治疗的 5 年无事件生存率较高（Tarbell 等，2013）。POG 9031 研究了放化疗顺序，放射治疗前或放射治疗后予 3 个周期依托泊苷 / 顺铂化学治疗，两组均予长春新碱 / 环磷酰胺巩固化学治疗。先行化学治疗组的 5 年无事件生存（EFS）率为 66%，先行放射治疗组为 70%（P =0.54）。HIT 91 研究显示，对于 M_2、M_3 期患者，维持化学治疗（先放射治疗）与三明治疗法（先化学治疗）两组间 EFS 或 OS 无差异（Kortmann，2014；Kortmann 等，2000）。这项研究中全脑全脊髓照射剂量为 35.2Gy/22f，序贯颅后窝加量放射治疗，总剂量达 55.2Gy。在 M_0 或 M_1 组患者中，首先接受放射治疗的患者 EFS 和 OS 更好。SIOP/UKCCSG PNET3 对 M_2、M_3 期患者给予放射治疗前化学治疗，包括长春新碱、依托泊苷、卡铂和环磷酰胺，化学治疗后予全脑全脊髓照射 35Gy，颅后窝总放射治疗剂量达 55Gy，5 年 PFS 率为 35%（Taylor 等，2005）。

部分研究已经着眼于改变放射治疗分割次数以期提高剂量并更好地控制肿瘤。HIT-SIOP PNET4 试验将标准危险组髓母细胞瘤患者随机分为两组，一组接受全脑全脊髓照射 23.4Gy 和颅后窝总剂量 54Gy/30f/6 周（1.8Gy/f），另一组全脑全脊髓放射治疗 36Gy，颅后窝总剂量 60Gy，瘤床区总剂量 68Gy/68f/6.8 周（1Gy/f，每天 2 次）。两组均在放射治疗期间予长春新碱同期化学治疗，放射治疗结束后序贯长春新碱、洛莫司汀和顺铂方案化学治疗 8 个周期（Lannering 等，2012）。两组 5 年 EFS 和 OS 率相同。PNET4 试验显示，8 岁以下儿童采用超分割放射治疗有更好执行功能与口头表达结果的趋势（Kennedy 等，2014；Camara-Costa 等，2015）。孟买一项超分割放射治疗研究在 20 例患儿为期 2 年的随访过程中发现，认知功能的所有测试项目均未出现明显下降（Gupta 等，2012）。对于存在远处播散的高危组，米兰方案为放射治疗前化学治疗，全脑全脊髓超分割加速放射治疗总剂量 39Gy/30f（1.3Gy/f，每天 2 次），随后颅后窝加量至总剂量 60Gy/40f（1.5Gy/f，每天 2 次），仍持续残留者予 2 个周期清髓性化学治疗序贯自体干细胞移植（Gandola 等，2009）。5 年无事件生存率和总生存率分别为 70% 和 73%，与前述 POG 9031 研究结果相当。迄今为止，改变放射治疗分割以增加放射治疗总剂量的结果与常规分割相比尚无显著生存获益。

表 6–2 概括了儿童髓母细胞瘤标准风险组和高危风险组的一些主要试验（Packer 等，2006；Bailey 等，1995；Tarbell 等，2013；Lannering 等，2012；von Hoff 等，2009；Taylor 等，2003；Gajjar 等，2006）。

表 6–2 对髓母细胞瘤的标准和高危风险组的选择研究

研究（第一作者，发表时间）	入组患者数	治疗方案	预 后
SIOP Ⅱ（Bailey 等，1995）	364 SR	放射治疗前化学治疗 vs. 先放射治疗续贯化学治疗；标准风险者随机分入 25Gy CSI 组 vs. 35Gy CSI，均续贯加量放射治疗，总剂量 55Gy	标准风险患者接受放射治疗前化学治疗及 25Gy CSI 与先放射治疗或放射治疗前化学治疗及 35Gy CSI 对比，预后较差
HIT' 91（von Hoff 等，2009）	137 SR HR	放射治疗前化学治疗 vs. 先放射治疗续贯化学治疗；CSI 剂量 35.2Gy，颅后窝总剂量 55.2Gy	10 年总生存率先放射治疗组优于放射治疗前化学治疗组，分别为 M_0 患者（91% vs. 62%，P=0.001），M_1 患者（70% vs. 31%）；M_2 和 M_3 患者 OS 无差异
SJMB–96（Gajjar 等，2006）	134 SR HR	标准风险组 23.4Gy CSI，高危组 36～39.6Gy CSI，续贯局部加量及 4 个周期环磷酰胺为基础的剂量密集型化学治疗	5 年 OS 率 / EFS 率标准风险组为 85%/83%，高危组为 70%/70%
PNET–3/SIOP Ⅲ（Taylor 等，2003）	179 SR HR （仅 M_1）	单纯放射治疗（35Gy CSI，颅后窝总量 55Gy）联合或不联合化学治疗	联合化射治疗组，5 年 EFS 率改善（74.2% vs. 59.8%，P=0.036），但 5 年 OS 率无改善（76.7% vs. 64.9%，P=n.s.）
COGAA9961（Packer 等，2006）	379 SR	23.4Gy CSI，颅后窝总剂量 55.8Gy，续贯随机分入 2 个化学治疗方案组（长春新碱 + 顺铂 + 洛莫司汀 vs. 长春新碱 + 顺铂 + 卷曲霉素）	5 年 PFS 率（82% vs 80%）或 OS 率（87% vs. 85%）无差异
POG 9031（Tarbell 等，2013）	224 HR	放射治疗前化学治疗 vs. 先放射治疗 CSI 35.2～40Gy，颅后窝总剂量 53.2～54Gy	5 年 EFS 率（66% vs 70%）或 OS 率（73.1% vs. 76.1%）无差异
MSFOP 98（Carrie 等，2009）	48 SR	超分割放射治疗（36Gy CSI，60Gy PF，68Gy 瘤床，1Gy 每天 2 次）；无化学治疗	3 年 OS 和 PFS 率分别为 89% 和 81%
HIT–SIOP PNET4（Lannering 等，2012）	340 SR	超分割放射治疗（36Gy CSI，60Gy PF，68Gy 瘤床，1Gy 每天 2 次）vs. 常规分割放射治疗（23.4Gy CSI，54Gy PF，1.8Gy 每天 1 次），续贯化学治疗	5 年 EFS 率（78% vs. 77%）和 OS 率（85% vs. 87%）无差异

SR. 标准风险；HR. 高风险；CSI. 全脑全脊髓照射；RT. 放射治疗；OS. 总生存；EFS. 无事件生存；PFS. 无进展生存；PF. 颅后窝

（三）化学治疗

大多数髓母细胞瘤患者需要接受化学治疗。婴幼儿化学治疗用来延迟放射治疗开始时间；在年龄较大的儿童，化学治疗用于降低标准风险组患者全脑全脊髓照射剂量，并改善高风险患者的生存结果。早期的随机临床试验未证明化学治疗对患者的生存结果有改善；然而亚组分析显示针对高风险患者补充化学治疗可能获益（Krischer 等，1991；Evans 等，1990；Tait 等，1990）。

随后的 SIOP/UKCCSG PNET–3 研究将患者随机分为全脑全脊髓照射 35Gy 序贯颅后窝加量 20Gy，或者化学治疗后给予同样剂量的放射治疗（Taylor 等，2003）。化学治疗药物包括长春新碱、依托泊苷、卡铂和环磷酰胺。化放疗联合组和单纯放射治疗组的 3 年和 5 年的无事件生存率分别为 78.5% 和 74.2% vs. 64.8% 和 59.8%，3 年、5 年总生存率无显著统计学差异。

尽管目前在标准风险髓母细胞瘤患者中使用化学治疗被认为是“标准方案”，但有证据表明，采用超分割方案单纯放射治疗可能达到相同的生存结果，神经毒性可接受。法国 M–SFOP 98 方案实行超分割放射治疗 36Gy/36f，序贯瘤床区适形放射治疗加量，总剂量 68Gy/68f（1Gy，每天 2 次）（Carrie 等，2009）。3 年无进展率和总生存率分别为 81% 和 89%。在 48 例 19 岁以下的患者中，22 例可评估，随访前 2 年中智商得分没有下降。

八、婴幼儿髓母细胞瘤

很不幸，约 20% 的髓母细胞瘤发生于非常年幼的孩子。这部分患儿因未行放射治疗或延缓实施全脑全脊髓放射治疗，其生存结果通常比较差。非常年幼的患儿接受脑、脊髓放射治疗可能导致严重的认知功能障碍和肌肉骨骼异常（Johnston 等，2009；Walter 等，1999）。多年来，标准治疗方案为手术切除联合术后化学治疗；全脑全脊髓放射治疗被推迟到 3 岁以后进行。婴儿 POG 研究显示此方案 1 年和 2 年的无进展生存（PFS）率分别为 42% 和 34%（Duffner 等，1993）。婴幼儿髓母细胞瘤的主要进展之一是发现了完全切除且无脑膜播散证据（M_0）的促结缔组织增生亚型预后较好（Rutkowski 等，2005；von Bueren 等，2011）。HIT–SKK 92 试验中，43 例 3 岁以下儿童接受术后化学治疗，包括环磷酰胺、长春新碱、甲氨蝶呤、卡铂、依托泊苷及脑室内注射甲氨蝶呤（Rutkowski 等，2005）。综合治疗方案不包含放射治疗。完整切除的 M_0 期促结缔组织增生型患者的 5 年无进展生存率分别为 82% 和 85%。HIT–SKK 2000 试验表明，上述治疗方案对促结缔组织增生型及广泛结节型髓母细胞瘤患者疗效较好（von Bueren 等，

2011）。此外研究还发现，局部复发是 M_0 期婴幼儿的主要失败模式。基于此，COG P9934 研究对 M_0 患者的原发部位常规予局部放射治疗（Ashley 等，2012）。与仅进行术后辅助化学治疗的婴幼儿髓母细胞瘤 POG9233 研究相比，局部适形放射治疗提高了局灶控制率和 EFS（Geyer 等，2005）。然而，对非促结缔组织增生型患儿的一项分析显示，适形放射治疗对 EFS 则无任何改善（23% vs. 14%，$P = 0.92$）。BB SFOP 法国方案纳入了 79 例术后化学治疗患者（其中 15 例转移），放射治疗用于进展时挽救。无局部残留患者 5 年总生存率为 73%，存在局部残留者为 41%，转移患者为 13%；无局部残留患者的 5 年无进展生存率为 41%，而次全切除患者的 5 年无进展生存率为 0%（Grill 等，2005）。目前，局部放射治疗的应用仍存在争议，由临床医师决定。

九、靶区勾画和技术

靶区勾画及全脑全脊髓照射技术将在另一章讨论。理论上质子放射治疗用于儿童肿瘤有一定优势，剂量在脊髓外可迅速跌落。与光子相比，质子治疗可降低甲状腺、心脏、肺、腹部器官和性腺的剂量（Johnstone 等，2013）。成人髓母细胞瘤患者接受质子治疗比光子放射治疗的急性毒性反应（如恶心和呕吐、血液计数减少、食管炎的干预治疗和体重减轻等）更低（Brown 等，2013）。一些模型研究认为质子放射治疗可以降低辐射诱导的第二原发肿瘤风险（Miralbell 等，2002）。目前多采用仰卧位治疗，因为仰卧位更舒适，重复性更好，且在麻醉期间气道通路更畅通（Verma 等，2015）。

关于颅后窝的靶区勾画，需勾画整个颅后窝并作为临床靶区（CTV）。根据不同中心经验外扩 0.3～0.5mm 边界作为计划靶区（PTV）。勾画瘤床时需回顾患者术前和术后的磁共振检查。除残余肿瘤外，还需勾画瘤腔。术前 MRI 能够显示术前肿瘤与正常脑组织邻近区域，基于此可帮助指导靶区勾画时需要包含的区域。勾画好的瘤腔和残留肿瘤外扩 1～1.5cm 的边界，根据正常解剖屏障（如骨）调整勾画范围。颅后窝加量和瘤床加量靶区勾画实例见图 6–2。如图 6–2 所示，需勾画双侧耳蜗。对于标准风险和高危患者，可尝试将耳蜗平均剂量分别限制为小于 37Gy 和小于 43Gy（Paulino 等，2010）。

质子放射治疗和调强放射治疗（IMRT）都已用于加量部分。瘤床区加量较颅后窝加量的优势在于降低了耳蜗剂量。调强放射治疗（IMRT）技术应用于瘤床加量的长期研究表明，仅 25% 患者出现 3–4 级耳毒性，而对整个颅后窝进行两侧对穿野照射时，则有 65% 的患者出现 3–4 级耳毒性（Paulino 等，2010；Huang 等，2002）。理论上讲，质子相比光子治疗还有减少海马、下丘脑和垂体剂量的优势，从而改善认知功能和内分泌功能。对于标准风险组髓母细胞瘤患者，

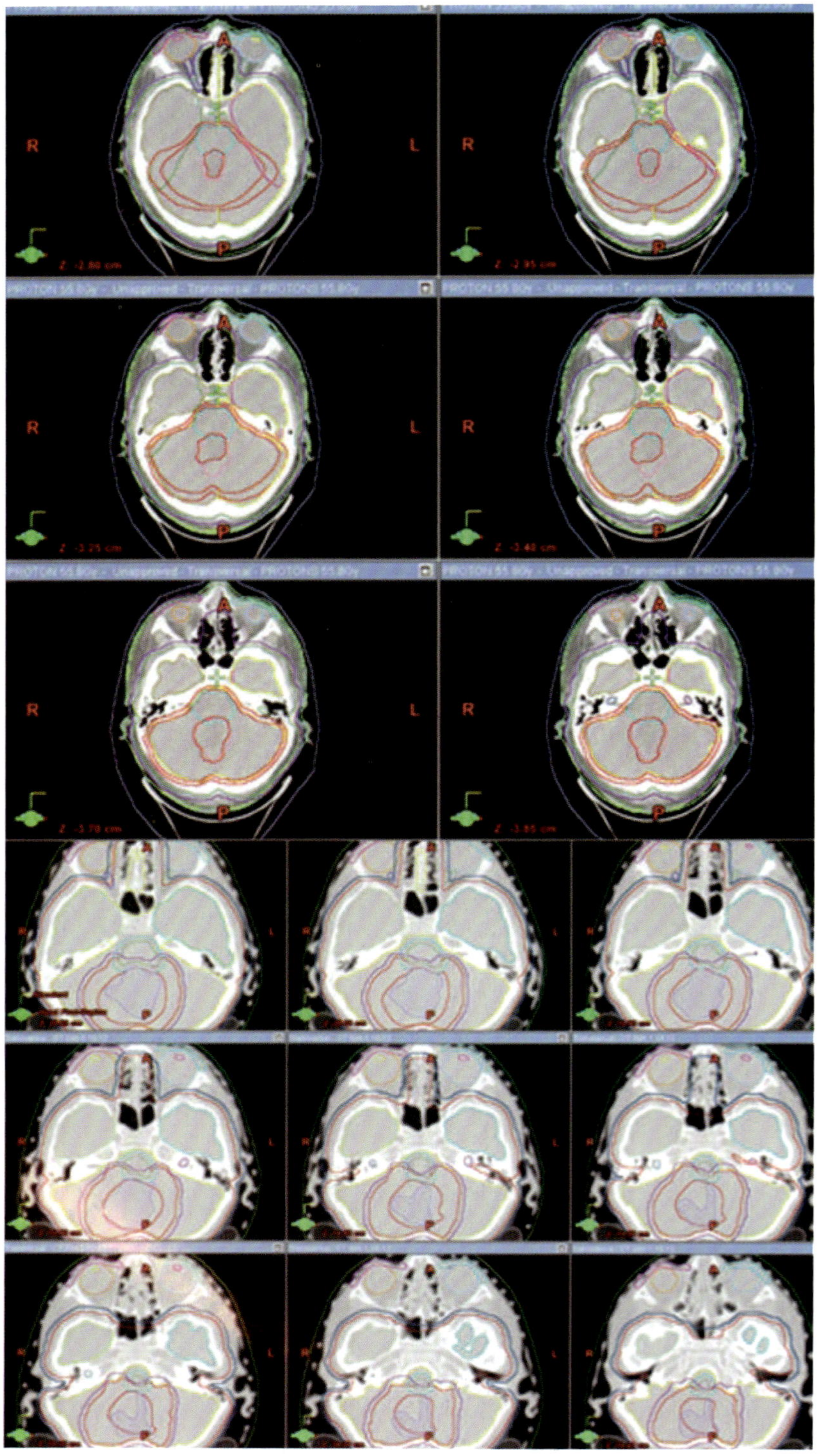

▲ 图 6-2　一个标准危险组的髓母细胞瘤患者

请注意计划靶区需覆盖筛板，全脑全脊髓照射的 PTV（深蓝色）；上 6 张图为颅后窝加量靶区，下 9 张图为瘤床加量靶区；针对颅后窝加量，临床靶区（CTV）包含整个颅后窝，红线条代表 CTV，橙线条代表 PTV；针对瘤床区加量，紫色区域代表原肿瘤区（GTV），橙色区域代表 CTV，紫色区域代表 PTV（Buchsbaum 和 Paulino，2015）

质子与光子治疗在无进展生存或总生存方面似乎无差异(Eaton 等，2016a)。也有一些证据显示，接受质子治疗的患者发生甲状腺功能减退、性激素缺乏、内分泌替代疗法的需求和生长发育障碍的风险降低（ Eaton 等，2016b ）。

十、随访和预后

随访指南

通常在治疗结束后第 1 年内每 3 个月随访一次，接下来的 2 年内每 6 个月随访一次，3 年后每年随访一次。随访期间，除外颅脑、脊髓磁共振检查外，还需结合病史和体格检查。治疗结束 7 年后复发较少见，随访主要关注治疗导致的并发症（ Belza 等，1991 ）。随访的前 3 年需每 6 个月对患者进行一次内分泌评估，之后每年一次。听阈图在治疗后通常每年检查一次，也可取决于患者的症状和听力状态。对治疗后的髓母细胞瘤患者进行规律复查一直有争议，因为复发者挽救治疗疗效较差（ Torres 等，1994；Shaw 等，1997 ）。有些人认为复发者会出现相关症状。

十一、展望

目前研究主要探索是否可根据分子亚型对患有髓母细胞瘤的儿童进行个体化治疗。如具有 Wnt 分子特征亚型且无远处播散的经典髓母细胞瘤的患儿，可以考虑降低治疗强度，如免除放射治疗或降低放射治疗剂量，而对于第 3 组亚型，可能需要更密集的全身治疗或靶向药物。第 3 组和第 4 组肿瘤亚型，需进一步认识分子生物学特征以获得更好的疗效。与光子治疗相比，接受质子放射治疗的患者仍需长期随访以确定疗效和远期并发症（ Wolden，2013 ）。

参考文献

[1] Ashley DM et al (2012) Induction chemotherapy and conformal radiation therapy for very young children with nonmetastatic medulloblastoma: Children's Oncology Group study P9934. J Clin Oncol 30(26):3181–3186

[2] Bailey CC et al (1995) Prospective randomised trial of chemotherapy given before radiotherapy in childhood medulloblastoma. International Society of Paediatric Oncology (SIOP) and the (German) Society of Paediatric Oncology

(GPO): SIOP II. Med Pediatr Oncol 25(3):166–178
[3] Belza MG et al (1991) Medulloblastoma: freedom from relapse longer than 8 years—a therapeutic cure? J Neurosurg 75(4): 575–582
[4] Bouffet E et al (1992) M4 protocol for cerebellar medulloblastoma: supratentorial radiotherapy may not be avoided. Int J Radiat Oncol Biol Phys 24(1):79–85
[5] Brown AP et al (2013) Proton beam craniospinal irradiation reduces acute toxicity for adults with medulloblastoma. Int J Radiat Oncol Biol Phys 86(2):277–284
[6] Buchsbaum J, Paulino AC (2015) Pediatric brain tumors. In: Riaz N, Lee NY, Lu JJ (eds) Target volume delineation for conformal and intensity–modulated radiation therapy. Springer, Cham, pp 495–514
[7] Camara–Costa H et al (2015) Neuropsychological outcome of children treated for standard risk medulloblastoma in the PNET4
[8] European randomized controlled trial of Hyperfractionated versus standard radiation therapy and maintenance chemotherapy. Int J Radiat Oncol Biol Phys 92(5):978–985
[9] Carrie C et al (1992) Quality control of radiotherapeutic treatment of medulloblastoma in a multicentric study: the contribution of radiotherapy technique to tumour relapse. The French Medulloblastoma Group. Radiother Oncol 24(2):77–81
[10] Carrie C et al (1999) Impact of targeting deviations on outcome in medulloblastoma: study of the French Society of Pediatric Oncology (SFOP). Int J Radiat Oncol Biol Phys 45(2):435–439
[11] Carrie C et al (2009) Online quality control, hyperfractionated radiotherapy alone and reduced boost volume for standard risk medulloblastoma: long–term results of MSFOP 98. J Clin Oncol 27(11):1879–1883
[12] Castro–Vita H et al (1980) Medulloblastomas. Rev Interam Radiol 5(3):77–82
[13] Chang CH, Housepian EM, Herbert C Jr (1969) An operative staging system and a megavoltage radiotherapeutic technic for cerebellar medulloblastomas. Radiology 93(6):1351–1359
[14] Chintagumpala M, Paulino A, Panigrahy A, Hawkins C, Jae A, Parsons DW (2016) Embryonal and pineal region tumors. In: Poplack DG, Pizzo PA (eds) Principles and practice of pediatric oncology. Wolters Kluwer, Philadelphia, pp 671–699
[15] del Charco JO et al (1998) Medulloblastoma: time–dose relationship based on a 30–year review. Int J Radiat Oncol Biol Phys 42(1):147–154
[16] Deschavanne PJ, Fertil B (1996) A review of human cell radiosensitivity in vitro. Int J Radiat Oncol Biol Phys 34(1):251–266
[17] Douglas JG et al (2004) Concurrent chemotherapy and reduced–dose cranial spinal irradiation followed by conformal posterior fossa tumor bed boost for average–risk medulloblastoma: efficacy and patterns of failure. Int J Radiat Oncol Biol Phys 58(4):1161–1164
[18] Doxey D et al (1999) Posterior fossa syndrome: identifiable risk factors and irreversible complications. Pediatr Neurosurg 31(3):131–136
[19] Duffner PK et al (1993) Postoperative chemotherapy and delayed radiation in children less than three years of age with malignant brain tumors. N Engl J Med 328(24):1725–1731
[20] Eaton BR et al (2016a) Clinical outcomes among children with standard–risk medulloblastoma treated with proton and photon radiation therapy: a comparison of disease control and overall survival. Int J Radiat Oncol Biol Phys 94(1):133–138
[21] Eaton BR et al (2016b) Endocrine outcomes with proton and photon radiotherapy for standard risk medulloblastoma. Neuro–Oncology 18(6):881–887
[22] Evans AE et al (1990) The treatment of medulloblastoma. Results of a prospective randomized trial of radiation therapy with and without CCNU, vincristine, and prednisone. J Neurosurg 72(4):572–582
[23] Evans G et al (1993) Congenital anomalies and genetic syndromes in 173 cases of medulloblastoma. Med Pediatr Oncol 21(6):433–434
[24] Fouladi M et al (1999) Comparison of CSF cytology and spinal magnetic resonance imaging in the detection of leptomeningeal disease in pediatric medulloblastoma or primitive neuroectodermal tumor. J Clin Oncol 17(10):3234–3237
[25] Gajjar A et al (1999) Comparison of lumbar and shunt cerebrospinal fluid specimens for cytologic detection of leptomeningeal disease in pediatric patients with brain tumors. J Clin Oncol 17(6):1825–1828
[26] Gajjar A et al (2006) Risk–adapted craniospinal radiotherapy followed by high–dose chemotherapy and stem–cell rescue in children with newly diagnosed medulloblastoma (St Jude Medulloblastoma–96): long–term results from a prospective, multicentre trial. Lancet Oncol 7(10):813–820
[27] Gandola L et al (2009) Hyperfractionated accelerated radiotherapy in the Milan strategy for metastatic medulloblastoma. J Clin Oncol 27(4):566–571
[28] Garton GR et al (1990) Medulloblastoma—prognostic factors and outcome of treatment: review of the Mayo Clinic experience. Mayo Clin Proc 65(8):1077–1086
[29] Gentet JC et al (1995) Preirradiation chemotherapy including "eight drugs in 1 day" regimen and high–dose methotrexate in childhood medulloblastoma: results of the M7 French Cooperative study. J Neurosurg 82(4):608–614
[30] Geyer JR et al (2005) Multiagent chemotherapy and deferred radiotherapy in infants with malignant brain tumors: a report from the Children's Cancer Group. J Clin Oncol 23(30): 7621–7631
[31] Gibson P et al (2010) Subtypes of medulloblastoma have distinct developmental origins. Nature 468(7327):1095–1099
[32] Goldwein JW et al (1996) Updated results of a pilot study of low dose craniospinal irradiation plus chemotherapy for children under five with cerebellar primitive neuroectodermal tumors (medulloblastoma). Int J Radiat Oncol Biol Phys 34(4):899–904
[33] Grill J et al (2005) Treatment of medulloblastoma with postoperative chemotherapy alone: an SFOP prospective trial in young children. Lancet Oncol 6(8):573–580
[34] Gupta T et al (2012) Early clinical outcomes demonstrate preserved cognitive function in children with average–risk medulloblastoma when treated with hyperfractionated radiation therapy. Int J Radiat Oncol Biol Phys 83(5):1534–1540
[35] Gurney JG et al (1996) Trends in cancer incidence among children in the U.S. Cancer 78(3):532–541
[36] Harisiadis L, Chang CH (1977) Medulloblastoma in children: a correlation between staging and results of treatment. Int J Radiat Oncol Biol Phys 2(9–10):833–841
[37] Huang E et al (2002) Intensity–modulated radiation therapy for pediatric medulloblastoma: early report on the reduction of ototoxicity. Int J Radiat Oncol Biol Phys 52(3):599–605
[38] Jakacki RI et al (2004) A pilot study of preirradiation

chemotherapy and 1800 cGy craniospinal irradiation in young children with medulloblastoma. Int J Radiat Oncol Biol Phys 60(2):531–536
[39] Jenkin RD (1969) Medulloblastoma in childhood: radiation therapy. Can Med Assoc J 100(2): 51–53
[40] Jereb B et al (1984) Radiation for medulloblastoma adjusted to prevent recurrence to the cribriform plate region. Cancer 54(3):602–604
[41] Johnston DL et al (2009) Medulloblastoma in children under the age of three years: a retrospective Canadian review. J Neuro–Oncol 94(1):51–56
[42] Johnstone PA et al (2013) Pediatric CSI: are protons the only ethical approach? Int J Radiat Oncol Biol Phys 87(2):228–230
[43] Kennedy C et al (2014) Quality of survival and growth in children and young adults in the PNET4
[44] European controlled trial of hyperfractionated versus conventional radiation therapy for standard–risk medulloblastoma. Int J Radiat Oncol Biol Phys 88(2):292–300
[45] Korah MP et al (2010) Incidence, risks, and sequelae of posterior fossa syndrome in pediatric medulloblastoma. Int J Radiat Oncol Biol Phys 77(1):106–112
[46] Kortmann RD (2014) The chemotherapy before or after radiation therapy does not influence survival of children with high–risk medulloblastomas: results of the multicenter and randomized study of the Pediatric Oncology Group (POG 9031). Strahlenther Onkol 190(1):106–108
[47] Kortmann RD et al (2000) Postoperative neoadjuvant chemotherapy before radiotherapy as compared to immediate radiotherapy followed by maintenance chemotherapy in the treatment of medulloblastoma in childhood: results of the German prospective randomized trial HIT '91. Int J Radiat Oncol Biol Phys 46(2):269–279
[48] Krischer JP et al (1991) Nitrogen mustard, vincristine, procarbazine, and prednisone as adjuvant chemotherapy in the treatment of medulloblastoma. A Pediatric Oncology Group study. J Neurosurg 74(6):905–909
[49] Lannering B et al (2012) Hyperfractionated versus conventional radiotherapy followed by chemotherapy in standard–risk medulloblastoma: results from the randomized multicenter HIT–SIOP PNET 4 trial. J Clin Oncol 30(26):3187–3193
[50] Lin CT, Riva–Cambrin JK (2015) Management of posterior fossa tumors and hydrocephalus in children: a review. Childs Nerv Syst 31(10):1781–1789
[51] Mazloom A, Zangeneh AH, Paulino AC (2010) Prognostic factors after extraneural metastasis of medulloblastoma. Int J Radiat Oncol Biol Phys 78(1):72–78
[52] Merchant TE et al (2008) Multi–institution prospective trial of reduced–dose craniospinal irradiation (23.4Gy) followed by conformal posterior fossa (36Gy) and primary site irradiation (55.8Gy) and dose–intensive chemotherapy for average–risk medulloblastoma. Int J Radiat Oncol Biol Phys 70(3):782–787
[53] Michalski JM et al (2016) Results of COG ACNS0331: A phase III trial of involved–field radiotherapy (IFRT) and low dose craniospinal irradiation (LD–CSI) with chemotherapy in averagerisk medulloblastoma: a report from the children's oncology group. Int J Radiat Oncol Biol Phys 96(5):937–938
[54] Miralbell R et al (2002) Potential reduction of the incidence of radiation–induced second cancers by using proton beams in the treatment of pediatric tumors. Int J Radiat Oncol Biol Phys 54(3):824–829
[55] Moxon–Emre I et al (2014) Impact of craniospinal dose, boost volume, and neurologic complications on intellectual outcome in patients with medulloblastoma. J Clin Oncol 32(17): 1760–1768
[56] Northcott PA et al (2011) Medulloblastoma comprises four distinct molecular variants. J Clin Oncol 29(11):1408–1414
[57] Oyharcabal–Bourden V et al (2005) Standard–risk medulloblastoma treated by adjuvant chemotherapy followed by reduced–dose craniospinal radiation therapy: a French Society of Pediatric Oncology Study. J Clin Oncol 23(21):4726–4734
[58] Packer RJ et al (1999) Treatment of children with medulloblastomas with reduced–dose craniospinal radiation therapy and adjuvant chemotherapy: a Children's Cancer Group study. J Clin Oncol 17(7):2127–2136
[59] Packer RJ et al (2006) Phase III study of craniospinal radiation therapy followed by adjuvant chemotherapy for newly diagnosed average–risk medulloblastoma. J Clin Oncol 24(25): 4202–4208
[60] Paraf F, Jothy S, Van Meir EG (1997) Brain tumor–polyposis syndrome: two genetic diseases? J Clin Oncol 15(7): 2744–2758
[61] Paterson E, Farr RF (1953) Cerebellar medulloblastoma: treatment by irradiation of the whole central nervous system. Acta Radiol 39(4):323–336
[62] Paulino AC (1997) Radiotherapeutic management of medulloblastoma. Oncology (Williston Park) 11(6):813–823; discussion 823, 827–8, 831.
[63] Paulino AC et al (2003) Protracted radiotherapy treatment duration in medulloblastoma. Am J Clin Oncol 26(1):55–59
[64] Paulino AC et al (2010) Ototoxicity after intensity–modulated radiation therapy and cisplatin–based chemotherapy in children with medulloblastoma. Int J Radiat Oncol Biol Phys 78(5):1445–1450
[65] Paulino AC et al (2011) Local control after craniospinal irradiation, intensity–modulated radiotherapy boost, and chemotherapy in childhood medulloblastoma. Cancer 117(3):635–641
[66] Pollack IF (1997) Posterior fossa syndrome. Int Rev Neurobiol 41:411–432
[67] Ramaswamy V et al (2013) Recurrence patterns across medulloblastoma subgroups: an integrated clinical and molecular analysis. Lancet Oncol 14(12):1200–1207
[68] Ris MD et al (2001) Intellectual outcome after reduced–dose radiation therapy plus adjuvant chemotherapy for medulloblastoma: a Children's Cancer Group study. J Clin Oncol 19(15):3470–3476
[69] Ris MD et al (2013) Intellectual and academic outcome following two chemotherapy regimens and radiotherapy for average–risk medulloblastoma: COG A9961. Pediatr Blood Cancer 60(8):1350–1357
[70] Rutkowski S et al (2005) Treatment of early childhood medulloblastoma by postoperative chemotherapy alone. N Engl J Med 352(10):978–986
[71] Shaw DW et al (1997) Asymptomatic recurrence detection with surveillance scanning in children with medulloblastoma. J Clin Oncol 15(5):1811–1813
[72] Tait DM et al (1990) Adjuvant chemotherapy for medulloblastoma: the first multi–centre control trial of the International Society of Paediatric Oncology (SIOP I). Eur J

Cancer 26(4):464–469
[73] Tarbell NJ et al (1991) The change in patterns of relapse in medulloblastoma. Cancer 68(7):1600–1604
[74] Tarbell NJ et al (2013) High–risk medulloblastoma: a pediatric oncology group randomized trial of chemotherapy before or after radiation therapy (POG 9031). J Clin Oncol 31(23):2936–2941
[75] Taylor RE et al (2003) Results of a randomized study of preradiation chemotherapy versus radiotherapy alone for nonmetastatic medulloblastoma: the International Society of Paediatric Oncology/United Kingdom Children's Cancer Study Group PNET–3 study. J Clin Oncol 21(8):1581–1591
[76] Taylor RE et al (2004) Impact of radiotherapy parameters on outcome in the International Society of Paediatric Oncology/United Kingdom Children's Cancer Study Group PNET–3 study of preradiotherapy chemotherapy for M0–M1 medulloblastoma. Int J Radiat Oncol Biol Phys 58(4): 1184–1193
[77] Taylor RE et al (2005) Outcome for patients with metastatic (M2–3) medulloblastoma treated with SIOP/UKCCSG PNET–3 chemotherapy. Eur J Cancer 41(5):727–734
[78] Taylor MD et al (2012) Molecular subgroups of medulloblastoma: the current consensus. Acta Neuropathol 123(4):465–472
[79] Teo WY et al (2013) Implications of tumor location on subtypes of medulloblastoma. Pediatr Blood Cancer 60(9):1408–1410
[80] Torres CF et al (1994) Surveillance scanning of children with medulloblastoma. N Engl J Med 330(13):892–895
[81] Verma J et al (2015) Comparison of supine and prone craniospinal irradiation in children with medulloblastoma. Pract Radiat Oncol 5(2):93–98
[82] von Bueren AO et al (2011) Treatment of young children with localized medulloblastoma by chemotherapy alone: results of the prospective, multicenter trial HIT 2000 confirming the prognostic impact of histology. Neuro–Oncology 13(6):669–679
[83] von Hoff K et al (2009) Long–term outcome and clinical prognostic factors in children with medulloblastoma treated in the prospective randomised multicentre trial HIT'91. Eur J Cancer 45(7):1209–1217
[84] Walter AW et al (1999) Survival and neurodevelopmental outcome of young children with medulloblastoma at St Jude Children's Research Hospital. J Clin Oncol 17(12):3720–3728
[85] Wolden SL (2013) Protons for craniospinal radiation: are clinical data important? Int J Radiat Oncol Biol Phys 87(2):231–232
[86] Wolden SL et al (2003) Patterns of failure using a conformal radiation therapy tumor bed boost for medulloblastoma. J Clin Oncol 21(16):3079–3083
[87] Zeltzer PM et al (1999) Metastasis stage, adjuvant treatment, and residual tumor are prognostic factors for medulloblastoma in children: conclusions from the Children's Cancer Group 921 randomized phase III study. J Clin Oncol 17(3):832–845

第 7 章　幕上原始神经外胚叶肿瘤

Supratentorial Primitive Neuroectodermal Tumor

Mary Frances McAleer　著
李济时　译
沈　琳　校

摘　要

幕上原始神经外胚叶肿瘤（SPNET）是一种罕见的小圆蓝细胞恶性肿瘤，基因变异独特，与多发于 5 岁以下儿童的幕下 PNET、髓母细胞瘤相比预后更差。临床表现因肿瘤位置而异，常具有典型的影像学特征，如弥散加权成像弥散异常受限，多数肿瘤体积较大却无瘤周水肿。SPNET 的标准治疗从髓母细胞瘤治疗方案推演而来，联合最大限度的安全切除与辅助放化疗。SPNET 患者的预后因肿瘤位置（松果体与非松果体）、肿瘤分期、切除范围和患者年龄而异。本章总结了现有治疗策略的数据，并着重介绍放射治疗在这种罕见的、高侵袭性的脑肿瘤患儿中的治疗地位。

一、流行病学

小儿 SPNET 约占恶性小圆蓝细胞脑肿瘤的 2%，多见于 5 岁及以下儿童，有独特的神经病理学表现，相比于髓母细胞瘤（又称小脑 PNET）预后更差，有独特的分子分型（Rickert 和 Paulus，2001；Chintagumpala 等，2009）。与其他 SPNET 患者相比，一部分源于松果体（松果体母细胞瘤）的 SPNET 患者分子亚型独特，预后相对较好（Jakacki 等，1995；Pizer 等，2006）。

二、诱发因素

（一）病因

鉴于 SPNET 发生率极低，尚无明确病因，罕见与先天性、代谢性或遗传疾病相关（Varan 等，2012）。

（二）基因

SPNET 尽管在组织学上与髓母细胞瘤相似，但遗传特性不同（Pomeroy 等，2002；MacDonald 等，2003）。一项使用信使 RNA（mRNA）微阵列分析的基因表达研究表明，髓母细胞瘤与 SPNET 转录谱不同，可能与其颅内起源部位和对治疗的反应有关（Pomeroy 等，2002）。Russo 等的一项比较基因组杂交的研究显示，在 43 例幕下 PNET 样本中，14% 存在拷贝数畸变，而 10 例 SPNET 肿瘤中 10 例均存在拷贝数畸变（Russo 等，1999）。其中，14 号和 19 号染色体长臂（q）丢失更常见于 SPNET，17q 染色体增益见于 37% 的髓母细胞瘤，而在所有 SPNET 中则均未发现（Russo 等，1999）。然而其他研究者在后续工作中发现了与 Russo 等所报道的 SPNET 中不同的基因变化，包括在胶质母细胞瘤中常见的已知的抑癌基因 TP53 和 PTEN 的失活（Dubuc 等，2010）。Miller 等检测了 SPNET 和松果体母细胞瘤的基因谱，证实前者拷贝数畸变的发生率较高，后者则无。这表明这两种肿瘤可能具有不同的起源（Miller 等，2011）。此研究还发现了常见于 SPNET 与松果体母细胞瘤而在髓母细胞瘤不具备的遗传特性，强调了组织学相似的肿瘤分子学可以不同，同时又未能截然区分不常见的 SPNET 及松果体母细胞瘤与常见的髓母细胞瘤的基因分型的局限性（Miller 等，2011）。

三、临床表现

根据特定的肿瘤部位，SPNET 患者可能表现为不同症状，如头痛、恶心 / 呕吐、嗜睡、癫痫发作、肢体乏力，以及帕里诺综合征（松果体肿瘤）和内分泌疾病所致的视力改变（MacDonald 等，2003）。由于 3 岁以前颅骨缝未融合，SPNET 所致颅内压升高的相关症状可能延迟出现，往往因测量发现头围增大而诊断（Dai 等，2003）。

四、影像学表现

儿童颅内肿瘤首选磁共振成像（MRI）检查。因其富含细胞，无论位于颅内何位置，SPNET 与髓母细胞瘤均具有典型的影像学表现，包括弥散加权成像（DWI）弥散异常受限，T_1 加权平扫、T_2 加权、液体抑制反转恢复序列（FLAIR）与正常灰质呈等信号（Erdem 等，2001）。另一影像学特征为，尽管肿瘤体积较大，却无瘤周水肿（Dai 等，2003）（图 7–1）。

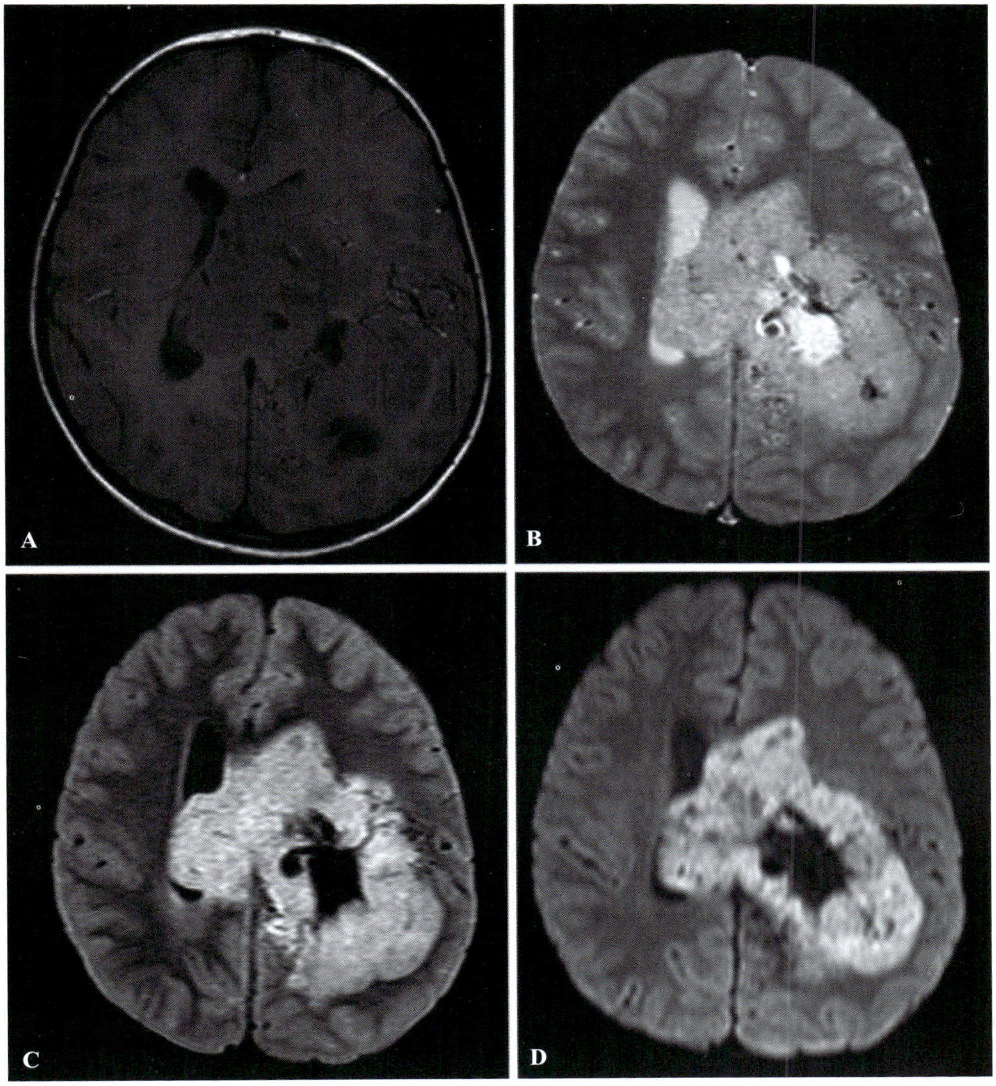

▲图 7–1　4 岁 SPNET 患儿典型轴位 MRI

在 T_1 加权平扫序列（A）、T_2 加权（B）和 FLAIR（C）图像上，肿瘤与正常灰质呈等信号，而由于肿瘤细胞密度高，DWI（D）、T_2 加权序列与 FLAIR 序列均无血管源性水肿表现

五、检查

因 PNET 易发生脑脊液（CSF）播散，近 1/4～1/3 的患者在诊断时已出现中枢转移（Jakacki，2005）。疑诊 SPNET 者建议完善全中枢钆剂对比的增强 MRI 及脑脊液细胞学检查（Terterov 等，2010）。虽然脑脊液细胞学的最佳时机与取样方法有些争议，因考虑到假阳性和假阴性的风险（Terterov 等，2010），多建议于术前或者原发灶切除术后至少 10 天进行。术后 48h 内复查的颅脑 MRI 用于评估肿瘤切除范围，从而确定患者风险分组（Chintagumpala 等，2009）。PNET 颅外转移罕见，仍建议完整的分期检查包括骨显像、骨髓活检、肺部、肝脏和区域淋巴结的影像学检查以确定有无远处转移。

六、紧急处理

因 SPNET 多表现为大体积肿瘤、伴有颅内压升高症状，紧急处理通常包括缓解脑积水的脑室外分流，以及抗癫痫治疗。类固醇在 SPNET 中的获益尚不明确，因为尽管占位效应明显，却无相关的血管源性水肿（图 7–1）。

七、治疗

因 SPNET 相对罕见，目前标准治疗由更常见的髓母细胞瘤的治疗方案中推演而来，包括最大限度的安全切除和辅助放化疗（同期或者序贯）的综合治疗，辅助治疗最好在术后 30 天内开始。

现代治疗的演变

1. 手术地位

手术的主要作用是获取病理和减瘤，因 SPNET 易出现中枢播散的特性，被认为无法通过手术治愈（Jakacki，2005）。关于肿瘤切除的范围与预后相关性的问题，既往的前瞻性和回顾性研究中既有阳性也有阴性的结果。

一项前瞻性纳入高危 PNET 的儿童癌症组（CCG）CCG–921 研究中报道了 44 例病理证

实的 SPNET（包括松果体母细胞瘤）亚组，仅少数患者（37% 的非松果体和 18% 的松果体 SPNET）达完全切除（GTR）（Cohen 等，1995）。排除已出现远处转移及松果体原发肿瘤，并未发现手术切除范围与无进展生存（PFS）相关，尽管手术对神经功能与生存质量（QOL）的影响未被评估（Cohen 等，1995）。德国、澳大利亚一项合并 HIT 88/89、HIT 91 研究的数据显示，接受了多学科综合治疗的 63 例 SPNET（其中 52 例为非松果体肿瘤）中，其中 1/3 为完全切除，2/3 为次全切除，两组间生存无明显差异（Timmermann 等，2002）。法国国际儿科肿瘤学学会（SIOP）与英国儿童癌症研究组（UKSCCG）开展的 PNET 3 研究分析了 68 例 SPNET（其中 54 例为非松果体肿瘤），未发现无事件生存（EFS）、总生存时间（OS）与完全切除之间明确的相关性（Pizer 等，2006）。同样，加拿大一项 48 例 SPNET 的回顾性研究中，至少达 90% 的切除（残余肿瘤面积＜ $1.5cm^2$）相比于较小范围的切除未提高生存率（Johnston 等，2008）。

早期一项回顾性分析 36 例（其中 26 例为非松果体）多伦多儿童医院 SPNET 的研究数据显示（Dirks 等，1996），完全切除术后患者预后有更好的趋势，其中一半患者长期存活。整体的中位生存期仅 23 个月，非常差，这可能至少部分归因于 50% 的患者小于 3 岁，且仅少数接受了化学治疗。在一项样本量 22 例 SPNET（其中 9 例为非松果体）研究中，接受活检手术或者次全切除的患者 5 年 PFS 率为 25%，而近全切除或完全切除患者的 5 年 PFS 率达 50%。因样本量少，差异未达统计学意义（Reddy 等，2000）。

除特别注明外，上述研究纳入的均为 3 岁以上患者。在儿童肿瘤联合组（POG）9233/34 随机对照研究中，29 例 3 岁以下 SPNET、无远处转移、完全切除的亚组，剂量密集型化学治疗较标准化学治疗 EFS 提高了 40%（Strother 等，2014）。

上述研究包括了松果体肿瘤与非松果体肿瘤。一项综述回顾了 100 个研究的 299 例松果体母细胞瘤，接受次全切除术较减瘤术的患者 5 年生存率由 29% 提高至 53%，完全切除术则达 84%（log-rank 检验 $P < 0.001$，Tate 等，2012）。将年龄、是否远处转移，以及其他辅助治疗等纳入多因素分析证实完全切除是独立影响因素。需注意这项分析手术联合术后放射治疗的队列研究中，纳入了年轻的成年患者（平均年龄 28 岁）。波士顿儿童医院 / 达纳 – 法伯癌症研究所回顾性分析 11 例松果体母细胞瘤，其中 3 例患者在完全切术后无病生存 1 年，其余 8 例中 4 例患者无病生存超过 6 个月，显示更大范围的切除可能改善预后（Gilheeney 等，2008）。

整体来说，无论对于松果体肿瘤或非松果体肿瘤，支持更积极的手术以改善预后。

2. 化学治疗地位

(1) 标准化学治疗：由于 SPNET 易出现播散的特性，化学治疗被作为多学科治疗手段之一。因其对化学治疗非常敏感，尤其是婴儿和非常年轻的患者，并出于考虑到远期潜在的放射性损伤而推迟或者尽量避免放射治疗，从而将化学治疗作为首选。然而化学治疗有效的持续时间却不长（Jakacki，2005）。

早期研究证实髓母细胞瘤单药化学治疗有效，多项前瞻性临床试验研究了对于部分恶性程度更高的 SPNET 的联合化学治疗与化学治疗时机。CCG–921 随机对照研究将 44 例确诊 SPNET 的患者一半予术后、全脑全脊髓放射治疗后进行 8 个周期的洛莫司汀（CCNU）、长春新碱（VCR）和泼尼松联合化学治疗，对比术后 2 周期 "8 合 1" 化学治疗方案即甲泼尼龙、洛莫司汀或卡莫司汀、长春新碱、丙卡巴肼、羟基脲、顺铂（CDDP）、阿糖胞苷（Ara–C）和环磷酰胺（CYCLO），序贯全脑全脊髓放射治疗、然后继续追加 8 周期"8 合 1" 化学治疗（Cohen 等，1995）。3 年 PFS 率和 OS 率分别为 45% 和 57%，两组间无统计学差异。而 "8 合 1" 的毒性更大（主要是血液学）。较非松果体 SPNET 相比，松果体肿瘤亚组 3 年 PFS 率和 OS 率显著改善（分别为 61% 和 73%）。

德国 HIT 组（HIT 88/89）的一项单臂、2 期关于放射治疗（全脑全脊髓放射治疗 + 加量）前进行密集剂量的多药联合化学治疗以评估化学治疗时机的初步研究纳入了 10 例 SPNET 患者（Kuhl 等，1998），化学治疗方案包括丙卡巴肼，异环磷酰胺（IFOS）与美司钠，依托泊苷（ETOP），大剂量甲氨蝶呤（MTX），顺铂和阿糖胞苷共 2 个周期。此队列 5 年总体有效率［完全缓解（CR）加上部分缓解（PR）］为 57%，尽管该亚组的 5 年 PFS 率为 20%，低于其他亚组，并低于 CCG–921 研究结果。后续扩展研究 HIT 91 将 515 例 3—18 岁的 PNET 患儿随机分配到 HIT 88/89 研究方案组或者标准治疗组，即全脑全脊髓放射治疗加局部加量并予长春新碱同期化学治疗、随后予 8 个周期的洛莫司汀、顺铂和长春新碱辅助化学治疗。在 515 例患者中，53 例为 SPNET，其中 30 例接受 HIT 88/89 方案治疗（Timmermann 等，2002）。综合所有 63 例 SPNET 数据显示，近 2/3 存在疾病进展，辅助治疗期间进展的 10 例中有 9 例接受了放射治疗前化学治疗。整体 3 年 PFS 率为 39%，中位进展时间为 10 个月（Timmermann 等，2002）。因此，尽管早期 HIT 88/89 研究表明 SPNET 对联合化学治疗敏感，但却未能改善预后。但需注意，因患儿父母拒绝，HIT 91 研究中仅一半患儿是随机分组的。

SIOP/UKCCSG PNET 3 研究旨在评估 3 岁及以上 SPNET 患儿在放射治疗前进行 4 个周期长春新碱、依托泊苷、卡铂（CBDCA）与长春新碱、依托泊苷、环磷酰胺方案交替化学治疗疗效对比单纯辅助放射治疗的疗效差异（Pizer 等，2006）。发现放射治疗前加化学治疗增加了毒性，尤其是 3–4 级骨髓抑制，对比单纯辅助放射治疗却未延长 EFS 或 OS。但是，值得注意的是，符合入组适应证的 68 例 SPNET 患儿中，仅 13 例为根据研究方案规范随机分配。

(2) 婴幼儿患者的化学治疗：尽管 3 岁及以下患儿放射治疗前的化学治疗无明确获益，但数项前瞻性研究显示进取的联合化学治疗可延迟或者避免非常年幼患儿的放射治疗。其中 Duffner 等在儿童肿瘤小组（POG）一项 3 岁以下（婴儿 POG）恶性颅内肿瘤辅助化学治疗的研究被引用非常多，198 例患儿接受总疗程 1～2 年的每 2 个周期环磷酰胺和长春新碱、1 个周期顺铂和依托泊苷交替的化学治疗，允许放射治疗（Duffner 等，1993）。其中 36 例（18%）为 SPNET，其中 22 例在诊断时小于 2 岁。30 例手术患儿中仅 8 例为完全切除，多因素分析显示完全切除是提高 PFS 的唯一因素。该组所有病理类型中，SPNET 预后最差，2 年 PFS 率和 OS 率分别为 19% 和 21%。大多数复发发生于治疗后的前 12 个月内。鉴于此，不推荐这种化学治疗方案用于幼儿 SPNET（Duffner 等，1993）。

法国儿科肿瘤学会（SFOP）也进行了一项 5 岁以下儿童恶性颅内肿瘤手术联合化学治疗的研究。25 例 SPNET 亚组中（其中 5 例是松果体），17 例为 M_0，9 例为完全切除（Marec-Berard 等，2002）。计划完成总共 7 个疗程辅助化学治疗，方案为卡铂、丙卡巴肼、依托泊苷、顺铂、长春新碱、环磷酰胺和美司钠。仅 2 例完成了全程 7 个周期的化学治疗。尽管超过 1/3 的患者显效（CR 与 PR），2 年 PFS 率仅 4%，2 年 OS 率为 29%。绝大部分复发均为局部复发，手术切除范围有改善预后的趋势。辅助化学治疗的结果在 SFOP 研究中与 POG 研究同样令人沮丧。

(3) 密集化学治疗：CCG 进行了一项年龄在 18 个月以下儿童恶性脑肿瘤切除术后“1 天 8 个药物”密集化学治疗的非随机对照试验，目的在于减少或延迟放射治疗（Geyer 等，1994）。所用的药物包括长春新碱、卡莫司汀、丙卡巴肼、羟基脲、顺铂、阿糖胞苷、环磷酰胺和泼尼松，在 1 天内执行，第 2 周期于 2 周后执行，之后每间隔 4 周 1 个疗程，共计 8 个周期。在纳入的 82 例儿童中，19 例（23%）患有 SPNET（其中 11 例为非松果体）。19 例中 6 例为完全切除，14 例为 M_0。与其他研究相反，切除范围与预后无相关性，提示这种积极的化学治疗可能对残留疾病有帮助。同样，非松果体 SPNET 患者的 3 年 PFS 率显著高于松果体 SPNET 或髓母细胞瘤（分别为 55%、0% 和 26%）。与 POG 和 SFOP 研究相似，该组年幼患者复发发生较早（6 个月以内），且最常见于局部。因此，用化学治疗推迟放射治疗对 PFS 无获益。值得注意的是，只有少数非进展期患者接受了放射治疗（Geyer 等，1994）。

如上节所述，POG 9233/34 随机对照试验评估标准化学治疗与剂量密集化学治疗对 3 岁以下恶性脑肿瘤患儿 EFS 的影响，其中 38 例（12%）为 SPNET（Strother 等，2014）。这些研究采用了两种不同的化学治疗方案，两者均包括环磷酰胺、长春新碱、依托泊苷和顺铂，给药剂量和用药时间略有不同，共 72 周。在合并研究中，就 EFS 和 OS 而言，在 SPNET 的年幼患者中，剂量密集化学治疗并未优于标准化学治疗，且仅 20% 的患儿在未行放射治疗的情况下达到局部控制。

为了改善 SPNET 切除后仅使用常规化学治疗的疗效，自体干细胞移植联合大剂量化学治疗的方法已开始研究。一项多中心临床试验纳入 62 例脑瘤患儿，均为 6 岁以下，其中 14 例患 SPNET（其中 11 例为非松果体），一半的患者诊断年龄＜3 岁（Mason 等，1998）。其在

12～16 周内接受了 5 个周期顺铂、长春新碱、依托泊苷、环磷酰胺和美司钠，如果评估无残留肿瘤，或者二次手术确认无残留，或者残留病灶行辅助放射治疗后，予联合卡铂、依托泊苷、噻替哌的巩固化学治疗随后行自体干细胞移植。14 例 SPNET 中，7 例完全切除，5 例次全切除，2 例为“部分”切除。在未达到完全切除的 7 例患者中，1 例死于治疗毒性，其余 2/3 患儿化学治疗有效。14 例 SPNET 患者 2 年 EFS 率和 OS 率分别为 43% 和 64%，与此项研究中包括的其他 13 例髓母细胞瘤疗效相当（Mason 等，1998）。切除的程度与预后的改善有相关趋势。尽管密集化学治疗有效率令人鼓舞，但毒性不可忽略，除了预期的血液学毒性外，黏膜炎（100%）、皮炎（100%）和听力下降（34%）的发生率也很高，并有 8% 的治疗毒性相关死亡。本试验中，未接受放射治疗的患儿神经心理学测试也显示语言和精细运动功能受损。尽管本研究中接受自体干细胞移植者近 50% 能够避免放射治疗，但研究未报道有多少 SPNET 患者需要行放射治疗。

德国 HIT 2000 研究对比了不同的辅助化学治疗方案对 17 例 4 岁以下中枢神经系统 PNET（8 例未注明，8 例松果体母细胞瘤，1 例室管膜母细胞瘤）的影响（Friedrich 等，2013）。11 例 M_0 患者，在 8 个月内最多进行了 5 个周期的环磷酰胺、长春新碱、甲氨蝶呤、卡铂和依托泊苷联合化学治疗，随后进行全脑全脊髓放射治疗。M_+ 组则予短疗程的 2～3 个月卡铂、依托泊苷诱导化学治疗序贯大剂量化学治疗，均予甲氨蝶呤鞘内注射，6 例中 3 例有效，有效的这 3 例在系统化学治疗结束后也接受了全脑全脊髓放射治疗。整体患者 5 年 EFS 率为 24%，OS 率为 40%，密集化学治疗组生存率有提高的趋势。松果体和非松果体肿瘤之间未发现差异。13 例患者复发，均为诱导化学治疗期间失败，其中 11 例为局部复发，表明化学治疗对于 SPNET 疗效有限。

Gustave Roussy 进行了一项大剂量化学治疗联合自体干细胞移植用于 5 岁以上 24 例高危 PNET 患者的研究，其中 3 例为 SPNET（Dufour 等，2014）。此试验中，术后予 2 个周期卡铂和依托泊苷诱导化学治疗，序贯 2 个周期大剂量噻替哌化学治疗及自体干细胞移植，之后予全脑全脊髓放射治疗（将在下节中详细介绍）。21 例可评估患者中有 19 例对大剂量化学治疗有效（CR 与 PR），血液学毒性与胃肠道毒性发生率于预期之中。无治疗相关死亡，所有患者均能接受放射治疗。8 例患者复发，其中 2 例为 SPNET。所有可评估患者的 3 年 EFS 率和 OS 率分别为 79% 和 82%。这一阳性结果可能与大部分患者为髓母细胞瘤相关。

Head Start（HS）Ⅰ和Ⅱ是两个重要的多中心前瞻性研究，旨在研究大剂量化学治疗及自体干细胞移植对延缓或推迟恶性脑肿瘤患儿的放射治疗所带来的获益。符合入组条件的 6 岁以下患儿接受“HS Ⅰ”方案，最大范围安全切除术后予大剂量化学治疗，包括 5 个周期顺铂、长春新碱、依托泊苷、环磷酰胺和美司钠的诱导化学治疗，序贯以卡铂、依托泊苷、噻替哌的巩固化学治疗，随后自体干细胞移植。HS Ⅱ受试者年龄增加到 10 岁以下，其中 M_+ 者除接受 HS Ⅰ方案以外需予大剂量甲氨蝶呤治疗。诱导化学治疗后残留者可行的话在巩固治疗前予二次手术确认残留状态。大体积肿块无法切除者、合并症状或进展者未接受巩固治疗。HS 研究共治疗 43 例 SPNET 患儿（Fangusaro 等，2008），21 例达到了完全切除。其余 22 例未达完全切除者，82% 对诱导化学治疗有效。共 32 例可进行巩固化学治疗与自体干细胞移植。整体 5 年 EFS 率和 OS 率分别为 39% 和 49%。25 例复发或者进展，其中 23 例合并局部复发。20 例存活者中 15 例避免了全脑全脊髓放射治疗，有 12 例未接受任何区域的放射治疗。但值得注意的是，在 25 例复发者中，90% 为局部未控。常见不良反应为重度血液学毒性和听力下降，5% 治疗相关死亡。

(4) 放射治疗后化学治疗：放射治疗后的化学治疗在 SPNET 中也进行了研究。一项多中心研究纳入 53 例新诊断为 PNET 的患者，包括幕上与小脑肿瘤，证实了在最大范围安全切除术和全脑全脊髓放射治疗后接受 4 个周大剂量化学治疗，包括顺铂、环磷酰胺、长春新碱，序贯自体干细胞移植的可行性（Strother 等，2001）。49 例 3—17 岁的患者能够完成全部 4 个周期大剂量化学治疗，根据疾病分期与切除范围进行分层，中危组和高危组 2 年 PFS 率分别为 94% 和 74%。此研究未指明小脑 PNET 患者所占的比例，这部分患者占比多可能会导致研究结果比一般的结果要好。

CCG-99701 研究的 Ⅰ 期 / Ⅱ 期临床试验于 2012 年完成，研究了长春新碱、卡铂同期放化疗后维持化学治疗在新诊断 PNET 患儿中的作用，研究结果值得期待。

(5) 松果体 SPNET 的化学治疗：一项纳入 299 例松果体母细胞瘤的文献综述评估了化学治疗在松果体 PNET 治疗中的作用（Tate 等，2012）。术后标准化学治疗与辅助放射治疗或放化疗相比，2 年 OS 率最低（分别为 31%、35% 和 60%）。校正年龄、手术切除范围和分期后仍未改变上述结论。说明即使在预后更好的亚组中，化学治疗的地位也是较为局限的。

3. 放射治疗的地位

因 SPNET 单纯手术或者单纯术后化学治疗总体疗效不佳，放射治疗被认为是这种侵袭性疾病治疗的重要组成部分。

(1) 常规分割放射治疗：SPNET 的标准放射治疗方案包括全脑全脊髓放射治疗并原发肿瘤瘤床区加量，主要由髓母细胞瘤及回顾性研究结果推演而来（Jakacki，2005）。加州大学旧金山分校（UCSF）进行的一项回顾性研究报道了 10 例 18 岁以下 SPNET 患儿的放射治疗结果（McBride 等，2008）。研究中的放射治疗方案差异很大，但在治疗过程中早期接受放射治疗的 5 例儿童均无病生存，而接受挽救性放射治疗的 5 例中有 2 例复发，另外未接受任何放射治疗的 5 例中有 3 例早期死亡，后两个队列中位进展时间为 6.5 个月。放射治疗患者中一半为全脑全脊髓放射治疗，剂量为 23.4～36Gy，每次 1.8Gy，每周 5 次，诊断时年龄＞ 3 岁。瘤床区总剂量为 50.4～72Gy。鉴于本组患者人数少且治疗差异较大，无法得出放射治疗剂量与放射治疗范围的定论。相比之下，前瞻性研究 HIT 88/89 和 91 则将放射治疗剂量和靶区范围确定为 63 例 SPNET 亚组分析中影响 PFS 的唯一重要预后因素，这组患者中，未按照研究要求完成全中枢 35Gy 或原发灶 54Gy 者 3 年 PFS 率为 7%，而完成研究方案剂量者为 49%（Timmermann 等，2002）。

由于担心大剂量全脑全脊髓放射治疗后尤其是在年轻患者中的后遗症，Chintagumpala 等在一项多中心前瞻性预实验中纳入 3—21 岁 SPNET 患者的风险适应治疗以尝试解决放射治疗剂量的问题（Chintagumpala 等，2009）。总共纳入 16 例 SPNET 患者（其中 7 例为松果体），一半的患者为中等风险（M_0 且≤ $1.5cm^2$ 残留肿瘤），全脑全脊髓放射治疗 23.4Gy，随后瘤床区外扩 2cm 总剂量增加至 55.8Gy，每天 1 次，每次 1.8Gy。其余 8 例患者评估为高危组，全脑全脊髓放射治疗剂量 36～39.6Gy，瘤床区范围与总剂量同中等风险组。所有患者均完成放射治疗，其中 14 例继续接受异环磷酰胺、顺铂、长春新碱的高剂量化学治疗，序贯自体干细胞移植。中等风险患者的 5 年 EFS 率和 OS 率分别为 75% 和 88%，高风险患者则分别为 60% 和 59%。与非松果体肿瘤患者相比，松果体肿瘤患者的疗效较差（5 年期 EFS 率 54% vs. 78%，5 年期 OS 率 67% vs. 78%）。4 例患者在放射治疗后复发：2 例合并局部复发，另 2 例为野外复发。尽管在预后较好的患者中减低了全脑全脊髓放射治疗剂量，这项小型研究的结果取代了使用相同或更高放射治疗剂量的其他研究结果，表明在这些患者中联合使用更低的全脑全脊髓剂量和更积极的化学治疗有潜在获益（图 7-2）。

(2) 不同分割剂量的放射治疗：为了降低年轻患者标准分割放射治疗的远期损伤，Massimino 等进行了一项加速超分割放射治疗（HART）的单中心研究。研究纳入 15 例 3 岁以上诊断为 SPNET 的患者（其中 3 例为松果体肿瘤）。所有患者均行手术，随后予中等密集强度的化学治疗，包括甲氨蝶呤、长春新碱、依托泊苷、异环磷酰胺与卡铂，序贯全脑全脊髓放射

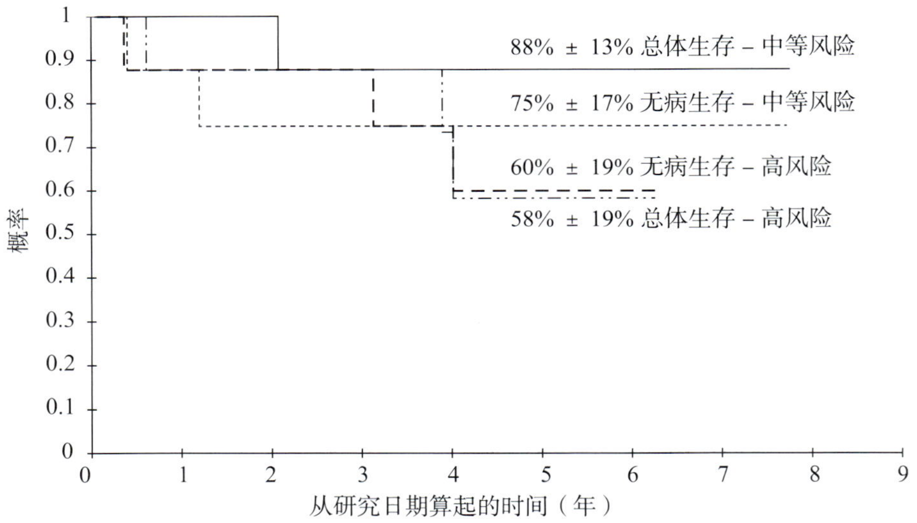

▲ 图 7-2　3—21 岁 SPNET 风险分层治疗结果（引自 Chintagumpala 等，2009）

风险分层放化疗治疗 3—21 岁患儿的无病生存率和总体生存率，与历史结果相比总体结果有所改善

治疗，每次 1.3Gy，每天 2 次，每周 5 天，至 31.2Gy（＜ 10 岁）或 39Gy（≥ 10 岁）；瘤床加量每次 1.5Gy，每天 2 次，每周 5 天，总剂量至 59.6～60Gy，治疗总天数为 17.5～22 天（Massimino 等，2006）。随后予维持化学治疗，最初采用长春新碱和卡铂的标准化学治疗，由于前一队列 5 例患者中 3 例早期复发，遂改为噻替哌大剂量化学治疗（HDCT）和自体干细胞移植（ASCR）。整组 3 年 PFS 率和 OS 率分别为 54% 和 61%。复发的 6 例患者中有 5 例合并局部复发，距离诱导化学治疗开始的中位时间为 6 个月。所有患者均可完成加速超分割放射治疗而无明显毒性，在放射治疗前存在残留的 7 例患者中，5 例放射治疗有效（1 例 CR、4 例 PR）。作者建议提高有效生物剂量同时降低远期损伤，但研究结果显示未优于更积极的多学科治疗，且此研究未报道远期不良反应。而且，患儿一天 2 次放射治疗的一些实际问题并未详细介绍（如麻醉的需求）。因此，不推荐 SPNET 予加速超分割放射治疗。

(3) 婴幼儿患者的放射治疗：由于担心 3 岁以下儿童放射治疗毒性显著增加，研究中多尽可能地推迟或者免于这个年龄段患儿的放射治疗。但是，正如前“婴幼儿患者的化学治疗”和“密集化学治疗”所述，对于此部分患儿推迟或者免于放射治疗，早期复发和局部未控的发生率很高。前瞻性研究 POG 9233/34 试验中，对此部分脑瘤患儿对比了标准化学治疗与剂量密集型化学治疗，对诊断为 M_+ 疾病、化学治疗后有残留的非进展性疾病的患者进行放射治疗（POG 9233），或化学治疗结束后 6 个月内进展者给予放射治疗（POG 9234）（Strother 等，2014）。放射治疗剂量基于治疗时患者年龄而不同，范围为 48～52.2Gy。M_0 患者靶区仅包括局部，M_1 患者全脑全脊髓减量至 27～34.5Gy，大体肿瘤病灶局部加量 3～4Gy。328 例患者中，291 例有放射治疗指征，仅 49 例可评估患者接受了 POG 9234 的研究方案，其中包括室管膜瘤和髓母细胞瘤。在这 49 例接受放射治疗的患儿中，43 例在后续随访过程中进展。研究未报道其中 SPNET 接受放射治疗的比例，延迟或减量放射治疗的获益尚不明确。

多中心前瞻性 HIT 2000 研究纳入 17 例年龄＜ 4 岁的 SPNET 儿童使用低剂量全脑全脊髓放射治疗（24Gy 分割 15 次，每日 1 次）（Friedrich 等，2013）。仅 11 例接受了全脑全脊髓放射治疗，其中 8 例为挽救性放射治疗。仅 2 例获缓解，但另 3 例在大剂量化学治疗获 CR 后即刻放射治疗者在末次随访时仍无病生存。尽管初步结论是在密集剂量化学治疗后完全缓解的患者中全脑全脊髓益处不明，但放射治疗用于挽救性治疗，或许与减低剂量有关，并不能改善肿瘤控制。此外，尽管降低了放射治疗剂量，相比 2 例仅接受全中枢照射而未行大剂量化学治疗的患者，剂量密集型化学治疗联合全中枢放射治疗可导致更差的神经认知功能。

质子放射治疗（PBT）也被研究用于婴幼儿 SPNET 患者以期降低放射治疗相关损伤。一项单中心研究数据报道了 15 例年龄＜ 5 岁的中枢 PNET（其中 3 例为 SPNET），质子放射治疗的中位相对生物剂量（RBE-Gy）为全中枢 21.6Gy，术后和大剂量化学治疗联合自体干细胞移植后加量至中位 54 RBE–Gy，13 例在中位随访 39 个月后仍无病生存（Jimenez 等，2013）。在 3 例 SPNET 中，1 例仅接受局部放射治疗，以及 1 例接受全脑全脊髓放射治疗者在本研究结束时仍存活。不良反应主要包括听力下降和内分泌功能紊乱，13 例存活者中未发现明确的神经认知功能改变。SPNET 局部放射治疗的儿童的听力和内分泌功能正常，支持质子放射治疗可能在降低放射治疗远期损伤方面有潜在获益。

尽管儿童患者中确实存在放射治疗相关不良反应及风险，大量证据仍支持放射治疗在 SPNET 治疗中的地位。

八、靶区勾画

（一）放射治疗靶区

目前儿童 SPNET 靶区共识如下，同正在进行的Ⅲ期临床研究 COG ACNS0334 的研究方案。

肿瘤区（GTV）= 术后增强 MRI 所示肿瘤区域

临床靶区（CTV）= GTV 与瘤床区外扩 1cm，除外解剖屏障（骨、脑膜）

计划靶区（PTV）= CTV 外扩 3～5mm，以考虑体位固定与摆位的误差

由于 SPNET 可以发生在幕上任何区域，因此危及器官（OAR）取决于肿瘤所在位置，可能包括脑干、视神经、视交叉、眼睛、晶状体、垂体、下丘脑、海马、颞叶、耳蜗和正常大脑。这些组织结构的剂量限制问题将于本书的第七篇中讨论。

（二）剂量

因 SPNET 少见，前瞻性研究评估放射治疗地位的样本量有限，此处介绍的放射治疗剂量应作为参考而非绝对指导，对于此类患者优选进入临床试验。

1. 3 岁及以上患者

(1) M_0 期

+ 标准化学治疗：全脑全脊髓放射治疗≥ 35Gy，瘤床区加量 18～20Gy。

+ 大剂量化学治疗并自体干细胞移植：全脑全脊髓放射治疗 23.4Gy，瘤床区加量 18～20Gy。

(2) M_{1-2} 期：全脑全脊髓放射治疗≥ 35Gy，瘤床区加量 18～20Gy。

(3) M_3 期：全脑全脊髓放射治疗≥ 35Gy，瘤床区加量 18～20Gy，考虑脊髓残留转移灶继

续加量 3～4Gy。

2. 小于 3 岁的患者

(1) M_0 期：仅瘤床区 50～54Gy。

(2) M_+ 期：全脑全脊髓放射治疗≥ 18Gy，瘤床与残留灶加量 27～36Gy。

（三）放射治疗技术

全脑全脊髓放射治疗可以采用标准分割的兆伏光子线或者质子治疗，每天 1 次，每次 1.8Gy。脑照射可予两野平行对穿，脊髓予前后平行对穿，每 5 次照射后改变射野衔接点。仰卧或者俯卧均可，以患者舒适度、摆位可重复性、是否需要麻醉而定（South 等，2008）。

瘤床区局灶加量可予标准分割的兆伏光子线或者质子治疗，每天 1 次，每次 1.8Gy，采用多野、三维适形或者调强放射治疗。

九、疗效

（一）随访指引

治疗后第 1 年内每 2 个月行全中枢 MRI 及脑脊液检查，随后的 2～3 年内每 3～4 个月 1 次，第 4 年每 6 个月 1 次，第 5 年以后每年 1 次，或者根据临床需要提前复查。并至少每年 1 次内分泌、眼科、听力、神经认知功能评估。

（二）EFS、PFS、OS

如前面所强调，SPNET 预后与肿瘤位置（松果体与非松果体）、M 分期、切除范围和患者年龄等因素有关。上述重点的前瞻性研究结果总结于表 7–1 年长患者组和表 7–2 婴幼儿组。

（三）毒性作用

由于 SPNET 可能发生在小脑幕上任何区域，影响到的危及器官与治疗后的毒性也有不同。预期急性放射性损伤包括脱发、皮炎、头痛、恶心 / 呕吐、疲劳和骨髓抑制。晚期放射性损伤可能包括认知功能下降、神经内分泌异常、视力和听力下降、骨骼生长发育异常，以及较小概率但较一般人群风险增加的继发肿瘤（良性或恶性肿瘤）。这些毒性将在本书第八篇详细讨论。

表 7-1　前瞻性研究中相对年长 SPNET 患者治疗结果

研究（参考文献）	年龄（岁）	#Pts	$\%M_0$	% GTR	放射治疗剂量（CSI/ 总 Gy）	% LF（任何 F）	% EFS 或 PFS[a]	% OS[a]
CCG-921（Cohen 等，1995）	1.5—22	44	82	30	23.4～36/54	NR	45	57
非松果体		27	81	37			30	NR
松果体		17	82	18			61	73
HIT 88/89，91（Timmermann 等，2002）	3—18	63	73	33	35.2/55.2	89（34/38）	39	48
非松果体		52						
松果体		11						
Milan（Massimino 等，2006）	3—18	15	87	40	31.2～39/ 59.7～60[b]	83（5/6）	54	61
非松果体		12		42				
松果体		3		33				
PNET 3（Pizer 等，2006）	3—16	68	21[c]	31	35/55	83（29/35）	57	61
非松果体		54					41	44
松果体		14					93	93
Multi-institution（Chintagumpala 等，2009）	3—21	16	69	38	23.4～39.6/55.8	50（2/4）	68（5y）	73（5y）
非松果体		11		45			78（5y）	78（5y）
松果体		7		14			54（5y）	67（5y）

#. 数目；CSI. 全脑全脊髓放射治疗；EFS. 无病生存；F. 失败；GTR. 完全切除；LF. 局部失败；M_0. 无远处转移；NR. 未报道；OS. 总生存；PFS. 无进展生存；Pts. 患者；y. 年

a. 3 年，除非特指

b. 每天 2 次

c. 经确认，排除 39 例仅影像学诊断的 M_0（无脑脊液证实）

表 7–2　前瞻性研究中婴幼儿 SPNET 患者治疗结果

研究（参考文献）	年龄（岁）	# Pts	% M_0	% GTR	放射治疗剂量（CSI/ 总 Gy）	% LF（任何 F）	% DFS 或 EFS[a]	% OS[a]
COG–921（Hong 等，2005）	＜ 1.5	19	74	58[b]	个体化[c]	57	NR	NR
Baby POG（Duffner 等，1993）	＜ 3	36	NR	27	35.2/54，如果 CR：24/50	NR	19	21
POG 9233/34（Strother 等，2014）	＜ 3	38	76	26	27～34.5/48～55.2（M_0）	NR	40（3y GTR）	50
					CSI（M_+）增加 3～4		15（3y STR）	25
							10（3y M_+）	20
HIT 2000（Friedrich 等，2013）	＜ 4	17	65	41	24/56.4，如果 CR：个体化	85（11/13）	24（5y）	40（5y）
非松果体		9		44			ND	ND
松果体		8		38			ND	ND
SFOP（Marec–Berard 等，2002）	＜ 5	25	68	36	None	100（24/24）	4	29
非松果体		20						
松果体		5						
Multi–institutional（Mason 等，1998）	＜ 6	14	NR	50	None	67（4/6）	43	64
非松果体		11						
松果体		3						
Head Start Ⅰ / Ⅱ（Fangusaro 等，2008）	＜ 6（Ⅰ） ＜ 10（Ⅱ）	43	81	49	23.4/55.8 如果 ＞ 6y 和（或）存在残留	92（23/25）	39（5y）	49（5y）
非松果体		30					48（5y）	60（5y）
松果体		13					15（5y）	23（5y）

#. 数目；CR. 完全缓解；CSI. 全脑全脊髓放射治疗；EFS. 无病生存；F. 失败；GTR. 完全切除；LF. 局部失败；M_0. 无远处转移；M_+. 远处转移；ND. 无差异；NR. 未报道；OS. 总生存；PFS. 无进展生存；Pts. 患者；y. 年

a. 2 年，除非特指

b. 包括＞ 90% 切除的患者

c. 主管医师决定是否 2 个周期化学治疗后累及野照射，或者 1 年后行全脑全脊髓放射治疗，大部分患者未行放射治疗（Geyer 等，1994）

十、展望

随着幕上、幕下 PNET 更多的分子亚型被发现，关于新型靶向药物的研究，单独使用或者联合标准的多学科治疗，将有可能降低放化疗强度，并有机会改善这个脆弱的年轻患者群体的肿瘤控制与生存质量。

参考文献

[1] Chintagumpala M, Hassall T, Palmer S, Ashley D, Wallace D, Kasow K, Merchant TE, Krasin MJ, Dauser R, Boop F, Krance R, Woo S, Cheuk R, Lau C, Gilbertson R, Gajjar A (2009) A pilot study of risk-adapted radiotherapy and chemotherapy in patients with supratentorial PNET. Neuro-Oncology 11(1):33–40. doi:10.1215/15228517-2008-079

[2] Cohen BH, Zeltzer PM, Boyett JM, Geyer JR, Allen JC, Finlay JL, McGuire-Cullen P, Milstein JM, Rorke LB, Stanley P, Stehbens JA, Shurin SB, Wisoff J, Stevens KR, Albright AL (1995) Prognostic factors and treatment results for supratentorial primitive neuroectodermaltumors in children using radiation and chemotherapy: a childrens cancer group randomized trial. J Clin Oncol 13:1687–1696

[3] Dai AI, Backstrom JW, Burger PC, Duffner PK (2003) Supratentorial primitive neuroectodermal tumors of infancy: clinical and radiologic findings. Pediatr Neurol 29(5):430–434. doi:10.1016/ s0887-8994(03)00313-8

[4] Dirks PB, Harris L, Hoffman HJ, Humphreys RP, Drake JM, Rutka JT (1996) Supratentorial primitive neuroectodermal tumors in children. J Neuro-Oncol 29:75–84

[5] Dubuc AM, Northcott PA, Mack S, Witt H, Pfister S, Taylor MD (2010) The genetics of pediatric brain tumors. Curr Neurol Neurosci Rep 10(3):215–223. doi:10.1007/s11910-010-0103-9

[6] Duffner PK, Horowitz ME, Krischer JP, Friedman HS, Burger PC, Cohen ME, Sanford RA, Mulhern RK, James HE, Freeman CR, Seidel FG, Kun LE (1993) Postoperative chemotherapy and delayed radiation in children less than three years of age with malignant brain tumors. N Engl J Med 328:1725–1731

[7] Dufour C, Kieffer V, Varlet P, Raquin MA, Dhermain F, Puget S, Valteau-Couanet D, Grill J (2014) Tandem high-dose chemotherapy and autologous stem cell rescue in children with newly diagnosed high-risk medulloblastoma or supratentorial primitive neuro-ectodermic tumors. Pediatr Blood Cancer 61(8):1398–1402. doi:10.1002/pbc.25009

[8] Erdem E, Zimmeran RA, Haselgrove JC, Bilaniuk LT, Hunter JV (2001) Diffusion-weighted imaging and fluid attenuated inversion recovery imaging in the evaluation of primitive neuroectodermal tumors. Neuroradiology 43:927–933

[9] Fangusaro J, Finlay J, Sposto R, Ji L, Saly M, Zacharoulis S, Asgharzadeh S, Abromowitch M, Olshefski R, Halpern S, Dubowy R, Comito M, Diez B, Kellie S, Hukin J, Rosenblum M, Dunkel I, Miller DC, Allen J, Gardner S (2008) Intensive chemotherapy followed by consolidative myeloablative chemotherapy with autologous hematopoietic cell rescue (AuHCR) in young children with newly diagnosed supratentorial primitive neuroectodermal tumors (sPNETs): report of the head start I and II experience. Pediatr Blood Cancer 50(2):312–318. doi:10.1002/pbc.21307

[10] Friedrich C, von Bueren AO, von Hoff K, Gerber NU, Ottensmeier H, Deinlein F, Benesch M, Kwiecien R, Pietsch T, Warmuth-Metz M, Faldum A, Kuehl J, Kortmann RD, Rutkowski S (2013) Treatment of young children with CNS-primitive neuroectodermal tumors/pineoblastomas in the prospective multicenter trial HIT 2000 using different chemotherapy regimens and radiotherapy. Neuro-Oncology 15(2):224–234. doi:10.1093/neuonc/nos292

[11] Geyer JR, Zeltzer PM, Boyett JM, Rorke LB, Stanley P, Albright AL, Wisoff JH, Milstein JM, Allen JC, Finlay JL, Ayers GD, Shurin SB, Stevens KR, Bleyer WA (1994) Survival of infants with primitive neuroectodermal tumors or malignant ependymomas of the CNS treated with eight drugs in 1 day: a report from the childrens cancer group. J Clin Oncol 12:1607–1615

[12] Gilheeney SW, Saad A, Chi S, Turner C, Ullrich NJ, Goumnerova L, Scott RM, Marcus K, Lehman L, De Girolami U, Kieran MW (2008) Outcome of pediatric pineoblastoma after surgery, radiation and chemotherapy. J Neuro-Oncol 89(1):89–95. doi:10.1007/s11060-008-9589-2

[13] Hong TS, Mehta MP, Boyett JM, Donahue B, Rorke LB, Zeltzer PM (2005) Patterns of treatment failure in infants with primitive neuroectodermal tumors who were treated on CCG-921: a phase III combined modality study. Pediatr Blood Cancer 45(5):676–682. doi:10.1002/pbc.20184

[14] Jakacki RI (2005) Treatment strategies for high-risk medulloblastoma and supratentorial primitive neuroectodermal tumors. J Neurosurg (Pediatrics 1) 102:44–52

[15] Jakacki RI, Zeltzer PM, Boyett JM, Albright AL, Allen JC, Geyer JR, Rorke LB, Stanley P, Stevens KR, Wisoff J, McGuire-Cullen PL, Milstein JM, Packer RJ, Finlay JL (1995) Survival and prognostic factors following radiation and/or chemotherapy for primitive neuroectodermal tumors of the pineal region in infants and children: a report of the childrens cancer group. J Clin Oncol 13:1377–1383

[16] Jimenez RB, Sethi R, Depauw N, Pulsifer MB, Adams J, McBride SM, Ebb D, Fullerton BC, Tarbell NJ, Yock TI, Macdonald SM (2013) Proton radiation therapy for pediatric

medulloblastoma and supratentorial primitive neuroectodermal tumors: outcomes for very young children treated with upfront chemotherapy. Int J Radiat Oncol Biol Phys 87(1):120–126. doi: 10.1016/j. ijrobp.2013.05.017

[17] Johnston DL, Keene DL, Lafay-Cousin L, Steinbok P, Sung L, Carret AS, Crooks B, Strother D, Wilson B, Odame I, Eisenstat DD, Mpofu C, Zelcer S, Huang A, Bouffet E (2008) Supratentorial primitive neuroectodermal tumors: a Canadian pediatric brain tumor consortium report. J Neuro-Oncol 86(1):101–108. doi:10.1007/s11060-007-9440-1

[18] Kuhl J, Muller HL, Berthold F, Kortmann R-D, Deinlein F, Maab E, Graf N, Gnekow A, Scheurlen W, Gobel U, Wolff JEA, Bamberg M, Kaatsch P, Kleihues P, Rating D, Sorensen N, Wiestler OD (1998) Preradiation chemotherapy of children and young adults with malignant brain tumors: results of the German pilot trial HIT '88/'89. Klin Padiatr 210:227–233

[19] MacDonald TJ, Rood BR, Santi MR, Vezina G, Bingaman K, Cogen PH, Packer RJ (2003) Advances in the diagnosis, molecular genetics, and treatment of pediatric embryonal CNS tumors. Oncologist 8:174–186

[20] Marec-Berard P, Jouvet A, Thiesse P, Kalifa C, Doz F, Frappaz D (2002) Supratentorial embryonal tumors in children under 5 years of age: an SFOP study of treatment with postoperative chemotherapy alone. Med Pediatr Oncol 38(2):83–90. doi:10.1002/mpo.1277

[21] Mason WP, Grovas A, Halpern S, Dunkel IJ, Garvin J, Heller G, Rosenblum M, Gardner S, Lyden D, Sands S, Puccetti D, Lindsley K, Merchant TE, O'Malley B, Bayer L, McElwain Petriccione M, Allen J, Finlay JL (1998) Intensive chemotherapy and bone marrow rescue for young children with newly diagnosed malignant brain tumors. J Clin Oncol 16:210–221

[22] Massimino M, Gandola L, Spreafico F, Luksch R, Collini P, Giangaspero F, Simonetti F, Casanova M, Cefalo G, Pignoli E, Ferrari A, Terenziani M, Podda M, Meazza C, Polastri D, Poggi G, Ravagnani F, Fossati-Bellani F (2006) Supratentorial primitive neuroectodermal tumors (S-PNET) in children: a prospective experience with adjuvant intensive chemotherapy and hyperfractionated accelerated radiotherapy. Int J Radiat Oncol Biol Phys 64(4):1031–1037. doi:10.1016/j.ijrobp.2005.09.026

[23] McBride SM, Daganzo SM, Banerjee A, Gupta N, Lamborn KR, Prados MD, Berger MS, Wara WM, Haas-Kogan DA (2008) Radiation is an important component of multimodality therapy for pediatric non-pineal supratentorial primitive neuroectodermal tumors. Int J Radiat Oncol Biol Phys 72(5):1319–1323. doi:10.1016/j.ijrobp.2008.03.033

[24] Miller S, Rogers HA, Lyon P, Rand V, Adamowicz-Brice M, Clifford SC, Hayden JT, Dyer S, Pfister S, Korshunov A, Brundler MA, Lowe J, Coyle B, Grundy RG (2011) Genome-wide molecular characterization of central nervous system primitive neuroectodermal tumor and pineoblastoma. Neuro-Oncology 13(8):866–879. doi:10.1093/neuonc/nor070

[25] Pizer BL, Weston CL, Robinson KJ, Ellison DW, Ironside J, Saran F, Lashford LS, Tait D, Lucraft H, Walker DA, Bailey CC, Taylor RE (2006) Analysis of patients with supratentorial primitive neuro-ectodermal tumours entered into the SIOP/UKCCSG PNET 3 study. Eur J Cancer 42(8):1120–1128. doi:10.1016/j.ejca.2006.01.039

[26] Pomeroy SL, Tamayo P, Gaasenbeek M, Sturla SL, Angelo M, McLaughlin ME, Kim JYH, Goumnerova LC, Black PM, Lau C, Allen JC, Zagzag D, Olson JM, Curran T, Wetmore C, Biegel JA, Poggio T, Mukherjee S, Rifkin R, Califano A, Stolovitzky G, Louis DN, Mesirov JP, Lander ES, Golub TR (2002) Prediction of central nervous system embryonal tumor outcome based on gene expression. Nature 415:436–442

[27] Reddy AT, Janss AJ, Phillips PC, Weiss HL, Packer RJ (2000) Outcome for children with supratentorial primitive neuroectodermal tumors treated with surgery, radiation, and chemotherapy. Cancer 88:2189–2193

[28] Rickert CH, Paulus W (2001) Epidemiology of central nervous tumors in childhood and adolescence based on the new WHO classification. Childs Nerv Syst 17:503–511

[29] Russo C, Pellarin M, Tingby O, Bollen AW, Lamborn KR, Mohapatra G, Collins VP, Feuerstein BG (1999) Comparative genomix hybridization in patients with supratentorial and infratentorial primitive neuroectodermal tumors. Cancer 86(2):331–339

[30] South M, Chiu JK, Teh BS, Bloch C, Schroeder TM, Paulino AC (2008) Supine craniospinal irradiation using intrafractional junction shifts and field-in-field dose shaping: early experience at Methodist hospital. Int J Radiat Oncol Biol Phys 71(2):477–483. doi: 10.1016/j. ijrobp.2007.10.029

[31] Strother D, Ashley D, Kellie SJ, Patel A, Jones-Wallace D, Thompson S, Heideman R, Benaim E, Krance R, Bowman L, Gajjar A (2001) Feasibility of four consecutive high-dose chemotherapy cycles with stem-cell rescue for patients with newly diagnosed medulloblastoma or supratentorial primitive neuroectodaermal tumor after craniospinal radiotherapy: results of a collaborative study. J Clin Oncol 19:2696–2704

[32] Strother DR, Lafay-Cousin L, Boyett JM, Burger P, Aronin P, Constine L, Duffner P, Kocak M, Kun LE, Horowitz ME, Gajjar A (2014) Benefit from prolonged dose-intensive chemotherapy for infants with malignant brain tumors is restricted to patients with ependymoma: a report of the Pediatric Oncology Group randomized controlled trial 9233/34. Neuro-Oncology 16(3):457–465. doi:10.1093/neuonc/not163

[33] Tate M, Sughrue ME, Rutkowski MJ, Kane AJ, Aranda D, McClinton L, McClinton L, Barani IJ, Parsa AT (2012) The long-term postsurgical prognosis of patients with pineoblastoma. Cancer 118(1):173–179. doi:10.1002/cncr.26300

[34] Terterov S, Krieger MD, Bowen I, McComb JG (2010) Evaluation of intracranial cerebrospinal fluid cytology in staging pediatric medulloblastomas, supratentorial primitive neuroectodermal tumors, and ependymomas. J Neurosurg Pediatr 6(2):131–136. doi:10.3171/2010.5.P EDS09333

[35] Timmermann B, Kortmann R-D, Kuhl J, Meisner C, Dieckmann K, Pietsch T, Bamberg M (2002) Role of radiotherapy in the treatment of supratentorial primitive neuroectodermal tumors in childhood: results of the prospective German brain tumor trials HIT 88/89 and 91. J Clin Oncol 20:842–849

[36] Varan A, Yazici N, Akalan N, Yalcin B, Akyuz C, Kutluk T, Buyukpamukcu M (2012) Primitive neuroectodermal tumors of the central nervous system associated with genetic and metabolic defects. J Neurosurg Sci 56(1):49–53

第 8 章　非典型畸胎样 / 横纹肌样肿瘤和有多层菊形团的胚胎性肿瘤

Atypical Teratoid Rhabdoid Tumors (AT/RT) and ETMR

Susan L. McGovern　著
苏晓晔　译
陈冬杰　金　晶　校

摘　要

非典型畸胎样 / 横纹肌样肿瘤（AT/RT）和有多层菊形团的胚胎性肿瘤（ETMR）是中枢神经系统的胚胎性肿瘤，最常见于婴幼儿及幼儿。AT/RT 可散发，而 SMARCB1 突变者表现为家族遗传性并可通过检测 INI1 核染色确诊。ETMR 包括富含神经毡和真菊形团的胚胎性肿瘤（ETANTR）、室管膜母细胞瘤和髓上皮瘤，其特点是 LIN28A 阳性和 C19MC 微 RNA 簇的扩增。AT/RT 和 ETMR 的分期包括脑和脊柱 MRI 和脑脊液分析，初始治疗通常是最大范围的安全切除。术后治疗可能包括化学治疗和放射治疗，这取决于患者的年龄和肿瘤的浸润程度。关于手术，化学治疗和放射治疗的详细作用将在本章进行系统描述，重点介绍放射治疗在治疗中枢神经系统的 AT/RT 和 ETMR 的应用。

一、流行病学

非典型畸胎样 / 横纹肌样肿瘤（AT/RT）和有多层菊形团的胚胎性肿瘤（ETMR）是一种罕见的胚胎肿瘤，主要发生在婴儿和幼儿。美国每年平均诊断出 363 例 AT/RT 病例，其中 330

例为 0—4 岁患者，发病率为每 10 万人中 0.33 人（Ostrom 等，2014），ETMR 很少发生，包括富含神经毡和真菊形团的胚胎性肿瘤（ETANTR）、室管膜母细胞瘤和髓上皮瘤（Paulus 和 Kleihues，2010）。

二、易感因素

在大多数 AT/RT 病例中发现 22q11.2 染色体上 *SMARCB1/INI1/SNF5/BAF47* 基因的功能丧失（Versteege 等，1998）。约 1/3 的 AT/RT 患者在 *SMARCB1* 中存在由突变、缺失或基因内插入引起的生殖系改变（Eaton 等，2011）。ETMR 的发展只与在染色体 19q13.42 处 *C19MC* 微 RNA 簇的扩增相关（Korshunov 等，2014；Spence 等，2014）。

三、症状

AT/RT 可发生于中枢神经系统（CNS）的任何地方；约一半的病例发生在颅后窝。约 20% 的患者在诊断时已有转移（Hilden 等，2004）。在一组 97 例 ETMR 中，原发部位为幕上 70%，幕下 30%，20% 的患者在诊断时已有转移（Korshunov 等，2014）。

由于 AT/RT 和 ETMR 是侵袭性、快速生长的肿瘤，其症状往往在几天或几周内迅速发展。症状取决于肿瘤生长的位置，对于原发于颅后窝部位的肿瘤，患者可能会因脑积水而出现恶心、呕吐和头痛。

四、影像学表现

AT/RT 的影像学特征有明显的变异性。一般来说，颅内 AT/RT 倾向于表现为一个大肿块，幕上肿瘤大于幕下肿瘤（Warmuth-Metz 等，2008）。在 CT 图像上，AT/RT 表现为比灰质密度高，可能反映了这些肿瘤的高细胞密度和可能存在钙化。在 MRI 图像上，肿瘤在 T_1 和 T_2 加权的信号强度相对于灰质可表现为高信号、等信号或低信号。对比增强表现也不一致，在 32 例 AT/RT 中，16% 无强化，37% 有中等强化，63% 有高度强化表现（Warmuth-Metz 等，2008）。钙化、出血、坏死、囊肿或水肿的存在也是可变的（Parmar 等，2006）。一例幕上

AT/RT 的 MRI 示例见图 8-1。

一些作者认为，在坏死区周围存在波浪状、带状增强区可能是 AT/RT 的影像学标志（Warmuth-Metz 等，2008；Arslanoglu 等，2004）。AuYong 等回顾了 61 例小儿幕上肿瘤，发现中心坏死区周围存在厚波状增强区域，阴性预测值为 95%，阳性预测值为 63%（AuYong 等，2013）。

基于这类分子上一致的肿瘤的组织学多样性，ETMR 影像学特征的定义并不明确。近期一篇文章回顾了德国 HIT 研究的病例，并比较了 22 例室管膜母细胞瘤、室管膜瘤和中枢神经系统原始神经外胚叶肿瘤非特殊型（CNS-PNET NOS）的影像学特征（Nowak 等，2015）。与室管膜瘤相比，室管膜母细胞瘤发生在较年轻的患者，MR 图像表现为 T_1 加权像低信号，而不是等信号，具有更清晰的肿瘤边界和更均匀的增强。在室管膜瘤中，直径＞ 1cm 的大囊肿更为常见。与 CNS-PNET NOS 肿瘤相比，室管膜母细胞瘤发生在更年轻的患者中，并有更大的肿瘤体积。所有的室管膜母细胞瘤病例、89% 的 CNS-PNET NOS 病例和 80% 的室管膜瘤病例均表现出弥散受限，提示弥散加权成像可能有助于对这些高细胞性肿瘤和低细胞性肿瘤（如低级别胶质瘤）进行区分。

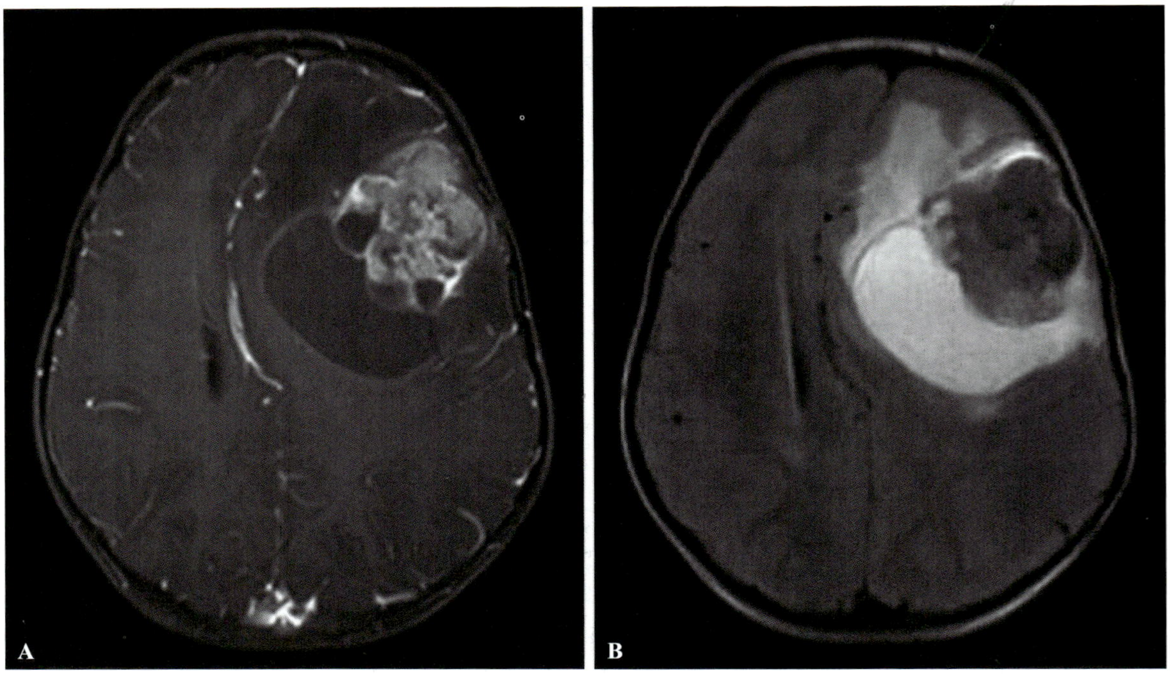

▲图 8-1　一名 19 个月男婴的幕上 AT/RT 的 MRI 表现

A. 纵向 T_1 对比度；B. T_2 FLAIR 序列

五、诊断评估

由于患者经常起病急，症状进展快速，初始评估通常行急诊颅脑 CT 确认是否有高密度的肿块，有没有其他转移部位。急症的处理可能包括使用激素类药物减轻水肿，手术分流以解除梗阻性脑积水引起的颅内压升高。

手术切除既是诊断手段也是治疗手段，因为它允许病理诊断，在取得病理的同时也减轻了肿瘤对周围组织的压迫。根据临床情况，AT/RT 的诊断应该在活检后或者最大限度地安全切除原发肿块后。组织学上，AT/RT 的特点是横纹细胞的存在和沿神经外胚层、间充质和上皮线等不同途径发育。定义丢失 INI1 核染色是 AT/RT 的诊断标志物，这将 AT/RT 与其他 CNS 肿瘤区分开来（Dunham，2010）。

正确的诊断是准确治疗的关键。一项对 3 岁以下脑瘤儿童的儿童癌症组研究的回顾分析表明，10%～15% 的儿童在进一步的病理研究中有 AT/RT（Packer 等，2002）。这些患者是在要求通过免疫组织化学分析肿瘤样本之前入组的。在另一个研究中，22 例患者中只有 12 例根据他们的初始病理被诊断为 AT/RT；10 例患者最初被给出了其他组织学诊断，并根据其他肿瘤类型的治疗原则进行治疗（Slave 等，2014）。值得注意的是，其中 3 例确诊为室管膜母细胞瘤。

1/3 的 AT/RT 患者有 *SMARCB1* 的生殖系异常，可导致中枢神经系统外的横纹肌瘤，其通常发生在肾脏；这些肿瘤被称为恶性横纹肌瘤（Eaton 等，2011）。在不同的部位出现两个或两个以上的横纹肌肿瘤，如大脑和肾脏，应积极推荐进行基因检测（Eaton 等，2011）。基因异常的 *SMARCB1* 不是特定出现在横纹肌肿瘤；它们也可以发现在脉络丛癌、肉瘤和原始神经外胚叶肿瘤（Eaton 等，2011）。具有神经鞘瘤家族史也应该行基因检测评估，因为它与生殖系 *SMARCB1* 改变有关（Boyd 等，2008；Hulsbos 等，2007；Swensen 等，2009），这些基因改变也会引起各种表型改变，包括发育迟缓和心脏缺陷（Jackson 等，2007）。因此，在 AT/RT 初步诊断时，详细的家族史和临床评估对于识别可能受这些基因异常影响的患者和家庭至关重要。

LIN28A 免疫组织化学联合 19q13.42 位点 *C19MC* 微 RNA 簇扩增的 FISH 分析被推荐为 ETMR 的诊断标志物（Korshunov 等，2014）。在胶质瘤和 AT/RT 中也存在 LIN28 的表达（Deisch 等，2011；Mao 等，2013）。

在初步诊断后，完整的评估包括全脊柱 MRI 平扫 + 增强扫描及脑脊液分析，以确定疾病是否在原发部位外扩散。AT/RT 和 ETMR 都有在神经轴内扩散的倾向；图 8–2 显示了 ETANTR 的软脑膜扩散。脊柱 MRI 应在术前、术后 48 小时内或术后至少 2 周完成。脑脊液应从术后至少 2 周进行的腰椎穿刺中获得。根据这些结果，疾病的全身情况通常用改良的 Chang 分期来描

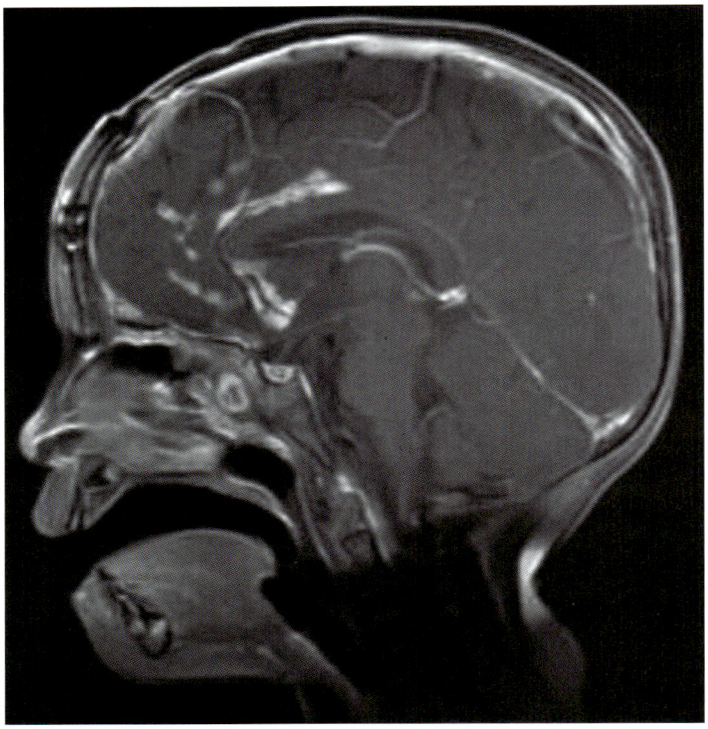

◀ 图 8-2 矢状位 T_1 成像显示了在 3 岁女童，ETANTR 沿着软脑膜扩散

述。简单地说，M_0 为原发部位以外未见病灶，M_1 仅显微镜下脑脊液内可见，M_2 是表现为肉眼可见脑内转移肿瘤，M_3 是肉眼可见的脊髓转移肿瘤（Chang 等，1969）。

六、治疗

（一）手术

AT/RT 的切除既是诊断又是治疗，切除的程度与长期生存结果相关。在前瞻性 Dana-Farber 试验中，接受全切除（GTR）的患者的 2 年总生存率（OS）为 91%。小于 GTR 患者的中位 OS 为 18 个月（Chi 等，2009）。同样，AT/RT 注册中心发现，20 例接受 GTR 的患者中位生存期为 20 个月，仅接受部分切除或活检的 22 例患者的中位生存期为 15.25 个月（Hilden 等，2004）。基于这些数据，COGACNS0333 实验方案鼓励对在诱导化学治疗后可切除的 AT/RT 患者再次考虑手术。预计该试验的结果将为今后手术决策的作用提供依据。在此期间，最大安全切除是 AT/RT 的标准治疗。

一些小样本研究提示，切除程度也与 ETMR 的预后有关。对 11 例前瞻性 HIT 试验治疗的室管膜母细胞瘤回顾分析中，3 例持续完全缓解的患者都接受了 GTR（Gerber 等，2011）。同样，在对 8 例髓上皮瘤患者的回顾中，2 例长期幸存者都有 GTR，其中 1 例患者在肿瘤复发时经历重复 GTR（Molloy 等，1996）。基于这些小样本临床数据，建议对 ETMR 进行最大安全切除，这与其他胚胎性肿瘤的治疗相同。

（二）化学治疗

AT/RT 的早期治疗方法是基于第三版组间横纹肌肉瘤研究（IRS- Ⅲ）方案的脑膜外横纹肌肉瘤，方案 36。使用这种多学科方法，Weinblatt 和 Kochen 报道了第一个长期缓解的 AT/RT 患者（Weinblatt 和 Kochen，1992）。同样，Olsen 等描述了 3 名接受相似治疗的患者，他们也获得了长期的生存（Olson 等，1995），Dana–Farber 癌症研究所（DFCI）的调查人员随后描述了 4 名患者，2 名新诊断的患者和 2 名复发的患者，他们接受改良后的 IRS- Ⅲ方案治疗，中位无疾病生存期为 3 年零 1 个月（Zimmerman 等，2005）。

这些令人鼓舞的结果促使 DFCI 牵头进行了第一项 AT/RT 的Ⅱ期前瞻性临床研究（Chi 等，2009）。在最大安全范围切除后，患者接受了放射治疗前的诱导化学治疗、同步放化疗、放射治疗后续贯化学治疗、维持治疗和延续治疗。IRS- Ⅲ化学治疗方案的主要药物包括长春新碱、放线菌素、环磷酰胺、顺铂、多柔比星和达卡巴嗪（DTIC）。在 DFCI 方案中，使用替莫唑胺代替 DTIC，因为它能够进入 CNS 发挥作用。该 DFCI 方案还包括甲氨蝶呤、阿糖胞苷和氢化可的松鞘内化学治疗。在 12 例可评估的患者中进行放射治疗前的评估，化学治疗反应率为 58%。总的来说，这种积极的 51 周方案产生了令人鼓舞的结果，2 年无进展生存率（PFS）为 53%，OS 率为 70%。

对于 3 岁以下的儿童，研究者为了避免或延迟放射治疗做出了一些努力。在 POG 9233/34 研究中，36 例 AT/RT 患者随机接受标准或强化剂量的环磷酰胺和长春新碱（Strother 等，2014）。这些患者均死于 AT/RT，中位生存期为 6.7 个月（Ginn 和 Gajar，2012）。在 CCG–9921 研究中，不到 36 个月的儿童使用长春新碱、顺铂、环磷酰胺或依托泊苷对比长春新碱、卡铂、异环磷酰胺和依托泊苷。肿瘤残留或出现转移的患者接受延迟放射治疗；没有残留肿瘤的患者直到进展才接受放射治疗。在 28 例横纹肌样肿瘤患者中，5 年无事件生存率为 14%（Geyer 等，2005）。值得注意的是，在 POG 和 CCG 研究中，AT/RT 的诊断是基于肿瘤的组织学表现，而不是分子检测。

基于这些常规化学治疗的结果，进一步探索高剂量化学治疗（HDC）联合干细胞移植（SCR）以避免或推迟放射治疗。在 Head Start Ⅰ研究，患者用顺铂、长春新碱、环磷酰胺和依托泊苷先进行了 5 个周期的诱导化学治疗后手术（患者接受 5 个周期的顺铂、长春新碱、环磷酰胺和依托泊苷方案诱导化学治疗后手术），然后续贯卡铂、噻替哌和依托泊苷结合干细胞移植治疗。

Head Start Ⅱ的设计类似于大剂量甲氨蝶呤应用于诱导化学治疗的每一个周期（Head Start Ⅱ研究的设计与 Head Start Ⅰ研究类似，只是在每个周期的诱导化学治疗中加入高剂量的甲氨蝶呤）（Gardner 等，2008）。Head Start Ⅰ的 6 名患者均死于 AT/RT。Head Start Ⅱ的 7 名患者中，有 3 名具有无疾病存活，3 年的 EFS 率为 43%。这些结果支持甲氨蝶呤在 AT/RT 治疗中起作用。

在 Head Start Ⅲ中，行顺铂和大剂量甲氨蝶呤交替替莫唑胺并包括环磷酰胺、长春新碱和依托泊苷的诱导化学治疗 5 个周期，后续再次评估手术可能和 HDC 与 SCR 的巩固治疗。患者 6—10 岁或合并有残留肿瘤，在巩固治疗后接受放射治疗。在 19 名患者中，5 名在诱导化学治疗过程中死于治疗毒性，只有 4 名患者完成了 5 个计划周期的诱导治疗，其中 3 名患者完成了 HDC 与 SCR，1 名患者有持续的完全缓解反应，2 名患者有部分缓解反应。3 年 EFS 率和 OS 率分别为 21% 和 26%（Zaky 等，2014）。

基于上述结果，COG 研究 ACNS0333 包括 2 个周期的高强度诱导化学治疗，类似于 POG9923 和 CCG-9921 的治疗方法，与 Head Start Ⅱ一样全身应用甲氨蝶呤，基于 CCG99703 的结果行 3 个周期卡铂和噻替哌的高强度化学治疗与 SCR。目前，COG 研究已接近完成入组并且其结果预期能指导下一代 AT/RT 的系统治疗。

ETMR 的最佳化学治疗方案尚不清楚。Spence 等通过对罹患 CNS-PNET 并有 C19MC 扩增和 LIN28 阳性的 36 名患者进行分析，发现接受化学治疗同时接受或不接受放射治疗的患者的中位生存期为 13 个月，而不接受任何治疗的患者的中位生存期为 0.06 个月（P=0.004）（Spence 等，2014）。在已刊登的病例报道中，患者通常按照 CNS-PNET 研究或为恶性脑肿瘤婴儿设计的研究方案进行治疗，比如 CCG99703（Lafay-Cousin 等，2014）。在应用 HIT 治疗的 11 名室管膜母细胞瘤患者的回顾性研究中，1 名患者在 HDC 后未经放射治疗而存活，1 名患者在常规化学治疗后有缓解，4 名患者在放射治疗前的诱导化学治疗期间有早期复发。基于这些观察，文献作者建议至少对于有术后残留的患者，诱导化学治疗应该相对缩短（Gerber 等，2011）。也有一个病例报道，按照 CCG99703 方案化学治疗后 ETMR 短暂缓解（Lafay-Cousin 等，2014）。虽然患者随后复发，但她自诊断后的总生存期为 21 个月，这是令人鼓舞的。

（三）放射治疗

由于大多数 AT/RT 患者年龄较小，因此放射治疗的应用一直存在争议（Squire 等，2007）。早期的努力集中在延迟放射治疗的方法上，基于髓母细胞瘤的结果，化学治疗可以延迟放射治疗到 3 岁后（Duffner 等，1993）。最早关于 AT/RT 的系列研究之一来自注册中心对 42 名患者的随访。在接受放射治疗的 13 名患者中，有 8 名在诊断后至少有 19 个月的无病生存（Hilden 等，2004）。在圣犹大医院的经验回顾中，10 名接受化学治疗和放射治疗的儿童 2 年的 OS 率估计为

90%，21 名未接受放射治疗的儿童为 12%（Tekautz 等，2005）。

最近一篇综述归纳了 12 篇文献中的 332 名儿童和青少年 AT/RT，发现初始放射治疗可改善 RFS 和 OS（Schrey 等，2016）。在 238 名有放射治疗数据的患者中，118 名接受了局灶性、全脑或全脑全脊髓放射治疗。接受放射治疗的患者中位 RFS 为 12.1 个月，而没有接受放射治疗的患者为 4 个月（$P < 0.001$）。同样，接受初始放射治疗的患者的中位 OS 为 23 个月，而没有初始放射治疗的患者为 10 个月（$P < 0.001$）。在包括鞘内化学治疗、手术范围、HDC 和 SCR 的多因素分析中，前期放射治疗显著改善 RFS 和 OS。根据支持放射治疗在 AT/RT 中作用的新证据，放射治疗在已确诊的 AT/RT 中的应用从 1973—2004 年的 22.3% 增加到 2005 年以来的 38.4%（Lau 等，2015）。

放射治疗在 ETMR 中的最合理应用仍属未知领域。在 Alexiou 等的文献综述中，72 名患者中有 17 名接受放射治疗，对比没有接受放射治疗的患者具有较好的中位 OS，16 个月 vs. 11 个月（P=0.029）（Alexiou 等，2013）。Mozes 等回顾了 7 名复发性 ETANTR 儿童的病例，发现接受放射治疗的 4 名患者对比未接受放射治疗的 3 名患者，其具有更好的平均 OS，31.5 个月 vs. 24.0 个月（Mozes 等，2016）。基于这些结果，放射治疗在 ETMR 中的作用正在变得重要，但显然需要更多的数据。

（四）射野和剂量

AT/RT 的最佳射野仍然未知。在最初的 DFCI 报道中，M_0 期患者接受了局部放射治疗，3 岁以上的 M_+ 疾病患者接受了 CSI（Chi 等，2009）。CSI 剂量为 36Gy，局灶剂量为 54Gy。所有患者均接受鞘内化学治疗，但尚不清楚鞘内化学治疗是否能替代 CSI。

在 COG 研究 ACNS0333 中，至少 6 个月的 M_0 期幕下肿瘤患者，或至少 12 个月年龄的幕上肿瘤患者，在 2 个周期的诱导化学治疗后接受局灶性放射治疗。年轻的 M_0 患者在完成诱导和巩固化学治疗后接受局灶性放射治疗。M_+ 期的患者鼓励但未强制要求在诱导和巩固化学治疗后接受年龄调整的 CSI。对于 36 个月以下的 M_0 期患者，局部给量 50.4Gy，对于 36 个月以上的患者，局部治疗剂量为 54Gy。对 36 个月以下的 M_+ 疾病患者进行 CSI 至 23.4Gy，对 36 个月以上的患者进行 CSI 至 36Gy。所有治疗均按 1.8Gy/f 进行，每日 1 次。

年龄≥ 3 岁的患者适合接受 SJMB03 研究方案，所有 AT/RT 患者在手术后都接受了 CSI。将 M_0 期和小于 $1.5cm^3$ 残余肿瘤的患者归类为中等风险，予以瘤床加量到 55.8Gy，CSI 给量 23.4Gy。M_+ 期患者或超过 $1.5cm^3$ 残余肿瘤的患者被归类为具有高危因素，接受 36～39.6Gy CSI 治疗。经过 6 周的休息后，所有患者都接受了 4 个周期的 HDC，并获得周围血干细胞的支持治疗。

目前正等待 ACNS0333 和 SJMB03 的结果，以更好地定义 AT/RT 的最佳射野，特别是对于 M_0 患者。在笔者用质子治疗的 31 名 AT/RT 患者的回顾性研究中，1 名患者在射野边缘失败，7 名患者在神经轴上失败，但处于高剂量区外（McGovern 等，2014）。这些结果证明了放射治疗在 AT/RT 中的有效性，但特别是在非常年轻的患者中，辐射暴露的风险必须与放射治疗的长期影响相平衡。质子治疗可以通过降低对正常组织的辐射剂量来改变这一毒性风险。来自 MD 安德森（McGovern 等，2014）、PaulScherrer 研究所（Weber 等，2015）和 Massachusetts 总医院（DeAmorim 等，2013）的结果表明，年轻患者对 AT/RT 的质子治疗具有良好的耐受性和可接受的短期不良反应；这一人群显然需要更长的随访时间。

ETMR 的照射野和剂量尚未明确，但通常是基于 PNET 或 AT/RT 的照射野和剂量。回顾在笔者所在机构治疗的 7 名经质子治疗的 ETMR 患者，放射治疗开始时的中位年龄为 42 个月（范围为 17～58 个月）。2 名患者仅接受 50.4 或 54Gy（RBE）的局灶照射，5 名接受 CSI，剂量 36Gy（RBE），后瘤床加量至 45～55.8Gy（RBE）。

七、疗效

治疗结束后，对 AT/RT 或 ETMR 患者的随访与 PNET 患者的随访相似。随访应包括脑和脊柱的 MRI，在治疗后的前 1～2 年每 3 个月 1 次，然后此后每 6～12 月 1 次。患者具有在 CNS 发生早期和晚期复发的风险。在放射治疗之前的进展预示着不良的预后（Chi 等，2009；McGovern 等，2014）。除了复发的风险，患者也有在治疗后出现后遗症的风险，应随访可能出现的特定的毒性，包括神经认知、内分泌、听觉和视觉缺陷。儿童中枢神经系统肿瘤存活者长期随访指南已由 COG 发表（Group CSO，2014）。

从历史上看，AT/RT 的生存率一直很低，通常不到 1 年（Burger 等，1998）。最近美国脑肿瘤中央登记处（CBTRUS）对 2007—2011 年 SEER 数据库的分析中发现，AT/RT 的 1、5 和 10 年 OS 率分别为 48.1%、27.5% 和 26.0%（Ostrom 等，2015）。最近的一些研究结果提示放射治疗可能有助于改善预后。在 DFCI 02-0294 研究中，20 名可评估的患者中有 15 名接受了放射治疗，2 年的 PFS 率和 OS 率分别为 53% 和 70%（Chi 等，2009）。如上所述，最近一篇回顾了 332 例 AT/RT 病例的文献也发现，初始放射治疗与 RFS 和 OS 的改善有关（Schrey 等，2016）。期待 ACNS0333 和 SJMB03 的结果补充 AT/RT 的前瞻性生存数据。

家族性 AT/RT 患者的预后往往比散发的患者差。在对 20 名 AT/RT 患者的回顾性分析中，家族性 AT/RT 儿童确诊时中位年龄 4.8 个月，中位 OS 为 4.5 个月。这明显低于散发性 AT/RT

患者，他们确诊时中位年龄为 13 个月，中位 OS 为 21 个月（Bruggers 等，2011）。患有家族性疾病的儿童年龄较小，限制了治疗选择，并可能导致其不佳的预后。

ETMR 的结果往往比经典幕上 PNET 的结果更糟。在前瞻性德国 HIT 试验治疗的 11 例室管膜母细胞瘤中，5 年 PFS 率为 36.4%，5 年 OS 率为 30.3%（Gerber 等，2011）。该组的 4 名幸存者要么接受全脑全脊髓放射治疗和（或）HDC-SCR。多学科治疗可能有助于这些患者获得更好的预后。来自笔者所在机构的文献综述的初步数据，发现了 178 名 ETMR 病例，确诊后中位 OS 为 10 个月。其中 18 名患者是长期存活者，确诊后的中位生存期为 77.2 个月；18 名长期存活者中有 17 名接受了放射治疗。

八、毒性

用于治疗 AT/RT 和 ETMR 患者的积极的多学科治疗可以长期影响身体多个系统。由于大多数患者年龄很小，神经认知功能的结局是主要关注的问题。即使没有放射治疗，AT/RT 的长期幸存者也可能有神经认知缺陷，如 Canadian Registry 报道的 11 名患者（Lafay-Cousin 等，2015）。这项观察报道的结果在一项来自 St.Jude 的更大型的研究中得到了证实，这项纳入 224 名患者的研究发现儿童 CNS 肿瘤的长期存活者与国家规范数据相比，甚至在没有接受放射治疗的患者中，也存在神经认知障碍。损伤程度随放射治疗照射剂量的变化而变化。例如，在测量长期记忆时，11% 的无颅内放射治疗存活者表现出损伤，而 25% 接受局灶性颅内放射治疗的患者出现损伤，36% 接受 CSI 的患者出现损伤（Brinkman 等，2016）。接受放射治疗的长期生存患者也有肺、内分泌、心血管和胃肠功能损伤的风险，特别是在 CSI 之后（Huang 等，2014；Saha 等，2014）。

质子治疗小儿恶性肿瘤的研究为降低治疗的长期毒性提供了一个途径。例如，与光子治疗相比，质子治疗可以改善神经认知结局（Kahalley 等，2016）。这将特别有利于 AT/RT 和 ETMR 的年轻患者。它也可能通过降低接受 CSI 的患者照射野前方结构的剂量来降低系统性毒性的风险（Yock 等，2016）（图 8-3）。

九、未来方向

虽然多学科治疗对这些侵袭性 CNS 肿瘤是有效的，但治疗的远期毒性也可能很大。因此，

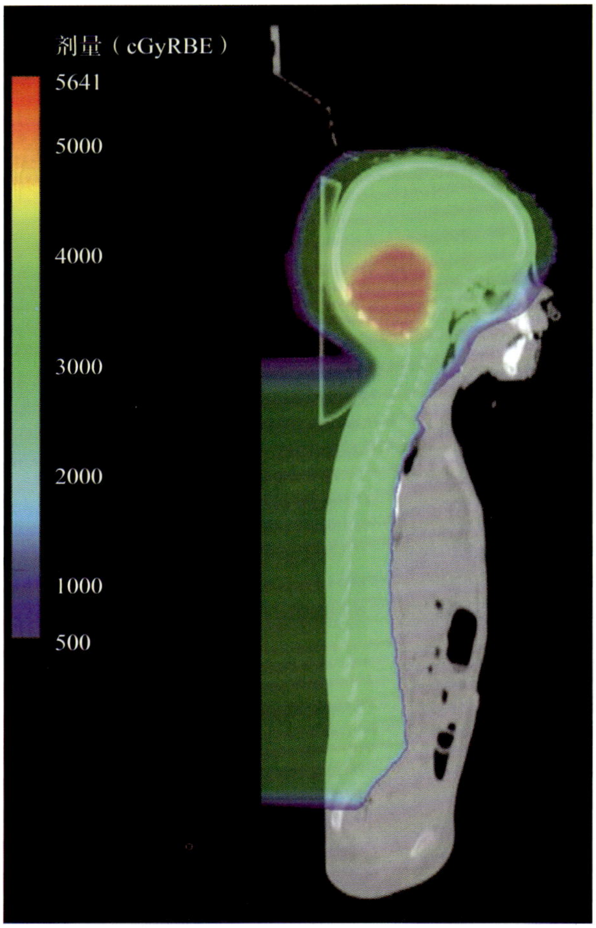

◀ **图 8-3　颅后窝 M_0 期 AT/RT 的 4 岁女孩的全脑全脊髓及瘤床质子放射治疗计划；给予全脑全脊髓 30.6Gy RBE，瘤床加量至 54Gy RBE**
RBE. 相对生物学效应

需要继续对 AT/RT 和 ETMR 的生物学和病理生理学进行研究，目的是提高我们整体的理解，最终为受其影响的儿童提供更有针对性的治疗。

ETMR 的基础生物学和病理学正在兴起。随着对这种肿瘤的性质越来越深的认识，人们希望从这一知识中找到更有针对性的治疗方法。对 AT/RT 的了解多于 ETMR，正在进行的研究旨在了解导致肿瘤发展的基因和表观遗传的突变，目的是确定患者将受益于更多还是更少的积极治疗，并最终开发出更具体的治疗方法（Bourdeaut 等，2014；Fruhwald 等，2016）。由于 AT/RT 的罕见性，其进展取决于多机构和多国家合作。例如，通过结合分子和临床特征，一项国际合作项目确定了 AT/RT 中的三个不同的临床风险群体，包括一个无放射治疗长期生存的群体（Torchia 等，2015）。一个德国的协作团队已经确定了三个不同的 AT/RT 肿瘤表观遗传亚组；每个亚组都提供了潜在的治疗靶点（Johann 等，2016）。人们希望，这种巨大的科学努力最终带来治疗这些致命肿瘤的新疗法的发展。

参考文献

[1] Alexiou GA, Stefanaki K, Vartholomatos G, Sfakianos G, Prodromou N, Moschovi M (2013) Embryonal tumor with abundant neuropil and true rosettes: a systematic literature review and report of 2 new cases. J Child Neurol 28:1709–1715. doi:10.1177/0883073812471434

[2] Arslanoglu A, Aygun N, Tekhtani D, Aronson L, Cohen K, Burger PC, Yousem DM (2004) Imaging findings of CNS atypical teratoid/rhabdoid tumors. Am J Neuroradiol 25: 476–480

[3] Au Yong KJ, Jaremko JL, Jans L, Bhargava R, Coleman LT, Mehta V, Ditchfield MR (2013) How specific is the MRI appearance of supratentorial atypical teratoid rhabdoid tumors? Pediatr Radiol 43:347–354. doi:10.1007/s00247–012–2530–z

[4] Bourdeaut F, Chi SN, Fruhwald MC (2014) Rhabdoid tumors: integrating biological insights with clinical success: a report from the SMARCB1 and Rhabdoid Tumor Symposium, Paris, December 12–14, 2013. Cancer Genet 207:346–351. doi:10.1016/j.cancergen.2014.10.004

[5] Boyd C, Smith MJ, Kluwe L, Balogh A, Maccollin M, Plotkin SR (2008) Alterations in the SMARCB1 (INI1) tumor suppressor gene in familial schwannomatosis. Clin Genet 74:358–366. doi:10.1111/j.1399–0004.2008.01060.x

[6] Brinkman TM, Krasin MJ, Liu W, Armstrong GT, Ojha RP, Sadighi ZS, Gupta P, Kimberg C, Srivastava D, Merchant TE, Gajjar A, Robison LL, Hudson MM, Krull KR (2016) Long–term neurocognitive functioning and social attainment in adult survivors of pediatric CNS tumors: results from the St Jude Lifetime Cohort study. J Clin Oncol 34:1358–1367. doi:10.1200/JCO.2015.62.2589

[7] Bruggers CS, Bleyl SB, Pysher T, Barnette P, Afify Z, Walker M, Biegel JA (2011) Clinicopathologic comparison of familial versus sporadic atypical teratoid/rhabdoid tumors (AT/RT) of the central nervous system. Pediatr Blood Cancer 56:1026–1031. doi:10.1002/pbc.22757

[8] Burger PC, Yu IT, Tihan T, Friedman HS, Strother DR, Kepner JL, Duffner PK, Kun LE, Perlman EJ (1998) Atypical teratoid/rhabdoid tumor of the central nervous system: a highly malignant tumor of infancy and childhood frequently mistaken for medulloblastoma: a Pediatric Oncology Group study. Am J Surg Pathol 22:1083–1092

[9] Chang CH, Housepian EM, Herbert C Jr (1969) An operative staging system and a megavoltage radiotherapeutic technic for cerebellar medulloblastomas. Radiology 93:1351–1359. doi:10.1148/93.6.1351

[10] Chi SN, Zimmerman MA, Yao X, Cohen KJ, Burger P, Biegel JA, Rorke–Adams LB, Fisher MJ, Janss A, Mazewski C, Goldman S, Manley PE, Bowers DC, Bendel A, Rubin J, Turner CD, Marcus KJ, Goumnerova L, Ullrich NJ, Kieran MW (2009) Intensive multimodality treatment for children with newly diagnosed CNS atypical teratoid rhabdoid tumor. J Clin Oncol 27:385–389. doi:10.1200/JCO.2008.18.7724

[11] De Amorim BK, Sethi R, Trofimov A, Zeng C, Fullerton B, Yeap BY, Ebb D, Tarbell NJ, Yock TI, MacDonald SM (2013) Early clinical outcomes using proton radiation for children with central nervous system atypical teratoid rhabdoid tumors. Int J Radiat Oncol Biol Phys 86:114–120. doi:10.1016/j.ijrobp.2012.12.004

[12] Deisch J, Raisanen J, Rakheja D (2011) Immunohistochemical expression of embryonic stem cell markers in malignant rhabdoid tumors. Pediatr Dev Pathol 14:353–359. doi:10.2350/10–09–0902–OA.1

[13] Duffner PK, Horowitz ME, Krischer JP, Friedman HS, Burger PC, Cohen ME, Sanford RA, Mulhern RK, James HE, Freeman CR et al (1993) Postoperative chemotherapy and delayed radiation in children less than three years of age with malignant brain tumors. N Engl J Med 328:1725–1731. doi:10.1056/NEJM199306173282401

[14] Dunham C (2010) Pediatric brain tumors: a histologic and genetic update on commonly encountered entities. Semin Diagn Pathol 27:147–159

[15] Eaton KW, Tooke LS, Wainwright LM, Judkins AR, Biegel JA (2011) Spectrum of SMARCB1/ INI1 mutations in familial and sporadic rhabdoid tumors. Pediatr Blood Cancer 56:7–15. doi:10.1002/pbc.22831

[16] Fruhwald MC, Biegel JA, Bourdeaut F, Roberts CW, Chi SN (2016) Atypical teratoid/rhabdoid tumors–current concepts, advances in biology, and potential future therapies. Neuro–Oncology. doi:10.1093/neuonc/nov264

[17] Gardner SL, Asgharzadeh S, Green A, Horn B, McCowage G, Finlay J (2008) Intensive induction chemotherapy followed by high dose chemotherapy with autologous hematopoietic progenitor cell rescue in young children newly diagnosed with central nervous system atypical teratoid rhabdoid tumors. Pediatr Blood Cancer 51:235–240. doi:10.1002/pbc.21578

[18] Gerber NU, von Hoff K, von Bueren AO, Treulieb W, Warmuth–Metz M, Pietsch T, Soerensen N, Faldum A, Emser A, Schlegel PG, Deinlein F, Kortmann RD, Rutkowski S (2011) Outcome of 11 children with ependymoblastoma treated within the prospective HIT–trials between 1991 and 2006. J Neuro–Oncol 102:459–469. doi:10.1007/s11060–010–0347–x

[19] Geyer JR, Sposto R, Jennings M, Boyett JM, Axtell RA, Breiger D, Broxson E, Donahue B, Finlay JL, Goldwein JW, Heier LA, Johnson D, Mazewski C, Miller DC, Packer R, Puccetti D, Radcliffe J, Tao ML, Shiminski–Maher T, Children's Cancer G (2005) Multiagent chemotherapy and deferred radiotherapy in infants with malignant brain tumors: a report from the Children's Cancer Group. J Clin Oncol 23:7621–7631. doi:10.1200/JCO.2005.09.095

[20] Ginn KF, Gajjar A (2012) Atypical teratoid rhabdoid tumor: current therapy and future directions. Front Oncol 2:114. doi:10.3389/fonc.2012.00114

[21] Group CsO (2014) Long–term follow–up guidelines for survivors of childhood, adolescent, and young adult cancers. Children's Oncology Group, Arcadia, CA

[22] Hilden JM, Meerbaum S, Burger P, Finlay J, Janss A, Scheithauer BW, Walter AW, Rorke LB, Biegel JA (2004) Central nervous system atypical teratoid/rhabdoid tumor: results of therapy in children enrolled in a registry. J Clin Oncol 22:2877–2884. doi:10.1200/ JCO.2004.07.073

[23] Huang TT, Chen Y, Dietz AC, Yasui Y, Donaldson SS, Stokes DC, Stovall M, Leisenring WM, Sklar CA, Diller LR, Mertens AC, Armstrong GT, Green DM, Robison LL, Ness KK (2014) Pulmonary outcomes in survivors of childhood central nervous system malignancies: a report from the childhood cancer survivor study. Pediatr Blood Cancer 61:319–325. doi:10.1002/

pbc.24819

[24] Hulsebos TJ, Plomp AS, Wolterman RA, Robanus–Maandag EC, Baas F, Wesseling P (2007) Germline mutation of INI1/SMARCB1 in familial schwannomatosis. Am J Hum Genet 80:805–810. doi:10.1086/513207

[25] Jackson EM, Shaikh TH, Gururangan S, Jones MC, Malkin D, Nikkel SM, Zuppan CW, Wainwright LM, Zhang F, Biegel JA (2007) High–density single nucleotide polymorphism array analysis in patients with germline deletions of 22q11.2 and malignant rhabdoid tumor. Hum Genet 122:117–127. doi:10.1007/s00439–007–0386–3

[26] Johann PD, Erkek S, Zapatka M, Kerl K, Buchhalter I, Hovestadt V, Jones DT, Sturm D, Hermann C, Segura Wang M, Korshunov A, Rhyzova M, Grobner S, Brabetz S, Chavez L, Bens S, Groschel S, Kratochwil F, Wittmann A, Sieber L, Georg C, Wolf S, Beck K, Oyen F, Capper D, van Sluis P, Volckmann R, Koster J, Versteeg R, von Deimling A, Milde T, Witt O, Kulozik AE, Ebinger M, Shalaby T, Grotzer M, Sumerauer D, Zamecnik J, Mora J, Jabado N, Taylor MD, Huang A, Aronica E, Bertoni A, Radlwimmer B, Pietsch T, Schuller U, Schneppenheim R, Northcott PA, Korbel JO, Siebert R, Fruhwald MC, Lichter P, Eils R, Gajjar A, Hasselblatt M, Pfister SM, Kool M (2016) Atypical Teratoid/Rhabdoid tumors are comprised of three epigenetic subgroups with distinct enhancer landscapes. Cancer Cell 29:379–393. doi:10.1016/j. ccell.2016.02.001

[27] Kahalley LS, Ris MD, Grosshans DR, Okcu MF, Paulino AC, Chintagumpala M, Moore BD, Guffey D, Minard CG, Stancel HH, Mahajan A (2016) Comparing intelligence quotient change after treatment with proton versus photon radiation therapy for pediatric brain tumors. J Clin Oncol 34:1043–1049. doi:10.1200/JCO.2015.62.1383

[28] Korshunov A, Sturm D, Ryzhova M, Hovestadt V, Gessi M, Jones DT, Remke M, Northcott P, Perry A, Picard D, Rosenblum M, Antonelli M, Aronica E, Schuller U, Hasselblatt M, Woehrer A, Zheludkova O, Kumirova E, Puget S, Taylor MD, Giangaspero F, Peter Collins V, von Deimling A, Lichter P, Huang A, Pietsch T, Pfister SM, Kool M (2014) Embryonal tumor with abundant neuropil and true rosettes (ETANTR), ependymoblastoma, and medulloepithelioma share molecular similarity and comprise a single clinicopathological entity. Acta Neuropathol 128:279–289. doi:10.1007/s00401–013–1228–0

[29] Lafay–Cousin L, Hader W, Wei XC, Nordal R, Strother D, Hawkins C, Chan JA (2014) Postchemotherapy maturation in supratentorial primitive neuroectodermal tumors. Brain Pathol 24:166–172. doi:10.1111/bpa.12089

[30] Lafay–Cousin L, Fay–McClymont T, Johnston D, Fryer C, Scheinemann K, Fleming A, Hukin J, Janzen L, Guger S, Strother D, Mabbott D, Huang A, Bouffet E (2015) Neurocognitive evaluation of long term survivors of atypical teratoid rhabdoid tumors (ATRT): the Canadian registry experience. Pediatr Blood Cancer 62:1265–1269. doi:10.1002/pbc.25441

[31] Lau CS, Mahendraraj K, Chamberlain RS (2015) Atypical teratoid rhabdoid tumors: a populationbased clinical outcomes study involving 174 patients from the surveillance, epidemiology, and end results database (1973–2010). Cancer Manag Res 7:301–309. doi:10.2147/CMAR.S88561

[32] Mao XG, Hutt–Cabezas M, Orr BA, Weingart M, Taylor I, Rajan AK, Odia Y, Kahlert U, Maciaczyk J, Nikkhah G, Eberhart CG, Raabe EH (2013) LIN28A facilitates the transformation of human neural stem cells and promotes glioblastoma tumorigenesis through a pro–invasive genetic program. Oncotarget 4:1050–1064. doi:10.18632/oncotarget.1131

[33] McGovern SL, Okcu MF, Munsell MF, Kumbalasseriyil N, Grosshans DR, McAleer MF, Chintagumpala M, Khatua S, Mahajan A (2014) Outcomes and acute toxicities of proton therapy for pediatric atypical teratoid/rhabdoid tumor of the central nervous system. Int J Radiat Oncol Biol Phys 90:1143–1152. doi:10.1016/j.ijrobp.2014.08.354

[34] Molloy PT, Yachnis AT, Rorke LB, Dattilo JJ, Needle MN, Millar WS, Goldwein JW, Sutton LN, Phillips PC (1996) Central nervous system medulloepithelioma: a series of eight cases including two arising in the pons. J Neurosurg 84:430–436. doi:10.3171/jns.1996.84.3.0430

[35] Mozes P, Hauser P, Hortobagyi T, Benyo G, Petak I, Garami M, Cserhati A, Bartyik K, Bognar L, Nagy Z, Turanyi E, Hideghety K (2016) Evaluation of the good tumor response of embryonal tumor with abundant neuropil and true rosettes (ETANTR). J Neuro–Oncol 126:99–105. doi:10.1007/s11060–015–1938–3

[36] Nowak J, Seidel C, Pietsch T, Alkonyi B, Fuss TL, Friedrich C, von Hoff K, Rutkowski S, Warmuth–Metz M (2015) Systematic comparison of MRI findings in pediatric ependymoblastoma with ependymoma and CNS primitive neuroectodermal tumor not otherwise specified. Neuro–Oncology 17:1157–1165. doi:10.1093/neuonc/nov063

[37] Olson TA, Bayar E, Kosnik E, Hamoudi AB, Klopfenstein KJ, Pieters RS, Ruymann FB (1995) Successful treatment of disseminated central nervous system malignant rhabdoid tumor. J Pediatr Hematol Oncol 17:71–75

[38] Ostrom QT, Gittleman H, Liao P, Rouse C, Chen Y, Dowling J, Wolinsky Y, Kruchko C, Barnholtz– Sloan J (2014) CBTRUS statistical report: primary brain and central nervous system tumors diagnosed in the United States in 2007–2011. Neuro–Oncology 16(Suppl 4):iv1–i63. doi:10.1093/neuonc/nou223

[39] Ostrom QT, de Blank PM, Kruchko C, Petersen CM, Liao P, Finlay JL, Stearns DS, Wolff JE, Wolinsky Y, Letterio JJ, Barnholtz–Sloan JS (2015) Alex's Lemonade Stand Foundation infant and childhood primary brain and central nervous system tumors diagnosed in the United States in 2007–2011. Neuro–Oncology 16(Suppl 10):x1–x36. doi:10.1093/neuonc/nou327

[40] Packer RJ, Biegel JA, Blaney S, Finlay J, Geyer JR, Heideman R, Hilden J, Janss AJ, Kun L, Vezina G, Rorke LB, Smith M (2002) Atypical teratoid/rhabdoid tumor of the central nervous system: report on workshop. J Pediatr Hematol Oncol 24:337–342

[41] Parmar H, Hawkins C, Bouffet E, Rutka J, Shroff M (2006) Imaging findings in primary intracranial atypical teratoid/rhabdoid tumors. Pediatr Radiol 36:126–132. doi:10.1007/s00247–005–0037–6

[42] Paulus W, Kleihues P (2010) Genetic profiling of CNS tumors extends histological classification. Acta Neuropathol 120:269–270. doi:10.1007/s00401–010–0710–1

[43] Saha A, Salley CG, Saigal P, Rolnitzky L, Goldberg J, Scott S, Olshefski R, Hukin J, Sands SA, Finlay J, Gardner SL (2014) Late effects in survivors of childhood CNS tumors treated on head start I and II protocols. Pediatr Blood Cancer 61:1644–

1652; quiz 1653–1672. doi:10.1002/ pbc.25064

[44] Schrey D, Lechon FC, Malietzis G, Moreno L, Dufour C, Chi S, Lafay-Cousin L, von Hoff K, Athanasiou T, Marshall LV, Zacharoulis S (2016) Multimodal therapy in children and adolescents with newly diagnosed atypical teratoid rhabdoid tumor: individual pooled data analysis and review of the literature. J Neuro-Oncol 126:81–90. doi:10.1007/s11060-015-1904-0

[45] Slavc I, Chocholous M, Leiss U, Haberler C, Peyrl A, Azizi AA, Dieckmann K, Woehrer A, Peters C, Widhalm G, Dorfer C, Czech T (2014) Atypical teratoid rhabdoid tumor: improved longterm survival with an intensive multimodal therapy and delayed radiotherapy. The Medical University of Vienna experience 1992–2012. Cancer Med 3:91–100. doi:10.1002/cam4.161

[46] Spence T, Sin-Chan P, Picard D, Barszczyk M, Hoss K, Lu M, Kim SK, Ra YS, Nakamura H, Fangusaro J, Hwang E, Kiehna E, Toledano H, Wang Y, Shi Q, Johnston D, Michaud J, La Spina M, Buccoliero AM, Adamek D, Camelo-Piragua S, Peter Collins V, Jones C, Kabbara N, Jurdi N, Varlet P, Perry A, Scharnhorst D, Fan X, Muraszko KM, Eberhart CG, Ng HK, Gururangan S, Van Meter T, Remke M, Lafay-Cousin L, Chan JA, Sirachainan N, Pomeroy SL, Clifford SC, Gajjar A, Shago M, Halliday W, Taylor MD, Grundy R, Lau CC, Phillips J, Bouffet E, Dirks PB, Hawkins CE, Huang A (2014) CNS-PNETs with C19MC amplification and/or LIN28 expression comprise a distinct histogenetic diagnostic and therapeutic entity. Acta Neuropathol 128:291–303. doi:10.1007/s00401-014-1291-1

[47] Squire SE, Chan MD, Marcus KJ (2007) Atypical teratoid/rhabdoid tumor: the controversy behind radiation therapy. J Neuro-Oncol 81:97–111. doi:10.1007/s11060-006-9196-z

[48] Strother DR, Lafay-Cousin L, Boyett JM, Burger P, Aronin P, Constine L, Duffner P, Kocak M, Kun LE, Horowitz ME, Gajjar A (2014) Benefit from prolonged dose-intensive chemotherapy for infants with malignant brain tumors is restricted to patients with ependymoma: a report of the Pediatric Oncology Group randomized controlled trial 9233/34. Neuro-Oncology 16:457–465. doi:10.1093/neuonc/not163

[49] Swensen JJ, Keyser J, Coffin CM, Biegel JA, Viskochil DH, Williams MS (2009) Familial occurrence of schwannomas and malignant rhabdoid tumour associated with a duplication in SMARCB1. J Med Genet 46:68–72. doi:10.1136/jmg.2008.060152

[50] Tekautz TM, Fuller CE, Blaney S, Fouladi M, Broniscer A, Merchant TE, Krasin M, Dalton J, Hale G, Kun LE, Wallace D, Gilbertson RJ, Gajjar A (2005) Atypical teratoid/rhabdoid tumors (ATRT): improved survival in children 3 years of age and older with radiation therapy and high-dose alkylator-based chemotherapy. J Clin Oncol 23:1491–1499. doi:10.1200/JCO.2005.05.187

[51] Torchia J, Picard D, Lafay-Cousin L, Hawkins CE, Kim SK, Letourneau L, Ra YS, Ho KC, Chan TS, Sin-Chan P, Dunham CP, Yip S, Ng HK, Lu JQ, Albrecht S, Pimentel J, Chan JA, Somers GR, Zielenska M, Faria CC, Roque L, Baskin B, Birks D, Foreman N, Strother D, Klekner A, Garami M, Hauser P, Hortobagyi T, Bognar L, Wilson B, Hukin J, Carret AS, Van Meter TE, Nakamura H, Toledano H, Fried I, Fults D, Wataya T, Fryer C, Eisenstat DD, Scheineman K, Johnston D, Michaud J, Zelcer S, Hammond R, Ramsay DA, Fleming AJ, Lulla RR, Fangusaro JR, Sirachainan N, Larbcharoensub N, Hongeng S, Barakzai MA, Montpetit A, Stephens D, Grundy RG, Schuller U, Nicolaides T, Tihan T, Phillips J, Taylor MD, Rutka JT, Dirks P, Bader GD, Warmuth-Metz M, Rutkowski S, Pietsch T, Judkins AR, Jabado N, Bouffet E, Huang A (2015) Molecular subgroups of atypical teratoid rhabdoid tumours in children: an integrated genomic and clinicopathological analysis. Lancet Oncol 16:569–582. doi:10.1016/ S1470-2045(15)70114-2

[52] Versteege I, Sevenet N, Lange J, Rousseau-Merck MF, Ambros P, Handgretinger R, Aurias A, Delattre O (1998) Truncating mutations of hSNF5/INI1 in aggressive paediatric cancer. Nature 394:203–206. doi:10.1038/28212

[53] Warmuth-Metz M, Bison B, Dannemann-Stern E, Kortmann R, Rutkowski S, Pietsch T (2008) CT and MR imaging in atypical teratoid/rhabdoid tumors of the central nervous system. Neuroradiology 50:447–452. doi:10.1007/s00234-008-0369-7

[54] Weber DC, Ares C, Malyapa R, Albertini F, Calaminus G, Kliebsch U, Mikroutsikos L, Morach P, Bolsi A, Lomax T, Schneider R (2015) Tumor control and QoL outcomes of very young children with atypical teratoid/rhabdoid tumor treated with focal only chemo-radiation therapy using pencil beam scanning proton therapy. J Neuro-Oncol 121:389–397. doi:10.1007/ s11060-014-1648-2

[55] Weinblatt M, Kochen J (1992) Rhabdoid tumor of the central nervous system. Med Pediatr Oncol 20:258

[56] Yock TI, Yeap BY, Ebb DH, Weyman E, Eaton BR, Sherry NA, Jones RM, MacDonald SM, Pulsifer MB, Lavally B, Abrams AN, Huang MS, Marcus KJ, Tarbell NJ (2016) Long-term toxic effects of proton radiotherapy for paediatric medulloblastoma: a phase 2 single-arm study. Lancet Oncol 17:287–298. doi:10.1016/S1470-2045(15)00167-9

[57] Zaky W, Dhall G, Ji L, Haley K, Allen J, Atlas M, Bertolone S, Cornelius A, Gardner S, Patel R, Pradhan K, Shen V, Thompson S, Torkildson J, Sposto R, Finlay JL (2014) Intensive induction chemotherapy followed by myeloablative chemotherapy with autologous hematopoietic progenitor cell rescue for young children newly-diagnosed with central nervous system atypical teratoid/rhabdoid tumors: the head start III experience. Pediatr Blood Cancer 61:95–101. doi:10.1002/pbc.24648

[58] Zimmerman MA, Goumnerova LC, Proctor M, Scott RM, Marcus K, Pomeroy SL, Turner CD, Chi SN, Chordas C, Kieran MW (2005) Continuous remission of newly diagnosed and relapsed central nervous system atypical teratoid/rhabdoid tumor. J Neuro-Oncol 72:77–84. doi: 10.1007/ s11060-004-3115-y

第三篇

胶质瘤

Glial Tumors

第 9 章 室管膜瘤

Ependymoma

Rosangela Correa Villar　Thomas E. Merchant　著
孙　晗　金　晶　译
彭　苗　陈志坚　校

摘　要

儿童室管膜瘤是一种侵袭性的恶性脑肿瘤。因其发病年龄较早，肿瘤和手术相关的发病率，以及肿瘤与重要正常组织结构的密切关系，对儿童放射肿瘤学家带来了巨大的挑战。过去的 20 年中，临床试验中应用的先进放射治疗技术已经改善了这部分患者的预后、提高了正常器官功能的保留，并为治疗其他儿童肿瘤提供了范例。对室管膜瘤生物学行为深入的探索可能会对未来的治疗决策，优化放射治疗顺序，以及放射治疗剂量和放射治疗靶区产生深入的影响。

一、概述

室管膜瘤（ependymoma，EPN）是一种神经上皮源性肿瘤，通常源于脑室系统或脊髓中央管的室管膜内层（Smyth 等，2000）。约 90% 的小儿 EPN 起源于颅内，第四脑室的室管膜受累最为常见。EPN 最常见的发病部位是颅后窝（posterior fossa，PF）（Smyth 等，2000；Vaidya 等，2012）。高达 30% 的颅内 EPN 位于幕上（supratentorial，ST）脑室内，由侧脑室或第三脑室或远离脑室系统的实质内病变引起（Smyth 等，2000；Reni 等，2007）。脊髓 EPN（儿童患者中发病率＜ 10%）（Reni 等，2007）多发于在颈胸段的脊髓中央管中，很少出现在尾丝、髓质圆锥或马尾部（Teo 等，2003；Zacharoulis 和 Moreno，2009）（图 9–1）。

EPN 占儿童颅脑肿瘤的 6%～10%。目前针对 EPN 患者的初始标准治疗手段包括以完全切除（gross total resection，GTR）为目的的最大安全距离的手术切除，并针对术后残留的亚临床病灶进行术后标准分割放射治疗（radiation therapy，RT）（Hoffman 等，2014）。通过这种治疗模式，5 年总生存（overall survival，OS）率和无事件生存（event-free survival，EFS）率已经达到了 86% 和 55%（Gajjar 等，2013）。EPN 可以在局部扩散到相邻组织中或通过脑脊液转移到蛛网膜下腔（种植转移）（Paulino 等，2002），这种特性在高级别肿瘤中更为常见。脑脊膜的"糖衣"不是一种转移的征象，更可能是炎性反应。EPN 的转移最常呈现出结节

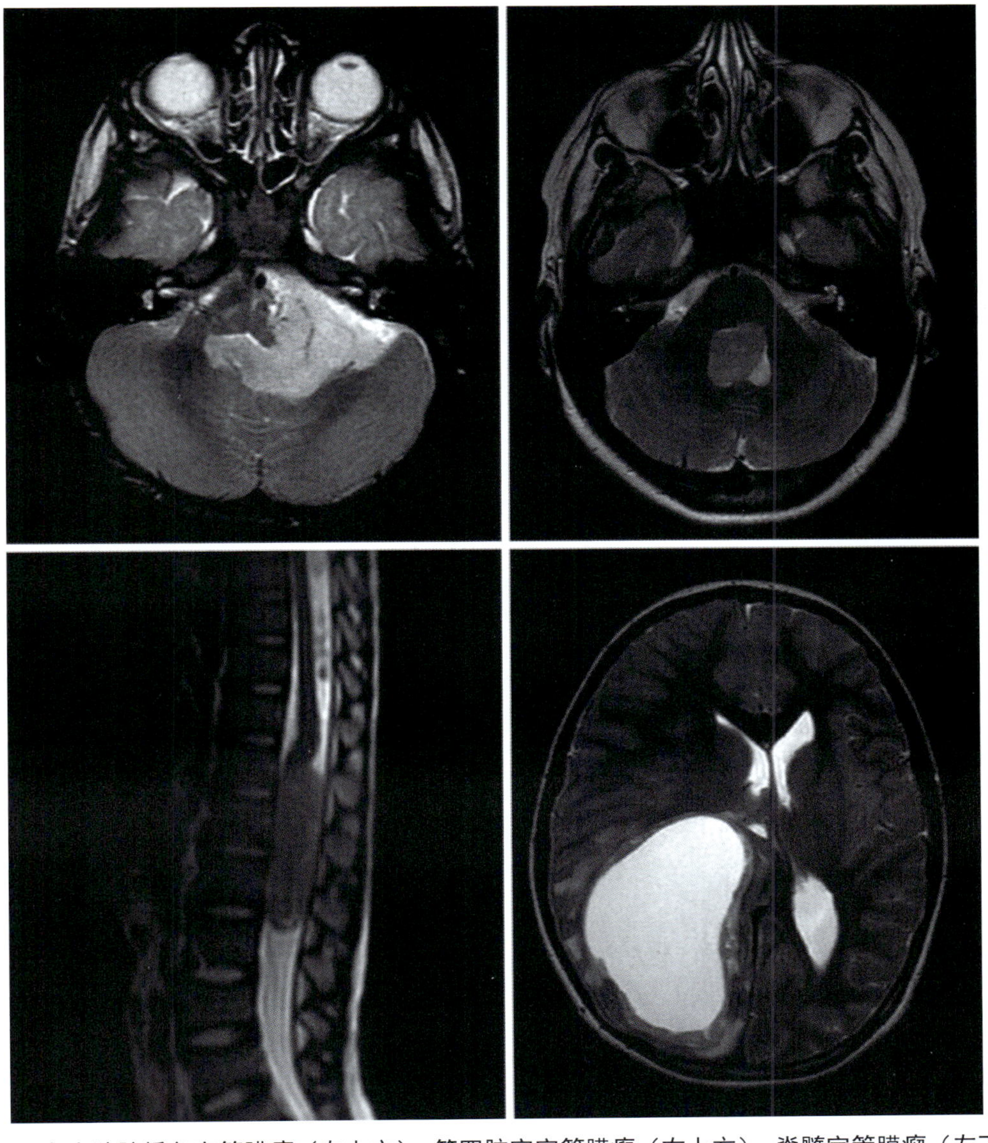

▲ 图 9-1 左小脑脑桥角室管膜瘤（左上方），第四脑室室管膜瘤（右上方），脊髓室管膜瘤（左下方）和右额顶叶室管膜瘤（右下方）

状的表现（图 9–2）。

室管膜肿瘤的临床表现具有高度异质性，并且由于缺乏有效的治疗手段，约 40% 的患者可能无法治愈（Merchant，2009）。手术切除是首选治疗手段。几项研究表明辅助放射治疗可能带来生存获益，但照射范围仍存在争议。化学治疗的作用尚不确切，几乎没有证据支持化学治疗在该疾病中的应用（Vaidya 等，2012）。

与其他脑肿瘤比较，儿童 EPN 的预后仍然较差。明确的预后因素包括肿瘤切除的程度，初诊时是否存在远地转移，以及初诊时的年龄（Reni 等，2007；Shim 等，2009）。而肿瘤位置、

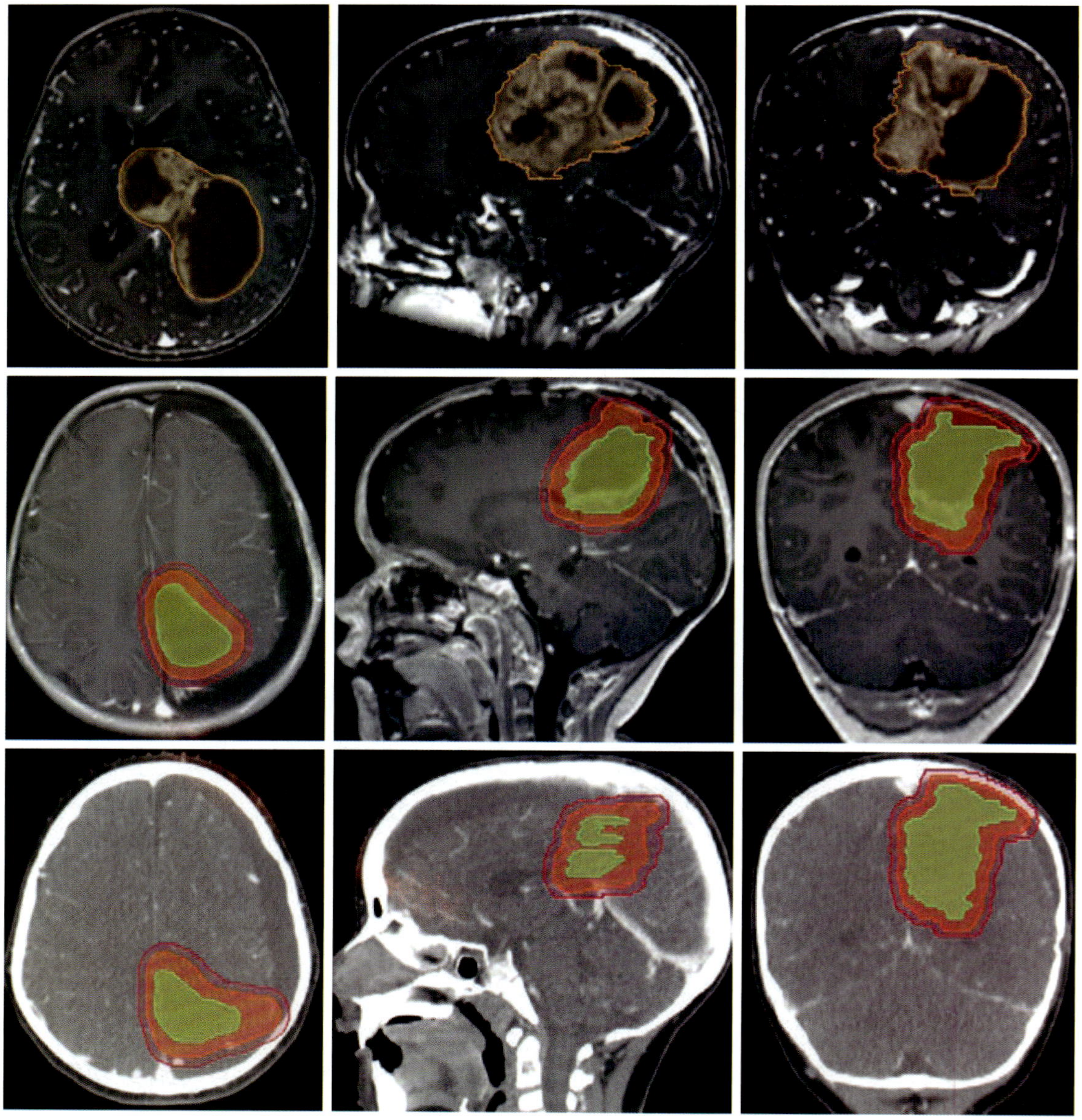

▲ 图 9–2　术前室上性室管瘤 MR 图像（上排）术后（中排）MR 图像显示肿瘤区（黄色）、临床靶区（橙色）和计划靶区（红色）；术后对比增强治疗计划 CT（下排）显示上述 MR 显示靶区

组织病理学分级的重要性及辅助治疗对预后的影响尚不明确（Reni 等，2007；Shim 等，2009）。目前的研究集中在 EPN 的分子亚型方面，以定义不同的亚组从而更准确地预测每个亚组的预后情况（Vaidya 等，2012）。

二、预后因素

（一）发病年龄

绝大多数关于儿童 EPN 的研究均表明，发病年龄偏小是预后不良因素。在三项研究中，年龄在 3 岁以下的患病儿童 5 年 OS 率为 22%～42%，而对于 3 岁以上的儿童则为 69%～75%（Paulino 等，2002；Perilongo 等，1997；Pollack 等，1995）。由于患者症状或体征的非特异性导致的延误诊断（Tamburrini 等，2009），更具袭性的肿瘤生物学行为（Nazar 等，1990），推迟或拒绝行放射治疗（Duffner 等，1998），以及偏低的照射剂量（Duffner 等，1998），以上因素均会影响年龄偏小儿童的预后情况。

（二）手术切除范围

切除的范围是影响 EPN 最重要的预后因素（Paulino 等，2002；Perilongo 等，1997；Pollack 等，1995；Duffner 等，1993；Massimino 等，2004；Merchant 等，2009；Robertson 等，1998；Rousseau 等，1994）。手术技术的进步，例如手术显微镜和影像引导切除术，已经明显改善了患者的预后。一项研究表明，接受完全切除的患者的 5 年无进展生存（progression-free，PFS）率为 51%～79%，而接受次全切除（subtotal resection，STR）的患者为 9%～44%（Vaidya 等，2012）。超过 90% 的肿瘤复发发生在局部更加凸显了完全切除的重要性（Nazar 等，1990；Chiu 等，1992）。

（三）原发肿瘤部位

能否彻底地切除肿瘤绝大部分取决于中枢神经系统（central nervous system，CNS）中的肿瘤部位。一篇综述纳入了 10 项回顾性研究共 307 例患者，在 128 例 ST-EPN 患者中，有 53% 的患者接受了完全切除（Bouffet 等，1998）。在 179 例存在幕下病灶的患者中，只有 29% 接受了完全切除。然而，对于脊髓肿瘤，仅 27%～45% 的患者切除肿瘤后未影响神经功能。之所以出现这种差异，是因为脑干和多条脑神经的存在，从而使 PF-EPN 的手术切除更加困难（Tamburrini 等，2009）。ST-EPN 完全切除率普遍较高，这可能解释了为什么该部分患者拥有更好的预后及更高的无病生存率（Vaidya 等，2012）。

当前 EPN 的标准治疗手段为最大程度保证安全距离的手术切除，后续行局部放射治疗（Merchant2009；Merchant 等，2009）。数个研究表明，部分行完全切除术的患者即使没有行术后的辅助治疗也没有出现肿瘤复发（Venkatramani 等，2012），因此亟待对患者进行更为细致的预后分层。此外，尽管辅助化学治疗仍然是许多试验方案的一部分，尤其是在避免或延迟放射治疗的年幼患者中。但一些临床试验发现在初次诊断或复发时增加化学治疗对生存没有显著生存获益（Duffner 等，1993；Bouffet 等，2009；Bouffet 和 Foreman，1999）。

（四）组织病理学分级

根据世界卫生组织（WHO）对中枢神经系统肿瘤分类（Ellison 等，2011；Louis 等，2007；Pajtler 等，2015），对室管膜瘤进行精准的组织病理学诊断具有挑战。即使经验丰富的神经病理学家对Ⅱ级 EPN 和Ⅲ级间变性 EPN 进行区分也很困难，且观察者之间的可重复性差（Ellison 等，2011）。Ⅰ级 EPN 或黏液乳头状瘤（原发于脊柱）和室管膜下室管膜瘤（subependymoma，SE；在所有隔室中均可发生）通常具有更易分辨的组织病理学特征。但是，EPN 的分级可能很复杂，因为许多肿瘤显示出多个孤立区域，每个区域有着不同的分级，这对确定肿瘤成分及判断肿瘤整体的生物学行为提出了挑战（Pajtler 等，2015）。

组织病理学分级作为预后因素仍具有争议。一项综述提示，间变性 EPN 患者的 5 年 OS 率为 10%～47%，低级别肿瘤患者的 5 年 OS 率为 55%～87%（Reni 等，2007）。相反的，一些研究报道，间变性 EPN 或低级别肿瘤患者的生存率没有差异，甚至低级别肿瘤患者生存情况更差。两项研究报道，间变性肿瘤患者的 5 年 PFS 率分别为 78% 和 46%，低级别肿瘤患者的 5 年 PFS 率分别为 17% 和 57%（Robertson 等，1998；Rousseau 等，1994）。在未来几年中，按分子亚型对 EPN 肿瘤进行分类可能取代常规组织病理学的分类方式。

（五）分子预后因素

尽管在不同的解剖部位的 EPN 在组织病理学上表现相似，但是 EPN 的分子生物学依然是具有异质性的，并且与独特的遗传和表观遗传学改变，以及多样的转录程序有关（Carter 等，2002；Dyer 等，2002；Korshunov 等，2010；Mack 等，2014；Mendrzyk 等，2006；Parker 等，2014；Wani 等，2012；Witt 等，2011）。跨物种的功能性研究表明，这些分子差异反映了不同区域肿瘤的细胞起源的异质性（Parker 等，2014；Johnson 等，2010；Taylor 等，2005）。长期以来，人们一直将神经纤维瘤病 2 型（即 *NF2* 基因的基因突变）和 *NF2* 的偶发突变之间的联系称为脊椎 EPN 的标志性遗传突变（Ebert 等，1999；Rubio 等，1994）。

其他免疫组织化学标记物不能充分反映 EPN 的生物学异质性，不能可靠地区分组织学等级和 EPN 的亚组。始终与预后不良相关的唯一分子标记是染色体臂 1q 的增加（Korshunov 等，2010；Mendrzyk 等，2006；Godfraind 等，2012；Kilday 等，2012；Modena 等，2012），尤其在儿童期 PF-EPN 中。在 ST-EPN 中，CDKN2AAB 基因位点的纯合缺失是与不良预后相关的另一个标志物（Korshunov 等，2010）。

最近的大规模基因组学和表观基因组学研究揭示了 ST-EPN 中的第一个驱动基因。编码 NF-kB 组分的 RELA 与因 11 号染色体上的染色体碎裂（局部染色体破碎）导致的特征不佳的基因 *C11orf95* 之间的融合发生在 70% 以上的 ST-EPN 患者中（Parker 等，2014）。令人惊讶的是，当在神经干细胞中异常表达时，单独的 *C11orf95-RELA* 融合蛋白就可以促进肿瘤发生（Parker 等，2014）。

对于 PF-EPN，两个不同的分子亚组在两项使用不同方法和不重叠患者队列的独立研究中被一致地鉴定出来（Wani 等，2012；Witt 等，2011）。这些亚组［暂定为 PF 组 A（PFA）和 PF 组 B（PFB）］与独特的转录组学、遗传学、表观遗传学和临床特征有关，比仅由 WHO 分级具有更多的信息（Archer 和 Pomeroy，2011）。

2015 年，Pajtler 等使用全基因组 DNA 甲基化来识别所有年龄组的 9 个不同的室间隔瘤分子亚组（每个 CNS 解剖亚区有 3 个亚型）（Pajtler 等，2015）：①脊柱（SP），具有 SE、MPE 和 EPN 亚型（具有 NF2 关联），均具有良好的 OS 和 PFS；② PF，具有 SE、EPN-A 和 EPN-B 亚型；③ ST，具有 SE、EPN-YAP1 和 EPN-RELA 亚型。

这些分子亚群在遗传、表观遗传、转录、流行病学和临床表现上均不同。正如 Johnson 等所说的，它们是否也具有不同的起源细胞仍有待进一步的研究证明。与髓母细胞瘤的表观遗传亚组相比，生物学分类可能有助于研究人员和临床医师更好地了解这种疾病的异质性（Kool 等，2012）。例如，Pajtler 等的研究结果表明，采用目前的治疗方法，PF-EPN-A 和 ST-EPN-*RELA*（*C11orf95-RELA* 融合）亚组的患者预后很差。这些患者属于高风险类别，10 年 OS 率约为 50%，10 年 PFS 率约为 20%（Pajtler 等，2015）。

三、放射治疗

（一）放射治疗剂量

有足够的证据表明，与单独手术相比，术后辅助放射治疗可改善局部控制，并具有更加良好的预后。尽管前瞻性随机试验的数据很少，主要是由于患该病的患者数目较少，但多项回顾性研究表明，辅助放射治疗可改善 EPN 患者的局部控制和总生存情况。因此，目前放射治疗被认为是颅内 EPN 切除术后的标准辅助治疗（Chan 和 McMullen，2012；Stuben 等，1997）。肿瘤床的总剂量为 45～54Gy（1.5～1.8Gy/f）。在一些研究中，已建议对残留病灶行约 10Gy 的局部加量（Reni 等，2007；Stuben 等，1997）。两项研究表明，较高的放射剂量可以改善颅内 EPN 的预后：给予剂量＞ 50Gy 的患者 5 年 OS 率分别为 58% 和 51%，相比之下，剂量≤ 50Gy 的患者为 33% 和 18%（Chiu 等，1992；Goldwein 等，1990）。使用超分割放射治疗将剂量提升至 66Gy 是安全的，但未提升患者的生存获益（Conter 等，2009）。

总剂量 54Gy 被认为是控制亚临床病灶所需的最低剂量。基于局部失败是首次失败的主要因素，高剂量的照射是必要的。没有残留病灶的患者的标准放射治疗剂量为 1.8Gy/f，总剂量 54～59.4Gy。最近的一系列研究除年龄在 18 个月以下接受 GTR 且接受过一定剂量治疗的患者外，所有患者均接受 1.8Gy/f 总剂量为 59.4Gy 的放射治疗。

（二）放射治疗靶区

在儿童 EPN 的放射治疗中有争议的一个方面是确定适合照射的区域大小和靶区［局部区域或全脑全脊髓照射（craniospinal irradiation，CSI）］。CSI 涉及整个脑脊髓的预防性照射，并于肿瘤部位进行局部加量（Merchant 和 Fouladi，2005）。

既往研究表明，EPN 易出现软脑膜播散转移（32%）（Nazar 等，1990；Merchant 等，1997；Salazar 等，1975）。因此，CSI 是多年来用于 EPN 的标准放射治疗模式。这些较早的研究存在一定的缺陷和偏倚，包括尸检结果中对一些因局部失败而死亡的患者中发现了播散转移。另外，这些研究主要是在磁共振成像（magnetic resonance imaging，MRI）被广泛应用前进行的，因此还无法准确对疾病程度进行准确评估。成像技术的改进，足以使脊髓疾病充分分期，现代的失败研究模式表明，即使没有 CSI，也很少发生颅内 EPN 的孤立性脊髓失败（Perilongo 等，1997；Rezai 等，1996；Taylor2004）。最近的研究报道脑膜播散率仅为 3%～10%（Pollack 等，1995；Merchant 等，1997；Vanuytsel 和 Brada，1991；Wallner 等，1986）。因此，大多数脊髓失败发生在已有局部失败的患者中（Rezai 等，1996；Sutton 等，1990）。既往研究已经证实，仅有局部病灶的患者不需要进行 CSI 预防性照射，因为 90% 以上的复发都发生于局部(Nazar 等，1990；Chiu 等，1992）且与 CSI 相关并发症的关系无法得到证实。即使对于与不良预后相关的间变性和幕下 EPN，预防性 CSI 也不能带来生存获益（Timmermann 等，2005）。因此，累及野放射治疗已成为颅内 EPN 的标准治疗模式（Chan 和 McMullen，2012）。

在 EPN 中定义累计野放射治疗的临床靶区（CTV）一直是充满争议的。Merchant 等的大型研究表明，在肿瘤腔周围三维外扩 1cm 形成 CTV 边缘可包括绝大部分亚临床病灶，足以实现较高的局部控制（Merchant 等，1999）。这个外扩 1cm 形成 CTV 的勾画方式在最近的儿童肿瘤组协会（COG）试验 ACNS0121 中被使用。有趣的是，来自 St.Jude 儿童研究医院的失败模式和治疗效果数据表明，较小的 CTV 边缘可能也能达到充分的局部控制，并可能减少后期对神经认知功能的影响（Merchant 等，2002a）。COG 的 ACNS0831 研究正在探讨将 CTV 进一步减少至三维外扩边界 5mm，放射治疗剂量 54Gy，并且对 59.4Gy 的加量区不扩 CTV（Chan 和 McMullen，2012）（表 9–1）。

表 9–1　临床试验中 CTV 范围

临床试验（发起人）	CTV 范围	开始年月及临床试验编号（clinicaltrials.gov）
ACNS0121（COG）	术后肿瘤床三维外扩 1.0cm	2003 年 8 月
		NCT00027846
SJYC07（St.Jude）	术后肿瘤床三维外扩 0.5cm	2007 年 11 月
		NCT00602667
ACNS0831（COG）	术后肿瘤床三维外扩 0.5cm	2010 年 3 月
		NCT01096368

CTV. 临床靶区；COG. 儿童肿瘤组协会；post–op. 术后；St.Jude. St.Jude 儿童研究医院

（三）影像和治疗计划

EPN 可能显示出不均匀强化（部分肿瘤可能无强化）。可能需要同时进行 T_1 和 T_2 MRI 才能充分确定肿瘤的整个范围。鉴于 EPN 尤其是 PF 术后解剖结构的明显改变，瘤腔的确定必须参照术前和术后 MRI 检查，以将初始疾病的全部范围包括在肿瘤区（GTV）之内（Chan 和 McMullen，2012）。

计算机断层扫描计划和 MRI 的融合在 PF 中存在一些局限性，并且该区域中的一些常见伪影可能导致对靶区定义的模糊。当诊断与定位所用的图像因体位不同在脊髓的配准上可能会出现问题。用于靶区勾画的 MRI 应于治疗位置扫描，以提高图像融合和对靶区描绘的质量。

（四）幼龄儿童

目前对于幼龄原发性脑肿瘤患者的治疗非常具有挑战。例如，在幼龄的髓母细胞瘤患者中，标准治疗是化学治疗以将 CSI 推迟到患者 3 岁之后。相同的方法已应用于 EPN。然而，即使在化学治疗的情况下，放射治疗介入的延迟往往会增加肿瘤复发的风险。St. Jude 儿童研究医院

RT–1 研究表明，接受放射治疗前化学治疗的患者 3 年 PFS 率较接受立即辅助放射治疗的患者低（分别为 49% 和 84%）（Merchant 等，2002b）。年龄＜ 3 岁的 EPN 患者可以在早期接受放射治疗而无严重毒性（Merchant 等，2005）。EPN 的治疗靶区更为有限，并且倾向于在 PF 中发生，因此可以保护大多数高认知功能的组织结构。在最近完成的 ACNS0121 试验中，年龄 1 岁及 1 岁以上的患者可以先接受适形放射治疗（Chan 和 McMullen，2012）。

完全切除 ST–EPN 的患者是否需行辅助放射治疗也正在研究中。已发表的一系列脊髓 EPN 研究显示，单独进行完整切除通常也可实现长期的局部控制（Ferrante 等，1992；Hanbali 等，2002）。第四脑室 EPN 由于和后组脑神经关系紧密，因此对 GTR 具有挑战性，辅助放射治疗的介入可能更好的控制亚临床病灶。ST 肿瘤，除了涉及关键脑部区域的肿瘤之外，手术的解剖学限制较小，GTR 率更高。纽约 Beth 以色列医学中心的一个小样本研究表明，仅通过 GTR 即可实现长期的局部控制（Hukin 等，1998）。在 ACNS0121 试验中，将完全切除的低度 ST–EPN 患者分配到观察组（不接受放射治疗）。观察组的 11 名患者的初步结果显示，有 2 名患者在前 12 个月内复发，均通过手术和放射治疗挽救并且始终保持无复发状态 [ACNS0831 研究方案 2011.（https：//members.childrensoncologygroup.orggProttACNS0831/ACNS0831DOC.pdf）。2016–04–22 访问。COG2011]。该治疗策略已在 ACNS0831 临床研究中继续使用。

（五）脊髓室管膜瘤

脊髓 EPN 的流行病学，病理特征和生物学行为与颅内 EPN 的特征不同。黏液乳头室管膜瘤（MPE）是脊髓 EPN 中最主要的组织学变异。这些肿瘤在儿童中似乎比在成人中少见。在儿童人群中，MPE 常多见于青少年。MPE 占室管膜肿瘤的 13%（Chao 等，2011）。

MEP 最初被 Kernohan（1932）认为是 EPN 的一种特殊的组织学变异。基于 MPE 的组织学外观，因此被命名为“黏液乳头状”。MPE 产生黏蛋白，并由其分支脉管系统而生长排列成乳头状肿瘤细胞（Pica 等，2009；Sonnel 等，1985）。MPE 被 WHO 归类为Ⅰ级肿瘤，被认为是良性肿瘤其特点是生长缓慢，疾病病程长（Al–Halabi 等，2010）。通常，MPE 在腰骶椎中出现，特别是与脊髓圆锥、马尾或终端相关（Chao 等，2011；Bagley 等，2007）。MPE 很少出现在脊髓的其他部位或神经轴外（Akyurek 等，2006）。大多数 MPE 患者是男性，多发于 30—40 岁（Bagley 等，2007）。

MPE 还具有远地转移的能力。1/3 的治疗失败发生在有或没有原发部位失败的远地（Akyurek 等，2006）。MPE 很少见，但对儿童更具侵袭性，并且颅内和脊髓内播散的发生概率较高（Pica 等，2009；Sonneland 等，1985；Bagley 等，2007；Akyurek 等，2006；Merchant 等，2000）。St. Jude 医院的一项研究报告表明，MPE 患者在确诊时蛛网膜下腔的散布率高于预期，这导致 4

名患者中的 3 名使用了全脑全脊髓放射治疗而不是累及野放射治疗（Merchant 等，2000）。

最大安全切除被认为是 MPE 的标准治疗方法。目前，虽然 STR 后推荐使用，但辅助性放射治疗的作用尚不明确。一些研究建议手术后所有患者均应接受辅助放射治疗，无论切除程度如何（Al–Halabi 等，2010；Akyurek 等，2006）。其他研究主张对接受分块 GTR 而不是整块切除的患者进行辅助 RT，以提高局部控制率（Volpp 等，2007）。通常，很难确定该部位的切除范围。由于 MPE 在儿童中很少见，因此大多数研究仅限于回顾性分析。主要治疗方法是 GTR，对辅助 RT 作用尚无明确定义。对于颅骨弥散性高风险的儿童患者，无辅助放射治疗的保守治疗，有时会导致播散复发而需要扩大放射治疗范围，此时推荐使用 CSI。

在约翰霍普金斯医院最近进行的一项回顾性研究中，对所有经历过 GTR 或 STR 的 EPN 儿童进行了评估，所有接受放射治疗的患者均接受累及野放射治疗，中位放射治疗剂量 50.4Gy（范围 45～54Gy）。中位随访 7.2 年后，仅接受手术的组在 5 年和 10 年的局部控制率分别为 62.5% 和 30%，而接受手术联合辅助放射治疗组的 5 年和 10 年局部控制率均为 100%。此外，仅接受手术的患者中有 50% 出现局部失败，所有接受 STR 的患者均发生局部失败，而仅接受 GTR 的患者失败率为 33%。手术联合辅助放射治疗组中的 1 名患者在诊断后 1 年出现远处复发（Agbahiwe 等，2013）。

（六）放射治疗新技术

在一项Ⅱ期试验中，88 名儿童患者接受了三维适形放射治疗（77 名接受 59.4Gy，其中 15 名 18 岁以下的患者接受了 54Gy 的放射治疗），这些患者 10 年 PFS 率较高（69%）（Merchant 等，2004），并且明显高于接受传统放射治疗的患者（31%～46%）。然而，该Ⅱ期研究存在的潜在偏倚是 GTR 率较高（84%）。该研究也表明，接受适形放射治疗的患者比传统放射治疗的患者更好地保留了神经认知功能（图 9–3 和图 9–4）。一项评估 80 名患者的辅助性分次立体定向放射治疗（平均剂量 52.2Gy，范围 50.4～58Gy）的研究报道，其 5 年 PFS 率高达 87%（Combs 等，2006）。然而，立体定向放射外科尚未确立为 EPN 的标准辅助治疗方法（Chan 和 McMullen，2012）。

（七）调强放射治疗

近期研究表明，累及野放射治疗不会降低 EPN 患者的局部控制和生存。在过去的 12 年中，使用调强放射治疗（intensity–modulated radiation therapy，IMRT）来治疗 EPN，从而避免了周围的正常组织受到大剂量照射。鉴于与靶区相邻的组织接收的照射剂量偏低，存在 IMRT 可能会减弱局部控制的情况。但是，结果显示接受 IMRT 的患者的局部控制和生存率与接受以前使

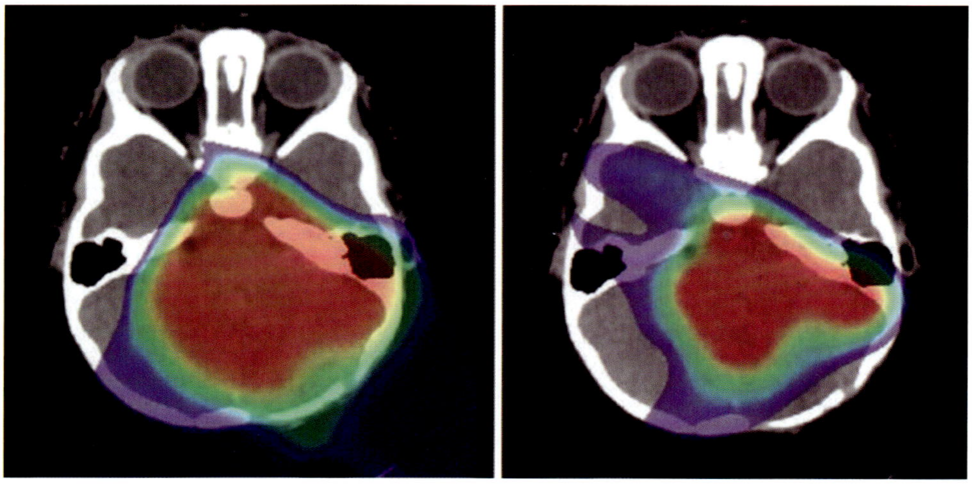

▲ 图 9-3　带有剂量显示的剂量计划 CT 治疗方案，采用被动散射（左）和笔形束扫描方法（右）进行质子治疗计划

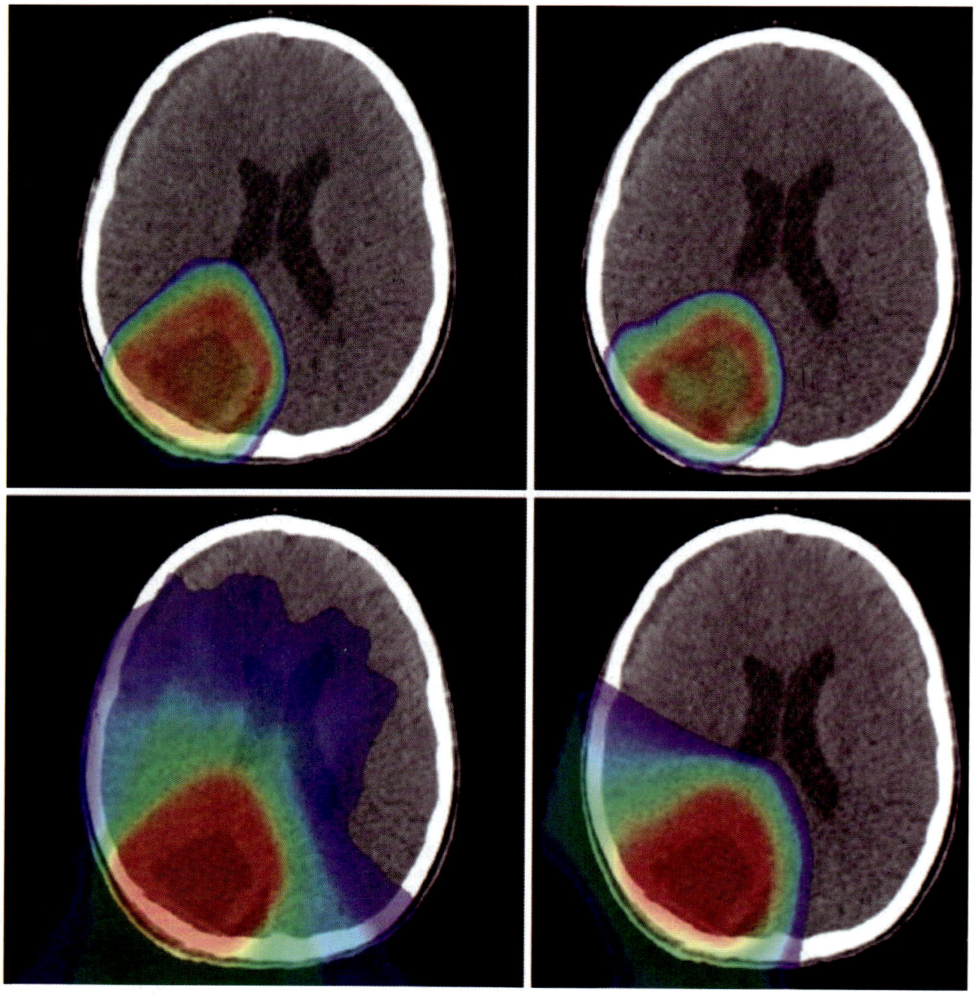

▲ 图 9-4　调强光子（左，上和下）和质子（右，上和下）治疗计划显示的剂量分布（40Gy 上，10Gy 下）

用大野常规放射治疗的患者相当（Schroeder 等，2008），所有的局部失败均出现在了高剂量区域，这表明 IMRT 不会降低局部控制（Merchant 等，2002a；Schroeder 等，2008）。

（八）质子放射治疗

颅内儿童期 EPN 约有 66% 发生于 PF 中，沿着第四脑室的内壁产生（Smyth 等，2000）。这些肿瘤通常通过外侧孔延伸到小脑脑桥角，或通过正中孔沿背面延伸到小脑脑桥角，从而使肿瘤紧邻关键结构，例如脑干、脑神经、耳蜗和颞叶。质子疗法有可能比 IMRT 更好地保护了周围的正常组织结构（如视交叉、耳蜗、下丘脑、垂体和咽）（MacDonald 和 Yock，2010；Timmermann 等，2007）。对于 ST–EPN，质子治疗似乎有可能更好保护运动和认知功能区。质子治疗的优点是可以更好地降低重要器官的受照剂量（MacDonald 和 Yock，2010；Timmermann 等，2007）。

（九）神经、内分泌和认知功能

放射治疗潜在的后期毒性一直以来是决定 EPN 治疗中是否采用辅助放射治疗的考虑因素。尽管使用放射治疗能否提高治疗疗效仍存在疑问，但放射治疗并没有妨碍神经外科手术后神经功能损伤的恢复（Merchant 等，2010；Morris 等，2009）。单纯放射治疗引起的听力减退并不常见，先进的放射治疗技术可以预防这一点（Hua 等，2008）。鉴于 EPN 常发于 PF 位置，在治疗计划中规避下丘脑垂体轴变得更加容易，出现生长激素、甲状腺素、肾上腺素和促性腺激素分泌减少的情况少见。然而，即使在非常低的放射治疗剂量下，长期对下丘脑—垂体轴的功能也可能影响（Merchant 等，2011），因此应予以监测。

尽管从 St. Jude 的 RT1 试验入组以来已经过去了 20 年，但是在认知方面的差距在儿童组的患者中依然可见，特别是在接受治疗时年龄很小的儿童患者中。从 St. Jude 医院的系列数据中仅包含了放射治疗后的前五年关于智力、记忆、行为、学习、适应性功能和学术成就等方面的数据（Conklin 等，2008；Di Pinto 等，2010；Netson 等，2008）。但是，这组患者长期生存后相关的功能和生活质量仍值得进一步观察研究。

（十）坏死、血管病变和继发性脑肿瘤

放射治疗最具挑战性和罕见的并发症是坏死、血管病变和继发性脑瘤。坏死最常发生在放射治疗后 3～6 个月，主要表现为无症状性的影像学改变（如 T_2 高信号和 MRI 扫描中实质的增强）。尽管对特定的病例可分析出发生坏死的病因，例如肿瘤引起的占位效应，与肿瘤和手术相关的局部缺血，特定部位的神经损伤，脑积水引起的颅内压升高，CSF 分流失败，以及感染

或化学治疗相关的毒性等。在某些情况下，没有其他影响因素的患者的正常组织受到照射后依旧会出现坏死。St. Jude 医院对 100 多名 PF–EPN 的儿童病例进行评估的报道显示，1 年后坏死的累积发生率约为 2.5%（Merchant 等，2009）。在第 1 年中，3 名患者出现了坏死。血管病是一种罕见的放射治疗并发症，该组病例中出现了 1 例。脉管病变的出现一般是中央脉管系统受到了照射，在大多数情况下可以避免这种情况。最后，继发性脑肿瘤是严重的放射治疗并发症，例如恶性神经胶质瘤。脑干是最常涉及且都是致命的。在 St. Jude 的病例中，7 年恶性脑肿瘤的累积发生率约为 2.3%（Merchant 等，2009）。

四、化学治疗

化学治疗在 EPN 的治疗中作用有限。有关化学治疗的Ⅱ期临床试验表明，铂类对 EPN 的疗效最佳（Duffner 等，1993）。据报道接受铂类化学治疗的患者客观反映率高达 48%（Bouffet 和 Foreman，1999）。但是，对于肿瘤残留严重的患者，很少出现完全缓解，约有 10% 的接受铂类化学治疗的患者可达到完全缓解（Duffner 等，1993）。联合治疗比单药治疗有更高的有效率。

在多种临床情况下已经对化学治疗的疗效进行了评估，包括辅助治疗，桥接疗法延缓婴幼儿放射治疗，第二次手术前的新辅助治疗，以及干细胞移植前高剂量化学治疗（Chan 和 McMullen，2012）。但是，没有确凿的证据表明在这些适应证中任何一种都能使患者受益。一项研究中，在 33% 的颅内 EPN 患者中，大剂量化学治疗后进行干细胞移植与毒性相关的死亡相关（Mason 等，1998）。儿童癌症组（CCG）942 是唯一一项讨论在常规手术和放射治疗后增加辅助化学治疗疗效的随机临床试验，未发现使用化学治疗可改善预后（Evans 等，1996）。与洛莫司汀－长春新碱－泼尼松辅助治疗相比，CCG 921 试验发现 1 天内 8 药治疗方案没有改善患者预后（Robertson 等，1998）。这两项 CCG 试验条件均不理想，因为 CCG 942 未使用基于顺铂的化学治疗，且 CCG 921 未随机分组。在即将进行的 COG ACNS0831 试验中将评估辅助化学治疗的作用，该试验将患者随机分为 4 个周期的维持性化学治疗或只接受标准的手术加放射治疗（Chan 和 McMullen，2012）。

Baby POG–1 是一项有开创性的研究，纳入 3 岁以下患有不同组织学脑瘤的患者接受化学治疗并以推迟放射治疗至适龄才开始（Duffner 等，1993）。化学治疗推迟甚至去除放射治疗对于 EPN 疗效的影响已有结果。St. Jude RT–1 试验表明，使用化学治疗延缓放射治疗的确增加了疾病复发的可能性。此外，接受预先放射治疗的患者，甚至是那些 3 岁以下的儿童，其功能预后良好（Merchant 等，2002b）。

化学治疗的另一个适应证是在首次手术时无法完全切除的肿瘤，这种情况下，希望化学治疗能缩小肿瘤，并使二次手术切除成为可能。这种方法最初是由英国 Bristol 皇家儿童医院的一个小组使用的，该小组报道，在初次接受治疗后，4 名儿童中有 3 名首次手术后有肿瘤残留的患者接受化学治疗，随后再次接受手术，病灶得以完全切除（Foreman 等，1997）。这种方法的有效性在 ACNS0121 试验中进行了探索，早期数据表明手术死亡率较低。因此，该策略仍然是 ACNS0831 方案的一部分，该方案也正在研究辅助化学治疗的作用。

化学治疗在 EPN 的治疗模式中的作用尚不确定。几乎没有证据表明辅助化学治疗可改善预后或提供生存优势（Vaidya 等，2012）。因此，EPN 化学治疗的疗效值得进一步研究。尽管有证据表明化疗可在某些患者中有 PR 或 CR 的疗效，但尚无令人信服的证据表明其可改善 OS。

五、肿瘤复发

尽管积极进行首次治疗，但许多 EPN 仍会复发，通常发生在疾病过程的早期。肿瘤复发患者的预后非常差（5 年 OS 率为 10%～27%）（Bouffet 等，1998）。尽管失败率很高，但没有针对复发性 EPN 的治疗标准。考虑到 GTR 的在首次治疗中的重要性和放射治疗在某些患者中的疗效，复发的患者通常采用相似的治疗方法（尽管采用不同的放射技术）（Hoffman 等，2014）。化学治疗虽然可能有效，但不能在复发时提供持续的疗效（Gajjar 等，2013；Bouffet 等，2009）。

大部分的局部失败都发生在野内。在这种情况下，对复发部位进行放射治疗应尽可能用小野。相反，在脊柱或大脑中的远处复发可能需要对整个颅脊髓间隙进行照射。这种情况可能具有争议，因为在首次放射治疗中颅后窝已经接受了大剂量照射。在圣裘德（孟菲斯）和病童医院（多伦多）接受治疗的患者，其挽救疗法仍能获得较理想的 OS，这可以于接受有效剂量的再次放射治疗有关，放射治疗剂量至少 54Gy（Bouffet 等，2012；Merchant 等，2008；Stafford 等，2000）。

再程放射治疗

再次照射的技术取决于病灶的位置。一些研究推荐行单次照射的立体定向外科（Merchant 等，2008；Stafford 等，2000；Hodgson 等，2001；Kano 等，2010；Stauder 等，2012），而另一些研究则报道立体定向放射外科有明显且不可接受的毒性（Merchant 等，2008；Hodgson 等，

2001）。St. Jude 报道了所有接受放射外科治疗的 6 例患者均出现了放射性坏死，其中 1 名患者因脑干放射性坏死而死亡（Merchant 等，2008）。Merchant 等建议行分次立体定向放射治疗治疗复发性 EPN。Hoffman 等的研究报道（2014）在接受 8Gy/3f 的放射治疗方案中有 12 例患者中位 EFS 为 3.4 年。尽管按此治疗方案对患者进行分次治疗，12 例患者中仍有 6 例患者可见放射性坏死。在这 6 例患者中，3 例没有症状，并且没有患者因治疗而死亡。

使用先进技术在挽救治疗中至关重要，可降低发生严重并发症的风险。强烈建议使用IMRT来规避危及器官。在某些情况下，质子放射治疗可提供剂量学优势并保护脑干，尤其是肿瘤在脑干和脊髓背侧相邻的部位复发时。

结　论

在小儿肿瘤学中寻找治疗 EPN 的方法依旧充满了挑战。许多患者因缺乏有经验的小儿神经肿瘤、放射肿瘤专科医师而死于该病。先进的放射治疗技术改善了患者的生存率和生活质量，并减少了与正常组织受照后的相关并发症。考虑每种疾病亚型都有不同的生物学行为，因此需要对不同的 EPN 亚型进行精准分型、分层治疗，从而改善患病儿童的预后。

参考文献

[1] Agbahiwe HC, Wharam M, Batra S, Cohen K, Terezakis SA (2013) Management of pediatric myxopapillary ependymoma: the role of adjuvant radiation. Int J Radiat Oncol Biol Phys 85(2):421–427. doi:10.1016/j.ijrobp.2012.05.001

[2] Akyurek S, Chang EL, Yu TK, Little D, Allen PK, McCutcheon I, Mahajan A, Maor MH, Woo SY (2006) Spinal myxopapillary ependymoma outcomes in patients treated with surgery and radiotherapy at M.D. Anderson Cancer Center. J Neurooncol 80(2):177–183. doi:10.1007/ s11060–006–9169–2

[3] Al–Halabi H, Montes JL, Atkinson J, Farmer JP, Freeman CR (2010) Adjuvant radiotherapy in the treatment of pediatric myxopapillary ependymomas. Pediatr Blood Cancer 55(4):639–643. doi:10.1002/pbc.22614

[4] Archer TC, Pomeroy SL (2011) Posterior fossa ependymomas: a tale of two subtypes. Cancer Cell 20(2):133–134. doi:10.1016/j.ccr.2011.08.003

[5] Bagley CA, Kothbauer KF, Wilson S, Bookland MJ, Epstein FJ, Jallo GI (2007) Resection of myxopapillary ependymomas in children. J Neurosurg 106(4 Suppl):261–267. doi:10.3171/ped.2007.106.4.261

[6] Bouffet E, Foreman N (1999) Chemotherapy for intracranial ependymomas. Childs Nerv Syst 15(10):563–570. doi:10.1007/s003810050544

[7] Bouffet E, Perilongo G, Canete A, Massimino M (1998) Intracranial ependymomas in children: a critical review of prognostic factors and a plea for cooperation. Med Pediatr Oncol 30(6):319– 329. discussion 329–331

[8] Bouffet E, Capra M, Bartels U (2009) Salvage chemotherapy for metastatic and recurrent ependymoma of childhood. Childs Nerv Syst 25(10):1293–1301. doi:10.1007/s00381–009–0883–x
Bouffet E, Hawkins CE, Ballourah W, Taylor MD, Bartels UK, Schoenhoff N, Tsangaris E, Huang A, Kulkarni A, Mabbot DJ, Laperriere N, Tabori U (2012) Survival benefit for pediatric patients with recurrent ependymoma treated with reirradiation. Int J Radiat Oncol Biol Phys 83(5):1541– 1548. doi:10.1016/j.ijrobp.2011.10.039

[9] Carter M, Nicholson J, Ross F, Crolla J, Allibone R, Balaji V, Perry R, Walker D, Gilbertson R, Ellison DW (2002) Genetic abnormalities detected in ependymomas by comparative genomic hybridisation. Br J Cancer 86(6):929–939. doi:10.1038/sj.bjc.6600180

[10] Chan MD, McMullen KP (2012) Multidisciplinary management of intracranial ependymoma. Curr Probl Cancer 36(1):6–19. doi:10.1016/j.currproblcancer.2011.10.013

[11] Chao ST, Kobayashi T, Benzel E, Reddy CA, Stevens GH, Prayson RA, Kalfas I, Schlenk R, Krishnaney A,

Steinmetz MP, Bingaman W, Hahn J, Suh JH (2011) The role of adjuvant radiation therapy in the treatment of spinal myxopapillary ependymomas. J Neurosurg Spine 14(1):59–64. doi:10.3171/2010.9.SPINE09920

[12] Children's Oncology Group (2011) ACNS0831 Protocol. https://members.childrensoncologygroup. org/Prot/ACNS0831/ACNS0831DOC.pdf. Accessed 22 Apr 2016

[13] Chiu JK, Woo SY, Ater J, Connelly J, Bruner JM, Maor MH, van Eys J, Oswald MJ, Shallenberger R (1992) Intracranial ependymoma in children: analysis of prognostic factors. J Neurooncol 13(3):283–290

[14] Combs SE, Thilmann C, Debus J, Schulz–Ertner D (2006) Local radiotherapeutic management of ependymomas with fractionated stereotactic radiotherapy (FSRT). BMC Cancer 6:222. doi:10.1186/1471–2407–6–222

[15] Conklin HM, Li C, Xiong X, Ogg RJ, Merchant TE (2008) Predicting change in academic abilities after conformal radiation therapy for localized ependymoma. J Clin Oncol Off J Am Soc Clin Oncol 26(24):3965–3970. doi:10.1200/JCO.2007.15.9970

[16] Conter C, Carrie C, Bernier V, Geoffray A, Pagnier A, Gentet JC, Lellouch–Tubiana A, Chabaud S, Frappaz D (2009) Intracranial ependymomas in children: society of pediatric oncology experience with postoperative hyperfractionated local radiotherapy. Int J Radiat Oncol Biol Phys 74(5):1536–1542. doi:10.1016/j.ijrobp.2008.09.051

[17] Di Pinto M, Conklin HM, Li C, Xiong X, Merchant TE (2010) Investigating verbal and visual auditory learning after conformal radiation therapy for childhood ependymoma. Int J Radiat Oncol Biol Phys 77(4):1002–1008. doi:10.1016/j.ijrobp.2009.06.003

[18] Duffner PK, Horowitz ME, Krischer JP, Friedman HS, Burger PC, Cohen ME, Sanford RA, Mulhern RK, James HE, Freeman CR et al (1993) Postoperative chemotherapy and delayed radiation in children less than three years of age with malignant brain tumors. N Engl J Med 328(24):1725–1731. doi:10.1056/NEJM199306173282401

[19] Duffner PK, Krischer JP, Sanford RA, Horowitz ME, Burger PC, Cohen ME, Friedman HS, Kun LE (1998) Prognostic factors in infants and very young children with intracranial ependymomas. Pediatr Neurosurg 28(4):215–222

[20] Dyer S, Prebble E, Davison V, Davies P, Ramani P, Ellison D, Grundy R (2002) Genomic imbalances in pediatric intracranial ependymomas define clinically relevant groups. Am J Pathol 161(6):2133–2141. doi:10.1016/S0002–9440(10)64491–4

[21] Ebert C, von Haken M, Meyer–Puttlitz B, Wiestler OD, Reifenberger G, Pietsch T, von Deimling A (1999) Molecular genetic analysis of ependymal tumors. NF2 mutations and chromosome 22q loss occur preferentially in intramedullary spinal ependymomas. Am J Pathol 155(2):627– 632. doi:10.1016/S0002–9440(10)65158–9

[22] Ellison DW, Kocak M, Figarella–Branger D, Felice G, Catherine G, Pietsch T, Frappaz D, Massimino M, Grill J, Boyett JM, Grundy RG (2011) Histopathological grading of pediatric ependymoma: reproducibility and clinical relevance in European trial cohorts. J Negat Results Biomed 10:7. doi:10.1186/1477–5751–10–7

[23] Evans AE, Anderson JR, Lefkowitz–Boudreaux IB, Finlay JL (1996) Adjuvant chemotherapy of childhood posterior fossa ependymoma: cranio–spinal irradiation with or without adjuvant CCNU, vincristine, and prednisone: a Childrens Cancer Group study. Med Pediatr Oncol 27(1):8–14. doi:10.1002/(SICI)1096–911X(199607)27:1<8::AID–MPO3>3.0.CO;2–K

[24] Ferrante L, Mastronardi L, Celli P, Lunardi P, Acqui M, Fortuna A (1992) Intramedullary spinal cord ependymomas—a study of 45 cases with long–term follow–up. Acta Neurochir 119(1–4):74–79

[25] Foreman NK, Love S, Gill SS, Coakham HB (1997) Second–look surgery for incompletely resected fourth ventricle ependymomas: technical case report. Neurosurgery 40(4):856–860. discussion 860

[26] Gajjar A, Packer RJ, Foreman NK, Cohen K, Haas–Kogan D, Merchant TE (2013) Children's Oncology Group's 2013 blueprint for research: central nervous system tumors. Pediatr Blood Cancer 60(6):1022–1026. doi:10.1002/pbc.24427

[27] Godfraind C, Kaczmarska JM, Kocak M, Dalton J, Wright KD, Sanford RA, Boop FA, Gajjar A, Merchant TE, Ellison DW (2012) Distinct disease–risk groups in pediatric supratentorial and posterior fossa ependymomas. Acta Neuropathol 124(2):247–257. doi:10.1007/ s00401–012–0981–9

[28] Goldwein JW, Leahy JM, Packer RJ, Sutton LN, Curran WJ, Rorke LB, Schut L, Littman PS, D'Angio GJ (1990) Intracranial ependymomas in children. Int J Radiat Oncol Biol Phys 19(6):1497–1502

[29] Hanbali F, Fourney DR, Marmor E, Suki D, Rhines LD, Weinberg JS, McCutcheon IE, Suk I, Gokaslan ZL (2002) Spinal cord ependymoma: radical surgical resection and outcome. Neurosurgery 51(5):1162–1172. discussion 1172–1164

[30] Hodgson DC, Goumnerova LC, Loeffler JS, Dutton S, Black PM, Alexander E 3rd, Xu R, Kooy H, Silver B, Tarbell NJ (2001) Radiosurgery in the management of pediatric brain tumors. Int J Radiat Oncol Biol Phys 50(4):929–935

[31] Hoffman LM, Plimpton SR, Foreman NK, Stence NV, Hankinson TC, Handler MH, Hemenway MS, Vibhakar R, Liu AK (2014) Fractionated stereotactic radiosurgery for recurrent ependymoma in children. J Neurooncol 116(1):107–111. doi:10.1007/s11060–013–1259–3

[32] Hua C, Bass JK, Khan R, Kun LE, Merchant TE (2008) Hearing loss after radiotherapy for pediatric brain tumors: effect of cochlear dose. Int J Radiat Oncol Biol Phys 72(3):892–899. doi:10.1016/j.ijrobp.2008.01.050

[33] Hukin J, Epstein F, Lefton D, Allen J (1998) Treatment of intracranial ependymoma by surgery alone. Pediatr Neurosurg 29(1):40–45

[34] Johnson RA, Wright KD, Poppleton H, Mohankumar KM, Finkelstein D, Pounds SB, Rand V, Leary SE, White E, Eden C, Hogg T, Northcott P, Mack S, Neale G, Wang YD, Coyle B, Atkinson J, DeWire M, Kranenburg TA, Gillespie Y, Allen JC, Merchant T, Boop FA, Sanford RA, Gajjar A, Ellison DW, Taylor MD, Grundy RG, Gilbertson RJ (2010) Cross–species genomics matches driver mutations and cell compartments to model ependymoma. Nature 466(7306):632–636. doi:10.1038/nature09173

[35] Kano H, Yang HC, Kondziolka D, Niranjan A, Arai Y, Flickinger JC, Lunsford LD (2010) Stereotactic radiosurgery for pediatric recurrent intracranial ependymomas. J Neurosurg Pediatr 6(5):417–423. doi:10.3171/2010.8.PEDS10252

[36] Kernohan JW (1932) Primary tumors of the spinal cord and

intradural filum terminale. In: Penfield W (ed) Cytology and cellular pathology of the nervous system, vol 3. Paul B. Hoeber, New York, pp 993–1025

[37] Kilday JP, Mitra B, Domerg C, Ward J, Andreiuolo F, Osteso-Ibanez T, Mauguen A, Varlet P, Le Deley MC, Lowe J, Ellison DW, Gilbertson RJ, Coyle B, Grill J, Grundy RG (2012) Copy number gain of 1q25 predicts poor progression-free survival for pediatric intracranial ependymomas and enables patient risk stratification: a prospective European clinical trial cohort analysis on behalf of the Children's Cancer Leukaemia Group (CCLG), Societe Francaise d'Oncologie Pediatrique (SFOP), and International Society for Pediatric Oncology (SIOP). Clin Cancer Res 18(7):2001–2011. doi:10.1158/1078-0432. CCR-11-2489

[38] Kool M, Korshunov A, Remke M, Jones DT, Schlanstein M, Northcott PA, Cho YJ, Koster J, Schouten-van Meeteren A, van Vuurden D, Clifford SC, Pietsch T, von Bueren AO, Rutkowski S, McCabe M, Collins VP, Backlund ML, Haberler C, Bourdeaut F, Delattre O, Doz F, Ellison DW, Gilbertson RJ, Pomeroy SL, Taylor MD, Lichter P, Pfister SM (2012) Molecular subgroups of medulloblastoma: an international meta-analysis of transcriptome, genetic aberrations, and clinical data of WNT, SHH, Group 3, and Group 4 medulloblastomas. Acta Neuropathol 123(4):473–484. doi:10.1007/s00401-012-0958-8

[39] Korshunov A, Witt H, Hielscher T, Benner A, Remke M, Ryzhova M, Milde T, Bender S, Wittmann A, Schottler A, Kulozik AE, Witt O, von Deimling A, Lichter P, Pfister S (2010) Molecular staging of intracranial ependymoma in children and adults. J Clin Oncol Off J Am Soc Clin Oncol 28(19):3182–3190. doi:10.1200/JCO.2009.27.3359

[40] Louis DN, Ohgaki H, Wiestler OD, Cavenee WK, Burger PC, Jouvet A, Scheithauer BW, Kleihues P (2007) The 2007 WHO classification of tumours of the central nervous system. Acta Neuropathol 114(2):97–109. doi:10.1007/s00401-007-0243-4

[41] MacDonald SM, Yock TI (2010) Proton beam therapy following resection for childhood ependymoma. Childs Nerv Syst 26(3):285–291. doi:10.1007/s00381-009-1059-4

[42] Mack SC, Witt H, Piro RM, Gu L, Zuyderduyn S, Stutz AM, Wang X, Gallo M, Garzia L, Zayne K, Zhang X, Ramaswamy V, Jager N, Jones DT, Sill M, Pugh TJ, Ryzhova M, Wani KM, Shih DJ, Head R, Remke M, Bailey SD, Zichner T, Faria CC, Barszczyk M, Stark S, Seker-Cin H, Hutter S, Johann P, Bender S, Hovestadt V, Tzaridis T, Dubuc AM, Northcott PA, Peacock J, Bertrand KC, Agnihotri S, Cavalli FM, Clarke I, Nethery-Brokx K, Creasy CL, Verma SK, Koster J, Wu X, Yao Y, Milde T, Sin-Chan P, Zuccaro J, Lau L, Pereira S, Castelo-Branco P, Hirst M, Marra MA, Roberts SS, Fults D, Massimi L, Cho YJ, Van Meter T, Grajkowska W, Lach B, Kulozik AE, von Deimling A, Witt O, Scherer SW, Fan X, Muraszko KM, Kool M, Pomeroy SL, Gupta N, Phillips J, Huang A, Tabori U, Hawkins C, Malkin D, Kongkham PN, Weiss WA, Jabado N, Rutka JT, Bouffet E, Korbel JO, Lupien M, Aldape KD, Bader GD, Eils R, Lichter P, Dirks PB, Pfister SM, Korshunov A, Taylor MD (2014) Epigenomic alterations define lethal CIMP-positive ependymomas of infancy. Nature 506(7489):445–450. doi:10.1038/nature13108

[43] Mason WP, Goldman S, Yates AJ, Boyett J, Li H, Finlay JL (1998) Survival following intensive chemotherapy with bone marrow reconstitution for children with recurrent intracranial ependymoma— a report of the Children's Cancer Group. J Neurooncol 37(2):135–143

[44] Massimino M, Gandola L, Giangaspero F, Sandri A, Valagussa P, Perilongo G, Garre ML, Ricardi U, Forni M, Genitori L, Scarzello G, Spreafico F, Barra S, Mascarin M, Pollo B, Gardiman M, Cama A, Navarria P, Brisigotti M, Collini P, Balter R, Fidani P, Stefanelli M, Burnelli R, Potepan P, Podda M, Sotti G, Madon E (2004) Hyperfractionated radiotherapy and chemotherapy for childhood ependymoma: final results of the first prospective AIEOP (Associazione Italiana di Ematologia-Oncologia Pediatrica) study. Int J Radiat Oncol Biol Phys 58(5):1336– 1345. doi:10.1016/j.ijrobp.2003.08.030

[45] Mendrzyk F, Korshunov A, Benner A, Toedt G, Pfister S, Radlwimmer B, Lichter P (2006) Identification of gains on 1q and epidermal growth factor receptor overexpression as independent prognostic markers in intracranial ependymoma. Clin Cancer Res 12(7 Pt 1):2070–2079. doi:10.1158/1078-0432.CCR-05-2363

[46] Merchant TE (2009) Three-dimensional conformal radiation therapy for ependymoma. Childs Nerv Syst 25(10):1261–1268. doi:10.1007/s00381-009-0892-9

[47] Merchant TE, Fouladi M (2005) Ependymoma: new therapeutic approaches including radiation and chemotherapy. J Neurooncol 75(3):287–299. doi:10.1007/s11060-005-6753-9

[48] Merchant TE, Haida T, Wang MH, Finlay JL, Leibel SA (1997) Anaplastic ependymoma: treatment of pediatric patients with or without craniospinal radiation therapy. J Neurosurg 86(6):943–949. doi:10.3171/jns.1997.86.6.0943

[49] Merchant TE, Happersett L, Finlay JL, Leibel SA (1999) Preliminary results of conformal radiation therapy for medulloblastoma. Neuro Oncol 1(3):177–187

[50] Merchant TE, Kiehna EN, Thompson SJ, Heideman R, Sanford RA, Kun LE (2000) Pediatric low-grade and ependymal spinal cord tumors. Pediatr Neurosurg 32(1):30–36

[51] Merchant TE, Zhu Y, Thompson SJ, Sontag MR, Heideman RL, Kun LE (2002a) Preliminary results from a Phase II trail of conformal radiation therapy for pediatric patients with localised low-grade astrocytoma and ependymoma. Int J Radiat Oncol Biol Phys 52(2):325–332

[52] Merchant TE, Jenkins JJ, Burger PC, Sanford RA, Sherwood SH, Jones-Wallace D, Heideman RL, Thompson SJ, Helton KJ, Kun LE (2002b) Influence of tumor grade on time to progression after irradiation for localized ependymoma in children. Int J Radiat Oncol Biol Phys 53(1):52–57

[53] Merchant TE, Mulhern RK, Krasin MJ, Kun LE, Williams T, Li C, Xiong X, Khan RB, Lustig RH, Boop FA, Sanford RA (2004) Preliminary results from a phase II trial of conformal radiation therapy and evaluation of radiation-related CNS effects for pediatric patients with localized ependymoma. J Clin Oncol Off J Am Soc Clin Oncol 22(15):3156–3162. doi:10.1200/ JCO.2004.11.142

[54] Merchant TE, Kiehna EN, Li C, Xiong X, Mulhern RK (2005) Radiation dosimetry predicts IQ after conformal radiation therapy in pediatric patients with localized ependymoma. Int J Radiat Oncol Biol Phys 63(5):1546–1554. doi:10.1016/ j.ijrobp.2005.05.028

[55] Merchant TE, Boop FA, Kun LE, Sanford RA (2008) A retrospective study of surgery and reirradiation for recurrent

ependymoma. Int J Radiat Oncol Biol Phys 71(1):87–97. doi:10.1016/j. ijrobp.2007.09.037

[56] Merchant TE, Li C, Xiong X, Kun LE, Boop FA, Sanford RA (2009) Conformal radiotherapy after surgery for paediatric ependymoma: a prospective study. Lancet Oncol 10(3): 258–266

[57] Merchant TE, Chitti RM, Li C, Xiong X, Sanford RA, Khan RB (2010) Factors associated with neurological recovery of brainstem function following postoperative conformal radiation therapy for infratentorial ependymoma. Int J Radiat Oncol Biol Phys 76(2):496–503. doi: 10.1016/j. ijrobp.2009.01.079

[58] Merchant TE, Rose SR, Bosley C, Wu S, Xiong X, Lustig RH (2011) Growth hormone secretion after conformal radiation therapy in pediatric patients with localized brain tumors. J Clin Oncol Off J Am Soc Clin Oncol 29(36):4776–4780. doi:10.1200/JCO.2011.37.9453

[59] Modena P, Buttarelli FR, Miceli R, Piccinin E, Baldi C, Antonelli M, Morra I, Lauriola L, Di Rocco C, Garre ML, Sardi I, Genitori L, Maestro R, Gandola L, Facchinetti F, Collini P, Sozzi G, Giangaspero F, Massimino M (2012) Predictors of outcome in an AIEOP series of childhood ependymomas: a multifactorial analysis. Neuro Oncol 14(11):1346–1356. doi:10.1093/neuonc/ nos245

[60] Morris EB, Li C, Khan RB, Sanford RA, Boop F, Pinlac R, Xiong X, Merchant TE (2009) Evolution of neurological impairment in pediatric infratentorial ependymoma patients. J Neurooncol 94(3):391–398. doi:10.1007/s11060–009–9866–8

[61] Nazar GB, Hoffman HJ, Becker LE, Jenkin D, Humphreys RP, Hendrick EB (1990) Infratentorial ependymomas in childhood: prognostic factors and treatment. J Neurosurg 72(3):408–417. doi:10.3171/jns.1990.72.3.0408

[62] Netson KL, Conklin HM, Wu S, Xiong X, Merchant TE (2012) A 5-year investigation of children's adaptive functioning following conformal radiation therapy for localized ependymoma. Int J Radiat Oncol Biol Phys 84(1):217–223. e211. doi:10.1016/j.ijrobp.2011.10.043

[63] Pajtler KW, Witt H, Sill M, Jones DT, Hovestadt V, Kratochwil F, Wani K, Tatevossian R, Punchihewa C, Johann P, Reimand J, Warnatz HJ, Ryzhova M, Mack S, Ramaswamy V, Capper D, Schweizer L, Sieber L, Wittmann A, Huang Z, van Sluis P, Volckmann R, Koster J, Versteeg R, Fults D, Toledano H, Avigad S, Hoffman LM, Donson AM, Foreman N, Hewer E, Zitterbart K, Gilbert M, Armstrong TS, Gupta N, Allen JC, Karajannis MA, Zagzag D, Hasselblatt M, Kulozik AE, Witt O, Collins VP, von Hoff K, Rutkowski S, Pietsch T, Bader G, Yaspo ML, von Deimling A, Lichter P, Taylor MD, Gilbertson R, Ellison DW, Aldape K, Korshunov A, Kool M, Pfister SM (2015) Molecular Classification of Ependymal Tumors across All CNS Compartments, Histopathological Grades, and Age Groups. Cancer Cell 27(5):728–743. doi:10.1016/ j.ccell.2015.04.002

[64] Parker M, Mohankumar KM, Punchihewa C, Weinlich R, Dalton JD, Li Y, Lee R, Tatevossian RG, Phoenix TN, Thiruvenkatam R, White E, Tang B, Orisme W, Gupta K, Rusch M, Chen X, Li Y, Nagahawhatte P, Hedlund E, Finkelstein D, Wu G, Shurtleff S, Easton J, Boggs K, Yergeau D, Vadodaria B, Mulder HL, Becksfort J, Gupta P, Huether R, Ma J, Song G, Gajjar A, Merchant T, Boop F, Smith AA, Ding L, Lu C, Ochoa K, Zhao D, Fulton RS, Fulton LL, Mardis ER, Wilson RK, Downing JR, Green DR, Zhang J, Ellison DW, Gilbertson RJ (2014) C11orf95–RELA fusions drive oncogenic NF–kappaB signalling in ependymoma. Nature 506(7489):451– 455. doi:10.1038/nature13109

[65] Paulino AC, Wen BC, Buatti JM, Hussey DH, Zhen WK, Mayr NA, Menezes AH (2002) Intracranial ependymomas: an analysis of prognostic factors and patterns of failure. Am J Clin Oncol 25(2):117–122

[66] Perilongo G, Massimino M, Sotti G, Belfontali T, Masiero L, Rigobello L, Garre L, Carli M, Lombardi F, Solero C, Sainati L, Canale V, del Prever AB, Giangaspero F, Andreussi L, Mazza C, Madon E (1997) Analyses of prognostic factors in a retrospective review of 92 children with ependymoma: Italian Pediatric Neuro–oncology Group. Med Pediatr Oncol 29(2):79–85

[67] Pica A, Miller R, Villa S, Kadish SP, Anacak Y, Abusaris H, Ozyigit G, Baumert BG, Zaucha R, Haller G, Weber DC (2009) The results of surgery, with or without radiotherapy, for primary spinal myxopapillary ependymoma: a retrospective study from the rare cancer network. Int J Radiat Oncol Biol Phys 74(4):1114–1120. doi:10.1016/j.ijrobp.2008.09.034

[68] Pollack IF, Gerszten PC, Martinez AJ, Lo KH, Shultz B, Albright AL, Janosky J, Deutsch M (1995) Intracranial ependymomas of childhood: long–term outcome and prognostic factors. Neurosurgery 37(4):655–666. discussion 666–657

[69] Reni M, Gatta G, Mazza E, Vecht C (2007) Ependymoma. Crit Rev Oncol Hematol 63(1):81–89. doi:10.1016/ j.critrevonc.2007.03.004

[70] Rezai AR, Woo HH, Lee M, Cohen H, Zagzag D, Epstein FJ (1996) Disseminated ependymomas of the central nervous system. J Neurosurg 85(4):618–624. doi:10.3171/ jns.1996.85.4.0618

[71] Robertson PL, Zeltzer PM, Boyett JM, Rorke LB, Allen JC, Geyer JR, Stanley P, Li H, Albright AL, McGuire–Cullen P, Finlay JL, Stevens KR Jr, Milstein JM, Packer RJ, Wisoff J (1998) Survival and prognostic factors following radiation therapy and chemotherapy for ependymomas in children: a report of the Children's Cancer Group. J Neurosurg 88(4):695–703. doi:10.3171/jns.1998.88.4.0695

[72] Rousseau P, Habrand JL, Sarrazin D, Kalifa C, Terrier–Lacombe MJ, Rekacewicz C, Rey A (1994) Treatment of intracranial ependymomas of children: review of a 15–year experience. Int J Radiat Oncol Biol Phys 28(2):381–386

[73] Rubio MP, Correa KM, Ramesh V, MacCollin MM, Jacoby LB, von Deimling A, Gusella JF, Louis DN (1994) Analysis of the neurofibromatosis 2 gene in human ependymomas and astrocytomas. Cancer Res 54(1):45–47

[74] Salazar OM, Rubin P, Bassano D, Marcial VA (1975) Improved survival of patients with intracranial ependymomas by irradiation: doseselection and field extension. Cancer 35(6):1563–1573

[75] Schroeder TM, Chintagumpala M, Okcu MF, Chiu JK, Teh BS, Woo SY, Paulino AC (2008) Intensity–modulated radiation therapy in childhood ependymoma. Int J Radiat Oncol Biol Phys 71(4):987–993. doi:10.1016/j.ijrobp.2007.11.058

[76] Shim KW, Kim DS, Choi JU (2009) The history of ependymoma management. Childs Nerv Syst 25(10):1167–1183. doi:10.1007/s00381–009–0900–0

[77] Smyth MD, Horn BN, Russo C, Berger MS (2000) Intracranial ependymomas of childhood: current management strategies.

Pediatr Neurosurg 33(3):138–150
[78] Sonneland PR, Scheithauer BW, Onofrio BM (1985) Myxopapillary ependymoma. A clinicopathologic and immunocytochemical study of 77 cases. Cancer 56(4):883–893
[79] Stafford SL, Pollock BE, Foote RL, Gorman DA, Nelson DF, Schomberg PJ (2000) Stereotactic radiosurgery for recurrent ependymoma. Cancer 88(4):870–875
[80] Stauder MC, Ni Laack N, Ahmed KA, Link MJ, Schomberg PJ, Pollock BE (2012) Stereotactic radiosurgery for patients with recurrent intracranial ependymomas. J Neurooncol 108(3):507– 512. doi:10.1007/s11060-012-0851-2
[81] Stuben G, Stuschke M, Kroll M, Havers W, Sack H (1997) Postoperative radiotherapy of spinal and intracranial ependymomas: analysis of prognostic factors. Radiother Oncol 45(1):3–10
[82] Sutton LN, Goldwein J, Perilongo G, Lang B, Schut L, Rorke L, Packer R (1990) Prognostic factors in childhood ependymomas. Pediatr Neurosurg 16(2):57–65
[83] Tamburrini G, D'Ercole M, Pettorini BL, Caldarelli M, Massimi L, Di Rocco C (2009) Survival following treatment for intracranial ependymoma: a review. Childs Nerv Syst 25(10):1303– 1312. doi:10.1007/s00381-009-0874-y
[84] Taylor RE (2004) Review of radiotherapy dose and volume for intracranial ependymoma. Pediatr Blood Cancer 42(5):457–460. doi:10.1002/pbc.10470
[85] Taylor MD, Poppleton H, Fuller C, Su X, Liu Y, Jensen P, Magdaleno S, Dalton J, Calabrese C, Board J, Macdonald T, Rutka J, Guha A, Gajjar A, Curran T, Gilbertson RJ (2005) Radial glia cells are candidate stem cells of ependymoma. Cancer Cell 8(4):323–335. doi:10.1016/j. ccr.2005.09.001
[86] Teo C, Nakaji P, Symons P, Tobias V, Cohn R, Smee R (2003) Ependymoma. Childs Nerv Syst 19(5–6):270–285. doi:10.1007/s00381-003-0753-x
[87] Timmermann B, Kortmann RD, Kuhl J, Rutkowski S, Dieckmann K, Meisner C, Bamberg M (2005) Role of radiotherapy in anaplastic ependymoma in children under age of 3 years: results of the prospective German brain tumor trials HIT-SKK 87 and 92. Radiother Oncol 77(3):278– 285. doi:10.1016/j.radonc.2005.10.016
[88] Timmermann B, Lomax AJ, Nobile L, Grotzer MA, Weiss M, Kortmann RD, Bolsi A, Goitein G (2007) Novel technique of craniospinal axis proton therapy with the spot-scanning system: avoidance of patching multiple fields and optimized ventral dose distribution. Strahlenther Onkol 183(12):685–688. doi:10.1007/s00066-007-1759-1
[89] Vaidya K, Smee R, Williams JR (2012) Prognostic factors and treatment options for paediatric ependymomas. J Clin Neurosci 19(9):1228–1235. doi:10.1016/j.jocn.2012.02.006
[90] Vanuytsel L, Brada M (1991) The role of prophylactic spinal irradiation in localized intracranial ependymoma. Int J Radiat Oncol Biol Phys 21(3):825–830
[91] Venkatramani R, Dhall G, Patel M, Grimm J, Hawkins C, McComb G, Krieger M, Wong K, O'Neil S, Finlay JL (2012) Supratentorial ependymoma in children: to observe or to treat following gross total resection? Pediatr Blood Cancer 58(3):380–383. doi:10.1002/pbc.23086
[92] Volpp PB, Han K, Kagan AR, Tome M (2007) Outcomes in treatment for intradural spinal cord ependymomas. Int J Radiat Oncol Biol Phys 69(4):1199–1204. doi:10.1016/j.ijrobp.2007.04.058
[93] Wallner KE, Wara WM, Sheline GE, Davis RL (1986) Intracranial ependymomas: results of treatment with partial or whole brain irradiation without spinal irradiation. Int J Radiat Oncol Biol Phys 12(11):1937–1941
[94] Wani K, Armstrong TS, Vera-Bolanos E, Raghunathan A, Ellison D, Gilbertson R, Vaillant B, Goldman S, Packer RJ, Fouladi M, Pollack I, Mikkelsen T, Prados M, Omuro A, Soffietti R, Ledoux A, Wilson C, Long L, Gilbert MR, Aldape K (2012) A prognostic gene expression signature in infratentorial ependymoma. Acta Neuropathol 123(5):727–738. doi:10.1007/s00401-012-0941-4
[95] Witt H, Mack SC, Ryzhova M, Bender S, Sill M, Isserlin R, Benner A, Hielscher T, Milde T, Remke M, Jones DT, Northcott PA, Garzia L, Bertrand KC, Wittmann A, Yao Y, Roberts SS, Massimi L, Van Meter T, Weiss WA, Gupta N, Grajkowska W, Lach B, Cho YJ, von Deimling A, Kulozik AE, Witt O, Bader GD, Hawkins CE, Tabori U, Guha A, Rutka JT, Lichter P, Korshunov A, Taylor MD, Pfister SM (2011) Delineation of two clinically and molecularly distinct subgroups of posterior fossa ependymoma. Cancer Cell 20(2):143–157. doi:10.1016/j.ccr.2011.07.007
[96] Zacharoulis S, Moreno L (2009) Ependymoma: an update. J Child Neurol 24(11):1431–1438. doi:10.1177/0883073809339212

第 10 章 低级别胶质瘤
Low-Grade Glioma

Rolf-Dieter Kortmann　Arnold C. Paulino　著
陆佳伟　金　晶　译
林淑慧　任　骅　校

摘　要

局部肿瘤控制是儿童低级别胶质瘤综合治疗的基石。传统的治疗方法是手术和在不适合切除的区域进行活检。非手术治疗通常在病情进展时进行。尽管化学治疗越来越多地被用作非手术治疗的首选，但放射治疗仍然是标准的挽救性治疗或在某些特定情况下作为主要治疗，比如周围的正常组织可以得到最佳的保护时。化学治疗对改善临床、神经、视觉和内分泌功能的作用值得进一步研究。最近在放射治疗技术方面的改进使靶区得到更好的覆盖，并确保最大限度地控制肿瘤，同时尽可能地保留正常组织以降低治疗继发毒性的风险。此外，包括功能成像在内的现代成像技术的应用能够更好地识别肿瘤部位和邻近的正常组织或危及器官，从而进一步降低晚期不良反应的风险。调强放射治疗（IMRT）、立体定向精准放射治疗和质子治疗的引入将进一步改善治疗效果。近距离放射治疗，或在罕见病例进行放射外科治疗，是治疗低级别胶质瘤的一种选择；然而，临床资料匮乏，需要更多的研究。靶向治疗的作用目前正在临床试验中进行探索。低级别胶质瘤分子遗传模式的新进展也可能对放射治疗的选择和时机产生影响。

一、流行病学 / 易感因素

30%～40% 的儿童原发性脑肿瘤是低级别胶质瘤。在西方国家，15 岁以下儿童的年发病率为每 100 万人中有 10～12 例（Kaatsch 等，2001）。某些特异性低级别胶质瘤与遗传性疾病有显著的关联，如神经纤维瘤病 1 型（NF1）、结节性硬化症和 Li–Fraumeni 综合征（Listernik 等，1997）。在 NF1 中，多达 5%～15% 的病例合并有视神经和下丘脑的低级别胶质瘤。

儿童低级别胶质瘤主要发生在视觉传导通路上，伴或不伴下丘脑受累，其次是大脑半球和颅后窝。它们的生物学行为差异很大：即使是小的视交叉肿瘤也可能表现出一种侵袭性生长的恶性模式，导致视觉迅速恶化、进行性神经功能缺损和间脑综合征，而较大的肿瘤可能会持续静止多年。

二、组织学

根据世卫组织 2000 年修订的系统分级，低级别胶质瘤组织学分级相当于 Ⅰ 级或 Ⅱ 级（Louis 等，2007）。出于临床目的，一些混合性神经胶质瘤也包括在内，如果它们的胶质成分对肿瘤的生物学行为起主要决定因素。Ⅰ 级胶质瘤包括毛细胞型星形细胞瘤、室管膜下巨细胞型星形细胞瘤、胚胎发育不良性神经上皮瘤和婴儿促纤维增生性神经节细胞胶质瘤，Ⅱ 级肿瘤包括毛细胞黏液样星形细胞瘤、多形性黄色星形细胞瘤、少突胶质细胞瘤、少突星形细胞瘤和弥漫性星形细胞瘤（纤维状、原生质和双子细胞）。神经节胶质瘤可以是 Ⅰ 级或 Ⅱ 级。

三、分子遗传谱

有关分子遗传标记的研究越来越多，以便于根据个体遗传特征进行分层治疗。在毛细胞型星形细胞瘤和儿童 WHO Ⅱ 级肿瘤中，*RAS/MAP* 激酶通路可出现显著异常，如 *NF1* 丢失或 *BRAF* 激活和 *mTOR* 激活。最近在儿童弥漫性星形细胞瘤发现的 *c-MYB* 和 *MYBL1* 激活重排也为治疗干预提供了靶点。以这些分子标记通路为靶点提供个性化的方法可能能够改善预后（Raabe 等，2013）。放射治疗与化学治疗药物和分子遗传标记之间的相互作用的数据很少，但很有研究前景。目前，一些靶向抑制药和放射治疗的联合疗法正在进行转化试验研究和早期临床试验（Dasgupta 等，2013）。在儿童低级别胶质瘤中，*BRAF* 重排和 *BRAF V600E* 点突变是反复发生的事件。Horbinsky 发现与 *BRAF* 重排、*P16* 野生型的肿瘤相比，*MIB1* 增殖指数高的肿瘤对辅助放射治疗的反应更差。在多因素分析中，最一致有效的两个独立不良预后因素是中线位置和 *p16* 缺失。在幕上部位具有 *BRAF V600E* 突变的肿瘤有强烈的进展风险增加的趋势，而那些 *BRAF* 重排的肿瘤有较轻的降低风险的趋势（Horbinski 等，2012）。Dasgupta 在 *BRAF V600E* 突变细胞系中发现了放射治疗与 *PLX4720*（类似于维莫非尼）之间的协同作用，但在 *BRAF* 野生型中没有发现（Dasgupta 和 Haas–Kogan，2013）。未来在这一领域有必要进一步研究，以开发新的放射治疗联合治疗方案以改善预后。

四、临床表现

患者的临床体征和症状在大多数情况下逐渐演变，反映了低级别星形细胞肿瘤的低增殖潜能。局部神经症状取决于原发肿瘤的位置，并伴有顽固性癫痫发作。颅内压（ICP）升高的症状和体征包括觉醒时头痛、与呕吐相关的视盘水肿、视物模糊和盲区扩大，以及视野缺损。在幼年患者中非特异性的表现包括易激惹和喂养困难，随之囟门隆起，落目症和头围增大，以及囟门线裂开。有些患儿可能会发生发育迟缓，甚至停止发育。在年龄较大的儿童中，情绪和个性的变化可能发生。意识障碍是一个令人担忧的终末阶段，它可能伴随着脑干压迫的症状，如呼吸速度减慢、血压升高和心动过速及心动过缓。

（一）低级别幕上中线肿瘤

临床表现取决于肿瘤部位。对于视神经胶质瘤，临床表现包括眼球突出和一定程度的视觉损害和眼球内陷（斜视）。当有视交叉受累时，会出现一只或两只眼睛的视力下降，视野缺损，以及眼球震颤。发育障碍或其他内分泌紊乱，包括性早熟，可见于鞍上肿瘤。在下丘脑受累的年幼儿童中，“间脑综合征”表现为尽管摄入了足够的热量却无法茁壮成长，因此会出现消瘦和欣快感。单侧丘脑受累可导致意识水平改变，第三脑室脑脊液流出受阻引起脑积水，而双侧丘脑受累可能伴有双侧运动障碍，如果肿瘤已经浸润到基底节区，可能出现肌张力障碍。对于半球病变，在主要肿瘤对侧部位可以观察到单侧运动缺陷和感觉异常。

（二）小脑肿瘤

幕下肿瘤由于第四脑室阻塞和局灶性神经功能缺损引起颅内压升高的症状。

五、影像学表现

磁共振成像是必不可少的，可以详细描述肿瘤部位和扩散范围。最常见的是，低级别胶质瘤表现出信号强度异常区域的特征（T_2 加权 MR 图像上信号增强），伴有轻度或无强化。对比增强的程度是可变的，但增强并不意味着更高级别的病变。如：毛细胞型星形细胞瘤典型增强并显示中央囊性区域，类似于高级别胶质瘤。

六、诊断评估

除了磁共振，其他诊断评估包括癫痫大发作时的脑电图检查。术前确定病灶对于手术过程的规划至关重要。神经眼科检查评估视力、视野，以及内分泌检查来评估鞍上或下丘脑受累肿瘤的初始缺陷，有助于肿瘤进展情况下的随访或放射治疗前的基线检查。通常不推荐脑脊液细胞学检查，因为软脑膜扩散是罕见的。

七、治疗原则

手术、放射治疗和化学治疗是主要的治疗方案，目的是提高生存率，保持或改善功能状态。最新的治疗方式倾向于将化学治疗作为一线非手术治疗，以避免辐射诱导的晚期效应，而放射治疗越来越多地用在化学治疗失败疾病进展时。

（一）手术

初始治疗是基于肿瘤可切除性。大脑半球和小脑低级别胶质瘤在大多数情况下都可以切除。切除程度是与无进展生存最密切相关的因素，倾向于手术完全切除肿瘤。Pollack 和他的同事观察到 21 名肿瘤完全切除的患者没有疾病进展，相比之下，12 名接受了近全切除患者中有 2 名（17%）疾病进展，37 名接受了次全切除患者中有 11 名（30%）疾病进展（Pollack 等，1995）。在最近的一项大型回顾性研究中，纳入了 1970—2009 年 351 名连续确诊的患儿，结果表明肿瘤切除和放射治疗是重要的预后因素。多因素分析显示，无进展生存率的提高与肿瘤完全切除和术后放射治疗显著相关。在那些接受近全切除的患者中，放射治疗提高了无进展生存率，与完全切除的患者几乎相同。在多变量分析中，较高的总生存率与完全切除和毛细胞组织学显著相关（Youland 等，2013）。幕上中线肿瘤的浸润性生长模式和重要功能区受累可能导致进行性视力丧失和下丘脑损伤，以至于无法进行根治性手术。除视交叉和视神经肿瘤外，应尝试活检。如果根据病程和影像学检查可以明确诊断，则无须组织学证实。

（二）化学治疗

最近，前期化学治疗越来越多地被用作非手术治疗。化学治疗治疗策略的研究最初集中在 5 岁以下的儿童，以避免早期放射治疗，特别是视觉通路胶质瘤的儿童。早期的报道提供了证据，表明细胞毒性药对低级别星形细胞肿瘤是有效的，它们可能推迟或避免放射治疗的需要。关于低级别胶质瘤化学治疗效果的研究包括新诊断和复发的患者，用单一药物或不同药物联合治疗不同时间。很难比较各种儿童低级别胶质瘤试验的肿瘤反应率和最终的长期结果。患者群体的特征、开始治疗的适应证、定义反应的标准及肿瘤反应评估的时间在研究之间各不相同（Gnekow 等，2012）。最常用的化学治疗药物是卡铂、长春新碱、硫鸟嘌呤、丙卡巴肼和洛莫司汀。在 COGA9952 方案中，所有患者的 5 年无事件生存率和总生存率分别为 45% 和 86%（Ater 等，2012）。在 HIT-LGG96 试验中，放射治疗后 10 年无进展生存率为 62%，化学治疗后为 44%，表明放射治疗疗效较高（Gnekow 等，2012）。卡铂单药治疗与多药化学治疗同样有效（Dodgshun 等，2016）。基于靶向治疗的新概念很有前景，目前正在前瞻性试验中进行研究（Chalil 和 Ramaswamy，2016）。

（三）放射治疗

放射治疗是治疗未完全切除的低级别胶质瘤的传统首选方法，在肿瘤控制、保留或改善视觉功能方面非常有效（Kortmann 等，2003）。多个单中心介绍了现代 3D 适形放射治疗和 IMRT 技术，目的是可靠地覆盖肿瘤的个体形状，同时优化保存周围正常组织。

根治性放射治疗的无进展和整体生存率是非常好的（表 10-1）。在 Merchant 系列报道中，5 年和 10 年的无事件生存率分别为 87.4% 和 74.3%。相应的总生存率分别为 98.5% 和 95.9%（Merchant 等，2009）。波士顿研究小组对 81 名儿童进行了分次立体定向适形放射治疗，外放边缘为 2mm，8 年无进展生存率为 65%。观察到 6 个儿童出现治疗野内的局部复发（Marcus 等，2005）。Paulino 在 39 例患者中使用 IMRT，8 年无进展和总生存率分别为 78.2% 和 93.7%（Paulino 等，2013）。

在唯一的前瞻性多中心 HIT-LGG96 试验中，117 例毛细胞型星形细胞瘤患者接受了放射治疗。体外放射治疗 5 年和 10 年无进展生存率为 76%，10 年总生存率为 97%。疾病进展不受性别、神经纤维瘤病 1 型、肿瘤位置、年龄或先前化学治疗的影响（Mueller 等，2013）（表 10–1）。

表 10–1　儿童低级别胶质瘤使用现代分割放射治疗技术的最新研究

<table>
<tr><th>作　者</th><th>技术和处方剂量</th><th>N</th><th colspan="3">结　果</th><th>随　访</th></tr>
<tr><td rowspan="3">Debus 等 (1999)</td><td rowspan="3">中位 52.4Gy/1.6～2.0Gy，边缘：7mm</td><td rowspan="3">10</td><td colspan="3">5 年 PFS 率：90%</td><td rowspan="3">12～72 个月</td></tr>
<tr><td colspan="3">5 年 OS 率：100%</td></tr>
<tr><td colspan="3">无急性毒性</td></tr>
<tr><td rowspan="3">Saran 等（2002）</td><td>中位剂量</td><td rowspan="3">14</td><td colspan="3">3 年 PFS 率：87%</td><td rowspan="3">33 个月</td></tr>
<tr><td>50～55Gy/30～33f</td><td colspan="3">3 年 OS 率：100%</td></tr>
<tr><td>边缘：5～10mm</td><td colspan="3">1 例 GTV 内复发</td></tr>
<tr><td rowspan="4">Hug 等（2002）</td><td>质子</td><td rowspan="4">27</td><td></td><td>局部控制</td><td>生存</td><td rowspan="4">3.3 年</td></tr>
<tr><td rowspan="2">50.4～63.0CGE/1.8Gy</td><td>大脑半球</td><td>71%</td><td>86%</td></tr>
<tr><td>间脑</td><td>87%</td><td>93%</td></tr>
<tr><td>边缘：无数据</td><td>脑干</td><td>60%</td><td>60%</td></tr>
<tr><td rowspan="3">Marcus 等（2005）</td><td>立体定向技术
中位剂量</td><td rowspan="3">81</td><td colspan="3">5/8 年 PFS 率：82.5%/65%</td><td rowspan="3">6.9 年</td></tr>
<tr><td>52.2Gy/1.8Gy</td><td colspan="3">5/8 年 OS 率：97.8%/82%</td></tr>
<tr><td>边缘：2mm</td><td colspan="3">6 例局部复发全部在野内</td></tr>
<tr><td rowspan="3">Combs 等（2005）</td><td>3D–CRT</td><td rowspan="3">15</td><td colspan="3">3/5 年 PFS 率：92%/72%</td><td rowspan="3">97 个月</td></tr>
<tr><td>剂量：52.2Gy/1.8Gy</td><td colspan="3" rowspan="2">5 年 OS 率：90%</td></tr>
<tr><td>边缘：5mm</td></tr>
<tr><td rowspan="6">Merchant 等（2009）</td><td>3D–CRT</td><td rowspan="6">78</td><td colspan="3">5/10 年 EFS 率：87.4%/74.3%</td><td rowspan="6">89 个月</td></tr>
<tr><td>中位剂量</td><td colspan="3">5/10 年 OS 率：98.5%/95.9%</td></tr>
<tr><td>54Gy/1.8Gy</td><td colspan="3">13 例复发</td></tr>
<tr><td rowspan="3">边缘：15mm</td><td colspan="3">（8/13 在 PTV 内）</td></tr>
<tr><td colspan="3">（1/13 在边缘）</td></tr>
<tr><td colspan="3">（4/13CNS 转移）</td></tr>
<tr><td rowspan="3">Paulino 等（2013）</td><td>IMRT</td><td rowspan="3">39</td><td colspan="3">8 年 EFS/OS 率：78.2% 和 93.7%</td><td rowspan="3">81 个月</td></tr>
<tr><td>45～60Gy</td><td colspan="3" rowspan="2">7/7 失败在野内</td></tr>
<tr><td>边缘：5～10mm</td></tr>
</table>

（续表）

作　者	技术和处方剂量	N	结　果	随　访
Muller 等（2013）	传统 /3D 计划	75	毛细胞型星形细胞瘤	8.4 年
	中位剂量 54Gy/1.8Gy		5/10 年 PFS 率：76.5%	
	边缘：1～2cm		5/10 年 OS 率：96.2%	
			复发模式：N/A	

EFS. 无事件生存；PFS. 无进展生存；OS. 总生存；MOS. 月；N. 患者个数；N/A. 不可用；GTV. 肿瘤区；PTV. 计划靶区；CNS. 中枢神经系统

1. 肿瘤治疗的反应

只有少数研究表明低级别胶质瘤对放射治疗的反应与肿瘤大小和临床症状有关（Bakardjiev 等，1996；Fisher 等，1998）。放射治疗后肿瘤的大小可能会增加，但通常不伴有临床症状和体征。这种肿瘤体积的增加或假性进展可能被误诊为疾病复发。

2. 化学治疗后放射治疗

化学治疗与早期进展率高有关。在 HIT-LGG96 试验中，诊断后中位观察 10.4 年，开始治疗后的 5 年和 10 年无进展生存率分别为 47% 和 44%（Gnekow 等，2012）。看来，这组患者代表了生物学更具侵袭性肿瘤的群体，而化学治疗是否使肿瘤更具放射治疗抵抗性的问题需要考虑。在 Janss 等的研究中，46 名 5 岁以下的儿童接受了一线化学治疗（Janss 等，1995）。随后，17 名儿童因疾病进展接受了放射治疗；在化学治疗后需要放射治疗的 17 名儿童中，有 7 名发生了第三次进展，第二次 10 年无进展生存率为 29%。Paulino 采用 IMRT 治疗了 9 名初始化疗失败的儿童和 30 名儿童采用放射治疗作为一线治疗（Paulino 等，2013）。先前接受和未接受化学治疗的儿童 8 年无进展生存率分别为 50% 和 88.4%（$P < 0.03$）。在前瞻性 HIT-LGG96 试验中，没有发现先前化学治疗使用的差异。17 名原先接受化学治疗的患者的 10 年 PFS 率为 75%，而 58 名原先放射治疗患者的 10 年 PFS 率为 77.6%（Mueller 等，2013）。

3. 剂量反应效应

儿童低级别胶质瘤的最佳放射治疗剂量尚未得到很好的证实。在儿童中，没有进行放射治疗剂量反应的前瞻性随机研究。处方剂量的选择受到患者年龄、肿瘤范围和部位的强烈影响，倾向于在肿瘤较大的低龄儿童中使用较低的剂量。推荐和普遍接受的处方剂量范围在 45～54Gy，单次 1.8Gy，根据治疗年龄、疾病程度和肿瘤位置而定。然而，回顾性数据表明 50.4Gy 的剂量与 54Gy 同样有效。在 HIT-LGG96 试验中，没有观察到差异。在休斯顿患者接受 50.4Gy 或以下的回顾性研究中，8 年 PFS 率为 73.8%，而处方剂量 50.4Gy 以上为 90.9%，统计学无显著差异（Paulino 等，2013）（表 10–2）。

表 10–2　儿童和成人低级别胶质瘤的放射治疗剂量反应和无进展生存

作者	N	放射治疗总剂量	分割剂量	PFS 率（5 年）	PFS 率（10 年）	*P*
Montgomery 等 (1977)			N/A	总体	N/A	N/A
	7	≤ 42Gy		43%		
	9	≥ 50Gy		100%		
Sung（1982）			N/A	复发率：11/13	N/A	N/A
	13	35～45Gy				
	29	50～60Gy		8/29		
Alvord 和 Lofton（1988）	52	＞ 45.0Gy	N/A	80%	65%	N/A
	62	＜ 45.0Gy		65%	55%	
Flickinger 等（1988）	12	＞ 45.0Gy	按名义标准剂量计算	100%	N/A	0.045
	12	＜ 45.0Gy		75%		
Kovalic 等 (1990)	3	＜ 40.0Gy	N/A	0%	0%	＜ 0.0001
	30	＞ 40.0Gy		90%	79%	
Garcia 等（1990）	8	＜ 40Gy	N/A	4/8 复发	N/A	N/A
	17	≥ 40Gy		2/17 复发		
Jenkin 等（1993）	19	＞ 50.0Gy	N/A	88%	88%	0.37
	15	＜ 50.0Gy		72%	57%	
Grabenbauer 等（2000）	9	44～45Gy	1.6～2.0Gy	87%	36%	0.04
	16	45.1～60Gy		90%	85%	
Paulino 等（2013）				5 年	8 年	0.37
	29	≤ 50.4Gy	1.8Gy	73.8%	95.2%	
	10	＜ 50.4Gy		90.9%	88.9%	
Muller 等（2013）	13	≤ 50.4Gy	1.8Gy	77%	77%	0.941
	52	＞ 50.4Gy		77%	77%	

N/A. 不可用；PFS. 无进展生存；N. 患者数

4. 质子治疗

质子治疗相对常规放射治疗技术的主要优势是肿瘤周围剂量的高度一致，以及减少大脑周围和其他关键结构的低剂量照射区域。Loma Linda 工作组治疗了 27 例不同部位进展或复发的儿童胶质瘤（Hug 等，2002）。靶区剂量在 50.4～63.0 钴剂量当量（CGE），每次 1.8CGE。平均随访时间为 3.3 年，6 例患者经历局部失败，4 例死于疾病。Dennis 等比较质子治疗计划与 IMRT 计划周围组织的剂量差异。与 IMRT 相比，质子治疗有效地降低了周围正常组织的剂量。文献作者的结论是，质子治疗对比 IMRT 的优势可能在肿瘤邻近关键结构的患者中更为显著（Dennis 等，2013）。在波士顿的一系列研究中，32 名儿童接受了 52.2CGE 的中位放射治疗剂量。6 年和 8 年无进展生存率分别为 89.7% 和 82.8%，8 年总生存率为 100%。全面智商没有显著下降。然而，观察到左侧颞叶 / 海马有显著剂量的幼儿（＜ 7 岁）神经认知功能有显著下降。内分泌疾病的发生率与下丘脑、垂体或视交叉的平均剂量＞ 40CGE 有关。有 83.3% 的患者视力得到稳定或改善（Greenberger 等，2014）。

5. 近距离治疗

组织间近距离治疗的目的是在肿瘤内提供局灶性坏死的辐射剂量，同时保护周围的正常组织。在植入的放射性粒子周围存在高累积剂量从而形成一个陡峭的剂量梯度，最常见的是 ^{125}I。德国两大研究分别调查了 94 例和 147 例患者的临时碘和永久碘植入，无进展和总生存率非常好（表 10–3）。在 Ruge 系列研究中，最后随访神经功能改善者占 57.8%，23% 的患者没有变化。在 132 例患者中，15 例（11.3%）没有症状，4 例（3%）表现为治疗引起的神经状况永久性恶化（Ruge 等，2011）。在视神经和交叉区以外的部位，直径＜ 4cm 的局限小肿瘤可能是组织间近距离放射治疗的首选病例。没有关于神经认知功能的前瞻性数据。

表 10–3　应用现代治疗技术组织间插植治疗儿童低级别胶质瘤的结果

作　者	技　术	肿瘤大小	患　者	结　果
Herrera 等（2007）	• 临时 ^{125}I 植入 • 60Gy	＜ 4cm	• *n*=12 • 年龄范围：8—17 岁（中位年龄：8.7 岁） • 仅限于毛细胞型星形细胞瘤	OS 率：83.3%
Peraud 等 (2007)	• 临时 ^{125}I 植入 • 54Gy	＜ 4cm	• *n*=11 • 年龄范围：11 月龄—16 岁（中位年龄：6.8 岁） • Ⅰ级：*n*=6 • Ⅱ级：*n*=5	• 初始体积：14.9ml • CR：*n*=4 • PR：*n*=7 • OS 率：100%

（续表）

作　者	技　术	肿瘤大小	患　者	结　果
Korinthenberg 等（2011）	• 临时 ^{125}I 植入 • 中位剂量 60Gy • 平均治疗时间 28d	< 5cm，球形	• n=94 • 年龄范围：1—19 岁（中位年龄：9 岁） • Ⅰ级和Ⅱ级	5 和 10 年 OS 率：97% 和 92%
Ruge 等（2011）	• 永久 ^{125}I 植入 • 中位剂量 50～65Gy	• < 4～5cm • 病变分界	• n=147 • 年龄范围：1.2—19.9 岁（中位年龄：10.7 岁） • Ⅰ级和Ⅱ级	5、10 和 15 年 PFS 率：92%、74% 和 67% 5、10 和 15 年 OS 率：98%、93% 和 82%
Mueller 等（2013）	永久和临时 ^{125}I 植入		n = 42	5、10 年 PFS 率：65% 和 58% 5、10 年 OS 率：97% 和 97%

I. 碘；n. 患者数；OS. 总生存；PFS. 无进展生存；CR. 完全缓解；PR. 部分缓解

6. 放射外科

关于儿科低级别胶质瘤放射外科的临床数据很少。Weintraub 等报道了 15 例毛细胞型星形细胞瘤患者，中位最大剂量为 36Gy，中位边缘剂量为 15Gy（Weintraub 等，2012）。在整个队列中，83% 的患者中位无进展时间为 74 个月，无放射性坏死病例报告，肿瘤体积< 2cm^3 与提高无进展生存率显著相关。Kano 等治疗 50 例毛细胞型星形细胞瘤患者，中位年龄为 10.5 岁，中位边缘剂量为 14.5Gy。1、3、5 年无进展生存率分别为 91.7%、82.8% 和 70.8%。靶区< 8cm^3 与更好的无进展生存显著相关。在 20 名患者中，有 5 人有放射治疗不良反应，包括坏死和症状性水肿，需要支持性治疗（Kano 等，2009）。Karolinska 工作组对 16 例手术后残留肿瘤进行放射外科治疗。放射外科治疗后观察到 85% 患者肿瘤体积中度减少。25% 患者发生不良放射治疗反应（Boëthius 等，2002）。Hadjipanayis 用放射外科治疗了 49 例患者，其中 37 例患有毛细胞型星形细胞瘤。肿瘤区范围为 0.42～45.1cm^3。中位剂量在 9.6～22.5Gy。在 49 例患者中，45 例在放射外科治疗后中位随访 32 个月时仍存活（Hadjipanayis 等，2003）。在 Heppner 的研究中（n=49），中位临床无进展生存期为 44 个月，中位影像无进展生存期为 37 个月。5 年临床无进展生存率为 49%（Heppner 等，2005）。

上述回顾性研究的主要特点和不足是患者数量有限，随访时间短，队列包括高级别胶质瘤和脑干胶质瘤，没有特别针对成人和儿童的毛细胞型星形细胞瘤或儿童的Ⅱ级胶质瘤。

7. Ⅱ级星形细胞瘤放射治疗

儿童Ⅱ级星形细胞瘤罕见。在欧洲 Stokland 和 Gnekow 等关于儿童低级别胶质瘤的系列研究中，分别占 1940 例的 5.9% 和 4.5% 病理为Ⅱ级弥漫性星形细胞瘤（Gnekow 等，2012；Stokland 等，2010）。根据基因组和转录组分析，儿童Ⅱ级星形细胞瘤携带不同的基因特征（Jones 等，2011）。在成人中 IDH1/2、TP53 和 MGMT 甲基化突变很常见，但在Ⅱ级星形细胞瘤中罕见（Jones 等，2011）。原生质和纤维星形细胞瘤的生存数据显示，20 岁以下 10 年生存率为 81.2%（*n*=100），20—44 岁为 39.2%（*n*=221）[（Jones 等，2011），CBTRUS]。Ⅰ级和Ⅱ级肿瘤的结果是相互矛盾的，有些认为Ⅰ级肿瘤有更好的生存结果，而其他认为两者有同样的生存结果（表 10–4）。Stokland 等注意到Ⅰ级胶质瘤的 PFS 明显更好（毛细胞型星形细胞瘤 5 年 PFS 率为 72%，而Ⅱ级胶质瘤为 43%）。Fouladi 观察到Ⅰ级胶质瘤 5 年 PFS 率为 68%，Ⅱ级胶质瘤为 52%（Fouladi 等，2003）。就总生存而言，Fisher 等和 Fouladi 等的研究发现Ⅰ级肿瘤的预后明显更好（两个研究 5 年 OS 率均为 95%，而Ⅱ级胶质瘤分别为 48% 和 64%）。Packer 等的报道没有发现显著差异（Packer 等，1997）。Gnekow 等大型系列的研究，观察到 59 例Ⅱ级胶质瘤患者的 10 年 EFS 率为 40%，而 671 例毛细胞型星形细胞瘤患者为 50%。虽然 EFS 在统计学上有显著性差异，但总体生存率没有显著性差异（毛细胞型星形细胞瘤为 94%，弥漫性星形细胞瘤为 87%）（Gnekow 等，2012）。切除程度是影响Ⅱ级星形细胞瘤预后的重要因素。在 Mishra 等的系列研究中，接受完全切除（GTR）治疗的患者的 5 年 PFS 率为 79%，肿瘤次全切除（STR）患者为 60%，仅活检患者为 46%。相应的 5 年总生存率 GTR 后为 100%，STR 患者为 88%，单独活检为 89%（Mishra 等，2006）。对队列进行了分析，以了解早期或延迟放射治疗的影响，无论切除的程度如何。未接受早期放射治疗者的 5 年和 10 年 PFS 率分别为 50% 和 43%，而早期放射治疗组为 61% 和 43%。诊断时未接受放射治疗的患者的 5 年和 10 年总生存率分别为 97% 和 92%，进展后接受放射治疗的患者 5 年和 10 年总生存率分别为 84% 和 74%（Mishra 等，2006）。德国 HIT–LGG 96 和 2004 研究中的 24 名患者在疾病进展后行挽救性放射治疗的结果较差（Mueller 等，2012）。中位随访时间为 2.0 年，11 名患者（45.8%）出现进展，8 名患者（33.3%）死亡。3 年和 5 年无进展生存率分别为 56% 和 28%，5 年总生存率仅为 63%。

8. 其他罕见的组织学亚型

一般治疗原则通常像毛细胞型和Ⅱ级胶质瘤一样以手术作为主要治疗手段。通常只有病例报告或小型研究，包括放射治疗或化学治疗。在德国 HIT96 研究（*n*=1031）中，纳入了 15 名患有Ⅱ级多形性黄色星形细胞瘤的患者，其他亚型包括神经节细胞胶质瘤Ⅰ级和增生性神经上

表 10-4　儿童低级别胶质瘤按病理分级的生存结果

作　者	N	中位年龄	5 年 PFS 率	5 年 OS 率
Fouladi 等（2003）	• Ⅰ级：19 • Ⅱ级：34	7.7 岁	• Ⅰ级：68% • Ⅱ级：52% • $P < 0.05$	• Ⅰ级：95% • Ⅱ级：48% • $P < 0.05$
Fisher 等（2008）	• WHO Ⅰ级：135 • WHO Ⅱ级：27	9.1 岁	• 3 年 PFS 率 • WHO Ⅰ级：63% • WHO Ⅱ级：40% • P=0.007	• 3 年 OS 率 • WHO Ⅰ级：96% • WHO Ⅱ级：48% • $P < 0.001$
Stokland 等 (2010)	• Ⅰ级：407 • Ⅱ级：38	6.7 岁	• Ⅰ级：71.5% • Ⅱ级：42.6% • $P < 0.001$	• Ⅰ级：97.3% • Ⅱ级：76.5% • $P < 0.001$
Merchant 等（2009）	• Ⅰ级：67 • Ⅱ级：11	8.9 岁	• 5 和 10 年 EFS 率 • Ⅰ级：87% 和 77% • Ⅱ级：91% 和 64% • P 无差异	N/A
Jones 等（2011）CBTRUS 2004—2006	• 0—19 岁：100 • 20—44 岁：221	儿童：成人	N/A	• 仅 WHO Ⅱ级 • 0—19 岁：81.2% • 20—44 岁：39.2%
Mishra 等（2006）	• 早期放射治疗：52 • 延迟放射治疗：38	9 岁	• 只有Ⅱ级 • 5 和 10 年 EFS 率 • 早期放射治疗：61% 和 43% • 延迟放射治疗：50% 和 43%	• 只有Ⅱ级 • 5 和 10 年 OS 率 • 早期放射治疗：84% 和 74% • 延迟放射治疗：97% 和 92%
Mueller 等（2012）（ISPNO）	24	2.0 岁	3 和 5 年 PFS 率：56% 和 28%	5 年 OS 率：63%

N. 病例数；PFS. 无进展生存；EFS. 无事件生存；OS. 总生存；ISPNO. 国际儿科神经肿瘤学会；N/A. 不可用；WHO. 世界卫生组织

皮肿瘤（DNET）（n=92），少突星形细胞瘤（n=5），少突胶质细胞瘤（n=10），以及室管膜下巨细胞型星形细胞瘤（SEGA）（n=15）。结果无法进行有意义的分析，因为该队列中只有 20 名患者接受了化学治疗或放射治疗。

10%～15% 的典型 SEGA 患者会发生结节性硬化症。它们生长缓慢，一般以手术切除后观察作为主要的治疗方法。放射治疗在 SEGA 中的作用尚不清楚。一篇病例报告显示，6 例患者中有 4 例在放射外科治疗后有效控制肿瘤，无进展期为 9～66 个月（Kyung-Jae Park 等，2011）。最近的研究表明，西罗莫司（mTOR 抑制药）可以诱导 SEGA 部分消退（Jóźwiak 等，2013）。

在一项对儿童少突胶质细胞瘤的回顾性系列研究中，37 例患儿的 5 年 PFS 率和 OS 率分别为 66.4% 和 93.4%。与单纯少突胶质细胞瘤相比，混合组织学与更差的总生存率有关。术后化学治疗和放射治疗都与改善预后无关。该研究表明，肿瘤切除不足与进展风险增加相关（Creach 等，2012）。

以前组织学诊断为毛细胞型星形细胞瘤的毛细胞黏液型星形细胞瘤，表现出以多次复发为标志的更具侵袭性的病程。与典型的毛细胞型星形细胞瘤不同，单一治疗方式很少能实现疾病控制。虽然 PFS 可能更差，但总生存率可能与毛细胞型星形细胞瘤相同。在一项研究中，毛细胞黏液型星形细胞瘤的总生存率与毛细胞型星形细胞瘤没有统计学差异（Bhargava 等，2013）。

9. 软脑膜播散肿瘤的放射治疗

儿童低级别胶质瘤的播散率在 4%～12%（von Hornstein 等，2011），通常给予化学治疗。多中心研究 HIT-LGG 1996 年纳入了 1181 名患有低级别胶质瘤的儿童和青少年，其中 61 名患者（5.2%）有肿瘤扩散，2.8% 在诊断时就有。化学治疗对原发肿瘤的客观和总体有效率为 25% 和 79%，对播散性病变也达到了类似的有效率。大多数患者在化学治疗期间实现了临床稳定或改善，有些患者采用了局部放射治疗。然而，24 例患者中有 20 例经历了进一步的进展，5 年 PFS 率为 28%（表 10-4）。鉴于播散的罕见性，对 LGG 转移性患者的合适治疗尚不明确。关于全脑全脊髓照射（CSI）对生存的积极影响的数据仍然缺失；CSI 可能是一种可行的治疗方案，特别是当化学治疗失败时（Mazloom 等，2012）。在 Pollack 等的报道中，76 名患者中有 3 名在发病初或在疾病过程中被发现播散性疾病（Pollack 等，1994），均为毛细胞型星形细胞瘤。在 1 名儿童中，使用全脑全脊髓照射治疗 30 个月后，MRI 没有发现肿瘤复发或残留的迹象。患者内分泌功能正常，5 岁半时在校表现仍保持优秀。另外 2 名儿童接受了各种治疗，包括化学治疗和累及野放射治疗。在最后一次随访时，他们都处于持续的完全缓解状态。晚期毒性是可以接受的。Mishima 等报道了 1 例 6 岁男孩接受手术，然后对大脑和椎管的受影响区域进行放射治疗（Mishima 等，1992）。该儿童在治疗后 6 年的随访中没有复发。

在 SIOP-LGG 2004 试验中，2 名患者接受了 CSI（35.2～36Gy），分别在 6 个月和 8 个月后

病情稳定。Bian 等评估了 6 名患有转移性毛细胞型星形细胞瘤的儿童（Bian 等，2013），4 名患者接受了 CSI，1 名仅接受了脊柱放射治疗，1 名接受了幕上局部放射治疗。放射治疗后中位随访 24 个月，6 名患者中有 5 名存活，4 名病情稳定，1 名病情进展。

八、放射治疗计划

局部失败是疾病进展或复发的主要特征，而软脑膜的播散是不常见的，占比不到 5%（Pollack 等，1994，1995）。当使用高精度放射治疗，包括现代图像引导放射治疗技术，可以安全地限制 CTV 和 PTV 的边缘外扩，而不增加肿瘤邻近部位的失败率（表 10–1）。尤其在毛细胞型星形细胞瘤中，影像学上常可见明显的对比增强病变区。这些肿瘤很少浸润周围的正常组织，可以预期大体肿瘤能被精确地描绘。

精确调整肿瘤所需剂量是减少正常脑组织剂量的先决条件。过去的研究使用了 1.5～2cm 的安全范围。Debus 等采用三维适形外照射治疗 10 例患者（Debus 等，1999）。CTV 包括 CT 和 MRI 可见肿瘤并外放 5mm；PTV 包括 CTV 并外放 2mm 安全距离。由于这些限制的治疗体积，中位靶区为 14.7cm^3。没有观察到治疗失败，表明限制高剂量体积不会导致边缘或野外失败概率的增加。Merchant 等使用 15mm 的边缘；13 例复发中有 8 例在 PTV 内，1 例在射野边缘，4 例发生中枢神经系统转移。Paulino 在一组患者 GTV 中外放 1cm 的边缘形成 CTV，在另一组患者中外放 5mm。所有的失败都是野内失败（Paulino 等，2013）。Marcus 等采用立体定向聚焦技术，应用 52.2Gy、1.8Gy/f，外放边缘为 2mm，仅观察到 6 个局部复发，均在野内(Marcus 等，2005)。Saran 使用 5～10mm 的边缘，观察到 1 例 PTV 内复发。限制射野外放边缘观察到的失败率表明，特别是在毛细胞型星形细胞瘤中，CTV 的边缘可以安全地限制在 5mm。

九、放射治疗靶区定义

当旨在减少可能的急性和晚期后遗症时，有必要减少暴露于高放射治疗剂量的正常组织体积。使用三维适形治疗技术，包括 IMRT 和质子治疗将有助于减少正常组织的照射。此外，需要记录关键器官的剂量。建议 T_2 或 Flare 相和 T_1 对比增强 MRI 序列进行图像融合。靶区根据 ICRU 50 和 62 报道确定。CTV 包括可见肿瘤，如 MR（T_2 加权图像），外放边缘为 0.5cm。如果进行了手术，术后残留病灶的描述将用于治疗计划（图 10–1）。术前扫描用于识别可能的肿瘤浸润区域。不需要完全包括脑水肿的区域。PTV 包括 CTV 及外扩的边缘，根据治疗技术的精度确定(0.1～0.3cm，如果刚性头部固定;0.5cm，如果使用传统面罩 / 头罩)。在定义 CTV 时，必须考虑解剖边界。对Ⅱ级胶质瘤，没有具体的建议。由于它们的浸润生长，CTV 边缘可以定义为高信号 T_2 或 FLARE 图像上可见肿瘤外放 1～1.5cm（图 10-2）。

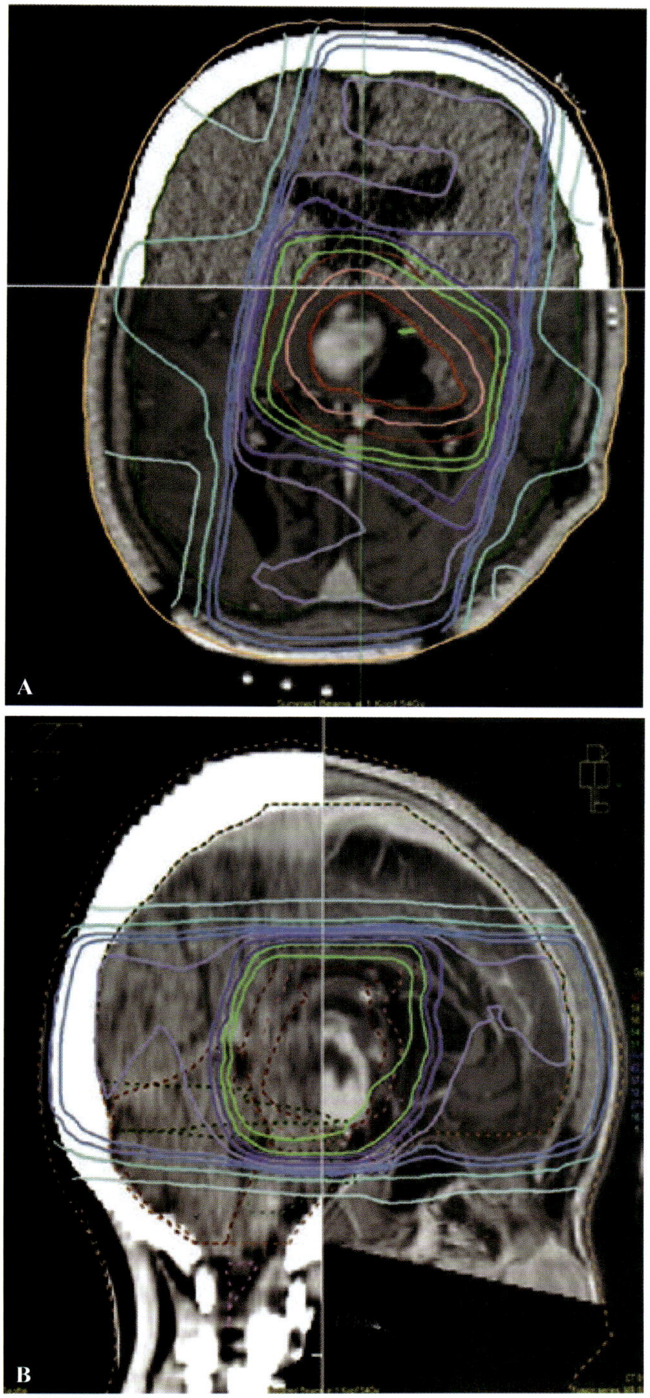

◀图 10-1　一名 10 岁男孩，活检确诊毛细胞型星形细胞瘤，接受三维适形放射治疗

肿瘤区（GTV）- 红色、临床靶区（CTV，5mm）- 粉红色和计划靶区（PTV，5mm）- 品红色，横断面（A）矢状面（B）；与 T_1 加权，对比增强 MRI 进行图像融合；51.3Gy 等剂量线（外层绿色）涵盖整个 PTV

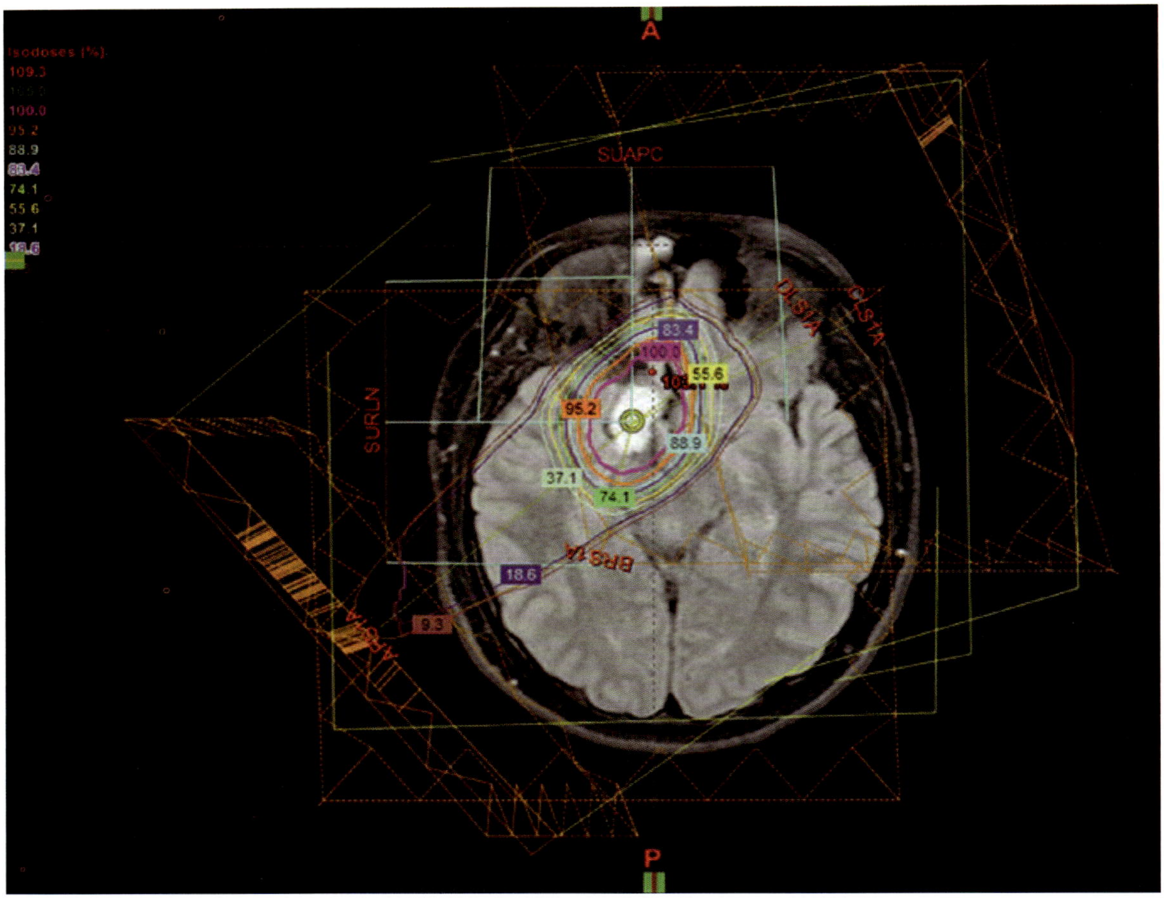

▲图 10-2 一名 15 岁男孩患有右侧视神经毛细胞型星形细胞瘤，经次全切除且多种化学治疗方案进展

选择被动扫描质子治疗计划向侵袭性肿瘤释放 50.4CGE（100% 等剂量线，粉红色）；在这种情况下，临床靶区（CTV）使用 5mm 边缘和计划靶区（PTV）使用 3mm 边缘；他每天接受影像引导放射治疗

十、晚期反应

虽然放射治疗在肿瘤控制中非常有效，但经常观察到不良的晚期影响，主要是神经认知功能的下降（Merchant 等，2002）。然而，关于晚期反应的数据是基于少量患者结果，跨越几十年的不同治疗，不同剂量的处方、治疗技术且是回顾性的（Kortmann 等，2000）。

晚期反应是由多种因素引起，包括肿瘤诱导的功能障碍、合并神经纤维瘤病 1 型、脑积水、手术、化学治疗和放射治疗等。放射治疗的贡献是未知的，也是有争议的。在 Merchant 研究中，适形放射治疗（CRT）后的认知影响与患者年龄、神经纤维瘤病 1 型、肿瘤位置和体积、切除程度和放射治疗剂量有关。年龄的影响超过放射治疗剂量；5 岁以下患者的认知下降程度最大。放射治疗前，24% 的受试者被诊断为生长激素分泌异常，12% 有早熟。生长激素替代的 10 年累计发生率为 48.9%；甲状腺激素替代发生率为 64.0%；糖皮质激素替代发生率 19.2%；促性腺激素释放激素类似物治疗发生率为 34.2%（Merchant 等，2009）。相比之下，在 Armstrong 等分析的一个大型回顾性队列研究中，包括接受放射治疗和化学治疗作为唯一辅助治疗的患者，放射治疗只是部分与功能下降有关。在存活 5 年以上的 240 例患者中，5 年、10 年和 15 年的不良反应累积发生率包括失明：10%、13% 和 18%；听力损失：8%、14% 和 22%；肥胖：18%、35% 和 53%；高胰岛素血症：1%、5% 和 24%；生长激素缺乏：13%、27% 和 29%；甲状腺激素缺乏：16%、28% 和 33%%；促肾上腺皮质激素缺乏：12%、22% 和 26%。多变量模型表明放射治疗是听力丧失、生长激素缺乏、甲状腺功能异常和 ACTH 缺乏的重要独立预测因子。他们的发现表明在治疗 10 年后内分泌功能逐渐丧失。间脑位置是失明、生长激素缺乏、甲状腺功能异常和 ACTH 缺乏的有统计学意义的独立危险因素。在 182 名 5 年幸存者中评估智力功能，智商（IQ）低于平均水平（＜85）与诊断时年龄较小、癫痫和引流有关，但与放射治疗无关。他们的发现表明，晚期反应的复杂模式由多种不同因素共同导致，放疗是其中因素之一（Armstrong 等，2011）。

十一、随访

表 10–5 总结了推荐的儿童低级别胶质瘤随访建议。

表 10–5　推荐的随访调查

	1～3 年	4～5 年	6～10 年
体格检查和神经检查，包括人体测量	每 3 个月	每 6 个月	每年
眼科检查	第 1 年：每 3 个月 第 2 年：每 3～6 个月 第 3 年：每 6 个月	每 6～12 个月	每年，除视通路肿瘤（每 6 个月）
对比增强脑和脊髓（如果提示）MRI	每 6 个月	每 6 个月	每年
[a] 听力敏感图 – 纯音听力测试，可适用于 3 岁或 3 岁以上，否则行自由场听阈测试或耳声发射	每 6 个月	如果先前复查正常，则不建议继续	—

（续表）

	1~3 年	4~5 年	6~10 年
[a] 肾小球滤过率（GFR）	化学治疗后 6 个月，然后每年，如果没有其他说明	如果先前复查正常，则不建议继续	—
内分泌检查，如果需要行骨龄和下丘脑—垂体功能测试	每年，如果没有其他说明	如处于发育期和青春期，视先前化学治疗或者放射治疗情况决定	如处于发育期和青春期，视先前化学治疗或者放射治疗情况决定

a. 如果化学治疗

十二、未来展望

现代放射治疗技术旨在提供靶区合适的剂量，并减少周围正常组织的剂量。虽然文献中的大多数研究报道称，毛细胞型星形细胞瘤 5mm 的安全距离是充分的，但仍有可能进一步降低。然而，随着辐射体积和剂量的减少，对减轻内分泌和神经认知功能晚反应的影响尚不清楚。辐射引起的内分泌紊乱和脑实质结构变化取决于剂量 – 体积关系和相应的整体剂量分布（Merchant 等，2009 ；Jalali 等，2010 ；Steen 等，2001）。未来的研究可能允许剂量和体积计算来预测和减少内分泌紊乱和（或）神经认知功能障碍的风险。质子治疗可能在肿瘤覆盖和减少非靶区组织的剂量方面都有优势。近距离放射治疗在某些情况下是一种有价值的治疗选择，但它的可用性仅限于少数机构。然而，关于质子治疗和近距离治疗后晚期反应的可靠前瞻性数据很少，而且仍然缺乏。放射外科已应用在少数病例，需要进一步研究。化学治疗对改善幕上中线肿瘤的实际临床和神经功能、视觉和内分泌功能，最终对健康状况和生活质量的影响值得进一步研究。

随着整合基因组学和新一代测序的出现，化学治疗的作用目前正在变化。不同药物的靶向治疗目前正在临床试验中进行研究。低级别胶质瘤分子遗传模式的信息也可能对放射治疗的选择和时机产生影响。

参考文献

[1] Alvord EC Jr, Lofton S (1988) Gliomas of the optic nerve or chiasm. Outcome by patients' age, tumor site, and treatment. J Neurosurg 68:85–98

[2] Armstrong GT, Conklin HM, Huang S, Srivastava D, Sanford R, Ellison DW, Merchant TE, Hudson MM, Hoehn ME, Robison LL, Gajjar A, Morris EB (2011) Survival and long-term health and cognitive outcomes after low-grade glioma. Neuro-Oncology 13(2):223–234

[3] Ater JL, Zhou T, Holmes E, Mazewski CM, Booth TN, Freyer DR, Lazarus KH, Packer RJ, Prados M, Sposto R, Vezina G, Wisoff JH, Pollack IF (2012) Randomized study of two chemotherapy regimens for treatment of low-grade glioma in young children: a report from the Children's Oncology Group. J Clin Oncol 30(21):2641–2647

[4] Bakardjiev AI, Barnes PD, Goumnerova LC, Black PM, Scott RM, Pomeroy SL, Billett A, Loeffler JS, Tarbell NJ (1996) Magnetic resonance imaging changes after stereotactic radiation therapy for childhood low grade astrocytoma. Cancer 78:864–873

[5] Bhargava D, Sinha P, Chumas P, Al-Tamimi Y, Shivane A, Chakrabarty A, Surash S, Novegno F, Crimmins D, Tyagi AK (2013) Occurrence and distribution of pilomyxoid astrocytoma. Br J Neurosurg 27(4):413–418

[6] Bian SX, McAleer MF, Vats TS, Mahajan A, Grosshans DR (2013) Pilocytic astrocytoma with leptomeningeal dissemination. Childs Nerv Syst 29(3):441–450

[7] Boëthius J, Ulfarsson E, Rähn T, Lippittz B (2002) Gamma knife radiosurgery for pilocytic astrocytomas. J Neurosurg 97(5 Suppl):677–678

[8] Chalil A, Ramaswamy V (2016) Low grade gliomas in children. J Child Neurol 31(4):517–522

[9] Combs SE, Schulz-Ertner D, Moschos D, Thilmann C, Huber PE, Debus J (2005) Fractionated stereotactic radiotherapy of optic pathway gliomas: tolerance and long-term outcome. Int J Radiat Oncol Biol Phys 62(3):814–819

[10] Creach KM, Rubin JB, Leonard JR, Limbrick DD, Smyth MD, Dacey R, Rich KM, Dowling JL, Grubb RL Jr, Linette GP, King AA, Michalski JM, Park TS, Perry A, Simpson JR, Mansur DB (2012) Oligodendrogliomas in children. J Neuro-Oncol 106(2):377–382

[11] Dasgupta T, Haas-Kogan DA (2013) The combination of novel targeted molecular agents and radiation in the treatment of pediatric gliomas. Front Oncol 3:110

[12] Dasgupta T, Haas-Kogan DA, Yang X, Olow A, Yang DX, Gragg A, Orloff LA, Yom SS (2013) Genotype-dependent cooperation of ionizing radiation with BRAF inhibition in BRAF V600E-mutated carcinomas. Investig New Drugs 31(5):1136–1141

[13] Debus J, Kocagoncu KO, Hoss A, Wenz F, Wannenmacher M (1999) Fractionated stereotactic radiotherapy (FSRT) for optic glioma. Int J Radiat Oncol Biol Phys 44:243–248

[14] Dennis ER, Bussiere MR, Niemierko A, Lu MW, Fullerton BC, Loeffler JS, Shih HA (2013) A comparison of critical structure dose and toxicity risks in patients with low grade gliomas treated with IMRT versus proton radiation therapy. Technol Cancer Res Treat 12(1):1–9

[15] Dodgshun AJ, Maixner WJ, Heath JA, Sullivan MJ, Hansford JR (2016) Single agent carboplatin for pediatric low-grade glioma: a retrospective analysis shows equivalent efficacy to multiagent chemotherapy. Int J Cancer 138(2):481–488

[16] Fisher BJ, Bauman GS, Leighton CE, Stitt L, Cairncross JG, Macdonald DR (1998) Low-grade gliomas in children: tumor volume response to radiation. J Neurosurg 88:969–974

[17] Fisher PG, Tihan T, Goldthwaite PT, Wharam MD, Carson BS, Weingart JD, Repka MX, Cohen KJ, Burger PC (2008) Outcome analysis of childhood low-grade astrocytomas. Pediatr Blood Cancer 51(2):245–250

[18] Flickinger JC, Torres C, Deutsch M (1988) Management of low-grade gliomas of the optic nerve and chiasm. Cancer 61:635–642

[19] Fouladi M, Hunt DL, Pollack IF, Dueckers G, Burger PC, Becker LE, Yates AJ, Gilles FH, Davis RL, Boyett JM, Finlay JL (2003) Outcome of children with centrally reviewed low-grade gliomas treated with chemotherapy with or without radiotherapy on Children's Cancer Group high-grade glioma study CCG-945. Cancer 98(6):1243–1252

[20] Garcia DM, Marks JE, Latifi HR, Kliefoth AB (1990) Childhood cerebellar astrocytomas: is there a role for postoperative irradiation? Int J Radiat Oncol Biol Phys 18:815–818

[21] Gnekow AK, Falkenstein F, von Hornstein S, Zwiener I, Berkefeld S, Bison B, Warmuth-Metz M, Driever PH, Soerensen N, Kortmann RD, Pietsch T, Faldum A (2012) Long-term follow-up of the multicenter, multidisciplinary treatment study HIT-LGG-1996 for low-grade glioma in children and adolescents of the German Speaking Society of Pediatric Oncology and Hematology. Neuro-Oncology 14(10):1265–1284

[22] Grabenbauer GG, Schuchardt U, Buchfelder M, Rodel CM, Gusek G, Marx M, Doerr HG, Fahlbusch R, Huk WJ, Wenzel D, Sauer R (2000) Radiation therapy of optico-hypothalamic gliomas (OHG)—radiographic response, vision and late toxicity. Radiother Oncol 54: 239–245

[23] Greenberger BA, Pulsifer MB, Ebb DH, MacDonald SM, Jones RM, Butler WE, Huang MS, Marcus KJ, Oberg JA, Tarbell NJ, Yock TI (2014) Clinical outcomes and late endocrine, neurocognitive, and visual profiles of proton radiation for pediatric low-grade gliomas. Int J Radiat Oncol Biol Phys 89(5):1060–1068

[24] Hadjipanayis CG, Kondziolka D, Flickinger JC, Lunsford LD (2003) The role of stereotactic radiosurgery for low-grade astrocytomas. Neurosurg Focus 14(5):e15

[25] Heppner PA, Sheehan JP, Steiner LE (2005) Gamma knife surgery for low-grade gliomas. Neurosurgery 57(6):1132–1139

[26] Herrera EJ, Viano JC, Gómez JM, Surur A, Suárez JC (2007) Interstitial stereotactic radiosurgery of pilocytic astrocytomas in paediatric patients. Acta Neurochir 149(9):887–896

[27] Horbinski C, Nikiforova MN, Hagenkord JM, Hamilton RL, Pollack IF (2012) Interplay among BRAF, p16, p53, and MIB1 in pediatric low-grade gliomas. Neuro-Oncology 14(6):777–789

[28] von Hornstein S, Kortmann RD, Pietsch T, Emser A, Warmuth-Metz M, Soerensen N, Straeter R, Graf N, Thieme B, Gnekow AK (2011) Impact of chemotherapy on disseminated low-grade glioma in children and adolescents: report from the HIT-LGG 1996 trial. Pediatr Blood Cancer 56(7):1046–1054

[29] Hug EB, Muenter MW, Archambeau JO, DeVries A, Liwnicz B, Loredo LN, Grove RI, Slater JD (2002) Conformal proton radiation therapy for pediatric low-grade astrocytoma. Strahlenther Onkol 178:10–17

[30] Jalali R, Mallick I, Dutta D, Goswami S, Gupta T, Munshi A, Deshpande D, Sarin R (2010) Factors influencing neurocognitive outcomes in young patients with benign and low-grade brain tumors treated with stereotactic conformal radiotherapy. Int J Radiat Oncol Biol Phys 77(4): 974–979

[31] Janss AJ, Grundy R, Cnaan A, Savino PJ, Packer RJ, Zackai EH, Goldwein JW, Sutton LN, Radcliffe J, Molloy PT (1995) Optic pathway and hypothalamic/chiasmatic gliomas in children younger than age 5 years with a 6-year follow-up. Cancer 75:1051–1059

[32] Jenkin D, Angyalfi S, Becker L, Berry M, Buncic R, Chan H, Doherty M, Drake J, Greenberg M, Hendrick B (1993) Optic glioma in children: surveillance, resection, or irradiation? Int J Radiat Oncol Biol Phys 25:215–225
[33] Jones DT, Mulholland SA, Pearson DM, Malley DS, Openshaw SW, Lambert SR, Liu L, Bäcklund LM, Ichimura K, Collins VP (2011) Adult grade II diffuse astrocytomas are genetically distinct from and more aggressive than their paediatric counterparts. Acta Neuropathol 121(6): 753–761
[34] Jóźwiak S, Nabbout R, Curatolo P, participants of the TSC Consensus Meeting for SEGA and Epilepsy Management (2013) Management of subependymal giant cell astrocytoma (SEGA) associated with tuberous sclerosis complex (TSC): clinical recommendations. Eur J Paediatr Neurol 17(4):348–352
[35] Kano H, Niranjan A, Kondziolka D, Flickinger JC, Pollack IF, Jakacki RI, Lunsford LD (2009) Stereotactic radiosurgery for pilocytic astrocytomas part 2: outcomes in pediatric patients. J Neuro-Oncol 95(2):219–229
[36] Kaatsch P, Rickert CH, Kühl J, Schüz J, Michaelis J (2001) Population-based epidemiologic data on brain tumors in German children. Cancer 92(12):3155–3164
[37] Korinthenberg R, Neuburger D, Trippel M, Ostertag C, Nikkhah G (2011) Long-term results of brachytherapy with temporary iodine-125 seeds in children with low-grade gliomas. Int J Radiat Oncol Biol Phys 79(4):1131–1138
[38] Kortmann RD, Kühl J, Timmermann B, Mittler U, Urban C, Budach V, Richter V, Richter E, Willich N, Flentje M, Berthold F, Slavc I, Wolff J, Meisner C, Wiestler O, Sörensen N, Warmuth-Metz M, Bamberg M (2000) Postoperative neoadjuvant chemotherapy before radiotherapy as compared to immediate radiotherapy followed by maintenance chemotherapy in the treatment of medulloblastoma in childhood: results of the German prospective randomized trial HIT'91. Int J Radiat Oncol Biol Phys 46(2):269–279
[39] Kortmann RD, Timmermann B, Taylor RE, Scarzello G, Plasswilm L, Paulsen F, Jeremic B, Gnekow AK, Dieckmann K, Kay S, Bamberg M (2003a) Current and future strategies in radiotherapy of childhood low-grade glioma of the brain. Part II: treatment-related late toxicity. Strahlenther Onkol 179(9):585–597
[40] Kortmann RD, Timmermann B, Taylor RE, Scarzello G, Plasswilm L, Paulsen F, Jeremic B, Gnekow AK, Dieckmann K, Kay S, Bamberg M (2003b) Current and future strategies in radiotherapy of childhood low-grade glioma of the brain. Part I: treatment modalities of radiation therapy. Strahlenther Onkol 179(8):509–520
[41] Kovalic JJ, Grigsby PW, Shepard MJ, Fineberg BB, Thomas PR (1990) Radiation therapy for gliomas of the optic nerve and chiasm. Int J Radiat Oncol Biol Phys 18:927–932
[42] Listernik R, Louis DN, Packer RJ, Gutmann DH (1997) Optic pathway gliomas in children with neurofibromatosis I: consensus statement from the NF1 Optic Pathway Glioma Task Force. Ann Neurol 41:143–149
[43] Louis DN, Ohgaki H, Wiestler OD, Cavenee WK, Burger PC, Jouvet A, Scheithauer BW, Kleihues P (2007) The 2007 WHO classification of tumours of the central nervous system. Acta Neuropathol 114(2):97–109
[44] Marcus KJ, Goumnerova L, Billett AL, Lavally B, Scott RM, Bishop K, Xu R, Young Poussaint T, Kieran M, Kooy H, Pomeroy SL, Tarbell NJ (2005) Stereotactic radiotherapy for localized low-grade gliomas in children: final results of a prospective trial. Int J Radiat Oncol Biol Phys 61(2):374–379
[45] Mazloom A, Hodges JC, Teh BS, Chintagumpala M, Paulino AC (2012) Outcome of patients with pilocytic astrocytoma and leptomeningeal dissemination. Int J Radiat Oncol Biol Phys 84(2): 350–354
[46] Merchant TE, Goloubeva O, Pritchard DL, Gaber MW, Xiong X, Danish RK, Lustig RH (2002) Radiation dose-volume effects on growth hormone secretion. Int J Radiat Oncol Biol Phys 52:1264–1270
[47] Merchant TE, Kun LE, Wu S, Xiong X, Sanford RA, Boop FA (2009) Phase II trial of conformal radiation therapy for pediatric low-grade glioma. J Clin Oncol 27(22):3598–3604
[48] Mishima K, Nakamura M, Nakamura H, Nakamura O, Funata N, Shitara N (1992) Leptomeningeal dissemination of cerebellar pilocytic astrocytoma. Case Report J Neurosurg 77:788–791
[49] Mishra KK, Puri DR, Missett BT, Lamborn KR, Prados MD, Berger MS, Banerjee A, Gupta N, Wara WM, Haas-Kogan DA (2006) The role of up-front radiation therapy for incompletely resected pediatric WHO grade II low-grade gliomas. Neuro-Oncology 8(2):166–174
[50] Montgomery AB, Griffin T, Parker RG, Gerdes AJ (1977) Optic nerve glioma: the role of radiation therapy. Cancer 40:2079–2080
[51] Mueller K, Gnekow A, Warmuth-Metz M, Pietsch T, Zwiener I, Falkenstein F, Meyer F-M, Micke O, Hoffmann W, Kortmann RD (2012) Effectivity of radiation-therapy in pediatric "high-risk" low-grade astrocytoma—a preliminary experience from the two prospective German multicenter treatment studies HIT LGG 1996 & HIT-LGG 2004. Neuro-Oncology 14(suppl 1):69–81
[52] Mueller K, Gnekow A, Falkenstein F, Scheiderbauer J, Zwiener I, Pietsch T, Warmuth-Metz M, Voges J, Nikkhah G, Flentje M, Combs SE, Vordermark D, Kocher M, Kortmann RD (2013) Radiotherapy in pediatric pilocytic astrocytomas: a subgroup analysis within the prospective multicenter study HIT-LGG 1996 by the German Society of Pediatric Oncology and Hematology (GPOH). Strahlenther Onkol 189(8):647–655
[53] Packer RJ, Ater J, Allen J, Phillips P, Geyer R, Nicholson HS, Jakacki R, Kurczynski E, Needle M, Finlay J, Reaman G, Boyett JM (1997) Carboplatin and vincristine chemotherapy for children with newly diagnosed progressive low-grade gliomas. J Neurosurg 86(5):747–754
[54] Park KJ, Kano H, Kondziolka D, Niranjan A, Flickinger Jc, Lunsford LD (2011) Gamma Knife surgery for subependymial giant cell astrocytomas. J Neurosurg 114(3):808–813
[55] Paulino AC, Mazloom A, Terashima K, Su J, Adesina AM, Okcu MF, Teh BS, Chintagumpala M (2013) Intensity-modulated radiotherapy (IMRT) in pediatric low-grade glioma. Cancer 119(14):2654–2659
[56] Peraud A, Goetz C, Siefert A, Tonn JC, Kreth FW (2007) Interstitial iodine-125 radiosurgery alone or in combination with microsurgery for pediatric patients with eloquently located low-grade glioma: a pilot study. Childs Nerv Syst 23(1):39–46
[57] Pollack IF, Hurtt M, Pang D, Albright AL (1994) Dissemination of low grade intracranial astrocytomas in children. Cancer 1994(73):2869–2878
[58] Pollack IF, Claassen D, al Shboul Q, Janosky JE, Deutsch M

(1995) Low-grade gliomas of the cerebral hemispheres in children: an analysis of 71 cases. J Neurosurg 82:536–547
[59] Raabe E, Kieran MW, Cohen KJ (2013) New strategies in pediatric gliomas: molecular advances in pediatric low-grade gliomas as a model. Clin Cancer Res 19(17):4553–4558
[60] Ruge MI, Simon T, Suchorska B, Lehrke R, Hamisch C, Koerber F, Maarouf M, Treuer H, Berthold F, Sturm V, Voges J (2011) Stereotactic brachytherapy with iodine-125 seeds for the treatment of inoperable low-grade gliomas in children: long-term outcome. J Clin Oncol 29(31):4151–4159
[61] Saran FH, Baumert BG, Khoo VS, Adams EJ, Garré ML, Warrington AP, Brada M (2002) Stereotactically guided conformal radiotherapy for progressive low-grade gliomas of childhood. Int J Radiat Oncol Biol Phys 53(1):43–51
[62] Steen RG, Spence D, Wu S, Xiong X, Kun LE, Merchant TE (2001) Effect of therapeutic ionizing radiation on the human brain. Ann Neurol 50:787–795
[63] Stokland T, Liu JF, Ironside JW, Ellison DW, Taylor R, Robinson KJ, Picton SV, Walker DA (2010) A multivariate analysis of factors determining tumor progression in childhood lowgrade glioma: a population-based cohort study (CCLG CNS9702). Neuro-Oncology 12(12): 1257–1268
[64] Sung DI (1982) Suprasellar tumors in children: a review of clinical manifestations and managements. Cancer 50: 1420–1425
[65] Weintraub D, Yen CP, Xu Z, Savage J, Williams B, Sheehan J (2012) Gamma knife surgery of pediatric gliomas. J Neurosurg Pediatr 10(6):471–477
[66] Youland RS, Khwaja SS, Schomas DA, Keating GF, Wetjen NM, Laack NN (2013) Prognostic factors and survival patterns in pediatric low-grade gliomas over 4 decades. J Pediatr Hematol Oncol 35(3):197–205

第 11 章 视觉通路胶质瘤
Optic Pathway Glioma

Julie A. Bradley　Ronny L. Rotondo　Daniel J. Indelicato　著
陈冬杰　金　晶　译
廖俊芳　陈志坚　校

摘要

儿童视觉通路胶质瘤具有共同的临床放射学特征，通常为 WHO Ⅰ/Ⅱ级星形细胞瘤。这类肿瘤的治疗常常由于患者的年龄和解剖位置而具有挑战性。根治性切除仅限于单侧视神经受累和不可逆的同侧视力丧失的肿瘤。次全切除则作为组织病理诊断和急性症状缓解的手段。化学治疗并非根治性治疗手段，但可推迟放射治疗的时间，使幼儿关键的神经认知和神经内分泌功能得到发育。对于大多数病灶，放射治疗是局部控制的最佳选择，但也带来一系列邻近正常组织受到放射损伤的风险。

一、流行病学

视觉通路胶质瘤（OPG）主要发生在儿童。不到 10% 的病例发生在 19 岁以上的人群，75% 的病例发生在 10 岁以下的儿童（Dutton，1994）。OPG 约占所有小儿颅内肿瘤的 5%（Halperin 等，2013）。男女发病整体上无明显差异，但仅局限于视神经的肿瘤在女性更多见（Jahraus 和 Tarbell，2006）。

二、诱发因素

大部分 OPG 的发病原因尚不清楚。而神经纤维瘤病 1 型（NF1）存在 17q11.2 染色体上的神经纤维瘤蛋白 1 基因突变，该基因具有编码由施万细胞、少突胶质细胞、神经元、星形胶质细胞和白细胞表达的神经纤维蛋白的功能（Petrak 等，2015）。NF1 与 OPG 有很强的相关性。在 OPG 患者中，NF1 的发生率至少为 30%（Dutton，1994）。在 NF1 患者中，OPG 是最常见的中枢神经系统肿瘤（Bikowska–Opalach 和 Jackowska，2013）。

三、临床表现

小儿通常是因一侧或双侧眼睛视力下降就诊，也可表现为明显的眼球突出。体格检查可发现视神经萎缩、眼球震颤和斜视。这类肿瘤还可能与幼年脑积水导致的大头畸形、促性腺激素途径受干扰导致的性早熟及发育迟缓有关（Jahraus 和 Tarbell，2006）。诊断时脑积水不一定是不良预后因素（Jenkin 等，1993）。在 NF1 患者中，视神经肿瘤可能是无症状的，但可以通过筛查发现（Listernick 等，2007）。

四、影像学表现

肿瘤在磁共振主要表现为实性，但偶尔也有囊性成分，而囊性成分在非 NF1 相关的患者中更为常见（Kornreich 等，2001 年；Gower 等，1990）。OPG 在 T_1 加权成像（T_1WI）呈低信号，T_2 加权成像（T_2WI）呈高信号，（Jahraus 和 Tarbell，2006）。在增强扫描后明显强化（图 11–1）。这些肿瘤可以是多分叶状的，也可以沿着视觉通路生长（图 11–2）。可见钙化（图 11–3）。

Kornreich 等发现，在 NF1 的患者中，肿瘤常出现在视神经和交叉处（分别为 66% 和 62%），而非 NF1 患者 91% 出现在视交叉（Lopez Ibor，1975）。在非 NF1 患者中，68% 的患者通过影像发现肿瘤延伸至视觉通路之外，而在 NF1 组患者中，这种现象仅占 2%（Kornreich 等，2001）。

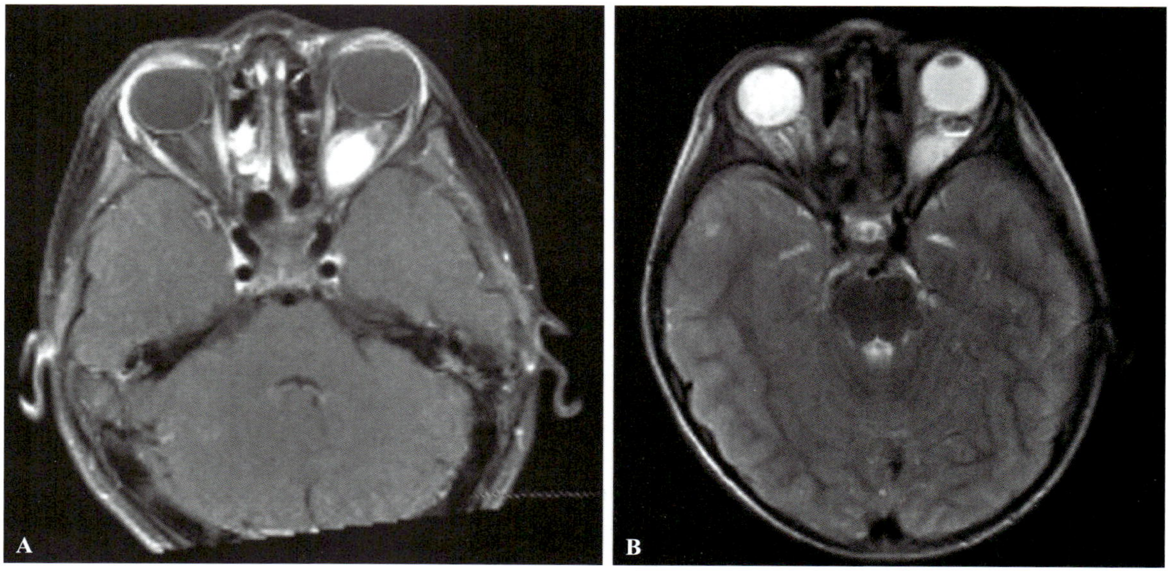

▲图 11-1　左侧视神经胶质瘤

A. T_1 增强加权序列明显强化；B. T_2 加权序列高信号

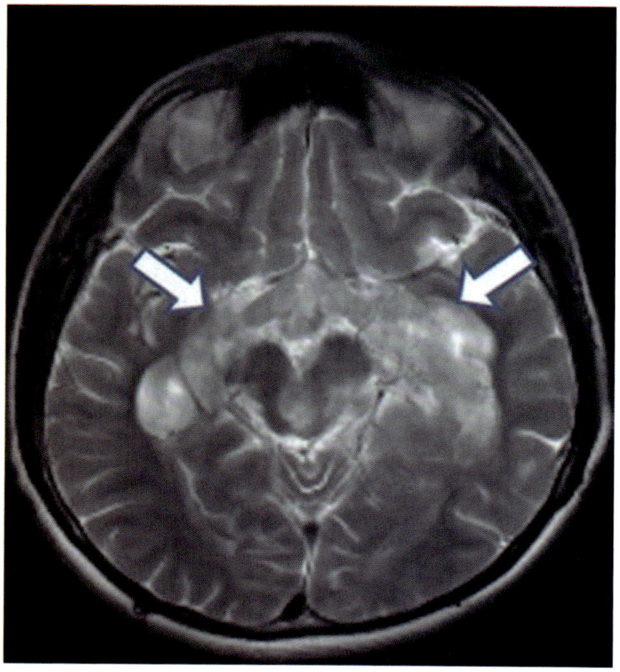

◀图 11-2　肿瘤沿左右侧视神经向后侵犯视交叉

1958 年，Dodge 等发布了 OPG 的分类系统（Dodge 等，1958）。仅单一视神经受累为 I 型，侵犯视交叉和单侧或双侧视神经为Ⅱ型，Ⅲ型表现为下丘脑或邻近结构受累（Cappelli 等，1998）。2008 年道奇改良分类系统发表，该系统参考了包括 NF 状态的其他因素（Dotson 等，1991）。

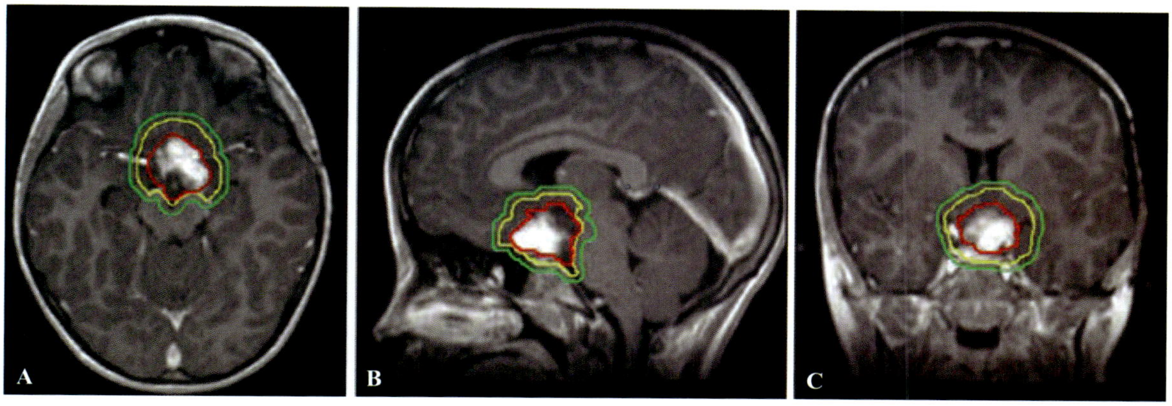

▲ **图 11-3　视交叉胶质瘤放射治疗靶区勾画**

A. 轴位；B. 矢状位；C. 冠状位；红线区域为 GTV，黄线区域为 CTV（GTV 基础上外扩 5mm 并避开脑干），PTV 为绿线区域（CTV 基础上外扩 3mm）

五、诊断检查

颅脑 MRI 平扫及增强扫描对于确定肿瘤的来源、范围和影像学特征非常重要，这些特征可以将 OPG 与其他原发性中枢神经系统肿瘤区分开来。由于儿童视神经的测量值很小，要捕获完整的视觉通路，1～2mm 层厚的高分辨率 MRI 可能是必要的。尽管中枢神经播散的风险很少（Perilongo 等，2003），但建议行全脊髓 MRI 以明确肿瘤分期（McCowage 等，1996）。

目前，除非与 NF1 相关，否则通常会通过活检来确诊 OPG（Walker 等，2013）。然而，如果活检可能导致较高的发病风险，可以根据肿瘤的特征性位置和影像学表现作出诊断。肿瘤的病理学表现多为低级别（Dutton，1994）。大多数为毛细胞型星形细胞瘤，WHO Ⅱ级（Jahraus 和 Tarbell，2006）。

所有患者都应接受完整的眼科评估。神经内分泌实验室检查可用于评估甲状腺激素、生长激素、皮质醇、雌激素或睾酮的基线水平，因为在肿瘤的诊断或治疗时这些激素的水平会受到影响（Fouladi 等，2003）。与内分泌功能一样，神经认知功能也可能受到肿瘤本身、脑积水或先前治疗的影响（Sutton 等，1995；Fouladi 等，2003；Carpentieri 等，2003）。年龄足够大的儿童（尤其是大于 3 岁的儿童）可接受神经心理学家进行的基线神经认知功能测试。新诊断的患者应该进行 NF1 筛查。

六、急症处理

对于视力迅速恶化的病例，需要紧急治疗以防止失明。一旦出现视觉缺陷，通常是不可逆转的（Awdeh 等，2012）。类固醇可用于减轻水肿，通常在明确治疗前作为应急处理的手段，但其恢复视力的效果尚不清楚（Awdeh 等，2012）。对于压迫第三脑室的肿瘤，常伴有症状，可通过放置分流器迅速缓解脑积水（Goodden 等，2014）。

七、治疗

对 OPG 的治疗必须根据肿瘤大小、肿瘤范围和患者年龄进行个体化选择。治疗手段可能包括手术、化学治疗、放射治疗的综合治疗。在某些情况下，随访观察可能是合适的，特别是无症状的 NF1 患者（Shamji 和 Benoit，2007；Goodden 等，2014；Jenkin 等，1993）。

在过去，手术是 OPG 最主要的治疗手段。当肿瘤位于前方并局限于一侧视神经时，根治性手术仍可发挥作用，特别是当该眼无有效视力，或当肿瘤从视交叉向外生长（Jenkin 等，1993；Wisoff 等，1990；Tenny 等，1982）。由于双侧视力丧失、血管损伤和内分泌疾病的发生率高，弥漫侵犯视交叉或下丘脑的病变较少进行手术（Sutton 等，1995）。除了一些特定的病例，2011 年小儿神经外科共识会议不推荐外科手术作为低级别下丘脑 / 视交叉肿瘤的主要治疗手段（Walker 等，2013）。次全切除术的价值则存在争议，一些研究显示次全切除有获益（Goodden 等，2014），而其他的研究则显示次全切除并无获益（Silv 等，2000；Jenkin 等，1993）。减压手术可即时减压，从而最大限度地保留视力，解除严重的突眼症，或缓解梗阻性脑积水（Tenny 等，1982；Medlock 和 Scott，1997）。

化学治疗可延缓肿瘤进展，为儿童生长发育争取时间。具有里程碑意义的儿童癌症组（CCG）A9952 研究纳入了 1997—2005 年 10 岁以下所有部位低级别星形细胞瘤的儿童，所有患者的 5 年无事件生存率为 45%，硫鸟嘌呤、丙卡巴肼、洛莫司汀和长春新碱（TPCV）组和卡铂 + 长春新碱组的无事件生存率分别为 52% 和 39%（P=0.10）（Ater 等，2012），但差异无统计学意义。一项对患有 OPG 的青少年的回顾性研究显示，在平均 52.9 个月的随访时间里，15 例患者中有 12 例病情稳定（Chong 等，2013）。其他化学治疗方案包括长春碱（Bouffet 等，2012）、卡铂单药（Aquino 等，1999）和长春新碱联合依托泊苷（Pons 等，1992）。对于应该在什么年龄使用化学治疗来延迟放射治疗，目前还缺乏共识，各机构的情况有所不同，通常在

6 岁以下到 10 岁以下之间（Merchant 等，2009）。在美国，比如研究儿童低级别胶质瘤放射治疗的 ANCS 0221 研究的治疗方案要求小于 10 岁的患者在登记入组前接受一次或多次化学治疗。在欧洲儿童低级别胶质瘤多机构方案，以 HIT–LGG–1996 研究为例，对小于 5 岁的儿童，推荐行化学治疗而不是放射治疗。

Taveras 等在 1956 年探讨了放射治疗在 OPG 根治治疗中的作用，推动放射治疗成为 OPG 的主要治疗手段。一般建议年龄较大的儿童或当手术会威胁到视力或内分泌功能的患者进行放射治疗。由于放射治疗可诱发继发肿瘤和增加血管病变风险，NF1 患者相对较少接受放射治疗（Listernick 等，2007；Grill 等，1999）。

八、靶区勾画

靶区和危及器官（OAR）的精准勾画是放射治疗有效和安全实施的关键步骤。肿瘤区（GTV）被定义为大体的肿瘤残留病灶。建议融合对比增强高分辨率 MRI，以提高靶区和危及器官勾画的准确性。如果是在手术后、化学治疗后或手术及化学治疗后行放射治疗，应融合先前肿瘤发生发展期间的磁共振图像，并复核肿瘤的范围。临床靶区（CTV）包括 GTV 和有镜下浸润风险的邻近区域。其范围应在 GTV 基础上外扩 5～10mm，以包括肿瘤浸润的危险区域，如近、远端视神经和化学治疗前肿瘤范围。如果需要，CTV 范围应进一步扩大，以包全瘤床和在手术和（或）化学治疗前肿瘤的范围。CTV 应从解剖学边界如骨骼和骨幕作适当的修回。在具有图像引导放射治疗的条件下，计划靶区（PTV）通常是 CTV 基础上外扩 3～5mm，以克服治疗中的各种不确定性。

肿瘤可发生在许多颅内的重要结构中，包括未受累的视觉器官、下丘脑、垂体、耳蜗、脑干、泪腺、视网膜、晶状体、颞叶和额叶。在靶区中，应把这些组织器官作为危及器官进行勾画，并用于计划优化。

标准的处方剂量是 50.4～54Gy，单次剂量 1.8Gy，当处方剂量高于 43.2Gy，患者有更好的总生存（OS）和无进展生存（Flickinger 等，1988）。但剂量超过 50Gy 的治疗效果仍不清楚（Jenkin 等，1993）。

质子或光子的分次外照射是最常见的治疗技术，可通过三维适形技术或调强技术实施治疗。相比三维适形技术，调强技术可提高高剂量区的适形度而具有剂量学上的优势。然而，多野调强技术也使更多的颅内组织器官暴露于低剂量区。早期的研究结果显示，基于三维适形技术的质子治疗的疗效令人鼓舞（Indelicato 等，2012），但需要更长时间的随访以明确临床获益的大小。由于儿童脑、脑干和视神经等晚反应组织对单次大剂量方案具有高度敏感性，不推荐选择放射外科或其他低分割的放射治疗方式。

九、疗效

在手术、化学治疗或放射治疗等治疗后，2～3 年内需每 3 个月做 1 次颅脑 MRI，3～5 年内每 6 个月 1 次，5 年后每年 1 次。由于其级别较低，因此增殖率较低，放射治疗后影像学退缩较缓慢。Tao 等发现，影像上达到＞25% 的反应率需要 31.7 个月，达到＞50% 的肿瘤消减率需要 62 个月（Tao 等，1997）。放射治疗结束后放射治疗效应仍持续数年。有 4 名患者，肿瘤在超过 10 年后得到了影像学的完全缓解。在 19 名接受长春新碱和卡铂治疗的患者中，58% 的患者发生了影像学进展、21% 处于稳定性和 21% 出现复发（Shofty 等，2011）。肿瘤反应的程度似乎与视力的改善无关（Cappelli 等，1998；Shofty 等，2011；Kalin–Hajdu 等，2014）。

治疗毒性的监测包括常规的眼科评估，包括视力和视野测试。鉴于患者的年龄往往较小，治疗及肿瘤本身均可能导致认知功能障碍（Carpentieri 等，2003），建议定期在神经心理学家的指导下进行神经认知测试。由于肿瘤、手术和放射治疗有引起血管病变的风险，应该考虑行磁共振血管造影检查（Kestle 等，1993）。

手术的预后因肿瘤的范围而异。Jenkin 等报道 10 年无复发生存率为 58%～81%（Jenkin 等，1993）。当肿瘤局限于一侧视神经时控制率最高，20 年的总生存率达到 90%。相比之下，肿瘤在后方时生存率降至 58%（Jenkin 等，1993）。化学治疗的预后则逊色于放射治疗：Janss 等报道了 46 例 OPG 5 岁以下的儿童患者（Janss，1995），经过中位 72 个月的随访，总生存率为 93%，这 46 名患者中有 32 人接受了化学治疗，只有 28% 的患者实现了持续的疾病控制，但化学治疗使超过 70% 的患者在 5 岁后才接受其他的治疗。当肿瘤累及范围超出一侧视神经，放射治疗可以提供最持久的疾病控制。Cappelli 等报道的一项研究中，78% 的患者在诊断时或进展后接受了放射治疗，10 年的总生存率为 83%，无进展生存率为 65%（Cappelli 等，1998），近 70% 患者视力稳定或得到改善。

Tao 等报道了 29 例视交叉神经胶质瘤患者在接受挽救性放射治疗后，10 年和 15 年无进展率分别为 89% 和 82%，总生存率分别为 100% 和 85%（Tao 等，1997）。这 29 例患者中，4 例患者在放射治疗后 1～60 个月出现病情进展并接受了挽救性的化学治疗。在一项纳入 36 名患者的研究中，放射治疗使局部控制率提高到 86%，而没有接受放射治疗的患者，局部控制率仅为 45%（Wong 等，1987）。Erkal 等报道了 33 名患者接受了根治性放射治疗，平均随访时间为

13.6 年，10 年 OS 率、PFS 率和病因特异性生存率分别为 79%、77% 和 88%（Erkal 等，1997）。Tenny 等发现接受过放射治疗的患者的死亡率比没有接受放射治疗的患者低，前者为 36%，后者高达 80%（Tenny 等，1982）。

在一项纳入 73 例 OPG 患者的研究中（Fouladi 等，2003），50% 的患者在诊断后进行观察，50% 的患者进行积极治疗，其中 15 例放射治疗，20 例化学治疗，1 例化学治疗后放射治疗。放射治疗患者的中位年龄为 7.2 岁，而化学治疗患者为 2 岁，观察的患者为 4 岁。接受化学治疗的患者，90% 接受的是以顺铂或卡铂为基础的化学治疗方案。放射治疗组 6 年 PFS 率为 69%，化学治疗组为 12%，观察组为 37%。三组之间的 OS 没有差异。化学治疗推迟了后续治疗的中位时间至 2 年，但是患者需要接受化学治疗和放射治疗两种治疗，并且在肿瘤进展时存在视力丧失的风险。在所有的研究结果中，无论何种治疗方式，必须仔细留意治疗相关死亡的随访时间，因为这种低级别肿瘤的疾病进展可能发生在治疗结束 20 年后（Alvord 和 Lofton，1988）。与散发的 OPG 相比，NF1 患儿的 OPG 通常表现为更惰性的病程，Janss 等的研究显示 NF1 患儿有更高的无进展生存率（Janss 等，1995），但其他研究提示这两组间的 OS 或 PFS 没有差异（Tao 等，1997）。

表 11–1 总结了一些关于 OPG 治疗后疗效的研究。

十、治疗毒性

在儿童 OPG 中，肿瘤的位置和患者的平均年龄均与治疗毒性的风险相关。视力往往受到肿瘤自身的影响，幸运的是，一些患者在治疗后视力稳定或得到改善（Jahraus 和 Tarbell，2006）。手术可能导致单眼或双眼计划或计划外失明及视野缺损。放射治疗有损伤视神经和视交叉的风险，导致视力下降或视力完全丧失。放射治疗还会导致视网膜病变、角膜溃疡、晶状体白内障和永久性干眼。永久性的干眼症不仅是一种症状，而且还会增加其他眼部损伤的风险。通过放射治疗，50%～80% 的患者实现了视力稳定，10%～40% 的患者视力得到改善，0%～20% 的患者视力恶化（Flickinger 等，1988；Horwich 和 Bloom，1985；Rodriguez 等，1990；Tao 等，1997；Erkal 等，1997）。相比之下，19 例仅接受化学治疗的患者，73% 的患者视力下降，21% 视力稳定，5% 视力改善（Shofty 等，2011）。19 例患者的 38 只眼睛中，10 只眼睛出现视力下降乃至法定失明。Awdeh 等也报道，与单纯放射治疗相比，接受化学治疗和挽救性放射治疗的儿童的视力结局更差（Awdeh 等，2012）。与单纯放射治疗相比，放射治疗前局部手术可提高视力。

表 11-1　视神经胶质瘤疗效的文献综述

研究及年份	病例数	NF-1 患者比例（%）	治疗手段（病例数或患者比例）	随访时间	总生存	无进展生存	内分泌功能	视　力	神经认知功能	血管病变	第二原发肿瘤
Jenkin 等（1993）1958—1990	87	44	观察，23；手术，26；放射治疗，28；手术 + 放射治疗，10	中位 11.5 年	10 年 84%	10 年 68%	未报道	放射治疗后 13% 改善，70% 稳定 17% 恶化	未报道	未报道	接受过放射治疗 5/48，4 例发生中枢神经系统肿瘤，1 例淋巴瘤；未放射治疗者 0/49
Tao 等（1997）1971—1993	29	41	疾病进展期均接受放疗，放射治疗前 ± 手术或化学治疗	中位，9 年	15 年 85%	15 年 82%	放射治疗后 72% 新发内分泌疾病	24% 改善，48% 稳定，17% 恶化	*n*=20 需要特殊教育（*n*=11 放射治疗前接受特殊教育）	3%	1 例胶质母细胞瘤
Erkal 等（1997）1973—1994	33	18	次全切除，22；活检，7；均接受放射治疗	中位，13.6 年	10 年 79%	10 年 77%	39% 出现异常	36% 改善，52% 稳定，12% 恶化	未报道	0%	未报道
Sutton 等（1995）1976—1991	33	12	活检 / 次全切除，随后放射治疗，9；和（或）化学治疗，18	中位 10.9 年	5 例死亡	3 例因肿瘤进展死亡	57% 需要替代治疗	82% 有功能视觉	需要特殊教育，12	未报道	未报道
Janss 等（1995）1977—1990	46	33	化学治疗，32；手术，3；放射治疗，5	中位 6 年	5 年 93%	5 年 19%	59%	4 例致盲	10/17 需要特殊教育	未报道	未报道

（续表）

研究及年份	病例数	NF-1 患者比例（%）	治疗手段（病例数或患者比例）	随访时间	总生存	无进展生存	内分泌功能	视　力	神经认知功能	血管病变	第二原发肿瘤
Cappelli 等（1998）1980—1992	69	58	观察，16；放射治疗，39；手术，14	中位 7 年	10 年 83%	10 年 66%	83% 需要替代治疗	放射治疗的患者，33% 改善，54% 稳定，13% 恶化	主要学习能力缺陷，18	17%	2（1 例胶质母细胞瘤和 1 例野外尤因肉瘤）
Fouladi 等（2003）1981—1999	73	38	活检 / 次全切除，58%，随后观察，37；放射治疗，16；化学治疗，20	中位 6.3 年	6 年 86%	6 年 36%	71% 出现内分泌功能障碍	未报道	基线 IQ 与治疗后 IQ 无差异	未报道	未报道
Goodden 等（2014）1998—2011	42	45	手术，12；手术 + 放射治疗，5；手术 + 化学治疗，4；观察，21	中位 6.4 年	93%	n=1	38%	74% 稳定，21% 恶化	未报道	5%	未报道
Indelicato 等（2012）2007—2014	40	5	均接受放射治疗	中位 2.7 年	2 例死亡	4 例进展	未报道	2.5% 恶化	未报道	未报道	无

Chemo. 化学治疗；NF1. 神经纤维瘤病 1 型；PFS. 无进展生存；Pts. 患者；RT. 放射治疗；STR. 次全切除术

由于肿瘤靠近垂体和下丘脑，手术和放射治疗可导致神经内分泌功能障碍。在根治性放射治疗后，72% 的患者新诊断垂体功能减退；21% 的病例是泛垂体功能减退（Tao 等，1997），最常见的是生长激素分泌受损（Tao 等，1997；Brauner 等，1990；Adan 等，2001）。由于垂体功能减退的发生率随时间增加，建议长期通过神经内分泌实验室检查监测神经内分泌功能（Tao 等，1997）。

肿瘤、手术、放射治疗、脑积水、神经纤维瘤病、垂体功能减退和睡眠紊乱都可能导致神经认知功能障碍。功能障碍的严重程度取决于患者的年龄和先前干预的程度（Padovani 等，2012）。Carpentieri 等的研究显示，106 名脑瘤儿童在手术后和放射治疗前出现中度神经认知功能障碍，包括运动功能、言语记忆和视觉空间组织功能障碍（Carpentieri 等，2003）。Cappelli 等（1998）的研究显示，放射治疗后，65% 的幸存者有正常的学习能力，但比他们的年龄落后 2 岁。出现认知功能障碍的患者中，放射治疗时的平均年龄为 4 岁。Sutton 等还发现，幼儿对特殊学习的需求有所增加（Sutton 等，1995），其中 57% 的人上过正规学校（诊断时的平均年龄 7.2 岁），43% 的人接受过特殊教育（诊断时的平均年龄 4.5 岁）。

OPG 放射治疗后可发生颅内血管病变。这种血管损伤可表现为脑卒中，可能导致不可逆转的神经功能缺陷。治疗包括抗凝血和（或）血管重建（Kestle 等，1993）。古斯塔夫 Roussy 研究所（法国巴黎）的一项研究，接受放射治疗的 54 名患者中，有 9 名出现脑血管并发症（Cappelli 等，1998）。在这些患者中，有 8 名罹患 NF1。发生血管事件的中位时间为 2.5 年（范围为 6 个月～6 年）。另一项研究报道了 19% 的颅内血管病变发生率，脑血管异常的间隔时间为 36 个月，其中 NF1 患者的发病率更高（Grill 等，1999）。NF1 患者即使没有放射治疗或其他治疗也可发生血管异常（D'Arco 等，2014）。手术切除有损伤颈动脉和基底动脉环的风险，同样会导致永久性的神经功能损伤。继发恶性肿瘤可能是放射治疗的晚期毒性。Jenkin 等在 48 例接受放射治疗的患者中报道了 5 例新发恶性肿瘤，其中 3 例发生在脑部，1 例发生在颈椎，1 例发生在其他部位（霍奇金淋巴瘤）（Jenkin 等，1993）。这些肿瘤中位发生时间为 OPG 诊断后的 13 年（范围 9～29 年）。限制照射体积可以降低这种风险（Moteabbed 等，2014；Chung 等，2013）。

十一、展望

OPG 的系统治疗在不断发展进步中，生物靶向制剂作为个体化护理和提高治疗比例的一种手段引起了人们的特别关注（Brossier 和 Gutmann，2015）。例如，BRAF 融合和 MAPK 激活常见于包括 OPG 在内的低级别胶质瘤中，这些通路的靶向制剂正在研究中（Rodriguez 等，

2012）。质子放射治疗可减少放射治疗的晚期不良反应，特别是神经认知功能障碍和继发恶性肿瘤（Greenberger 等，2014；Merchant 等，2008）。影像学的进步，包括术中 MRI 和导管造影，也可能改进 OPG 的外科治疗（Goodden 等，2014）。最后，更深入地了解 OPG 的自然病程可能有助于我们选择适合随访观察的患者。

参考文献

[1] Adan L, Trivin C, Sainte-Rose C, Zucker JM, Hartmann O, Brauner R (2001) GH deficiency caused by cranial irradiation during childhood: factors and markers in young adults. J Clin Endocrinol Metab 86(11):5245–5251. doi:10.1210/jcem.86.11.8056

[2] Alvord EC Jr, Lofton S (1988) Gliomas of the optic nerve or chiasm. Outcome by patients' age, tumor site, and treatment. J Neurosurg 68(1):85–98. doi:10.3171/jns.1988.68.1.0085

[3] Aquino VM, Fort DW, Kamen BA (1999) Carboplatin for the treatment of children with newly diagnosed optic chiasm gliomas: a phase II study. J Neurooncol 41(3):255–259

[4] Ater JL, Zhou T, Holmes E, Mazewski CM, Booth TN, Freyer DR, Lazarus KH, Packer RJ, Prados M, Sposto R, Vezina G, Wisoff JH, Pollack IF (2012) Randomized study of two chemotherapy regimens for treatment of low-grade glioma in young children: a report from the Children's Oncology Group. J Clin Oncol 30(21):2641–2647. doi:10.1200/JCO.2011.36.6054

[5] Awdeh RM, Kiehna EN, Drewry RD, Kerr NC, Haik BG, Wu S, Xiong X, Merchant TE (2012) Visual outcomes in pediatric optic pathway glioma after conformal radiation therapy. Int J Radiat Oncol Biol Phys 84(1):46–51. doi:10.1016/j.ijrobp.2011.10.067

[6] Bikowska-Opalach B, Jackowska T (2013) Neurofibromatosis type 1—description of clinical features and molecular mechanism of the disease. Med Wieku Rozwoj 17(4):334–340

[7] Bouffet E, Jakacki R, Goldman S, Hargrave D, Hawkins C, Shroff M, Hukin J, Bartels U, Foreman N, Kellie S, Hilden J, Etzl M, Wilson B, Stephens D, Tabori U, Baruchel S (2012) Phase II study of weekly vinblastine in recurrent or refractory pediatric low-grade glioma. J Clin Oncol 30(12):1358–1363. doi:10.1200/JCO.2011.34.5843

[8] Brauner R, Malandry F, Rappaport R, Zucker JM, Kalifa C, Pierre-Kahn A, Bataini P, Dufier JL (1990) Growth and endocrine disorders in optic glioma. Eur J Pediatr 149(12): 825–828

[9] Brossier NM, Gutmann DH (2015) Improving outcomes for neurofibromatosis 1-associated brain tumors. Expert Rev Anticancer Ther 15(4):415–423. doi:10.1586/14737140.2015.1009043

[10] Cappelli C, Grill J, Raquin M, Pierre-Kahn A, Lellouch-Tubiana A, Terrier-Lacombe MJ, Habrand JL, Couanet D, Brauner R, Rodriguez D, Hartmann O, Kalifa C (1998) Long-term follow up of 69 patients treated for optic pathway tumours before the chemotherapy era. Arch Dis Child 79(4):334–338

[11] Carpentieri SC, Waber DP, Pomeroy SL, Scott RM, Goumnerova LC, Kieran MW, Billett AL, Tarbell NJ (2003) Neuropsychological functioning after surgery in children treated for brain tumor. Neurosurgery 52(6):1348–1356. discussion 1356–1347

[12] Chong AL, Pole JD, Scheinemann K, Hukin J, Tabori U, Huang A, Bouffet E, Bartels U (2013) Optic pathway gliomas in adolescence—time to challenge treatment choices? Neuro Oncol 15(3):391–400. doi:10.1093/neuonc/nos312

[13] Chung CS, Yock TI, Nelson K, Xu Y, Keating NL, Tarbell NJ (2013) Incidence of second malignancies among patients treated with proton versus photon radiation. Int J Radiat Oncol Biol Phys 87(1):46–52. doi:10.1016/j.ijrobp.2013.04.030

[14] D'Arco F, D'Amico A, Caranci F, Di Paolo N, Melis D, Brunetti A (2014) Cerebrovascular stenosis in neurofibromatosis type 1 and utility of magnetic resonance angiography: our experience and literature review. Radiol Med 119(6):415–421. doi:10.1007/s11547-013-0358-8

[15] Dodge HW Jr, Love JG, Craig WM, Dockerty MB, Kearns TP, Holman CB, Hayles AB (1958) Gliomas of the optic nerves. AMA Arch Neurol Psychiatry 79(6):607–621

[16] Dotson EM, Connat JL, Diehl PA (1991) Cuticle deposition and ecdysteroid titers during embryonic and larval development of the argasid tick Ornithodoros moubata (Murray, 1877, sensu Walton, 1962) (Ixodoidea:Argasidae). Gen Comp Endocrinol 82(3):386–400

[17] Dutton JJ (1994) Gliomas of the anterior visual pathway. Surv Ophthalmol 38(5):427–452

[18] Erkal HS, Serin M, Cakmak A (1997) Management of optic pathway and chiasmatic-hypothalamic gliomas in children with radiation therapy. Radiother Oncol 45(1):11–15

[19] Flickinger JC, Torres C, Deutsch M (1988) Management of low-grade gliomas of the optic nerve and chiasm. Cancer 61(4):635–642

[20] Fouladi M, Wallace D, Langston JW, Mulhern R, Rose SR, Gajjar A, Sanford RA, Merchant TE, Jenkins JJ, Kun LE, Heideman RL (2003) Survival and functional outcome of children with hypothalamic/chiasmatic tumors. Cancer 97(4):1084–1092. doi:10.1002/cncr.11119

[21] Gnekow AK, Falkenstein F, von Hornstein S, Zwiener I, Berkefeld S, Bison B, Warmuth-Metz M, Driever PH, Soerensen N, Kortmann RD, Pietsch T, Faldum A (2012) Long-term follow-up of the multicenter, multidisciplinary treatment study HIT-LGG-1996 for low-grade glioma in children and adolescents of the German Speaking Society of Pediatric Oncology and Hematology. Neuro Oncol 14(10):1265–1284. doi:10.1093/neuonc/nos202

[22] Goodden J, Pizer B, Pettorini B, Williams D, Blair J, Didi M, Thorp N, Mallucci C (2014) The role of surgery in optic pathway/hypothalamic gliomas in children. J Neurosurg Pediatr 13(1):1–12. doi:10.3171/2013.8.PEDS12546

[23] Gower DJ, Pollay M, Shuman RM, Brumback RA (1990) Cystic optic glioma. Neurosurgery 26(1):133–136

[24] Greenberger BA, Pulsifer MB, Ebb DH, MacDonald SM, Jones RM, Butler WE, Huang MS, Marcus KJ, Oberg JA, Tarbell NJ, Yock TI (2014) Clinical outcomes and late endocrine, neurocognitive, and visual profiles of proton radiation for pediatric low-grade gliomas. Int J Radiat Oncol Biol Phys 89(5):1060–1068. doi:10.1016/j.ijrobp.2014.04.053

[25] Grill J, Couanet D, Cappelli C, Habrand JL, Rodriguez D, Sainte-Rose C, Kalifa C (1999) Radiation-induced cerebral vasculopathy in children with neurofibromatosis and optic pathway glioma. Ann Neurol 45(3):393–396

[26] Halperin EC, Brady LW, Wazer DE, Perez CA (2013) Perez & Brady's principles and practice of radiation oncology. Lippincott Williams & Wilkins, Philadelphia

[27] Horwich A, Bloom HJ (1985) Optic gliomas: radiation therapy and prognosis. Int J Radiat Oncol Biol Phys 11(6):1067–1079

[28] Indelicato D, Rotondo R, Flampouri S, Sandler E, Aldana P, Mendenhall N, Marcus R (2012) Pediatric low grade glioma: early outcomes from the UFPTI experience. In: Société Internationale d'Oncologie Pédiatrique (SIOP) 2012 Annual Meeting, London Jahraus CD, Tarbell NJ (2006) Optic pathway gliomas. Pediatr Blood Cancer 46(5):586–596. doi:10.1002/pbc.20655

[29] Janss AJ, Grundy R, Cnaan A, Savino PJ, Packer RJ, Zackai EH, Goldwein JW, Sutton LN, Radcliffe J, Molloy PT et al (1995) Optic pathway and hypothalamic/chiasmatic gliomas in children younger than age 5 years with a 6-year follow-up. Cancer 75(4):1051–1059

[30] Jenkin D, Angyalfi S, Becker L, Berry M, Buncic R, Chan H, Doherty M, Drake J, Greenberg M, Hendrick B et al (1993) Optic glioma in children: surveillance, resection, or irradiation? Int J Radiat Oncol Biol Phys 25(2):215–225

[31] Kalin-Hajdu E, Decarie JC, Marzouki M, Carret AS, Ospina LH (2014) Visual acuity of children treated with chemotherapy for optic pathway gliomas. Pediatr Blood Cancer 61(2):223–227. doi:10.1002/pbc.24726

[32] Kestle JR, Hoffman HJ, Mock AR (1993) Moyamoya phenomenon after radiation for optic glioma. J Neurosurg 79(1):32–35. doi:10.3171/jns.1993.79.1.0032

[33] Kornreich L, Blaser S, Schwarz M, Shuper A, Vishne TH, Cohen IJ, Faingold R, Michovitz S, Koplewitz B, Horev G (2001) Optic pathway glioma: correlation of imaging findings with the presence of neurofibromatosis. AJNR Am J Neuroradiol 22(10):1963–1969

[34] Listernick R, Ferner RE, Liu GT, Gutmann DH (2007) Optic pathway gliomas in neurofibromatosis- 1: controversies and recommendations. Ann Neurol 61(3):189–198. doi:10.1002/ana.21107

[35] Lopez Ibor JJ (1975) Behavioral science before the environmental degrading. An R Acad Nac Med (Madr) 92(2):253–261

[36] McCowage G, Tien R, McLendon R, Felsberg G, Fuchs H, Graham ML, Kurtzberg J, Moghrabi A, Ferrell L, Kerby T, Duncan-Brown M, Stewart E, Robertson PL, Colvin OM, Golembe B, Bigner DD, Friedman HS (1996) Successful treatment of childhood pilocytic astrocytomas metastatic to the leptomeninges with high-dose cyclophosphamide. Med Pediatr Oncol 27(1):32–39. doi:10.1002/(SICI)1096-911X(199607)27:1<32::AID-MPO7>3.0.CO;2-V

[37] Medlock MD, Scott RM (1997) Optic chiasm astrocytomas of childhood. 2. Surgical management. Pediatr Neurosurg 27(3):129–136

[38] Merchant TE, Hua CH, Shukla H, Ying X, Nill S, Oelfke U (2008) Proton versus photon radiotherapy for common pediatric brain tumors: comparison of models of dose characteristics and their relationship to cognitive function. Pediatr Blood Cancer 51(1):110–117. doi:10.1002/ pbc.21530

[39] Merchant TE, Kun LE, Wu S, Xiong X, Sanford RA, Boop FA (2009) Phase II trial of conformal radiation therapy for pediatric low-grade glioma. J Clin Oncol 27(22):3598–3604. doi:10.1200/ JCO.2008.20.9494

[40] Moteabbed M, Yock TI, Paganetti H (2014) The risk of radiation-induced second cancers in the high to medium dose region: a comparison between passive and scanned proton therapy, IMRT and VMAT for pediatric patients with brain tumors. Phys Med Biol 59(12):2883–2899. doi:10.1088/0031-9155/59/12/2883

[41] Padovani L, Andre N, Constine LS, Muracciole X (2012) Neurocognitive function after radiotherapy for paediatric brain tumours. Nat Rev Neurol 8(10):578–588. doi:10.1038/nrneurol.2012.182

[42] Perilongo G, Garre ML, Giangaspero F (2003) Low-grade gliomas and leptomeningeal dissemination: a poorly understood phenomenon. Childs Nerv Syst 19(4):197–203. doi:10.1007/ s00381-003-0733-1

[43] Petrak B, Bendova S, Lisy J, Kraus J, Zatrapa T, Glombova M, Zamecnik J (2015) Neurofibromatosis von Recklinghausen type 1 (NF1)—clinical picture and molecular-genetics diagnostic. Cesk Patol 51(1):34–40

[44] Pons MA, Finlay JL, Walker RW, Puccetti D, Packer RJ, McElwain M (1992) Chemotherapy with vincristine (VCR) and etoposide (VP-16) in children with low-grade astrocytoma. J Neurooncol 14(2):151–158

[45] Rodriguez LA, Edwards MS, Levin VA (1990) Management of hypothalamic gliomas in children: an analysis of 33 cases. Neurosurgery 26(2):242–246. discussion 246–247

[46] Rodriguez FJ, Ligon AH, Horkayne-Szakaly I, Rushing EJ, Ligon KL, Vena N, Garcia DI, Cameron JD, Eberhart CG (2012) BRAF duplications and MAPK pathway activation are frequent in gliomas of the optic nerve proper. J Neuropathol Exp Neurol 71(9):789–794. doi:10.1097/NEN.0b013e3182656ef8

[47] Shamji MF, Benoit BG (2007) Syndromic and sporadic pediatric optic pathway gliomas: review of clinical and histopathological differences and treatment implications. Neurosurg Focus 23(5):E3. doi:10.3171/FOC-07/11/E3

[48] Shofty B, Ben-Sira L, Freedman S, Yalon M, Dvir R, Weintraub M, Toledano H, Constantini S, Kesler A (2011) Visual outcome following chemotherapy for progressive optic pathway gliomas. Pediatr Blood Cancer 57(3):481–485. doi:10.1002/pbc.22967

[49] Silva MM, Goldman S, Keating G, Marymont MA, Kalapurakal J, Tomita T (2000) Optic pathway hypothalamic gliomas in children under three years of age: the role of chemotherapy. Pediatr Neurosurg 33(3):151–158

[50] Sutton LN, Molloy PT, Sernyak H, Goldwein J, Phillips PL, Rorke LB, Moshang T Jr, Lange B, Packer RJ (1995) Long-term outcome of hypothalamic/chiasmatic astrocytomas in children treated with conservative surgery. J Neurosurg 83(4):583–589. doi:10.3171/jns.1995.83.4.0583
[51] Tao ML, Barnes PD, Billett AL, Leong T, Shrieve DC, Scott RM, Tarbell NJ (1997) Childhood optic chiasm gliomas: radiographic response following radiotherapy and long-term clinical outcome. Int J Radiat Oncol Biol Phys 39(3):579–587
[52] Taveras JM, Mount LA, Wood EH (1956) The value of radiation therapy in the management of glioma of the optic nerves and chiasm. Radiology 66(4):518–528. doi:10.1148/66.4.518
[53] Tenny RT, Laws ER Jr, Younge BR, Rush JA (1982) The neurosurgical management of optic glioma. Results in 104 patients. J Neurosurg 57(4):452–458. doi:10.3171/jns.1982.57.4.0452
[54] Walker DA, Liu J, Kieran M, Jabado N, Picton S, Packer R, St Rose C (2013) A multi-disciplinary consensus statement concerning surgical approaches to low-grade, high-grade astrocytomas and diffuse intrinsic pontine gliomas in childhood (CPN Paris 2011) using the Delphi method. Neuro Oncol 15(4):462–468. doi:10.1093/neuonc/nos330
[55] Wisoff JH, Abbott R, Epstein F (1990) Surgical management of exophytic chiasmatic-hypothalamic tumors of childhood. J Neurosurg 73(5):661–667. doi:10.3171/jns.1990.73.5.0661
[56] Wong JY, Uhl V, Wara WM, Sheline GE (1987) Optic gliomas. A reanalysis of the University of California, San Francisco experience. Cancer 60(8):1847–1855

第 12 章　高级别胶质瘤
High-Grade Glioma

Scheryll Alken　Fernando Carceller　Henry Mandeville　Frank Saran　著
穆娅莎　梁　军　译
周娇媚　陈志坚　校

摘　要

高级别胶质瘤被定义为胶质起源的肿瘤，在婴儿和幼儿中发病率很低。尽管高级别胶质瘤在所有原发性中枢神经系统和脊髓肿瘤中的发病率明显低于成年人但它们是儿童原发性内源性中枢神经系统和脊髓肿瘤谱的一部分，绝大多数新确诊的病例是散发性原发性肿瘤，表现为颅内压升高、癫痫发作或其他更非特异性的神经症状。最初的治疗旨在恢复脑脊液流动，减轻现有的肿块效应，并确定病理诊断。理想情况下，手术的目的是实现肉眼完全切除且无术后严重和永久性的神经功能损伤。虽然化学治疗是 3 岁以下婴儿辅助治疗的首选模式，但其他年龄患儿的标准治疗是使用放射治疗联合化学治疗。长期疗效较差，但总体上比成年患者略好。

一、流行病学

根据世界卫生组织（WHO）组织学分级系统，儿童高级别胶质瘤（HGG）被定义为组织学分级为Ⅲ或Ⅳ级的胶质来源肿瘤（Louis 等，2007）。最常见的儿童 HGG 是间变性星形细胞瘤（AA，WHO Ⅲ级）和胶质母细胞瘤（GBM，WHO Ⅳ级）。弥漫性内生性脑桥胶质瘤将在本章中单独讨论。其他较少遇到的亚型包括间变性少突胶质细胞瘤、间变性少突星形细胞瘤、间变性神经节细胞瘤、间变性毛细胞型星形细胞瘤、间变性多形性星形细胞瘤、巨细胞型胶质母细胞瘤和胶质肉瘤（MacDonald 等，2011）。

虽然 40%～50% 的儿童中枢神经系统（CNS）肿瘤是胶质瘤，HGG 仅占所有儿童 CNS 肿瘤的 6%～15%（Pollack，1994；Kaatsch 等，2001；Broniscer 和 Gajjar，2004）。男女之间的分布相对均等（Fangusaro，2012）。与成人不同，HGG 在儿童发病率相对较少。根据 2007—2011 年美国中枢神经肿瘤登记处，0—19 岁 HGG（包括间变性星形细胞瘤、间变性少突胶质细胞瘤、胶质母细胞瘤和非特殊型恶性胶质瘤）的平均年发病率为每 10 万人 0.89 例（Ostrom 等，2014）。这意味着每年每百万儿童 / 青少年约有 2 例。

尽管在神经肿瘤学领域取得了进展，但 HGG 的预后仍然较差。总体来说，儿童 HGG 预后的重要决定因素是切除程度和组织学分级（Broniscer 和 Gajjar，2004；MacDonald 等，2011；Fangusaro，2012）。

接受完全或接近完全切除的患者比部分肿瘤剥离的患者预后更好（Sposto 等，1989；Finlay 等，1995；Wolff 等，2002）。5 年无进展生存（PFS）率在小于 90% 切除后为 14%～17% 而在大于 90% 切除后为 39%～49%（Finlay 等，1995）。在组织学方面，患有 GBM 的儿童的 5 年生存率为 5%～15%，患有 AA 的儿童为 20%～40%（Phuphanich 等，1984；Sposto 等，1989；Marchese 和 Chang，1990），而与 AA 和 GBM 不同，HGG 预后相对较好（Finlay 等，1995）。ACNS0126 研究在 100 多名患者中显示了 3 年的无事件生存和总生存在 11% ± 3% 和 22% ± 5% 之间（Cohen 等，2011）。

二、预测因素

（一）病因学

大多数儿童 HGG 的原因尚不清楚。HGG 的一个公认的诱发因素是电离辐射的暴露，通常是在急性白血病等肿瘤疾病治疗之后（Relling 等，1999；Carret 等，2006）。其他可疑的环境因素，如杀虫剂、饮食亚硝酸盐和一些父母职业暴露，始终没有显示与儿童脑肿瘤有统计学意义（McKean Cowdin 等，2013）。

（二）遗传因素

一些罕见的遗传疾病易导致 HGG 的发展。其中大多数具有细胞增殖和凋亡缺陷，通常是由生殖细胞突变引起，如神经纤维瘤病 1 型、Li-Fraumeni 综合征，发病率较少的 Turcot 综合征、结节性硬化症和 von Hippel Lindau 病（Melean 等，2004；Fangusaro，2012）。虽然这些遗传疾病只占 HGG 儿童的一小部分，但它们对理解肿瘤生物学有很大的贡献。

小儿 HGG 的组织病理学上与成年 HGG 没有区别。然而，越来越多的证据表明儿童和成人胶质瘤发生的不同分子途径（Rickert 等，2001；Qu 等，2010；Paugh 等，2010；Bax 等，2010；Miele 等，2014；Sturm 等，2014）。已知参与胶质瘤发生过程的分子途径包括表皮生长因子（EGF）配体和受体途径;p53 途径；视网膜母细胞瘤抑瘤途径；磷脂酰肌醇 3- 激酶（PI_3K）途径；DNA 修复途径，特别是甲基鸟嘌呤甲基转移酶（MGMT）蛋白和错配修复酶（MMR）（Broniscer 和 Gajjar，2004；Wu 等，2014）。

与成人相比，儿童 GBM 的 EGFR 扩增频率要低很多（Bredel 等，1999；Sung 等，2000；Pollack 等，2006）。p53 过表达频率相对较高（Sung 等，2000；Pollack 等，2002；Batra 等，2014）。有更高的局灶性扩增血小板衍生生长因子受体 α（PDGFRα）表达（Paugh 等，2010）和 DNA 错配修复不足导致的微卫星不稳定（Leung 等，1998；Alonso 等，2001）。此外，儿童 HGG 更频繁地显示 1q 扩增和 1p、4q、8p 和 16q 的丢失，并且少数染色体 7 扩增和 10q 丢失。相反，有研究显示儿童及青年 HGG 显示异柠檬酸脱氢酶 1（IDH1）基因突变，且通常与继发性 HGG 有关（Rickert 等，2001；Qu 等，2010；Paugh 等，2010；Bax 等，2010；Barrow 等，2011）。在青少年的 HGG 中也发现了 IDH1 突变，但在较小的儿童中未发现相关突变（De Carli 等，2009；Paugh 等，2010；Pollack 等，2011）。

IDH1 突变与编码组蛋白 H3.3 的 H3F3A 基因突变互斥（Sturm 等，2012）。在 50% 的儿童 GBM 中，组蛋白 H3.3 的两个关键氨基酸（K27 和 G34）中发现体细胞 H3F3A 突变（Schwartzentruber 等，2012；Sturm 等，2012；Bender 等，2013）。通过改变组蛋白修饰、DNA 甲基化和基因表达，H3F3A 突变导致表观遗传控制机制的放松，成为胶质瘤发生的主要驱动因素（Sturm 等，2012，2014；Bender 等，2013；Wu 等，2014）。

此外，GBM 的另一个特殊标志是其瘤内异质性。在分子水平上，这种现象使单个肿瘤内存在具有特定染色体畸变、突变和基因表达模式的不同区域。瘤内异质性具有重要临床意义，如取样偏差在空间和时间上的潜力，以及联合靶向方法行驱动因子整合（Sturm 等，2014）。

全面的分子谱研究大大拓宽了我们对与 GBM 相关的潜在基因组和表观基因组的认识（Sturm 等，2014；Wu 等，2014）。基于具有不同患者特征的基因组和（或）表观基因组特征的反复组合，将所有年龄的 GBM 分组成生物亚组，以指导临床研究（Sturm 等，2012，2014）。

三、临床表现

HGG 的症状在其他中枢神经系统肿瘤中很常见。这些症状往往是由于颅内压升高引起，包括持续头痛、行为改变、清晨恶心 / 呕吐、复视和乳头状瘤，或由于邻近结构的压迫 / 浸润，包括局灶性运动缺陷、锥体束或小脑征象，这取决于肿瘤位置（Broniscer 和 Gajjar，2004；Fangusaro，2012）。在 HGG 中癫痫发作并不是一个常见体征，但通常发生在侵犯颞叶时（Fangusaro，2012）。婴儿和年幼的儿童往往有非特异性的表现，如生长停滞、嗜睡、恶心 / 呕吐和头颅畸形，这使快速、早期诊断变得困难（Reddy 和 Wellons，2003）。与低级别胶质瘤相比，HGG 儿童出现典型症状持续时间更短（Reulecke 等，2008；Fangusaro，2012）。

四、X 线检查结果

儿童幕上 HGG 虽然 20%～30% 位于中线、深度病变，但通常是半脑偏侧型（Pollack，1994）。经典的 HGG 在 T_1 低信号，在 T_2 加权序列上高信号，儿童 HGG 与其他儿童 CNS 相比没有特定的 MRI 表现，然而，一些特征如不规则的边界，对周围脑结构的影响，FLAIR 图像的显著水肿，以及结节性增强可用于鉴别（Panigrahy 和 Blüml，2009）。虽然对比剂增强在幕上 HGG 中常见，但增强程度并不总是与肿瘤分级相关（Fangusaro，2012）。

五、诊断评估

对怀疑有颅内病变的儿童首选的诊断工具是计算机断层扫描（CT）。其快速、方便、局部容易获得，并可及早发现需要紧急干预的病例，如脑积水或急性 CNS 出血（Fangusaro，2012）。然而，MRI 作为描述儿童 CNS 肿瘤类型、解剖位置、与邻近结构的关系和程度的影像方式已替代常规 CT（Fangusaro，2012）。HGG 很少出现软脑膜扩散（Broniscer 和 Gajjar，2004；Fangusaro，2009）。然而，临床医师需获得完整的脊柱 MRI 作为基线诊断或评估局灶性症状（Fangusaro，2012）。

先进的 MRI 技术，如扩散加权、灌注加权和磁共振波谱，以及不同的 PET 模式，可以提供关于细胞、组织超微结构、代谢和血管的有价值的信息。这些技术可以帮助诊断，提供无创预后生物标志物，帮助制定治疗方案，并监测疗效。然而，这些技术目前还没有纳入常规临床实践，从多中心临床试验中获得的可靠数据还需要进一步确定它们的作用（Peet 等，2012）。

六、急性管理

儿童高级别胶质瘤的急性处理主要集中在脑脊液（CSF）和肿块压迫症状的处理上。

（一）脑脊液

50% 以上的患者伴脑积水；在大多数情况下（> 90%）脑积水是相通的（Wong 等，2011）。脑脊液转移可以通过几种方式实现。原发性肿瘤切除或靶向脱髓鞘可自行减轻颅内压升高，而不需要脑脊液分流；然而，这并非所有患者都适用。尤其基底节区固有肿瘤、双丘脑胶质瘤或其他深部结构的患者可需要内镜下脑室造瘘，以提供快速的症状缓解。如脑室腹腔分流术，存在较小感染风险，且有一些证据表明使用抗生素浸渍分流可进一步降低感染率（Kandasamy 等，2011）。

（二）占位效应

肿瘤占位效应可以通过手术或非手术治疗手段来解决，宏观完全切除是缓解颅内压的最佳方法。然而，即使是那些无法实现宏观完全切除的患者，剥离手术往往提供了快速减少局部肿块效应和持久症状改善的最佳选择。此外，局部肿块效应的非手术治疗可以使用大剂量类固醇，通常是地塞米松、渗透利尿药如甘露醇但由于“反弹现象”的可能性，它们的作用仅在急性环境中，类固醇仍然是治疗占位效应的第一药物选择（Roth 等，2013）。

（三）类固醇使用

类固醇用于减轻瘤周水肿的症状和体征。没有随机双盲试验，但地塞米松一直是糖皮质激素的选择。它具有较长的半衰期，最小的盐皮质激素作用，可以口服。它可用于控制症状，也可用于术后期间。使用类固醇将引起若干不良反应，包括体重增加、近端肌病和糖尿病等，因此目标是尽量使用低剂量。

七、治疗

（一）治疗方式的演变

20 世纪后半叶儿童 HGG 的治疗已经从单纯的手术发展到手术、放射治疗和化学治疗相结合的综合治疗。在 1976 年，随着儿童癌症组（CCG）Ⅲ期临床研究（CCG-943）的开始，化学治疗被引入到高级别胶质瘤（HGG）的儿童治疗中。研究累及野照射有或无化学治疗同步；当时累及野照射在成人是非标准疗法。化学治疗方案：泼尼松联合洛莫司汀和长春新碱。与放射治疗组相比，联合治疗组的无事件生存率有所提高（18% vs. 46%），由此化学治疗纳入儿科 HGG 的治疗方案。此后 CCG 试验结合了不同的细胞毒性化学治疗药物，以进一步完善最佳治疗。除此之外，在 CCG-943 中区域照射与全脑放射治疗具有类似的局部控制率，替代了全脑放射治疗。

（二）手术的作用

手术在缓解症状和改善预后方面都有获益。在成人中，肿瘤切除（EOR）的程度已被证明对预后有影响（Grabowski 等，2014）。安全地实现宏观的完全切除是外科手术的主要目标。在儿科中，它也被证实与预后相关（Wisoff 等，1998；Wolff 等，2010）切除程度是胶质母细胞瘤的预后因素，对长期生存的影响最大，当 EOR ＞ 90% 时，5 年 PFS 率为 35%，但当 EOR ＜ 90% 时，PFS 率仅为 17%（Campbell 等，1996；Wisoff 等，1998）。

鉴于完全切除术对预后的影响，儿科神经外科团队越来越多地应用术前新辅助和围术期技术增加 R_0 切除率，包括术中超声或 MRI、皮质映射 / 刺激、颅骨切开术，以及最近使用 5- 氨基乙酰丙酸（5-ALA，Gliolan）（Stummer 等，2014）。

此外，在分子靶向治疗的时代，手术在为组织病理学诊断和随后的分子分析提供足够的组织样本方面起着至关重要的作用。

（三）化学治疗的作用

美国和欧洲的多中心研究 CCG-943 发表后，化学治疗已成为儿童 HGG 治疗的一部分（Sposto 等，1989）。在 3 岁以下的患者中，给予化学治疗是为了避免或延缓放射治疗尤其对于 3 岁以下患者。3 岁以上患者可行手术和放射治疗，以改善预后。自 CCG-943 发表以来，已有几项联合化学治疗的研究，其中包括 ACNS0126，这是一项放射治疗联合替莫唑胺的研究（Cohen 等，2011）。替莫唑胺是一种口服烷化剂，已证明可改善成人胶质母细胞瘤的生存（Stupp 等，2005）。ACNS0126 研究表明，3 年无事件生存率为 11% ± 3%，3 年总生存率为 22% ± 5%。

这明显比 CCG-943 的结果低，可能是由于后者有大量的低级别胶质瘤；CCG-945 有 30% 的重分类率，同样 CCG-943 也可能存在重分类率（Boyett 等，1998）。在 ACNS0126 中，这一比率小于 10%。目前英国儿童癌症和白血病小组（CCLG）指南建议使用放化疗和辅助替莫唑胺治疗，替莫唑胺治疗持续 12 个月。然而，辅助替莫唑胺化学治疗 6 个月以上是否获益仍未得到证实。另一项由 TATA 纪念医院（Jalali 等，2015）发表的大型单中心研究术后放射治疗和替莫唑胺联合化学治疗，数据表明，实现完全切除与预后相关但 mGMT 的甲基化状态没有明显的预测作用。3 岁以下的患者按照 HIT-SKK 方案的修改版本治疗，该方案最初用于治疗髓母细胞瘤患者（Rutkowski 等，2005），包括甲氨蝶呤、卡铂、环磷酰胺和长春新碱。如果在 3 个周期后，有残留的肿瘤，建议进行手术，因为有研究认为肿瘤治疗后可能会被去分化为较低级别（Jeibmann 等，2009）。

（四）放射治疗的作用

HGG 的放射治疗已经使用了几十年（Bloom 等，1990）。在 20 世纪 70 年代，NCI 脑肿瘤研究组的研究首次证明了放射治疗改善对 HGG 生存率，其中包括儿童和成人（Walker 等，1978；Bloom 和 Bessell，1990；Gorlia 等，2008）。传统上，HGG 的根治性或术后辅助放射治疗使用覆盖全脑的对穿照射，极少数软脑膜播散的患者因为肿瘤的高度浸润性行全脑全脊髓放疗（Bloom，1975）。CCG-943 研究引入了累及野放射治疗，治疗大体肿瘤和相关的瘤周水肿边缘及局部强化部位，这已经成为美国对 HGG 治疗的标准方法（Sposto 等，1989）。大多数欧洲中心使用多国工作组建议的 PTV 定义（Niyazi 等，2016）（图 12-1）。具有少突胶质成分的 HGG 可能对放射治疗和化学治疗更敏感（Donahue 等，1997；van den Bent，2007）。

1. 放射治疗和化学治疗的顺序

对于 3 岁以下的儿童使用放射治疗需要在个人的基础上进行仔细的评估，由于脑白质不完全髓鞘化等不可接受的神经认知毒性，在这个年龄组的患者中通常是避免放射治疗的（Duffner 等，1985；Ellenberg 等，1987；Packer 等，1989；Jannoun 和 Bloom，1990；Glauser 和 Packer，1991；Mulhern 等，1992）。年龄＜3 岁的 HGG 患者可以接受手术治疗，然后进行长期化学治疗，目的是推迟脑放射治疗，直到患者年龄较大，从而降低放射治疗相关风险（Duffner 等，1993）。

可从有限的三项研究中获得关于 HGG 手术后延迟放射治疗效果。儿科肿瘤组的“婴儿 POG”，研究包括 18 例年龄＜3 岁的 HGG 患者。其中 9 例恶性胶质瘤未分类，6 例 GBM，3 例 AA。＜2 岁的儿童接受 24 个月的化学治疗（长春新碱、环磷酰胺与顺铂、依托泊苷交替），2—3 岁的儿童接受 12 个月的化学治疗。化学治疗后，建议所有儿童接受脑放射治疗。此外，如果任何儿童在化学治疗期间出现疾病进展，建议手术联合放射治疗。结果显示 5 年 PFS 率约

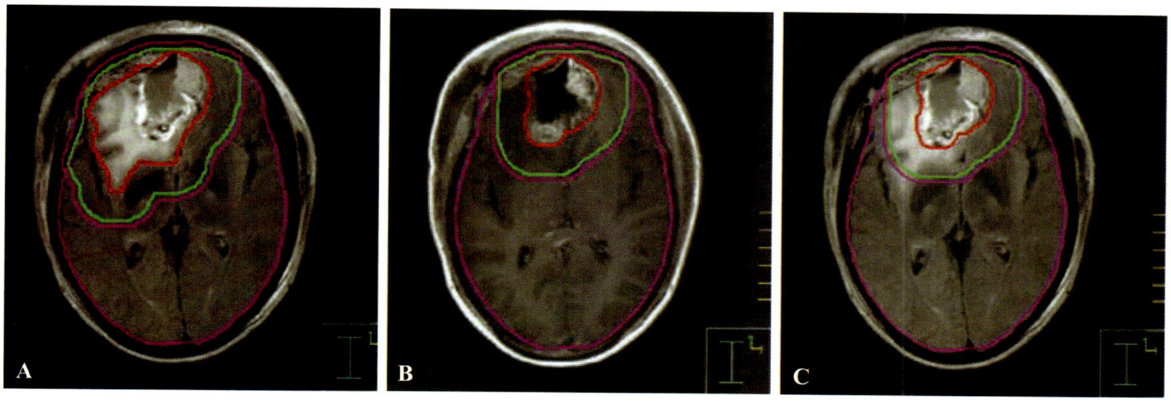

▲ 图 12-1 A. 根据 CCG-943 研究，胶质母细胞瘤的靶区定义；红线描述了用 MRI 扫描在不同序列上勾画的原发灶术后瘤床的范围和水肿区（肿瘤区，GTV）；GTV 三维外扩 2～2.5cm（绿线）并在自然屏障修回形成 CTV；最后，考虑到 CTV 的空间变化，三维外扩 0.3～0.5cm（粉红线）形成最终计划靶区（PTV），因为在根治性放射治疗过程中剂量无统一结论；这种 PTV 的总剂量通常为 45～46Gy；B. 使用缩小野技术（根据 CCG-943 指南），在 45～46Gy 患者接受到原发术后肿瘤床和（或）在增强 CT 及 MRI T_1 加权上的可见肿瘤形成 GTV（GTV，红线）的区域，GTV 三维外扩 2～2.5cm（绿线）并在自然屏障修回形成 CTV；最后三维外扩 0.3～0.5cm（粉红线）形成最终计划靶区（PTV）；PTV 的剂量取决于各中心，可增加到最终处方剂量 54～60Gy，与美国相比，GTV/CTV/PTV 在大多数欧洲中心被用作主要目标靶区，使用单阶段方法治疗处方剂量为 54～60Gy；在笔者自己的机构中，已经使用了 20 多年更小的 CTV，而不损害临床结果；笔者所在机构高级别胶质瘤的 GTV 到 CTV 边缘是 1.7cm，CTV 到 PTV 边缘是 0.3cm，在图 A 至图 C 中加以描述；C. 此图描述了图 B 中定义的目标靶区转移到的另外融合的 MRI 序列，在这序列的 MRI 可显示肿瘤床、术后变化和剩余的瘤周水肿，这说明在许多欧洲中心使用的目标靶区定义确实涵盖了定义的 CTV/PTV 中的大部分剩余水肿，尽管不是完全的；未来的任何临床试验都不太可能前瞻性地评估这两种不同的放射治疗方法在局部控制或毒性方面的潜在差异；因此，选择用于胶质母细胞瘤的目标靶区定义将由各机构自行决定

为 43%，3 年和 5 年 OS 率均为 50% 左右。4 名儿童的家庭在完成 24 个月的化学治疗后拒绝放射治疗，这 4 名患者在诊断后 43+ 至 84+ 月均存活（Duffner 等，1996）。CCG-945 研究中 39 名 2 岁以下的儿童患有 HGG:9 名患有 GBM，20 名患有 AA。儿童接受“8 合 1”方案化学治疗，最多 10 个周期，最多 15 个月的化学治疗。CCG-945 研究方案为所有化学治疗完成后的儿童指定了受累野脑放射治疗，但只有 4 名患者接受放射治疗，其中 2 名在复发时行放射治疗。所有患者的 3 年 PFS 率为 31% ± 8%，3 年的 OS 率为 51% ± 8%。AA 和 GBM 患者的 3 年 PFS 率分别为 44% ± 11% 和 0%（Geyer 等，1995）。在一项多中心法国研究中，对 BBSFOP 16 个月化学治疗方案进行研究，其中包括 21 名手术切除后接受术后化学治疗后不到 5 年的患者，放射治疗延迟到疾病进展或复发。与“婴儿 POG”的结果一致，这种方法的 5 年 PFS 率为 35% 左右，5 年 OS 率为 59% 左右（Dufour 等，2006）。综上所述，这三项研究的结果表明，在年龄较小的患者中，HGG 对老年儿童和成人的 HGG 具有不同的生物学行为，且在老人和儿童预后更好。

对于患有 HGG 的 3 岁以上儿童在放射治疗前使用化学治疗的数据很少，放射治疗在这组患者中的疗效尚不清楚。在一项研究中，年龄在3—17岁的HGG患者随机入组在放射治疗前、同步及放射治疗后接受化学治疗（Wolff等，2002）。新辅助化学治疗包括异环磷酰胺和依托泊苷、甲氨蝶呤、顺铂和阿糖胞苷的交替周期；放射治疗于第17周开始。维持化学治疗包括每周长春新碱联合放射治疗和放射治疗后的8个周期长春新碱、洛莫司汀和顺铂。亚组分析即使R_0切除患者与接受伴随和维持化学治疗的患者相比，被分配到新辅助化学治疗的患者的生存率显著提高，但超过1/3的新辅助化学治疗后非R_0切除切除患者较早出现肿瘤进展。因此，化学治疗方案无效的初始治疗和放射治疗的延迟可能会使患有宏观残留疾病的儿童的预后恶化。目前，3岁以上的HGG儿童均推荐不同阶段的放射治疗。

2. 放射治疗剂量

正常脑实质及其血管和功能区的辐射耐受性是剂量限制的主要因素，急性和长期后遗症的风险随着脑放射治疗剂量的增加而增加，除了与脑放射治疗相关的神经认知衰退外，其他公认的晚期效应包括内分泌病、放射治疗诱导的肿瘤（良性和恶性）和血管病变。其风险和严重程度取决于患者年龄、计划靶区（PTV）的总体积，以及PTV与关键器官位置关系。目前HGG患者的标准放射治疗剂量为54～60Gy，在6周内以1.8～2.0Gy每日常规分割。由于绝大多数失败发生在放射治疗体积的高剂量区域内，已有数个研究探索增加放射治疗剂量，但没有证据表明剂量＞60Gy可提高疗效（Fulton等，1992；Packer等，1993）。然而，＞60Gy的剂量与长期生存者的正常组织慢性不良反应相关（Werner–Wasik等，1996；Lawrence等，2010）。在马萨诸塞州通用医院一项试验中探索光子–质子联合加速分割，但3年OS率为18%的情况下存活率没有有提高（Fitzek等，1999）。改变放射治疗方式，如超分割和小分割，并没有证明在统计上有益于儿童HGG，不应在临床研究外使用（Fallai和Olmi，1997）。强化放射治疗在改善HGG结果方面的阴性结果表明需要改进大脑引导治疗。

八、靶区规定

（一）放射治疗肿瘤区

累及野放射治疗HGG中GTV不仅指术后的肿瘤腔和残余肿瘤，还必须包括一定范围边缘可能镜下残存脑组织，形成临床靶区（CTV）。GTV到CTV包括瘤床中任何不确定因素。考虑日常治疗中的摆位误差，由CTV外扩形成计划靶区（PTV）。ICRU50报告提供了GTV、CTV和PTV概念的正式定义，并在HGG的放射治疗规划中遵循这些定义。特定的正常组织结构可以被定义为危及器官（OAR），并且每个 OAR 可以被赋予一个外扩安全边界，以遵循 ICRU50 定义的计划风险靶区（PRV）的定义。治疗原发肿瘤应进最大程度减少危及器官受高剂量照射的风险。合适的技术包括三维适形放射治疗、固定野 IMRT 和动态 IMRT。通常选用 6MV 光子。在小儿 HGG 的治疗中，并没有证据证明使用粒子疗法优于光子疗法（McAllister 等，1997）。根据 ICRU50 和 62 的建议，PTV 的剂量变化应在处方剂量的 +7% 和 –5% 以内。

通过在放射治疗治疗计划系统（TPS）内参考 CT 和 MRI 共同定义 GTV。MRI 需要尽可能使用最新图像。三维成像数据（CT ± MRI）与患者定位体位一致，切片厚度＜ 2.5mm。三维计划软件用于确定光束排列和剂量学，图像数据用于在三维范围内描述和重建 GTV、CTV、PTV 和危及器官。术前和术后 MRI 图像应共同导入计定位 CT，并在 TPS 内勾画。

北美和欧洲对 HGG 的肿瘤目标靶区定义有两种不同版本，如儿童肿瘤组协会（COG）和欧洲儿科肿瘤学协会（SIOP–Europe）在研究协议中概述的指南所示。例如，美国的技术方法经常使用两阶段方法（缩野技术）。GTV1 被定义为包含增强的肿瘤组织的和 T_2 加权成像上看到的所有高信号变化的体积。GTV2 被定义为仅包含任何残留的增强的肿瘤体积，如术后 MRI 所示。对于 GTV1 解剖外扩 2cm 边缘形成 CTV1，而 GTV2 的边际外扩 1cm 形成 CTV2。骨和硬脑膜是疾病浸润的障碍，因此 CTV1 和 CTV2 在边缘扩张后手动编辑，以缩回颅骨穹窿内，并避免超过硬脑膜平面，除非有明确侵犯。还需手动修改 CTV，以避免中线交叉，并避免关键结构，包括视神经、垂体和脑干。CTV 是通过各方向三维外扩来形成 PTV 的，而不考虑解剖位置，摆位误差裕度取决于所使用的定位和固定系统，因此依赖于机构，但实际上通常在 0.3～0.5cm。其中 PTV1 剂量为 54Gy，给 PTV2 规定额外剂量为 5.4Gy。

大多数欧洲中心使用的 HGG 肿瘤体积定义最常见的是使用单相方法。GTV 被定义为增强肿瘤，如钆对比术前术后增强 MR 在放射治疗（术后）GTV 必须考虑任何解剖移位或其他组织变化同时包括整个手术腔，CTV 包括 GTV 外扩 2.0～2.5cm 的潜在肿瘤传播方向并调整，根据 COG 指南（Vem–Gross 等，2014）。PTV 是由 CTV 产生的，根据各中心各方向均匀外扩（通常为 0.3～0.5cm）。规定的标准 PTV 剂量范围为 54～60Gy 常规分割 6 周内完成，在这个患者群体中，剂量从 54Gy 增加到 60Gy 对预后至关重要，但仍然存在争议。

（二）危及器官

在治疗计划系统（TPS）上经常定义以下危及器官（OAR）：幕上脑（左半球和右半球）；海马（左半球和右半球）；耳蜗（左半球和右半球）；垂体；视球（左、右）；晶状体（左、右）；视神经（左、右）；视交叉；脑干和颈椎脊髓（大孔至 C_2）。眼睛的晶状体应排除在射野之外，除非采用弧形调强技术。

1. 耳蜗

在定位 CT 上使用骨窗勾画双侧耳朵，作为颞骨岩部分的圆形结构，向前到颞骨内声孔前的岩状部分。轮廓应出现在至少两个连续的轴向 CT 上。目的是使耳蜗剂量不超过 $D_{50\%}$ < 35.00Gy 用于听力保存（Bhandare 等，2010）。

2. 晶状体

在定位 CT 上分别勾画两侧眼睛，为保护晶状体避免从前给野。对整个眼睛的剂量应保持在最低限度且不影响 PTV 的覆盖范围。如果使用 COG 定义，在晶状体剂量限制无法满足的情况下使用 PTV2，如仍无法满足则优先限制晶状体剂量，亏损 PTV2。晶状体的剂量应限制在 $D_{50\%}$ < 20.00Gy 和 $D_{10\%}$ < 54.00Gy（Mayo 等，2010）。

3. 视神经和视交叉

视神经和视交叉在定位 CT 上或在 MRI 的 T_1 加权像冠状图像上勾画并在轴向图像上修改。从晶状体后球开始到从视管出口分别勾画左右视神经。视交叉被描述为一个单独结构，由交叉前和后视神经和一个中央体组成。交叉前神经开始于视神经管终止于交叉前体；交叉后神经从交叉的后部开始并向后部延伸进入丘脑，辐射引起的视神经病变（RION）的发生率是罕见的，D_{max} < 55Gy，分次量 < 2Gy。在分次量为 1.8～2.0Gy 的 55～60Gy 区域，RION 风险增加到 3%～7%(Mayo 等，2010)。SIOP-E 协议指定了 $D_{50\%}$ < 56.00Gy 和 $D_{10\%}$ < 60.00Gy 的剂量限制。应努力避免直接治疗视神经和交叉而不损害目标靶区覆盖治疗 PTV1。如果由于治疗 PTV2 而超过本节所建议的限制，可以视临床情况酌情减少 PTV。

4. 下丘脑 / 垂体

下丘脑和垂体在定位 CT 上是一个单一的复合结构。关于这一定义的指导可从为临床试验而制作的图集中获得，如 COG ACNS0331（http：//www.qarc.org/cog/ACNS0331Atlas.pdf Michalski J）。经颅放射治疗的儿童癌症幸存者的回顾性数据发现，与总放射治疗剂量 < 22Gy 相比，22～29.9Gy 的剂量与 GH 缺乏相关；剂量 > 22Gy 与 LH/FSH 缺乏相关；剂量 > 30Gy 与 TSH 缺乏和 ACTH 缺乏相关（Chemaitilly 等，2015）。目的是尽量保持下丘脑和垂体剂量 $D_{50\%}$ < 20.00Gy，但永远不要以牺牲覆盖 PTV 为代价，PTV 应该始终优先考虑。

5. 海马

根据放射治疗肿瘤组（RTOG）海马轮廓图谱（Gondi V 等），海马结构在 MRI 的 T_1 加权像上最清楚。儿童癌症幸存者研究（CCSS）的回顾性数据表明，放射治疗剂量超过 30Gy 颞叶区域的记忆困难的风险增加（Armstrong 等，2010）。应尽量减少对海马的剂量，但不损失 PTV 的覆盖范围。

6. 脑干

脑干直接在定位 CT 上勾画，包括中脑、脑桥和髓质。下界在第三脑室和视神经束的下方。

对于幕上 HGG，脑干通常可以排除在 CTV 之外。整个脑干用 2Gy 以下的单次剂量治疗 54Gy，具有低的不可逆神经毒性风险（Mayo 等，2010；Merchant 等，2010）。小体积（1～10cm^3）的范围可以接受 2Gy 单次剂量最大剂量 59Gy 的照射，但剂量超过 64Gy 时，神经毒性的风险显著增加（Mayo 等，2010）。

7. 脊髓

对于幕上 HGG，脊髓剂量限制通常不会给放射治疗计划带来太多困难。常规分割单次剂量＜ 2Gy，总剂量为 50Gy 和 60Gy 到全脊髓横截面分别与 0.2% 和 6% 的脊髓病风险有关（Kirkpatrick 等，2010）。SIOP–E 指南规定了 $D_{50\%}$ ＜ 50.00Gy 和 $D_{10\%}$ ＜ 55.80Gy 的脊髓剂量限制。脊髓（不是椎管）在定位 CT 上使用合适的窗宽窗位勾画，开始于脑干末端于枕骨大孔的下缘。

九、治疗结果

（一）随访指引

中枢神经系统肿瘤是儿童肿瘤 / 癌症发病率的主要原因。他们需要专科诊所多学科指导后续治疗，包括内分泌学和心理学。CCLG 指南可以是组织后续诊疗的良好参考。

（二）EFS、DFS 和 OS

历史数据掺杂着低级别胶质瘤试验的数据而不是真正的高级别肿瘤。ACNS0126 试验（不到 10% 的肿瘤被重新归类为低级别）表明，间变性星形细胞瘤（AA）患者的 3 年 EFS 率为 13% ± 6%，GBM 为 7% ± 4%。

（三）毒性

根据所使用的治疗模式不同。在急性期，化学治疗时常见的毒性包括骨髓抑制（由此产生的感染风险）、恶心、脱发等。放射治疗的患者可引起脱发、皮肤变化、头痛和癫痫。长期毒性更是隐患；然而，考虑到长期存活率低，它们并不像低级别胶质瘤中那样紧迫。中长期毒性可大致分为化学治疗引起的毒性和放射治疗引起的毒性。化学治疗可能导致感音神经性听力障碍、不孕和周围神经病变。放射治疗的长期毒性数据属于历史技术，因此可能与现代技术的预期不同。毒性与危险器官及其各自的放射治疗剂量有关。必须监测内分泌功能，长期而言，有可能发生第二次恶性肿瘤和脑卒中。

十、未来方向

尽管在许多其他肿瘤学领域取得了进展，但儿科高级别胶质瘤患者的预后仍然很差。通过使用辅助手段（如皮质映射和 5-ALA 荧光）改进手术切除技术，可以提高 R_0 切除率，传统细胞毒性化学治疗的联合方案没有提供预期的改进。

在个性化医学时代，肿瘤样本的二代测序和全外显子测序导致了潜在分子靶点的鉴定。其中包括磷脂酰肌醇 3- 激酶途径（PI_3K）、音猬（SHH）途径和 RAS/RAF/MEK 途径中的突变，针对这些突变分子的临床研究已在进行中，期待最终结果。突变谱的异质性需要更多地纳入临床试验。在成人环境中人们认识到分子特征可能比组织学分类更重要，儿童胶质瘤也类似，越来越多地纳入“篮子”设计研究中将有助于探索有针对性的治疗方法。

免疫调节是许多肿瘤专科都感兴趣的领域；神经肿瘤学也不例外。儿童胶质瘤的研究集中在疫苗上，从肿瘤本身提取抗原。这些研究正在进行中，期待后续结果。

另一种新策略是将多药化学治疗与随机化相结合，以维持丙戊酸作为细胞分化剂。

参考文献

[1] Alonso M, Hamelin R, Kim M et al (2001) Microsatellite instability occurs in distinct subtypes of pediatric but not adult central nervous system tumors. Cancer Res 61:2124–2128

[2] Armstrong GT, Jain N, Liu W et al (2010) Region–specific radiotherapy and neuropsychological outcomes in adult survivors of childhood CNS malignancies. Neuro Oncol 12:1173–1186. doi:10.1093/neuonc/noq104

[3] Barrow J, Adamowicz–Brice M, Cartmill M et al (2011) Homozygous loss of ADAM3A revealed by genome–wide analysis of pediatric high–grade glioma and diffuse intrinsic pontine gliomas. Neuro Oncol 13:212–222. doi:10.1093/neuonc/noq158

[4] Batra V, Sands SA, Holmes E et al (2014) Long–term survival of children less than six years of age enrolled on the CCG–945 phase III trial for newly–diagnosed high–grade glioma: a report from the Children's Oncology Group. Pediatr Blood Cancer 61:151–157. doi:10.1002/pbc.24718

[5] Bax DA, Mackay A, Little SE et al (2010) A distinct spectrum of copy number aberrations in pediatric high–grade gliomas. Clin Cancer Res 16:3368–3377. doi:10.1158/1078–0432. CCR–10–0438

[6] Bender S, Tang Y, Lindroth AM et al (2013) Reduced H3K27me3 and DNA hypomethylation are major drivers of gene expression in K27M mutant pediatric high–grade gliomas. Cancer Cell 24:660–672. doi:10.1016/j.ccr.2013.10.006

[7] van den Bent MJ (2007) Anaplastic oligodendroglioma and oligoastrocytoma. Neurol Clin 25:1089–1109., ix–x. doi:10.1016/j.ncl.2007.07.013

[8] Bhandare N, Jackson A, Eisbruch A et al (2010) Radiation therapy and hearing loss. Int J Radiat Oncol Biol Phys 76:S50–S57. doi:10.1016/j.ijrobp.2009.04.096

[9] Bloom HJ (1975) Combined modality therapy for intracranial tumors. Cancer 35:111–120

[10] Bloom HJ, Bessell EM (1990) Medulloblastoma in adults: a review of 47 patients treated between 1952 and 1981. Int J Radiat Oncol Biol Phys 18:763–772

[11] Bloom HJ, Glees J, Bell J et al (1990) The treatment and long–term prognosis of children with intracranial tumors: a study of 610 cases, 1950–1981. Int J Radiat Oncol Biol Phys 18: 723–745

[12] Boyett J, Yates A, Gilles F, Burger P (1998) When is a high–grade astrocytoma (HGA) not a HGA? Results of a central review of 226 cases of anaplastic astrocytoma (AA), glioblastoma multiforme (GBM), and other–HGA (OTH–HGA) by five neuropathologists. Proc Am Soc Clin Oncol 17:526a

[13] Bredel M, Pollack IF, Hamilton RL, James CD (1999) Epidermal growth factor receptor expression and gene amplification in high–grade non–brainstem gliomas of childhood. Clin Cancer Res 5:1786–1792

[14] Broniscer A, Gajjar A (2004) Supratentorial high–grade astrocytoma and diffuse brainstem glioma: two challenges for the pediatric oncologist. Oncologist 9:197–206

[15] Campbell JW, Pollack IF, Martinez AJ, Shultz B (1996) High–

grade astrocytomas in children: radiologically complete resection is associated with an excellent long-term prognosis. Neurosurgery 38:258–264
[16] Carret A-S, Tabori U, Crooks B et al (2006) Outcome of secondary high-grade glioma in children previously treated for a malignant condition: a study of the Canadian Pediatric Brain Tumour Consortium. Radiother Oncol 81:33–38. doi:10.1016/j.radonc.2006.08.005
[17] Chemaitilly W, Li Z, Huang S et al (2015) Anterior hypopituitarism in adult survivors of childhood cancers treated with cranial radiotherapy: a report from the St Jude Lifetime Cohort study. J Clin Oncol 33:492–500. doi:10.1200/JCO.2014.56.7933
[18] Cohen KJ, Heideman RL, Zhou T et al (2011) Temozolomide in the treatment of children with newly diagnosed diffuse intrinsic pontine gliomas: a report from the Children's Oncology Group. Neuro Oncol 13:410–416. doi:10.1093/neuonc/noq205
[19] De Carli E, Wang X, Puget S (2009) IDH1 and IDH2 mutations in gliomas. N Engl J Med 360:2248.; author reply 2249. doi:10.1056/NEJMc090593
[20] Donahue B, Scott CB, Nelson JS et al (1997) Influence of an oligodendroglial component on the survival of patients with anaplastic astrocytomas: a report of Radiation Therapy Oncology Group 83–02. Int J Radiat Oncol Biol Phys 38: 911–914
[21] Duffner PK, Cohen ME, Thomas PR, Lansky SB (1985) The long-term effects of cranial irradiation on the central nervous system. Cancer 56:1841–1846
[22] Duffner PK, Horowitz ME, Krischer JP et al (1993) Postoperative chemotherapy and delayed radiation in children less than three years of age with malignant brain tumors. N Engl J Med 328:1725–1731. doi:10.1056/NEJM199306173282401
[23] Duffner PK, Krischer JP, Burger PC et al (1996) Treatment of infants with malignant gliomas: the Pediatric Oncology Group experience. J Neurooncol 28:245–256
[24] Dufour C, Grill J, Lellouch-Tubiana A et al (2006) High-grade glioma in children under 5 years of age: a chemotherapy only approach with the BBSFOP protocol. Eur J Cancer 42:2939–2945. doi:10.1016/j.ejca.2006.06.021
[25] Ellenberg L, McComb JG, Siegel SE, Stowe S (1987) Factors affecting intellectual outcome in pediatric brain tumor patients. Neurosurgery 21:638–644
[26] Fallai C, Olmi P (1997) Hyperfractionated and accelerated radiation therapy in central nervous system tumors (malignant gliomas, pediatric tumors, and brain metastases). Radiother Oncol 43:235–246
[27] Fangusaro J (2009) Pediatric high-grade gliomas and diffuse intrinsic pontine gliomas. J Child Neurol 24:1409–1417. doi:10.1177/0883073809338960
[28] Fangusaro J (2012) Pediatric high grade glioma: a review and update on tumor clinical characteristics and biology. Front Oncol 2:105. doi:10.3389/fonc.2012.00105
[29] Finlay JL, Boyett JM, Yates AJ et al (1995) Randomized phase III trial in childhood high-grade astrocytoma comparing vincristine, lomustine, and prednisone with the eight-drugs-in-1-day regimen. Childrens Cancer Group. J Clin Oncol 13:112–123
[30] Fitzek MM, Thornton AF, Rabinov JD et al (1999) Accelerated fractionated proton/photon irradiation to 90 cobalt gray equivalent for glioblastoma multiforme: results of a phase II prospective trial. J Neurosurg 91:251–260. doi:10.3171/jns.1999.91.2.0251
[31] Fulton DS, Urtasun RC, Scott-Brown I et al (1992) Increasing radiation dose intensity using hyperfractionation in patients with malignant glioma. Final report of a prospective phase I–II dose response study. J Neurooncol 14:63–72
[32] Geyer JR, Finlay JL, Boyett JM et al (1995) Survival of infants with malignant astrocytomas. A report from the Childrens Cancer Group. Cancer 75:1045–1050
[33] Glauser TA, Packer RJ (1991) Cognitive deficits in long-term survivors of childhood brain tumors. Childs Nerv Syst 7:2–12
[34] Gorlia T, van den Bent MJ, Hegi ME et al (2008) Nomograms for predicting survival of patients with newly diagnosed glioblastoma: prognostic factor analysis of EORTC and NCIC trial 26981–22981/CE.3. Lancet Oncol 9:29–38. doi:10.1016/S1470-2045(07)70384-4
[35] Grabowski MM, Recinos PF, Nowacki AS et al (2014) Residual tumor volume versus extent of resection: predictors of survival after surgery for glioblastoma. J Neurosurg 121:1–9. doi:10.3 171/2014.7.JNS132449
[36] Jalali R, Rishi A, Goda JS et al (2015) Clinical outcome and molecular characterization of pediatric glioblastoma treated with postoperative radiotherapy with concurrent and adjuvant temozolomide: a single institutional study of 66 children. Neuro-Oncol Pract 3(1):39–47. doi:10.1093/nop/npv024
[37] Jannoun L, Bloom HJ (1990) Long-term psychological effects in children treated for intracranial tumors. Int J Radiat Oncol Biol Phys 18:747–753
[38] Jeibmann A, Hasselblatt M, Pfister S et al (2009) From glioblastoma to gangliocytoma: an unforeseen but welcome shift in biological behavior. J Neurosurg Pediatr 4:475–478. doi:10.3171/2009.6.PEDS097
[39] Kaatsch P, Rickert CH, Kühl J et al (2001) Population-based epidemiologic data on brain tumors in German children. Cancer 92:3155–3164
[40] Kandasamy J, Dwan K, Hartley JC et al (2011) Antibiotic-impregnated ventriculoperitoneal shunts—a multi-centre British paediatric neurosurgery group (BPNG) study using historical controls. Childs Nerv Syst 27:575–581. doi:10.1007/s00381-010-1290-z
[41] Kirkpatrick JP, van der Kogel AJ, Schultheiss TE (2010) Radiation dose-volume effects in the spinal cord. Int J Radiat Oncol Biol Phys 76:S42–S49. doi:10.1016/j.ijrobp.2009.04.095
[42] Lawrence YR, Li XA, el Naqa I et al (2010) Radiation dose-volume effects in the brain. Int J Radiat Oncol Biol Phys 76:S20–S27. doi:10.1016/j.ijrobp.2009.02.091
[43] Leung SY, Chan TL, Chung LP et al (1998) Microsatellite instability and mutation of DNA mismatch repair genes in gliomas. Am J Pathol 153:1181–1188. doi:10.1016/S0002-9440(10)65662-3
[44] Louis DN, Ohgaki H, Wiestler OD et al (2007) The 2007 WHO classification of tumours of the central nervous system. Acta Neuropathol 114:97–109. doi:10.1007/s00401-007-0243-4
[45] MacDonald TJ, Aguilera D, Kramm CM (2011) Treatment of high-grade glioma in children and adolescents. Neuro Oncol 13:1049–1058. doi:10.1093/neuonc/nor092
[46] Marchese MJ, Chang CH (1990) Malignant astrocytic gliomas in children. Cancer 65:2771–2778

[47] Mayo C, Martel MK, Marks LB et al (2010) Radiation dose-volume effects of optic nerves and chiasm. Int J Radiat Oncol Biol Phys 76:S28–S35. doi:10.1016/j.ijrobp.2009.07.1753
[48] McAllister B, Archambeau JO, Nguyen MC, Slater JD, Loredo L, Schulte R, Alvarez O, Bedros AA, Kaleita T, Moyers M, Miller D, Slater JM. Proton therapy for pediatric cranial tumors: preliminary report on treatment and disease-related morbidities. Int J Radiat Oncol Biol Phys. 1997;39(2):455–60
[49] McKean-Cowdin R, Razavi P, Barrington-Trimis J et al (2013) Trends in childhood brain tumor incidence, 1973–2009. J Neurooncol 115:153–160. doi:10.1007/s11060-013-1212-5
[50] Melean G, Sestini R, Ammannati F, Papi L (2004) Genetic insights into familial tumors of the nervous system. Am J Med Genet C Semin Med Genet 129C:74–84. doi:10.1002/ajmg.c.30022
[51] Merchant TE, Chitti RM, Li C et al (2010) Factors associated with neurological recovery of brainstem function following postoperative conformal radiation therapy for infratentorial ependymoma. Int J Radiat Oncol Biol Phys 76:496–503. doi:10.1016/j.ijrobp.2009.01.079
[52] Miele E, Buttarelli FR, Arcella A et al (2014) High-throughput microRNA profiling of pediatric high-grade gliomas. Neuro Oncol 16:228–240. doi:10.1093/neuonc/not215
[53] Mulhern RK, Kovnar E, Langston J et al (1992) Long-term survivors of leukemia treated in infancy: factors associated with neuropsychologic status. J Clin Oncol 10:1095–1102
[54] Niyazi M, Brada M, Chalmers AJ et al (2016) ESTRO-ACROP guideline "target delineation of glioblastomas". Radiother Oncol 118:35–42. doi:10.1016/j.radonc.2015.12.003
[55] Ostrom QT, Gittleman H, Liao P et al (2014) CBTRUS statistical report: primary brain and central nervous system tumors diagnosed in the United States in 2007–2011. Neuro Oncol 16(Suppl 4):iv1–iv63. doi:10.1093/neuonc/nou223
[56] Packer RJ, Sutton LN, Atkins TE et al (1989) A prospective study of cognitive function in children receiving whole-brain radiotherapy and chemotherapy: 2-year results. J Neurosurg 70:707– 713. doi:10.3171/jns.1989.70.5.0707
[57] Packer RJ, Zimmerman RA, Kaplan A et al (1993) Early cystic/necrotic changes after hyperfractionated radiation therapy in children with brain stem gliomas. Data from the Childrens Cancer Group. Cancer 71:2666–2674
[58] Panigrahy A, Blüml S (2009) Neuroimaging of pediatric brain tumors: from basic to advanced magnetic resonance imaging (MRI). J Child Neurol 24:1343–1365. doi:10.1177/0883073809342129
[59] Paugh BS, Qu C, Jones C et al (2010) Integrated molecular genetic profiling of pediatric high-grade gliomas reveals key differences with the adult disease. J Clin Oncol 28:3061–3068. doi:10.1200/JCO.2009.26.7252
[60] Peet AC, Arvanitis TN, Leach MO, Waldman AD (2012) Functional imaging in adult and paediatric brain tumours. Nat Rev Clin Oncol 9:700–711. doi:10.1038/nrclinonc.2012.187
[61] Phuphanich S, Edwards MS, Levin VA et al (1984) Supratentorial malignant gliomas of childhood. Results of treatment with radiation therapy and chemotherapy. J Neurosurg 60:495–499. doi:10.3171/jns.1984.60.3.0495
[62] Pollack IF (1994) Brain tumors in children. N Engl J Med 331:1500–1507. doi:10.1056/ NEJM199412013312207
[63] Pollack IF, Finkelstein SD, Woods J et al (2002) Expression of p53 and prognosis in children with malignant gliomas. N Engl J Med 346:420–427. doi:10.1056/NEJMoa012224
[64] Pollack IF, Hamilton RL, James CD et al (2006) Rarity of PTEN deletions and EGFR amplification in malignant gliomas of childhood: results from the Children's Cancer Group 945 cohort. J Neurosurg 105:418–424. doi:10.3171/ped.2006.105.5.418
[65] Pollack IF, Hamilton RL, Sobol RW et al (2011) IDH1 mutations are common in malignant gliomas arising in adolescents: a report from the Children's Oncology Group. Childs Nerv Syst 27:87–94. doi:10.1007/s00381-010-1264-1
[66] Qu H-Q, Jacob K, Fatet S et al (2010) Genome-wide profiling using single-nucleotide polymorphism arrays identifies novel chromosomal imbalances in pediatric glioblastomas. Neuro Oncol 12:153–163. doi:10.1093/neuonc/nop001
[67] Reddy AT, Wellons JC (2003) Pediatric high-grade gliomas. Cancer J 9:107–112
[68] Relling MV, Rubnitz JE, Rivera GK et al (1999) High incidence of secondary brain tumours after radiotherapy and antimetabolites. Lancet 354:34–39. doi:10.1016/S0140-6736(98)11079-6
[69] Reulecke BC, Erker CG, Fiedler BJ et al (2008) Brain tumors in children: initial symptoms and their influence on the time span between symptom onset and diagnosis. J Child Neurol 23:178–183. doi:10.1177/0883073807308692
[70] Rickert CH, Sträter R, Kaatsch P et al (2001) Pediatric high-grade astrocytomas show chromosomal imbalances distinct from adult cases. Am J Pathol 158:1525–1532. doi:10.1016/ S0002-9440(10)64103-X
[71] Roth P, Regli L, Tonder M, Weller M (2013) Tumor-associated edema in brain cancer patients: pathogenesis and management. Expert Rev Anticancer Ther 13:1319–1325. doi:10.1586/14737140.2013.852473
[72] Rutkowski S, Bode U, Deinlein F et al (2005) Treatment of early childhood medulloblastoma by postoperative chemotherapy alone. N Engl J Med 352:978–986. doi:10.1056/NEJMoa042176
[73] Schwartzentruber J, Korshunov A, Liu X-Y et al (2012) Driver mutations in histone H3.3 and chromatin remodelling genes in paediatric glioblastoma. Nature 482:226–231. doi:10.1038/nature10833
[74] Sposto R, Ertel IJ, Jenkin RD et al (1989) The effectiveness of chemotherapy for treatment of high grade astrocytoma in children: results of a randomized trial. A report from the Childrens Cancer Study Group. J Neurooncol 7:165–177
[75] Stummer W, Rodrigues F, Schucht P et al (2014) Predicting the "usefulness" of 5-ALA-derived tumor fluorescence for fluorescence-guided resections in pediatric brain tumors: a European survey. Acta Neurochir 156:2315–2324. doi:10.1007/s00701-014-2234-2
[76] Stupp R, Mason WP, van den Bent MJ et al (2005) Radiotherapy plus concomitant and adjuvant temozolomide for glioblastoma. N Engl J Med 352:987–996. doi:10.1056/NEJMoa043330
[77] Sturm D, Witt H, Hovestadt V et al (2012) Hotspot mutations in H3F3A and IDH1 define distinct epigenetic and biological subgroups of glioblastoma. Cancer Cell 22:425–437. doi:10.1016/j. ccr.2012.08.024
[78] Sturm D, Bender S, Jones DTW et al (2014) Paediatric and adult glioblastoma: multiform (epi) genomic culprits emerge. Nat Rev Cancer 14:92–107. doi: 10.1038/nrc3655

[79] Sung T, Miller DC, Hayes RL et al (2000) Preferential inactivation of the p53 tumor suppressor pathway and lack of EGFR amplification distinguish de novo high grade pediatric astrocytomas from de novo adult astrocytomas. Brain Pathol 10:249–259
[80] Vern-Gross TZ1, Schreiber JE1, Broniscer A1, Wu S1, Xiong X1, Merchant TE1. Prospective evaluation of local control and late effects of conformal radiation therapy in children, adolescents, and young adults with high-grade glioma. Neuro Oncol. 2014;16(12):1652–60
[81] Walker MD, Alexander E, Hunt WE et al (1978) Evaluation of BCNU and/or radiotherapy in the treatment of anaplastic gliomas. A cooperative clinical trial. J Neurosurg 49:333–343. doi:10.3171/jns.1978.49.3.0333
[82] Werner-Wasik M, Scott CB, Nelson DF et al (1996) Final report of a phase I/II trial of hyperfractionated and accelerated hyperfractionated radiation therapy with carmustine for adults with supratentorial malignant gliomas. Radiation Therapy Oncology Group Study 83-02. Cancer 77:1535–1543. doi:10.1002/(SICI)1097-0142(19960415)77:8<1535::AID-CNCR17>3.0.CO;2-0
[83] Wisoff JH, Boyett JM, Berger MS et al (1998) Current neurosurgical management and the impact of the extent of resection in the treatment of malignant gliomas of childhood: a report of the Children's Cancer Group trial no. CCG-945. J Neurosurg 89:52–59. doi:10.3171/jns.1998.89.1.0052
[84] Wolff JEA, Gnekow AK, Kortmann RD et al (2002) Preradiation chemotherapy for pediatric patients with high-grade glioma. Cancer 94:264–271. doi:10.1002/cncr.10114
[85] Wolff JEA, Driever PH, Erdlenbruch B et al (2010) Intensive chemotherapy improves survival in pediatric high-grade glioma after gross total resection: results of the HIT-GBM-C protocol. Cancer 116:705–712. doi:10.1002/cncr.24730
[86] Wong T-T, Liang M-L, Chen H-H, Chang F-C (2011) Hydrocephalus with brain tumors in children. Childs Nerv Syst 27:1723–1734. doi:10.1007/s00381-011-1523-9
[87] Wu G, Diaz AK, Paugh BS et al (2014) The genomic landscape of diffuse intrinsic pontine glioma and pediatric non-brainstem high-grade glioma. Nat Genet 46:444–450. doi:10.1038/ng.2938

第 13 章　脑干肿瘤

Brainstem Tumors

Carolyn R. Freeman　Jean-Pierre Farmer　Nada Jabado　著
彭　苗　金　晶　译
周姣媚　陈志坚　校

摘　要

脑干肿瘤有不同类型，其中大致可分为局限性和弥漫性两类。局限性病变大部分为低级别胶质瘤，治疗多选择手术。如果无法手术或手术后疾病进展的，可考虑化学治疗或放射治疗。化学治疗多用于 10 岁以下儿童或者有神经纤维瘤 1 型病（NF1）的所有年龄的儿童，其他则用放射治疗。尽管随着时间的流逝，很多患者可能需要多种干预措施（包括重复手术），但预后非常好，其 10 年总生存率约为 95%。弥漫性内生性脑桥胶质瘤（DIPG）例外，无法手术，化学治疗无效，只能依靠单纯放射治疗。虽然放射治疗是 DIPG 的有用治疗方法，大部分患者早期神经症状可完全恢复，但 5～6 个月即可出现疾病进展，且中位生存不超过 1 年。对于局限性和浸润性脑干肿瘤，随着对肿瘤生物学的新认识有望成为新的治疗靶标，从而有可能降低与手术、放射治疗和（或）化学治疗相关的风险，并改善肿瘤的控制和生存率。

一、概述

10%～15% 的儿童神经肿瘤发生于脑干。脑干肿瘤有不同类型，根据肿瘤生长方式可大致分为局限性和弥漫性两类（Donaldson 等，2006；Farmer 等，2001；Fisher 等，2000）。两组的症状、体征、影像学表现、治疗和预后差异很大。神经纤维瘤病 1 型脑干病变（并非全是肿瘤），不在此讨论。

二、局限性脑干肿瘤

局限性脑干肿瘤是低级别肿瘤，包括几个类型各有其独特生长特点（Epstein 和 Farmer，1933）。局灶内生性肿瘤多数发生在中脑和延髓。典型的患者有长期的神经定位症状和体征，例如孤立的脑神经损伤、对侧偏瘫或中脑肿瘤压迫中脑导水管扭曲引起脑积水。在磁共振上，肿瘤周边没有浸润和水肿。大多数为儿童毛细胞型星形细胞瘤（JPA），像其他部位的 JPA 一样，注射钆后肿瘤会强化而且含囊性成分。颈延髓肿瘤发生于上段颈部脊髓而且超出枕骨大孔边缘。肿瘤的轴位生长受到位于腹侧颈段脊髓和延髓的锥体交叉的限制，因此肿瘤会向后外生型生长。患者可表现为低位脑神经损伤、睡眠呼吸暂停和幼童进食困难、长束征和（或）斜颈。大多数颈段脊髓肿瘤也是 JPA，尽管该部位肿瘤有部分是神经节胶质瘤。最后，背外生型肿瘤起源于第四侧脑室底。它们通常很大，充满脑室，但不侵犯脑干。患者隐匿的表现为年幼的儿童发育不良，在较大龄患者中表现为颅内压升高的症状和体征。约一半的患者出现脑神经损伤。这些肿瘤在 MRI 显示轮廓清晰，T_1 加权图像上呈低信号，T_2 加权图像上呈高信号，在钆注射后均匀强化。大多数为 JPA。

（一）治疗

脑干局限性肿瘤的治疗原则与其他部位的低级别胶质瘤（LGG）相似。对可切除肿瘤，手术是首选治疗，例如肿瘤仅向外生长或向脑干表面外侧或第四脑室底部延伸。放射治疗和（或）化学治疗只是不能手术肿瘤或术后复发肿瘤的治疗选择。

（二）手术

涉及脑干的肿瘤手术需要高水平的专业知识和熟练的术前、术中、术后团队，以及所有现代手段，包括纤维束跟踪成像和多模态监测团队（运动诱发、感觉诱发和听觉诱发反应，为第Ⅴ、Ⅶ、Ⅺ和Ⅻ对脑神经诱发的肌电图监测）。正确的临床判断至关重要，注意肿瘤的位置和生长模式，如第四脑室的侵犯，或没有肿瘤侵犯的时候的面神经丘的位置。同样重要的是，肿瘤周围没有低密度病灶，瘤周低密度提示可能侵袭性更高的疾病。有低位脑神经受损的延髓受累患者特别容易出现严重的永久性后遗症。

当肿瘤能完全切除时，预后可能是非常好的。在 St. Jude 医院系列研究中，52 例局限性脑干肿瘤患者中，48% 的患者仅接受了手术。全部切除的患者的 10 年无事件生存率为 75%。未完全切除肿瘤患者的无事件生存率不高：近全或次全（＞ 90%）切除的患者 5 年生存率为 25.7%，＜ 90% 切除的患者 5 年生存率为 33.3%（Klimo 等，2013）。在多伦多儿童医院的系列研究中，42 例部分切除或活检患者的生存结果稍好：5 年无进展生存率为 50% ± 6%（Fried 等，2012）。这两个大型单中心研究给出的提示：与在其他位置的低级别胶质瘤一样，相对于全部切除的患者，也不是所有接受次全切除的患者都会发生疾病进展。对于其他位置的低级别胶质瘤，总体预后是非常好的。在我们自己的研究中（Farmer 等，2001），20/22 例局限性肿瘤患者在进展时仅接受手术或手术加放射治疗存活超过 5 年。因此，即使术后有肿瘤残留，观察也是可接受的（图 13–1）。

（三）化学治疗

在北美，对于其他部位的 LGG，对于 10 岁以下的局限性脑干肿瘤伴有症状不能手术的或术后病情进展的患者，化学治疗已成为首选的治疗方法（Ater 等，2012；Bouffet 等，2012；Gururangan 等，2002，2007，2014；Laithier 等，2003；Packer 等，1988，1997，2009；Prados 等，1997；Reddy 和 Packer，1999）。三种化学治疗方案：长春新碱 / 卡铂，硫鸟嘌呤 / 丙卡巴肼 / 洛莫司汀 / 长春新碱（TPCV）和每周长春碱，在未化学治疗过的 LGG 中进行了前瞻性评估，有效率在 13%～70%，5 年的无事件生存率（译者注：原著有误，已修改。EFS，定义为需要另外一种干预措施来控制肿瘤进展）不超过 50%。对于一线治疗失败的儿童，其他药物包括替莫唑胺、口服依托泊苷和依托泊苷（静脉）已被用于少数患者中并受益。一种联合化学治疗药物

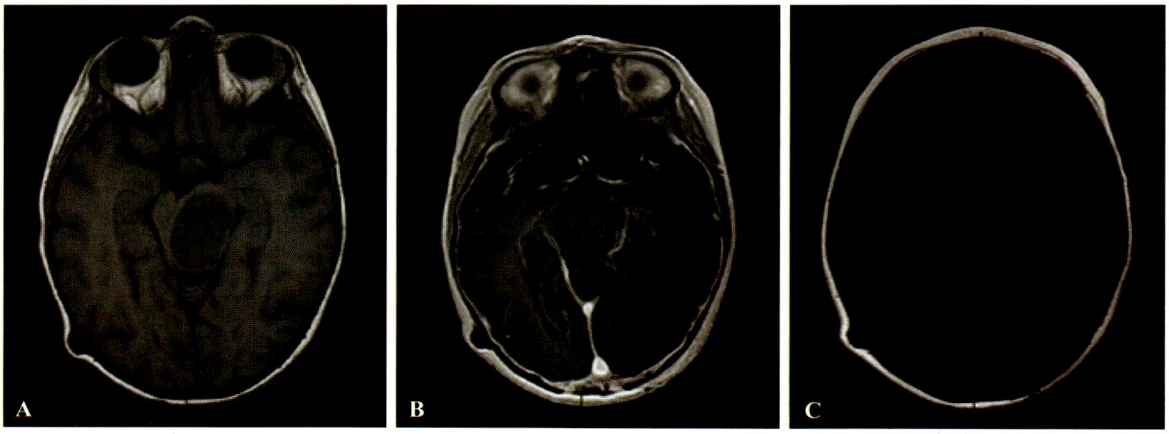

▲ 图 13–1 **A. 一名 6 岁男孩的中脑 JPA，其表现为右侧第Ⅵ对脑神经损伤和右侧偏瘫；B. 第一次手术后肉眼残留肿瘤，在第一次手术 2 个月后第二次手术切除；C. 第二次手术 2 个月后 MRI 显示瘤床残留信号异常，认为肿瘤残留与早期胶质增生相鉴别；他将继续接受每 3～4 个月 MRI 的随访；如果有证据表明肿瘤进展，下一步应考虑进一步手术或全身化学治疗；放射治疗通常不会被认为是这个年龄的最佳选择**

伊立替康和抗血管生成药贝伐珠单抗的方案能有效地抑制肿瘤的血管生成：最近的一项Ⅱ期研究显示，尽管 2 年的 PFS 率为 47.8%，但 6 个月有效率为 85%。许多儿童在患病过程中会接受多种治疗。基于 10 年生存率超过 95% 的良好预后使其干预的益处受到质疑。因此，这些患者长期的治疗过程中应充分评估治疗的风险和受益，目标就是降低治疗的风险（不仅是化学治疗，还有手术和放射治疗）和最大化的保存患者的神经功能和保证患者的生活质量。

（四）放射治疗

在手术或化学治疗后进展，或因肿瘤位置原因无法手术时，可考虑放射治疗。放射治疗的原则（靶区、放射治疗技术、剂量和单次剂量）与其他位置的低级别胶质瘤相同。肿瘤控制率至少为 50%～70%（Combs 等，2009；Merchant 等，2009）。随着图像引导的现代放射治疗技术的应用，放射治疗的安全边界更小更精确，放射治疗后包括神经认知后遗症在内的长期发病风险比过去更低。

（五）临床进展和发展方向

手术切除现在比过去更常用，化学治疗也被认为是一种有用的方法，尤其用于不能手术且进展的患者。然而，对于手术或化学治疗后进展的局限性脑干肿瘤患者，放射治疗被视为一种可选择治疗手段。像手术和化学治疗一样，放射治疗也在不断发展。安全边界比过去小，此外，改进的技术和新技术如质子放射治疗，使受照射的正常组织范围更小，降低了放射治疗相关的长期后遗症的风险。利用下一代基因测序技术取得的最新进展表明，JPA 有一个单一基因可影响 MAPK 通路，并涉及 BRAF 致癌基因，而 BRAF 基因还是 MAPK 通路和 AKT/mTOR 通路的关键调控因子。这为靶向治疗开辟了新的途径，目前许多药物正在研究中。

三、弥漫性内生性脑桥胶质瘤

弥漫性内生性脑桥胶质瘤约占脑干肿瘤的一半。发病时的中位年龄约为 7 岁。男孩和女孩发病率大致相同。未发现相关的遗传因素或易感因素。

患者常表现为短期症状——通常病程少于 6 个月，但往往更短——包括多种表现，如双侧脑神经麻痹（特别是第Ⅵ和Ⅶ对脑神经）、长束征和共济失调。该疾病应选择磁共振成像检查，因磁共振有典型的影像学表现。约 2/3 的患者的肿瘤是沿着脑桥的中心轴和（或）外生型生长，肿瘤的典型表现为脑干的弥漫性肿大，并常常包绕基底动脉，且 T_1 加权序列呈低信号，T_2 和

FLAIR 序列高信号，未见钆对比剂强化（图 13–2）。然而，一项儿科脑瘤联合研究发现，62% 的病例有增强，尽管体积小，中位增强体积为 1.28cc（Poussaint 等，2011），一项包含 316 名患者的欧洲多中心研究发现，36% 的确诊患者有环形强化（Jansen 等，2015）。肿瘤内可能有囊性坏死和（或）瘤内出血。不典型的临床和（或）影像学表现需考虑脑干中其他偶发肿瘤类型，如不典型畸胎样 / 横纹肌样肿瘤或 PNET，并通过活检来确诊。

四、检查

除了脑部 MRI 检查外，有脊柱转移症状的患者还应进行脊柱 MRI 检查，以排除软脑膜扩散，约 5% 的病例初诊有软脑膜转移。腰椎穿刺进行脑脊液细胞学检查是没有必要的，该检查有潜在风险。而且，除非特殊要求的临床试验，也没有必要进行除常规血液检查之外的任何其他检查。

五、急性期处理

类固醇药物在初始使用，对于症状和体征会有一些改善。只有不到 10% 的患者在初诊时出

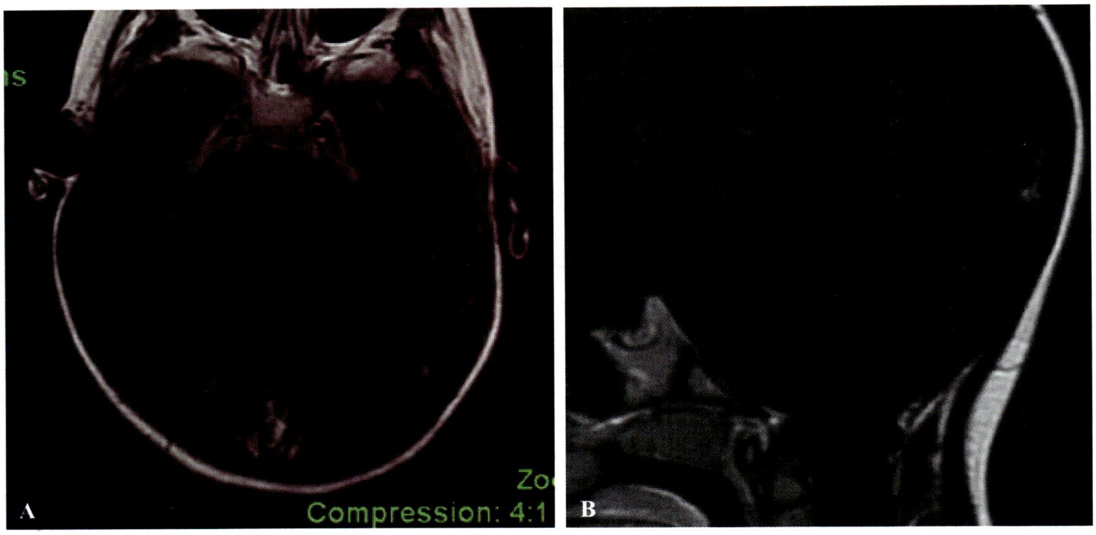

▲ **图 13–2 （A. 轴位；B. 矢状位）一例典型的 DIPG，4.5 岁女孩，有 1 周面部不对称病史；影像表现为脑桥弥漫性增大，基底动脉周围有肿物呈外生性生长；肿瘤在 T_1 加权序列呈低信号，T_2 和 FLAIR 序列呈高信号，未见钆对比剂强化**

现脑积水，但如果出现脑积水，脑脊液分流是必要的。

六、治疗

如有典型的临床表现和典型的影像学表现，活检并不是确诊的必要条件——即使现在活检并发症低——也不需要更激进的手术。最常见的是，患者在半紧急状态进行放射治疗，放射治疗是 DIPG 的主要治疗手段。

（一）放射治疗

患者通常采用仰卧方式使用定制的固定装置进行治疗。所有患者都应进行 CT 模拟定位，患者的诊断 MRI 与 CT 图像融合，在 MRI 上勾画肿瘤的靶区。肿瘤靶区确定最好根据 MRI 的 T_2 加权像或 FLAIR 序列确定（疾病浸润的最大范围）。临床靶区为肿瘤区外 1～1.5cm，遇到解剖学边界修回，如颅骨、小脑幕等。计划靶区跟放射治疗技术相关也和各放射治疗中心自己的数据相关。尽管现在放射治疗技术越来越复杂，如常用的调强放射治疗（IMRT），但二维或三维的放射治疗技术是可接受的，因为这样做能减少放射治疗准备的时间，不延迟治疗的时间。放射治疗剂量通常为 54～55.8Gy，30～31 次，每次每天剂量 1.8Gy，持续 6 周。在 DIPG 患者中已经广泛开展不同放射治疗剂量分割方式的研究。20 世纪 80 年代和 90 年代，北美的一系列研究对超分割放射治疗进行了临床试验，采用 1～1.26Gy 的单次剂量，每天 2 次，总剂量最高可达 78Gy，以提高肿瘤控制。没有证据支持更高放射治疗剂量水平如 76～78Gy 有益处，反而会延长类固醇药物使用时间而且增加心血管事件发生（Freeman，1996）。加速常规分割放射治疗，仍采用 1.8Gy 常规分割剂量，每天 2 次，总剂量为 48.6～50.4Gy，放射治疗时间缩短至 3 周内完成，理论上减少了肿瘤再增殖的机会。而在英国的一项研究中结果并没有得到证实，研究中仅发现患者治疗的耐受性好，而且因为治疗时间短，因而患者和家人在医院内 / 附近花费的时间更少，这一点上是有利的（Lewis 等，1997）。超分割放射治疗的目的是在减少住院次数的情况下达到相同的肿瘤控制。相比在一项前瞻性随机研究中，对比常规分割，使用超分割放射治疗，单次剂量为 3Gy，总剂量 39～45Gy 的剂量模式，似乎安全且疗效相同，因此被认为是可接受的，能够给希望整体治疗时间少于 3 周的患者提供选择并能减轻家庭负担（Jansens 等，2013；Negretti 等，2011；Zaghloul 等，2014）。

（二）化学治疗

化学治疗在新诊断的 DIPG 的治疗中疗效不确切。两个随机对照Ⅲ期临床试验，以及许多Ⅰ、Ⅱ期研究使用化学治疗（顺铂、依托泊苷、替莫唑胺、拓扑替康、钆替沙芬）和（或）靶向治疗与标准放射治疗同时进行，预后没有任何改善（Hargrave 等，2006）。尼妥珠单抗，一种抗 EGFR 单克隆抗体，似乎更有效，反应率高达 96%，在联合长春瑞滨和放射治疗后的中位进展时间为 8.5 个月（Massimino 等，2014）。

七、预后

大多数患者都能很好地耐受放射治疗，没有严重的不良反应，如头痛、恶心或呕吐。大多数患者（约 80%）在放射治疗早期表现出临床症状的改善，可能在放射治疗的第二或第三周开始逐渐减少地塞米松用量，并在治疗结束前完全停止。然而，长期预后非常差，中位进展时间仅为 6 个月，中位生存时间仅为 10～11 个月。2 年生存率只有 10%。对于年龄＜3 岁的患者及症状持续时间较长的患者，预后似乎稍好一些，而诊断时影像学上有环形强化是一个不良预后因素（Broniscer 等，2008）。

八、放射治疗后随访

在治疗结束前神经系统完全恢复是很正常的。放射治疗引起的任何皮肤反应都会在放射治疗后的第一周或两周内慢慢恢复。大多数患者在治疗几个月后仍能保持良好状态，在此期间 MRI 可能有改善，也可能没有改善，通常在放射治疗后 1 个月出现，之后每 3～4 个月可能出现反复（图 13–3）。在进展阶段，症状和临床表现，以及 MRI 表现通常与起病时的临床表现非常相似，尽管在某些情况下可能有肿瘤内坏死或强化类的改变。

九、治疗后进展

当疾病进展时，可重新使用类固醇药物控制症状，并给予化学治疗或其他全身药物治疗，

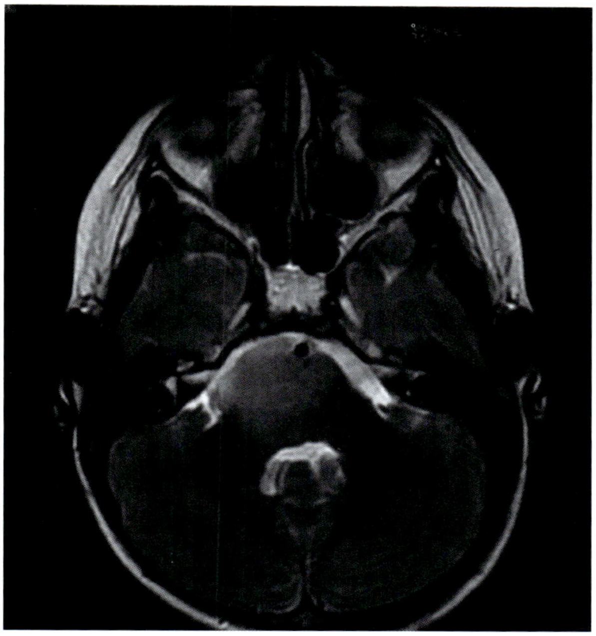

◀图 13-3　图 13-2 同一患者在放射治疗后 2 个月，当时临床情况良好，停用了所有药物

或者进入临床试验。也可考虑再程放射治疗，尤其是无进展期间较长（至少 6～9 个月）的患者。试验数据显示，总剂量 20Gy/10f 的放射治疗可能改善临床症状，患者可维持几个月较好的状态（Fontanilla 等，2012；Wolff 等，2012），意大利的一项研究使用尼妥珠单抗联合长春瑞滨和再程放射治疗，11 名患者在进展时接受了 19.8Gy，单次剂量 1.8Gy 的再程放射治疗，再程放射治疗后的中位生存期为 6 个月（范围：14 周至 14 个月）。

十、临床进展和发展方向

尽管北美和欧洲合作组进行了 30 年的深入研究，但 DIPG 患者的预后基本上没有改善，首先集中在超分割放射治疗，在过去 10 年左右，研究主要为化学治疗和靶向治疗与常规放射治疗相结合。然而，现在知道超过 80% 的 DIPG 的复发可能与体细胞的第 3 基因组蛋白的功能突变相关，这个功能突变可导致 27 赖氨酸替代蛋氨酸（K27M）。这种突变与 TP53 的改变和（或）与大脑发育相关的生长因子受体的突变相关，而这些突变和对基因突变下游的效应则是实验室研究的重点。因需要寻找 DIPG 的有效治疗方法，因此强调在确诊时取活检，以便获得组织用于分子和其他研究。研究结束后，治疗的标准仍然是常规放射治疗，总剂量 54Gy，30 分次的放射治疗，但在与患儿父母沟通时也可建议使用超分割放射治疗方案。

参考文献

[1] Ater JL, Zhou T, Holmes E, Mazewski CM, Booth TN, Freyer DR, Lazarus KH, Packer RJ, Prados M, Sposto R, Vezina G, Wisoff JH, Pollack IF (2012) Randomized study of two chemotherapy regimens for treatment of low-grade glioma in young children: a report from the Children's Oncology Group. J Clin Oncol 30(21):2641–2647

[2] Bouffet E, Jakacki R, Goldman S, Hargrave D, Hawkins C, Shroff M, Hukin J, Bartels U, Foreman N, Kellie S, Hilden J, Etzl M, Wilson B, Stephens D, Tabori U, Baruchel S (2012) Phase II study of weekly vinblastine in recurrent or refractory pediatric low-grade glioma. J Clin Oncol 30(12):1358–1363

[3] Broniscer A, Laningham FH, Sanders RP, Kun LE, Ellison DW, Gajjar A (2008) Young age may predict a better outcome for children with diffuse pontine glioma. Cancer 113(3):566–572

[4] Combs SE, Steck I, Schulz-Ertner D, Welzel T, Kulozik AE, Behnisch W, Huber PE, Debus J (2009) Long-term outcome of high-precision radiotherapy in patients with brain stem gliomas: results from a difficult-to-treat patient population using fractionated stereotactic radiotherapy. Radiother Oncol 91(1):60–66

[5] Donaldson SS, Laningham F, Fisher PG (2006) Advances toward an understanding of brainstem gliomas. J Clin Oncol 24(8):1266–1272

[6] Epstein FJ, Farmer JP (1993) Brain-stem glioma growth patterns. J Neurosurg 78(3):408–412

[7] Farmer JP, Montes JL, Freeman CR, Meagher-Villemure K, Bond MC, O'Gorman AM (2001) Brainstem gliomas. A 10-year institutional review. Pediatr Neurosurg 34(4):206–214

[8] Fisher PG, Breiter SN, Carson BS, Wharam MD, Williams JA, Weingart JD, Foer DR, Goldthwaite PT, Tihan T, Burger PC (2000) A clinicopathologic reappraisal of brain stem tumor classification. Identification of pilocystic astrocytoma and fibrillary astrocytoma as distinct entities. Cancer 89(7): 1569–1576

[9] Fontanilla HP, Pinnix CC, Ketonen LM, Woo SY, Vats TS, Rytting ME, Wolff JE, Mahajan A (2012) Palliative reirradiation for progressive diffuse intrinsic pontine glioma. Am J Clin Oncol 35(1):51–57

[10] Freeman CR (1996) Hyperfractionated radiotherapy for diffuse intrinsic brain stem tumors in children. Pediatr Neurosurg 24(2):103–110

[11] Fried I, Hawkins C, Scheinemann K, Tsangaris E, Hesselson L, Bartels U, Huang A, Laperriere N, Dirks P, Bouffet E, Tabori U (2012) Favorable outcome with conservative treatment for children with low grade brainstem tumors. Pediatr Blood Cancer 58(4):556–560

[12] Gururangan S, Cavazos CM, Ashley D, Herndon JE, Bruggers CS, Moghrabi A, Scarcella DL, Watral M, Tourt-Uhlig S, Reardon D, Friedman HS (2002) Phase II study of carboplatin in children with progressive low-grade gliomas. J Clin Oncol 20(13):2951–2958

[13] Gururangan S, Fisher MJ, Allen JC, Herndon JE, Quinn JA, Reardon DA, Vredenburgh JJ, Desjardins A, Phillips PC, Watral MA, Krauser JM, Friedman AH, Friedman HS (2007) Temozolomide in children with progressive low-grade glioma. Neuro-Oncology 9(2):161–168

[14] Gururangan S, Fangusaro J, Poussaint TY, McLendon RE, Onar-Thomas A, Wu S, Packer RJ, Banerjee A, Gilbertson RJ, Fahey F, Vajapeyam S, Jakacki R, Gajjar A, Goldman S, Pollack IF, Friedman HS, Boyett JM, Fouladi M, Kun LE (2014) Efficacy of bevacizumab plus irinotecan in children with recurrent low-grade gliomas-a Pediatric Brain Tumor Consortium study. Neuro-Oncology 16(2):310–317

[15] Hargrave D, Bartels U, Bouffet E (2006) Diffuse brainstem glioma in children: critical review of clinical trials. Lancet Oncol 7(3):241–248

[16] Jansen MH, Veldhuijzen van Zanten SE, Sanchez AE, Heymans MW, Warmuth-Metz M, Hargrave D, van der Hoeven EJ, Gidding CE, de Bont ES, Eshghi OS, Reddingius R, Peeters CM, Schouten-van Meeteren AY, Gooskens RH, Granzen B, Paardekooper GM, Janssens GO, Noske DP, Barkhof F, Kramm CM, Vandertop WP, Kaspers GJ, van Vuurden DG (2015) Survival prediction model of children with diffuse intrinsic pontine glioma based on clinical and radiological criteria. Neuro-Oncology 17(1):160–166

[17] Janssens GO, Jansen MH, Lauwers SJ, Nowak PJ, Oldenburger FR, Bouffet E, Saran F, Kamphuis-van UK, van Lindert EJ, Schieving JH, Boterberg T, Kaspers GJ, Span PN, Kaanders JH, Gidding CE, Hargrave D (2013) Hypofractionation vs conventional radiation therapy for newly diagnosed diffuse intrinsic pontine glioma: a matched-cohort analysis. Int J Radiat Oncol Biol Phys 85(2):315–320

[18] Klimo P Jr, Pai Panandiker AS, Thompson CJ, Boop FA, Qaddoumi I, Gajjar A, Armstrong GT, Ellison DW, Kun LE, Ogg RJ, Sanford RA (2013) Management and outcome of focal low- grade brainstem tumors in pediatric patients: the St. Jude experience. J Neurosurg Pediatr 11(3):274–281

[19] Laithier V, Grill J, Le Deley MC, Ruchoux MM, Couanet D, Doz F, Pichon F, Rubie H, Frappaz D, Vannier JP, Babin-Boilletot A, Sariban E, Chastagner P, Zerah M, Raquin MA, Hartmann O, Kalifa C (2003) Progression-free survival in children with optic pathway tumors: dependence on age and the quality of the response to chemotherapy-results of the first French prospective study for the French Society of Pediatric Oncology. J Clin Oncol 21(24):4572–4578

[20] Lewis J, Lucraft H, Gholkar A (1997) UKCCSG study of accelerated radiotherapy for pediatric brain stem gliomas. United Kingdom Childhood Cancer Study Group. Int J Radiat Oncol Biol Phys 38(5):925–929

[21] Massimino M, Biassoni V, Miceli R, Schiavello E, Warmuth-Metz M, Modena P, Casanova M, Pecori E, Giangaspero F, Antonelli M, Buttarelli FR, Potepan P, Pollo B, Nunziata R, Spreafico F, Podda M, Anichini A, Clerici CA, Sardi I, De CL, Bode U, Bach F, Gandola L (2014) Results of nimotuzumab and vinorelbine, radiation and re-irradiation for diffuse pontine glioma in childhood. J Neuro-Oncol 118(2):305–312

[22] Merchant TE, Kun LE, Wu S, Xiong X, Sanford RA, Boop FA (2009) Phase II trial of conformal radiation therapy for pediatric low-grade glioma. J Clin Oncol 27(22):3598–3604

[23] Negretti L, Bouchireb K, Levy-Piedbois C, Habrand JL, Dhermain F, Kalifa C, Grill J, Dufour C (2011) Hypofractionated radiotherapy in the treatment of diffuse intrinsic pontine glioma in children: a single institution's experience. J Neuro-Oncol 104(3):773–777

[24] Packer RJ, Sutton LN, Bilaniuk LT, Radcliffe J, Rosenstock JG, Siegel KR, Bunin GR, Savino PJ, Bruce DA, Schut L (1988) Treatment of chiasmatic/hypothalamic gliomas of childhood with chemotherapy: an update. Ann Neurol 23(1):79–85
[25] Packer RJ, Ater J, Allen J, Phillips P, Geyer R, Nicholson HS, Jakacki R, Kurczynski E, Needle M, Finlay J, Reaman G, Boyett JM (1997) Carboplatin and vincristine chemotherapy for children with newly diagnosed progressive low–grade gliomas. J Neurosurg 86(5):747–754
[26] Packer RJ, Jakacki R, Horn M, Rood B, Vezina G, MacDonald T, Fisher MJ, Cohen B (2009) Objective response of multiply recurrent low–grade gliomas to bevacizumab and irinotecan. Pediatr Blood Cancer 52(7):791–795
[27] Poussaint TY, Kocak M, Vajapeyam S, Packer RI, Robertson RL, Geyer R, Haas–Kogan D, Pollack IF, Vezina G, Zimmerman R, Cha S, Patay Z, Boyett JM, Kun LE (2011) MRI as a central component of clinical trials analysis in brainstem glioma: a report from the Pediatric Brain Tumor Consortium (PBTC). Neuro–Oncology 13(4):417–427
[28] Prados MD, Edwards MS, Rabbitt J, Lamborn K, Davis RL, Levin VA (1997) Treatment of pediatric low–grade gliomas with a nitrosourea–based multiagent chemotherapy regimen. J Neuro–Oncol 32(3):235–241
[29] Reddy AT, Packer RJ (1999) Chemotherapy for low–grade gliomas. Childs Nerv Syst 15(10):506–513
[30] Wolff JE, Rytting ME, Vats TS, Zage PE, Ater JL, Woo S, Kuttesch J, Ketonen L, Mahajan A (2012) Treatment of recurrent diffuse intrinsic pontine glioma: the MD Anderson Cancer Center experience. J Neuro–Oncol 106(2):391–397
[31] Zaghloul MS, Eldebawy E, Ahmed S, Mousa AG, Amin A, Refaat A, Zaky I, Elkhateeb N, Sabry M (2014) Hypofractionated conformal radiotherapy for pediatric diffuse intrinsic pontine glioma (DIPG): a randomized controlled trial. Radiother Oncol 111(1):35–40

第四篇

生殖细胞瘤

Germ Cell Tumors

第 14 章　中枢神经系统生殖细胞瘤

Central Nervous System Germinoma

Yuta Shibamoto　Shinya Takemoto　著
张文珏　金　晶　译
兰凤鸣　梁　军　校

摘　要

中枢神经系统生殖细胞瘤是一种治愈率高的恶性肿瘤，多见于青少年。生殖细胞瘤有典型的临床和影像学表现，血清和脑脊液中的绒毛膜促性腺激素轻微升高，对放射治疗或化学治疗敏感。放射治疗一直是中枢神经系统生殖细胞瘤的标准治疗方法。40～45Gy 的照射剂量可以治愈直径≤ 4cm 的生殖细胞瘤。如未发生脑脊液扩散、脑脊液细胞学检查阴性，放射治疗临床靶区（CTV）建议包括整个脑室系统。近几年，系统的全身化学治疗联合低剂量放射治疗（24～30Gy）取得了理想的疗效，但综合治疗是否优于标准剂量放射治疗需要长期随访。综合治疗的放射治疗靶区仍应包括整个脑室系统。

一、流行病学

中枢神经系统（CNS）生殖细胞瘤是一种罕见的肿瘤，在西方国家，其发病占所有儿童中枢神经系统肿瘤的 0.1%～2%，而东亚发病率高于西方国家，为 1.4%～6%（Keene 等，2007）。根据日本脑肿瘤国家数据库（Committee of Brain Tumor Registry of Japan，2009）资料显示，1984—2000 年共有 1258 例患者，占所有儿童和成人原发性中枢神经系统肿瘤的 1.9%。2014 年的一份报道中，2001—2004 年共登记了 200 例（1.5%）单纯生殖细胞瘤和 35 例产生 hCG 的生殖细胞瘤。日本脑肿瘤登记处包含了全国约 30% 的原发性脑瘤。

二、易感因素

生殖细胞瘤最常发生在青少年中，其次是 20—29 岁的年轻人。松果体区和基底区的生殖细胞瘤以男性为主，而神经垂体（鞍上和鞍旁）生殖细胞瘤的男女比例接近 1。表 14–1 所示 163 例中枢神经系统生殖细胞瘤患者的肿瘤部位和性别分布趋势。生殖细胞瘤的病因和遗传问题尚未明确。最近的一项研究表明，在单纯生殖细胞瘤中，KIT mRNA 的高表达与 KIT/RAS 改变和严重的染色体不稳定性有关（Fukushima 等，2014）。

表 14–1　中枢神经系统生殖细胞瘤患者的肿瘤性别、部位分布（Shibamoto，2009）

部　位	数　量	%	男　性	女　性	男 / 女
松果体	73	45	68	5	14
垂体	52	32	26	26	1
松果体 + 垂体	17	10	15	2	7.5
丘脑基底节	21	13	20	1	20
总计	163	–	129	34	3.8

三、临床表现

中枢神经系统生殖细胞瘤的临床表现取决于肿瘤所在的位置。松果体区生殖细胞瘤患者首发症状多为视力障碍包括复视，随着肿瘤增大可能出现帕里诺征（眼球向上活动障碍和瞳孔近光反射分离），继续发展可能会出现脑积水及相关症状。垂体区生殖细胞瘤通常伴有尿崩症，肿瘤进一步增大可能引起腺垂体激素缺乏、视野缺陷和视力障碍。发生在基底神经节的生殖细胞瘤可能导致偏瘫、精神和神经认知状态的改变和高级大脑功能的丧失。

四、影像学表现

生殖细胞瘤在 CT 上表现为均匀密度，在 MRI 的 T_1 加权像上表现为均匀信号强度(Fujimaki 等，1994)。注射对比剂后 CT、T_1 加权像均为轻度增强。典型的表现为均匀增强，但轻度不均匀增强不能除外生殖细胞瘤。不均匀的密度、信号强度和不均匀增强通常提示非生殖细胞性生殖细胞肿瘤的可能，但生殖细胞瘤常含有囊肿，因此在鉴别诊断方面存在困难。有时可观察到室管膜下播散和脑室内播散。

五、分期检查

MRI 发现可疑生殖细胞瘤时，应检测血清和（或）脑脊液中的肿瘤标志物，即人绒毛膜促性腺激素（hCG）、甲胎蛋白（AFP）和癌胚抗原（CEA）。最新的免疫组织化学进展可使用超灵敏试剂盒检测到极低水平的 hCG，特别是其 β- 亚基。一项研究中使用这种超灵敏检测方法，结果显示绝大部分中枢神经系统生殖细胞瘤患者血清或脑脊液中的 β-hCG 水平升高（Katakami 等，2003）。当 β-hCG 升高超过 1000mU/ml 或 200ng/ml 时，提示存在单纯性或混合性非生殖细胞瘤性生殖细胞瘤，特别是绒毛膜癌，而低于 10mU/ml 或 2ng/ml 则提示单纯性生殖细胞瘤。需注意颅咽管瘤也可能出现 β-hCG 水平的升高（Suzuki 等，1985）。AFP 或 CEA 水平升高提示存在非生殖细胞肿瘤成分。胎盘碱性磷酸酶（PLAP）也是生殖细胞瘤的标志物（Ono 等，1991）。PLAP 的准确度还未得到证实，有报道睾丸精原细胞瘤的真阳性率和假阳性率分别约为 50% 和 1.6%（Koshida 等，1996）。

脑脊液细胞学检查能够明确脑脊液播散情况。曾经被认为“两种细胞类型”是生殖细胞瘤特异性表现（Sano 等，1976），但后来发现其他疾病也可出现类似现象。尽管脑脊液细胞学有助于明确脑脊液扩散情况（Shibamoto 等，1994a，b），但中枢神经系统生殖细胞瘤的确诊不能仅依靠脑脊液细胞学结果，还应进行全脊髓 MRI 检查。

六、急诊处理

患者出现脑积水时可行脑脊液引流。一般不必放置引流管，因肿瘤会在治疗后迅速缩小，症状改善迅速。因肿瘤占位效应少见，通常无须行减积手术和类固醇药物对症治疗。

七、治疗

中枢神经系统生殖细胞瘤的标准治疗是单纯放射治疗，总剂量 40～50Gy 的放射治疗可治愈生殖细胞瘤。大多数放射治疗后的患者可正常生活，但对于青少年存在长期不良反应的风险、特别是激素分泌不足和神经认知功能下降（Duffner 等，1985；Roman 和 Sperduto，1995）。20 世纪 80 年代末，以铂类为基础的全身化学治疗取得了不俗的疗效。然而，单纯化学治疗后的复发风险高达 50%～60%（Farng 等，1999；Kumabe 等，2002；Balmaceda 等，1996）。虽可采用挽救性放射治疗（Shibamoto 等，1999），但单纯化学治疗的策略无法治愈中枢生殖细胞瘤。全身化学治疗联合低剂量放射治疗的研究结果显示，治愈率可与标准放射治疗相媲美。因此，全身化学治疗联合低剂量放射治疗的治疗模式逐渐广泛应用，但单纯放射治疗仍然可作为患者的选择。

（一）手术

中枢神经系统生殖细胞瘤通常不需要手术切除。外科在取得组织病理诊断方面的作用有限。随着现代诊断成像方式和肿瘤标志物检测的进步，组织病理学的诊断可能不是完全必要的。在这一点上仍有相当大的争议，北美地区的标准是对肿瘤进行组织病理学确认。尽管神经外科有了进步，但中枢神经系统活检引起并发症的可能性仍然存在，还可能导致严重后果。根据治疗前临床和影像学表现诊断生殖细胞瘤往往并不困难。此外，单纯型生殖细胞瘤对放化疗敏感。直径＜ 3cm 的病灶通常放射治疗 20Gy 后消失（“放射治疗诊断”）。全身化学治疗后也可观察到病灶明显缩小。一般来说，具有典型的临床和影像学表现、β-hCG 水平轻度升高、放化疗敏感，即可确诊生殖细胞肿瘤。对于此类有典型临床和影像学表现的患者，可选择避免外科活检。对不具备上述特征的生殖细胞瘤患者应考虑活检。部分单纯型生殖细胞瘤对治疗反应不佳，可能的原因之一是病灶存在肉芽肿成分（Utsuki 等，2006）。

（二）放射治疗

中枢神经系统生殖细胞肿瘤单纯放射治疗时的照射范围存在争议。由于高达 10% 的生殖细胞瘤患者可发展为脑脊液播散，既往推荐的照射范围是全脑全脊髓照射。Shibamoto 等报道了不同照射范围放射治疗后的治疗结果。由于治疗时代的不同，任意临床、影像学表现的生殖细胞瘤患者均可能接受原发肿瘤部位加一定外放的局部放射治疗或全脑全脊髓放射治疗（Shibamoto 等，1998）。接受全脑全脊髓放射治疗的患者与接受局部放射治疗的患者总生存率无显著差异，38 例接受颅脊放射治疗的患者 10 年生存率为 95%，33 例局部放射治疗的患者的 10 年生存率为 88%。在对现有文献的回顾中，Rogers 等发现全脑或全脑室放射治疗序贯加量的复发率为 7.6%，而全脑全脊髓放射治疗的复发率为 3.8%（Rogers 等，2005）。由于脑室系统以外脑脊液播散的发生率低于 10%，常规使用全脑全脊髓放射治疗对大多数患者来说可能治疗过度，因此采用全脑室照射序贯加量的治疗方法越来越受欢迎。目前仅当脑脊液细胞学检查阳性或有脑脊液播散时才建议全脑全脊髓照射。

既往单纯生殖细胞瘤的标准剂量为 50Gy，每天 1.8～2.0Gy。Shibamoto 等开展了一项前瞻性研究探索降低生殖细胞瘤的放射治疗剂量。采用个体化方法确定治疗量：单次分割采用 1.8Gy（局部照射）或 1.6Gy（全脑全脊髓照射），肿瘤切除术后总剂量为 36Gy，未手术病灶小于 2.5cm 者为 40Gy，2.5～4cm 者为 45Gy，较大者为 50Gy。中位随访 120 个月后，38 例入组患者 10 年无复发生存率为 95%，与统一 50Gy 所获得的治愈率相当。因此，对于直径≤ 4cm 的中枢神经系统生殖细胞瘤，40～45Gy 的剂量似乎是足够的。德国儿科肿瘤学和血液学学会也进行了一项降低总放射治疗剂量的前瞻性研究，结果发现在 45Gy 的剂量范围内没有局部复发（Bamberg 等，1999）。

预防性全脑全脊髓照射的最佳剂量尚未明确。考虑到生殖细胞瘤的高辐射敏感性，Shibamoto 等采用 20～24Gy，分 13～15 次，取得了较好的效果。在上述研究中（Shibamoto 等，2001），脑脊液细胞学检查阴性或可疑的患者接受 20Gy 全脑全脊髓照射，脑脊液细胞学阳性或脑脊液播散的患者采用 24Gy 的照射；24Gy 组中有 1 名患者出现脑脊液播散。因此，建议脑脊液阴性和阳性的病例分别接受 20Gy 和 24Gy 的全脑全脊髓预防照射。德国儿科肿瘤学和血液学学会也有研究对比将全脑全脊髓剂量 36Gy 降低到 30Gy，发现两组患者的结果没有差异（Bamberg 等，1999）。

（三）化学治疗和低剂量放射治疗

已经开展了较多的全身化学治疗联合低剂量放射治疗的研究（Allen 等，1994；Bouffet 等，1999；Matsutani 等，2001）。化学治疗联合 24～40Gy 的放射治疗，与既往单纯化学治疗相比，取得了很好的效果。Matsutani 等进行了一项多中心研究，先行卡铂（450mg/m^3）和依托泊苷（150mg/m^3，3 天）化学治疗 3 个周期，后行局部放射治疗或扩大野放射治疗，局部放射治疗靶区为局部病灶外扩不超过 2cm，扩大野靶区包括肿瘤原发灶、第三和侧脑室、鞍区和松果体区，放射治疗剂量为 24Gy（Matsutani 等，2001；Matsutani，2009）。123 名患者的 5 年总生存率为

98%，无病生存率为 88%（Matsutani，2009）。扩大野放射治疗的复发率为 6%，而局部放射治疗的复发率为 28%。因此，建议靶区应包括整个脑室系统。

法国儿科肿瘤学会（SFOP）的 CNS GCT–96 研究采用化学治疗联合局部放射治疗，化学治疗为依托泊苷 / 卡铂和依托泊苷 / 异环磷酰胺交替方案，最多 4 个疗程，放射治疗剂量为 40Gy（Bamberg 等，1999；Alapentite 等，2005）。60 名患者的 8 年总生存率和无事件生存率分别为 98% 和 83%。同时发现局部放射治疗后脑室周围复发常见，建议靶区包括全脑室（Alapetite 等，2010）。

国际儿科肿瘤学会（SIOP）开展了一项前瞻性的非随机对照研究，对比单纯放射治疗和综合治疗方案的疗效，单纯放射治疗组接受全脑全脊髓放射治疗 24Gy、局部肿瘤加量 16Gy，综合治疗组方案与 GCT–96 研究相同（Calamines 等，2013）。单纯放射治疗组 125 名患者和综合治疗组 65 名患者的 5 年总生存率和无事件生存率没有差异，但单纯放射治疗组无进展生存率有优势（97% vs. 88%，P=0.04）。复发模式表明整个脑室都需包括在照射野中。在 SFOP 和 SIOP 研究中没有涉及降低放射治疗剂量（24～30Gy）的内容。

越来越多的研究探索了全身化学治疗联合减量放射治疗（Shim 等，2013；Lim 等，2014）。根据目前日本的研究结果，综合治疗具有较好的前景，但需下一步纳入更多患者、更长时间的随访，才能确立化学治疗联合低剂量放射治疗作为标准治疗的地位。

八、靶区勾画

化学治疗联合低剂量放射治疗的应用越来越广泛。由于这种综合治疗模式下，脑室复发常见，因此推荐采用全脑室放射治疗。全脑室放射治疗靶区的定义存在一定的争议。图 14–1 给出了全脑室照射的临床靶区（CTV）的例子。CTV 应包括原发肿瘤部位和侧脑室、第三脑室和第四脑室，但是否包括第四脑室以下、桥前池、脚间池和交叉脑池存在争议（Mailhot 等，2012），勾画脑室时要包括整个脑室壁。如采用图像引导放射治疗时，PTV 边界外放 3～5mm 即可。

强烈推荐全脑室放射治疗时采用调强放射治疗（IMRT）或质子放射治疗技术；图 14–2 显示了左右对穿野常规放射治疗、四野常规放射治疗和调强放射治疗的剂量分布，调强放射治疗可以降低基底节区和丘脑的剂量。处方剂量 24～25Gy/12～14f。调强放射治疗时可采用原发灶同步加量（SIB）技术，联合化学治疗时同时加量至 30Gy/12～14f。推荐用于松果体区肿瘤，可能有助于减少放射治疗引起的激素分泌不足。在神经垂体肿瘤中，SIB 的使用取决于患者的年龄、激素状况和对化学治疗的敏感程度。

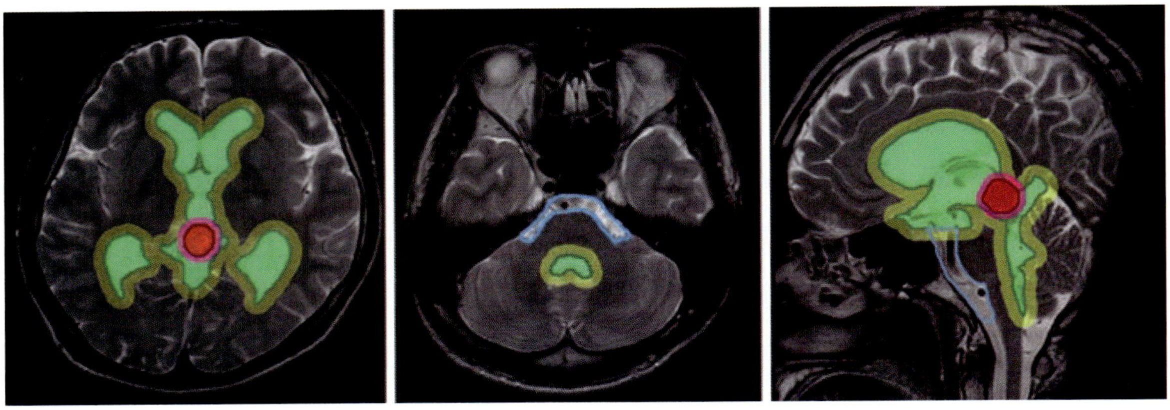

▲ **图 14-1** 全脑室照射的临床靶区示例（绿色）；原发肿瘤（红色）可同步加量；蓝线表示应逐个包含的部位；计划靶区（PTV）外扩为 3mm（粉色）或 5mm（黄色）

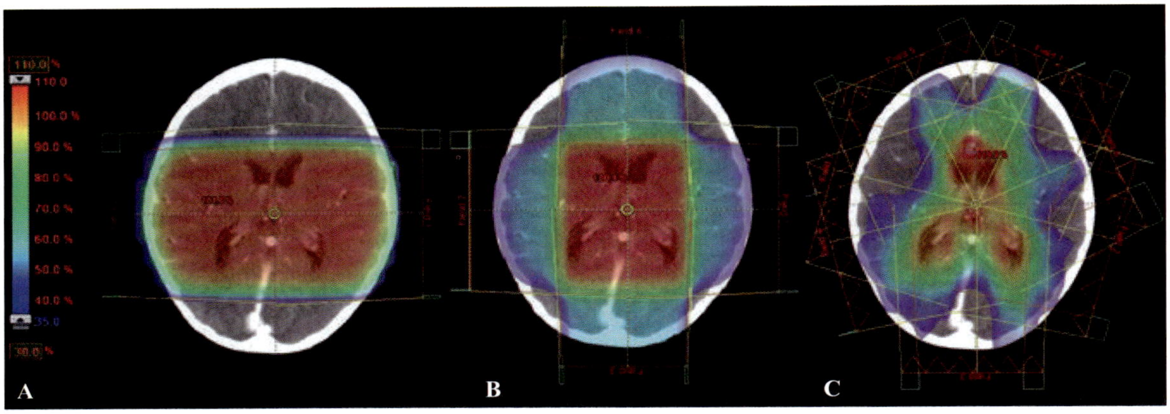

▲ **图 14-2** 光子线全脑室照射的剂量分布

A. 左右对穿常规放射治疗；B. 四野常规放射治疗；C. 调强放射治疗

当有明确的脑脊液播散时，需要考虑行全脑全脊髓放射治疗。勾画脑室蛛网膜下腔时外放 5mm 的边界，脊柱 MRI 确定靶区下缘。普遍认为质子技术适合开展全脑全脊髓放射治疗。传统光子放射治疗中，螺旋断层放射治疗（TOMO）系统具有优势（Sugie 等，2011）。图 14-3 显示了使用 TOMO 和普通直线加速器进行全脑全脊髓照射的剂量分布示例。TOMO 的全脑全脊髓计划剂量分布均匀、没有衔接缝隙、对胸腹部中线危及器官的照射剂量明显减少，而普通直线加速器无法达到此种效果。

生殖细胞瘤可同时发生在松果体区和垂体区。表 14-1 所示，发生率约占所有生殖细胞瘤的 10%。此类双原发生殖细胞瘤按局限性还是播散性病变原则治疗需要明确。目前研究建议双原发生殖细胞瘤应作为局限性病变看待，除有脑脊液扩散外，不需接受全脑全脊髓照射（Weksberg 等，2012；Al-Mahfoudh 等，2014）。

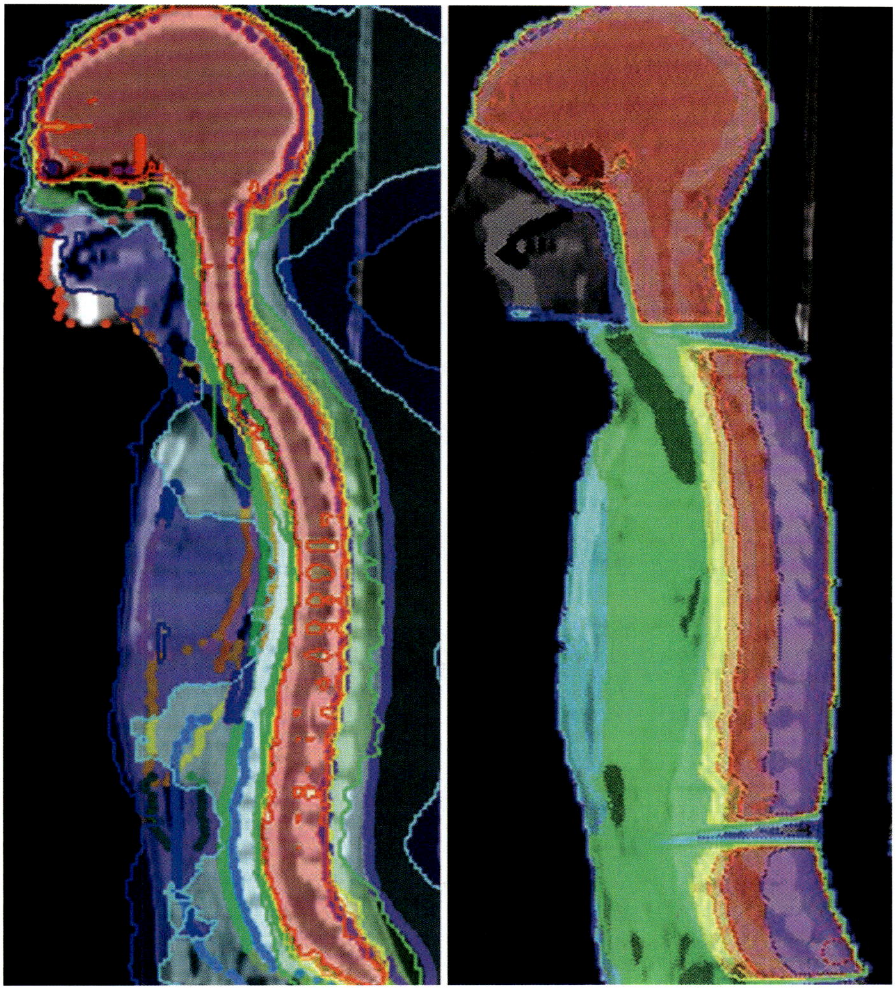

▲ 图 14-3　螺旋断层放射治疗（左）和直线加速器（右）全脑全脊髓照射剂量分布

九、治疗结果

生殖细胞瘤的复发通常在治疗后的几年出现，因此最初随访频率应每年 3 或 4 次，4～5 年后每年 2 次。随访项目建议为脑部 MRI 检查和 β-hCG 检查。

中枢神经系统生殖细胞瘤的治愈率高达 90% 以上，仅小部分（5%～10%）患者肿瘤复发；标准剂量放射治疗后，复发更多见于远处（即脑膜播散），而不是局部原发灶。采用全身化学治疗和减量放射治疗的患者，有时可观察到原发灶或照射野边缘复发。虽然罕见，但使用无过滤器脑室—腹膜分流管的患者可能发生腹部转移。

血清 / 脑脊液中 hCG 轻度升高对预后的影响一直存在争议。一些研究报道 hCG 水平升高的患者预后更差（Uematsu 等，1992；Utsuki 等，1999），而其他研究表明 hCG 水平正常和升高的患者预后相似（Shibamoto 等，1997；Ogawa 等，2004；Ogino 等，2005）。日本的一项研究显示 hCG 水平升高的患者预后较差，则应增加治疗强度（Matsutani 等，2001），然而另外的研究显示 hCG 水平并不影响预后，不推荐强化治疗。

预计随着降低放射治疗剂量的综合治疗的应用，放射治疗的晚期不良事件将会减少。标准剂量放射治疗后可出现激素缺乏，尤其是生长激素缺乏。放射治疗引起的放射性脑坏死、脑白质变性和继发性中枢神经系统恶性肿瘤较罕见。化学治疗的晚期毒性，包括继发恶性肿瘤，应引起高度重视。

十、未来方向

全身化学治疗联合低剂量放射治疗治疗颅内生殖细胞瘤具有较好的前景。未来需明确综合治疗的长期生存是否与标准剂量放射治疗相当。此外，还需长期随访以确定化学治疗的晚期并发症，包括继发恶性肿瘤的发生率。

参考文献

[1] Alapetite C, Brisse H, Patte C et al (2010) Patterns of relapse and outcome of non–metastatic germinoma patients treated with chemotherapy and limited field radiation: the SFOP experience. Neuro Oncol 12:1318–1325
[2] Alapetite C, Patte C, Frappaz D et al (2005) Long–term follow–up of intracranial germinoma treated with primary chemotherapy followed by focal radiation treatment: the SFOP experience. Neuro Oncol 7:517
[3] Allen JC, DaRosso RC, Donahue B et al (1994) A phase II trial of preirradiation carboplatin in newly diagnosed germinoma of the central nervous system. Cancer 74:940–944
[4] Al–Mahfoudh R, Zakaria R, Irvine E et al (2014) The management of bifocal intracranial germinoma in children. Childs Nerv Syst 30:625–630
[5] Balmaceda C, Heller G, Rosenblum M et al (1996) Chemotherapy without irradiation – a novel approach for newly diagnosed CNS germ cell tumors: results of an international cooperative trial. J Clin Oncol 14:2908–2915
[6] Bamberg M, Kortmann RD, Calaminus G et al (1999) Radiation therapy for intracranial germinoma: results of the German cooperative prospective trials MAKEI 83/86/89. J Clin Oncol 17:2585–2592
[7] Bouffet E, Baranzelli MC, Patte C et al (1999) Combined treatment modality for intracranial germinomas: results of a multicentre SFOP experience. Br J Cancer 79:1199–1204
[8] Calaminus G, Kortmann R, Worch J et al (2013) SIOP CNS GCT 96: final report of outcome of a prospective, multinational nonrandomized trial for children and adults with intracranial germinoma, comparing craniospinal irradiation alone with chemotherapy followed by focal primary site irradiation for patients with localized disease. Neuro Oncol 15:788–796
[9] Duffner PK, Cohen ME, Thomas PRM et al (1985) The long–term effects of cranial irradiation on the central nervous system. Cancer 56:1841–1846
[10] Farng KT, Chang KP, Wong TT et al (1999) Pediatric intracranial germinoma treated with chemotherapy alone. Zhonghua Yi Xue Za Zhi 62:859–866
[11] Fujimaki T, Matsutani M, Funada N et al (1994) CT and MRI features of intracranial germ cell tumors. J Neurooncol 19:217–226
[12] Fukushima S, Otsuka A, Suzuki T et al (2014) Mutually exclusive mutations of KIT and RAS are associated with KIT mRNA expression and chromosomal instability in primary intracranial pure germinomas. Acta Neuropathol 127:911–925
[13] Katakami H, Hashida S, Yamaguchi H et al (2003) Diagnosis and follow–up of CNS germ cell tumors using an ultrasensitive assay of hCG–beta (in Japanese). Horm Clin 51:196–206
[14] Keene D, Johnston D, Strother D et al (2007) Epidemiological survey of central nervous system germ cell tumors in Canadian children. J Neurooncol 82:289–295
[15] Koshida K, Uchibayashi T, Yamamoto H et al (1996) Significance of placental alkaline phosphatase (PLAP) in the

monitoring of patients with seminoma. Br J Urol 77:138–142
[16] Kumabe T, Kusaka Y, Joukura H et al (2002) Recurrence of intracranial germinoma treated with chemotherapy only. No Shinkei Geka 30:935–942. (in Japanese)
[17] Lim DH, Yoo KH, Lee NH et al (2014) Intensive chemotherapy followed by reduced-dose radiotherapy for biopsy-proven CNS germinoma with elevated beta-human chorionic gonadotropin. J Neurooncol 117:279–285
[18] Mailhot R, Rotondo E, Murphy E et al (2012) A consensus atlas for whole ventricular irradiation for pediatric germ cell tumors: survey results and guidelines. Int J Radiat Oncol Biol Phys 84(3S):S65 (abstract)
[19] Matsutani M (2009) Pineal germ cell tumors. Prog Neurol Surg 23:76–85
[20] Matsutani M, Japanese Pediatric Brain Tumor Study Group (2001) Combined chemotherapy and radiation therapy for CNS germ cell tumors – the Japanese experience. J Neurooncol 54:311–316
[21] Ogawa K, Shikama N, Toita T et al (2004) Long-term results of radiotherapy for intracranial germinoma: a multi-institutional retrospective review of 126 patients. Int J Radiat Oncol Biol Phys 58:705–713
[22] Ogino H, Shibamoto Y, Takanaka T et al (2005) CNS germinoma with elevated serum human chorionic godnadotropin level: clinical characteristics and treatment outcome. Int J Radiat Oncol Biol Phys 62:803–808
[23] Ono N, Naganuma H, Inoue HK et al (1991) Cerebrospinal fluid placental alkaline phosphatase in the intracranial germinomas: results of enzyme antigen immunoassay. Neurol Med Chir (Tokyo) 31:563–567
[24] Rogers SJ, Mosleh-Shirazi MA, Saran FH (2005) Radiotherapy of localized intracranial germinoma: time to sever historical ties? Lancet Oncol 6:509–519
[25] Roman DD, Sperduto PW (1995) Neuropsychological effects of cranial radiation: current knowledge and future directions. Int J Radiat Oncol Biol Phys 31:983–998
[26] Sano K (1976) Pinealoma in children. Childs Brain 2:67–72
[27] Shibamoto Y (2009) Management of central nervous system germinoma: proposal for a modern strategy. Prog Neurol Surg 23:119–129
[28] Shibamoto Y, Abe M, Yamashita J et al (1988) Treatment results of intracranial germinoma as a function of the irradiated volume. Int J Radiat Oncol Biol Phys 15:285–290
[29] Shibamoto Y, Oda Y, Yamashita J et al (1994a) The role of cerebrospinal fluid cytology in radiotherapy planning for intracranial germinoma. Int J Radiat Oncol Biol Phys 29:1089–1094
[30] Shibamoto Y, Sasai K, Kokubo M et al (1999) Salvage radiation therapy for intracranial germinoma recurring after primary chemotherapy. J Neurooncol 44:181–185
[31] Shibamoto Y, Sasai K, Oya N et al (2001) Intracranial germinoma: radiation therapy with tumor volume-based dose selection. Radiology 218:452–456
[32] Shibamoto Y, Takahashi M, Abe M (1994b) Reduction of the radiation dose for intracranial germinoma: a prospective study. Br J Cancer 70:984–989
[33] Shibamoto Y, Takahashi M, Sasai K (1997) Prognosis of intracranial germinoma with syncytiotrophoblastic giant cells treated by radiation therapy. Int J Radiat Oncol Biol Phys 37:505–510
[34] Shim KW, Park EK, Lee YH et al (2013) Treatment strategy for intracranial primary pure germinoma. Childs Nerv Syst 29:239–248
[35] Sugie C, Shibamoto Y, Ayakawa S et al (2011) Craniospinal irradiation using helical tomotherapy: evaluation of acute toxicity and dose distribution. Technol Cancer Res Treat 10:187–195
[36] Suzuki N, Konishi E, Kondo K et al (1985) A highly sensitive colorimetric sandwich-enzyme immunoassay for human chorionic gonadotropin using specific antibodies against the carboxy-terminal portion of the beta-subunit. Clin Chim Acta 150:247–253
[37] The Committee of Brain Tumor Registry of Japan (2009) Report of Brain Tumor Registry of Japan (1969–2000) 12th Edition. Neurol Med Chir 49(suppl):5
[38] The Committee of Brain Tumor Registry of Japan (2014) Report of Brain Tumor Registry of Japan (2001–2004) 13th Edition. Neurol Med Chir 54(suppl):16
[39] Uematsu Y, Tsuura Y, Miyamoto K et al (1992) The recurrence of primary intracranial germinomas. Special reference to germinoma with STGC (syncytiotrophoblastic giant cell). J Neurooncol 13:247–256
[40] Utsuki S, Kawano N, Oka H et al (1999) Cerebral germinoma with syncytiotrophoblastic giant cells: feasibility of predicting prognosis using the serum hCG level. Acta Neurochir 141:975–977
[41] Utsuki S, Oka H, Tanizaki Y et al (2006) Histological features of intracranial germinomas not disappearing immediately after radiotherapy. Neurol Med Chir (Tokyo) 46:429–433
[42] Weksberg DC, Shibamoto Y, Paulino AC (2012) Bifocal intracranial germinoma: a retrospective analysis of treatment outcome in 20 patients and review of literature. Int J Radiat Oncol Biol Phys 82:1341–1351

第 15 章　中枢神经系统非生殖细胞瘤性生殖细胞肿瘤

Central Nervous System Nongerminomatous Germ Cell Tumors

Ji Hoon Phi　Chuhl Joo Lyu　Joo-Young Kim　**著**
徐志渊　鲁梦琪　**译**
鲁梦琪　徐志渊　**校**

摘　要

颅内非生殖细胞瘤性生殖细胞肿瘤（nongerminomatous germ cell tumor，NGGCT）是发生在大脑内的不同组织学类别的生殖细胞肿瘤。世界不同地区的治疗策略不尽相同，因此预后的分类标准也千差万别。全身化学治疗是 NGGCT 多模式治疗中的重要组成部分。应用联合放化疗的 NGGCT 的患者生存率为 60%～70%。从已发表的文献来看，全脑全脊髓放射治疗（craniospinal radiotherapy，CSI）联合以顺铂为基础的化学治疗，伴或不伴二次探查手术，为 NGGCT 提供了最佳治疗效果。颅内 NGGCT 需要给原发灶高辐射剂量（＞50Gy），但是最佳放射治疗靶区仍有争议。为了减少晚期神经毒性，目前局部的颅内 NGGCT 采用全脑室放射治疗。一项儿童肿瘤研究正在进行，研究放射治疗的剂量和靶区是否可以根据肿瘤对化学治疗的反应进行调整。手术在 NGGCT 治疗中既有诊断作用，又有治疗作用。在欧洲和北美，对于化学治疗后持续存在的疾病，延期手术是首选。而在日本，更积极和前期切除被认为是更好的治疗方案。使用调强适形放射治疗（intensity-modulated radiotherapy，IMRT）或者质子束治疗（proton beam therapy，PBT）有望在治疗后改善神经认知预后。

一、流行病学

颅内生殖细胞肿瘤（intracranial germ cell tumor，ICGCT）在北美和欧洲不常见，在 19 岁以下的儿童和青少年脑肿瘤中占 2%～4%（Arora 等，2009；Ostrom 等，2013；Wohrer 等，2009）。相反，ICGCT 是日本、中国台湾省、韩国最常见的脑肿瘤类型，占同年龄组脑肿瘤的 11%～15%（Committee of Brain Tumor Registry of Japan，2003，2009；Lee 等，2010；Wong 等，2008）。造成 ICGCT 不同种族发病率和高男女比例的生物学因素尚不清楚。几种新的和罕见的种系差异被认为在 ICGCT 的发展中发挥作用（Wang 等，2014），但还需进一步的研究来解释 ICGCT 的病因。

二、生物学

ICGCT 的起源被认为是胚胎的原始生殖细胞（Glenn 和 Barkovich，1996）。人类原始生殖细胞从卵黄囊内胚层沿后肠的背肠系膜迁移到生殖嵴，在胚胎发生的第四周纳入发育中的性腺。在鸡、人类、小鼠胚胎中的性腺外中线区域观察到迁移不能启动、迁移异常、迁移异常终止和迁移过程中的诱捕，这些似乎与性腺外生殖细胞肿瘤（germ cell tumor，GCT）的发生相一致，包括 ICGCT（Glenn 和 Barkovich，1996）。因为手术活检的频率低、活检标本体积小，ICGCT 的分子和细胞遗传学特征的研究受到限制。如甲基化和比较基因组杂交研究所示，生殖细胞瘤和非生殖细胞瘤性生殖细胞肿瘤（NGGCT）都起源于原始生殖细胞（Schneider 等，2001；Sievers 等，2005）。由 *POU5F1* 基因编码的转录因子 *Oct-4*，参与多能细胞和生殖细胞在正常发育过程中的启动、维持和分化，但在所有完成分化的体细胞类型中没有 *Oct-4*。*Oct-4* 被认为是原发性 ICGCT 的一种高敏感性、特异性的免疫组织化学标志物（Cheng 等，2007；Hattab 等，2005）。在为数不多的关于 ICGCT 的全基因组分析研究中，发现 53% 的肿瘤在 *KIT/RAS* 或 *AKT/mTOR* 通路中至少有一个基因存在体细胞突变（Fukushima 等，2014；Terashima 等，2014；Wang 等，2010）。*JMJD1C* 编码组蛋白去甲基酶和雄激素受体（androgen receptor，AR）的辅激活因子。通过全外显子测序，发现 *JMJD1C* 存在新的和罕见的生殖系变异体显著富集(Wang 等，2014）。表达芯片显示 *JMJD1C* 和 *AR* 的表达水平很高，表明 *JMJD1C* 变异体和 ICGCT 发展之间有着很强的关联性（Wang 等，2014）。

尽管对 ICGCT 样本的分析表明，在生殖细胞瘤和 NGGCT 中，基因组畸变的整体模式是相似的（Wang 等，2014；Terashima 等，2014）。仍有一些研究发现，和生殖细胞瘤相比，NGGCT 的基因组图谱更具特异性。例如，*KIT* 在 ICGCT 中发生突变，但在任何 NGGCT 病例中都没有突变。*KIT* 也在纯生殖细胞瘤中过表达，但是很少在 NGGCT 中过表达。*KRAS* 或者 *NRAS* 在 19% 的 IGCT 病例中发生突变。在 IGCT 中，*KRAS/NRAS* 和 *KIT* 突变是互斥的遗传事件（Wang 等，2014；Fukushima 等，2014）。纯生殖瘤和 NGGCT 之间的平均突变率没有显著差异，但是 NGGCT 的亚型之间突变率差异很大（Wang 等，2014）。卵巢无性细胞瘤和卵巢内胚窦瘤分别与中枢神经系统生殖细胞瘤和 NGGCT 相对应，DNA 芯片分析和聚类分析显示，两种卵巢肿瘤中的 *Wnt/β-catenin* 信号通路的基因表达存在差异。β 联蛋白在所有内胚窦瘤和未成熟畸胎瘤中都有表达，而在其他类型的 ICGCT 中则没有表达。尤其与无性细胞瘤、胚胎性癌和绒毛膜癌相比，在 50%～70% 的内胚窦瘤和未成熟畸胎瘤中都有 β 联蛋白的核表达（Fritsch 等，2006），表明 *Wnt/β-catenin* 信号通路在这些肿瘤中被激活。研究还揭示了小 RNA 在 ICGT 不同亚型中的差异高表达，质疑了将微 RNA 作为颅内 GCT 亚分类的诊断生物标志物及检测治疗反应的可能性（Gillis 等，2007；Murray 等，2011；Palmer 等，2010）。

三、临床表现

ICGCT 的症状和体征取决于肿瘤的大小和受累部位。生殖细胞瘤和 NGGCT 在临床表现上没有具体的差异，因为这两种肿瘤的典型位置都是松果体和鞍上区。至少 15% 的肿瘤发生在多个部位（Bromberg 等，2013；Matsutani 等，1997；Phi 等，2013）。松果体肿瘤的绝大部分患者表现为颅内高压、帕里诺综合征（Parinaud’s syndrome）和（或）复视。鞍上肿瘤的患者经常出现视觉障碍或下丘脑—垂体功能不全症状，如尿崩症。随着肿瘤沿着第三脑室发展，ICGCT 患者常出现梗阻性脑积水。进行性脑积水可引起头痛、呕吐，以及意识改变。如果没有及时控制，严重的脑积水可能进一步发展，给患者带来不良预后（Phi 等，2012）。

四、影像学表现

大多数颅内 NGGCT 发生在松果体和鞍上区。在一些研究中，NGGCT 在松果体发生的数量要高于在鞍上发生的数量（Matsutani 等，1997；Phi 等，2005；Kim 等，2012）。但在另一些研究中，不是这样的（Sawamura 等，1998）。从基底节产生的 GCT 主要是生殖细胞瘤，但是 NGGCT 也可以从这个位置生成（Phi 等，2010）。多发性肿瘤更常见于生殖细胞瘤，而不是 NGGCT。畸胎瘤的自发性破裂，有时会导致脂肪颗粒分散在脑室中。NGGCT 是一个包含许多 GCT 亚型的异构组。成熟和未成熟的畸胎瘤是 NGGCT 中最常见的单个亚型。然而，生殖细胞瘤和畸胎瘤是 NGGCT 中最常见的组合类型。

典型的 NGGCT 磁共振图像（MRI）是巨大的混杂信号。畸胎瘤通常含有脂肪组织，因此 T_1 加权像中脂肪组织的高信号是它的特征（Reis 等，2006）。畸胎瘤表现为囊性和实性的混合结构。囊性内容物的信号强度取决于囊性液体的性质。广泛的多囊结构（蜂窝状外观）是未成熟畸胎瘤和生长性畸胎瘤综合征的特征（Kim 等，2011）。在 NGGCT 的计算机断层扫描（CT）图像中，脂肪组织的低密度影和钙化灶的点 / 丛状高密度影同时存在（图 15–1）。

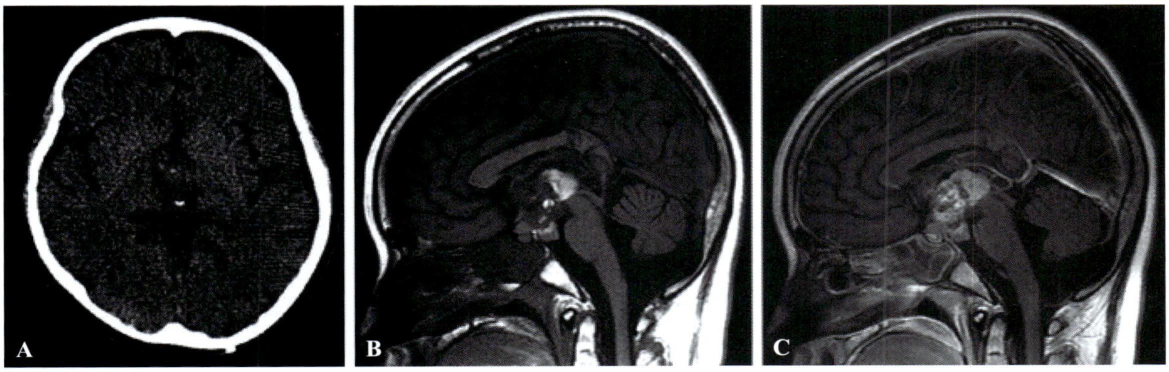

▲ 图 15–1　一名 13 岁男孩鞍上区产生的未成熟畸胎瘤

A. CT 显示在第三脑室有低密度影，其中分布有点状的高密度影，提示存在钙化；B. 肿瘤在 T_1 加权像中存在高信号，说明肿瘤中有脂肪组织；C. 肿瘤在钆增强 T_1 加权像中得到了很好的增强

五、诊断检查

治疗的指导需要准确的诊断和分期。诊断是基于临床症状、肿瘤标志物、神经影像学特征，以及细胞学和组织学证实的结合。应当用 Gd–DTPA 对比剂对脑和脊柱进行 CT 增强扫描和(或) MRI 增强扫描。软脑膜扩散在诊断中并不少见（Aoyama，2009；Calaminus 等，2005）。许多大样本研究同时包含生殖细胞瘤和 NGGCT（Matsutani 等，1997；Sawamura 等，1998；Aoyama 等，1998；Sano 等，1989）。但在这些研究中，NGGCT 的软脑膜扩散的确切发生率并不容易获得。在样本量相对较少的研究中，对软脑膜疾病的筛查不太相同（Kim 等，2012；Ogawa 等，2003；Robertson 等，2014）。根据一份最近的报道，使用现代 MRI 检测，脊柱软脑膜扩散的发生率高达 22%（韩国小儿神经肿瘤学会研究，未发表的数据）。腰椎穿刺检测人绒毛膜促性腺激

素 β（human chorionic gonadotropin–beta，β–hCG）和甲胎蛋白（α–fetoprotein，AFP）应与脑脊液（cerebrospinal fluid，CSF）细胞学检测一起进行。还需检测血清的 AFP 和 β–hCG。CSF 水平的肿瘤标志物比血清水平的更敏感、更可靠。因为内分泌疾病常见，强烈建议在诊断时进行全面的内分泌评估（Thakkar 等，2013）。影像在鉴别生殖细胞瘤和 NGGCT 的时候并不可靠。必须通过组织确认或肿瘤标志物来明确诊断。肿瘤标志物比影像改变更加敏感（Jorsal 和 Rorth，2012），并且能够评估肿瘤对治疗的反应。对于 ICGCT 患者，是否需要强制进行组织活检，是一件非常有争议的事情。因为如果将人口学、影像学数据和血清 /CSF 的肿瘤标志物结合起来，许多 ICGCT 患者能够在不做组织活检的情况下可以被准确诊断。在最近的 COG 研究中，血清或 CSF 的 β–hCG ＞ 100U/L，或者血清或 CSF 的 AFP ＞ 10ng/ml，则患者被认为是 NGGCT。SIOP 的中枢神经系统生殖细胞肿瘤研究使用 β–hCG ＞ 50U/L 和 AFP ＞ 25ng/ml 作为临界值，但是如果总 hCG ≤ 50U/L 或者 AFP ≤ 25ng/ml，则强制活检，以排除肿瘤中恶性成分的可能性（https://www.skion.nl/workspace/uploads/2_siop_cns_gct_ii_final_version_2_15062011_unterschrift_hoppenheit.pdf）。如果不做组织学诊断，那在肿瘤标志物升高的基础上诊断 NGGCT 时有陷阱。在肿瘤组织中使用超敏酶免疫分析法（ultrasensitive enzyme immunoassay，EIA）或者 β–hCG 定量 mRNA 法（Takami 等，2015），日本研究者发现一些单纯的生殖细胞瘤和某一些 NGGCT 产生 β–hCG。在这项研究中，伴有合胞滋养层巨细胞的生殖细胞瘤和位于大脑中线结构以外的生殖细胞瘤与较高的 β–hCG 水平有关。偶见活检证实生殖细胞瘤的患者初始表现为 AFP 低于参考水平，并且复发时伴有混合恶性成分。AFP 轻微升高的患者需要仔细观察，尤其是诊断时没有进行活检的患者。现在更重要的是在治疗开始前进行组织活检。NGGCT 的诊断需要更规范的临界值，尤其是血清和 CSF 的 β–hCG 值。治疗结束后，每 3～6 个月常规复查体格检查和神经学检查。治疗结束后的最初 5 年，应每 6 个月随访 1 次 MRI，或者对治疗没有完全反应的肿瘤应更频繁。5 年后改为每年 1 次。

六、急诊管理

ICGCT 患者常见梗阻性脑积水。合并脑积水的诊断和处理是 ICGCT 患者治疗的第一步。静脉注射甘露醇可以减轻颅内压（intracranial pressure，ICP）增高的症状。尽管皮质类固醇经常被用于处理肿瘤相关脑水肿，但他们对 ICGCT 的帮助较少。因为相较脑实质肿瘤，脑室肿瘤的脑水肿没那么显著。如果 CSF 通路的阻塞在 MRI 和（或）CT 中很明显，则在开始甘露醇和皮质类固醇给药后需进行 CSF 的手术引流。对于位于松果体区的肿瘤，内镜第三脑室造瘘术

（endoscopic third ventriculostomy，ETV）是缓解 ICP 增高的治疗。ETV 可以和内镜下肿瘤活检同时进行。对于鞍上区的肿瘤，很少使用 ETV，因为肿瘤肿块堵塞了第三脑室底部。如果一个巨大的鞍上 GCT 阻塞双侧室间孔，并导致严重的脑积水，建议行内镜下隔造口术伴肿瘤活检。之后如果计划手术治疗，术后行临时脑室外引流（extraventricular drainage，EVD）（和 NGGCT 一样）。如果之后计划化学治疗或者放射治疗，则行永久性脑室腹腔分流术（和生殖细胞瘤一样）。如果只有单侧室间孔被阻塞，那么内镜下隔造口术伴肿瘤活检就足够了。

七、治疗

（一）化学治疗

全身化学治疗是 NGGCT 多模式治疗中的重要组成部分。使用新辅助化学治疗结合放射治疗会有非常高的有效率，且毒性可接受，治疗效果良好。使用联合放化疗后，NGGCT 患者的生存率提高到 60%～70%（Kim 等，2012；Robertson 等，1997，2014；Goldman 等，2015）。而单纯放射治疗（Dearnaley 等，1990；Hoffman 等，1991）或者化学治疗（Balmaceda 等，1996；Baranzelli 等，1998；Chang 等，1995）的 NGGCT 患者，生存率只有 20%～40%。大部分患者使用顺铂或者卡铂联合其他药物治疗。常用顺铂和依托泊苷（PE），卡铂和依托泊苷（CARB-VP）联合治疗。对于复发风险较高的患者，在 PE 或 CARB-VP 方案里加用异环磷酰胺（Calaminus 等，2005；Robertson 等，2014；Goldman 等，2015）。也用过长春新碱和环磷酰胺的方案（Thakkar 等，2013；Ogawa 等，2004）。对于有未成熟畸胎瘤成分的患者（日本中间预后组，表 15-1），一个包含手术切除、放射治疗、化学治疗的治疗方案预后最佳（Matsutani 等，1997；Sawamura 等，1998）。血清 AFP ＞ 1000ng/ml 及年龄＜ 6 岁的患者，在国际儿科肿瘤学会（Society of International Pediatric Oncology，SIOP）的中枢神经系统生殖细胞瘤 Ⅱ 期临床试验里被归类为高风险组，并尝试对这部分患者进行高剂量化学治疗及外周干细胞移植。化学治疗 3 个周期后还有残余肿瘤无法切除的患者，也尝试这种治疗方法。目前的 COG 研究（ACNS1123）也根据血清 /CSF 的 AFP 水平，研究化学治疗剂量的提高是否会增加复发风险较高患者的无病生存期，采用高剂量顺铂、依托泊苷、异环磷酰胺（PEI），以及外周干细胞移植（Calaminus 等，1997，2012）。日本中枢神经系统生殖细胞瘤研究组目前的研究对组织学诊断为绒毛膜癌、胚胎性癌、卵黄囊瘤或者混合组织肿瘤的 NGGCT 患者，采用同期放化疗。放射治疗完成后也给予辅助化学治疗（个人通讯，Masao Matsutani，日本埼玉国际医疗中心）。

表 15-1　按照预后对颅内生殖细胞瘤分类（Matsutani 分类）（Matsutani 等，2017）

良好预后 • 单纯生殖细胞瘤 • 成熟畸胎瘤
中等预后 • 伴有合胞滋养层巨细胞的生殖细胞瘤 • 未成熟畸胎瘤 • 畸胎瘤伴恶性转化 • 主要成分为生殖细胞瘤或畸胎瘤的混合性肿瘤
不良预后 • 绒毛膜癌 • 卵黄囊瘤 • 胚胎型癌 • 主要成分为绒毛膜癌、卵黄囊瘤、胚胎性癌的混合性肿瘤

（二）放射治疗

1. 放射治疗靶区和剂量

NGGCT 的放射敏感性低于生殖细胞瘤。原发灶肿瘤的放射剂量＞ 50Gy 的患者，生存率更高（Matsutani 等，1997；Kim 等，2012；Sawamura 等，1998；Aoyama 等，1998；Schild 等，1996）。关于放射治疗的靶区，使用全脑全脊髓放射治疗（CSI）的研究的生存率似乎最佳。但是，尚未确定是否在所有 NGGCT 患者中使用 CSI。在 SIOP Ⅱ期试验中，根据先前的试验结果采用局灶性放射治疗（Calaminus 等，1997，2012）。这表明如果剂量＞ 50Gy，那么局灶性放射治疗足以控制局部肿瘤。所有局灶性 NGGCT 的 SIOP 患者接受局灶性放射治疗，并只对 6 岁以上的有弥散性疾病［多发灶和（或）细胞学阳性］的患者给予 30Gy 的 CSI 和 24Gy 的大体肿瘤加量照射。在 SIOP 研究中，高危组的患者（血清 AFP ＞ 1000ng/ml 和年龄＜ 6 岁），采用局灶性放射治疗，因为日本的中枢神经系统生殖细胞瘤研究组对高危组［AFP ＞ 2000ng/ml 和（或）血清 β-hCG ＞ 2000U/L］使用 30.6Gy 的 CSI 放射治疗和 30.6Gy 的瘤床加量照射。在日本的方案中，其余的局灶性肿瘤患者接受全脑室照射（whole ventricular irradiation，WVI）。目前正进行的 COG ACNS1123 项目，研究放射治疗的剂量和靶区是否能够根据肿瘤对卡铂＋依托泊苷或异环磷酰胺＋依托泊苷的 6 个周期化学治疗的反应来调整。在这个方案中，当肿瘤对化学治疗的反应很好，那么不进行 CSI。当患者对化学治疗是完全缓解（complete response，CR）或者部分缓解（partial response，PR）(肿瘤标志物恢复正常），则给予患者 30.6Gy 的 WVI 和 23.4Gy 的原发灶加量剂量。未达到 PR，但是肿瘤标志物阴性的患者，给予二次探查手术。如果二次探查手术将患者判定为 CR 或者 PR，那么给予患者 30.6Gy 的 WVI 和 23.4Gy 的原发灶加量照射。

有研究支持在颅内 NGGCT 患者中使用 CSI。一项Ⅱ期多中心研究的结果表明，如果在局灶性肿瘤患者和对 4 个周期的新辅助化学治疗显示 CR 的患者中使用 WVI，尽管应用了高剂量放射治疗和二次探查手术切除，在初始放射治疗靶区外仍有相对较高的复发率（25%）（Robertson 等，2014）。在一个多中心研究（Aoyama 等，1998）中，在没有给予 CSI 的不良预后患者组中，椎管的复发率为 37.8%（3/8）。其余 5 个同组的患者接受 CSI 后，没有经历脊柱复发。Matsutani 等（1997）同样报道了在最初给予全脑放射治疗，但没有脊柱放射治疗的不良预后患者组中，脊柱复发率为 21.7%（5/23）。

2. 放射治疗技术

在对 NGGCT 患者的放射治疗中，尽可能减少正常组织的放射治疗剂量很重要。对比 WVI 的调强放射治疗（intensity-modulated radiotherapy，IMRT）和三维适形放射治疗（three dimensional-conformal radiotherapy，3D-CRT）的剂量 – 体积直方图（dose-volume histograms，DVH），IMRT 的放射体积，在接受 20、30 和 40Gy 的放射治疗剂量时，比 3D-CRT 分别降低了 7.5%、12.2% 和 9.0%（Chen 等，2010）。质子束治疗（proton beam therapy，PBT）由于其物理特性，没有超出目标组织的剂量，可以进一步减少对正常组织的放射治疗剂量。在 CSI 中使用 PBT 也能显著降低血液毒性（Barney 等，2014；Brown 等，2013；Song 等，2014），并降低继发性恶性肿瘤等晚期效应的风险（Miralbell 等，2002；Yoon 等，2011）。此外，采用 PBT 进行 WVI 治疗，可使皮质接受≤ 10Gy 和≤ 15Gy 的体积减小到 3D-CRT 和 IMRT 的 1/2～2/3（图 15-2）（Kim 和 Park，2015）。在发生于松果体、鞍上区或基底节的肿瘤中，PBT 可以减低耳蜗、脑下垂体和颞叶平均放射治疗剂量（图 15-3）（Park 等，2015）。当原发肿瘤的放射治疗总剂量为 30.6Gy 时，在接受 5～20Gy 的脑实质体积和接受 5～30Gy 的颞叶体积方面，PBT 与光子治疗有显著差异（Park 等，2015）。这种剂量减少是否会转化为更好的神经认知功能还有待观察。

（三）手术

手术在 NGGCT 治疗中的作用如下：①脑积水的治疗；②组织活检；③原发性病灶切除；④延期（二次探查）切除。内镜下肿瘤活检是最常用的手术方法，因为它具有通用性和安全性。手术过程中肿瘤出血是一种潜在的并发症。肿瘤出血可通过填塞、直接凝固和脑室外引流术成功治疗。很少需要开颅手术来控制出血。立体定向活检可用于基底节区或脑干的深部 NGGCT。脑积水的治疗在前面讨论了。即使在计划对 NGGCT 进行根治性手术切除时，也应首先考虑脑积水的处理。

原发部位手术切除是成熟畸胎瘤唯一的治疗选择。在完全切除后，成熟畸胎瘤的预后极好。然而，NGGCT 的情况更为复杂，因为这些恶性肿瘤很少能单靠手术治愈。目前，大多数治疗方案采用新辅助化学治疗和放射治疗，然后是延期的“二次探查”手术。对于化学治疗和

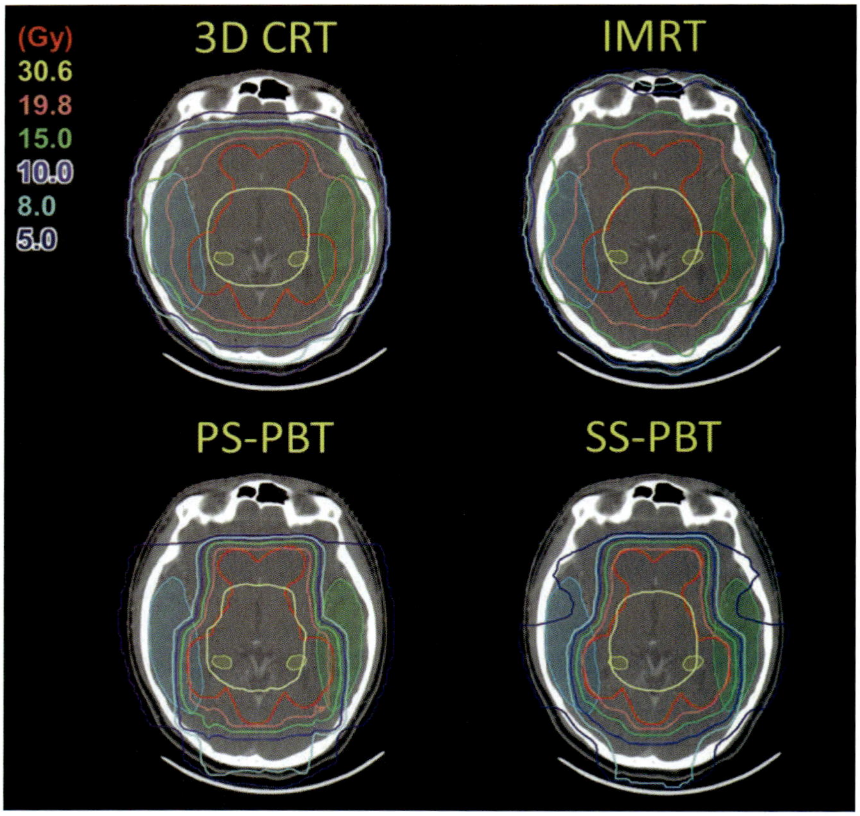

A

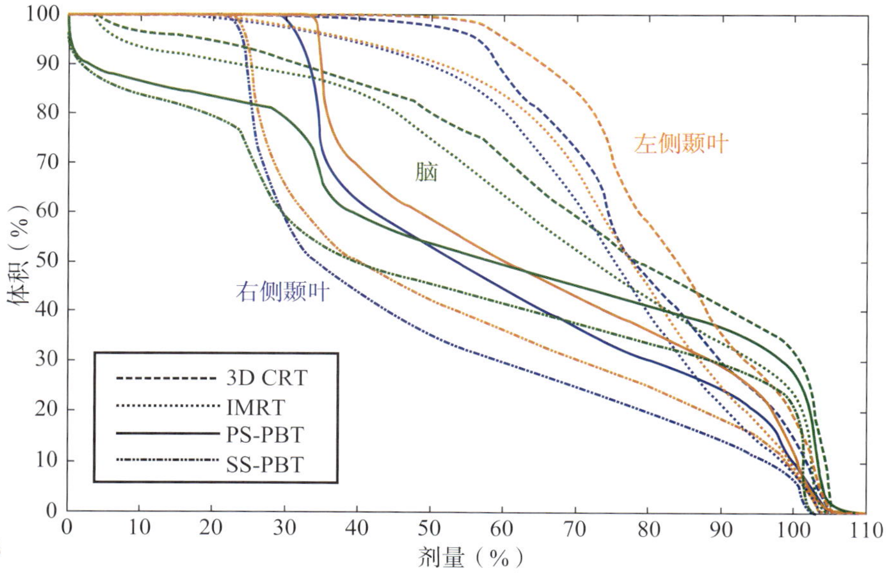

B

▲ **图 15-2** **A.** 全脑室照射的剂量分布；三维适形放射治疗（**3D-CRT**）、调强放射治疗（**IMRT**）、被动散射质子束治疗（**PS-PBT**）和点扫描质子束治疗（**SS-PBT**）的比较；粗红线和粗黄线代表全脑室和松果体瘤床补量放射治疗的计划靶区（**PTV**）；蓝线、绿线、粉线和黄线分别代表 **10**、**15**、**19.8** 和 **30.6Gy** 的等剂量线；双侧颞叶和海马均包含在靶区内；**B.** 包括松果体瘤床在内的全脑室照射时，正常大脑及双侧颞叶的剂量 - 体积直方图（**DVH**）；**95%** 体积的全脑室 **PTV** 处方剂量为 **19.8Gy**，松果体 **PTV** 加量 **10.8Gy**（**Calaminus** 等，**2012**）

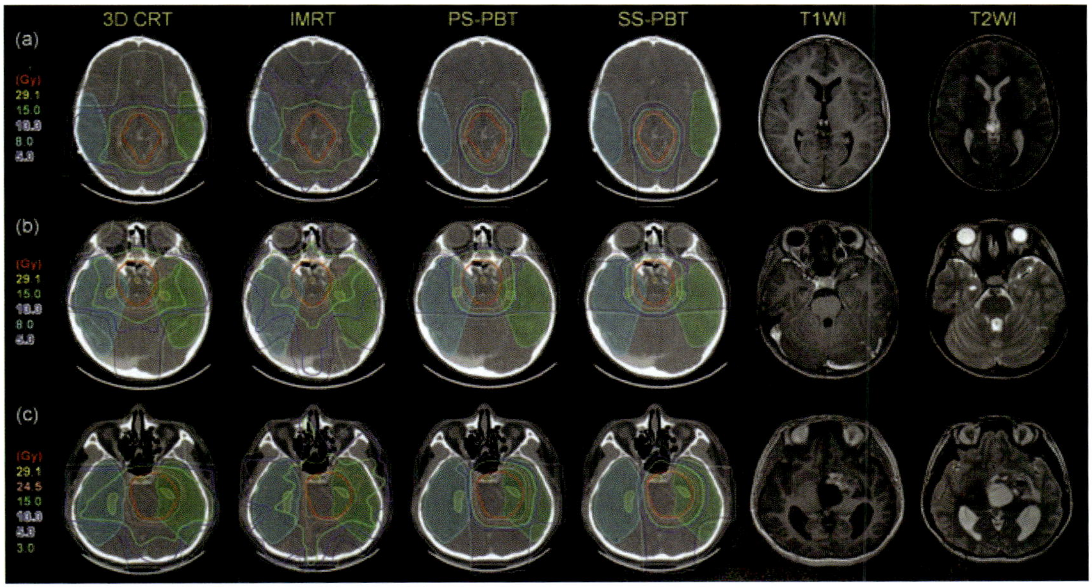

▲图 15-3　松果体、鞍上和基底节区肿瘤的原发灶肿瘤补量照射的剂量分布及其化学治疗前的 MRI 图像；粗红线是原发灶 PTV，粗蓝线、绿线分别代表 10Gy、15Gy 等剂量线；95% 体积 PTV 的处方剂量为 30.6Gy；发生于松果体（A）、鞍上区（B）、左侧基底节区（C）的肿瘤（Calaminus 等，2012）

放射治疗后有肿瘤残留的患者通常推荐延期手术。然而，一些作者主张在患者接受几个周期的化学治疗后，对反应最小的肿瘤进行手术，然后再放射治疗。因此切除的肿瘤大多是成熟畸胎瘤（Goldman 等，2015；Ogiwara 等，2015）。延期手术切除 NGGCT 有几个优点。第一，新辅助疗法可以减轻肿瘤负荷，使手术更容易完成。第二，新辅助治疗也减少肿瘤血管形成，延期手术切除时患者失血减少。第三，一般来说，NGGCT 的恶性成分比畸胎瘤的恶性成分对新辅助治疗更敏感。经过新辅助治疗后，肿瘤缺乏血流丰富的恶性组织，手术播散肿瘤的潜在风险也降低了。第四，如果肿瘤在化学治疗和（或）放射治疗后消失，许多 NGGCT 患者可能不需要延期手术切除。在最近一项评估 NGGCT 新辅助化学治疗结果的临床试验中，69% 的患者在 6 个周期化学治疗后 CR 或 PR（Goldman 等，2015）。因此目前新辅助化学治疗被认为是 NGGCT 的一种合理的初始治疗方法，除了成熟畸胎瘤之外。然而，在某些情况下，应进行手术切除 NGGCT。在新辅助治疗过程中，以未成熟畸胎瘤和混合 GCT 为主要成分的畸胎瘤经常迅速生长，导致肿块效应和 ICP 增加（Vaughn 等，2009）。这种现象被称为生长性畸胎瘤综合征（GTS），其中成熟畸胎瘤成分，特别是多个囊性结构，迅速增大（Kim 等，2011）。GTS 是明确的手术指征，延期手术在某些患者中可能是致命的。

对于新辅助治疗后残余肿瘤的“二次探查”手术的有效性也存在争议（Weiner 等，2002）。Weiner 等报道了 10 例 NGGCT 患者的“二次探查”手术的结果。化学治疗后行二次探查手术，病理报告显示 5 例为成熟畸胎瘤或未成熟畸胎瘤，5 例为瘢痕组织。作者主张对化学治疗后的任何残余病变进行二次探查手术。Ogiwara 等（2015）也支持在短期化学治疗后早期进行二次探查手术，因为在其系列研究的 7 例患者中，有 5 例发现了成熟畸胎瘤。然而，Souweidane 等（2010）建议，如果无症状的残余病变是稳定的或肿瘤标志物降至正常值，避免延期手术将是可取的，因为病变最有可能是瘢痕组织。因此，二次探查手术应用于选择性的患者中。GTS 的进展或可能性是该程序的主要指征。

八、靶区

NGGCT 的靶区定义与生殖细胞瘤非常相似。有关 WVI 和原发性肿瘤靶区的定义，请参阅第 14 章的颅内生殖细胞瘤。有关 CSI 的靶区定义，请参阅第 27 章的全脑全脊髓放射治疗技术。

九、结果

据报道，依据组织学和治疗的不同，颅内 NGGCT 患者的生存率在 30%～90%（Matsutani 等，1997；Kim 等，2012；Goldman 等，2015；Matsutani 和 Japanese Pediatric Brain Tumor Study Group，2001）。颅内 NGGCT 的最大型研究包括 153 名在 20 世纪 60—90 年代早期接受治疗的患者。该研究表明，纯恶性 GCT（绒毛膜癌、卵黄囊瘤和胚胎性癌）3 年生存率为 27.3%，每一类组织学患者的 1 年生存率分别为 0%、33.3% 和 80%（Matsutani 等，1997）。在这项研究中，纯恶性 GCT 患者的 3 年生存率和 5 年生存率都不到 10%，而少量恶性 GCT 细胞成分混合生殖细胞瘤和（或）畸胎瘤患者的生存率为 52.5%（Matsutani 等，1997）。最近更多的报道显示生存率得到提高。然而，关于不同组织学亚组患者生存率的研究报道很罕见。在一项 32 例 NGGCT 患者的单中心研究，10 年无复发生存率和总生存率分别为 77.6% 和 74.6%（Kim 等，2012）。该研究中，纯恶性生殖细胞瘤患者的 10 年无复发生存率和总生存率分别为 61.1% 和 66.7%，约 58% 的患者在化学治疗和放射治疗前行手术切除。根据多变量分析表明，CSI 与较高的总生存率有关。韩国小儿神经肿瘤学会（the Korean Society of Pediatric Neuro-Oncology，KSPNO）小组研究了 88 例颅内 NGGCT 患者在卡铂、环磷酰胺、依托泊苷和顺铂化学治疗 4 个周期后，进行 CSI 的情况。报道显示，在 41 个月的中位随访中，3 年无进展生存率和总生存率分别为 81.8% 和 93.6%（Murray 等，2013）。在本研究中，有 30 例患者仅基于血清 β-hCG ＞ 50U/L 被诊断为 NGGCT，当应用不同的肿瘤标志物标准时，有些人会认为这是生殖细胞瘤。在 COG 新辅助化学治疗伴或不伴二次探查手术的Ⅱ期研究中，作者获得了较高的应答率和良好的生存预后。共 102 例患者接受了 6 个周期的新辅助化学治疗，第 1、3、5 周期：卡铂 600mg/m^2 第 1 天 + 依托泊苷 90mg/m^2 第 1～3 天，第 2、4、6 周期：异环磷酰胺 1800mg/m^2 第 1～5 天 + 依托泊苷 90mg/m^2 第 1～5 天。69% 的患者新辅助化学治疗后完全缓解或部分缓解。5 年无事件生存率和总生存率很好，分别为 84% 和 93%。但与 KSPNO 研究一样，大量患者仅基于血清或脑脊液的 β-hCG ＞ 50U/L 就被诊断为 NGGCT，这表明许多分泌 β-hCG 的生殖细胞瘤可能被包括在内（Goldman 等，2015）。

大多数中枢神经系统 NGGCT 在 5 年之内复发；与单纯生殖细胞瘤相比，NGGCT 超过 5 年的晚期复发不常见（Alapetite 等，2010；Cho 等，2009；Hu 等，2012；Jensen 等，2010；Kamoshima 等，2008）。这是因为许多 NGGCT 患者的原发肿瘤进展迅速，未能达到 CR 在原发灶治疗失败的软脑膜播散并不罕见（Matsutani 等，1997；Kim 等，2012；Aoyama，2009）。由于手术切除对未成熟畸胎瘤局部控制的影响，且脊柱转移发生率低于其他 NGGCT，使未成熟畸胎瘤患者的生存率高于其他类型的恶性生殖细胞肿瘤（Matsutani 等，1997；Kim 等，2012；Aoyama，2009）。

毒性

ICGT 通常在青春期后被诊断，因此，放射治疗对年轻患者的影响往往比其他脑肿瘤更小（Aoyama，2009；Calaminus 等，2005；Merchant 等，2000）。大多数后期观察到的神经和神经心理缺陷都与治疗前已有的症状有关。内分泌疾病几乎总是与肿瘤侵袭鞍上区有关，或手术干预了下丘脑一垂体轴。然而，ICGCT 患者经常观察到生长不足，不只神经垂体肿瘤的患者需要激素替代（Sawamura 等，1998；Ogawa 等，2004）。由于需要放射治疗和强化化学治疗来控制 NGGCT 患者的原发肿瘤和神经轴病变，因此需要努力减少治疗的晚期毒性。所有患者都需要对内分泌疾病和神经认知功能进行详细的基线和随访评估。

十、未来方向

提高生存率，特别是在纯恶性肿瘤中，是中枢神经系统 NGGCT 管理的主要目标。儿科和医学肿瘤学家、放射肿瘤学家和神经外科医师制定了多种治疗策略，以改善生存预后和减少治疗的并发症。肿瘤标志物在颅内 NGGCT 诊断和个体化治疗中的应用需要国际共识。期待目前正在进行的多中心试验的结果，以确保提高患者的生存率和生活质量。从放射治疗方面来看，需要继续努力，通过积极整合较新的放射治疗技术，并评估是否可以进一步降低放射治疗靶区和剂量，以减少放射治疗的并发症。

参考文献

[1] Alapetite C, Brisse H, Patte C, Raquin MA, Gaboriaud G, Carrie C et al (2010) Pattern of relapse and outcome of non-metastatic germinoma patients treated with chemotherapy and limited field radiation: the SFOP experience. Neuro Oncol 12(12):1318–1325

[2] Aoyama H (2009) Radiation therapy for intracranial germ cell tumors. Prog Neurol Surg 23:96–105

[3] Aoyama H, Shirato H, Yoshida H, Hareyama M, Nishio M, Yanagisawa T et al (1998) Retrospective multi-institutional study of radiotherapy for intracranial non-germinomatous germ cell tumors. Radiother Oncol 49(1):55–59

[4] Arora RS, Alston RD, Eden TO, Estlin EJ, Moran A, Birch JM (2009) Age-incidence patterns of primary CNS tumors in children, adolescents, and adults in England. Neuro Oncol 11(4):403–413

[5] Balmaceda C, Heller G, Rosenblum M, Diez B, Villablanca JG, Kellie S et al (1996) Chemotherapy without irradiation–a novel approach for newly diagnosed CNS germ cell tumors: results of an international cooperative trial. The First International Central Nervous System Germ Cell Tumor Study. J Clin Oncol 14(11):2908–2915

[6] Baranzelli MC, Patte C, Bouffet E, Portas M, Mechinaud-Lacroix F, Sariban E et al (1998) An attempt to treat pediatric intracranial alphaFP and betahCG secreting germ cell tumors with chemotherapy alone. SFOP experience with 18 cases. Societe Francaise d'Oncologie Pediatrique. J Neurooncol 37(3):229–239

[7] Barney CL, Brown AP, Grosshans DR, McAleer MF, de Groot JF, Puduvalli V et al (2014) Technique, outcomes, and acute toxicities in adults treated with proton beam craniospinal irradiation. Neuro Oncol 16(2):303–309

[8] Bromberg JE, Baumert BG, de Vos F, Gijtenbeek JM, Kurt E, Westermann AM et al (2013) Primary intracranial germ-cell tumors in adults: a practical review. J Neurooncol 113(2):175–183

[9] Brown AP, Barney CL, Grosshans DR, McAleer MF, de Groot JF, Puduvalli VK et al (2013) Proton beam craniospinal irradiation reduces acute toxicity for adults with medulloblastoma. Int J Radiat Oncol Biol Phys 86(2):277–284

[10] Calaminus G, Andreussi L, Garre ML, Kortmann RD, Schober R, Gobel U (1997) Secreting germ cell tumors of the central nervous system (CNS). First results of the cooperative German/ Italian pilot study (CNS sGCT). Klin Padiatr 209(4):222–227

[11] Calaminus G, Bamberg M, Harms D, Jurgens H, Kortmann RD, Sorensen N et al (2005) AFP/ beta-hCG secreting CNS germ cell tumors: long-term outcome with respect to initial symptoms and primary tumor resection. Results of the cooperative trial MAKEI 89. Neuropediatrics 36(2):71–77

[12] Calaminus GFD, Kortmann R et al (2012) GC-11: risk adapted irradiation is feasible in intracranial non-germinomatous germ cell tumours (NGGCT): fi nal results of SIOP CNS GCT 96. Neuro Oncol 14(suppl 1):i51

[13] Chang TK, Wong TT, Hwang B (1995) Combination chemotherapy with vinblastine, bleomycin, cisplatin, and etoposide (VBPE) in children with primary intracranial germ cell tumors. Med Pediatr Oncol 24(6):368–372

[14] Chen MJ, Santos Ada S, Sakuraba RK, Lopes CP, Goncalves VD, Weltman E et al (2010) Intensity-modulated and 3D-conformal radiotherapy for whole-ventricular irradiation as compared with conventional whole-brain irradiation in the management of localized central nervous system germ cell tumors. Int J Radiat Oncol Biol Phys 76(2):608–614

[15] Cheng L, Sung MT, Cossu-Rocca P, Jones TD, MacLennan GT, De Jong J et al (2007) OCT4: biological functions and clinical applications as a marker of germ cell neoplasia. J Pathol 211(1):1–9

[16] Cho J, Choi JU, Kim DS, Suh CO (2009) Low-dose craniospinal irradiation as a definitive treatment for intracranial germinoma. Radiother Oncol 91(1):75–79

[17] Committee of Brain Tumor Registry of Japan (2003) Report of Brain Tumor Registry of Japan (1969–1996). Neurol Med Chir 43(suppl):i–vii, 1–111

[18] Committee of Brain Tumor Registry of Japan (2009) Report of Brain Tumor Registry of Japan (1984–2000). Neurol Med Chir 49(suppl):PS1–PS96

[19] Dearnaley DP, A'Hern RP, Whittaker S, Bloom HJ (1990) Pineal and CNS germ cell tumors: Royal Marsden Hospital experience 1962–1987. Int J Radiat Oncol Biol Phys 18(4):773–781

[20] Fritsch MK, Schneider DT, Schuster AE, Murdoch FE, Perlman EJ (2006) Activation of Wnt/ beta-catenin signaling in distinct histologic subtypes of human germ cell tumors. Pediatr Dev Pathol 9(2):115–131

[21] Fukushima S, Otsuka A, Suzuki T, Yanagisawa T, Mishima K, Mukasa A et al (2014) Mutually exclusive mutations of KIT and RAS are associated with KIT mRNA expression and chromosomal instability in primary intracranial pure germinomas. Acta Neuropathol 127(6):911–925

[22] Gillis AJ, Stoop HJ, Hersmus R, Oosterhuis JW, Sun Y, Chen C et al (2007) High-throughput microRNAome analysis in human germ cell tumours. J Pathol 213(3):319–328

[23] Glenn OA, Barkovich AJ (1996) Intracranial germ cell tumors: a comprehensive review of proposed embryologic derivation. Pediatr Neurosurg 24(5):242–251

[24] Goldman S, Bouffet E, Fisher PG, Allen JC, Robertson PL,

Chuba PJ et al (2015) Phase II Trial assessing the ability of neoadjuvant chemotherapy with or without second-look surgery to eliminate measurable disease for nongerminomatous germ cell tumors: a Children's Oncology Group Study. J Clin Oncol 33(22):2464–2471

[25] Hattab EM, Tu PH, Wilson JD, Cheng L (2005) OCT4 immunohistochemistry is superior to placental alkaline phosphatase (PLAP) in the diagnosis of central nervous system germinoma. Am J Surg Pathol 29(3):368–371

[26] Hoffman HJ, Otsubo H, Hendrick EB, Humphreys RP, Drake JM, Becker LE et al (1991) Intracranial germ-cell tumors in children. J Neurosurg 74(4):545–551

[27] Hu YW, Huang PI, Wong TT, Ho DM, Chang KP, Guo WY et al (2012) Salvage treatment for recurrent intracranial germinoma after reduced-volume radiotherapy: a single-institution experience and review of the literature. Int J Radiat Oncol Biol Phys 84(3):639–647

[28] Jensen AW, Laack NN, Buckner JC, Schomberg PJ, Wetmore CJ, Brown PD (2010) Long-term follow-up of dose-adapted and reduced-field radiotherapy with or without chemotherapy for central nervous system germinoma. Int J Radiat Oncol Biol Phys 77(5):1449–1456

[29] Jorsal T, Rorth M (2012) Intracranial germ cell tumours. A review with special reference to endocrine manifestations. Acta Oncol 51(1):3–9

[30] Kamoshima Y, Sawamura Y, Ikeda J, Shirato H, Aoyama H (2008) Late recurrence and salvage therapy of CNS germinomas. J Neurooncol 90(2):205–211

[31] Kim JY, Park J (2015) Understanding the treatment strategies of intracranial germ cell tumors: focusing on radiotherapy. J Korean Neurosurg Soc 57(5):315–322

[32] Kim CY, Choi JW, Lee JY, Kim SK, Wang KC, Park SH et al (2011) Intracranial growing teratoma syndrome: clinical characteristics and treatment strategy. J Neurooncol 101(1):109–115

[33] Kim JW, Kim WC, Cho JH, Kim DS, Shim KW, Lyu CJ et al (2012) A multimodal approach including craniospinal irradiation improves the treatment outcome of high-risk intracranial nongerminomatous germ cell tumors. Int J Radiat Oncol Biol Phys 84(3):625–631

[34] Lee CH, Jung KW, Yoo H, Park S, Lee SH (2010) Epidemiology of primary brain and central nervous system tumors in Korea. J Korean Neurosurg Soc 48(2):145–152

[35] Matsutani M, Japanese Pediatric Brain Tumor Study Group (2001) Combined chemotherapy and radiation therapy for CNS germ cell tumors–the Japanese experience. J Neurooncol 54(3):311–316

[36] Matsutani M, Sano K, Takakura K, Fujimaki T, Nakamura O, Funata N et al (1997) Primary intracranial germ cell tumors: a clinical analysis of 153 histologically verified cases. J Neurosurg 86(3):446–455

[37] Merchant TE, Sherwood SH, Mulhern RK, Rose SR, Thompson SJ, Sanford RA et al (2000) CNS germinoma: disease control and long-term functional outcome for 12 children treated with craniospinal irradiation. Int J Radiat Oncol Biol Phys 46(5):1171–1176

[38] Miralbell R, Lomax A, Cella L, Schneider U (2002) Potential reduction of the incidence of radiation-induced second cancers by using proton beams in the treatment of pediatric tumors. Int J Radiat Oncol Biol Phys 54(3):824–829

[39] Murray MJ, Halsall DJ, Hook CE, Williams DM, Nicholson JC, Coleman N (2011) Identification of microRNAs From the miR-371~373 and miR-302 clusters as potential serum biomarkers of malignant germ cell tumors. Am J Clin Pathol 135(1):119–125

[40] Murray MJ, Horan G, Lowis S, Nicholson JC (2013) Highlights from the Third International Central Nervous System Germ Cell Tumour symposium: laying the foundations for future consensus. Ecancermedicalscience 7:333

[41] Ogawa K, Toita T, Nakamura K, Uno T, Onishi H, Itami J et al (2003) Treatment and prognosis of patients with intracranial nongerminomatous malignant germ cell tumors: a multiinstitutional retrospective analysis of 41 patients. Cancer 98(2):369–376

[42] Ogawa K, Shikama N, Toita T, Nakamura K, Uno T, Onishi H et al (2004) Long-term results of radiotherapy for intracranial germinoma: a multi-institutional retrospective review of 126 patients. Int J Radiat Oncol Biol Phys 58(3):705–713

[43] Ogiwara H, Kiyotani C, Terashima K, Morota N (2015) Second-look surgery for intracranial germ cell tumors. Neurosurgery 76(6):658–661; discussion 61–62

[44] Ostrom QT, Gittleman H, Farah P, Ondracek A, Chen Y, Wolinsky Y et al (2013) CBTRUS statistical report: primary brain and central nervous system tumors diagnosed in the United States in 2006–2010. Neuro Oncol 15(suppl 2):ii1–i56

[45] Palmer RD, Murray MJ, Saini HK, van Dongen S, Abreu-Goodger C, Muralidhar B et al (2010) Malignant germ cell tumors display common microRNA profiles resulting in global changes in expression of messenger RNA targets. Cancer Res 70(7):2911–2923

[46] Park J, Park Y, Lee SU, Kim T, Choi YK, Kim JY (2015) Differential dosimetric benefit of proton beam therapy over intensity modulated radiotherapy for a variety of targets in patients with intracranial germ cell tumors. Radiat Oncol 10:135

[47] Phi JH, Kim SK, Park SH, Hong SH, Wang KC, Cho BK (2005) Immature teratomas of the central nervous system: is adjuvant therapy mandatory? J Neurosurg 103(6 suppl):524–530

[48] Phi JH, Cho BK, Kim SK, Paeng JC, Kim IO, Kim IH et al (2010) Germinomas in the basal ganglia: magnetic resonance imaging classification and the prognosis. J Neurooncol 99(2):227–236

[49] Phi JH, Kim SK, Kang TH, Wang KC (2012) Hydrocephalic fits: forgotten but not gone. Childs Nervous Syst 28(11):1863–1868

[50] Phi JH, Kim SK, Lee J, Park CK, Kim IH, Ahn HS et al (2013) The enigma of bifocal germ cell tumors in the suprasellar and pineal regions: synchronous lesions or metastasis? J Neurosurg Pediatr 11(2):107–114

[51] Reis F, Faria AV, Zanardi VA, Menezes JR, Cendes F, Queiroz LS (2006) Neuroimaging in pineal tumors. J Neuroimaging 16(1):52–58

[52] Robertson PL, DaRosso RC, Allen JC (1997) Improved prognosis of intracranial non-germinoma germ cell tumors with multimodality therapy. J Neurooncol 32(1):71–80

[53] Robertson PL, Jakacki R, Hukin J, Siffert J, Allen JC (2014) Multimodality therapy for CNS mixed malignant germ cell tumors (MMGCT): results of a phase II multi-institutional study. J Neurooncol 118(1):93–100

[54] Sano K, Matsutani M, Seto T (1989) So-called intracranial germ cell tumours: personal experiences and a theory of their pathogenesis. Neurol Res 11(2):118–126
[55] Sawamura Y, Ikeda J, Shirato H, Tada M, Abe H (1998) Germ cell tumours of the central nervous system: treatment consideration based on 111 cases and their long-term clinical outcomes. Eur J Cancer 34(1):104–110
[56] Schild SE, Haddock MG, Scheithauer BW, Marks LB, Norman MG, Burger PC et al (1996) Nongerminomatous germ cell tumors of the brain. Int J Radiat Oncol Biol Phys 36(3):557–563
[57] Schneider DT, Schuster AE, Fritsch MK, Hu J, Olson T, Lauer S et al (2001) Multipoint imprinting analysis indicates a common precursor cell for gonadal and nongonadal pediatric germ cell tumors. Cancer Res 61(19):7268–7276
[58] Sievers S, Alemazkour K, Zahn S, Perlman EJ, Gillis AJ, Looijenga LH et al (2005) IGF2/H19 imprinting analysis of human germ cell tumors (GCTs) using the methylation-sensitive single-nucleotide primer extension method reflects the origin of GCTs in different stages of primordial germ cell development. Genes Chromosomes Cancer 44(3):256–264
[59] Song S, Park HJ, Yoon JH, Kim DW, Park J, Shin D, Shin SH, Kang HJ, Kim S-K, Phi JH, Kim J-Y (2014) Proton beam therapy reduces the incidence of acute haematological and gastrointestinal toxicities associated with craniospinal irradiation in pediatric brain tumors. Acta Oncologica Early Online: 1–7
[60] Souweidane MM, Krieger MD, Weiner HL, Finlay JL (2010) Surgical management of primary central nervous system germ cell tumors: proceedings from the Second International Symposium on Central Nervous System Germ Cell Tumors. J Neurosurg Pediatr 6(2):125–130
[61] Takami H, Fukushima S, Fukuoka K, Suzuki T, Yanagisawa T, Matsushita Y et al (2015) Human chorionic gonadotropin is expressed virtually in all intracranial germ cell tumors. J Neurooncol 124(1):23–32
[62] Terashima K, Yu A, Chow WY, Hsu WC, Chen P, Wong S et al (2014) Genome-wide analysis of DNA copy number alterations and loss of heterozygosity in intracranial germ cell tumors. Pediatr Blood Cancer 61(4):593–600
[63] Thakkar JP, Chew L, Villano JL (2013) Primary CNS germ cell tumors: current epidemiology and update on treatment. Med Oncol 30(2):496
[64] Vaughn DJ, Flaherty K, Lal P, Gallagher M, O'Dwyer P, Wilner K et al (2009) Treatment of growing teratoma syndrome. N Engl J Med 360(4):423–424
[65] Wang HW, Wu YH, Hsieh JY, Liang ML, Chao ME, Liu DJ et al (2010) Pediatric primary central nervous system germ cell tumors of different prognosis groups show characteristic miRNome traits and chromosome copy number variations. BMC Genomics 11:132
[66] Wang L, Yamaguchi S, Burstein MD, Terashima K, Chang K, Ng HK et al (2014) Novel somatic and germline mutations in intracranial germ cell tumours. Nature 511(7508):241–245
[67] Weiner HL, Lichtenbaum RA, Wisoff JH, Snow RB, Souweidane MM, Bruce JN et al (2002) Delayed surgical resection of central nervous system germ cell tumors. Neurosurgery 50(4):727–733; discussion 33–4
[68] Wohrer A, Waldhor T, Heinzl H, Hackl M, Feichtinger J, Gruber-Mosenbacher U et al (2009) The Austrian Brain Tumour Registry: a cooperative way to establish a population-based brain tumour registry. J Neurooncol 95(3):401–411
[69] Wong TT, Chen YW, Guo WY, Chang KP, Ho DM, Yen SH (2008) Germinoma involving the basal ganglia in children. Childs Nervous Syst 24(1):71–78
[70] Yoon M, Shin DH, Kim J, Kim JW, Kim DW, Park SY et al (2011) Craniospinal irradiation techniques: a dosimetric comparison of proton beams with standard and advanced photon radiotherapy. Int J Radiat Oncol Biol Phys 81(3): 637–646

第五篇

其他肿瘤

Miscellaneous Tumors

第 16 章　颅咽管瘤

Craniopharyngioma

Andrew J. Bishop　David R. Grosshans　著
冯森泉　译
林志雄　杨意州　校

摘　要

颅咽管瘤是一种罕见的出现在鞍上间隙的组织学良性的肿瘤，正如 Harvey Cushing 早在 1932 年所记录的一样，虽然这些病变从本质上来说是良性的，但它们通常会附着在相邻的重要结构上，这给完整的手术切除肿瘤带来了挑战。由于极少能实现显微意义上的完整切除肿瘤（RO 切除），因此辅助放射治疗在治疗这些疾病中起着重要的作用。然而，重要正常组织邻近靶区甚至在靶区内，放射治疗的不良反应可能随之而来。肿瘤本身频繁出现的症状与外科治疗和放射治疗的不良反应交相混杂。颅咽管瘤患者生存结局良好的同时，并发症也常见。因此，为了获得最好的治疗效果，各专科的医疗工作者必须十分小心地制订治疗计划。

一、流行病学

颅咽管瘤是一种罕见的鞍上良性肿瘤，其发病率约为 1.3/1 000 000，无明显的性别或种族差异（Bunin 等，1998）。在美国，颅咽管瘤占所有脑部肿瘤的 1%～3%，每年约有 350 例新增病例（Bunin 等，1998；Jane 和 Laws，2006）。然而，在世界其他地区，颅咽管瘤可能更常见，据报道，在非洲的相对发病率为 11.6%，而在日本为 3.9%（Izuora 等，1989；Stiller 和 Nectoux，1994）。

颅咽管瘤患者存在双峰年龄分布。第一个高峰期发生在 5—14 岁的儿童中，颅咽管瘤占所有小儿脑肿瘤的 4%～6%。第二个高峰出现在 65—74 岁的老年人中，占成人脑肿瘤的 1%～4%（Bunin 等，1998；Samii 和 Tatagiba，1997；Moore，2000）。组织学类型也随年龄不同而不同，其中成釉质细胞型颅咽管瘤最常见于儿童患者，而鳞状乳头型则最常见于成年患者（Muller，2014）。

二、易感因素：病因学和遗传学

目前，尚无明确的导致颅咽管瘤形成的遗传或环境危险因素。然而，更多人相信颅咽管瘤是由拉特克囊的鳞状细胞残留，沿着鼻咽和间脑的连线（原始颅咽管和腺垂体）自发形成的（Sughrue 等，2010；Petito 等，1976）。

如前所述，颅咽管瘤有两种组织学亚型。成釉质细胞型最为常见，其通常是囊性的，囊袋中有暗褐色的“曲轴箱油状的液体”。在组织学上，该亚型具有上皮小叶和栅栏上皮，类似于牙齿形成组织。囊液中富含来自膜脂的胆固醇和由顶层角质鳞状上皮细胞脱落通常会钙化的角蛋白。颅咽管瘤的另一种亚型是鳞状乳头型，表现为分化良好的非角化鳞状上皮伴有乳头状凸起，这些组织很少钙化（Muller，2014；Sughrue 等，2010）。有人提出鳞状乳头型源自腺垂体细胞的化生这个假设，但该假设仍存在争议（Sughrue 等，2010）。

最新数据表明，这两种组织学亚型具有不同的分子像差。WNT 信号通路的激活似乎可以驱动成釉质细胞型颅咽管瘤的形成。Buslei 及其同事发现该亚型存在编码 β 联蛋白的 *CTNNB1* 基因突变（Buslei 等，2005）。相对的是，鳞状乳头型存在 *BRAF* 原癌基因突变（Brastianos 等，2014；Sekine 等，2002；Marucci 等，2015）。在几乎所有成釉质细胞型颅咽管瘤（96%）的靶向基因中可以检测出 *CTNNB1* 突变，并且在几乎所有鳞状乳头型（95%）中能检测出 *BRAF* 突变（Brastianos 等，2014）。这些发现有望在未来几年引领新的治疗方法的发展。

三、症状体征

颅咽管瘤生长缓慢，但是它可以在诊断前生长到相当大的体积。回顾性研究发现，颅咽管瘤引起的症状通常在确诊时的数年前，至少数月前就很明显了（Muller，2008，2013）。患者可能会出现各种症状，这些症状很大程度上取决于肿瘤的确切位置及它对附近关键结构的压迫情况，这些关键结构包括视交叉、视神经或视神经束、垂体柄或下丘脑。然而，颅咽管瘤最初的临床症状通常是与颅内压有关的包括头痛在内的非特异性体征（图 16-1）。在就诊时，约有 50% 的患者日常有中度至重度头痛，其病因和阻塞性脑积水、脑膜刺激或疼痛敏感结构的牵拉有关（Khan 等，2013）。

视觉症状或内分泌异常大多是由鞍上肿瘤引起的，如颅咽管瘤。症状和严重程度取决于肿瘤的位置。例如，视交叉受压可能会导致颞侧象限盲。但是，根据肿瘤的特定生长方式，可能会出现多种视觉症状，包括：复视、视野模糊、视力下降，严重情况下有时会出现单侧失明。视觉症状在成年患者身上（约 80%）比儿童患者身上（20%～60%）更多见（Sughrue 等，2010；Muller，2013）。

由于下丘脑—垂体轴的破坏，内分泌缺乏症也很常见。诊断时发现，高达 90% 的患者至少伴有一种激素缺乏症，最常见的是缺乏生长激素（growth hormone，GH）（75%），其次是促性腺激素（40%）、促肾上腺皮质激素（adrenocorticotropic hormone，ACTH）（25%）和促甲状腺

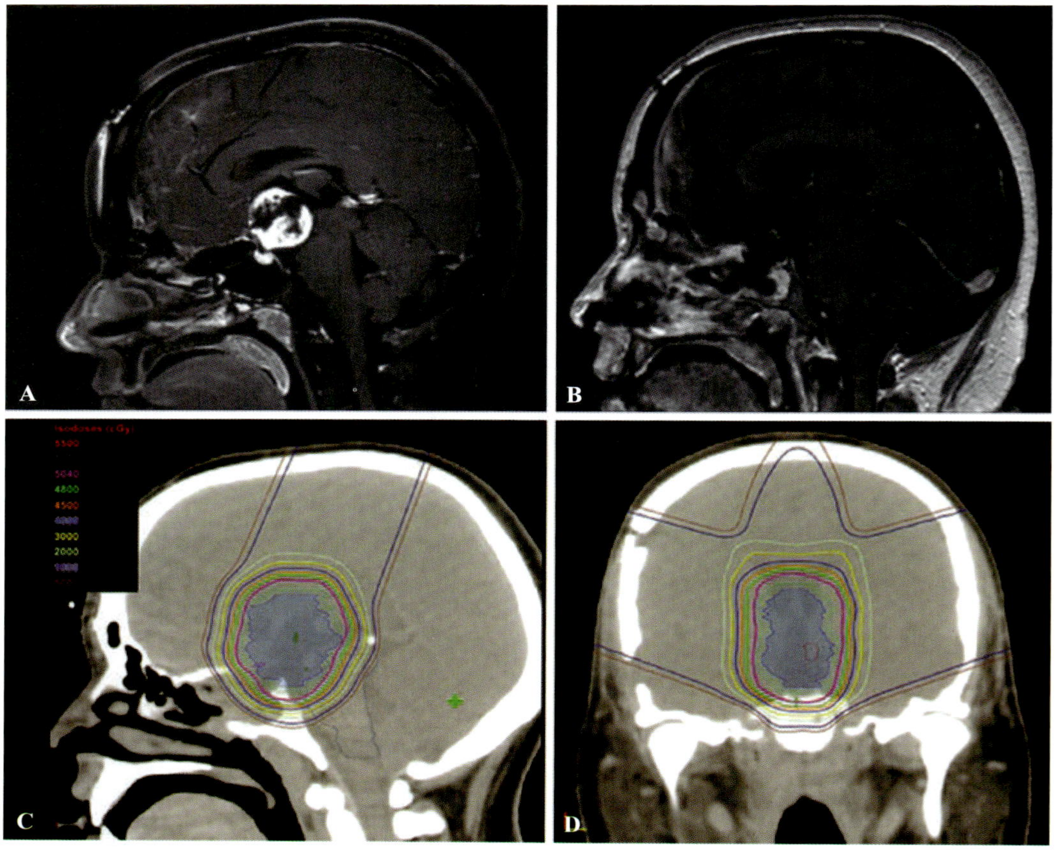

▲**图 16-1**　一位 **16** 岁的女性，因头痛、视力改变和闭经就诊；在磁共振成像上发现鞍上肿块，影像学改变与颅咽管瘤一致（**A**）；经术后影像学检查证实，她接受了次全切除术（**B**）；然后，她接受了 **3** 野被动散射技术质子放射治疗，剂量为 **50.4cGE/28f**（**C** 和 **D**）

激素（thyroid–stimulating hormone，TSH）（25%）（Muller，2008；Caldarelli 等，2005；Hoffman 等，1992）。每种激素缺乏症都有其相关的症状。例如，生长激素缺乏症会导致发育迟缓和骨龄延迟。促性腺激素水平低下会干扰青春期改变，在青少年患者身上，这些临床表现可能会更加明显。低 TSH 水平会导致甲状腺功能减退，从而导致疲劳、畏寒和体重增加（Rath 等，2013；Rose 等，1999）。

总而言之，鞍上肿瘤患者有相对特定的症状。因此，患者出现头痛，视力障碍合并内分泌异常的体征（生长速度降低，身材矮小或多饮、多尿）时，应考虑排查颅咽管瘤（Muller，2010）。

四、影像学表现

尽管 X 线片很少用于确诊颅咽管瘤，但在这些平片上可以看到颅咽管瘤的一些典型影像表现。首先，大多数患者有鞍区的异常表现，包括肿大（约 65%）或侵蚀（约 44%）（Moore，2000）。其次，与肿瘤相关的钙化灶也可以在平片上看到，由于儿童颅咽管瘤以成釉质细胞型为主，因此这种钙化灶影像在儿童患者中更为常见（高达 90%）（Warmuth–Metz 等，2004）。

对于有上述症状的患者而言，计算机断层扫描（CT）通常是他们做的第一个影像学检查。在 CT 上，肿瘤的特征描述为鞍上分叶状占位，有多个大小不等的低密度囊肿包裹实质成分。钙化灶同样在 CT 上显示最清晰（Warmuth–Metz 等，2004）。其他的影像学检查中最常见的是磁共振成像（MRI），它在提供肿瘤与附近结构的解剖细节关系信息方面特别有用。在 T_1 加权图像上，实体瘤成分（在没有对比剂的情况下表现为等信号）和囊肿边界通常因增强造影而强化，而囊液表现为低信号影。相反，在 T_2 序列上，肿瘤通常会显示为高信号影。

五、检查

如上所述，对颅咽管瘤的初步评估通常包括完善的颅脑 / 神经影像检查，这包括 CT 和 MRI。钙化灶和囊性区域等特征通常有助于缩小鉴别诊断范围，降低其他病变（如生殖细胞肿瘤）的可能性。根据精确度和神经外科干预治疗脑积水的需求，有必要进一步检查。

理想情况下，疑似颅咽管瘤的肿瘤患者应由多学科团队进行评估和治疗，团队应包括来自神经外科、放射治疗科、肿瘤内科、内分泌科、眼科和神经心理科的专科医师。基线视力检查对于确定是否存在光路受压和建立基线功能评估十分有帮助。此外，因为大多数患者至少存在部分垂体功能减退的情况，所以全面的内分泌评估十分重要，尤其是在手术前排查肾上腺或甲状腺功能异常的时候。最后，尽管颅咽管瘤的临床表现相对独特，但仅靠影像学表现仍然不能确诊，还需要组织学检查来明确诊断（Moore，2000；Sughrue 等，2010；Muller，2010）。

六、治疗

颅咽管瘤的最佳治疗策略仍存在争议。两种基本方法包括尝试进行积极手术治疗以达到肿瘤完整切除（gross total resection，GTR）和更加保守的手术治疗后再进行放射治疗残留病灶的联合方案。不幸的是，在缺乏随机数据的情况下，已发表的文献未能解决这个争议。值得注意的是，两种治疗策略对另一方偏见均基于历史队列研究中的不良事件。例如，神经外科技术的重大进步降低了手术的并发症，也许有必要采取更激进的手术方案。同样，放射治疗技术发展迅速，可实现更准确、更适形的剂量分布，同时使肿瘤附近关键结构的放射治疗剂量最小化。因此，由经验丰富的多学科团队评估颅咽管瘤患者以获得个体化的最佳治疗方案显得至关重要。

（一）手术

为了获得组织学诊断，行囊肿或脑积水减压，缩小肿瘤负荷，所有患者均需要进行手术治疗（Van Effenterre 和 Boch，2002）。部分外科医师认为需要积极行 GTR 才能根治颅咽管瘤，其他外科医师则认为这种方案的并发症发生率过高，而选择行囊肿引流和次全切除（subtotal resection，STR），同时安排术后辅助放射治疗（Aggarwal 等，2013；Fahlbusch 等，1999；Merchant 等，2002；Sanford，1994；Stripp 等，2004；Weiner 等，1994；Yasargil 等，1990；Clark 等，2013；Schoenfeld 等，2012）。

最初的外科手术着重于减轻肿瘤相关的急性症状。对有脑积水表现的患者，使病灶自身减压是恢复脑脊液流动的首选治疗(Fahlbusch 等，1999;Choux 和 Lena，1979）。但对于重症患者，手术切除肿瘤前可能需要颅脑叶引流以降低颅内压。

手术方式取决于肿瘤的位置和结构。在过去，常见的手术方式为右额颞部切口（Fahlbusch 等，1999）。此外，尽管视交叉前肿瘤采用经眶上入路能获得的视野最佳，鞍上肿瘤也可采取经颅入路切除（Moore，2000）。对局限在鞍内的肿瘤，使用腔镜经蝶窦入路可以在保持微创的同时提供最佳视野（Elliott 等，2011；Zona 和 Spaziante，2006）。更常见的是，包括显微手术、内镜辅助手术和微创手术在内的新技术使神经外科医师能够提高手术切除质量的同时减少并发症（Sughrue 等，2010；Muller，2008，2013）。最后，术中所见将决定切除的程度。

（二）放射治疗

决定是否选择术后辅助放射治疗的最重要的影响因素通常是有无残留病灶和患者年龄。低龄儿童患者特别容易出现放射反应，因此对继续观察的适当性进行讨论显得十分必要。但是，由于未行辅助放射治疗的不完全切除的病灶复发率很高（71%～90%），因此应该建议已行次全切除术的患者接受术后放射治疗（Clark 等，2013；Becker 等，1999）。

当前应用的放射治疗技术很多，在疾病控制方面的效果也极佳。值得注意的是，无论是光子放射治疗还是质子放射治疗，就减少放射治疗不良反应方面而言，尚无前瞻性的研究评估这些先进技术的优势。在大部分已发表的基于光子放射治疗的文献中，常规分割或低分割立体定向放射治疗技术均有使用（Merchant 等，2002，2006；Becker 等，1999；Habrand 等，1999，2006；Minniti 等，2009）。Merchant 等开展了一项采用缩小边界的三维适形放射治疗儿童颅咽管瘤患者的单臂前瞻性研究（Merchant 等，2006），总共入组了 28 例患者，研究中把总放射治疗剂量 54～55.8Gy 分布到肿瘤实质和囊性成分外扩 1cm 的靶区内，获得了可接受的疾病控制率。Greenfield 等还回顾性评估了调强放射治疗技术的使用（Greenfield 等，2015）。这些研究人员记录到较高的疾病控制率，但也注意到放射治疗前出现的高负荷的包括内分泌疾病在内的并发症。近期开展的容积弧形调强放射治疗（volumetric arc therapy，VMAT）的剂量学研究表明，密切关注光束角展对减少海马区的暴露至关重要（Uto 等，2016）。

除了使用常规的 1.8Gy 分割方案的研究以外，考虑到影像学检查中肿瘤边界清晰，放射手术或低分割立体定向放射治疗也被探索用于治疗颅咽管瘤。最常用的放射手术平台是伽马刀，选择伽马刀放射手术治疗的通常是肿瘤体积较小的颅咽管瘤患者，一般小于 3cm，此外，为了遵循正常组织剂量限制的同时获得足够的靶区覆盖，靶区和附近的关键结构（如视交叉）之间必须有安全的间隔（一般为 3～5mm，具体数值取决于立体定向放射治疗的技术水平）。报道中使用的单次伽马刀的剂量范围是 12～14Gy（Amendola 等，2003；Kobayashi，2009；Mokry，1999；Chung 等，2000）。在这些入选的患者中，报道的疾病控制率似乎可以接受并且毒性最小（Lee 等，2014；Park 等，2011；Xu 等，2011），不定的是研究所纳入的患者数量很少，成年患者和儿童患者的治疗结局并未区分开。考虑到入选患者的各种差异（如肿瘤体积等），很难将这些结果与传统的分割方案的结果进行比较。

像许多儿童脑肿瘤一样，质子放射治疗越来越多地被应用于颅咽管瘤的治疗中。Boehling 等详细描述了质子治疗的剂量优势，包括避开脉管结构和海马潜能，这在应用先进的质子治疗方式——调强质子放射治疗（intensity modulated proton therapy，IMPT）时尤为显著（Boehling 等，

2012）。Luu 等一项初步报道显示，质子治疗颅咽管瘤患者的局部控制率（88%）和以往基于光子放射治疗的研究结果相当（Luu 等，2006）。最近，一项比较了质子放射治疗与光子放射治疗的多中心研究再次报道了相当的疗效（Bishop 等，2014）。

七、放射治疗细节

目前，常规的分割方案是 1.8Gy，总剂量约 50.4～54Gy，通常使用 54Gy 作为限制剂量可能代表了贴近靶区的重要结构（如视交叉）的耐受剂量（Merchant 等，2002，2006；Bishop 等，2014；Kiehna 和 Merchant，2010）。包括 IMRT 在内的先进的光子放射治疗技术改善了正常组织保护（Greenfield 等，2015；Merchant 等，2013），一项单中心研究表明，24 名接受了总剂量为 50.4Gy 的调强放射治疗的患者的 5 年、10 年无进展生存率与三维适形放射治疗及其他光子放射治疗相同(Greenfield 等，2015）。关于靶区勾画，在融合 MR 影像和治疗计划的 CT 图像后，肿瘤区（gross tumor volume，GTV）通常很容易区分并勾画。虽然存在一些关于 GTV 是否应该包括所有囊肿区的争论，但因为囊壁有存在肿瘤细胞的可能，因此推荐处方剂量应覆盖囊肿区。

目前在临床靶区（clinical target volume，CTV）的勾画边界上仍存在一些争论。过去，考虑到固定方法的不可靠和缺乏影像引导的影响，因此采用了 1～2cm 的较大的外扩范围。然而，最近有研究表明，较小的靶区外扩范围（5mm）或许是安全的（Merchant 等，2013）。基于颅咽管瘤异于浸润性胶质瘤或其他颅内肿瘤的事实，这种说法有一定道理。初步研究报道了缩小靶区范围放射治疗获得了良好的疾病控制率（Merchant 等，2013）。需要注意的是，为确保靶区覆盖术中记录的粘连区域，CTV 应个体化设计，光子治疗的计划靶区（planning target volume，PTV）外扩范围取决于医疗机构的实际情况，一般在 3～5mm。

（一）放射治疗计划中关于囊性灶的考虑

尽管已知颅咽管瘤可能包含囊性成分，但直到最近，人们才发现这些结构中出现的动态变化，马萨诸塞州总医院的研究人员是最早的详细描述这些肿瘤中可能存在快速囊性变的研究者之一（Winkfield 等，2009）。接受了治疗的 24 例儿童患者中，19 例患者的肿瘤拥有瘤囊成分，其中 17 名在放射治疗过程中接受了影像监测，影像证实 6 名患者出现瘤囊增大，其中的 4 名需要修改放射治疗计划以确保靶区覆盖。作者建议在放射治疗期间对含有囊性成分的肿瘤患者进行常规影像学检查（Winkfield 等，2009）。此后，得克萨斯州大学 MD Anderson 癌症中心的后续报道证实了放射治疗期间肿瘤囊性成分的变动较常见（40%），部分患者（20%）需要调整治疗方案（Bishop 等，2014）。因此，当 CTV 和 PTV 外放范围较小时，建议对肿瘤中存在瘤囊成分的患者在治疗期间进行每周或每 2 周 1 次的影像学检查，以确保足够的肿瘤覆盖范围。此外，在缩小 CTV 范围和（或）使用质子治疗的情况下，进行密切的影像监测尤为重要。

（二）腔内治疗

有一种不太常用的治疗方法是在腔内注射释放 β 粒子的放射性同位素或硬化剂。放射性同位素（Schoenfeld 等，2012）磷或钇 -90 已应用于囊性颅咽管瘤的主要治疗和挽救性治疗，即通过导管将它们注入瘤囊。一旦进入瘤囊，光子就会通过 β 衰释放，从而将高剂量的辐射覆盖到瘤囊的上皮层，几项研究报道了 81%～88% 的患者出现瘤囊回缩（Blackburn 等，1999；Leksell，1952；Pollock 等，1995）。此外，囊内导管也可用于注入具有一定疗效的化学治疗药物（如博莱霉素或 α 干扰素）（Cavalheiro 等，2010；Schubert 等，2009）。

八、结果

目前尚无针对颅咽管瘤患者随访计划的循证指南或建议。但考虑治疗后可能发生的瘤囊变化，最佳方案应建议常规进行神经影像学检查。笔者所在机构（MD Anderson 癌症中心）的随访方案是在放射治疗完成后 4～6 周进行影像检查，随后 2～3 年内每 3 个月进行 1 次影像检查，此后建议更长的检查间隔。除了监测疾病复发之外，多学科团队对于处理病源性毒性和医源性毒性至关重要。密切监测患者的内分泌功能，必要时行补充疗法，特别是对于发育中的儿童和青少年；密切的内分泌随访的重要性需再三强调。定期进行视野检查对于早期干预也很重要。根据患者的需求，多学科团队的其他成员（内科医师 / 儿科医师、神经心理学家、教师、营养师等）或需参与随访。

（一）疗效

尽管颅咽管瘤的疾病控制率很高，但与正常人群相比，颅咽管瘤患者的总体生存率有所下降；根据报道，10 年生存率通常为 80%～91%（Schoenfeld 等，2012；Bishop 等，2014；Merchant 等，2013；Karavitaki 等，2006；Pereira 等，2005；Fernandez-Miranda 等，2012）。除疾病进展或手术并发症导致死亡以外，这些患者还存在更高的心脑血管意外死亡风险（Pereira 等，2005）。值得注意的是，根据已有的证据，GTR 与 STR 联合术后放射治疗两种治疗策略之间的长期生存率似乎没有差异。但是，最近的一项流行病监测与最终治疗结果（surveillance epidemiology and end results，SEER）研究表明，多因素回归发现，接受 STR（HR 0.39）和 RT（HR 0.45）是短期生存获益的独立影响因素（Zacharia 等，2012）。

就手术切除而言，GTR 率变动范围较大（30%～75%），术后复发病例数通常占 GTR 患者的 8%～30%（Caldarelli 等，2005；Fahlbusch 等，1999；Sanford，1994；Stripp 等，2004；Shi 等，2008；Gardner 等，2008）。相反，仅接受了 STR 但不接受 RT 的复发率高到不可接受（40%～75%）（Fahlbusch 等，1999；Karavitaki 等，2005；Villani 等，1997）。然而，鉴于中位随访时间和疾病进展的定义不同，直接比较结果存在困难。

接受 STR 和术后放射治疗的患者的肿瘤控制率和 GTR 相似，0%～12% 的患者出现复发（Schoenfeld 等，2012；Bishop 等，2014；Merchant 等，2013）。几项研究也将实性与囊性肿瘤的进展进行区分。放射治疗后，许多患者经历了短暂的瘤囊增大，随后囊肿消退（Bishop 等，2014；Shi 等，2008）。据 Shi 等报道，放射治疗后 21 例患者中有 11 例出现瘤囊增大的情况。同样，Bishop 等观察到 1/3 的患者在完成治疗后 3 个月内出现瘤囊增大的迹象。但是，在大多数情况下，瘤囊增大是短暂的，它随后便会收缩。据报道，实性瘤的 3 年复发率为 5%，而瘤囊的 3 年复发率为 24%（Bishop 等，2014）。控制瘤囊的生长明显更具挑战性，但其生物学意义尚不明确。

如果肿瘤复发，治疗则愈发困难，主要是因为手术切除复发性肿瘤更具挑战性。复发性肿瘤通常更易附着于周边组织，且组织边界不清；复发时肿瘤切除成功率较低（13%～53%）可以证明这一点（Fahlbusch 等，1999；Villani 等，1997；Duff 等，2000）。手术无法为复发患者提供长久的疾病控制。在 Kalapurakal 等的一项研究中发现，复发性肿瘤在手术联合放射治疗后的 10 年无进展生存率为 82%～83%，而单纯手术为 0%（Kalapurakal 等，2000）。然而，根据现有证据，为了把放射治疗保留作为挽救性治疗手段而不把它纳入根治性治疗的治疗策略是不合理的。实际上，Bishop 等近期发表的一项研究表明，瘤囊复发生长与视力下降和下丘脑性肥胖相关，而放射治疗作为挽救性治疗会对内分泌功能产生负面影响（Bishop 等，2014）。因此，不建议在做 STR 时把放射治疗保留为挽救性治疗手段。

（二）毒性反应

尽管患者可能出现不同程度的内分泌紊乱或视觉功能障碍，但治疗可能会使它们加剧。由于肿瘤靠近甚至有时直接累及垂体—下丘脑轴，外科手术切除肿瘤后内分泌功能障碍的发生率显著升高（Caldarelli 等，2005；Hoffman 等，1992；Merchant 等，2002）。尿崩症是最常报道的术后内分泌系统并发症，它在几乎所有（80%～100%）患者中短暂出现，而在 40%～93% 患者可能终身存在（Caldarelli 等，2005；Hoffman 等，1992；Merchant 等，2002；Poretti 等，

2004）。一些报道指出，术后腺垂体功能通常下降，高达 75%～100% 的患者手术后出现全垂体功能减退（Fahlbusch 等，1999；Kalapurakal 等，2000；De Vile 等，1996）。视觉也可能受到手术的影响，一些患者的视力受损在术后得到改善（41%～58%）（Caldarelli 等，2005；Elliott 等，2011），有些则在手术切除肿瘤后进一步恶化（2%～66%）（Sughrue 等，2010；Fahlbusch 等，1999；Poretti 等，2004）。最后，另一种与手术相关的却很少报道的严重毒性是下丘脑功能障碍。症状如昼夜节律紊乱、行为改变、肥胖症或体温 / 口渴调节功能异常等，在多达 65%～80% 的患者中，病情可能会恶化（Muller，2013；Elliott 等，2011；Poretti 等，2004）。其他不常见的手术并发症包括神经系统、脑血管和认知功能的并发症。例如，据 Merchant 等报道，15 例仅接受 GTR 治疗的颅咽管瘤患者的智商（intelligence quotient，IQ）降低了 10 分（Merchant 等，2002）。

和手术情况一样，区分放射治疗的远期毒性反应和疾病相关后遗症同样困难。与放射治疗相关的最常见的远期毒性反应是内分泌功能障碍加重，在 77%～95% 的患者中出现（Clark 等，2013；Bishop 等，2014），而 30%～46% 的患者中会诱发全垂体功能减退（Bishop 等，2014；Clark 等，2012）。视力下降也是潜在的远期毒性反应，但是如果在满足正常组织剂量限制要求下使用现代放射技术，该毒性反应并不常见。下丘脑性肥胖是一种与治疗有关的特殊毒性反应，需要专业治疗，放射治疗对这种毒性反应的影响尚不明确，但是据报道，联合方案治疗后肥胖症的患病率为 25%～55%（Muller，2008；Hoffman 等，1992；Elliott 等，2011；Bishop 等，2014）。

与放射治疗相关但少见的毒性包括神经认知功能下降和脑血管病变。Merchant 等报道，接受手术和放射治疗联合方案的患者的智商得分中位数仅下降 1.25 分（而仅接受侵袭性手术的患者的 IQ 得分中位数下降了 10 分）（Merchant 等，2002）。在接受颅咽管瘤治疗的患者中也观察到了血管病变和脑卒中。Mueller 及其同事指出，儿童癌症患者脑卒中的发病率会增加 10 倍（Mueller 等，2013），一些针对颅咽管瘤的研究报道指出，长期随访发现约 10% 的患者发生晚期血管意外或烟雾病（Bishop 等，2014；Liu 等，2009；Lo 等，2014，2016）。具体而言，一项横断面研究在 32% 的患者中观察到了血管病变（Lo 等，2016）。但是与既往报道的病例相比，现代放射治疗技术可能会降低远期毒性反应的发生率。

结 论

有关颅咽管瘤的最佳治疗策略的争论将持续下去。争论包括恰当的手术干预，是否需要根治性切除还是有限的减压切除。当今的潮流越来越倾向于部分手术切除联合辅助放射治疗。虽然放射治疗专科医师也认同辅助放射治疗在术后残留病灶的治疗中有一席之地，但是由于缺乏前瞻性数据对比疾病控制率和毒性反应，关于放射治疗方式和放射治疗技术方面（光子还是质子还是立体定向放射治疗等）的争论依然存在。除了神经外科医师和放射治疗专科医师以外，其他医疗工作者，尤其是内分泌专科医师，应常规参与到这些患者的前期和后续治疗中。鉴于颅咽管瘤患者良好的生存结果，所有医疗工作者都应着重于减少和控制治疗后的并发症，从而改善患者的生存质量。

参考文献

[1] Aggarwal A, Fersht N, Brada M (2013) Radiotherapy for craniopharyngioma. Pituitary 16:26–33
[2] Amendola BE, Wolf A, Coy SR et al (2003) Role of radiosurgery in craniopharyngiomas: a preliminary report. Med Pediatr Oncol 41:123–127
[3] Becker G, Kortmann RD, Skalej M et al (1999) The role of radiotherapy in the treatment of craniopharyngioma– indications, results, side effects. Front Radiat Ther Oncol 33:100–113
[4] Bishop AJ, Greenfield B, Mahajan A et al (2014) Proton beam therapy versus conformal photon radiation therapy for childhood craniopharyngioma: multi–institutional analysis of outcomes, cyst dynamics, and toxicity. Int J Radiat Oncol Biol Phys 90:354–361
[5] Blackburn TP, Doughty D, Plowman PN (1999) Stereotactic intracavitary therapy of recurrent cystic craniopharyngioma by instillation of 90yttrium. Br J Neurosurg 13:359–365
[6] Boehling NS, Grosshans DR, Bluett JB et al (2012) Dosimetric comparison of three–dimensional conformal proton radiotherapy, intensity–modulated proton therapy, and intensity–modulated radiotherapy for treatment of pediatric craniopharyngiomas. Int J Radiat Oncol Biol Phys 82:643–652. Epub 2011 Jan 27
[7] Brastianos PK, Taylor–Weiner A, Manley PE et al (2014) Exome sequencing identifies BRAF mutations in papillary craniopharyngiomas. Nat Genet 46:161–165
[8] Bunin GR, Surawicz TS, Witman PA et al (1998) The descriptive epidemiology of craniopharyngioma. J Neurosurg 89:547–551
[9] Buslei R, Nolde M, Hofmann B et al (2005) Common mutations of beta–catenin in adamantinomatous craniopharyngiomas but not in other tumours originating from the sellar region. Acta Neuropathol 109:589–597
[10] Caldarelli M, Massimi L, Tamburrini G et al (2005) Long–term results of the surgical treatment of craniopharyngioma: the experience at the Policlinico Gemelli, Catholic University, Rome. Childs Nerv Syst 21:747–757
[11] Cavalheiro S, Di Rocco C, Valenzuela S et al (2010) Craniopharyngiomas: intratumoral chemotherapy with interferon–alpha: a multicenter preliminary study with 60 cases. Neurosurg Focus 28:E12
[12] Choux M, Lena G (1979) Bases of surgical management of craniopharyngioma in children [proceedings]. Acta Neurochir Suppl (Wien) 28:348
[13] Chung WY, Pan DH, Shiau CY et al (2000) Gamma knife radiosurgery for craniopharyngiomas. J Neurosurg 93(suppl 3):47–56
[14] Clark AJ, Cage TA, Aranda D et al (2012) Treatment–related morbidity and the management of pediatric craniopharyngioma: a systematic review. J Neurosurg Pediatr 10:293–301
[15] Clark AJ, Cage TA, Aranda D et al (2013) A systematic review of the results of surgery and radiotherapy on tumor control for pediatric craniopharyngioma. Childs Nerv Syst 29:231–238
[16] De Vile CJ, Grant DB, Kendall BE et al (1996) Management of childhood craniopharyngioma: can the morbidity of radical surgery be predicted? J Neurosurg 85:73–81
[17] Duff J, Meyer FB, Ilstrup DM et al (2000) Long–term outcomes for surgically resected craniopharyngiomas. Neurosurgery 46:291–302; discussion 302–305
[18] Elliott RE, Jane JA Jr, Wisoff JH (2011) Surgical management of craniopharyngiomas in children: meta–analysis and comparison of transcranial and transsphenoidal approaches. Neurosurgery 69:630–643; discussion 643
[19] Fahlbusch R, Honegger J, Paulus W et al (1999) Surgical treatment of craniopharyngiomas: experience with 168 patients. J Neurosurg 90:237–250
[20] Fernandez–Miranda JC, Gardner PA, Snyderman CH et al (2012) Craniopharyngioma: a pathologic, clinical, and surgical review. Head Neck 34:1036–1044
[21] Gardner PA, Kassam AB, Snyderman CH et al (2008) Outcomes following endoscopic, expanded endonasal resection of suprasellar craniopharyngiomas: a case series. J Neurosurg 109:6–16
[22] Greenfield BJ, Okcu MF, Baxter PA et al (2015) Long–term disease control and toxicity outcomes following surgery and intensity modulated radiation therapy (IMRT) in pediatric craniopharyngioma. Radiother Oncol 114:224–229. doi:10.1016/j.radonc.2014.11.035. Epub 2014 Dec 23
[23] Habrand JL, Ganry O, Couanet D et al (1999) The role of radiation therapy in the management of craniopharyngioma: a 25–year experience and review of the literature. Int J Radiat Oncol Biol Phys 44:255–263
[24] Habrand JL, Saran F, Alapetite C et al (2006) Radiation therapy in the management of craniopharyngioma: current concepts and future developments. J Pediatr Endocrinol Metab 19(suppl 1):389–394
[25] Hoffman HJ, De Silva M, Humphreys RP et al (1992) Aggressive surgical management of craniopharyngiomas in children. J Neurosurg 76:47–52
[26] Izuora GI, Ikerionwu S, Saddeqi N et al (1989) Childhood intracranial neoplasms Enugu, Nigeria. West Afr J Med 8:

171–174
[27] Jane JA Jr, Laws ER (2006) Craniopharyngioma. Pituitary 9:323–326
[28] Kalapurakal JA, Goldman S, Hsieh YC et al (2000) Clinical outcome in children with recurrent craniopharyngioma after primary surgery. Cancer J 6:388–393
[29] Karavitaki N, Brufani C, Warner JT et al (2005) Craniopharyngiomas in children and adults: systematic analysis of 121 cases with long–term follow–up. Clin Endocrinol 62:397–409
[30] Karavitaki N, Cudlip S, Adams CB et al (2006) Craniopharyngiomas. Endocr Rev 27:371–397
[31] Khan RB, Merchant TE, Boop FA et al (2013) Headaches in children with craniopharyngioma. J Child Neurol 28:1622–1625
[32] Kiehna EN, Merchant TE (2010) Radiation therapy for pediatric craniopharyngioma. Neurosurg Focus 28:E10
[33] Kobayashi T (2009) Long–term results of gamma knife radiosurgery for 100 consecutive cases of craniopharyngioma and a treatment strategy. Prog Neurol Surg 22:63–76
[34] Lee CC, Yang HC, Chen CJ et al (2014) Gamma knife surgery for craniopharyngioma: report on a 20–year experience. J Neurosurg 121:167–178. doi:10.3171/2014.8.GKS141411
[35] Leksell L (1952) LK: a therapeutic trial with radioactive isotope in cystic brain tumor: radioisotope technieques I. Med Physiol Appl 1:1–4
[36] Liu AK, Bagrosky B, Fenton LZ et al (2009) Vascular abnormalities in pediatric craniopharyngioma patients treated with radiation therapy. Pediatr Blood Cancer 52:227–230
[37] Lo AC, Howard AF, Nichol A et al (2014) Long–term outcomes and complications in patients with craniopharyngioma: the British Columbia Cancer Agency experience. Int J Radiat Oncol Biol Phys 88:1011–1018
[38] Lo AC, Howard AF, Nichol A et al (2016) A cross–sectional cohort study of cerebrovascular disease and late effects after radiation therapy for Craniopharyngioma. Pediatr Blood Cancer 63:786–793
[39] Luu QT, Loredo LN, Archambeau JO et al (2006) Fractionated proton radiation treatment for pediatric craniopharyngioma: preliminary report. Cancer J 12:155–159
[40] Marucci G, de Biase D, Zoli M et al (2015) Targeted BRAF and CTNNB1 next–generation sequencing allows proper classification of nonadenomatous lesions of the sellar region in samples with limiting amounts of lesional cells. Pituitary 18:905–911. doi:10.1007/s11102–015–0669–y
[41] Merchant TE, Kiehna EN, Sanford RA et al (2002) Craniopharyngioma: the St. Jude Children's Research Hospital experience 1984–2001. Int J Radiat Oncol Biol Phys 53: 533–542
[42] Merchant TE, Kiehna EN, Kun LE et al (2006) Phase II trial of conformal radiation therapy for pediatric patients with craniopharyngioma and correlation of surgical factors and radiation dosimetry with change in cognitive function. J Neurosurg 104:94–102
[43] Merchant TE, Kun LE, Hua CH et al (2013) Disease control after reduced volume conformal and intensity modulated radiation therapy for childhood craniopharyngioma. Int J Radiat Oncol Biol Phys 85:e187–e192
[43] Minniti G, Esposito V, Amichetti M et al (2009) The role of fractionated radiotherapy and radiosurgery in the management of patients with craniopharyngioma. Neurosurg Rev 32:125–132; discussion 132
[44] Mokry M (1999) Craniopharyngiomas: a six year experience with gamma knife radiosurgery. Stereotact Funct Neurosurg 72(suppl 1):140–149
[45] Moore KCW (2000) Craniopharyngioma. In: Bernstein M, Berger M (eds) Neuro–oncology: the essentials. Thieme, New York
[46] Mueller S, Fullerton HJ, Stratton K et al (2013) Radiation, atherosclerotic risk factors, and stroke risk in survivors of pediatric cancer: a report from the Childhood Cancer Survivor Study. Int J Radiat Oncol Biol Phys 86:649–655
[47] Muller HL (2008) Childhood craniopharyngioma. Recent advances in diagnosis, treatment and follow–up. Horm Res 69:193–202
[48] Muller HL (2010) Childhood craniopharyngioma: current controversies on management in diagnostics, treatment and follow–up. Expert Rev Neurother 10:515–524
[49] Muller HL (2013) Childhood craniopharyngioma. Pituitary 16:56–67
[50] Muller HL (2014) Craniopharyngioma. In: Eliers EKM, Romijn JA (eds) Handbook of clinical neurology. Elsevier, Cambridge
[51] Park YS, Chang JH, Park YG et al (2011) Recurrence rates after neuroendoscopic fenestration and Gamma Knife surgery in comparison with subtotal resection and Gamma Knife surgery for the treatment of cystic craniopharyngiomas. J Neurosurg 114:1360–1368. doi:10.3171/2009.9.JNS09301. Epub 2009 Oct 30
[52] Pereira AM, Schmid EM, Schutte PJ et al (2005) High prevalence of long–term cardiovascular, neurological and psychosocial morbidity after treatment for craniopharyngioma. Clin Endocrinol 62:197–204
[53] Petito CK, DeGirolami U, Earle KM (1976) Craniopharyngiomas: a clinical and pathological review. Cancer 37:1944–1952
[54] Pollock BE, Lunsford LD, Kondziolka D et al (1995) Phosphorus–32 intracavitary irradiation of cystic craniopharyngiomas: current technique and long–term results. Int J Radiat Oncol Biol Phys 33:437–446
[55] Poretti A, Grotzer MA, Ribi K et al (2004) Outcome of craniopharyngioma in children: long–term complications and quality of life. Dev Med Child Neurol 46:220–229
[56] Rath SR, Lee S, Kotecha RS et al (2013) Childhood craniopharyngioma: 20–year institutional experience in Western Australia. J Paediatr Child Health 49:403–408
[57] Rose SR, Lustig RH, Pitukcheewanont P et al (1999) Diagnosis of hidden central hypothyroidism in survivors of childhood cancer. J Clin Endocrinol Metab 84:4472–4479
[58] Samii M, Tatagiba M (1997) Surgical management of craniopharyngiomas: a review. Neurol Med Chir (Tokyo) 37: 141–149
[59] Sanford RA (1994) Craniopharyngioma: results of survey of the American Society of Pediatric Neurosurgery. Pediatr Neurosurg 21(suppl 1):39–43
[60] Schoenfeld A, Pekmezci M, Barnes MJ et al (2012) The superiority of conservative resection and adjuvant radiation for craniopharyngiomas. J Neuro–Oncol 108:133–139
[61] Schubert T, Trippel M, Tacke U et al (2009) Neurosurgical treatment strategies in childhood craniopharyngiomas: is less more? Childs Nerv Syst 25:1419–1427

[62] Sekine S, Shibata T, Kokubu A et al (2002) Craniopharyngiomas of adamantinomatous type harbor beta-catenin gene mutations. Am J Pathol 161:1997–2001
[63] Shi XE, Wu B, Fan T et al (2008) Craniopharyngioma: surgical experience of 309 cases in China. Clin Neurol Neurosurg 110:151–159
[64] Stiller CA, Nectoux J (1994) International incidence of childhood brain and spinal tumours. Int J Epidemiol 23: 458–464
[65] Stripp DC, Maity A, Janss AJ et al (2004) Surgery with or without radiation therapy in the management of craniopharyngiomas in children and young adults. Int J Radiat Oncol Biol Phys 58:714–720
[66] Sughrue M, Lustig RH, Fisch B et al (2010) Craniopharyngioma. In: Gupta N, Banerjee A, Haas- Kogan D (eds) Pediatric CNS tumors (2nd edn). Springer, Berlin, pp xxv, 357
[67] Uto M, Mizowaki T, Ogura K et al (2016) Non-coplanar volumetric-modulated arc therapy (VMAT) for craniopharyngiomas reduces radiation doses to the bilateral hippocampus: a planning study comparing dynamic conformal arc therapy, coplanar VMAT, and non-coplanar VMAT. Radiat Oncol 11:86. doi:10.1186/s13014-016-0659-x
[68] Van Effenterre R, Boch AL (2002) Craniopharyngioma in adults and children: a study of 122 surgical cases. J Neurosurg 97:3–11
[69] Villani RM, Tomei G, Bello L et al (1997) Long-term results of treatment for craniopharyngioma in children. Childs Nerv Syst 13:397–405
[70] Warmuth-Metz M, Gnekow AK, Muller H et al (2004) Differential diagnosis of suprasellar tumors in children. Klin Padiatr 216:323–330
[71] Weiner HL, Wisoff JH, Rosenberg ME et al (1994) Craniopharyngiomas: a clinicopathological analysis of factors predictive of recurrence and functional outcome. Neurosurgery 35:1001– 1010; discussion 1010–1011
[72] Winkfield KM, Linsenmeier C, Yock TI et al (2009) Surveillance of craniopharyngioma cyst growth in children treated with proton radiotherapy. Int J Radiat Oncol Biol Phys 73:716–721
[73] Xu Z, Yen CP, Schlesinger D et al (2011) Outcomes of Gamma Knife surgery for craniopharyngiomas. J Neurooncol 104:305–313. doi:10.1007/s11060-010-0494-0. Epub 2010 Dec 14
[74] Yasargil MG, Curcic M, Kis M et al (1990) Total removal of craniopharyngiomas. Approaches and long-term results in 144 patients. J Neurosurg 73:3–11
[75] Zacharia BE, Bruce SS, Goldstein H et al (2012) Incidence, treatment and survival of patients with craniopharyngioma in the surveillance, epidemiology and end results program. Neuro-Oncology 14:1070–1078
[76] Zona G, Spaziante R (2006) Management of cystic craniopharyngiomas in childhood by a transsphenoidal approach. J Pediatr Endocrinol Metab 19(suppl 1):381–388

第 17 章　中枢神经系统白血病
CNS Leukemia

Yi An　Kenneth B. Roberts　著
郭　智　译
兰凤鸣　校

摘　要

急性淋巴细胞白血病（acute lymphoblastic leukemia，ALL）是儿童最常见的肿瘤，由于危险分层的进步，根据预后因素进行适当强度的分层治疗，使得其治愈率大大提高。这些预后因素包括中枢神经系统（CNS）侵犯的风险、免疫表型、分子生物学异常及对诱导缓解治疗的反应。由于传统化学治疗药物穿透生理性血脑屏障的能力相对较差，在 ALL 治疗的发展过程中，放射治疗对 ALL CNS 侵犯的治疗具有重要的作用。但是为了限制晚期发生的毒性作用，目前仅限在高危患者中使用。在急性髓系白血病（acute myeloid leukemia，AML）中，放射治疗主要用于 CNS 复发者、姑息治疗，以及作为异基因造血干细胞移植预处理方案一部分的全身照射。放射治疗同样用于 AML 和相关中枢神经系统淋巴瘤，但频率更低。

一、流行病学

白血病占所有儿童恶性肿瘤的 30%，最常见的儿童白血病类型是 ALL，占所有儿童肿瘤的 24%。儿童 ALL 的发病率逐年升高，在美国，每年新诊断的儿童 ALL 约 3500 例（Siegel 等，2014；Hunger 等，2012）。ALL 诊断时的中位年龄是 4 岁，在男孩中更常见，白种人儿童的发病率是黑种人儿童的 2 倍。

除了ALL，AML占儿童白血病的20%。AML在成人中更为常见，而对儿童AML的治疗通常不如ALL成功。

二、易感因素

（一）病因学

白血病是一种全身性疾病，主要表现为外周血和骨髓中出现幼稚细胞，还可出现多脏器浸润，最常见为淋巴结、脾脏和肝脏。当淋巴细胞分化成熟受阻，幼稚淋巴细胞无限制克隆性扩增时，就可导致ALL的发生。几乎85%的儿童ALL是成熟B细胞或前体B细胞，可通过细胞表面标记CD19进行组织学鉴别，其余的前体T细胞通过CD7进行鉴别。儿童T-ALL多发生于年龄＞10岁的儿童，并且与髓外侵犯（包括CNS侵犯）的高风险相关，表现为较高的白细胞数量，总体预后较差。儿童AML相对罕见，其发生机制与成人相似，并与特定的遗传标记有关。

中枢神经系统白血病被认为是由脑膜血管周围的白血病细胞浸润发展而来，并延伸到蛛网膜下腔，然后渗透到脑实质。只有3%～5%的儿童ALL患者初诊可检测到中枢神经系统白血病，但在仅用低强度化学治疗治疗的患者中CNS复发率却很高，因此认为CNS是白血病细胞的一个庇护所。

（二）遗传因素

以明确的种系遗传异常为特征的几种疾病，包括范科尼贫血、布卢姆综合征和唐氏综合征，与ALL发病风险增加有关。唐氏综合征患者罹患ALL的风险比正常人高10～20倍。

三、症状/体征

ALL最常见的症状是发热、出血、淋巴结肿大和骨痛，骨痛是由于白血病细胞浸润骨膜引起无菌性骨坏死所致。体格检查可发现肝、脾及淋巴结肿大、瘀点和瘀斑。外周血血常规异常很常见，当ALL确诊时，外周血常出现大于两系血细胞减少（如贫血、中性粒细胞减少、淋巴细胞减少和血小板减少）。

如前所述，3%～5% 的 ALL 患者临床上可检测到中枢神经系统白血病，尽管大多数 CNS 侵犯的病例并无临床症状。中枢神经系统白血病有症状者通常受累更严重，包括广泛的软脑膜侵犯，可导致头痛、易怒、恶心和呕吐。脑神经麻痹虽然并不常见，但有助于诊断中枢神经系统白血病，其中第Ⅶ对脑神经受累最常见，其次是第Ⅵ对和第Ⅲ对脑神经。严重的中枢神经系统白血病可导致视网膜浸润和颅内压升高的征象，如视盘水肿。白血病浸润下丘脑可发生下丘脑综合征，导致不明原因的体重增加（Greydanus 等，1978）。

四、辅助检查

ALL 患者外周血血常规检验可发现幼稚淋巴细胞及白细胞升高。在 30% 的病例中，白细胞计数为（10～50）$\times 10^9$/L，15%～20% 的病例白细胞超过 50$\times 10^9$/L。血液学检验项目包括骨髓活检、代谢全套、乳酸脱氢酶、凝血功能、尿酸和肿瘤溶解相关指标，以及病毒滴度（EBV、CMV、HIV、乙肝、VZV）的测定。当怀疑纵隔占位时，需完善胸部 X 线片检查，若触诊发现睾丸肿块，可完善睾丸超声检查。T–ALL 患者尤其应注意行胸部 CT 检查。如果患者出现任何神经系统症状，则需行颅脑 CT 或 MRI 检查。

所有儿童 ALL 患者在确诊时均应完善腰椎穿刺检查。中枢神经系统白血病的定义是每微升脑脊液中超过 5 个白细胞或出现脑神经麻痹的症状。传统的中枢神经系统白血病分级的定义如下：1 级为脑脊液中未找到幼稚细胞；2 级为每微升脑脊液中白细胞数少于 5 个，但可找到幼稚细胞；3 级为每微升脑脊液中白细胞数大于 5 个且可找到幼稚细胞，或出现脑神经功能受损的症状。由于外伤性腰椎穿刺与预后差相关，因此在腰椎穿刺时应注意（Gajjar 等，2000）。

根据预后因素和治疗方案，可将 ALL 患者分为标危组或高危组。标危组指年龄在 1—10 岁，外周血白细胞计数＜ 50$\times 10^9$/L，以及 B 细胞 ALL。高危组包括患者年龄在 1 岁以下或 10 岁以上。在柏林 – 法兰克福 – 明斯特临床研究中，T–ALL、BCR–ABL 融合基因阳性或存在 t（9；22）异常和 CNS 侵犯者也被定为高危组。在确诊和初始诱导化学治疗之后，根据染色体和基因异常，以及对治疗的反应进行进一步危险分层，显得较为滞后。表 17–1 是目前 ALL 危险分组的一个例子。

细胞遗传学

超过 60% 的儿童 ALL 存在细胞遗传学异常，特殊的异常在 ALL 中具有重要的预后价值。约 15% 的儿童 ALL 可发生染色体易位，最早发现的是形成费城染色体的 t（9；22）BCR–ABL

表 17-1　儿童急性淋巴细胞白血病危险分层

	NCI 风险（年龄 / 白细胞数）	存在预后良好基因	存在预后不良基因	第 8 天外周血 MRD（%）	第 29 天骨髓 MRD（%）	B-ALL 比例（%）	5 年 EFS 率（%）
低危组	SR	是	否	＜ 0.01	＜ 0.01	15	＞ 95
标危组	SR	是	否	≥ 0.01	＜ 0.01	36	90～95
	SR	否	否	＜ 1	＜ 0.01		
高危组	SR	是	否	任意水平	≥ 0.01	25	88～90
	SR	否	否	＞ 1	＜ 0.01		
	HR（年龄＜ 13 岁）	任一种	否	任意水平	＜ 0.01		
极高危组	SR	否	否	任意水平	≥ 0.01	24	＜ 80
	HR	任一种	否	任意水平	≥ 0.01		
	HR（年龄＞ 13 岁）	任一种	否	任意水平	＜ 0.01		
	SR 或 HR	任一种	是	任意水平	任意水平		
特殊组	T-ALL					n/a	66～80

改编自 the Children's Oncology Group Classification of Newly Diagnosed All Protocol，AALL03B1

NCI. 国家癌症研究所（2003 年共识会议确定的危险分组）；SR. 标危（白细胞计数＜ 50×10^9/L 和年龄在 1—10 岁）；HR. 高危［白细胞计数＞ 50×10^9/L 或年龄＞ 10 岁（若采用 COG 方案，则年龄＞ 13 岁）］，或明显的中枢神经系统侵犯，即 CNS 3 级；MRD. 微小残留病（在化学治疗最低点或第一个诱导周期后恢复时外周血或骨髓中检测到的白血病细胞百分比）；EFS. 无事件生存期

注意：化学治疗反应迅速定义为第 8 天和第 29 天 MRD 阴性；化学治疗反应缓慢定义为第 8 天和第 29 天 MRD 阳性

存在预后良好基因包括：4、10 或 17 号染色体三体；TEL-AML1 融合基因阳性；超二倍体；ETV-RUNX1 融合基因阳性。存在预后不良基因包括：t（9；22）易位和（或）BCR/ABL 融合基因阳性；亚二倍体定义为 DNA 指数＜ 0.81 或少于 44 条染色体；MLL 易位；诱导缓解失败

易位，发生于超过 5% 的前体 B-ALL 中，与高风险 CNS 侵犯和总体预后较差相关。

t（12;21）易位可形成 TEL-AML1 融合基因，t（1;19）易位则形成 E2A-PBX1 融合基因，在 ALL 患者中的发生率分别约为 22% 和 6%。较少见的基因异常包括与非裔美国儿童患者高白细胞计数相关的 t（4；11）易位，与成熟 B-ALL 相关的 t（8；14）MYC 基因缺陷（2%），和与 T-ALL 髓外侵犯相关的 t（11；14）易位。

在 t（12，21）易位形成 TEL-AML1 融合基因的患者中同时发生 RUNX1 和 ETV6 基因异

常可导致造血细胞分化受损，发生率约 5%。MLL 基因重排在婴儿中常见，并与不良预后有关，可由 t（4；111）、t（11；10）或 t（9；11）易位导致。

约 25% 的 ALL 患者染色体发生超二倍体改变，并与预后较好相关，最常见的是 4 号、10 号和 17 号染色体三体。相反，少于 45 条染色体的亚二倍体染色体异常提示预后较差。

IKZF1 基因缺失是最近发现的基因异常之一，可发生于 15% 的前体 B–ALL 中，与高龄患者诊断时白细胞计数较高和预后较差相关。IKZF1 基因缺失患者发生 BCR–ABL1 异常的概率更高（van der Veer 等，2013；Dorge 等，2013）。

CRLF2 基因过表达和 JAK 基因突变也与 IKZF1 基因缺失和预后较差相关。CRLF2 基因异常已被证实是预后较差的独立危险因素（Chen 等，2012）。

法美英（FAB）分类法中基于造血细胞谱系的 AML 亚型分型仍有一定的实用价值，且存在明显的分子相关性（表 17–2）。

表 17–2　急性髓系白血病 FAB 分型与相关常见细胞遗传学异常

FAB 分型	细胞遗传学异常
M_0，M_1（未分化急性髓系白血病）	+11；t（10；11）
M_2（急性髓系白血病）	t（8；21）
M_3（急性早幼粒细胞白血病）	t（15；17），t（11；17），t（5；17）
M_4（急性粒单核细胞白血病伴嗜酸性粒细胞增多）	inv（16）
M_5（急性单核细胞白血病）	t（11；23）
M_6（急性红白血病）	t（3；5）
M_7（急性巨核细胞白血病）	t（3；3），t（3；12）

五、急症治疗

除了脑神经病变和软脑膜受累，儿童中枢神经系统白血病很少因 CNS 占位效应而引起急症。当出现神经系统症状时，与颅脑放射治疗一样，糖皮质激素可作为急性期治疗的重要组成部分。糖皮质激素的使用可导致白血病细胞快速溶解，这可能会影响未确诊患者的诊断。在身体的其他部位，如纵隔淋巴结肿大压迫气管，此时可采用低剂量姑息性放射治疗缓解症状（如 46Gy 分 2 或 3 次）。

AML 患者很少因白细胞过高而导致神经系统症状。来自 Robert Wood Johnson 医学中心的一项小型研究表明，总剂量 2～9Gy 分 1～3 次进行的全脑放射治疗可使大多数患者的神经症状得到缓解（Ferro 等，2014）。

六、治疗

（一）总体原则

对 ALL 患者联合放射治疗和化学治疗进行治疗的研究始于 20 世纪 60 年代。最早采用化学治疗显著提高了 ALL 患者的生存率，但 CNS 复发率较高。随后联合预防性颅脑放射治疗显著降低了 CNS 复发。20 世纪 70 年代的临床试验证实，预防性全脑放射治疗（prophylactic cranial irradiation，PCI）与鞘内注射化学治疗和全身化学治疗联合在控制整个蛛网膜下腔、脑膜和脑实质的白血病负荷方面是有效的。全脊髓放射治疗仅用于高危 CNS 复发患者。总体而言，ALL 的治疗是一个不断发展的过程，反复的临床试验随着时间的推移显著改善治疗结果，特别是注意到根据预后因素采取相应强度的治疗。大多数 ALL 患者不再需要 PCI，目前仍需要 PCI 的患者仅接受较低照射剂量联合全身和鞘内注射强化治疗。儿童 ALL 的 PCI 剂量通常为 12Gy（取决于所使用的全身化学治疗方案的不同），而明确诊断为 CNS 侵犯者通常使用 18Gy 的照射剂量。

ALL 的治疗过程包括诱导缓解、巩固强化和缓解后维持治疗三个阶段。巩固治疗包括针对 CNS 的治疗，主要根据危险因素和随后的治疗方案而定，可能包括 PCI。PCI 的最佳时机尚不清楚，但通常都是为了尽量减少与其他化学治疗药物的相互作用，特别是与大剂量甲氨蝶呤的相互作用。无论如何，鞘内注射化学治疗是重要的。缓解后治疗可包括强化治疗和延迟强化治疗。此外，一旦确定缓解，应进入漫长的低强度维持化学治疗阶段，通常持续数年时间。

ALL 治疗的主要手段是诱导化学治疗，目的是快速达到完全缓解。主要的化学治疗药物包括地塞米松、长春新碱和门冬酰胺酶。费城染色体阳性 ALL 患者的诱导化学治疗方案还应包括柔红霉素和靶向性酪氨酸激酶抑制药。诱导化学治疗一般持续 4～6 周，90% 以上的患者可达到完全缓解。类固醇激素通常选择地塞米松，因为多项研究已经表明，与泼尼松相比，地塞米松能更好地穿透血脑屏障，因此可以减少 CNS 复发和全身复发（Bostrom 等，2003；Jones 等，1991）。

诱导化学治疗第 2—4 周应行骨髓活检明确残留白血病细胞负荷，有助于判断预后、化学治疗敏感性及指导后续治疗。发现残留白血病细胞定义为微小残留病（minimal residual disease，MRD）阳性，提示预后较差（van Dongen 等，1998）。若 ALL 患者存在相关的分子标记可以提高 MRD 检测的准确性。相应地，与较慢的分子生物学缓解相比，对于诱导治疗反应迅速者提示预后较好（Gaynon 等，1997）（图 17-1）。

诱导化学治疗缓解后的巩固化学治疗方案应根据预后因素确定，最常用的化学治疗方案包

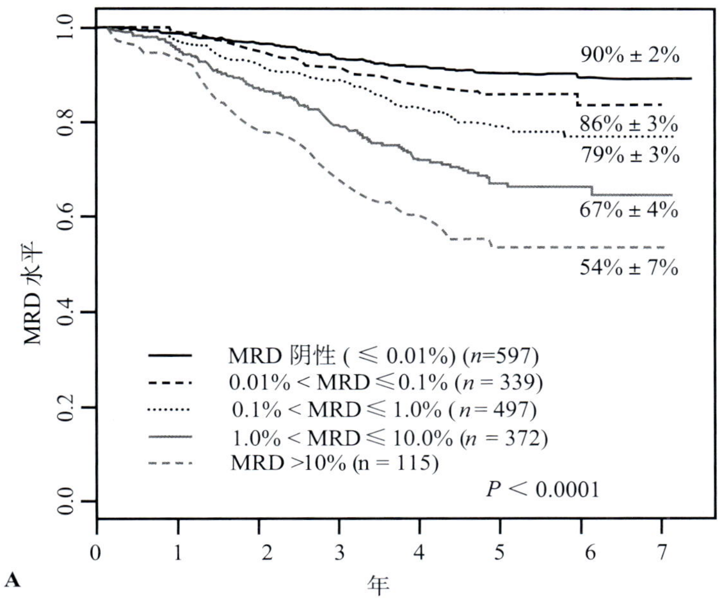

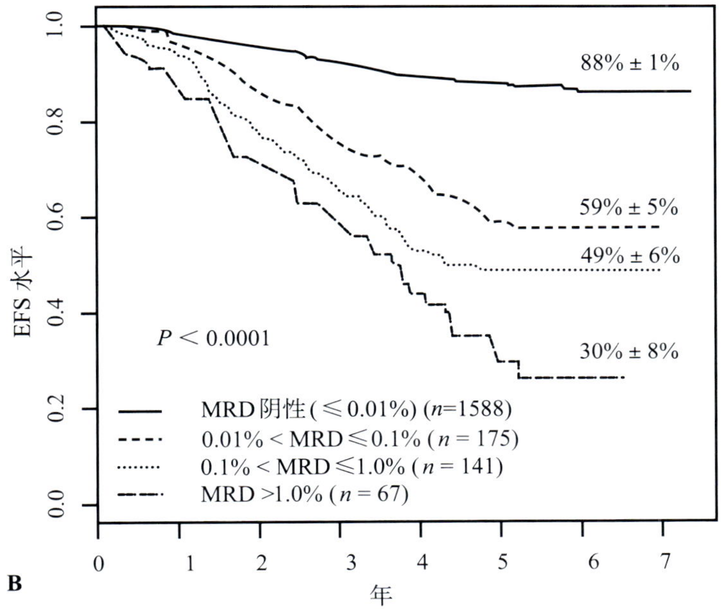

▲ 图 17-1　ALL 患者在诱导化学治疗后 MRD 水平与 EFS 的关系

A. ALL 患者的 EFS 与第 8 天外周血 MRD 水平的关系；B. ALL 患者的 EFS 与第 29 天骨髓 MRD 水平的关系

括甲氨蝶呤单药或联合巯嘌呤、门冬酰胺酶、依托泊苷（或替尼泊苷），或联合多柔比星、硫鸟嘌呤、门冬酰胺酶、长春新碱、异环磷酰胺、替尼泊苷（或依托泊苷）和地塞米松。近几十年来，加强诱导后强化治疗的呼声越来越高。事实上，COG 分析对缓解后患者采用了更积极的强化治疗，包括阿糖胞苷，大剂量甲氨蝶呤或门冬酰胺酶，结果显示部分患者可获益（Schrappe 等，2000）。部分研究表明，经一段时间的维持治疗后，行延迟强化治疗可改善高风险患者的预后（Schorin 等，1994）。然而，最近在欧洲多个国家进行的一项试验表明，根据危险因素进一步行延迟强化治疗并不能改善患者 5 年生存率（Stary 等，2014）。

最近尝试加强诱导后化学治疗的研究包括 2013 年对 111 名高风险患者的试验，这些患者接受了三种新的化学治疗拮抗药，随后接受异基因移植或进一步化学治疗（Marshall 等，2013）。

除了成熟 B-ALL，几乎所有患者都需要进行 2～3 年的维持治疗，通常是每周口服甲氨蝶呤，每日口服巯基嘌呤，定期使用长春新碱和地塞米松，以及鞘内注射甲氨蝶呤。一些方案还包括每 4 个月重复 1 次诱导化学治疗方案。一般来说，男性比女性需要更长时间的维持治疗，原因不明。

当 MRD 阳性或存在高危特征时，如 BCR-ABL 融合基因阳性，应考虑异基因造血干细胞移植。最近 BFM 发表的一项关于高危儿童 ALL 诱导化学治疗获得缓解后行异基因造血干细胞移植的前瞻性研究表明，HLA 全相合同胞供者移植与 HLA 相合无关供者移植的复发率和死亡率相近，但前者植入更快、急性不良反应更少（Peters 等，2015）。全身照射联合环磷酰胺是异基因造血干细胞移植较常优先选择的预处理方案。

复发 ALL 患者通常采用二线诱导化学治疗方案治疗，包括长春新碱、泼尼松、门冬酰胺酶、蒽环类，可酌情联合甲氨蝶呤、依托泊苷（或替尼泊苷）和阿糖胞苷。如果复发时有中枢神经系统白血病的证据，应同时予鞘内注射化学治疗和放射治疗。即使最初只有孤立性 CNS 复发，也要使用全身化学治疗和鞘内注射治疗，也可同时加用针对大脑和选择性脊髓节段放射治疗。

70%～90% 的患者可达到二次缓解，而二次复发后的治疗通常包括异基因移植或巩固化学治疗。随着全身治疗的进步，睾丸复发现在已经很少见了，通常当出现睾丸复发时才强调睾丸放射治疗。

（二）放射治疗的地位：初始治疗

20 世纪 60 年代开始提出的联合治疗方案显示预防性颅脑—脊髓放射治疗（prophylactic cranial-spinal irradiation，PCSI）可有效减少 CNS 复发（Dahl 等，1978）。最早进行的圣犹大儿童研究医院（St.Jude Children Research Hospital，SJCRH）试验Ⅴ、Ⅵ和Ⅶ都采用了

PCSI 或 PCI，结果显示可降低 CNS 复发率。例如，采用 24Gy/15f 的 CSI 可使孤立的 CNS 复发率从 SJCRH Ⅳ 试验的 48%～64% 降低至 8%（Simone，1981）。SJCRH 试验 Ⅴ 和 Ⅵ 采用 24Gy/15～16f 的 CSI 使 CNS 复发率从 67% 下降至 4%（Aur 等，1973）。SJCRH 试验Ⅵ将获得血液学缓解的儿童 ALL 患者随机分为 CSI 组和 CNS 复发后抢救治疗组，结果发现 24Gy 的 CSI 可提高患者无事件生存率。SJCRH 试验Ⅶ是首个纳入鞘内注射甲氨蝶呤并直接比较 CSI 和单独颅脑放射治疗的试验，CNS 复发率相近，约为 8%（Simone，1981）。

SJCRH Ⅷ试验中，所有患者接受 24Gy 颅脑放射治疗联合鞘内注射甲氨蝶呤，然后分为每周行甲氨蝶呤鞘内注射并口服甲氨蝶呤和依托泊苷组和口服甲氨蝶呤、依托泊苷和环磷酰胺或阿糖胞苷组。CNS 复发率为 1.5%～20%，但在每周鞘内注射甲氨蝶呤和颅脑放射治疗组中有 55% 的患者出现脑白质病变。因此，颅脑放射治疗后口服甲氨蝶呤和依托泊苷联合甲氨蝶呤鞘内注射成为标准治疗方案。此外，为减少白质脑病的发生，鞘内注射甲氨蝶呤和颅脑放射治疗在时间上不应过于接近（Aur 等，1973）。

考虑到儿童患者预防性颅脑放射治疗的远期不良反应，越来越多的人尝试使用全身化学治疗和（或）中大剂量甲氨蝶呤鞘内注射来替代颅脑放射治疗。除高危亚组外，所有患者疾病控制情况相近。

多项研究比较了颅脑放射治疗和大剂量甲氨蝶呤化学治疗同时鞘内注射的试验表明，低危或标危且未行颅脑放射治疗的 ALL 患者中 CNS 复发率约为 5%，若使用甲氨蝶呤鞘内注射则复发率更低（Conter 等，1997；Mahoney 等，1998）。2003 年，一项针对 65 例儿童 ALL 患者的随机试验的大型 Meta 分析显示，鞘内注射甲氨蝶呤与颅脑放射治疗的结果相同（Clarke 等，2003）。此外，该 Meta 分析还发现，加用甲氨蝶呤鞘内注射可将患者 10 年 EFS 率从 62% 提高至 68%，并降低了全身复发率。

关于减少照射剂量的研究显示，18Gy 的颅脑放射治疗剂量与 24Gy 效果大致相（Nesbit 等，1981）。20 世纪 70 年代开展的 CCSG 试验 101（当时的 ALL 患者并未基于当前预后因素实行分层治疗）进一步确定了 CNS 放射治疗剂量。这项大型随机试验表明，24Gy CSI 加或不加肝脏、脾脏、肾脏或性腺的额外 12Gy 照射并不优于 24Gy 颅脑放射治疗加鞘内注射治疗，尽管单独鞘内注射化学治疗的剂量低于任何 CNS 放射治疗量（Nesbit 等，1982）。德国 BFM 研究旨在确定联合大剂量甲氨蝶呤时颅脑放射治疗的最佳剂量，包括 0～12Gy 或 18Gy（Buhrer 等，1990；Schrappe 等，2000）。St. Jude 研究小组一直非常关注 ALL 患者颅脑放射治疗的晚期不良反应，因此他们最新的试验已经完全取消了 PCSI，包括高危 ALL 患者（Pui 等，2009）。

更多近期研究表明，标危 ALL 患者可以不采用预防性颅脑放射治疗。T-ALL 及初诊时白细胞计数＞ $100 \times 10^9/L$ 的患者可从颅脑放射治疗中获益最多（Center 等，1997）。一些儿童肿瘤组织开展的试验对于风险较低的 T-ALL 患者不使用预防性颅脑放射治疗，可观察到较高的 CNS 复发率，未接受与接受颅脑放射治疗组 3 年的 CNS 复发率分别为 18% 和 7%（Laver 等，2000）。

少数可检测到中枢神经系统白血病的 ALL 患者为高危患者并接受颅脑放射治疗。传统使用的颅脑照射剂量为 24Gy，而脊髓照射剂量为 6～15Gy。然而，颅脑 – 脊髓联合放射治疗已普遍被颅脑放射治疗联合大剂量静脉化学治疗所取代，后者被认为能更好地穿透血脑屏障（Cherlow 等，1996）。在过去几十年中，出现中枢神经系统白血病的 ALL 患者的生存率有所提高，5 年生存率可高达 70%。目前颅脑放射治疗剂量一般在 18～24Gy。ALL-BFM90 试验对确诊 3 级中枢神经系统白血病的儿童 ALL 患者基于年龄确定放射治疗剂量：＜ 1 岁者不采用放射治疗，1—2 岁者 18Gy，2 岁以上者 24Gy（Schrappe 等，2000）。现代协作组试验，包括儿童肿瘤组织，对于 3 级中枢神经系统白血病患者多采用 BFM 提出的全身化学治疗联合 18Gy 的放射治疗。

一些小样本试验针对 3 级中枢神经系统白血病患者省略颅脑放射治疗的可行性进行了评估。荷兰儿童肿瘤小组（Dutch Childhood Oncology Group，DCOG）和欧洲癌症研究和治疗组织（European Organization for Research and Treatment of Cancer，EORTC）通过在诱导后巩固治疗期间使用更多疗程的大剂量甲氨蝶呤化学治疗和增加鞘内注射化学治疗的频率，省略了颅脑放射治疗。在 3 级中枢神经系统白血病患者的诱导缓解后治疗阶段，与 COG 试验相比，SJCRH 研究中患者蒽环类药物累积剂量更高、长春新碱 / 地塞米松化学治疗更频繁、门冬酰胺酶剂量更大，而 EORTC 试验则采用了多个疗程的大剂量阿糖胞苷。在 DCOG-9 试验中，3 级中枢神经系统白血病未经颅脑放射治疗者 5 年 EFS 率为 67%，而在 EORTC 试验中，这类患者的 8 年 EFS 率为 68%。这些患者单独 CNS 复发的累积发生率为 9.4%。由于 3 级中枢神经系统白血病相对而言并不常见，需要进一步的研究来确定是否可以省略现有标准推荐的颅脑放射治疗（Sirvent 等，2011；Veerman 等，2009；Pui 等，2009）。有不同观点认为，未接受颅脑放射治疗的 3 级中枢神经系统白血病患者预后较差，不应省略放射治疗。

另外，有观点认为，对为骨髓移植做准备而接受 TBI 的患者，通常可采用颅脑或颅脑 – 脊髓加量。最近斯坦福大学的一项回顾性研究发现，因造血干细胞移植而接受全身放射治疗的儿童患者也能耐受累积中位剂量为 24Gy 的连续 CSI，且长期观察未发生显著认知障碍（Hiniker 等，2014）。

除了少数例外，所有 T-ALL 患者都被认为是高危人群，包括 CNS 复发的风险。因此，当前大多数 T-ALL 的治疗方案都包括颅脑放射治疗。一项关于采用不同儿童肿瘤组织提供的方案治疗 T-ALL 患者的分析表明，省略颅脑放射治疗可导致 CNS 复发率升高。具体来说，未接受颅脑放射治疗的患者 3 年 CNS 复发率为 18%，而接受放射治疗者为 7%（Laver 等，2000）。但是在一项亚组分析中，将年轻且初诊时白细胞低的 T-ALL 患者定义为预后良好，这些患者省略颅脑放射治疗可能是安全的（Conter 等，1997）。然而，大多数 T-ALL 患者表现为高白细胞计数。一项回顾性研究比较了 AIEOP-91 试验和 BFM-90 试验，两个试验纳入的 T-ALL 患者采用的主要全身化学治疗方案相似，其主要不同之处在于颅脑放射治疗的使用。AIEOP-91 试验采用更多的鞘内注射化学治疗而省略颅脑放射治疗，与接受颅脑放射治疗的 BFM-90 试验中患者相比，CNS 复发率显著升高，而 3 年 EFS 率降低（62% vs. 88%）。多因素分析显示，白细胞计数＞ 100×10^9/L 的 T-ALL 患者应接受颅脑放射治疗（Conter 等，1997）。

（三）放射治疗的地位：复发 ALL

在过去的几十年里，CNS 复发患者被认为预后不良，疾病控制率在 25%～50% 之间（Kun 等，1984）。最近的研究显示，ALL 患者采用大剂量化学治疗同时联合颅脑放射治疗，5 年生存率为 50%～70%（Kumar 等，1995；Kun 等，1984；Ribeiro 等，1995；Ritchey 等，1999）。在单纯颅脑放射治疗和 CSI 之间一直存在争论。颅脑和脊髓的放射治疗剂量一般分别为 18～24Gy 和 10～15Gy。大多数非随机对比研究表明 CSI 结果更好。一项小型Ⅲ期试验确实显示 CSI 优于单纯颅脑放射治疗（Land 等，1985）。

目前已发现多个预后因素与 CNS 复发密切相关（Bleyer 等，1986）。若患者初诊时白细胞计数较低，则认为 CNS 复发风险较低而未行颅脑放射治疗，或者 CNS 复发发生于初诊后较长时间之后，则认为复发后的预后也较好。与全身和 CNS 同时复发相比，单独的 CNS 复发通常预后较好，患者无病生存期较长。儿科肿瘤组织对于单独 CNS 复发的 ALL 患者采用 24Gy 的颅脑放射治疗剂量和 15Gy 的脊髓放射治疗剂量，患者 4 年 EFS 率为 71%。CNS 复发前缓解期＞18 个月的患者 4 年 EFS 率为 83%，而缓解期较短的患者为 46%（Ritchey 等，1999）。根据这一结果，随后的 POG 试验对于无病生存时间较长的患者省略了脊髓放射治疗。对于这部分预后良好患者省略脊髓放射治疗是否会导致不利结果尚不清楚。然而，大剂量阿糖胞苷通常被加入到 CNS 复发 ALL 患者的治疗中。有研究采用大剂量阿糖胞苷治疗 CNS 复发 ALL 患者，结果显示完全缓解率可高达 63%（Morra 等，1993）。这些理念被纳入 COG 试验用于 CNS 复发 ALL 患者的治疗，但是随着全身化学治疗的加强，对于无病生存期较短的患者也舍弃了脊髓放射治疗，仅采用 18Gy 的颅脑放射治疗。

（四）放射治疗的地位：AML

对于 AML，CNS 预防的作用还没有明确的定义，这是因为 AML 在儿童较罕见，且 CNS

复发率相对较低（为 5%～10%）。德国 BFM 研究小组研究了预防性放射治疗在加大蒽环类药物诱导化学治疗剂量联合鞘内注射阿糖胞苷治疗的儿童 AML 患者中的作用。AML–BFM–87 研究发现 PCI 可以降低 CNS 和骨髓的复发率。接受颅脑放射治疗的患者 5 年无病生存率为 69%，未接受者为 46%，12Gy 的放射治疗剂量与 18Gy 作用相近（Creutzig 等，1993）。

然而，另外研究则表明，接受与未接受颅脑放射治疗患者的复发率没有明显差异。尽管如此，许多儿科治疗方案仍采用鞘内注射化学治疗药物，如阿糖胞苷。初诊白细胞计数较高或 M_5 亚型 AML 患者 CNS 复发风险较高，对于这部分患者应采用鞘内注射化学治疗联合颅脑放射治疗。此外，对 AML–BFM–87 试验延长随访时间后发现，采用包含大剂量蒽环类药物的诱导化学治疗和鞘内注射阿糖胞苷后接受颅脑放射治疗可以降低患者骨髓和 CNS 复发的风险。在一项非随机研究中，对现有的数据进行分析发现，采用 12Gy 与 18Gy 的颅脑放射治疗剂量患者 CNS 复发率相同（Creutzig 等，2013）。

绿色瘤（或髓 / 粒细胞肉瘤）是白血病细胞的实体肿块，可出现在多种髓外部位，包括硬膜外间隙、脑膜和颅外部位，如皮肤、软组织和胃肠道。10～20Gy 放射治疗剂量对这些病变有效，但照射时应考虑到未来发生 TBL 的可能。

七、靶区勾画

（一）放射治疗靶区范围

全脑放射治疗要求全覆盖鞘内蛛网膜下腔，尤其要注意包含筛状板。由于视神经沿着蛛网膜下腔，存在复发高风险，故通常应覆盖眼球后部。靶区下缘通常位于第一或第二颈椎的底部，应包括整个椎体，以确保覆盖第四脑室。这对于后续需要脊髓放射治疗时射野拼接尤其重要。眼球前部挡块不能太大，以防止筛状板和颅中窝漏照射。脊髓放射治疗不需要与鞘内注射化学治疗联合的一个理论原因是，与蛛网膜下腔相比，鞘内药物在脑室和脑沟内循环较差（Rieselbach 等，1962；Shapiro 等，1975）。图 17–2 显示白血病颅脑放射治疗范围。

对确诊中枢神经系统白血病患者行全脑全脊髓放射治疗的范围或对接受全身照射的患者行颅脑放射治疗的范围需特殊考虑。如上所述，由于鞘内注射化学治疗和全身化学治疗的发展，全脑全脊髓放射治疗现已很少用于儿童 ALL，但在某些高危的原位手术中仍然是合理的。全脑照射野、脊髓后野间连接：可通过全脑野的准直器角度和治疗床角度，计算脊髓后野边缘散度，进行照射野的适当拼接，移动拼接点 1～2cm 共 1 或 2 次，避免剂量在脊髓重叠（见第 27 章）。

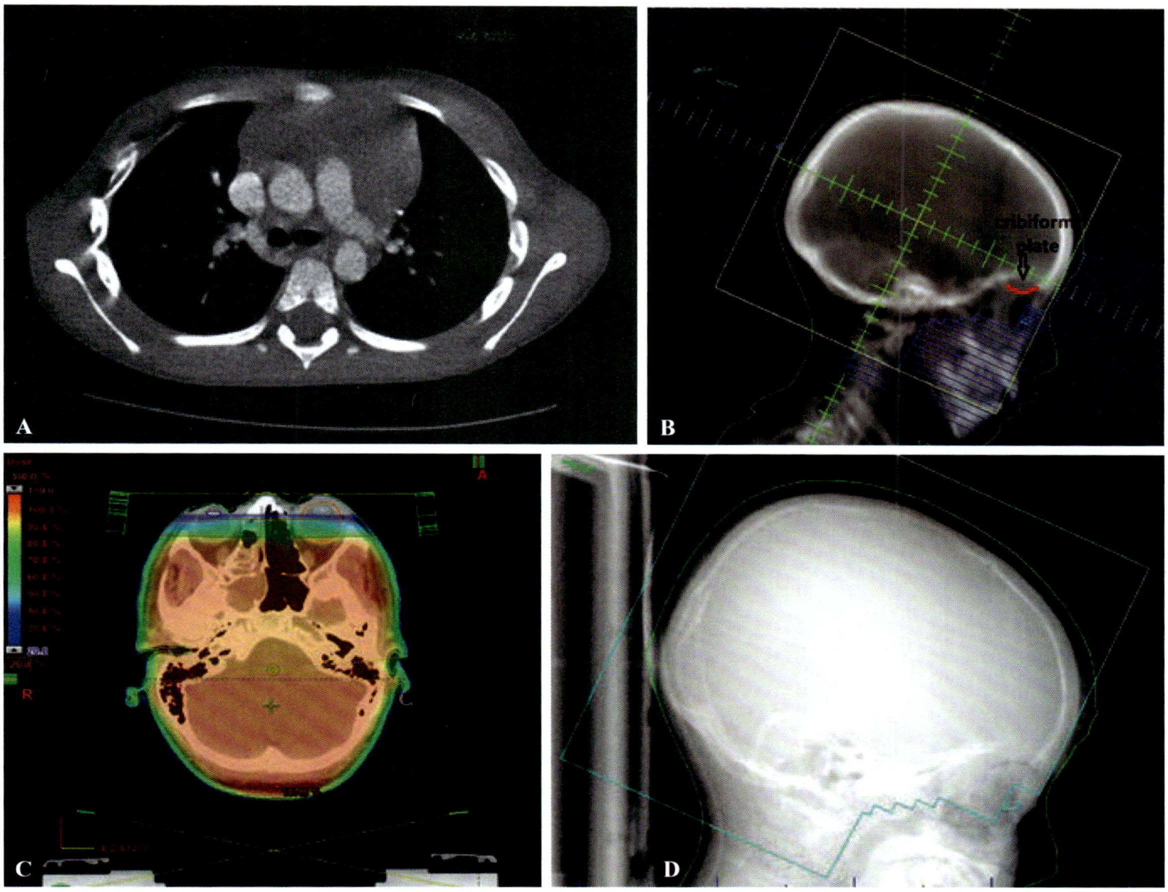

▲ 图 17-2　白血病颅脑放射治疗范围示例

一名 6 岁男童，因血小板减少出现皮肤瘀点，伴贫血，白细胞计数 115 × 10^9/L；胸部 CT 发现一个 8cm 的纵隔肿块；外周血涂片和流式细胞免疫分型提示 T-ALL；腰椎穿刺脑脊液未发现白血病细胞，但可见少量单个核细胞；经诱导化学治疗获得完全缓解，巩固治疗阶段接受总剂量 12Gy/8f 的颅脑放射治疗；采用标准对穿侧野，下界位于 C_2 椎体下缘水平，用挡块和机架倾斜以对齐射野边缘的发散度，以减少对前眼和晶状体的剂量；放射治疗范围设计中特别注意覆盖筛状板和后眼球；3 年后，患儿的病情仍维持缓解并即将结束维持治疗；A. 胸部 CT；B. 一个数字重建 X 线片（DRR），示面部和前眼球遮挡，筛状板色画显示；C. 眼球层面的剂量分布；D. 患者首次放射治疗的射野验证影像

其次，脊髓放射治疗必须覆盖硬膜囊的全部范围，L_5 和 S_3 区域差异很大，但在 MRI 上可以看到；不需要覆盖骶髂关节。可考虑使用特殊的放射治疗技术，如螺旋断层放射治疗或质子放射治疗来减少正常组织的暴露。但是，考虑到总放射治疗量较低，出于资源分配和成本的考虑，传统的放射治疗技术仍然是目前的标准治疗。

在移植前全身照射时，可对复发风险相对较高的部位加量放射治疗。对 ALL 患者全脑加量照射可达 14～18Gy。在这些病例中，全脑加量放射治疗通常采用对穿侧野。同样，男性睾丸也可采用电子线或低能 X 线直接加量照射至 16～18Gy。

（二）放射治疗剂量

传统 24Gy 的颅脑放射治疗剂量现已很少使用，剂量减至 18Gy，每次 1.8～2Gy，可观察到放射治疗所致认知障碍不良反应有所降低。剂量降低至 12Gy，每次 1.5Gy 已成为 BFM 组织推荐的 ALL 全身化学治疗后放射治疗的新标准。不建议采用大于 6MV 的能量，以避免浅层软脑膜受照剂量不足。

（三）放射治疗技术

用热塑膜头体罩、个体发泡胶模等可以保证治疗体位的重复性。既减少眼前部剂量又要充分覆盖眼后部是一个挑战。理论上可将眼球向下旋转、以使晶状体排除在靶区之外；通过轻微旋转机架以使射野前界发散角度匹配于晶体后；也可以将等中心点直接设置在晶状体的后方采用半野照射技术。

八、结果

（一）随访原则

在巩固治疗或维持治疗后的第一年，患者应每 2 个月规律复查 1 次血常规。中枢神经系统白血病患者同时需要监测脑脊液。随访体格检查对发现睾丸复发很重要。

（二）治愈率和生存率

总体而言，ALL 的生存率为 80%～90%，其中低危组患者无病生存率超过 80%，而高危组为 70%～80%。采用现代治疗方案的 SJCRH 试验 XⅢ B 结果显示 5 年 EFS 率为 81%，5 年 CNS 复发率为 3%，孤立的 CNS 复发率为 1.7%（Pui 等，2004）。

（三）毒性

1. 继发恶性肿瘤

颅脑放射治疗与继发恶性肿瘤相关，其中最常见的是低分化恶性肿瘤，如基底细胞癌和脑膜瘤，随着放射治疗后时间延长，其发生率升高。其他继发性癌症包括神经胶质瘤、甲状腺癌、肉瘤和腮腺肿瘤（Hijiya 等，2007）。

2007 年一项对 2000 多名在 SJCRH 接受治疗的患者的回顾分析显示，放射治疗后 15 年继发恶性肿瘤的总体发生率为 4.2%，放射治疗后 30 年该发生率为 10.9%。在这项研究中，脑肿瘤中脑膜瘤和高级别胶质瘤发生率相等（Hijiya 等，2007）。1991 年 CCSG 研究报道了在近万名儿童 ALL 中 43 例发生了继发性恶性肿瘤，发生的中位时间在随访第 6 年（Neglia 等，1991）。除 1 例外，所有这些患者在诊断时均小于 5 岁，提示年轻患者可能更容易继发恶性肿瘤。43 例患者中有 24 例接受了 24Gy 的颅脑放射治疗。ALL-BFM 90 试验对超过 2100 例儿童 ALL 患者分析发现，继发恶性肿瘤的发生率为 3.4%，中位发生时间为随访第 16 年（Moricke 等，2008）。随访至第 20 年脑膜瘤的发生率为 15%；患者通常无症状，而在 MRI 检查时发现，也可表现为多病灶（Goshen 等，2007）。

2. 垂体功能减退

儿童 ALL 患者行颅脑放射治疗后可导致长期垂体功能障碍并呈剂量依赖模式，患者需要定期的临床随访，随访项目包括内分泌功能评估。

生长激素缺乏最常见，年轻的患者似乎更容易受到生长激素缺乏的影响，并可能更早出现生长激素缺乏（Birkebaek 等，1998）。证据表明，24Gy 导致生长迟缓的发生率高于 18Gy（Stubberfield 等，1995）。一项研究评估了初始接受颅脑放射治疗的儿童 ALL 幸存者，其中 20%～25% 的人发生不同程度的生长激素缺乏（Steffens 等，2008）。

3. 认知功能障碍

儿童 ALL 颅脑放射治疗和化学治疗后的认知后遗症存在很大争议。事实上，对智力障碍的担忧已经导致研究试图降低或取消颅脑放射治疗。

长期认知功能障碍的病理生理学被认为是继发于脑白质损伤导致信息处理速度下降。由于大脑发育，特别是脊髓形成受影响，5 岁以下，尤其是 3 岁以下的患儿最容易发生认知功能障碍（Jankovic 等，1994）。在 CALGB 7611 研究中，对 202 名儿童患者的长期随访显示，接受甲氨蝶呤鞘内注射联合颅脑放射治疗或甲氨蝶呤全身化学治疗的患儿学习成绩较差，自我形象较差（Hill 等，1998）。

然而，另一项针对 ALL 幸存者的前瞻性研究显示，接受 18Gy、24Gy 颅脑放射治疗或鞘内注射甲氨蝶呤并同时行甲氨蝶呤全身化学治疗的 ALL 患儿认知不良反应发生率没有差异（Mulhern 等，1991）。这项试验还发现所有研究组患儿的智商均有所下降，也表明女性患儿可能更容易发生认知障碍。

来自 Dana Farber 的另一项研究对 66 名接受甲氨蝶呤全身化学治疗联合或不联合颅脑放射治疗的儿童 ALL 患者长期认知不良反应的回顾性分析也显示，智商降低可能是大剂量甲氨蝶呤与颅脑放射治疗联合使用的结果（Waber 等，1995）。

然而，化学治疗对长期认知障碍也有影响。上述 Dana Farber 研究表明，患者的记忆损伤与颅脑放射治疗无关，这表明化学治疗在认知改变中发挥了作用（Waber 等，1995）。在这项研究中，CRT 本身并不能独立预测较差的认知结果。

剂量减少试验也对减低放射治疗剂量对长期神经认知不良反应的影响进行了相关分析。到目前为止，将 24Gy 的放射治疗剂量减低至 18Gy 是否可减少认知障碍，各个试验的结论不一致。一项针对 35 名儿童 ALL 患者的研究发现，接受 24Gy 放射治疗组患者 10 年后平均智商比 18Gy 组患者低 12 分（Halberg 等，1992）。然而，本研究的患者也接受了不同的化学治疗方案，这可能是混杂因素。

其他研究发现，与接受大剂量甲氨蝶呤化学治疗相比，ALL 患者接受颅脑放射治疗并不会导致智商显著差异（Halsey 等，2011）。有趣的是，2001 年 Dana Farber 组研究表明，接受 18Gy 放射治疗的高危 ALL 患者发生神经认知功能障碍的风险并不比一般人群高（Waber 等，2001）。

Dana Farber 小组目前正在研究超分割颅脑放射治疗，计划为 0.9Gy 每天 2 次，总剂量 18Gy。到目前为止，超分割颅脑放射治疗还没有导致显著不同的神经毒性发生率（Waber 等，2007）。

4. 脑白质病

少数儿童 ALL 患者可观察到白质脑病的发生（Bleyer，1981）。白质脑病的病理生理机制是内皮损伤导致细胞因子释放，最终导致微梗死和脱髓鞘（Hong 等，1995）。血脑屏障通透性增强被认为是放射治疗后全身化学治疗神经毒性增加的一个机制（Griffin 等，1977）。导致白质脑病最重要的危险因素可能是甲氨蝶呤全身化学治疗同时行鞘内注射。然而，大剂量化学治疗和高于 30Gy 的放射治疗剂量都被认为与痴呆样综合征有关(Keime-Guibert 等，1998）。总体而言，剂量低于 20Gy 的颅脑放射治疗导致脑白质病变的风险较低。

5. 嗜睡综合征

嗜睡综合征的表现为一系列症状，包括睡眠时间延长、嗜睡、厌食、恶心、头痛、易怒，有时还伴有低热（Freeman 等，1973）。据报道，儿童 ALL 患者发生率可高达 50%～80%，通常发生于颅脑放射治疗后 4～6 周，可在 2 周内自行缓解（Mandell 等，1989）。病理生理学机制与白质脑病相似，包括放射治疗后微血管破坏或髓鞘功能障碍（Littman 等，1984）。低热是可能的症状之一，但高热则需要进行感染相关检查，因为许多患者化学治疗后可出现不同程度的免疫功能减退。一些研究表明，在颅脑放射治疗期间使用糖皮质激素可以降低嗜睡综合征的发生率（Mandell 等，1989；Uzal 等，1998）。

九、未来展望

一些组织继续致力于取消颅脑照射。例如，最近 St. Jude 儿童研究医院的一项试验甚至取消了高危患者的预防性颅脑放射治疗（Pui 等，2009）。更加精确深入的分型，包括基于特定基因改变的分型，将有助于进一步指导治疗。

参考文献

[1] Aur RJ, Hustu HO, Verzosa MS, Wood A, Simone JV (1973) Comparison of two methods of preventing central nervous system leukemia. Blood 42(3):349–357

[2] Birkebaek NH, Fisker S, Clausen N, Tuovinen V, Sindet-Pedersen S, Christiansen JS (1998) Growth and endocrinological disorders up to 21 years after treatment for acute lymphoblastic leukemia in childhood. Med Pediatr Oncol 30(6):351–356

[3] Bleyer WA (1981) Neurologic sequelae of methotrexate and ionizing radiation: a new classification. Cancer Treat Rep 65(suppl 1):89–98

[4] Bleyer WA, Sather H, Hammond GD (1986) Prognosis and treatment after relapse of acute lymphoblastic leukemia and non–Hodgkin's lymphoma: 1985. A report from the Childrens Cancer Study Group. Cancer 58(2 suppl):590–594

[5] Bostrom BC, Sensel MR, Sather HN, Gaynon PS, La MK, Johnston K, Erdmann GR, Gold S, Heerema NA, Hutchinson RJ, Provisor AJ, Trigg ME, Children's Cancer Group (2003) Dexamethasone versus prednisone and daily oral versus weekly intravenous mercaptopurine for patients with standard–risk acute lymphoblastic leukemia: a report from the Children's Cancer Group. Blood 101(10):3809–3817. doi:10.1182/blood–2002–08–2454

[6] Buhrer C, Henze G, Hofmann J, Reiter A, Schellong G, Riehm H (1990) Central nervous system relapse prevention in 1165 standard–risk children with acute lymphoblastic leukemia in five BFM trials. Haematol Blood Transfus 33:500–503

[7] Chen IM, Harvey RC, Mullighan CG, Gastier–Foster J, Wharton W, Kang H, Borowitz MJ, Camitta BM, Carroll AJ, Devidas M, Pullen DJ, Payne–Turner D, Tasian SK, Reshmi S, Cottrell CE, Reaman GH, Bowman WP, Carroll WL, Loh ML, Winick NJ, Hunger SP, Willman CL (2012) Outcome modeling with CRLF2, IKZF1, JAK, and minimal residual disease in pediatric acute lymphoblastic leukemia: a Children's Oncology Group study. Blood 119(15):3512–3522. doi:10.1182/blood–2011–11–394221

[8] Cherlow JM, Sather H, Steinherz P, Gaynon P, Tubergen D, Trigg M, Novak L, Bleyer WA (1996) Craniospinal irradiation for acute lymphoblastic leukemia with central nervous system disease at diagnosis: a report from the Children's Cancer Group. Int J Radiat Oncol Biol Phys 36(1):19–27

[9] Clarke M, Gaynon P, Hann I, Harrison G, Masera G, Peto R, Richards S, Childhood ALLCG (2003) CNS–directed therapy for childhood acute lymphoblastic leukemia: Childhood ALL Collaborative Group overview of 43 randomized trials. J Clin Oncol 21(9):1798–1809. doi:10.1200/JCO.2003.08.047

[10] Conter V, Schrappe M, Arico M, Reiter A, Rizzari C, Dordelmann M, Valsecchi MG, Zimmermann M, Ludwig WD, Basso G, Masera G, Riehm H (1997) Role of cranial radiotherapy for childhood T–cell acute lymphoblastic leukemia with high WBC count and good response to prednisone. Associazione Italiana Ematologia Oncologia Pediatrica and the Berlin–Frankfurt–Munster groups. J Clin Oncol 15(8):2786–2791

[11] Creutzig U, Ritter J, Zimmermann M, Schellong G (1993) Does cranial irradiation reduce the risk for bone marrow relapse in acute myelogenous leukemia? Unexpected results of the Childhood Acute Myelogenous Leukemia Study BFM–87. J Clin Oncol 11(2):279–286

[12] Creutzig U, Zimmermann M, Bourquin JP, Dworzak MN, Fleischhack G, Graf N, Klingebiel T, Kremens B, Lehrnbecher T, von Neuhoff C, Ritter J, Sander A, Schrauder A, von Stackelberg A, Stary J, Reinhardt D (2013) Randomized trial comparing liposomal daunorubicin with idarubicin as induction for pediatric acute myeloid leukemia: results from Study AML–BFM 2004. Blood 122(1):37–43. doi:10.1182/blood–2013–02–484097

[13] Dahl GV, Simone JV, Hustu HO, Mason C (1978) Preventive central nervous system irradiation in children with acute nonlymphocytic leukemia. Cancer 42(5):2187–2192

[14] Dorge P, Meissner B, Zimmermann M, Moricke A, Schrauder A, Bouquin JP, Schewe D, Harbott J, Teigler–Schlegel A, Ratei R, Ludwig WD, Koehler R, Bartram CR, Schrappe M, Stanulla M, Cario G (2013) IKZF1 deletion is an independent predictor of outcome in pediatric acute lymphoblastic leukemia treated according to the ALL–BFM 2000 protocol. Haematologica 98(3):428–432. doi:10.3324/haematol.2011.056135

[15] Ferro A, Jabbour SK, Taunk NK, Aisner J, Cohler A, Somalya S, Goyal S (2014) Cranial irradiation in adults diagnosed with acute myelogenous leukemia presenting with hyperleukocytosis and neurologic dysfunction. Leuk Lymphoma 55(1):105–109. doi:10.3109/10428194.2013.797088

[16] Freeman JE, Johnston PG, Voke JM (1973) Somnolence after prophylactic cranial irradiation in children with acute lymphoblastic leukaemia. Br Med J 4(5891):523–525

[17] Gajjar A, Harrison PL, Sandlund JT, Rivera GK, Ribeiro RC, Rubnitz JE, Razzouk B, Relling MV, Evans WE, Boyett JM, Pui CH (2000) Traumatic lumbar puncture at diagnosis adversely affects outcome in childhood acute lymphoblastic leukemia. Blood 96(10):3381–3384

[18] Gaynon PS, Desai AA, Bostrom BC, Hutchinson RJ, Lange BJ, Nachman JB, Reaman GH, Sather HN, Steinherz PG, Trigg ME, Tubergen DG, Uckun FM (1997) Early response to therapy and outcome in childhood acute lymphoblastic leukemia: a review. Cancer 80(9):1717–1726

[19] Goshen Y, Stark B, Kornreich L, Michowiz S, Feinmesser M, Yaniv I (2007) High incidence of meningioma in cranial irradiated survivors of childhood acute lymphoblastic leukemia. Pediatr Blood Cancer 49(3):294–297. doi:10.1002/pbc.21153

[20] Greydanus DE, Burgert EO Jr, Gilchrist GS (1978) Hypothalamic syndrome in children with acute lymphocytic leukemia. Mayo Clin Proc 53(4):217–220

[21] Griffin TW, Rasey JS, Bleyer WA (1977) The effect of photon irradiation on blood–brain barrier permeability to methotrexate in mice. Cancer 40(3):1109–1111

[22] Halberg FE, Kramer JH, Moore IM, Wara WM, Matthay KK, Ablin AR (1992) Prophylactic cranial irradiation dose effects on late cognitive function in children treated for acute lymphoblastic leukemia. Int J Radiat Oncol Biol Phys 22(1):13–16

[23] Halsey C, Buck G, Richards S, Vargha–Khadem F, Hill F, Gibson B (2011) The impact of therapy for childhood acute lymphoblastic leukaemia on intelligence quotients; results of the riskstratified randomized central nervous system treatment trial MRC UKALL XI. J Hematol Oncol 4:42. doi:10.1186/1756–8722–4–42

[24] Hijiya N, Hudson MM, Lensing S, Zacher M, Onciu M, Behm FG, Razzouk BI, Ribeiro RC, Rubnitz JE, Sandlund JT, Rivera GK, Evans WE, Relling MV, Pui CH (2007) Cumulative incidence of secondary neoplasms as a first event after childhood acute lymphoblastic leukemia. JAMA 297(11):1207–1215. doi:10.1001/jama.297.11.1207

[25] Hill JM, Kornblith AB, Jones D, Freeman A, Holland JF, Glicksman AS, Boyett JM, Lenherr B, Brecher ML, Dubowy R, Kung F, Maurer H, Holland JC (1998) A comparative study of the long term psychosocial functioning of childhood acute lymphoblastic leukemia survivors treated by intrathecal methotrexate with or without cranial radiation. Cancer 82(1):208–218

[26] Hiniker SM, Agarwal R, Modlin LA, Gray CC, Harris JP, Million L, Kiamanesh EF, Donaldson SS (2014) Survival and neurocognitive outcomes after cranial or craniospinal irradiation plus total–body irradiation before stem cell transplantation in pediatric leukemia patients with central nervous system involvement. Int J Radiat Oncol Biol Phys 89(1):67–74. doi:10.1016/j. ijrobp.2014.01.056

[27] Hong JH, Chiang CS, Campbell IL, Sun JR, Withers HR, McBride WH (1995) Induction of acute phase gene expression by brain irradiation. Int J Radiat Oncol Biol Phys 33(3):619–626. doi:10.1016/0360–3016(95)00279–8

[28] Hunger SP, Lu X, Devidas M, Camitta BM, Gaynon PS, Winick NJ, Reaman GH, Carroll WL (2012) Improved survival for children and adolescents with acute lymphoblastic leukemia between 1990 and 2005: a report from the children's oncology group. J Clin Oncol 30(14):1663–1669. doi:10.1200/JCO.2011.37.8018

[29] Jankovic M, Brouwers P, Valsecchi MG, Van Veldhuizen A, Huisman J, Kamphuis R, Kingma A, Mor W, Van Dongen–Melman J, Ferronato L et al (1994) Association of 1800 cGy cranial irradiation with intellectual function in children with acute lymphoblastic leukaemia. ISPACC International Study Group on Psychosocial Aspects of Childhood Cancer. Lancet 344(8917):224–227

[30] Jones B, Freeman AI, Shuster JJ, Jacquillat C, Weil M, Pochedly C, Sinks L, Chevalier L, Maurer HM, Koch K et al (1991) Lower incidence of meningeal leukemia when prednisone is replaced by dexamethasone in the treatment of acute lymphocytic leukemia. Med Pediatr Oncol 19(4):269–275

[31] Keime–Guibert F, Napolitano M, Delattre JY (1998) Neurological complications of radiotherapy and chemotherapy. J Neurol 245(11):695–708

[32] Kumar P, Kun LE, Hustu HO, Mulhern RK, Hancock ML, Coffey D, Rivera GK (1995) Survival outcome following isolated central nervous system relapse treated with additional chemotherapy and craniospinal irradiation in childhood acute lymphoblastic leukemia. Int J Radiat Oncol Biol Phys 31(3):477–483. doi:10.1016/0360–3016(94)00344–K

[33] Kun LE, Camitta BM, Mulhern RK, Lauer SJ, Kline RW, Casper JT, Kamen BA, Kaplan BM, Barber SW (1984) Treatment of meningeal relapse in childhood acute lymphoblastic leukemia. I. Results of craniospinal irradiation. J Clin Oncol 2(5):359–364

[34] Land VJ, Thomas PR, Boyett JM, Glicksman AS, Culbert S, Castleberry RP, Berry DH, Vats T, Humphrey GB (1985) Comparison of maintenance treatment regimens for first central nervous system relapse in children with acute lymphocytic leukemia. A Pediatric Oncology Group study. Cancer 56(1):81–87

[35] Laver JH, Barredo JC, Amylon M, Schwenn M, Kurtzberg J, Camitta BM, Pullen J, Link MP, Borowitz M, Ravindranath Y, Murphy SB, Shuster J (2000) Effects of cranial radiation in children with high risk T cell acute lymphoblastic leukemia: a Pediatric Oncology Group report. Leukemia 14(3):369–373

[36] Littman P, Rosenstock J, Gale G, Krisch RE, Meadows A, Sather H, Coccia P, DeCamargo B (1984) The somnolence syndrome in leukemic children following reduced daily dose fractions of cranial radiation. Int J Radiat Oncol Biol Phys 10(10):1851–1853

[37] Mahoney DH Jr, Shuster J, Nitschke R, Lauer SJ, Winick N, Steuber CP, Camitta B (1998) Intermediate–dose intravenous methotrexate with intravenous mercaptopurine is superior to repetitive low–dose oral methotrexate with intravenous mercaptopurine for children with lower–risk B–lineage acute lymphoblastic leukemia: a Pediatric Oncology Group phase III trial. J Clin Oncol 16(1):246–254

[38] Mandell LR, Walker RW, Steinherz P, Fuks Z (1989) Reduced incidence of the somnolence syndrome in leukemic children with steroid coverage during prophylactic cranial radiation therapy. Results of a pilot study. Cancer 63(10):1975–1978

[39] Marshall GM, Dalla Pozza L, Sutton R, Ng A, de Groot–Kruseman HA, van der Velden VH, Venn NC, van den Berg H, de Bont ES, Maarten Egeler R, Hoogerbrugge PM, Kaspers GJ, Bierings MB, van der Schoot E, van Dongen J, Law T,

Cross S, Mueller H, de Haas V, Haber M, Revesz T, Alvaro F, Suppiah R, Norris MD, Pieters R (2013) High-risk childhood acute lymphoblastic leukemia in first remission treated with novel intensive chemotherapy and allogeneic transplantation. Leukemia 27(7):1497–1503. doi:10.1038/leu.2013.44

[40] Moricke A, Reiter A, Zimmermann M, Gadner H, Stanulla M, Dordelmann M, Loning L, Beier R, Ludwig WD, Ratei R, Harbott J, Boos J, Mann G, Niggli F, Feldges A, Henze G, Welte K, Beck JD, Klingebiel T, Niemeyer C, Zintl F, Bode U, Urban C, Wehinger H, Niethammer D, Riehm H, Schrappe M, German–Austrian–Swiss ALLBFMSG (2008) Risk-adjusted therapy of acute lymphoblastic leukemia can decrease treatment burden and improve survival: treatment results of 2169 unselected pediatric and adolescent patients enrolled in the trial ALL–BFM 95. Blood 111(9):4477–4489. doi:10.1182/blood-2007-09-112920

[41] Morra E, Lazzarino M, Brusamolino E, Pagnucco G, Castagnola C, Bernasconi P, Orlandi E, Corso A, Santagostino A, Bernasconi C (1993) The role of systemic high-dose cytarabine in the treatment of central nervous system leukemia. Clinical results in 46 patients. Cancer 72(2):439–445

[42] Mulhern RK, Fairclough D, Ochs J (1991) A prospective comparison of neuropsychologic performance of children surviving leukemia who received 18-Gy, 24-Gy, or no cranial irradiation. J Clin Oncol 9(8):1348–1356

[43] Neglia JP, Meadows AT, Robison LL, Kim TH, Newton WA, Ruymann FB, Sather HN, Hammond GD (1991) Second neoplasms after acute lymphoblastic leukemia in childhood. N Engl J Med 325(19):1330–1336. doi:10.1056/NEJM199111073251902

[44] Nesbit ME, Ertel I, Hammond GD (1981) L-Asparaginase as a single agent in acute lymphocytic leukemia: survey of studies form Childrens Cancer Study Group. Cancer Treat Rep 65(suppl 4):101–107

[45] Nesbit ME, Sather H, Robison LL, Donaldson M, Littman P, Ortega JA, Hammond GD (1982) Sanctuary therapy: a randomized trial of 724 children with previously untreated acute lymphoblastic leukemia: a report from Children's Cancer Study Group. Cancer Res 42(2):674–680

[46] Peters C, Schrappe M, von Stackelberg A, Schrauder A, Bader P, Ebell W, Lang P, Sykora KW, Schrum J, Kremens B, Ehlert K, Albert MH, Meisel R, Matthes-Martin S, Gungor T, Holter W, Strahm B, Gruhn B, Schulz A, Woessmann W, Poetschger U, Zimmermann M, Klingebiel T (2015) Stem-cell transplantation in children with acute lymphoblastic leukemia: a prospective international multicenter trial comparing sibling donors with matched unrelated donors-The ALL-SCT-BFM-2003 trial. J Clin Oncol 33(11):1265–1274. doi:10.1200/JCO.2014.58.9747

[47] Pui CH, Campana D, Pei D, Bowman WP, Sandlund JT, Kaste SC, Ribeiro RC, Rubnitz JE, Raimondi SC, Onciu M, Coustan-Smith E, Kun LE, Jeha S, Cheng C, Howard SC, Simmons V, Bayles A, Metzger ML, Boyett JM, Leung W, Handgretinger R, Downing JR, Evans WE, Relling MV (2009) Treating childhood acute lymphoblastic leukemia without cranial irradiation. N Engl J Med 360(26):2730–2741. doi:10.1056/NEJMoa0900386

[48] Pui CH, Sandlund JT, Pei D, Campana D, Rivera GK, Ribeiro RC, Rubnitz JE, Razzouk BI, Howard SC, Hudson MM, Cheng C, Kun LE, Raimondi SC, Behm FG, Downing JR, Relling MV, Evans WE, Total Therapy Study XIIIB at St Jude Children's Research Hospital (2004) Improved outcome for children with acute lymphoblastic leukemia: results of Total Therapy Study XIIIB at St Jude Children's Research Hospital. Blood 104(9):2690–2696. doi:10.1182/ blood-2004-04-1616

[49] Ribeiro RC, Rivera GK, Hudson M, Mulhern RK, Hancock ML, Kun L, Mahmoud H, Sandlund JT, Crist WM, Pui CH (1995) An intensive re-treatment protocol for children with an isolated CNS relapse of acute lymphoblastic leukemia. J Clin Oncol 13(2):333–338

[50] Rieselbach RE, Di Chiro G, Freireich EJ, Rall DP (1962) Subarachnoid distribution of drugs after lumbar injection. N Engl J Med 267:1273–1278. doi:10.1056/NEJM196212202672502

[51] Ritchey AK, Pollock BH, Lauer SJ, Andejeski Y, Barredo J, Buchanan GR (1999) Improved survival of children with isolated CNS relapse of acute lymphoblastic leukemia: a pediatric oncology group study. J Clin Oncol 17(12):3745–3752

[52] Schorin MA, Blattner S, Gelber RD, Tarbell NJ, Donnelly M, Dalton V, Cohen HJ, Sallan SE (1994) Treatment of childhood acute lymphoblastic leukemia: results of Dana-Farber Cancer Institute/Children's Hospital Acute Lymphoblastic Leukemia Consortium Protocol 85-01. J Clin Oncol 12(4):740–747

[53] Schrappe M, Camitta B, Pui CH, Eden T, Gaynon P, Gustafsson G, Janka-Schaub GE, Kamps W, Masera G, Sallan S, Tsuchida M, Vilmer E (2000a) Long-term results of large prospective trials in childhood acute lymphoblastic leukemia. Leukemia 14(12):2193–2194

[54] Schrappe M, Reiter A, Ludwig WD, Harbott J, Zimmermann M, Hiddemann W, Niemeyer C, Henze G, Feldges A, Zintl F, Kornhuber B, Ritter J, Welte K, Gadner H, Riehm H (2000b) Improved outcome in childhood acute lymphoblastic leukemia despite reduced use of anthracyclines and cranial radiotherapy: results of trial ALL-BFM 90. German-Austrian-Swiss ALLBFM Study Group. Blood 95(11):3310–3322

[55] Shapiro WR, Young DF, Mehta BM (1975) Methotrexate: distribution in cerebrospinal fluid after intravenous, ventricular and lumbar injections. N Engl J Med 293(4):161–166. doi:10.1056/ NEJM197507242930402

[56] Siegel R, Ma J, Zou Z, Jemal A (2014) Cancer statistics, 2014. CA Cancer J Clin 64(1):9–29. doi:10.3322/caac.21208

[57] Simone JV (1981) Optimal current treatment of childhood acute lymphoblastic leukemia. Cancer Treat Rep 65(suppl 4):97–100

[58] Sirvent N, Suciu S, Rialland X, Millot F, Benoit Y, Plantaz D, Ferster A, Robert A, Lutz P, Nelken B, Plouvier E, Norton L, Bertrand Y, Otten J (2011) Prognostic significance of the initial cerebro-spinal fluid (CSF) involvement of children with acute lymphoblastic leukaemia (ALL) treated without cranial irradiation: results of European Organization for Research and Treatment of Cancer (EORTC) Children Leukemia Group study 58881. Eur J Cancer 47(2):239–247. doi:10.1016/j.ejca.2010.10.019

[59] Stary J, Zimmermann M, Campbell M, Castillo L, Dibar E, Donska S, Gonzalez A, Izraeli S, Janic D, Jazbec J, Konja J, Kaiserova E, Kowalczyk J, Kovacs G, Li CK, Magyarosy E, Popa A, Stark B, Jabali Y, Trka J, Hrusak O, Riehm H, Masera G, Schrappe M (2014) Intensive chemotherapy for childhood acute lymphoblastic leukemia: results of the randomized

intercontinental trial ALL IC–BFM 2002. J Clin Oncol 32(3):174–184. doi:10.1200/JCO.2013.48.6522

[60] Steffens M, Beauloye V, Brichard B, Robert A, Alexopoulou O, Vermylen C, Maiter D (2008) Endocrine and metabolic disorders in young adult survivors of childhood acute lymphoblastic leukaemia (ALL) or non–Hodgkin lymphoma (NHL). Clin Endocrinol (Oxf) 69(5):819–827. doi:10.1111/j.1365–2265.2008.03283.x

[61] Stubberfield TG, Byrne GC, Jones TW (1995) Growth and growth hormone secretion after treatment for acute lymphoblastic leukemia in childhood. 18–Gy versus 24–Gy cranial irradiation. J Pediatr Hematol Oncol 17(2):167–171

[62] Uzal D, Ozyar E, Hayran M, Zorlu F, Atahan L, Yetkin S (1998) Reduced incidence of the somnolence syndrome after prophylactic cranial irradiation in children with acute lymphoblastic leukemia. Radiother Oncol 48(1):29–32

[63] van der Veer A, Waanders E, Pieters R, Willemse ME, Van Reijmersdal SV, Russell LJ, Harrison CJ, Evans WE, van der Velden VH, Hoogerbrugge PM, Van Leeuwen F, Escherich G, Horstmann MA, Mohammadi Khankahdani L, Rizopoulos D, De Groot–Kruseman HA, Sonneveld E, Kuiper RP, Den Boer ML (2013) Independent prognostic value of BCR–ABL1–like signature and IKZF1 deletion, but not high CRLF2 expression, in children with B–cell precursor ALL. Blood 122(15):2622–2629. doi:10.1182/blood–2012–10–462358

[64] van Dongen JJ, Seriu T, Panzer–Grumayer ER, Biondi A, Pongers–Willemse MJ, Corral L, Stolz F, Schrappe M, Masera G, Kamps WA, Gadner H, van Wering ER, Ludwig WD, Basso G, de Bruijn MA, Cazzaniga G, Hettinger K, van der Does–van den Berg A, Hop WC, Riehm H, Bartram CR (1998) Prognostic value of minimal residual disease in acute lymphoblastic leukaemia in childhood. Lancet 352(9142):1731–1738. doi:10.1016/S0140–6736(98)04058–6

[65] Veerman AJ, Kamps WA, van den Berg H, van den Berg E, Bokkerink JP, Bruin MC, van den Heuvel–Eibrink MM, Korbijn CM, Korthof ET, van der Pal K, Stijnen T, van Weel Sipman MH, van Weerden JF, van Wering ER, van der Does–van den Berg A, Dutch Childhood Oncology G (2009) Dexamethasone–based therapy for childhood acute lymphoblastic leukaemia: results of the prospective Dutch Childhood Oncology Group (DCOG) protocol ALL–9 (1997–2004). Lancet Oncol 10(10):957–966. doi:10.1016/S1470–2045(09)70228–1

[66] Waber DP, Shapiro BL, Carpentieri SC, Gelber RD, Zou G, Dufresne A, Romero I, Tarbell NJ, Silverman LB, Sallan SE (2001) Excellent therapeutic efficacy and minimal late neurotoxicity in children treated with 18 grays of cranial radiation therapy for high–risk acute lymphoblastic leukemia: a 7–year follow–up study of the Dana–Farber Cancer Institute Consortium Protocol 87–01. Cancer 92(1):15–22

[67] Waber DP, Tarbell NJ, Fairclough D, Atmore K, Castro R, Isquith P, Lussier F, Romero I, Carpenter PJ, Schiller M et al (1995) Cognitive sequelae of treatment in childhood acute lymphoblastic leukemia: cranial radiation requires an accomplice. J Clin Oncol 13(10):2490–2496

[68] Waber DP, Turek J, Catania L, Stevenson K, Robaey P, Romero I, Adams H, Alyman C, Jandet– Brunet C, Neuberg DS, Sallan SE, Silverman LB (2007) Neuropsychological outcomes from a randomized trial of triple intrathecal chemotherapy compared with 18 Gy cranial radiation as CNS treatment in acute lymphoblastic leukemia: findings from Dana–Farber Cancer Institute ALL Consortium Protocol 95–01. J Clin Oncol 25(31):4914–4921. doi:10.1200/JCO.2007.10.8464

第 18 章 儿童脊髓肿瘤
Spinal Tumors

Natia Esiashvili　Ronica Nanda　Mohammad Khan　Bree Eaton　著
林淑慧　金　晶　译
陆佳伟　陈志坚　校

摘　要

脊髓肿瘤在儿童中非常罕见。它们具有独特的临床挑战性，应根据其组织学类型进行个体化治疗。根治性手术适用于低级别星形细胞瘤和室管膜瘤。通常根据手术切除的程度及肿瘤类型决定是否行辅助治疗。脊髓肿瘤的术后放射治疗一直存在很大的争议，虽然术后放射治疗在高级别脊髓肿瘤中的作用已被广泛认可，但其在低级别髓内肿瘤中的作用仍有争议。脊髓播散性低级别胶质瘤和室管膜瘤患者可通过全中枢放射治疗获得长期无进展生存。化学治疗在脊髓星形细胞瘤治疗中的潜在作用仍有待确定。

一、流行病学

儿童原发性脊髓肿瘤通常起源于硬脊膜内，约占儿童中枢神经系统（CNS）肿瘤的 5%。需要将它们与硬脊膜外肿瘤（神经母细胞瘤、外周型原始神经外胚叶肿瘤等）区分开来，本章中不再进一步讨论。35% 的儿童脊柱肿瘤发生于脊髓内，高于成人的 20%（Constantini 等，1996）。颈髓受累的比例略高于胸髓。病变常跨越多个节段（Reimer 和 Onofrio，1985），也可导致全脊髓受累（Epstein 和 Epstein，1981）。

儿童脊髓髓内肿瘤（intramedullary spinal cord tumor，IMSCT）诊断的平均年龄约为 10

岁，男性略占多数（DeSousa 等，1979；Reimer 和 Onofrio，1985；Zileli 等，1996；Goh 等，1997）。星形细胞肿瘤占儿童原发性脊髓肿瘤的近 60%；其中，低级别星形细胞瘤，如纤维型或毛细胞型星形细胞瘤（pilocytic astrocytoma，PA），占 2/3 以上。脊髓少突胶质细胞样和神经上皮肿瘤是少数罕见病例，表现为播散性肿瘤（Schniederjan 等，2013）。另一种罕见的实体瘤是脊髓胶质纤维瘤，它也有软脊膜扩散的倾向（Prayson，2013）。高级别肿瘤，包括间变性星形细胞瘤和胶质母细胞瘤，占不到 20% 的病例，更常见于年轻人，并且有很高的软脑膜扩散倾向（Hardison 等，1987；Cohen 等，1989）。室管膜瘤是第二常见的儿童脊髓肿瘤，但它只占儿童室管膜瘤的不到 5%。其他胶质瘤，如神经节细胞胶质瘤和少突胶质细胞瘤，只占脊髓肿瘤的不到 10%。

二、易感因素

（一）病因

在组织学上，原发性脊髓肿瘤大多与同类型的颅内肿瘤难以区分，而且可能具有相同的病因。对环境危险因素的研究发现，电离辐射与中枢神经系统肿瘤的关系最密切，但其与原发性脊髓肿瘤相关的数据却很少。没有证据表明化学环境暴露与脊髓肿瘤有任何关联。

（二）遗传因素

与脑肿瘤一样，只有极少数脊髓肿瘤发病与遗传综合征有关。神经纤维瘤病 1 型（NF1）患者同时发生脊髓低级别和高级别星形细胞瘤的概率较高。神经纤维瘤病 2 型可与脊柱内脑膜瘤、髓内胶质瘤和室管膜瘤发病有关。血管母细胞瘤与 von Hippel–Lindau 综合征的关联有时可以在脊髓特别是有多灶性病变的病例中观察到。值得注意的是，视网膜母细胞瘤、NF1、Li–Fraumeni 综合征或痣样基底细胞癌综合征的患者发生辐射相关癌症的风险巨大，可以在放射野内发生原发性脊髓肿瘤。

三、症状

大多数患者起病隐匿，从患病到出现症状历时数月甚至数年（Innocenzi 等，1996；Rossitch

等，1990）。症状出现时间短与侵袭性高级别肿瘤和预后不良相关（Bouffet 等，1998）。疼痛是最常见的症状，由平卧引起的静脉充血和硬脊膜管扩张可导致夜间疼痛加重。疼痛可能局限于或不局限于病变的层面，但是在体格检查中寻找脊柱的局部压痛部位仍然是重要的。最常见的局部症状和体征是偏瘫、偏身感觉缺失和反射亢进，通常与受累病变的层面相对应（Houten 和 Weiner，2000）。肿瘤播散引起的神经功能障碍尽管罕见，这使得肿瘤的定位更具挑战性。通常上运动神经元受损的体征明显，表现为轻度痉挛和深部肌腱反射增强。由于这些肿瘤通常位于脊髓中央，颈髓肿瘤可导致上肢无力和肌肉萎缩，继而可出现下肢感觉障碍（如感觉迟钝）；脊柱功能障碍也较为少见。由于下行交感神经束的损害，一些上颈髓病变患者也可能出现部分霍纳综合征症状（同侧上睑下垂、瞳孔缩小、无汗）。在颈髓肿瘤中，斜颈通常出现在神经功能障碍之前。脊髓和马尾神经受累可能引起肠或膀胱功能障碍。脊柱后凸可见于胸椎肿瘤。脑积水可能与脊髓髓内肿瘤相关，并且在儿童患者中发生的频率高于成年患者（Rifkinson-Mann 等，1990）。

四、影像学表现

脊柱肿瘤应在术前进行影像学检查，如果无法做到，建议在术后 3 周左右进行基线影像学检查，以避免病变与术后硬脊膜下出血灶难以鉴别。MRI 作为一种显示脊髓肿瘤解剖细节的成像方式具有显著的优势。它有助于区分髓内和髓外病变，并能全面了解肿瘤的范围。通常，扫描整个脊柱的 T_1 矢状位图像并使用钆对比剂，在需要的情况下增加 T_1 轴状位图像。毛细胞型星形细胞瘤、高级别胶质瘤和室管膜瘤等肿瘤是典型的信号增强病变（图 18-1）。T_2 序列可以更好地显示非强化性肿瘤，如纤维型星形细胞瘤和神经节细胞胶质瘤；然而，高级别病变有时在对比剂显影后不会增强（图 18-2）。髓内星形细胞瘤和血管母细胞瘤有时伴有多个囊肿或较大融合的头侧和（或）尾部囊肿，这些囊肿通常衬有非肿瘤性胶质组织。

在评估脊髓肿瘤时，对整个椎管进行成像是很重要的。注意不要遗漏罕见但有重要临床意义的“跳跃”病变，有时见于星形细胞瘤和室管膜瘤，和（或）蛛网膜下腔播散，更常见于恶性胶质瘤和室管膜瘤（Hardison 等，1987；Cohen 等，1989）。由于存在向头端播散的风险，多灶性和播散性病例应进行脑部影像学检查。多发弥散性肿瘤病灶伴皮肤红斑通常提示神经纤维瘤病。

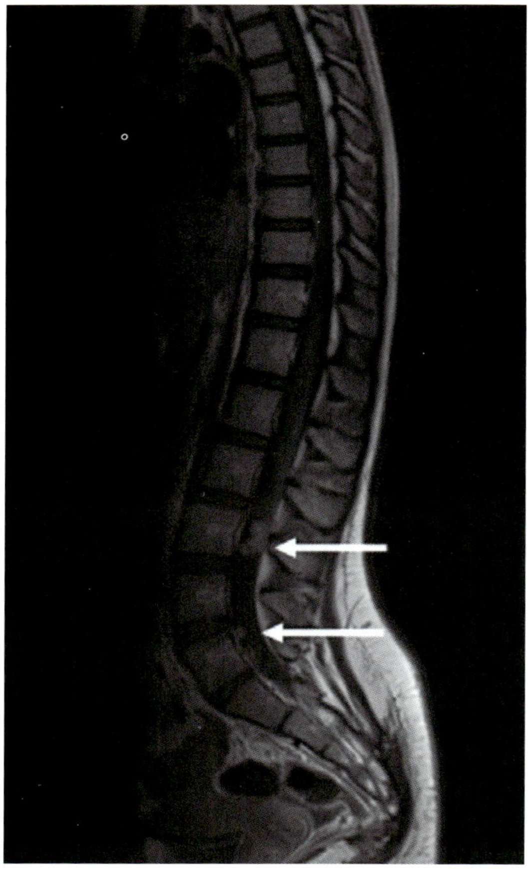

◀ **图 18-1** 一名明确诊断为神经纤维瘤病 1 型的 15 岁女孩，在影像随访中偶然发现硬脊膜囊远端有病变（注射钆对比剂）后矢状位 T_1 序列图像显示多个高信号肿块（箭），术后病理符合Ⅱ级室管膜瘤

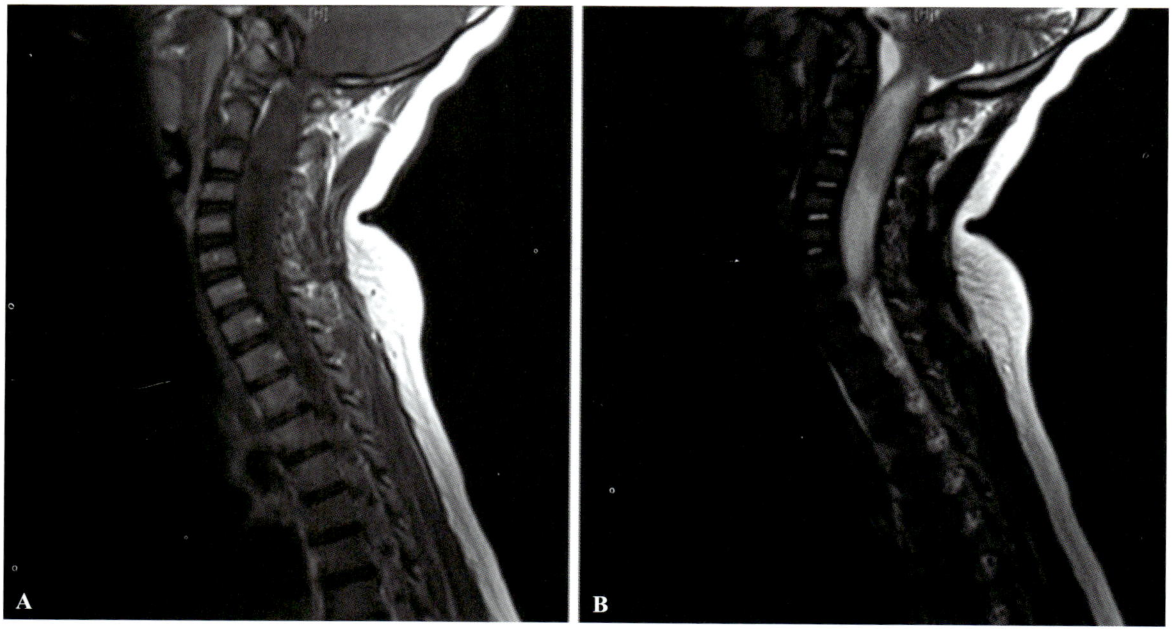

▲ **图 18-2** 一名 7 岁儿童患有颈髓膨胀性病变，矢状位 MRI T_1 序列无强化（A），T_2 序列高信号（B），活检病理提示间变性星形细胞瘤

五、诊断评估

病史采集应侧重于主要症状的细节，包括持续时间。长期存在的症状通常是低级别肿瘤的征象，而迅速发展的症状则需警惕更高级别侵袭性肿瘤的可能。不要忽视患者既往的遗传因素和电离辐射暴露史等其他病史，应确认是否存在遗传性家族史。体格检查时应注意上、下运动神经元的体征及感觉功能，诸如 Brown–Sequard 综合征之类的神经系统症状可以帮助定位病变。影像评估应能最好地显示肿瘤及整个神经轴的概貌。如上所述，MRI 已成为脊柱肿瘤影像检查的金标准，有条件时应首先考虑。当诊断不排除非肿瘤性病变时，脑脊液（cerebrospinal fluid，CSF）检测蛋白水平、细胞学检查、病原学培养，以及其他检查，可以帮助诊断。肿瘤细胞学检查可以确认播散性肿瘤的存在，并且可以作为脊柱影像学检查的补充手段。另外，建议在条件允许的情况下活检或切除病变，以建立最准确的诊断。

六、急症处理

脊髓肿瘤通常在脊髓内连续生长而产生显著的占位效应，导致神经功能丧失（Peschel 等，1983；Reimer 和 Onofrio，1985；Hardison 等，1987）。类固醇主要用于因肿瘤占位效应出现症状的患者，但椎板切除伴或不伴肿瘤减压术是一种非常重要的干预措施。类固醇应该谨慎使用，因为它可能干扰某些疾病的诊断，如淋巴瘤或其他感染性疾病。

七、治疗

低级别脊髓肿瘤术后放射治疗的获益尚存争议。评估术后放射治疗疗效的数据目前仅来源于系列病例观察，没有随机研究（Nadkarni 和 Rekate，1999）。虽然切除程度更一致地被证明是控制低级别肿瘤疾病的关键预后因素，但肿瘤组织学类型是患者预后的决定因素（Whitaker 等，1991；Innocenzi 等，1996；Goh 等，1997；Ahmed 等，2014）。一些研究表明，与单纯手术切除相比，使用辅助放射治疗显示出改善肿瘤局部控制的趋势（Nadkami 和 Rekate，1999；Guss 等，2013）。对于儿童的Ⅱ级室管膜瘤，通常在次全切除和完全切除术后进行放射治疗；在过去 30 年中北美一直保持这种做法（Lin 等，2014）。也有少量令人信服的证据表明，未手术患者接受放射治疗后实现了肿瘤的长期局部控制（O’Sullivan 等，1994；Guss 等，2013）。

高级别脊髓肿瘤总体预后不良。由于发病率低和缺乏标准治疗，高级别脊髓胶质瘤的治疗进展缓慢。尽管缺乏改善预后的证据，目前普遍采用三种治疗方法，包括最大安全手术切除、辅助放射治疗和化学治疗（Merchant 等，1999）。

（一）手术

手术治疗在脊髓肿瘤的诊断中起着非常重要的作用，通过最大限度地安全切除脊髓肿瘤可以提高局部控制率。为了更好地切除病灶，通常视情况行椎板切除术或椎板成形术。髓外硬脊膜内肿瘤更容易获得完全切除以进一步诊断和治疗（Jenkinson 等，2006）。当涉及切除髓内肿瘤病变时，手术关键在于确定解剖平面，而这通常取决于肿瘤组织学类型。例如，室管膜瘤和脊髓组织之间通常界限清晰，而星形细胞瘤可具有浸润性边界；然而，对于同种组织学类型，可识别肿瘤平面的存在与否仍有相当大的差异（Garces-Ambrossi 等，2009）。无论肿瘤类型如何，可识别的肿瘤平面可以提供有关生物侵袭性和复发可能性的有价值的预后信息。尽管低级别脊髓星形细胞瘤有浸润性表现，仍可行根治性手术切除。完全切除术（gross total resection，GTR）对室管膜瘤和血管母细胞瘤等低级别髓内肿瘤的预后有改善作用（McCormick 等，1990；Hanbali 等，2002；Stephen 等，2012；Kari Kari 等，2015）。

对于大多数类型的脊髓肿瘤来说，肿瘤全切可以显著改善局部控制率和生存率，在评估安全的情况下应该尝试（Garces-Ambrossi 等，2009）。一般情况下，完全切除和近全切除的病例占 6%～46%，且近年来根治性切除有增加的趋势（Reimer 和 Onofrio，1985；Allen 等，1998；Garces-Ambrossi 等，2009）。高达 50% 的病例可以实现次全切除（subtotal resection，STR）（Kutluk 等，2015）。熟练的神经外科医师手术并发症发生率低，而术前功能状态是术后恢复良好的预测因素（Jenkinson 等，2006）。研究还表明，术中体感诱发电位的显著变化可以预测术后功能障碍的发生。

现代显微外科技术、术中超声和电生理监测 [体感和（或）运动诱发电位] 可大大提高肿瘤边缘的识别率，并在减少功能损伤的情况下实现完全切除（Zentner，1991；Constantini 等，1996，2000；Hoshimaru 等，1999 年；Houten 和 Weiner，2000）。术中超声可作为一种探测肿瘤切除范围的工具。使用电生理监测已成为一种普遍的做法，它可以持续在术中为外科医师提供有关脊髓束完整性的信息，以便以最小的并发症概率进行积极的切除，并预测术后功能。体感诱发电位（somatosensory evoked potential，SSEP）可用于监测脊髓后束的功能，术中监测的好坏可影响术后结局（Kearse 等，1993）。运动诱发电位（motor evoked potential，MEP）是最近发展起来的一种技术，它可以利用头皮和硬膜外电极提供关于运动神经束完整性的“实时”信息。

（二）化学治疗

运用化学治疗法治疗儿童脊髓肿瘤的经验有限，主要是基于对同类型颅内肿瘤的推断。

脊髓星形细胞瘤的标准治疗是手术，术后对不完全切除或高级别肿瘤进行放射治疗。由于放射治疗对儿童脊柱的重大影响，有研究探索了用化学治疗替代放射治疗的可行性。但化学治疗在脊髓星形细胞瘤治疗中的潜在作用仍有待明确。一个小样本病例研究显示了化学治疗对低级别和高级别肿瘤均有益处（Lowis 等，1998）。儿童癌症组（CCG）945 高级别星形细胞瘤委员会设计了一项初步研究，通过采集疾病自然史信息，探索实验性多模式治疗对新诊断的儿童脊髓内高级别星形细胞瘤的作用（Allen 等，1998）。将患者以非随机的方式分配到三个剂量组，实验方案由 8 种药物组成：长春新碱 1.5mg/m^2、洛莫司汀 100mg/m^2、丙卡巴肼 75mg/m^2、羟基脲 3000mg/m^2、顺铂 90mg/m^2、甘露醇 12g/m^2、阿糖胞苷 300mg/m^2、达卡巴嗪 150mg/m^2、甲泼尼龙 300mg/m^2（Allen 等，1998）。在 18 名儿童中，通过集中的神经病理学检查确认了 13 例高级别星形细胞瘤的诊断，其中间变性星形细胞瘤 8 例，多形性胶质母细胞瘤 4 例，混合恶性胶质瘤 1 例。5 例患者的诊断不一致。确诊组中有 8 名男孩和 5 名女孩，平均年龄为 7 岁（1—15 岁）。13 例患者中，有 5 例通过计算机断层扫描或磁共振评估确定了切除范围。其中 6 例完全切除或近全切除（＞ 90%），4 例部分或次全切除（10%～90%），3 例仅做了活检。6 例患者在基于分期 MR 检查的诊断中显示软脊膜转移的证据。13 例患者中有 8 例完成 8 个以上化学治疗周期（计划 10 个），5 例接受全中枢放射治疗，5 例仅接受脊髓放射治疗。13 例患儿的 5 年无进展生存率和总生存率分别为 46% ± 14% 和 54% ± 14%。

8 名无法切除或复发的髓内胶质瘤患儿采用法国儿科肿瘤学会（BB-SFOP）方案，以卡铂、丙卡巴肼、长春新碱、环磷酰胺、依托泊苷和顺铂进行为期 16 个月的化学治疗。6 名儿童在不完全切除手术后出现疾病进展，2 名儿童术后复发。3 名患者在化学治疗开始时出现软脊膜播散。8 名儿童中有 7 名在临床症状和影像学上有缓解，1 名儿童保持稳定。在 BB-SFOP 方案化学治疗结束时，4 名儿童获得影像学完全缓解。化学治疗开始后中位随访 3 年，除 1 名儿童（死于其他原因）外，其余儿童均存活。5 名未接受放射治疗的患儿在化学治疗开始后 16 个月、35 个月、40 个月、55 个月、59 个月仍无疾病进展。这种化学治疗方案对髓内神经胶质肿瘤的疗效需要进一步的试验来证明，尤其是在幼儿和转移患者中。虽然化学治疗可能会延迟低级别胶质瘤对放射治疗的需求，但大多数患者仍需要放射治疗来实现肿瘤控制（Gajjar 等，1995；Doireau 等，1999；Merchant 等，2000；Bian 等，2013；Schniederjan 等，2013）。仅针对颅内肿瘤的化学治疗方案对室管膜瘤的作用由于研究结果不一致而引起争议（Evans 等，1996；Timmermann 等，2000；Garvin 等，2012；Venkatramani 等，2013；Strother 等，2014），然而，人们对研究其在 WHO Ⅱ级和Ⅲ级肿瘤中的作用产生了新的兴趣。

（三）放射治疗

脊髓肿瘤术后放射治疗的作用一直存在争议，而且在很大程度上不一致。对于低级别脊髓星形细胞瘤，早期化学治疗可能有增加的趋势，而放射治疗通常用于肿瘤进展或复发时。在一些系列研究中，放射治疗被证明可以提高无进展生存率，而其他研究则表明没有获益（Bouffet 等，1998；Ahmed 等，2014）。

对于低级别肿瘤如脊髓星形细胞瘤，手术及不完全切除术后放射治疗可使 5 年生存率达到 50%～60%（Houten 和 Weiner，2000；Jenkinson 等，2006；Ahmed 等，2014）。尽管缺乏确切的数据，最大限度的手术切除是合理可行的方法。对于未完全切除的肿瘤，可以对低级别胶质瘤（如毛细胞型）进行随访，尤其是在青春期前的儿童中，延迟放射治疗可能有利于风险效益比。如果选择对疑似或确诊有残留病灶的患儿进行随访观察，在疾病进展时，在可行的情况下进行第二次手术是非常重要的；除非第二次手术达到影像学证实的完全切除，否则应行放射治疗。

对于脊髓室管膜瘤，有证据支持单独手术用于髓内肿瘤和马尾肿瘤的初始治疗（McCormick 等，1990）。由于黏液乳头状瘤的惰性性质，幼儿时期全切除后可进行观察。然而有证据表明，儿童黏液乳头状室管膜瘤单纯手术治疗复发时间更短，播散率更高（Bagley 等，2009；Feldman 等，2013；Bandopadhayay 等，2016）。辅助放射治疗可以显著改善局部控制和无进展生存，应积极采用，尤其适用于 STR 术后（Schild 等，1998；Akyurek 等，2006；Agbahiwe 等，2013）。虽然在对成人患者的研究中，放射治疗对组织学分级不同的室管膜瘤的作用有明显差异，但是高级别脊髓室管膜瘤在儿童中并不常见。从成人数据推断，术后放射治疗对脊髓室管膜瘤有一定作用。Ⅱ级室管膜瘤患者，尤其在次全切除术后，可以从术后放射治疗中获益（Lin 等，2014）。

诊断时存在神经轴播散的胶质瘤和室管膜瘤也可从放射治疗中获益。有证据表明，这些患者在接受全中枢照射后可以获得长期无进展生存（Gajjar 等，1995；Merchant 等，2000）。

八、靶区定义

（一）放射治疗靶区

在过去的 20 年里，基于改进的成像技术，放射治疗靶区的定义发生了很大的变化。进行全神经轴影像学检查非常必要，而 MRI 可以对肿瘤范围进行最佳的解剖学描述。根据 MRI 图像可以勾画出神经轴肿瘤的范围；如果可以的话，应该使用图像融合来精确地描绘靶区。局限性髓内星形细胞瘤的治疗通常参考术前和术后的 MRI，对肿瘤原发灶和（或）肿瘤瘤床进行局部放射治疗。局部放射治疗也适用于脊髓室管膜瘤（Akyurek 等，2006；Agbahiwe 等，2013）。最近的研究显示区域照射的外扩边界应稍大一些，并包括整个远端硬脊膜囊。在术后放射治疗中，靶区的定义应参考术前影像学检查，以评估肿瘤侵犯整个神经轴的范围；此外，术后的变化应纳入 CTV，因为它们可能超出原肿瘤范围，通常反映实际肿瘤平面。外扩的边界用于覆盖显微镜下的病变范围（临床靶区）；一般在纵向上外扩 2～3cm，水平方向上应包括整个椎管到椎体边缘。对于星形细胞瘤，通常在实体瘤切除后，近端和远端的囊壁压缩或闭塞。在这种情况下，放射治疗似乎仅限于实体肿瘤瘤床。PTV 外扩范围取决于患者体位、固定装置和治疗机构的机载成像能力。通常情况下，考虑到骨骼未成熟儿童的椎体对称性覆盖，PTV 由 CTV 外扩 0.5～1cm 形成（图 18–3）。

对已有播散的肿瘤进行全中枢放射治疗（Merchant 等，2000）及其技术将在本书其他章节讨论。与脑肿瘤类似，年龄是考虑全神经轴放射治疗时机的非常重要的参考因素。

（二）剂量

放射治疗剂量一般在 45～54Gy。这个剂量水平部分是基于对脊髓耐受的估计。虽然大多数患者的治疗剂量为 45～50Gy（O'Sullivan 等，1994；Guss 等，2013），但脊髓低级别星形细

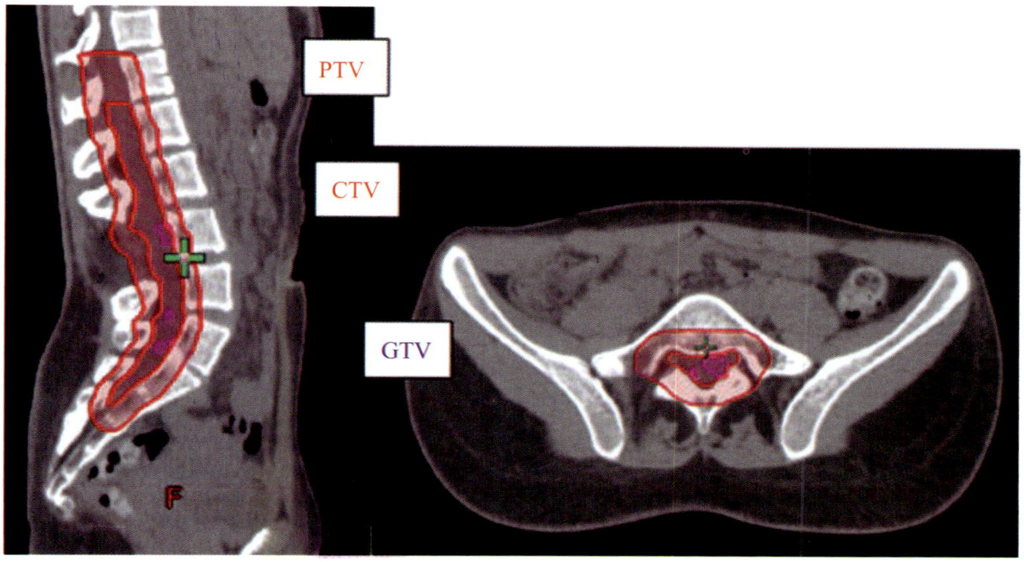

▲ **图 18–3** Ⅰ级黏液乳头状室管膜瘤伴有远端硬脊膜囊结节：肿瘤区（**GTV**– 紫色）、临床靶区（**CTV**– 内红色）和计划靶区（**PTV**– 外红色）

胞瘤的辐射剂量反应尚未明确。有证据表明，在室管膜瘤中，＞50Gy 的剂量可以获得更好的局部控制（Schild 等，2002；Pica 等，2009）。其他神经胶质来源的脊髓肿瘤（包括高级别胶质瘤），局部放射治疗剂量一般为 50～54Gy，剂量选择主要由脊髓的剂量限制决定。每日剂量在 1.8～2Gy。在播散性肿瘤的病例中，针对全中枢轴的初始剂量通常为 36～39.6Gy，然后根据脊髓受累程度，局部原发灶部位加量至 45～54Gy 的总剂量。通常使用单个后前（posterior-anterior，PA）野照射时，会产生明显的剂量建成（dose buildup）效应，因此给予处方剂量时需要特别注意靶区的剂量学评估。

（三）放射治疗技术

过去，用单个后前（PA）野或一组前后对穿野对脊髓肿瘤进行放射治疗。对于 PA 野，选择特定的剂量处方深度，通常位于椎体后缘或椎管前缘，应考虑到摆位变化对剂量跌落区剂量分布的影响。对于有生长潜能的儿童，需要特别注意整个椎体的剂量要对称覆盖。静态或动态楔形板可与 PA 野一起使用，以补偿颈椎和腰椎常见的体表不均匀性（图 18-4）。侧向对穿野或后斜野可用于颈椎肿瘤治疗，以减少椎体前方的穿射剂量（图 18-5）。在某些情况下也使用电子线放射治疗，但是，由于电子射程和表面剂量建成效应的限制，电子线几乎不适用于年龄较大的患者。目前的技术是基于图像引导定义靶区，采用 3D-CRT、IMRT 或 VMAT 技术来实现

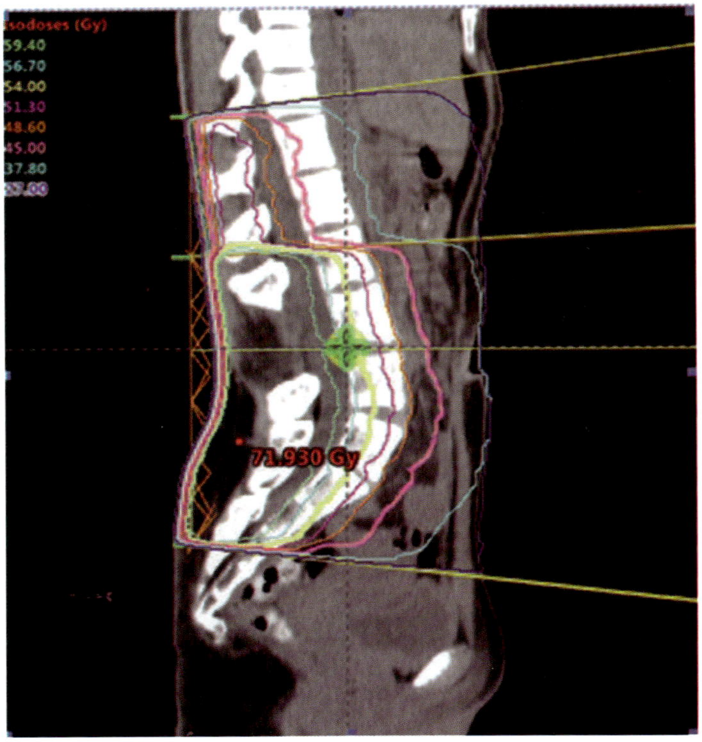

◀ **图 18-4** 采用容积调强 PA 野技术治疗腰段脊髓Ⅱ级室管膜瘤

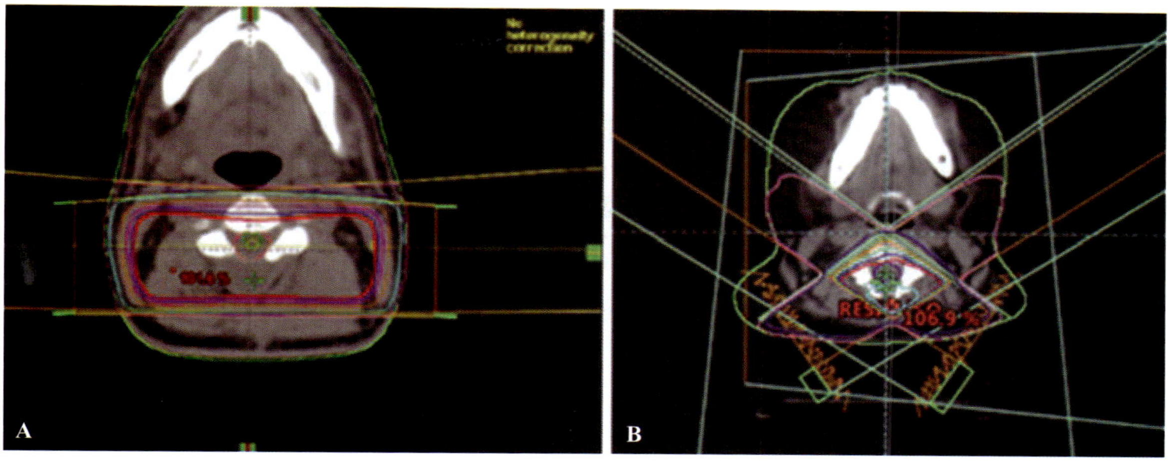

▲ **图 18-5**　计划 CT 的轴位平面图显示了侧向对穿野（A）和后斜野（B）技术的射野设置及等剂量线分布情况

更好的剂量均匀性，并限制靶区附近重要内脏器官（如肾脏、肺或心脏）的受量。质子放射治疗能提供更好的剂量分布，保护椎前组织。无论采用何种技术，对生长中的儿童椎体进行均匀照射是治疗计划中非常重要的考虑因素。

九、疗效

儿童患者很有可能随着时间的推移恢复神经功能（Kane el-Mahdy 等，1999）。对于所有脊髓髓内肿瘤，肿瘤组织学类型和切除程度一直被认为是最重要的预后因素（DeSousa 等，1979；Constantini 等，2000；Houten 和 Weiner，2000；Ahmed 等，2014）。脊髓星形细胞瘤与其他中枢神经系统部位的星形细胞瘤有相似的预后意义（Kopelson 和 Linggood，1982）。症状的持续时间可能是疾病预后的另一个预测指标（Bouffet 等，1998），与室管膜瘤相比，切除的程度对脊髓低级别星形细胞瘤的预后影响较小（Innocenzi 等，1996）。术后放射治疗可以改善浸润性星形细胞瘤患者的预后，而完全切除却不能改善毛细胞型星形细胞瘤患者的预后（Minehan 等，2009）。总体来说，低级别脊髓星形细胞瘤的中位生存期超过 6 年，术后放射治疗在其中的作用仍存在争议（Guidetti 等，1981；Rossitch 等，1990）。

脊髓室管膜瘤的预后主要受组织学分级和手术切除程度的影响。Ⅰ级室管膜瘤与良好的生存结局相关；相反，Ⅱ级室管膜瘤患者有显著的疾病进展和死亡风险（Merchant 等，2000）。最近发表的一项基于 64 例Ⅱ级脊髓室管膜瘤患者的研究表明，STR 病例中给予辅助放射治疗的概率显著高于 GTR 病例（$P < 0.001$）（Lin 等，2014）。与其他研究类似，切除术是 10 年生存率

的强有力预测因子（GTR 组为 93.8%，STR 组为 87.5%）。接受放射治疗者 10 年生存率估计为 87.4%，未接受放射治疗者为 75.1%，这一差异无统计学意义。进行性别、诊断年龄、患病持续时间、放射治疗和切除范围的多元回归模型分析发现，只有女性是死亡率降低的独立预测因子（HR 0.15，95%CI：0.02～0.94，P=0.04）。与髓内肿瘤相比，起源于马尾部的黏液乳头状室管膜瘤具有更好的长期控制率，这可能归因于脊髓以下病灶具有更高的可切除性，且可给予更高的放射治疗剂量。

高级别脊髓肿瘤患儿的中位生存期不足 7 个月（Cohen 等，1989）。即使采用了三联疗法，原发性高级别脊髓星形细胞瘤患儿的预后仍不理想（Kopelson 和 Linggood，1982；Merchant 等，1999）。大多数患者会出现或发展为软脊膜转移，但主要的治疗挑战仍是局部肿瘤控制（Allen 等，1998；Merchant 等，1999）。各种临床因素、影像学和手术因素对无进展生存的影响仍然未知。

虽然很多低级别星形细胞瘤和室管膜瘤患者的神经功能可以恢复且有良好的预后，但有些患者会出现永久性的神经感觉缺失，如神经源性膀胱、肠道功能障碍和脊柱侧弯，这些后遗症会显著影响患者的生活质量（McGirt 等，2008；Poretti 等，2008）。

十、随访原则

治疗后监测频率因肿瘤类型有所不同。低级别室管膜瘤的随访应包括临床检查和 MRI 检查，最初 2 年每 3 个月检查 1 次，随后 3 年每 6 个月检查 1 次，治疗后 5～10 年每年评估 1 次，此后每隔 1 年评估 1 次。高级别肿瘤通常需要更频繁地监测，尽管早期发现疾病进展可能不能提供有效的挽救治疗。

十一、展望

高级别脊髓肿瘤需要更好的治疗手段。脊髓功能的长期受损妨碍了局部治疗（如手术和放射治疗）疗效的进一步提高。通过更好地了解肿瘤生物学，开发新的靶向和细胞毒性药物，可能更有利于改善患者的长期预后。

参考文献

[1] Agbahiwe HC, Wharam M, Batra S, Cohen K, Terezakis SA (2013) Management of pediatric myxopapillary ependymoma: the role of adjuvant radiation. Int J Radiat Oncol Biol Phys 85(2):421–427

[2] Ahmed R, Menezes AH, Awe OO, Torner JC (2014) Long-term disease and neurological outcomes in patients with pediatric intramedullary spinal cord tumors. J Neurosurg Pediatr 13(6):600–612

[3] Akyurek S, Chang EL, Yu TK, Little D, Allen PK, McCutcheon I, Mahajan A, Maor MH, Woo SY (2006) Spinal myxopapillary ependymoma outcomes in patients treated with surgery and radiotherapy at M.D. Anderson Cancer Center. J Neuro-Oncol 80(2):177–183

[4] Allen JC, Aviner S, Yates AJ, Boyett JM, Cherlow JM, Turski PA, Epstein F, Finlay JL (1998) Treatment of high-grade spinal cord astrocytoma of childhood with "8-in-1" chemotherapy and radiotherapy: a pilot study of CCG-945. Children's Cancer Group. J Neurosurg 88(2):215–220

[5] Bagley CA, Wilson S, Kothbauer KF, Bookland MJ, Epstein F, Jallo GI (2009) Long term outcomes following surgical resection of myxopapillary ependymomas. Neurosurg Rev 32(3):321–334, discussion 334.

[6] Bandopadhayay P, Silvera VM, Ciarlini PD, Malkin H, Bi WL, Bergthold G, Faisal AM, Ullrich NJ, Marcus K, Scott RM, Beroukhim R, Manley PE, Chi SN, Ligon KL, Goumnerova LC, Kieran MW (2016) Myxopapillary ependymomas in children: imaging, treatment and outcomes. J Neuro-Oncol 126(1):165–174

[7] Bian SX, McAleer MF, Vats TS, Mahajan A, Grosshans DR (2013) Pilocytic astrocytoma with leptomeningeal dissemination. Childs Nerv Syst 29(3):441–450

[8] Bouffet E, Pierre-Kahn A, Marchal JC, Jouvet A, Kalifa C, Choux M, Dhellemmes P, Guerin J, Tremoulet M, Mottolese C (1998) Prognostic factors in pediatric spinal cord astrocytoma. Cancer 83(11):2391–2399

[9] Cohen AR, Wisoff JH, Allen JC, Epstein F (1989) Malignant astrocytomas of the spinal cord. J Neurosurg 70(1):50–54

[10] Constantini S, Houten J, Miller DC, Freed D, Ozek MM, Rorke LB, Allen JC, Epstein FJ (1996) Intramedullary spinal cord tumors in children under the age of 3 years. J Neurosurg 85(6):1036–1043

[11] Constantini S, Miller DC, Allen JC, Rorke LB, Freed D, Epstein FJ (2000) Radical excision of intramedullary spinal cord tumors: surgical morbidity and long-term follow-up evaluation in 164 children and young adults. J Neurosurg 93(2 suppl):183–193

[12] DeSousa AL, Kalsbeck JE, Mealey J Jr, Campbell RL, Hockey A (1979) Intraspinal tumors in children. A review of 81 cases. J Neurosurg 51(4):437–445

[13] Doireau V, Grill J, Zerah M, Lellouch-Tubiana A, Couanet D, Chastagner P, Marchal JC, Grignon Y, Chouffai Z, Kalifa C (1999) Chemotherapy for unresectable and recurrent intramedullary glial tumours in children. Brain Tumours Subcommittee of the French Society of Paediatric Oncology (SFOP). Br J Cance 81(5):835–840

[14] el-Mahdy W, Kane PJ, Powell MP, Crockard HA (1999) Spinal intradural tumors: Part I-Extramedullary. Br J Neurosurg 13:550–557

[15] Epstein F, Epstein N (1981) Surgical management of holocord intramedullary spinal cord astrocytomas in children. J Neurosurg 54(6):829–832

[16] Evans AE, Anderson JR, Lefkowitz-Boudreaux IB, Finlay JL (1996) Adjuvant chemotherapy of childhood posterior fossa ependymoma: cranio-spinal irradiation with or without adjuvant CCNU, vincristine, and prednisone: a Childrens Cancer Group Study. Med Pediatr Oncol 27(1):8–14

[17] Feldman WB, Clark AJ, Safaee M, Ames CP, Parsa AT (2013) Tumor control after surgery for spinal myxopapillary ependymomas: distinct outcomes in adults versus children: a systematic review. J Neurosurg Spine 19(4):471–476

[18] Gajjar A, Bhargava R, Jenkins JJ, Heideman R, Sanford RA, Langston JW, Walter AW, Kuttesch JF, Muhlbauer M, Kun LE (1995) Low-grade astrocytoma with neuraxis dissemination at diagnosis. J Neurosurg 83(1):67–71

[19] Garces-Ambrossi GL, McGirt MJ, Mehta VA, Sciubba DM, Witham TF, Bydon A, Wolinksy JP, Jallo GI, Gokaslan ZL (2009) Factors associated with progression-free survival and long-term neurological outcome after resection of intramedullary spinal cord tumors: analysis of 101 consecutive cases. J Neurosurg Spine 11(5):591–599

[20] Garvin JH Jr, Selch MT, Holmes E, Berger MS, Finlay JL, Flannery A, Goldwein JW, Packer RJ, Rorke-Adams LB, Shiminski-Maher T, Sposto R, Stanley P, Tannous R, Pollack IF (2012) Phase II study of pre-irradiation chemotherapy for childhood intracranial ependymoma. Children's Cancer Group protocol 9942: a report from the Children's Oncology Group. Pediatr Blood Cancer 59(7):1183–1189

[21] Goh KY, Velasquez L, Epstein FJ (1997) Pediatric intramedullary spinal cord tumors: is surgery alone enough? Pediatr Neurosurg 27(1):34–39

[22] Guidetti B, Mercuri S, Vagnozzi R (1981) Long-term results of the surgical treatment of 129 intramedullary spinal gliomas. J Neurosurg 54(3):323–330

[23] Guss ZD, Moningi S, Jallo GI, Cohen KJ, Wharam MD, Terezakis SA (2013) Management of pediatric spinal cord astrocytomas: outcomes with adjuvant radiation. Int J Radiat Oncol Biol Phys 85(5):1307–1311

[24] Hanbali F, Fourney DR, Marmor E, Suki D, Rhines LD, Weinberg JS, McCutcheon IE, Suk I, Gokaslan ZL (2002) Spinal cord ependymoma: radical surgical resection and outcome. Neurosurgery 51(5):1162–1172, discussion 1172–4. Hardison HH, Packer RJ, Rorke LB, Schut L, Sutton LN, Bruce DA (1987) Outcome of children with primary intramedullary spinal cord tumors. Childs Nerv Syst 3(2):89–92

[25] Hoshimaru M, Koyama T, Hashimoto N, Kikuchi H (1999) Results of microsurgical treatment for intramedullary spinal cord ependymomas: analysis of 36 cases. Neurosurgery 44(2):264–269

[26] Houten JK, Weiner HL (2000) Pediatric intramedullary spinal cord tumors: special considerations. J Neuro-Oncol 47(3):225–230

[27] Innocenzi G, Raco A, Cantore G, Raimondi AJ (1996) Intramedullary astrocytomas and ependymomas in the pediatric age group: a retrospective study. Childs Nerv Syst 12(12):776–780

[28] Jenkinson MD, Simpson C, Nicholas RS, Miles J, Findlay

GF, Pigott TJ (2006) Outcome predictors and complications in the management of intradural spinal tumours. Eur Spine J 15(2):203–210
[29] Karikari IO, Nimjee SM, Hodges TR, Cutrell E, Hughes BD, Powers CJ, Mehta AI, Hardin C, Bagley CA, Isaacs RE, Haglund MM, Friedman AH (2015) Impact of tumor histology on resectability and neurological outcome in primary intramedullary spinal cord tumors: a single-center experience with 102 patients. Neurosurgery 76(suppl 1):S4–S13
[30] Kearse LA Jr, Lopez-Bresnahan M, McPeck K, Tambe V (1993) Loss of somatosensory evoked potentials during intramedullary spinal cord surgery predicts postoperative neurologic deficits in motor function [corrected]. J Clin Anesth 5(5):392–398
[31] Kopelson G, Linggood RM (1982) Intramedullary spinal cord astrocytoma versus glioblastoma: the prognostic importance of histologic grade. Cancer 50(4):732–735
[32] Kutluk T, Varan A, Kafali C, Hayran M, Soylemezoglu F, Zorlu F, Aydin B, Yalcin B, Akyuz C, Buyukpamukcu M (2015) Pediatric intramedullary spinal cord tumors: a single center experience. Eur J Paediatr Neurol 19(1):41–47
[33] Lin Y, Jea A, Melkonian SC, Lam S (2014) Treatment of pediatric grade II spinal ependymomas: a population-based study. J Neurosurg Pediatr 15:1–7
[34] Lowis SP, Pizer BL, Coakham H, Nelson RJ, Bouffet E (1998) Chemotherapy for spinal cord astrocytoma: can natural history be modified? Childs Nerv Syst 14(7):317–321
[35] McCormick PC, Torres R, Post KD, Stein BM (1990) Intramedullary ependymoma of the spinal cord. J Neurosurg 72(4):523–532
[36] McGirt MJ, Chaichana KL, Atiba A, Attenello F, Woodworth GF, Jallo GI (2008) Neurological outcome after resection of intramedullary spinal cord tumors in children. Childs Nerv Syst 24(1):93–97
[37] Merchant TE, Kiehna EN, Thompson SJ, Heideman R, Sanford RA, Kun LE (2000) Pediatric low-grade and ependymal spinal cord tumors. Pediatr Neurosurg 32(1):30–36
[38] Merchant TE, Nguyen D, Thompson SJ, Reardon DA, Kun LE, Sanford RA (1999) High-grade pediatric spinal cord tumors. Pediatr Neurosurg 30(1):1–5
[39] Minehan KJ, Brown PD, Scheithauer BW, Krauss WE, Wright MP (2009) Prognosis and treatment of spinal cord astrocytoma. Int J Radiat Oncol Biol Phys 73(3):727–733
[40] Nadkarni TD, Rekate HL (1999) Pediatric intramedullary spinal cord tumors. Critical review of the literature. Childs Nerv Syst 15(1):17–28
[41] O'Sullivan C, Jenkin RD, Doherty MA, Hoffman HJ, Greenberg ML (1994) Spinal cord tumors in children: long-term results of combined surgical and radiation treatment. J Neurosurg 81(4):507–512
[42] Peschel RE, Kapp DS, Cardinale F, Manuelidis EE (1983) Ependymomas of the spinal cord. Int J Radiat Oncol Biol Phys 9(7):1093–1096
[43] Pica A, Miller R, Villa S, Kadish SP, Anacak Y, Abusaris H, Ozyigit G, Baumert BG, Zaucha R, Haller G, Weber DC (2009) The results of surgery, with or without radiotherapy, for primary spinal myxopapillary ependymoma: a retrospective study from the rare cancer network. Int J Radiat Oncol Biol Phys 74(4):1114–1120
[44] Poretti A, Zehnder D, Boltshauser E, Grotzer MA (2008) Long-term complications and quality of life in children with intraspinal tumors. Pediatr Blood Cancer 50(4):844–848
[45] Prayson RA (2013) Disseminated spinal cord astrocytoma with features of gliofibroma: a review of the literature. Clin Neuropathol 32(4):298–302
[46] Reimer R, Onofrio BM (1985) Astrocytomas of the spinal cord in children and adolescents. J Neurosurg 63(5):669–675
[47] Rifkinson-Mann S, Wisoff JH, Epstein F (1990) The association of hydrocephalus with intramedullary spinal cord tumors: a series of 25 patients. Neurosurgery 27(5):749–754, discussion 754
[48] Rossitch E Jr, Zeidman SM, Burger PC, Curnes JT, Harsh C, Anscher M, Oakes WJ (1990) Clinical and pathological analysis of spinal cord astrocytomas in children. Neurosurgery 27(2):193–196
[49] Schild SE, Nisi K, Scheithauer BW, Wong WW, Lyons MK, Schomberg PJ, Shaw EG (1998) The results of radiotherapy for ependymomas: the Mayo Clinic experience. Int J Radiat Oncol Biol Phys 42(5):953–958
[50] Schild SE, Wong W, Nisi K (2002) In regard to the radiotherapy of myxopapillary ependymomas. Int J Radiat Oncol Biol Phys 53(3):787
[51] Schniederjan MJ, Alghamdi S, Castellano-Sanchez A, Mazewski C, Brahma B, Brat DJ, Brathwaite CD, Janss AJ (2013) Diffuse leptomeningeal neuroepithelial tumor: 9 pediatric cases with chromosome 1p/19q deletion status and IDH1 (R132H) immunohistochemistry. Am J Surg Pathol 37(5):763–771
[52] Stephen JH, Sievert AJ, Madsen PJ, Judkins AR, Resnick AC, Storm PB, Rushing EJ, Santi M (2012) Spinal cord ependymomas and myxopapillary ependymomas in the first 2 decades of life: a clinicopathological and immunohistochemical characterization of 19 cases. J Neurosurg Pediatr 9(6):646–653
[53] Strother DR, Lafay-Cousin L, Boyett JM, Burger P, Aronin P, Constine L, Duffner P, Kocak M, Kun LE, Horowitz ME, Gajjar A (2014) Benefit from prolonged dose-intensive chemotherapy for infants with malignant brain tumors is restricted to patients with ependymoma: a report of the Pediatric Oncology Group randomized controlled trial 9233/34. Neuro-Oncology 16(3):457–465
[54] Timmermann B, Kortmann RD, Kuhl J, Meisner C, Slavc I, Pietsch T, Bamberg M (2000) Combined postoperative irradiation and chemotherapy for anaplastic ependymomas in childhood: results of the German prospective trials HIT 88/89 and HIT 91. Int J Radiat Oncol Biol Phys 46(2):287–295
[55] Venkatramani R, Ji L, Lasky J, Haley K, Judkins A, Zhou S, Sposto R, Olshefski R, Garvin J, Tekautz T, Kennedy G, Rassekh SR, Moore T, Gardner S, Allen J, Shore R, Moertel C, Atlas M, Dhall G, Finlay J (2013) Outcome of infants and young children with newly diagnosed ependymoma treated on the "head start" III prospective clinical trial. J Neuro-Oncol 113(2):285–291
[56] Whitaker SJ, Bessell EM, Ashley SE, Bloom HJ, Bell BA, Brada M (1991) Postoperative radiotherapy in the management of spinal cord ependymoma. J Neurosurg 74(5):720–728
[57] Zentner J (1991) Motor evoked potential monitoring during neurosurgical operations on the spinal cord. Neurosurg Rev 14(1):29–36
[58] Zileli M, Coskun E, Ozdamar N, Ovul I, Tuncbay E, Oner K, Oktar N (1996) Surgery of intramedullary spinal cord tumors. Eur Spine J 5(4):243–250

第 19 章　脉络丛肿瘤

Choroid Plexus Tumors

Arthur K. Liu　Todd Hankinson　Johannes E.A. Wolff　著
兰凤鸣　陈志坚　译
陆佳伟　姜　威　校

摘　要

脉络丛肿瘤（CPT）是一种罕见的儿童肿瘤，包括脉络丛乳头状瘤（CPP）、非典型性脉络丛乳头状瘤（aCPP）和脉络丛癌（CPC）三种病理类型。脉络丛肿瘤常伴有 TP53 基因的突变，脉络丛癌常发生在 Li-Fraumeni 综合征患者中。MRI 上脉络丛肿瘤具有颅内肿瘤相对常见的特征。这类肿瘤主要的治疗方法是外科手术切除，术后化学治疗和放射治疗一般应用于复发的脉络丛乳头状瘤，非典型脉络丛乳头状瘤和脉络丛癌。脉络丛乳头状瘤的预后很好，几乎所有的患儿都可通过手术治愈。相比之下，脉络丛癌的 5 年存活率却只有 30%～60%。目前正在研究脉络丛肿瘤新的化学治疗方案。

一、流行病学和组织病理学

脉络丛肿瘤是儿童中发病率较少的一类肿瘤，约占所有儿童脑肿瘤的 2%。1978—2010 年，在一项对脉络丛肿瘤基于人群的流行病学监测与最终治疗结果（SEER）的分析中，20 岁以下的患者仅有 202 人(Dudley 等，2015)。脉络丛肿瘤包括良性脉络丛乳头状瘤(CPP，WHO Ⅰ级)、非典型性脉络丛乳头状瘤（aCPP，WHO Ⅱ级）和脉络丛癌（CPC，WHO Ⅲ级）三类，2007 年，WHO 神经系统肿瘤分类中，新增加了非典型脉络丛乳头状瘤这个亚型。脉络丛癌多发生于幼儿，75% 见于 5 岁以下的儿童，而脉络丛乳头状瘤的发病率平均分布于整个儿童时期。

WHO 对三类脉络丛肿瘤分别做了不同的组织学定义（Louis 等，2007）。脉络丛乳头状瘤形态与正常脉络丛相似，有丝分裂活性低（图 19–1A）。脉络丛癌则呈现恶性表型，表现为细胞增多、乳头状结构异常、有丝分裂活性高、核多形和坏死（图 19–1B）。非典型性脉络丛乳头状瘤介于两者之间，有丝分裂活性明显增加。

二、易感因素

脉络丛肿瘤，尤其是脉络丛癌一般情况下都伴有 TP53 的突变。脉络丛癌的患者往往见于 Li–Fraumeni 综合征的患者，这些患者存在 TP53 胚系突变，也是 2009 年提出的 Chompret 诊断标准之一（Tinat 等，2009）。最近一项多中心的基于 100 例脉络丛肿瘤的基因组学分析表明脉

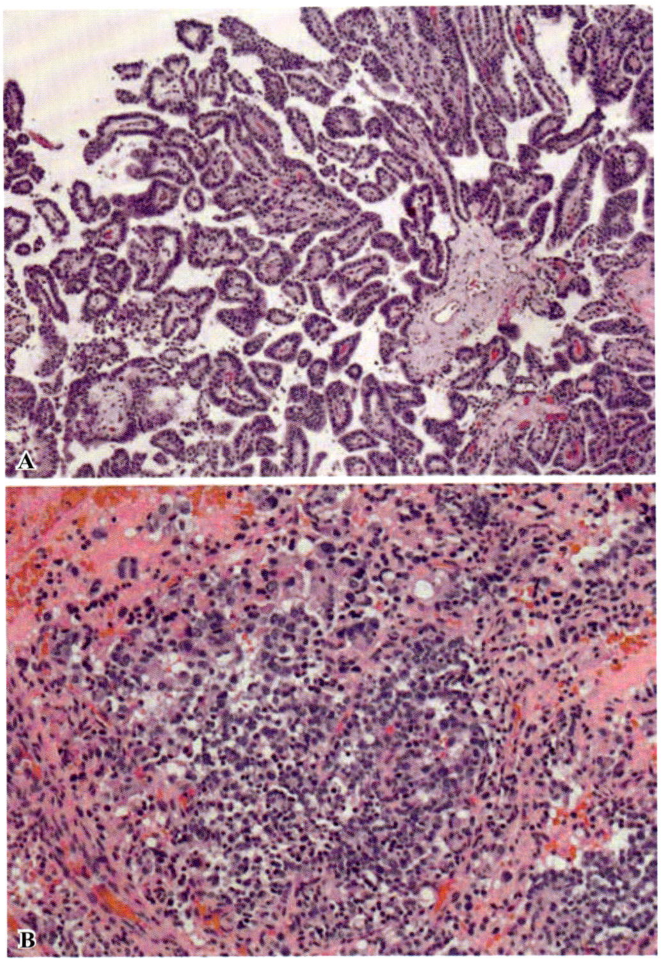

◀ **图 19–1** **A. WHO** Ⅰ级脉络丛乳头状瘤 **HE** 染色组织学样本；单层上皮细胞围绕纤维血管轴心，尽管细胞数量增加，但类似于正常脉络丛组织；细胞有丝分裂活性低，没有坏死及核分裂象；**B. WHO** Ⅲ级脉络膜癌 **HE** 染色组织学样本；乳头结构消失，核多形和异型性多见，向邻近脑组织浸润性生长，但在这例标本中没有发现

络丛癌在拷贝数、基因表达和 DNA 甲基化方面与脉络膜丛乳头状瘤存在着显著的不同（Merino 等，2015）。在脉络丛癌中，TP53 突变的比例很高，且 TP53 突变的数量与患者预后有关。猿猴空泡病毒 40（SV40 病毒）的表达和脉络膜丛乳头状瘤之间也可能存在关联。体外实验数据（Carruba 等，1983、1984）和动物实验数据（Brinster 等，1984；Cho 等，1989；Enjoji 等，1996；Small 等，1985）等都证实 SV40 的表达能够诱导脉络膜丛乳头状瘤的发生。

三、临床表现

在儿童患者中，脉络丛肿瘤最常发生于侧脑室，其次是第四脑室。因此，出现的主要临床症状是颅内压升高，主要有两方面原因，其一，肿瘤生长直接堵塞脑脊液循环通路；其二，肿瘤导致脑脊液的生成过量，超过吸收。颅内压升高的主要临床表现包括前囟饱满、易怒、嗜睡性头痛、呕吐和视力变化。视觉变化在儿童中是非常难以检测的，但婴儿喜欢向下凝视或无法追踪目标物都表明视功能障碍，眼科检查可以表现为视盘水肿。其他身体检查结果还包括快速增加的头围和突出的头皮静脉。

影像学表现

尽管头围迅速增加的婴儿最初应用的是颅内超声，但颅脑 CT 及 MRI 仍是诊断脉络丛肿瘤的重要检查方法。超声检查既无创又便宜，它能较好地显示扩张的脑室系统和高回声肿块。CT 上，CPP 的典型影像学表现为：脉络丛肿瘤多呈等或稍高密度肿块，同时伴有脑室系统扩张，可呈分叶状，伴或不伴有钙化。在 MRI 上，CPP 也显示出独特的分叶状外观，与脉络丛的衍生方向一致。CT 和 MRI 增强扫描均可见显著强化。T_2 或 FLAIR 序列能够显示邻近的水肿区域，但显著的水肿提示局部肿瘤的浸润，这与脉络丛癌表现最为一致。区分于脉络丛乳头状瘤的不连续性（图 19–2），脉络丛癌通常边界不太明确，外观更不均匀，其内包含有囊性改变、坏死或出血（图 19–3）。

其他无创成像影像的数据在脉络丛肿瘤中的应用非常有限。例如 MR 光谱技术，与脉络丛乳头状瘤相比，脉络丛癌中胆碱峰值可能更高（Horska 等，2001）。而与其他脉络丛肿瘤相比，脉络丛乳头状瘤中肌醇峰值可能升高（Krieger 等，2005）。也有文献报道 SPECT（Shibata 等，2008；Wolff 等，2001）和 PET（Sunada 等，2002）在脉络丛肿瘤中的应用。MR 血管灌注成像是揭示肿瘤血管供应的有效手段，能够指导手术决策或术前的肿瘤栓塞。

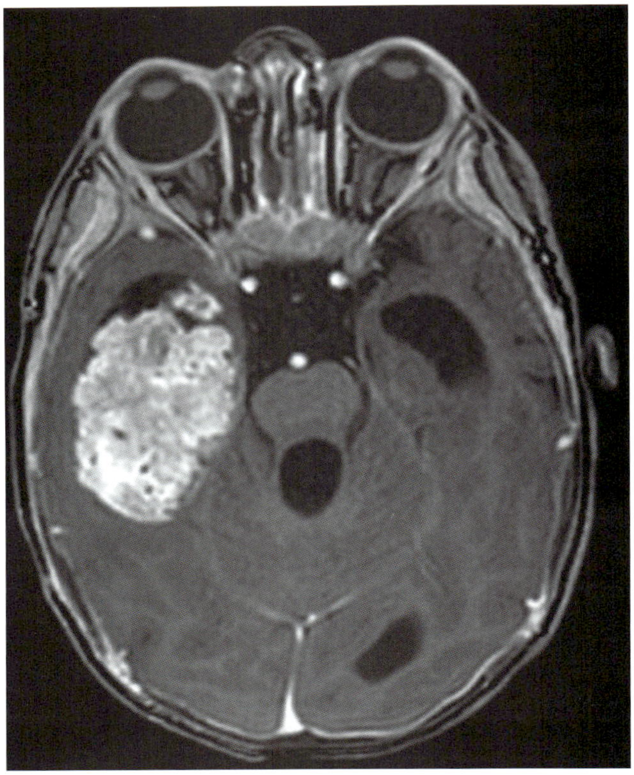

◀ **图 19-2　脉络丛乳头状瘤 T_1 增强像**

位于侧脑室右侧颞角的额叶肿瘤，表现为明显的 T_1 增强，没有水肿或浸润邻近实质的证据

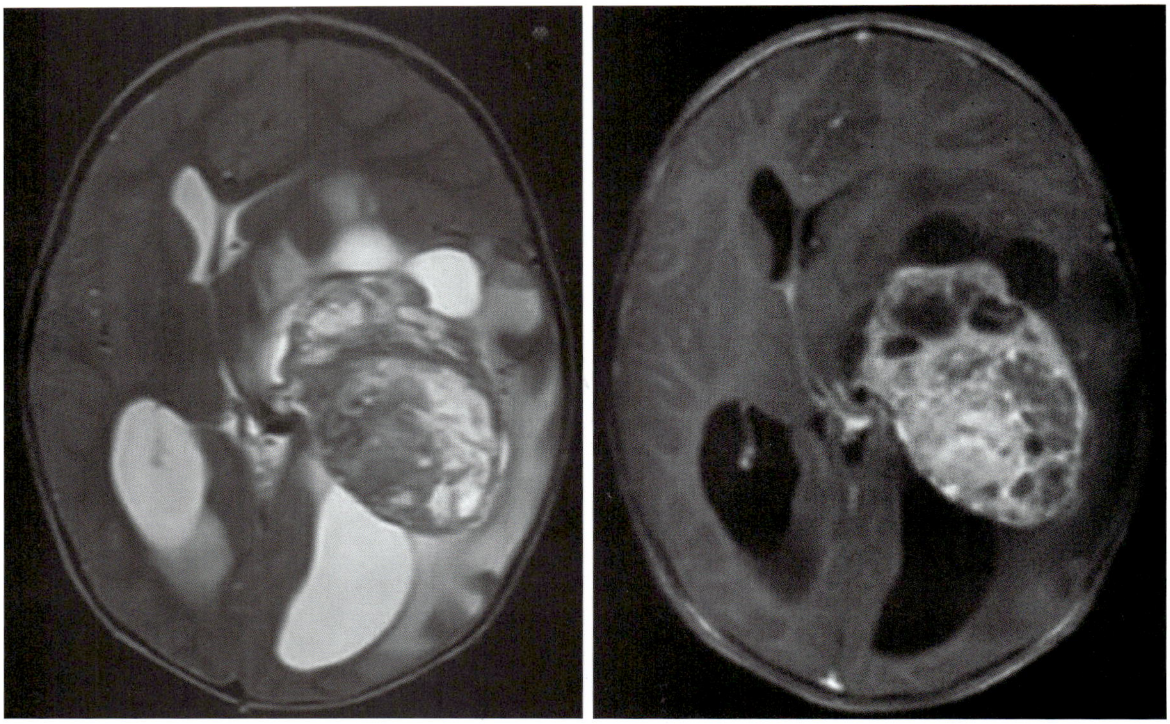

▲ **图 19-3**　一例脉络丛癌患儿 T_2 加权（左）和 T_1 加权增强（右）**MRI** 图像；肿瘤位于左侧侧脑室，表现为不均匀增强和多个囊肿，邻近颞叶有水肿

四、诊断评估

推荐的脉络丛肿瘤的疗前评估是基于 CPT-SIOP-2009 协议。患儿的评估从病史、体格检查和基本血液检查开始。影像学应包括全脑和全脊髓的 MRI。在没有颅内压（ICP）升高的情况下，应该进行腰椎穿刺来评估转移性病灶。在颅内压升高的情况下，可以在术后完成腰椎穿刺。其余部位的远处转移通常不需要评估。其他推荐的评估包括：应用过多柔比星的儿童进行心电图和心脏彩超检查，以及对接受耳蜗照射或应用过顺铂的儿童的进行听力学测试。

五、紧急处置 / 外科治疗

许多患有脉络丛肿瘤的儿童表现为症状性颅内压升高，因此，最初的治疗往往集中在降低颅内压方面，包括紧急使用甘露醇、放置脑室引流管或进行脑室分流术。通常情况下，由于脑脊液的过度生成，第三脑室造瘘术效果并不显著。手术前患者通常以地塞米松维持。

脉络丛乳头状瘤和脉络丛癌的主要治疗目标是安全范围内最大的手术切除。作为一种常发于幼龄儿童的高血供病变，必须要考虑致命的术中失血风险。根据病变的影像学表现，临床团队确定是否需要行术前血管造影和栓塞。虽然这在年龄小的患儿当中非常具有挑战性，但栓塞可以大大减少肿瘤的动脉供应，尤其在可疑脉络丛癌患者中更为有意义。

通过立体定向开颅手术来切除肿瘤，其经室轨迹可以先看到肿瘤的动脉血供，然后进行烧灼和切割切断肿瘤血供。显微外科切除术中需要立体定向引导和稳定的手术视野，因此，需要特定的头架用来固定患儿的薄头骨。在手术定位过程中和手术后，神经外科医师必须始终仔细评估颅骨骨折和硬膜外血肿的风险，因为在脑脊液和肿瘤切除后，对于小的硬膜外血肿的自我填塞作用就消失了。手术团队和麻醉师之间的密切沟通是至关重要的，以防止因术中失血和液体移位导致快速和严重的血管塌陷。手术入路是根据病变的位置和血管供应量身定做的，这些供应血管中都要考虑到脉络膜血管。与许多颅内肿瘤不同的是，内部肿瘤剥离可能导致严重的肿瘤出血，因此不是脉络丛肿瘤手术的推荐方法。相反，外科医师应仔细切断动脉供应，以整块切除肿瘤。由于病变血供丰富，安全的肿瘤切除可能需要分期切除，特别是脉络丛癌周围浸润性生长的可能性更大，为整块切除带来挑战。

肿瘤切除后，脑室外引流需要保留。在某些情况下，引流管是可移除的，但大部分情况下，通常需要行脑室—腹腔分流术达到永久性脑脊液转移的目的。分流器的定位应考虑到幼儿非损伤侧大脑半球的某些神经功能。

六、术后管理

脉络丛乳头状瘤仅单一手术治疗就能取得较好的疗效。加拿大儿童脑肿瘤协会报道，21名脉络丛乳头状瘤的患儿只应用单独的手术治疗，所有患儿都可长期存活（Lafey-Cousin 等，2011）。手术的切除程度也与脉络丛癌的预后结果密切相关。对 347 名脉络丛癌患者的 Meta 分析发现，手术完全切除的 5 年总生存（OS）率为 58.1%，而手术残留患者的总生存率为 20.9%（Wrede 等，2007）。最近对来自 101 项研究的 322 名患者进行 Meta 分析也得到相同的结果：手术范围与肿瘤预后关系密切（Sun 等，2014）。

鉴于脉络丛肿瘤的发病率较低，对于术后的治疗建议是继续辅助治疗还是等待观察尚未形成统一规范。在这里，笔者总结了 SIOP-CPT-2009 的建议。对于脉络丛乳头状瘤，无论是否完全切除，都建议观察。对于发生远处转移的脉络丛乳头状瘤，以及所有的脉络丛癌，均推荐术后行辅助化学治疗。在前面提到的 Meta 分析中，化学治疗能够显著提高脉络丛癌患者的总生存，化学治疗患者的 5 年 OS 率为 46.4%，而未行化学治疗的患者仅为 27.6%。"Head Start" 方案采用大剂量化学治疗联合自体干细胞移植（Zaky 等，2015）。入组的 12 名患儿，5 年 OS 率和 PFS 率分别为 62% 和 38%。CPT-SIOP-2000 研究中入组了 131 例患者，卡铂 / 依托泊苷 / 长春新碱联合化学治疗方案与环磷酰胺 / 依托泊苷 / 长春新碱联合化学治疗方案进行了比较，结果两种方案之间无显著差异。目前，CPT-SIOP-2009 组织正在研究其他药物的疗效，例如多柔比星、放线菌素 D、顺铂、甲氨蝶呤、替莫唑胺、伊立替康，鞘内注射依托泊苷和阿糖胞苷。

另有一些研究显示脉络丛癌患者可从术后辅助放射治疗获益。Wrede 发表的 Meta 分析中，接受放射治疗与未接受放射治疗的脉络丛癌患者 5 年 OS 率分别为 47.4% 和 25.2%（Wrede 等，2007）。也有一些数据支持脉络丛癌患者进行全脑全脊髓照射（CSI）。一项对 56 名脉络丛癌患者的 Meta 分析表明，接受 CSI 患者的 5 年无进展生存率为 44.2%，而局部放射治疗的患者为 15.3%，19 名患者出现肿瘤进展，有 9 名（47%）出现照射野内失败，6 名（32%）发生野外失败，4 名（21%）患者野内外都出现病灶（Mazloom 等，2010）。

放射治疗只推荐应用于进展期脉络丛乳头状瘤，局部照射推荐用于局部进展肿瘤，发生转移者给予全脑全脊髓照射（CSI）和可见病灶局部加量。对于局限期的非典型性脉络丛乳头状瘤，局部照射同样只应用于残留病灶或局部进展，对于转移性非典型性脉络丛乳头状瘤和所有脉络丛癌患者，均建议应用 CSI。由于这类肿瘤经常发生在年纪非常小的儿童，有指南指出不同年龄段给予不同的处置，3 岁以下的儿童应行局部照射，3 岁以上病灶残留的患儿才能应用 CSI+ 局部加量的放射治疗方案。另外，辅助化学治疗可以维持治疗，直至达到能够进行放射治疗的推荐年龄。不同年龄段建议的放射治疗剂量见表 19–1。

表 19–1　不同年龄段建议的放射治疗剂量

	照射时的年龄（岁）			
	≥ 1.5 至 < 2.5	≥ 2.5	≥ 3 至 < 5	≥ 5
局部照射（Gy）	50.4	54		
CSI+ 加量（Gy）			24 + 30 = 54	36 + 18 = 54

（一）放射治疗计划规范

CSI+ 局部加量放射治疗

肿瘤区（GTV）应包括手术腔和任何残余肿瘤。根据肿瘤术后或化学治疗后在正常解剖关系中的变化适当修改 GTV。

临床靶区（CTV）包括潜在的、微浸润的病灶。CTV 定义为 GTV 三维外扩 0.5～1cm，CTV 应在解剖学边界之内，例如，CTV 不应超过大脑镰、小脑幕或颅骨。

计划靶区（PTV）包括潜在的摆位误差，并根据各机构实践经验和每日图像引导的使用而变化。在大多数情况下，PTV 为 CTV 在图像引导情况下三维外扩 0.3cm，没有图像引导情况下三维外扩 0.5cm。

处方剂量应至少覆盖 95% 的 PTV，超过处方剂量的 110% 的 PTV 应少于 10%，受照射剂量超过 54Gy 的上段脊髓不超过 50%，平均耳蜗剂量应限制在 35Gy，如果可能的话，平均垂体剂量也应尽量降低。局部放射治疗靶区体积的示意图见图 19–4。

（二）全脑全脊髓照射

全脑全脊髓照射的临床靶区包括整个大脑（包含筛板）向下延伸到鞘囊的脊髓；靶区需要包含骶神经根，但目前没有共识确定。对于传统的三维适形放射治疗，颅脑的射野通常用平行的对穿野，以更好的匹配脊柱射野的分布。转床应匹配到颅脑射野的下边界，进而减少进入脊髓射野的散射线。脑和脊髓射野之间的交界线应在每 5 次治疗之后移动，射野之间的间隙用于摆位变化。除此以外，还有许多其他实施全脑全脊髓照射的方法，包括质子放射治疗、螺旋断层放射治疗和调强放射治疗。这些放射治疗技术将在第 27 章中讨论。

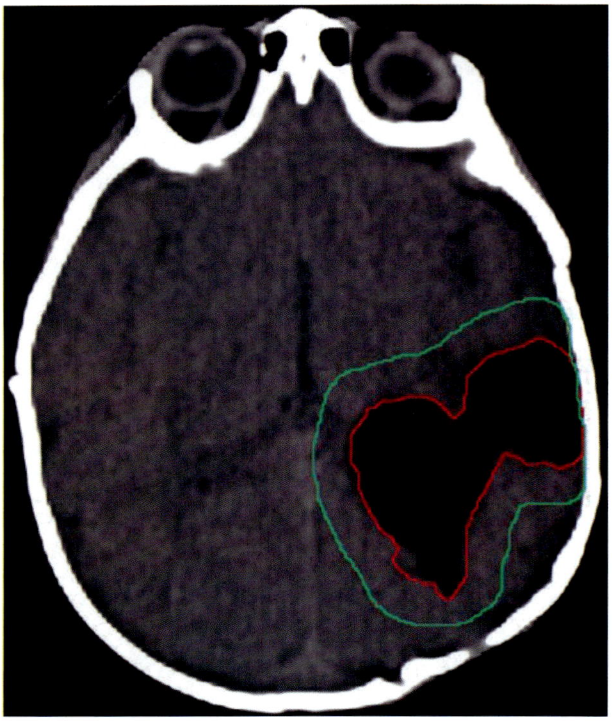

◀ **图 19-4** 红线的靶区范围为 GTV，绿线的靶区范围为 CTV（GTV 外扩 1cm 遇颅骨修回）

七、结果

（一）化学治疗毒性

化学治疗的毒性随药物的不同而不同，常见的急性毒性反应包括脱发、黏膜炎、恶心、呕吐、腹泻、神经炎和骨髓抑制。化学治疗的晚期毒性反应包括心脏、肺、肾、膀胱、听觉器官的损伤和继发恶性肿瘤的发生。

（二）放射治疗毒性

脑部放射治疗急性的放射治疗不良反应包括疲劳、脱发、皮肤反应、头痛、恶心和呕吐。全脑全脊髓照射时，患者也可能出现咽喉疼痛和骨髓抑制。晚期影响包括正常组织（如皮肤、肌肉、骨骼、神经和血管）的纤维化和萎缩、永久性脱发、认知功能障碍、激素功能障碍、听力丧失、白内障或继发性肿瘤。

（三）生存结果

鉴于这类肿瘤的罕见性，生存结果的分析往往是基于一小部分患者的数据，并且脉络丛癌患者的差异性很大。表 19-2 概述了对于脉络丛癌的一些较大研究。

表 19-2　对于脉络丛癌的一些较大研究

	研究类型	患者例数	5 年 OS 率（%）
Wrede J Neuoroncol 2007	Meta 分析	347	34
Dudley J Neurooncol 2014	SEER	95	60
Lafay-Cousin Childs Nerv Syst 2010	加拿大小儿脑肿瘤协会综述	16	31

八、随访

对于脉络丛乳头状瘤没有标准的后续随访建议，笔者建议诊断后前 2 年内每 3 个月随访 1 次，接下来 3 年每半年随访 1 次，最后 5 年每年随访 1 次，总共随访 10 年。每次随访应包括病史、体格检查、原发部位和任何转移部位的影像，根据不同的治疗评估后期晚反应，每年进行一次。

九、展望

脉络丛乳头状瘤即使采用单一手术治疗，效果依然很好，与此相反，脉络丛癌的治疗结果相当差。放射治疗，包括 CSI，似乎都能改善预后，但许多患者年龄太小，不建议使用放射治疗，特别是大范围放射治疗。目前，包括 CPT-SIOP-2009 在内的工作，都在试图通过使用新的化学治疗方案，在可接受的毒性范围内，改善脉络丛癌患者的预后。该试验分为四组：①标准臂，依托泊苷、卡铂、环磷酰胺和长春新碱；②多柔比星、放线菌素、顺铂和长春新碱；③甲氨蝶呤；④替莫唑胺和伊立替康。

参考文献

[1] Brinster RL, Chen HY, Messing A, van Dyke T, Levine AJ, Palmiter RD (1984) Transgenic mice harboring SV40 T-antigen genes develop characteristic brain tumors. Cell 37(2):367–379

[2] Carruba G, Dallapiccola B, Brinchi V, de Giuli MC (1983) Ultrastructural and biological characterization of human choroid cell cultures transformed by Simian Virus 40. In Vitro 19(6):443–452

[3] Carruba G, Dallapiccola B, Mantegazza P, Garaci E, Micara

G, Radaelli A, De Giuli MC (1984) Transformation of human choroid cells in vitro by SV40. Ultrastructural and cytogenetic analysis of cloned cell lines. J Submicrosc Cytol 16(3):459–470
[4] Cho HJ, Seiberg M, Georgoff I, Teresky AK, Marks JR, Levine AJ (1989) Impact of the genetic background of transgenic mice upon the formation and timing of choroid plexus papillomas. J Neurosci Res 24(1):115–122. doi:10.1002/jnr.490240116
[5] Dudley RW, Torok MR, Gallegos D, Liu AK, Handler MH, Hankinson TC (2015) Pediatric choroid plexus tumors: epidemiology, treatments, and outcome analysis on 202 children from the SEER database. J Neuro–Oncol 121(1):201–207. doi:10.1007/s11060–014–1628–6
[6] Enjoji M, Iwaki T, Hara H, Sakai H, Nawata H, Watanabe T (1996) Establishment and characterization of choroid plexus carcinoma cell lines: connection between choroid plexus and immune systems. Jpn J Cancer Res 87(9):893–899
[7] Horska A, Ulug AM, Melhem ER, Filippi CG, Burger PC, Edgar MA, Souweidane MM, Carson BS, Barker PB (2001) Proton magnetic resonance spectroscopy of choroid plexus tumors in children. J Magn Reson Imaging 14(1):78–82
[8] Krieger MD, Panigrahy A, McComb JG, Nelson MD, Liu X, Gonzalez–Gomez I, Gilles F, Bluml S (2005) Differentiation of choroid plexus tumors by advanced magnetic resonance spectroscopy. Neurosurg Focus 18(6A):E4
[9] Lafay–Cousin L, Keene D, Carret AS, Fryer C, Brossard J, Crooks B, Eisenstat D, Johnston D, Larouche V, Silva M, Wilson B, Zelcer S, Bartels U, Bouffet E (2011) Choroid plexus tumors in children less than 36 months: the Canadian Pediatric Brain Tumor Consortium (CPBTC) experience. Childs Nerv Syst 27(2):259–264. doi:10.1007/s00381–010–1269–9
[10] Louis D, Ohgaki H, Wiestler O, Cavenee W (2007) WHO classification of tumours of the central nervous system. IARC Publication, Lyon Cedex
[11] Mazloom A, Wolff JE, Paulino AC (2010) The impact of radiotherapy fields in the treatment of patients with choroid plexus carcinoma. Int J Radiat Oncol Biol Phys 78(1):79–84. doi:10.1016/j.ijrobp.2009.07.1701
[12] Merino DM, Shlien A, Villani A, Pienkowska M, Mack S, Ramaswamy V, Shih D, Tatevossian R, Novokmet A, Choufani S, Dvir R, Ben–Arush M, Harris BT, Hwang EI, Lulla R, Pfister SM, Achatz MI, Jabado N, Finlay JL, Weksberg R, Bouffet E, Hawkins C, Taylor MD, Tabori U, Ellison DW, Gilbertson RJ, Malkin D (2015) Molecular characterization of choroid plexus tumors reveals novel clinically relevant subgroups. Clin Cancer Res 21(1):184–192. doi:10.1158/1078–0432.CCR–14–1324
[13] Shibata Y, Katayama W, Kawamura H, Anno I, Matsumura A (2008) Proton magnetic resonance spectroscopy and 201Thallium–, 99mTechnetium methoxyisobutylisonitrile single photon emission computed tomography findings of a patient with choroid plexus papilloma. Neuroradiology 50(8):741–742. doi:10.1007/s00234–008–0422–6
[14] Small JA, Blair DG, Showalter SD, Scangos GA (1985) Analysis of a transgenic mouse containing simian virus 40 and v–myc sequences. Mol Cell Biol 5(4):642–648
[15] Sun MZ, Ivan ME, Clark AJ, Oh MC, Delance AR, Oh T, Safaee M, Kaur G, Bloch O, Molinaro A, Gupta N, Parsa AT (2014) Gross total resection improves overall survival in children with choroid plexus carcinoma. J Neuro–Oncol 116(1):179–185. doi:10.1007/s11060–013–1281–5
[16] Sunada I, Tsuyuguchi N, Hara M, Ochi H (2002) 18F–FDG and 11C–methionine PET in choroid plexus papilloma—report of three cases. Radiat Med 20(2):97–100
[17] Tinat J, Bougeard G, Baert–Desurmont S, Vasseur S, Martin C, Bouvignies E, Caron O, Bressac–de Paillerets B, Berthet P, Dugast C, Bonaiti–Pellie C, Stoppa–Lyonnet D, Frebourg T (2009) 2009 version of the Chompret criteria for Li Fraumeni syndrome. J Clin Oncol 27(26):e108–109; author reply e110. doi:10.1200/JCO.2009.22.7967
[18] Wolff JE, Myles T, Pinto A, Rigel JE, Angyalfi S, Kloiber R (2001) Detection of choroid plexus carcinoma with Tc–99m sestamibi: case report and review of the literature. Med Pediatr Oncol 36(2):323–325. doi:10.1002/1096–911X(20010201)36:2<323::AID–MPO1075>3.0.CO;2–R
[19] Wrede B, Liu P, Wolff JE (2007) Chemotherapy improves the survival of patients with choroid plexus carcinoma: a meta–analysis of individual cases with choroid plexus tumors. J Neuro–Oncol 85(3):345–351. doi:10.1007/s11060–007–9428–x
[20] Zaky W, Dhall G, Khatua S, Brown RJ, Ginn KF, Gardner SL, Yildiz VO, Yankelevich M, Finlay JL (2015) Choroid plexus carcinoma in children: the Head Start experience. Pediatr Blood Cancer 62(5):784–789. doi:10.1002/pbc.25436

第20章 儿童和青少年颅底脊索瘤的质子放射治疗

Proton Therapy for Skull Base Chordomas in the Pediatric and Adolescent Patient

Eugen B. Hug 著
廖俊芳 梁 军 译
邓卫娟 姜 威 校

摘 要

颅底肿瘤放射治疗通常需要具备专业知识、技能及经验丰富的放射肿瘤科医师开展。肿瘤控制需要较高的照射剂量，而这与最大限度降低正常组织照射剂量，减少儿童及青少年患者长期生存期间组织器官功能损伤及解剖缺陷风险相矛盾。质子放射治疗非常适合应对这些挑战，特别是通过使用主动扫描技术。脊索瘤代表最具挑战性的肿瘤类型。儿童脊索瘤术后或根治性质子照射剂量在72–76–80Gy RBE时的局部控制率与成人患者相似。由于脊索瘤十分罕见，目前还没有前瞻性临床研究数据，但与既往发表的适行调强或立体定向光子放射治疗数据对比，质子放射治疗疗效更好。颅底肿瘤在解剖上邻近颅底重要正常组织，高剂量照射通常也需要相对高要求的正常组织限量。由于质子具有良好的剂量—体积效应，即其在正常组织内的剂量急剧下降，引起的不良反应基本是可接受的。本章主要讲述颅底脊索瘤质子治疗的原理和实践。

一、概述

颅底肿瘤可以起源于构成颅底的骨、软骨或软组织，也可来自颅外或颅内肿瘤直接侵犯。前者有脊索瘤、软骨肉瘤和骨肉瘤，如颅底骨肉瘤和尤因肉瘤。后者主要包括颅外横纹肌肉瘤和颅内脑膜瘤。横纹肌肉瘤是最常见的病理类型，这些儿童和青少年患者常常被纳入放射治疗相关的国家或国际性临床研究中。本章重点介绍颅底脊索瘤的管理，由于脊索瘤具有放射抵抗的特性，杀灭肿瘤需要的照射剂量通常超过周围正常组织的耐受性剂量。靶区勾画及处方剂量需要根据脊索瘤生长特性，容易侵犯的解剖结构，以及周围正常组织耐受剂量决定，这是使这部分患者获得最佳疗效的同时降低治疗相关永久性损伤的关键。

脊索瘤是一种罕见肿瘤，每年发病率约为 0.1/10 万（Rombi 等，2013），其中儿童脊索瘤比例约占 5%。近期对 SEER 数据库 38 年间（1973—2011 年）回顾分析显示，在 1358 例原发性脊索瘤患者队列中，只有 86 例患者年龄≤ 19 岁（Lau 等，2016）。

脊索瘤起源于脊索残根，常发生在躯体中线骨骼的不同部位，向上可至斜坡，向下可达骶尾部，约 50% 发生于颅底和颈椎，如枕颈肿瘤，约 30% 分布于骶髂区，20% 分布于胸椎及腰椎。

与成人脊索瘤患者相比，小儿脊索瘤是否具有不同的病理生理学特征，即疾病发生发展史，是一个重要的治疗管理问题。事实上，小儿脊索瘤会出现肿瘤快速进展并伴发相应的症状。通过 SEER 数据库回顾证实，大多数原发性脊索瘤表现为局部区域性病变（90 例），其中成人脊索瘤大部分表现为局部受累（90.4%），而儿童脊索瘤更容易出现远处转移（14.8% vs 9.2%，$P < 0.05$）（Lau 等，2016）。目前暂未发现明确与脊索瘤预后相关的因素（Hoch 等，2006）。

二、临床症状

大多数脊索瘤的生长相对缓慢，因此在出现症状之前肿瘤体积已经相对较大。常见临床症状主要由正常组织受压迫、移位引起(Borba 等，1996;Hug 等，1999)。脊索瘤通常生长于轴外，几乎从不侵犯脑实质、脊髓或脑神经。准确地说，症状表现是肿瘤区域正常结构受压的功能损伤。海绵窦第Ⅵ对脑神经受压迫所致复视是上颅底肿瘤的主要症状。鞍上肿瘤常常因视交叉受压而引起双颞偏盲。Meckel 腔隙受累可引起三叉神经功能障碍，头痛可能与颅内侵犯及正常脑实质压迫移位有关。由于脊索瘤不侵犯脑实质，因此癫痫发作很少见。斜坡不同部位受累可表现不同症状，斜坡向下侵犯颅底导致下脑神经损伤可为颅底肿瘤的首发症状，如第Ⅻ对脑神经侵犯可导致患侧舌萎缩，吞咽困难，误吸及言语模糊。咽后软组织受侵或舌下神经损伤能导致吞咽障碍。斜坡向后侵犯颅内可导致脑干受压伴随的临床症状，肿瘤进一步向下侵及枕颈交界处，C_1 椎体或寰椎侧块受侵时可引起严重头痛、枕颈交界处关节不稳定和伴有上颈椎压迫的枕大孔区综合征。

三、手术治疗的作用

手术在脊索瘤中的作用是毋庸置疑的。根据近期对 SEER 数据库中包含的 86 名儿童脊索瘤患者的回顾分析显示，手术在儿童和成人患者中一样重要。仅有接受了手术治疗的儿童脊索瘤患者存活时间明显长于成人脊索瘤（22.5 年 vs 14.3 年，$P < 0.001$）（Lau 等，2016）。Munzenrider 等报道在成人和儿童患者中，在可接受风险范围内对肿瘤尽可能行完全切除或近全切除时长期局部控制率均最高（Munzenrider 等，1999）。对于儿童患者来说，手术通常需分两个阶段，每一个阶段切除肿瘤不同部分。术后放射治疗应作为整体治疗策略的一部分，正如 Dr.Habrand 报道的案例，这部分患者能从多学科管理中获益（Habrand 等，2016）。一般来说，除了婴儿外，儿童患者应常规接受术后高剂量放射治疗。质子放射治疗在剂量传递和正常组织保护方面具有优势。对于儿童脊索瘤患者完全切除术后是否立即进行高剂量放射治疗还是选择延迟放射治疗，目前没有定论。然而，如果在影像学证实为近全切除或次全切除的情况下，除非存在特殊情况，推荐术后行高剂量放射治疗是毫无疑问的。对于不可手术的大肿瘤，减积手术能及时解除如视交叉、视神经、脑干或脊髓等重要正常组织器官压迫，以及减少放射治疗剂量。大体肿瘤残留时所需照射剂量通常超过相邻危及器官（OAR）的耐受剂量。当肿瘤紧邻和（或）压迫 OAR 时，该区域肿瘤剂量无法达到相应高的照射剂量。Hug 和 Munzenrider 报道了脊索瘤局部复发率与肿瘤邻近或压迫重要 OAR 明显相关（Hug 等，1999；Munzenrider 和 Liebsch 等，1999）。

内镜微创手术的出现彻底改变了颅底肿瘤的手术方式。前颅底或中颅底小肿瘤的患者可以不用行大型开颅手术。然而，对于肿瘤向双侧延伸至脑干和（或）向下侵犯颅底、上颈椎或咽旁 / 椎体旁软组织的大肿瘤患者，仍需有或没有枕颈融合的两阶段手术。目前暂没有迹象表明，肿瘤残留的次全切除术联合高剂量粒子治疗与近全切除术联合粒子治疗的疗效相当。因此，对于脊索瘤患者，仍需行最大限度手术切除。

四、靶区勾画

靶区勾画应该根据解剖结构判断肿瘤可能侵犯的范围。仅仅照射在MR或CT影像可见的病灶是远远不够的，并且可能导致局部控制率较低。有研究显示仅照射大体残留病灶而不照射周边亚临床病灶的局部控制率较低。脊索瘤靶区分为三个部分：第一部分是大体残留病灶（肿瘤区，GTV），第二部分是高风险的肉眼可见病灶区（GTV），第三部分是中至低危的亚临床病灶（临床靶区，CTV）。在临床实践中，颅底肿瘤往往无法达到整块切除，因此通常以分块方式切除。

在临床实践中，将GTV定义为明确可见的大体肿瘤及镜下可见的亚临床病灶区域。GTV应该包含颅底骨手术切缘，周围包绕的血管，如果MRI显示海绵窦侵犯时需包括整侧海绵窦。通常情况下，外科医师报道的完全切除和术后图像存在差异时意味着可能存在小范围残留或可疑残留。任何有持续异常影像学表现的区域都应该被认为是具有肉眼可见疾病的高风险区域。

CTV被定义为中危或低危区。如切除的肿瘤累及桥前池时，或手术入路与瘤床有解剖学分界。通常不建议使用统一的CTV边界，因为CTV通常是高度不规则的，且在不同方向上边界也不一样。例如，当颅外肿瘤侵犯咽后软组织时，CTV一般外扩1～2cm，而侵犯脑实质时，外放边界通常只需要取2～3mm。脊索瘤通常不会侵犯脑实质。因此，即使因肿瘤压迫引起颞叶明显水肿时，颞叶水肿带通常不需要包含在CTV内，另外，如果术后颞叶解除压迫后复张时，通常CTV仅需外放2～3mm边界。据报道，在成人脊索瘤中，通过手术路径播散的风险约为5%（Munzenrider等，1999）。在儿童中患者中，如果手术路径为经鼻腔—蝶窦入路时，CTV需包括鼻腔或鼻旁窦（图20–1）。然而，在经颅入路的情况下，如果常规将整个手术路径包括在CTV内将导致大多数儿童产生严重的永久性不良反应，因此，在经颅入路手术时通常不推荐包括整个手术路径。

五、放射治疗处方剂量

目前临床实践最常用的方案为1.8～2.0GyRBE的剂量分割方案，并假设质子与光子的相对生物学效应（RBE）比约1∶1.1。

虽然没有放射治疗剂量递增研究数据，脊索瘤似乎有一个辐射剂量—反应曲线，多项数据

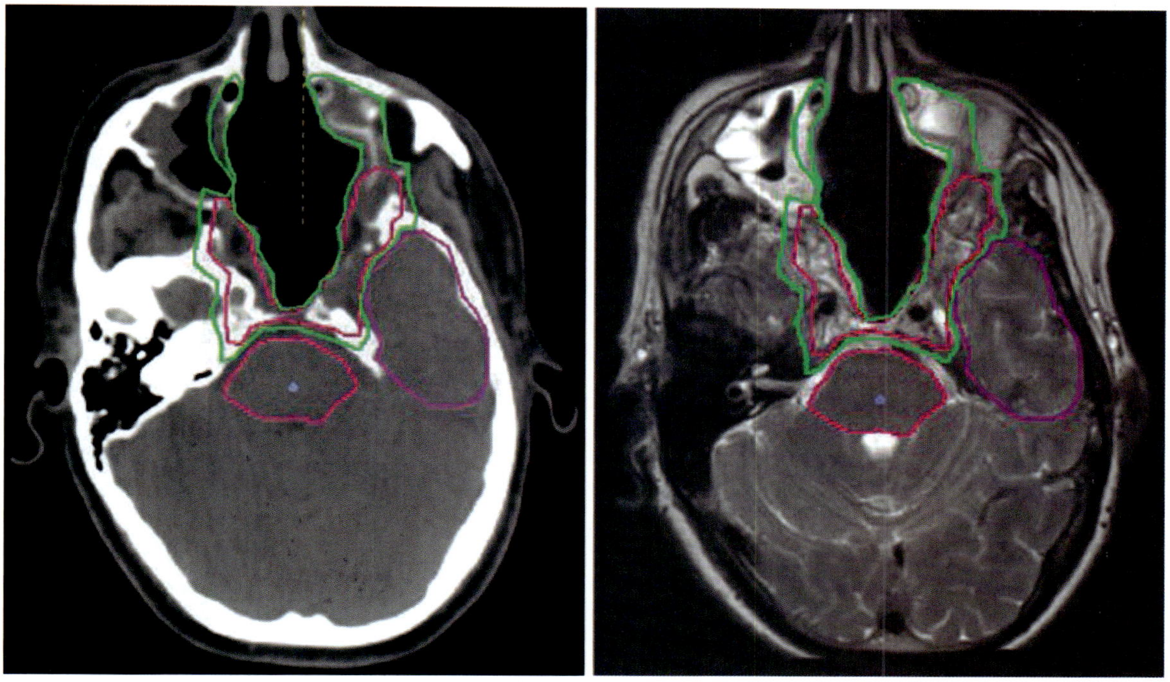

▲ 图 20-1　颅底脊索瘤伴广泛颅外侵犯，经鼻 / 经蝶部分切除术后靶区勾画

肿瘤区（GTV）包括残留的大体肿瘤，影像学可疑区域，以及潜在镜像残留的高危区域（红线部分）；临床靶区（CTV）包括 GTV，可能受侵的邻近区域，以及经鼻手术路径；注意，CTV 不包括脑实质

表明 66～68Gy 光子线照射的疗效要比 72GyRBE 质子照射的疗效差。对于非常小的 GTV，照射剂量应该为 72GyRBE，对于中等体积大小的肿瘤，照射剂量最少为 75～76GyRBE，而对于更大体积肿瘤，照射剂量应为 78～80GyRBE。

对于低危区 CTV，照射剂量同一般肉瘤一样，通常为 50～54GyRBE。图 20-2 和图 20-3 描述典型颅底脊索瘤通过质子点扫描技术方式实现的剂量分布图。

虽然与脊索瘤相比，软骨肉瘤在儿童中非常罕见，但有必要简单地概述两者之间的差异。虽然目前没有前瞻性临床研究证实，软骨肉瘤在照射 70～76GyRBE 时，可以获得相对脊索瘤更高的局部控制率，大多数已发表的数据表明软骨肉瘤 5 年甚至 10 年的局部控制率可达到 80%～95%，而软骨肉瘤大肿瘤体积患者较脊索瘤患者比例更高，因为软骨肉瘤通常伴有钙化，而手术难以切除。目前没有研究表明小体积和大体积软骨肉瘤是否需要不同照射剂量，因为两者局部控制率均很高。小残留灶 GTV 处方剂量为 70GyRBE，大肿瘤体积处方剂量为 75GyRBE。如果术后没有残留，仅需给予高危区 66～68GyRBE 照射剂量。

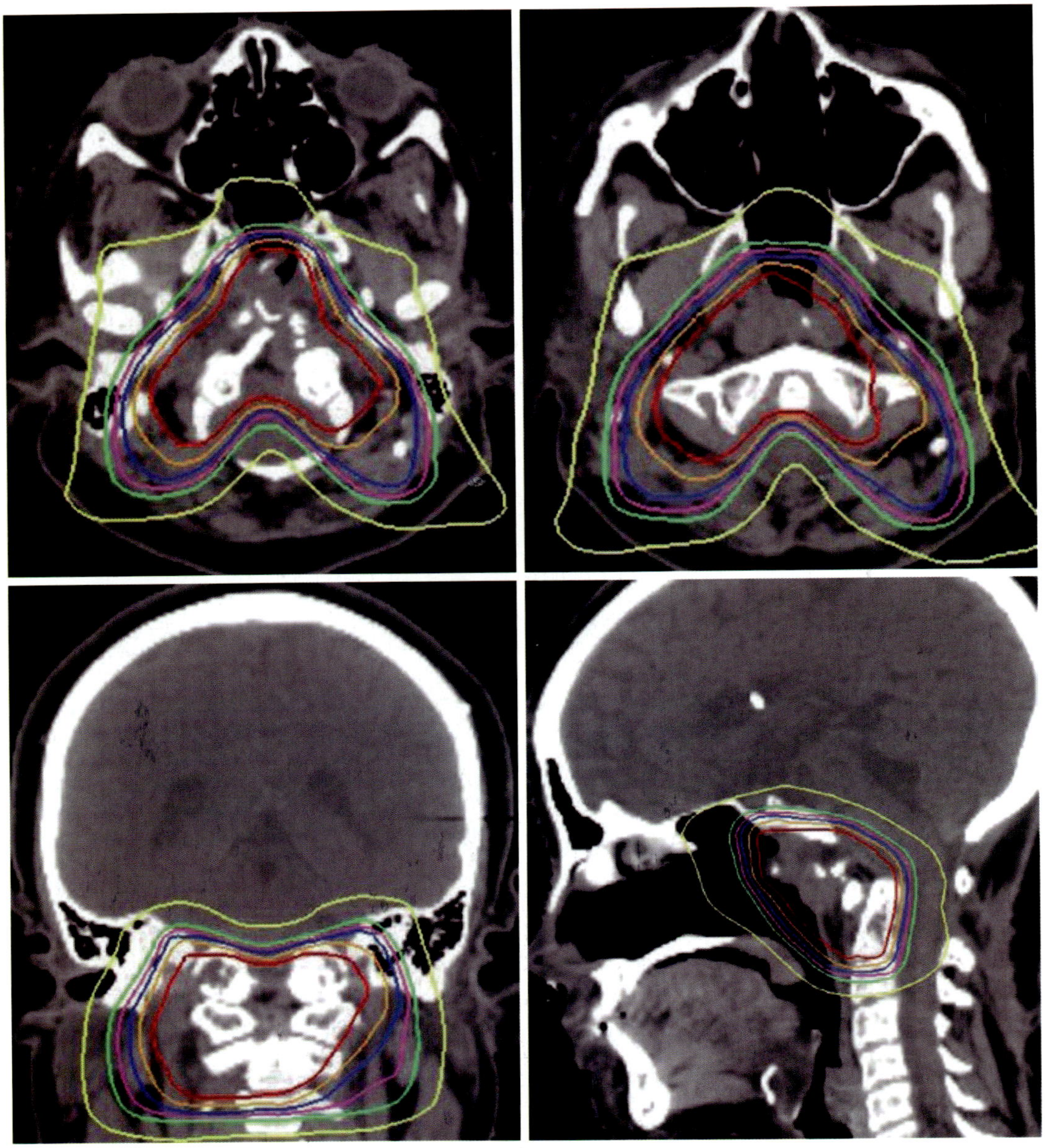

▲ **图 20-2** 一例斜坡脊索瘤伴有广泛颅外侵犯的 13 岁男童患者，行 2 次肿瘤部分切除术，术后行质子放射治疗，GTV 为 75.7GyRBE，CTV 为 54GyRBE，每次 1.8GyRBE，分 30 次

六、危及器官勾画剂量限制

目前一个重要的争论是关于 OAR 剂量限制，因为在某些质子中心使用的 OAR 最大允许剂量超过了传统光子放射治疗中使用的剂量限制。质子放射治疗中对于重要危及器官进行严格剂量限制后出现较高等级不良反应发生率低，符合剂量—体积效应，即剂量在 OAR 内急剧下降。

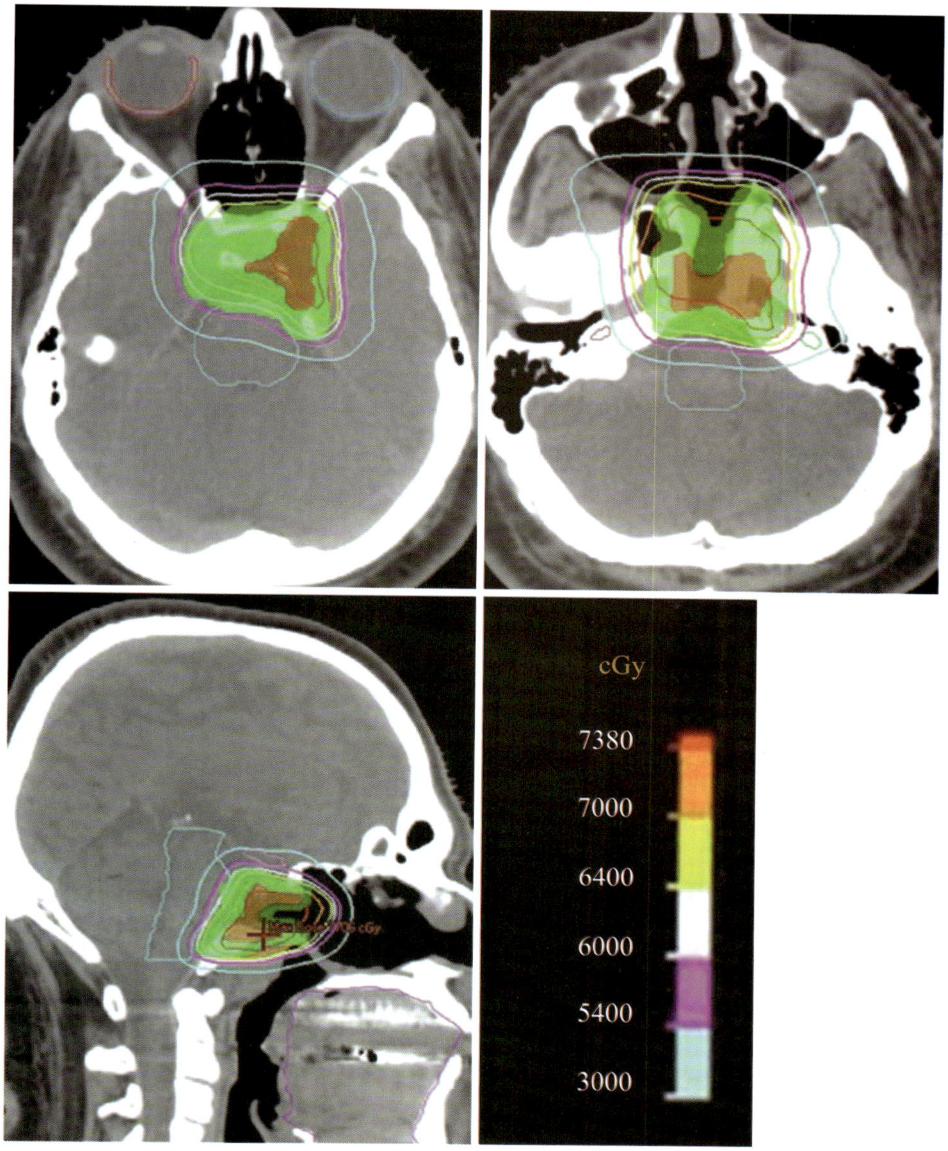

▲ **图 20-3 一例 19 岁男性脊索瘤患者，行经鼻部分肿瘤切除术后质子放射治疗**

显示 CTV（绿色阴影部分）和 GTV（红色部分），CTV 处方剂量为 54GyRBE（绿色阴影部分 =CTV 外扩的 PTV）；GTV 处方剂量为 73.8GyRBE，每次 1.8GyRBE

但 QUANTEC 对 OAR 剂量限制报道中明确指出，对于 60Gy 的剂量，目前没有关于剂量体积效应的数据（Marks 等，2010）。

剂量暴露的可合理达到的最低量（ALARA）规则适用于每位患者。如果肿瘤没有紧邻或压迫危及器官，那么需尽最大限度降低此危及器官照射剂量。笔者常用的以下 OAR 限量，仅反映一般指导原则，需要根据患者个体和情况进行仔细调整。视神经或视交叉限量为 $0.01cm^3$ 体积照射最高剂量小于 60GyRBE，大部分研究报道中，视路结构受照高达 60GyRBE 时会出现严重不良事件率，例如3级或更高的毒性，但发生率小于1%（Munzenrider等，1999）。但对于先前存在视力障碍的患者，视觉结构耐受性会下降。此外，如果患者只有单眼视力，则应进一步降低视觉结构照射剂量。在笔者看来，高风险的完全失明是不可接受的，可认为不适合接受质子治疗。从伦理方面来说，高剂量放射治疗与手术是类似的，如果完全切除肿瘤需要切除视交叉，神经外科医师认为这种肿瘤是“不可切除的”，因此对于可能导致视觉结构损伤而导致失明的放射治疗是不可接受的。

关于脑干，根据哈佛回旋加速器实验室和马萨诸塞州总医院（MGH/HCL）团队早期的研究结果显示，笔者的限量标准是脑干表面剂量< 64GyRBE，脑干中心剂量< 53GyRBE。表面剂量可以定义为有意义的脑干表面体积（如$0.5cm^3$）并作为反复接触脑干表面的等剂量线照射的范围。低脑干中心剂量确定脑干内的剂量急剧下降。根据1999年Debus发表的MGH/HCL的经验（Debus等，1999），这种方法导致成人和儿童颅底脊索瘤和软骨肉瘤的脑干毒性发生率极低。其他一些大宗数据中也很少有严重脑干损伤。

3级或更高的脑实质毒性仍然是颅底肿瘤高剂量放射治疗中常见不良反应。多项研究报道3级脑实质损伤在成人发生率为4%～6%。尽管进行了大量的预测分析，但目前没有OAR剂量限制共识来降低脑损伤发生率。脑实质接受72GyRBE照射的体积< $2cm^3$的限量似乎是可行的。治疗上颅底肿瘤时内侧颞叶损伤风险最高，这可能是由于相邻的OAR相互竞争所致。为了减少视神经交叉，视神经和脑干照射需要使用侧向射野，这些侧向野要么在内侧颞叶采用被动散射技术，要么在内侧颞叶采用高权重主动点扫描技术导致内侧颞叶高照射剂量。这些问题表明，上颅底的病变除了侧野外，还需要设置额外的射野，以尽量减少颞叶坏死的风险，尤其是当PTV扩到这一区域时。

七、正常组织剂量限制对靶区剂量覆盖的影响

残余脊索瘤或软骨肉瘤的GTV处方剂量往往超过大多数正常组织的耐受剂量。因此，OAR限量标准会影响GTV覆盖，并决定了靶区剂量—体积直方图肩区部分陡峭程度。图20–4展示一例较小上斜坡残瘤，无脑干压迫，未紧邻视路结构的残留脊索瘤患者接受处方剂量为73.6GyRBE的照射情况。放射治疗计划使用相同的正常组织勾画和处方剂量，OAR限制为60GyRBE和64GyRBE，视神经和脑干限制剂量为55GyRBE和55GyRBE。图20–5显示GTV的DVH图，使用较低的OAR限制剂量导致GTV照射剂量降低，虽然确切的覆盖率减少取决于机构的具体设备，这也说明了每个医生应该仔细考虑OAR限制并将已发表的质子治疗剂量限

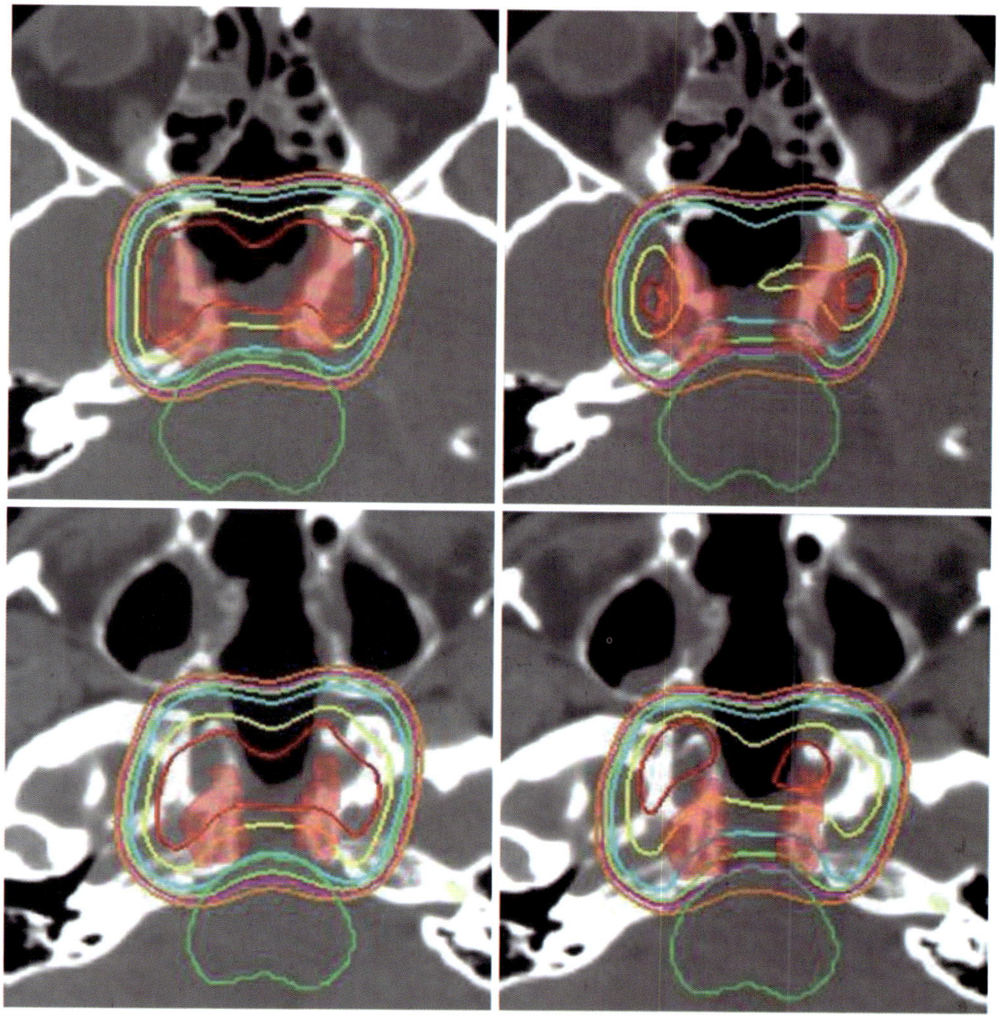

▲ 图 20-4 降低 OAR 限量标准对靶区剂量覆盖的影响

GTV 处方剂量为 74GyRBE；视神经和视交叉限量为 60GyRBE（A）与 50GyRBE（B）靶区剂量覆盖比较；脑干表面剂量限制为 64GyRBE（C）与 58GyRBE（D）时靶区剂量覆盖比较；等剂量线表示照射剂量为 54GyRBE（橙色）、64GyRBE（蓝色）和 74GyRBE（深红色）

制结合到他们的计划中的重要性。使用较低的 OAR 约束可能会降低高级别并发症的风险，但也可能大大降低局部控制率，并可能消除肿瘤质子放射治疗相对于光子放射治疗对于肿瘤控制的收益。

八、预后因素

对于颅底肿瘤，通常需鉴别脊索瘤与软骨肉瘤，因为他们是两种完全不同的病理类型，预

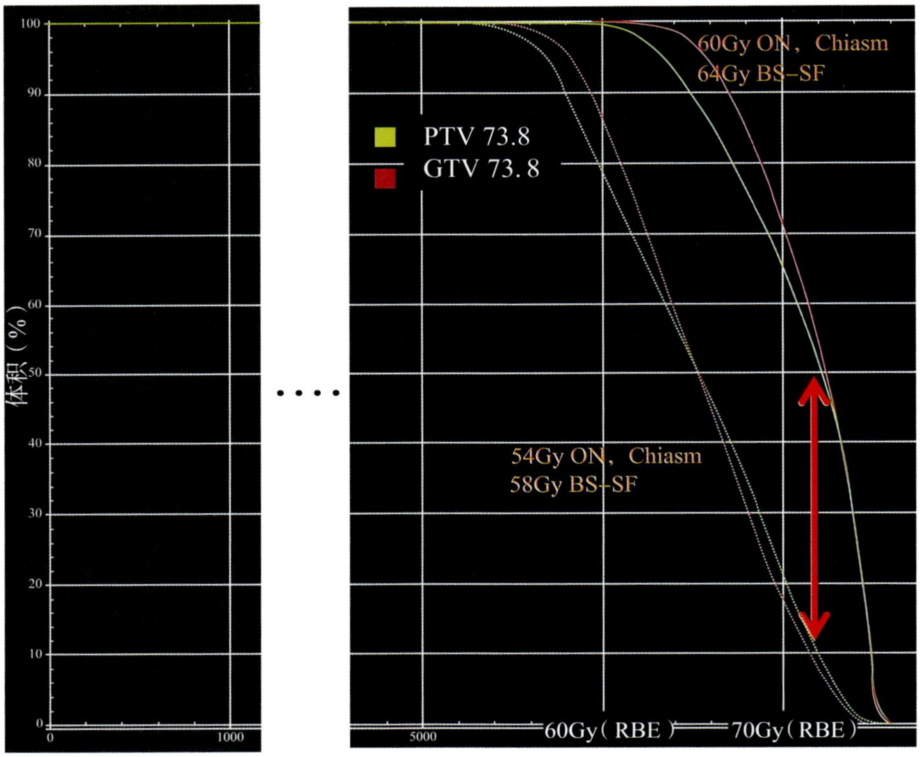

▲ **图 20-5　从剂量 - 体积直方图看 OAR 剂量约束对靶区覆盖的影响**

后也不同。低级别软骨肉瘤接受高剂量质子治疗后的预后比脊索瘤好更好。由于大多数颅底软骨肉瘤可以通过质子治疗长期控制，关于预后因素的研究很少。暂时没有明确数据表明大体积、无法手术切除的颅底软骨肉瘤接受高剂量质子放射治疗比较小残留的脊索瘤疗效差。

相反，对于低级别脊索瘤，在成人人群中已经确定了各种预后因素，这些因素决定了局部控制率和长期生存的可能性。尽管这些预后因素没有针对儿童群体进行专门的验证，但这仍具有一定指导作用。

(1) 残留肿瘤大小对预后有重要影响：小体积肿瘤（定义为 25～30cm^3）与良好的长期预后有关，5 年生存率＞ 90%。中等体积肿瘤（31～50cm^3）预后明显下降。

(2) 严格限制危及器官照射剂量导致减少肿瘤照射剂量下降与局部控制率下降明显相关。这可能是与 OAR 限制剂量与肿瘤处方剂量间的剂量梯度变化太大相关。

(3) 肿瘤分化程度也与预后相关。

已发表的文献中没有一致的证据表明与在最初诊断时接受质子治疗的患者相比，复发患者接受挽救治疗后会变得更糟。肿瘤自然生长速度对决策起着重要作用，对于很小的儿童几乎近全切术后质子放射治疗是否可以延迟仍是一个讨论的问题。等待期间需进行定期 MRI 复查，且必须仔细权衡疾病复发后需再次手术可能导致的器官功能缺陷。由于缺乏相关数据支持，目前暂没有明确推荐。

九、质子放射治疗结果

从历史上看，质子治疗的结果一直优于传统的光子治疗。1999 年，Munzenrider 在 MGH 发表了高剂量质子治疗后软骨肉瘤的良好预后，并根据既往研究确定了脊索瘤患者的预后因素（Munzenrider 和 Liebsch 等，1999）。然而，当时脊索瘤数据明显优于任何光子放射治疗数据。目前，最好的研究数据显示，5 岁以上脊索瘤患者 5 年局部控制率可达 80%，小体积脊索瘤患者 10 年的局部控制率可达 90% 甚至更长，但对于大肿瘤体积伴有 OAR 压迫的患者预后会差一些。虽然既往大部分传统的光子放射治疗数据显示疗效较差，但 Canadian Group 最新发表的研究报道提出了使用高剂量、适形光子疗法也能获得较好的长期疗效（Saghal 等，2015）。毫无疑问，在最终进行直接的光子向质子转变治疗前，需要通过前瞻性临床研究根据预后因素得到可靠的结果。此外，我们目前面临着质子从被动散射技术到点扫描技术，以及从第一代设备到更先进的运载技术的点扫描技术的转变（Lomax 等，2004）。

除了少量个例报道外，目前很少有回顾性的系列文章发表。瑞士 Paul Scherrer Institute（PSI）的 Rombi 医生报道了基于点扫描的质子治疗技术治疗儿童患者的结果。26 例年龄在 3.7—20.8 岁（平均年龄 13.2 岁）的儿童脊索瘤（19 例）和软骨肉瘤（7 例）患者在 PSI 接受治疗，其中 17 例起源于颅底，9 例起源于中轴骨。脊索瘤的平均处方剂量为 74GyRBE（73.8～75.6GyRBE），软骨肉瘤的平均处方剂量为 66GyRBE（54～72GyRBE），分次剂量为 1.8～2.0GyRBE。平均随访时间为 46 个月（4.5～126.5 个月），脊索瘤和软骨肉瘤 5 年局部控制率分别为 81% 和 80%，5 年总生存率为 89% 和 75%。由于随访时间有限，文献作者没有报道任何 3 级或更高的毒性。Benk 等报道了 MGH/HCL 中心应用光子混合质子治疗 18 例儿童脊索瘤患者经验，其中 15 例为颅底部位，3 例为脊柱部位，中位剂量为 69GyRBE，中位数随访 72 个月（19～120 个月），5 年局部控制率和 5 年总生存率分别为 63% 和 68%（Benk 等，1995）。来自洛马琳达大学医学中心（LLUMC）的研究小组分析了 13 例颅底儿童患者（10 例脊索瘤和 3 例软骨肉瘤），分别用质子（6 例）或混合质子和光子（7 例）治疗脊索瘤和软骨肉瘤，剂量分别为 73.7GyRBE 和 70GyRBE，平均随访 40 个月（13～92 个月），脊索瘤和软骨肉瘤 5 年局部控制率和 5 年总生存率分别为 60% 和 100%（Hug 等，1999）。表 20-1 总结了迄今为止较大的回顾性研究的结果。

表 20-1　儿童脊索瘤和软骨肉瘤使用质子放射治疗的研究总结

研究机构（第一作者）	例数	肿瘤部位（例数）	病理类型	放射治疗类型（例数）	放射治疗剂量（GyRBE）	5 年局部控制率	5 年总生存率	随访月数（范围）
MGH（Benk 1995）	18	SB（15），颈椎（3）	均为 CH	P+X（18）	中位 69.0	63%	68%*	中位 72（19～120）
LLUMC（Hug 2002）	13	SB	10CH	P（6），P+X（4）	中位 73.7	60%（CH）#	60%（CH）	平均 37（13～86）
			3CS	P+X（3）	中位 70.0	100%（CS）#	100%（CS）	
PSI（Rutz 2008）	10	SB（6），中轴骨（4）	6CH	P	中位 74.0	100%#	100%#	中位 36（8～77）
			4CS		中位 66.0			
CPO（Habrand 2008）	30	SB（16），颈椎（1），两者（13）	27CH	P+X（29）	平均 69.1	77%（CH）	81%（CH）	平均 26.5（5～102）
			3CS	P（1）	平均 65.3	100%（CS）	100%（CS）	
PSI（Rombi 2013）	26	SB（17），中轴骨（9）	19CH	P	平均 74.0	81%（CH）	89%（CH）	平均 46（5～126）
			7CS		平均 66.0	80%（CS）	75%（CS）	

SB. 颅底；CH. 脊索瘤；CS. 软骨肉瘤；P. 质子治疗；X. 放射治疗

*. 颈椎脊索瘤患者的生存率明显低于其他颅底患者（P=0.008）；#. 最后随访时期；**. 男性患者的总体生存率明显优于女性患者（P=0.002）

十、系统治疗

传统化学治疗药物在脊索瘤的治疗中效果有限。局部及区域淋巴结广泛病变或伴随远处转移的儿童患者常常会先行诱导化学治疗，但疾病进展仅仅延迟了几个月，效果有限。

使用小分子靶向药物的新方法，如伊马替尼和索拉非尼能使部分患者达到稳定状态（Stacchiotti 和 Casali，2011；Stacchiotti 等，2012；Bompas 等，2015；Di Maio 等，2015；Hindi 等，2015）。Brachyury 是一种核转录因子，是上皮向间充质过转化的调节因子，并在脊索瘤中过度表达。目前一种能激活 T 细胞的 brachyury 重组疫苗已经被研发出来并在一项针对脊索瘤患者的 I 期临床研究中取得了令人鼓舞的结果（Heery 等，2015）。然而，这些疗法仅限于小规模的成人临床试验，需要对成人和儿童进行进一步的评估。

十一、小结

质子治疗为许多儿童颅底脊索瘤患者提供了很好的提高局部控制率和生存率的机会。各个人群中软骨肉瘤的治疗效果都非常好。对于具有良好预后因素，即小残留灶的儿童脊索瘤疗效也很好。对于具有预后不良因素的患者，仍需要进一步研究，最好是通过纳入前瞻性临床试验。系统治疗疗效也有待进一步研究。目前尚缺乏高剂量质子放射治疗晚期毒性反应的数据，但治疗后 3～5 年内的毒性反应均在可接受范围内。

参考文献

[1] Benk V, Liebsch NJ, Munzenrider JE, Efird J, McManus P, Suit H (1995) Base of skull and cervical spine chordomas in children treated by high-dose irradiation. Int J Radiat Oncol Biol Phys 31(3):577–581. doi:10.1016/0360-3016(94)00395-2

[2] Bompas E, Le Cesne A, Tresch-Bruneel E, Lebellec L, Laurence V, Collard O, Saada-Bouzid E, Isambert N, Blay JY, Amela EY, Salas S, Chevreau C, Bertucci F, Italiano A, Clisant S, Penel N (2015) Sorafenib in patients with locally advanced and metastatic chordomas: a phase II trial of the French Sarcoma Group (GSF/GETO)dagger. Ann Oncol 26:2168–2173. doi:10.1093/ annonc/mdv300

[3] Borba LA, Al-Mefty O, Mrak RE, Suen J (1996) Cranial chordomas in children and adolescents. J Neurosurg 84(4):584–591. doi:10.3171/jns.1996.84.4.0584

[4] Debus J, Hug EB, Liebsch NJ, O'Farrel D, Finkelstein D, Efird J, Munzenrider JE (1999) Dose-volume tolerance of the brainstem after high-dose radiotherapy. Front Radiat Ther Oncol 33:305–314

[5] Di Maio S, Yip S, Al Zhrani GA, Alotaibi FE, Al Turki A, Kong E, Rostomily RC (2015) Novel targeted therapies in chordoma: an update. Ther Clin Risk Manag 11:873–883. doi:10.2147/ TCRM.S50526

[6] Habrand JL, Datchary J, Bolle S, Beaudre A, de Marzi L, Beccaria K, Stefan D, Grill J, Dendale R (2016) Chordoma in children: case-report and review of literature. Rep Pract Oncol Radiother 21(1):1–7. doi:10.1016/j.rpor.2015.10.007

[7] Heery CR, Singh BH, Rauckhorst M, Marte JL, Donahue RN, Grenga I, Rodell TC, Dahut W, Arlen PM, Madan RA, Schlom J, Gulley JL (2015) Phase I trial of a yeast-based therapeutic cancer vaccine (GI-6301) targeting the transcription

factor brachyury. Cancer Immunol Res 3(11):1248–1256. doi:10.1158/2326–6066.CIR–15–0119
[8] Hindi N, Casali PG, Morosi C, Messina A, Palassini E, Pilotti S, Tamborini E, Radaelli S, Gronchi A, Stacchiotti S (2015) Imatinib in advanced chordoma: a retrospective case series analysis. Eur J Cancer 51(17):2609–2614. doi:10.1016/j.ejca.2015.07.038
[9] Hoch BL, Nielsen GP, Liebsch NJ, Rosenberg AE (2006) Base of skull chordomas in children and adolescents: a clinicopathologic study of 73 cases. Am J Surg Pathol 30(7):811–818. doi:10.1097/01.pas.0000209828.39477.ab
[10] Hug EB, Loredo LN, Slater JD, DeVries A, Grove RI, Schaefer RA, Rosenberg AE, Slater JM (1999) Proton radiation therapy for chordomas and chondrosarcomas of the skull base. J Neurosurg 91(3):432–439. doi:10.3171/jns.1999.91.3.0432
[11] Lau CS, Mahendraraj K, Ward A, Chamberlain RS (2016) Pediatric chordomas: a population–based clinical outcome study involving 86 patients from the Surveillance, Epidemiology, and End Result (SEER) Database (1973–2011). Pediatr Neurosurg 51(3):127–136. doi:10.1159/000442990
[12] Lomax AJ, Bohringer T, Bolsi A, Coray D, Emert F, Goitein G, Jermann M, Lin S, Pedroni E, Rutz H, Stadelmann O, Timmermann B, Verwey J, Weber DC (2004) Treatment planning and verification of proton therapy using spot scanning: initial experiences. Med Phys 31(11):3150– 3157. doi:10.1118/1.1779371
[13] Marks LB, Yorke ED, Jackson A, Ten Haken RK, Constine LS, Eisbruch A, Bentzen SM, Nam J, Deasy JO (2010) Use of normal tissue complication probability models in the clinic. Int J Radiat Oncol Biol Phys 76(3 Suppl):S10–S19. doi:10.1016/j.ijrobp.2009.07.1754
[14] Munzenrider JE, Liebsch NJ (1999) Proton therapy for tumors of the skull base. Strahlenther Onkol 175(Suppl 2):57–63
[15] Rombi B, Ares C, Hug EB, Schneider R, Goitein G, Staab A, Albertini F, Bolsi A, Lomax AJ, Timmermann B (2013) Spot–scanning proton radiation therapy for pediatric chordoma and chondrosarcoma: clinical outcome of 26 patients treated at paul scherrer institute. Int J Radiat Oncol Biol Phys 86(3):578–584. doi:10.1016/j.ijrobp.2013.02.026
[16] Sahgal A, Chan MW, Atenafu EG, Masson–Cote L, Bahl G, Yu E, Millar BA, Chung C, Catton C, O'Sullivan B, Irish JC, Gilbert R, Zadeh G, Cusimano M, Gentili F, Laperriere NJ (2015) Image–guided, intensity–modulated radiation therapy (IG–IMRT) for skull base chordoma and chondrosarcoma: preliminary outcomes. Neuro Oncol 17(6):889–894.
[17] Stacchiotti S, Casali PG (2011) Systemic therapy options for unresectable and metastatic chordomas. Curr Oncol Rep 13(4):323–330. doi:10.1007/s11912–011–0176–x
[18] Stacchiotti S, Longhi A, Ferraresi V, Grignani G, Comandone A, Stupp R, Bertuzzi A, Tamborini E, Pilotti S, Messina A, Spreafico C, Gronchi A, Amore P, Vinaccia V, Casali PG (2012) Phase II study of imatinib in advanced chordoma. J Clin Oncol 30(9):914–920. doi: 10.1200/ JCO.2011.35.3656

第 21 章　垂体瘤：垂体腺瘤和朗格汉斯细胞组织细胞增多症相关的尿崩症

Pituitary Tumors: Pituitary Adenomas and Langerhans Cell Histiocytosis Associated Diabetes Insipidus

Ralph P. Ermoian　著
周姣媚　陈志坚　译
向孝勇　吴式琇　校

摘　要

垂体腺瘤在儿童中相对罕见。促肾上腺皮质激素瘤是青少年最常见的垂体腺瘤，泌乳素瘤是成人中最常见。儿童垂体腺瘤常用的治疗方式为手术或药物治疗，放射治疗仅适用于药物不可控的功能性腺瘤或不能完整切除的垂体腺瘤患者。尿崩症是朗格汉斯细胞组织细胞增多症（LCH）的常见表现。目前关于放射治疗早期干预下丘脑—垂体轴以减少尿崩症的发生率的研究资料很少。

一、概述

蝶鞍和鞍上区肿瘤的鉴别诊断包括颅咽管瘤、中枢神经系统生殖细胞瘤、胶质瘤、黄色肉芽肿、转移瘤、垂体腺瘤及浸润垂体的朗格汉斯细胞组织细胞增多症。颅咽管瘤是最常见的鞍区肿瘤（见第 16 章）。生殖细胞肿瘤（见第 14 章和第 15 章）及胶质瘤（见第 11 章）常见于鞍上区。本章讨论垂体腺瘤及浸润垂体的朗格汉斯细胞组织细胞增多症。

二、垂体腺瘤

（一）流行病学

垂体腺瘤是儿童罕见的肿瘤。1994 年 Kane 等报道儿童垂体腺瘤占鞍上区脑肿瘤的 1.6%～2.7%，占全部手术治疗垂体腺瘤患者的 3%～6%（Webb 和 Prayson，2008）。儿童患者最常见的垂体腺瘤是泌乳素瘤，主要见于女性。青春期前儿童中最常见的垂体肿瘤为促肾上腺皮质激素瘤，即 ACTH 依赖性库欣综合征。＞6 岁的儿童，75% 的儿童库欣综合征被称为库欣病；＜6 岁的儿童，被称为库欣综合征（Strtakis，2012）。ACTH 依赖性肿瘤主要见于学龄期儿童，总体发病率低，在青春期的发病率下降。不常见的垂体腺瘤包括生长激素瘤（5%～15% 的儿童垂体腺瘤表现为过渡分泌生长激素）、无功能性腺瘤（占 4%～6%）。促甲状腺激素瘤和促性腺激素瘤在儿童中极其罕见（Steele，2010；Kunwar 和 Wilson，1999；Mindermann 和 Wilson，1995；Keil 和 Stratakis，2008）。

（二）易感因素

儿童垂体腺瘤多为散发性疾病。尽管如此，1999 年 Lafferty 和 Chrousos 报道泌乳素瘤、促肾上腺皮质激素瘤和生长激素瘤与多发性内分泌肿瘤 1 型（MEN–1）综合征相关，生长激素瘤也与纤维性骨营养不良综合征、卡尼综合征和家族性肢端肥大症相关。

（三）临床表现

对于功能性垂体腺瘤，其表现通常与内分泌激素过度分泌相关。泌乳素瘤患者常表现出青春期延迟或停止、月经异常、溢乳等症状。促肾上腺皮质激素瘤患儿则表现为皮质醇分泌过多的症状和体征，包括体重增加、生长迟缓、高血压、纹状体、性早熟 / 多毛症、糖尿病等。与成人库欣综合征相比，患有该综合征的儿童很少出现睡眠中断、肌无力及记忆力问题（Stratakis，2012）。生长激素瘤患儿表现为生长激素过多的症状，如巨人症及肢端肥大症。根据肿瘤的大小，功能性垂体腺瘤患者也会出现占位效应。无功能性垂体腺瘤的患儿主要表现为肿瘤占位效应，包括垂体功能减退、视力改变、经典的颞侧偏盲（Lafferty 和 Chrousos，1999）。这些症状往往因其表现不突出而很难引起儿童及监护人的注意。

（四）影像学表现

磁共振成像（MRI）是可疑垂体瘤患者最重要的影像学诊断手段。通常使用薄层（≤ 3mm）

增强 MRI 扫描，在 T_1 加权像序列的冠状和矢状位观察。与正常的垂体相比，垂体腺瘤通常表现为强化。动态对比度增强和梯度变差召回（SPGR）的 MRI 序列有助于可视化肾上腺皮质激素瘤（Friedman 等，2007；Patronas 等，2003）。小于 1cm 的腺瘤被称为微小腺瘤，大于 1cm 被称为大腺瘤，大于 4cm 的肿瘤则被称为巨腺瘤。促肾上腺皮质激素瘤通常是微小腺瘤，1/3 患者在 MRI 上无法观察到（Kanter 等，2005；Batista 等，2005）。

（五）诊断评估

除了影像学和完整的病史和体格检查外，垂体腺瘤的检查还包括完整的内分泌评估和眼科检查。体格检查常发现包括视野缺陷和内分泌疾病的表现，例如条纹、多毛症和巨人症。由于皮质腺瘤往往太小而不能在 MRI 上看到，双侧岩下窦静脉采样（BIPSS）与羊促肾上腺皮质激素释放激素（OCRH）试验则是重要的鉴别手段。分泌 ACTH 的垂体腺瘤患者，中心和外周 ACTH 浓度比≥ 2（Stratakis，2012）。

（六）治疗

儿科垂体肿瘤患者首选治疗方式是药物治疗或手术治疗，主要取决于腺瘤的类型（表 21–1）。首选的手术方式是经蝶窦切除术（TPR）。TPR 的并发症和死亡率都很低，约为 0.5%，在有经验的大型外科中心尤其如此。TPR 最常见的并发症包括尿崩症和水电解质紊乱。更严重的并发症，如脑膜炎、视力丧失、脑卒中和脑脊液漏，发生率约为 1.5%（Barker 等，2003）。2011 年，Tarapore 等的研究中回顾了 29 例儿童垂体腺瘤患者手术治疗的预后。其中，24 例不侵犯海绵窦的患者使用显微鼻内 TPR 可到达肿瘤完全切除，但在 7 例侵犯海绵窦的患者中仅有 2 例达到完全切除。19 例无辅助治疗的患者垂体功能恢复正常，平均住院时间为 1.6 天，严重的手术并发症仅有 1 例鼻窦炎（Tarapore，2011）。

由于放射治疗的晚期不良反应及相关风险，常只用于功能肿瘤无法控制或不能完整切除的患者。

表 21–1　儿童垂体腺瘤的表现、实验室评估和首选治疗方式

肿瘤	临床表现	实验室评估	儿童的首选治疗方式
泌乳素瘤	青春期停止，溢乳，月经异常，垂体缺失，视觉症状和头痛	血清 PRL 升高 +/– 血清 GH 升高	1. 多巴胺拮抗药，如溴隐亭、培高利特和卡麦角林
			2. 经蝶窦手术

（续表）

肿瘤	临床表现	实验室评估	儿童的首选治疗方式
皮质激素瘤	体重增加，生长停滞，高血压和纹状体，肾上腺功能早现 / 多毛症，月经失调，胰岛素抵抗	库欣综合征试验：24 小时 UFC，低剂量地塞米松抑制试验，BIPSS	经蝶窦手术
生长激素瘤	巨人症，肢端肥大症，糖耐量异常 / 糖尿病，视觉症状，头痛，高泌乳素血症的表现	随机 GH，IGF–1，糖尿病确诊试验（OGTT），TRH 试验	生长激素类似物：奥曲肽长效制剂（多巴胺激动药）
无功能性腺瘤	生长停滞或青春期停止，视觉症状，头痛，垂体缺失		经蝶窦手术

PRL. 催乳素；BIPSS. 双侧岩下窦静脉采样；GH. 生长激素；IGF. 胰岛素生长因子；UFC. 尿液游离皮质醇；TRH. 促甲状腺激素释放激素

（七）放射治疗技术

儿童垂体腺瘤患者的放射治疗技术与成人相似。对于距离视交叉和视神经≥ 3mm 的患者，通常选择立体定向放射外科治疗。对于其他情况，则采用常规分割放射治疗。

1. 常规分割放射治疗

当常规分割放射治疗时，肿瘤区（GTV）由 MRI 和定位 CT 确定。最佳的方式为使用薄层的成像技术，层厚＜ 2mm。对于非浸润性生长的病灶，临床靶区（CTV）一般不需要外扩。对于浸润性生长的病灶，CTV 沿颅底或海绵窦外扩 5mm。对于使用每日锥形束波 CT（CBCT）患者，计划靶区（PTV）可根据治疗机构的误差范围适当外扩（3mm）。通常，整个蝶鞍被包裹在 PTV 中。除了目标靶区外，正常结构轮廓包括视觉器官（眼睛、泪腺、视神经和视交叉）、晶状体、海马和颞叶。放射治疗剂量取决于肿瘤是功能性的还是无功能的。无功能性腺瘤总剂量通常为 45～50.4Gy，单次剂量 1.8Gy。功能性腺瘤的剂量为 50.4～54Gy，单次剂量 1.8Gy。除了光子放射治疗外，2014 年 Wattson 等还描述了常规分割质子放射治疗。

2. 立体定向放射治疗

立体定向放射外科（SRS）因单次治疗优势使其成为最适型的外照射治疗。这种治疗可以用伽马刀（医科达仪器，斯德哥尔摩，瑞典）或直线加速器来进行。GTV 即垂体腺瘤，规定的剂量通常是肿瘤表面（50% 的等剂量线，伽马刀）：无功能性腺瘤剂量为 15Gy（12～20Gy），功能性腺瘤 25Gy（15～30Gy）。视交叉剂量应限制在 9Gy 以下，见图 21–1。

（八）疗效

研究数据大部分或完全来源于成人患者。预后的预测指标与肿瘤体积、激素水平的控制和

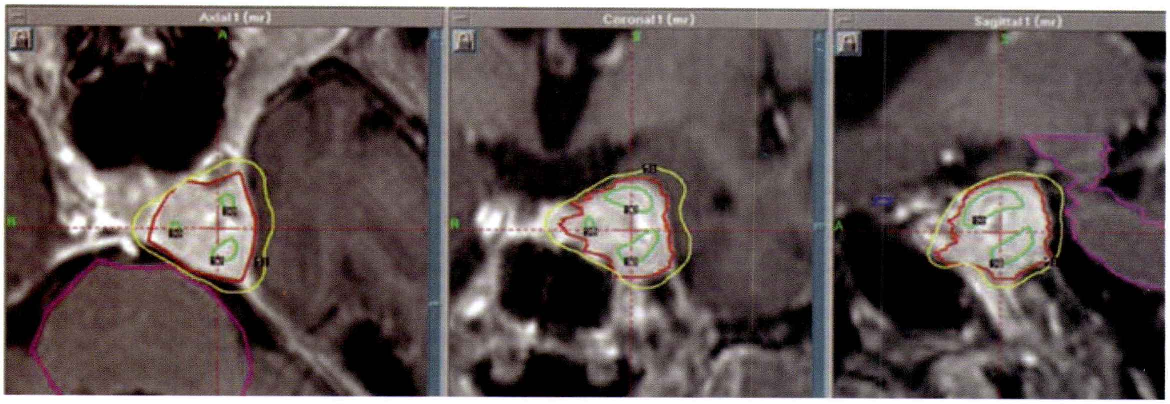

▲ 图 21-1　左侧海绵窦垂体腺瘤伽马刀计划

MRI T_1 加权上轴位、冠状位和矢状位图像；50% 等剂量线完全覆盖病变

治疗的后遗症相关。肿瘤控制率高（大于 85%）在于患者是否接受分割放射治疗或 SRS 治疗。在大多数接受 SRS 治疗的患者中，肿瘤控制率在 90% 以上。生化指标或激素水平的控制不如控制肿瘤的效果好。

1. 皮质激素瘤

在 2013—2014 年发表的包含 241 名患者（包括 SRS、常规分割光子放射治疗和质子放射治疗）的 5 个系列综述中，肿瘤控制率为 83%～100%，生化指标的缓解率为 22%～76%（Tritos 和 Biller，2015）。在 2002 年的一份稍早的回顾性研究中，包括 10 项研究，其中 255 名患者接受分割放射治疗，55%～100% 的患者库欣病的症状达到了完全缓解，但 14%～56% 的患者以垂体功能的丧失为代价。缓解时间为 4～26 个月。在另 8 项研究使用 SRS 治疗的 185 例患者中，生化指标的完全反应率为 63%～100%，但其发生早于常规分割放射治疗（MahmoudAhmed 和 Suh，2002）。

2. 生长激素瘤

对 9 项行常规分割放射治疗的综述中，5%～70% 的患者获得缓解。其中最大病例数的研究（884 例），缓解率达到 60%。生长激素水平下降滞后于肿瘤消退，前者缓慢发生持续多年。在立体定向放射外科治疗中，生化缓解率为 23%～50%，高达 20% 的患者出现垂体功能减退（Castinetti 等，2009）。

3. 泌乳素瘤

与其他功能性垂体腺瘤相比，泌乳素瘤的激素水平控制率最差。在最新的综述中，总结了 2000 年以来发表的 SRS 治疗病例，中位肿瘤边缘剂量为 24Gy 时，平均内分泌缓解率为 34.7%。放射治疗后平均垂体功能减退的发生率为 14.8%（Ding 等，2014）。

4. 无功能性垂体腺瘤

在对包括1261名行常规分割放射治疗患者在内的9项研究的回顾性分析中，10年控制率为74%～97%。在包括648名患者的21项研究中，立体定向放射外科局部控制率为88%～100%。在这些研究中，多达1/4的患者在放射治疗后出现垂体功能障碍（Kanner等，2009）。

三、朗格汉斯细胞组织细胞增多症的垂体浸润

（一）流行病学和易感因素

LCH是由$CD1a^{+}$/$CD207^{+}$病理性树突细胞浸润形成的炎症性病变。它的典型特征是皮肤和骨髓受侵，但也可以累及其他器官/系统，如肝、脾、骨髓、肺和包括脑垂体在内的中枢神经系统。LCH在儿童的发病率为2～10/100万（Guyott-Goubin，2008）。中位年龄为1.8岁，单器官受累和多器官受累的发生率大致相等（Bhatia等，1997）。LCH可侵入下丘脑和（或）神经垂体导致尿崩症（DI）。据估计，5%～15%的LCH患者有DI，并且通常与发生DI之前的颅骨病变有关（Grois等，1995；Dunger等，1989）。DI可以在其他LCH病变出现之前或之后出现（Prosch等，2004；Donadieu等，2004）。关于LCH的全身治疗是否会导致DI的后续发展存在争议（Donadieu等，2004；Grois等，2006；Chellapandian等，2015）。57%的LCH病变中发现了频发的BRAF突变(Badalian-Very等，2010)。根据器官是否受累进行风险分层，未累及肝、脾或骨髓被认为是低风险的。

（二）影像学表现和诊断评估

患者常表现出类似于尿布疹的红色斑丘疹。它们还可能具有局灶性疼痛性骨病变，在平片上表现为边界清楚的溶骨性病变。此类患者应接受骨骼检查以排除其他病变。图21-2所示，通过S-100和CD1a的阳性免疫组织化学染色，以及电子显微镜下Birbeck颗粒的存在证实该诊断（Badalian-Very等，2013）。病史和实验室评估为DI的患者，或面部骨骼或颅前窝或颅中窝的LCH病变的患者，也应接受脑MRI检查，特别注意钆对比剂注射前后T_1序列上的垂体。通常发现在T_1加权序列上不存在亮点或漏斗状增厚，后者在图21-3中得到了证明。

（三）治疗

放射疗法在治疗LCH中的应用正在逐渐减少。尽管LCH病变对放射治疗极为敏感，但对

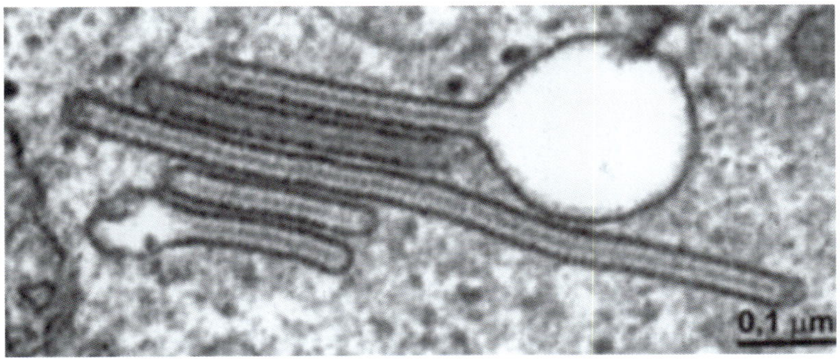

▲ **图 21-2**　电子显微镜下看到的 **Birbeck** 颗粒

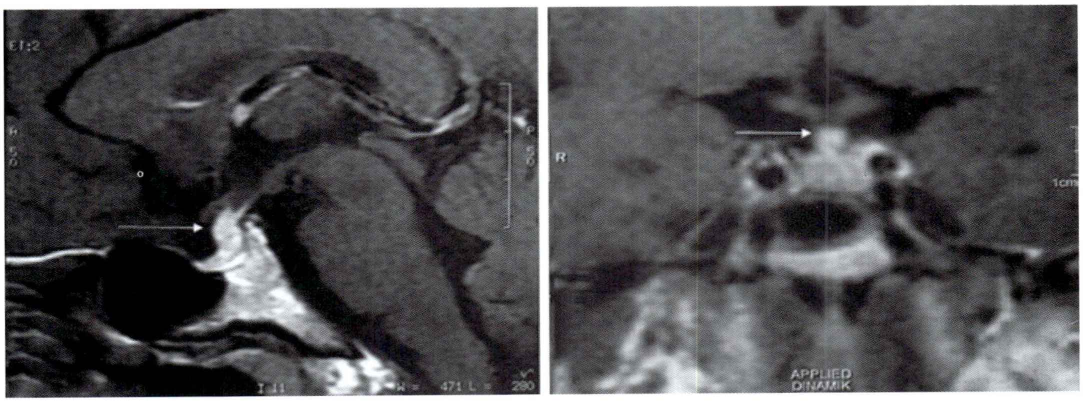

▲ **图 21-3**　矢状和冠状 T_1 加权图像显示了漏斗状增厚

引自 Valladeau J，Dezutter-Dambuyant C，Saeland S. Langerin/CD207 sheds Light on formation of birbeck granules and their possible function in langerhans cells. Immunologic Research. 2003，28（2）：93-1007

其晚期反应的担忧导致其应用减少，除了在极少数情况下。因此，对于切除、刮除术或类固醇注射无效或严重疼痛的孤立性病变，可给予 6～10Gy 的放射治疗。在面部骨骼、颅前窝或颅中窝有病变的患者，接受 1 年泼尼松和长春碱的治疗可降低中枢神经系统受累的风险（Grois 等，2006）。该方案对中枢神经系统受累的患者也有效。

放射治疗在治疗 LCH 引起的 DI 患者中的作用是有争议的。因为 DI 的患者在化学治疗后并未改善 DI 症状。因此，放射治疗被用来预防或改善 DI。在小型回顾性研究中发现，放射治疗并未改善长期生存患者的 DI 症状（Kocheta 等，2014；Grois 等，2006；Smith 等，1973）。然而，来自梅奥诊所和马萨诸塞州总医院的更大队列研究表明，放射治疗的使用与去氨加压素的使用减少有关。在前一种情况下，接受放射治疗的 28 例患者中有 10 例的 DI 有所改善，在诊断后 14 天内开始治疗的患者的完全缓解率更高（19 例中有 5 例，而对照组 9 例中仅有 1 例）（Minehan 等，1992）。在后续的系列研究中，14 例患者中有 2 例在诊断后 3 天内开始接受放射治疗均完全缓解，这 2 例患者最初的 ADH 缺乏症未完全缓解（Rosenzweig 等，1997）。因此，放射治疗在 LCH 诱导的 DI 中的地位是在权衡晚期不良反应和风险后尽早开始治疗。

（四）放射治疗技术

描述放射治疗的系列病例主要来自二维或三维计划时代。例如，来自麻省总院的系列病例描述了 5cm × 5cm 至 7cm × 7cm 的平行对穿野（Rosenzweig 等，1997）。但是，应采用现代放射治疗技术来处理下丘脑和蝶鞍周围的等剂量线，并减少对颞叶和海马等正常组织的照射剂量。在常规分割放射治疗中，经典的放射治疗剂量为 10～20Gy。

（五）疗效和晚期反应

低风险患者（如垂体受累患者）的总生存率约为 99%。但是，其中许多患者会出现 2～4 次复发，需要后续的治疗（Minkov 等，2008）。

放射治疗在 LCH 患者中 DI 的疗效如上所述。在 LCH 相关 DI 的治疗中，尚无前瞻性研究比较放射治疗与无放射治疗。在评估治疗的晚期反应时，重要的是要注意未接受放射治疗患者也可能会出现会生长激素功能的异常（Donadieu 等，2004）。然而，梅奥诊所观察到接受放射治疗的患者比未接受放射治疗的患者更有可能发生其他内分泌功能异常（43% vs 12%）（Minehan 等，1992）。在所引用的病例研究中，尚未报道对骨骼生长和神经认知功能的晚期影响。

参考文献

[1] Badalian-Very G, Vergilio JA, Degar BA et al (2010) Recurrent BRAF mutations in Langerhans cell histiocytosis. Blood 116(11):1919–1923

[2] Badalian-Very G, Vergilio JA, Fleming M et al (2013) Pathogenesis of Langerhans cell histiocytosis. Annu Rev Pathol 8:1–20

[3] Barker FG, Klibanski A, Swearingen B (2003) Transsphenoidal surgery for pituitary tumors in the United States, 1996-2000: mortality, morbidity, and the effects of hospital and surgeon volume. Clin Endocrinol Metab 88(10):4709–4719

[4] Batista D, Courkoutsakis NA, Oldfield EH et al (2005) Detection of adrenocorticotropin-secreting pituitary adenomas by magnetic resonance imaging in children and adolescents with cushing disease. J Clin Endocrinol Metab 90(9):5134–5140

[5] Bhatia S, Nesbit ME Jr, Egeler RM et al (1997) Epidemiologic study of Langerhans cell histiocytosis in children. J Pediatr 130(5):774–784

[6] Castinetti F, Morange I, Dufour H et al (2009) Radiotherapy and radiosurgery in acromegaly. Pituitary 12(1):3–10

[7] Chellapandian D, Shaikh F, van den Bos C et al (2015) Management and outcome of patients with Langerhans cell histiocytosis and single-bone CNS-risk lesions: a multi-institutional retrospective study. Pediatr Blood Cancer 62(12):2162–2166

[8] Ding D, Starke RM, Sheehan JP (2014) Treatment paradigms for pituitary adenomas: defining the roles of radiosurgery and radiation therapy. J Neuro-Oncol 117(3):445–457

[9] Donadieu J, Rolon MA, Thomas C et al (2004) Endocrine involvement in pediatric-onset Langerhans' cell histiocytosis: a population-based study. J Pediatr 144(3):344–350

[10] Dunger DB, Broadbent V, Yeoman E et al (1989) The frequency and natural history of diabetes insipidus in children with Langerhans-cell histiocytosis. N Engl J Med 321(17):1157–1162

[11] Friedman TC, Zuckerbraun E, Lee ML et al (2007) Dynamic pituitary MRI has high sensitivity and specificity for the diagnosis of mild Cushing's syndrome and should be part of the initial workup. Horm Metab Res 39(6):451–456

[12] Grois N, Flucher-Wolfram B, Heitger A et al (1995) Diabetes insipidus in Langerhans cell histiocytosis: results from the DAL-HX 83 study. Med Pediatr Oncol 24(4):248–256

[13] Grois N, Pötschger U, Prosch H et al (2006) Risk factors for diabetes insipidus in Langerhans cell histiocytosis. Pediatr Blood Cancer 46(2):228–233

[14] Guyot-Goubin A, Donadieu J, Barkaoui M et al (2008) Descriptive epidemiology of childhood Langerhans cell histiocytosis in France, 2000–2004. Pediatr Blood Cancer 51(1):71–75
[15] Kane LA, Leinung MC, Scheithauer BW et al (1994) Pituitary adenomas in childhood and adolescence. J Clin Endocrinol Metab 79(4):1135–1140
[16] Kanner A, Cora B, Greenman Y (2009) Radiotherapy of nonfunctioning and gonadotroph adenomas. Pituitary 12:15–22
[17] Kanter AS, Diallo AO, Jane JA Jr (2005) Single–center experience with pediatric Cushing's disease. J Neurosurg 103(5 Suppl):413–420
[18] Keil MF, Stratakis CA (2008) Pituitary tumors in childhood: update of diagnosis, treatment and molecular genetics. Expert Rev Neurother 8(4):563–574
[19] Kocheta R, Venkatramani R, Jubran R et al (2014) Clinical outcomes of radiation therapy in the management of Langerhans cell histiocytosis. Am J Clin Oncol 37:592–596
[20] Kunwar S, Wilson C (1999) Pediatric pituitary adenomas. J Clin Endocrinol Metab 84(12):4385–4389
[21] Lafferty AR, Chrousos GP (1999) Pituitary tumors in children and adolescents. J Clin Endocrinol Metab 84(12):4317–4323
[22] Mahmoud–Ahmed AS, Suh JH (2002) Radiation therapy for Cushing's disease: a review. Pituitary 5(3):175–180
[23] Minkov M, Steiner M, Pötschger U et al (2008) Reactivations in multisystem Langerhans cell histiocytosis: data of the international LCH registry. J Pediatr 153(5):700–705
[24] Mindermann T, Wilson CB (1995) Pediatric pituitary adenomas. Neurosurgery 36(2):259–268
[25] Minehan K, Chen M, Zimmerman D et al (1992) Radiation therapy for diabetes insipidus caused by Langerhans cell histiocytosis. Int J Radiat Biol Phys 23:519–524
[26] Patronas N, Bulakbasi N, Stratakis CA et al (2003) Spoiled gradient recalled acquisition in the steady state technique is superior to conventional postcontrast spin echo technique for magnetic resonance imaging detection of adrenocorticotropin–secreting pituitary tumors. J Clin Endocrinol Metab 88(4):1565–1569
[27] Prosch H, Grois N, Prayer D, Waldhauser F et al (2004) Central diabetes insipidus as presenting symptom of Langerhans cell histiocytosis. Pediatr Blood Cancer 43(5):594–599
[28] Rosenzweig K, Arceci R, Tarbell N (1997) Diabetes insipidus secondary to Langerhans cell histiocytosis: is radiation therapy indicated? Med Pediatr Oncol 29:36–40
[29] Smith DG, Nesbit ME Jr, D'Angio GJ et al (1973) Histiocytosis X: role of radiation therapy in management with special reference to dose levels employed. Radiology 106(2):419–422
[30] Steele CA, MacFarlane IA, Blair J et al (2010) Pituitary adenomas in childhood, adolescence and young adulthood: presentation, management, endocrine and metabolic outcomes. Eur J Endocrinol 163(4):515–522
[31] Stratakis CA (2012) Cushing syndrome in pediatrics. Endocrinol Metab Clin N Am 41(4):793–803
[32] Tarapore PE, Sughrue ME, Blevins L et al (2011) Microscopic endonasal transsphenoidal pituitary adenomectomy in the pediatric population. J Neurosurg Pediatr 7(5):501–509
[33] Tritos NA, Biller BM (2015) Update on radiation therapy in patients with Cushing's disease. Pituitary 18(2):263–268
[34] Wattson DA, Tanguturi SK, Spiegel DY et al (2014) Outcomes of proton therapy for patients with functional pituitary adenomas. Int J Radiat Oncol Biol Phys 90(3):532–539
[35] Webb C, Prayson RA (2008) Pediatric pituitary adenomas. Arch Pathol Lab Med 132(1):77–80

第 22 章　儿童脑转移瘤

Pediatric Brain Metastases

Radhika Sreeraman Kumar　Ronny L. Rotondo　著
向孝勇　陈志坚　译
苏晓晔　张　烨　校

摘　要

脑转移瘤是一种常见的成人恶性肿瘤，有 0%～20% 的成人实体瘤患者在病程中会发生脑转移。而在儿童颅外实体肿瘤中，脑是罕见的转移部位，发生率为 1%～10%。然而，随着综合治疗的持续进步，患儿生存期延长，儿童脑转移的发病率上升。虽然有大量关于成人脑转移瘤的发病机制和治疗的相关研究，其中包括一些大型随机临床研究；但关于儿童脑转移瘤的研究数据很少，主要局限于小样本临床研究和病例报道。儿童脑转移可同时或更先出现在颅外转移之前，尤其是存在肺部转移的患者。治疗手段通常包括对孤立或有症状的病灶进行手术切除、放射治疗、化学治疗或免疫治疗。尽管儿童脑转移患者的预后一般很差，但也有一些长期存活病例，这表明在部分患者中可能更需要积极的综合治疗。

一、概述

脑是成人实体瘤的常见转移部位，20%～40% 的成人肿瘤患者会在病程中发生脑转移，特别是肺癌、乳腺癌、胃癌和黑色素瘤（Nayak 等，2012）。因此，有大量关于成人脑转移的发病机制和治疗的相关研究，包括大型随机临床研究。此外，已发表的关于使用先进放射治疗技术的研究，如立体定向放射外科（SRS），主要是关于成人脑转移的患者。而对于儿童实体肿瘤，脑转移相对罕见，相关的研究很少，主要局限于小样本临床回顾性研究和病例报道。且各个研究之间对儿童实体瘤脑转移的纳入和排除标准不一，这使得现有研究数据缺少说服力。脑转移瘤一般分为两种类型：硬膜外转移和脑实质转移。起源于邻近脑膜旁结构的横纹肌肉瘤和骨肉瘤等恶性肿瘤可局部扩散，导致硬膜外转移。脑转移一般是指通过血行扩散导致脑实质的局限性损害。虽然一些研究包括这两种类型的脑转移，但其他研究仅限于由远距离血行播散引起的脑实质病变。本章的目的是描述儿童脑转移瘤的流行病学和病因学，并对典型的临床症状和影像学表现进行定义。我们还将讨论脑转移在儿童肿瘤学中的诊断、治疗和临床疗效，并对一些常见的易发生脑转移的儿童肿瘤进行阐述。

二、流行病学

回顾现有的临床研究，儿童脑转移的总发病率为 1%～10%，而在尸检报告中占 6%～13%（Bouffet 等，1997；Vannucci 和 Baten，1974；Graus 等，1983；Wiens 和 Hattab，2014；Stefanowicz 等，2011；Suki 等，2014；Kebudi 等，2005）。儿童脑转移的发病率最早是从 1950—1972 年的尸检数据中估算出来的，当时 Vannuci 和 Batten 发现在 217 名儿童恶性肿瘤患者中有 13 名（6%）存在脑转移；有趣的是，所有出现脑转移的患者也同时存在肺转移（Vannucci 和 Baten，1974）。在随后对 1973—1982 年尸检数据的回顾性研究中，139 名患者中有 18 名（12.9%）发现了实质性脑转移（Graus 等，1983）。1987—1995 年在 Leon Berard 中心治疗的儿童实体瘤伴脑转移的回顾性研究中，总计 486 名患者，有 162 名最终发生不同部位的转移，其中 12 名（2.4%）通过影像学检查发现脑转移，10 名患者存在临床诊断的脑转移（Bouffet 等，1997）。其中出现脑转移最常见的肿瘤是尤因肉瘤（3 名）、神经母细胞瘤（3 名）和骨肉瘤（3 名）。最近在几个单一机构的研究中也报道了相似的发生率。例如，Suki 等报道了德克萨斯大学医学院治疗的儿童颅外实体瘤的脑转移（脑实质、硬膜外和硬膜）的发生率。Anderson 癌症中心在 1990—2012 年进行了的一项研究，3950 名患者中有 54 名被诊断为脑转移，其发病率为 1.4%（Suki 等，2014）。1992—2011 年波兰的一项研究中，因颅外实体瘤接受治疗的 511 名儿童患者中有 10 名（2.0%）发生了脑转移（Stefanowicz 等，2011）。与此同时，Wiens 等报道，在印第安纳大学接受治疗的近 4000 名儿童患者中，有 26 名出现脑转移（非直接侵犯），发病率约为 2.2%（Wiens 和 Hattab，2014）。虽然原发肿瘤在各个研究之间可能存在很大差异，例如印第安纳研究有超过 3000 例生殖细胞肿瘤，而 MD Anderson 研究中则主要是肉瘤。但在最近的研究中，脑转移的总发病率为 1%～3%。

儿童脑转移最可能发生于软组织肉瘤、尤因肉瘤、骨肉瘤、黑色素瘤、视网膜母细胞瘤、神经母细胞瘤、肾肿瘤（包括肾母细胞瘤、生殖细胞瘤、急性淋巴细胞白血病、急性髓性白血病和非霍奇金淋巴瘤）。大多数来自颅外实体肿瘤的转移是幕上转移（在已发表的研究中占 89%～100%），在大多数研究中，60%～90% 的转移是单发的（Wiens 和 Hattab，2014；Stefanowicz 等，2011；Suki 等，2014；Kebudi 等，2005；Paulino 等，2003；Goldman 等，2007）。

三、病理生理学

脑作为唯一转移部位在儿童中相当罕见，最常见的是同时合并其他颅外转移。最初的转移部位最常见于肺，肝、骨、骨髓和腹部转移也常发生于脑转移之前（Wiens 和 Hattab，2014；Stefanowicz 等，2011；Suki 等，2014；Kebudi 等，2005；Goldman 等，2007）。虽然脑转移可能直接来源于原发肿瘤，但很少有孤立的中枢神经系统实质转移的报道。脑转移发生的确切机制和过程尚未完全清楚，但这是一个复杂的过程，涉及肿瘤细胞表型和脑微环境之间的相互作用，有充分的证据支持“种子和土壤”假说。脑实质转移主要起源于一系列复杂步骤的血源性播散，包括肿瘤细胞脱落、血管内渗入、转移或栓塞、外渗、定植和血管生成等步骤，这些步骤通常被称为“转移性级联反应”。脑转移与肺转移存在正相关，可能是由于逃逸的转移肿瘤细胞进入动脉循环返回左心房，随血液循环进入颅内动脉系统并种植到脑内，更倾向于种植在灰质和白质的交界处（Sul 和 Posner，2007）。对于白血病和淋巴瘤，中枢神经系统的播散被认为是通过静脉和毛细血管系统的血源性播散，如血小板减少时的点状出血或者直接通过骨髓播散。骨髓和蛛网膜浅层之间的脉络丛和桥静脉也被认为是播散到中枢神经系统的潜在途径（Goldman 等，2007；Sul 和 Posner，2007）。

四、临床表现

由于脑转移在儿童中相对罕见，常规的脑部临床分期或影像学诊断并不适用。因此，大多数脑白质转移瘤是在症状出现后才被发现，这些症状促使中枢神经系统引导的成像提示颅内病变。正如前所述，发生颅内转移的患者更可能已合并其他部位的转移，特别是肺转移，或有复发或多次复发且已转移至颅外的肿瘤。随着恶性肿瘤患者生存率的提高及磁共振成像技术的进步，儿童脑转移的发病率可能会因此而上升（Goldman 等，2007）。在最近发表的临床研究中，脑转移的发病年龄中位数为 11～13 岁，发生在原发肿瘤诊断后的中位时间为 8～16 个月（Stefanowicz 等，2011；Suki 等，2014）。

实体瘤脑转移的儿童患者通常有颅内压增高的表现，常见的症状包括局灶性神经功能障碍，如运动无力或感觉障碍、癫痫发作、精神状态改变、头痛、恶心和呕吐、眼球震颤、上眼睑下垂、头部倾斜和视野障碍(Wiens 和 Hattab，2014；Suki 等，2014；Paulino 等，2003；Goldman 等，2007；Parasuraman 等，1999）。对于白血病和淋巴瘤，其他常见的症状可能包括颈项强直、易怒、脑神经受累，表现为耳鸣、眩晕、面部麻木和动眼神经麻痹。

五、脑转移瘤的影像学检查

与成人一样，影像学在脑转移的诊断和治疗中起着至关重要的作用，无论是在已知的具有新的神经体征或症状的恶性肿瘤的诊断中，还是在筛查有相对更高的脑转移发生率的肿瘤患者中都至关重要。此外，儿童脑转移的神经系统影像表现与成人相似。脑转移主要位于灰白质交界处和主要动脉血管区之间的交界处，最常见于大脑半球，其次是小脑，较少累及基底神经节。

虽然磁共振成像（MRI）比计算机断层扫描（CT）对脑转移的诊断更敏感，但 CT 仍然是一种重要的初步评估和围术期评估诊断方法。由于平扫 CT 的可操作性和耐受性，以及它在排除危及生命的紧急情况（如出血或脑积水）方面的有效性，平扫 CT 通常是出现神经功能障碍时进行的第一种影像学检查。脑转移可表现为低密度、等密度或高密度伴低密度伴血管源性水肿，而急性出血则表现为高密度信号。如果 MRI 有禁忌证或不能进行，通常会进行对比增强扫描，脑转移灶通常表现为结节状强化或环状强化。对比增强 MRI 在诊断小的或多发性脑转移瘤方面则更加敏感，因此，如果可以进行 MRI 检查，那么增强 CT 并不是首选。同样，如果在 CT 上发现弥漫性脑转移，并且没有手术或立体定向放射外科治疗的指征，那么进行增强 MRI 检查也没有太大意义。在 MRI 上，脑转移在 T_1 加权图像上的典型表现为等或低信号，尽管在肿瘤内出血的情况下可能出现高信号。因为血管源性水肿 T_2 加权像和 FLAIR 图像典型表现为高信号延伸到病变之外。在增强 MRI 图像上，脑转移可表现为实性结节状高信号或中心低信号的环状高信号，代表中心性坏死形成（Stefanowicz 等，2011；Porto 等，2010；Nabavizadeh 等，2014）。还可以有其他肿瘤组织学的特征，如骨肉瘤的钙化和黑色素瘤或神经母细胞瘤的出血性表现（Porto 等，2010；Nabavizadeh 等，2014）。先进的 MRI 成像技术，如磁共振波谱、磁共振灌注和弥散加权成像，也可能有助于脑转移瘤与其他疾病的诊断。图 22–1 为转移性高级别肉瘤患儿脑转移的 MRI 特征。

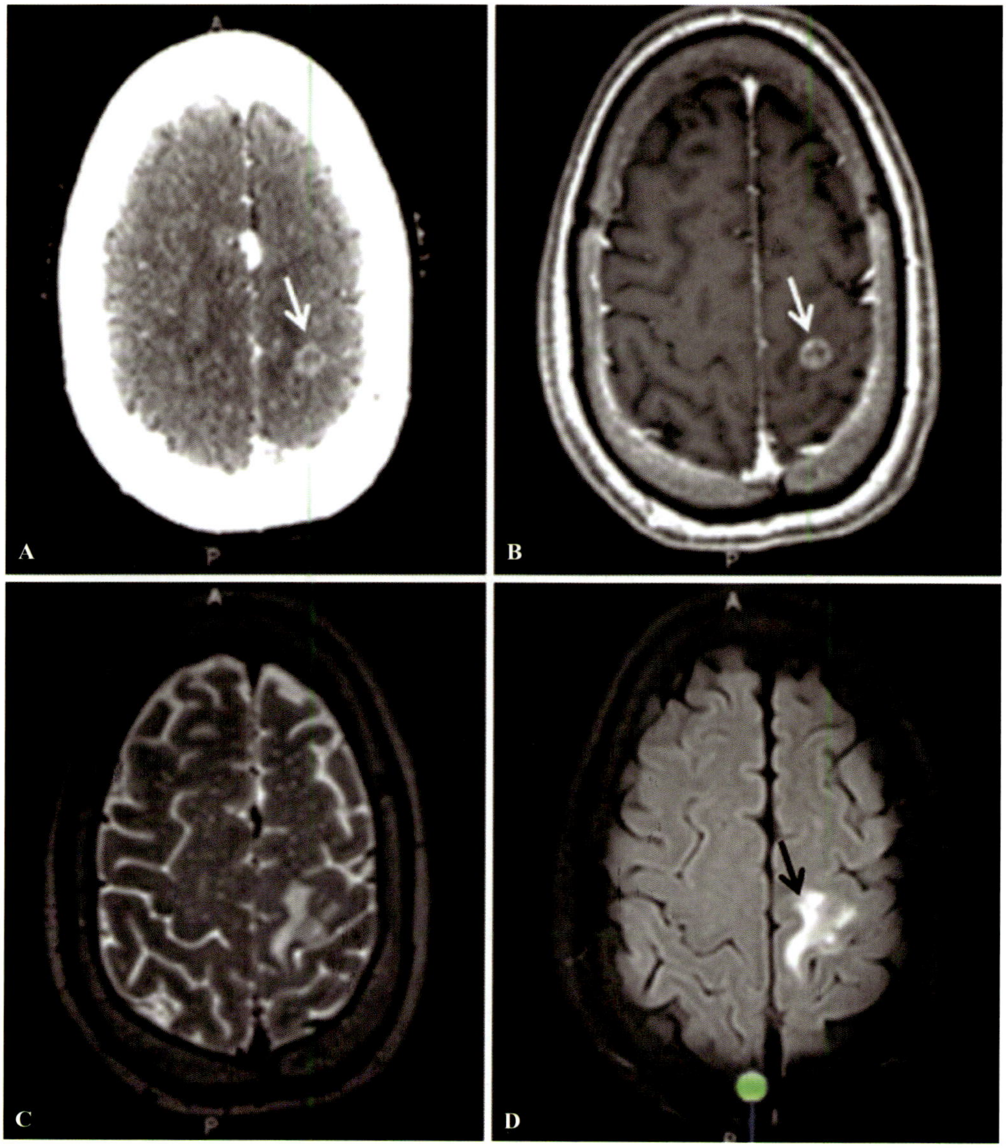

▲ 图 22-1　A. CT 增强扫描显示孤立性环形强化病灶（白箭）；B. 增强后 T_1 加权 MRI 显示孤立性环形强化病灶伴低信号中心坏死（白箭）；C. T_2 加权 MRI；D. FLAIR 图像显示高信号超出病变范围，反映存在血管源性水肿（黑箭）

（一）尤因肉瘤

尤因肉瘤是儿童患者中第二常见的骨肿瘤，在美国每年发病 200～250 例。主要受累部位包括骨盆、股骨和肋骨。由于手术、化学治疗和放射治疗的进步，局限性疾病的存活率接近 70%～80%（Goldman 等，2007）。虽然尤因肉瘤的主要转移部位是肺、骨和骨髓，但尤因肉瘤是儿童最常见发生脑转移的癌症之一，3%～16% 的患者进展为中枢神经系统转移。文献中报道的 60%～100% 的病例被发现同时合并肺部转移（Bouffet 等，1997；Stefanowicz 等，

2011；Kebudi 等，2005；Paulino 等，2003；Parasuraman 等，1999）。Parasuram 的研究包括了脑实质转移和直接侵犯，结果发现近一半的转移是血源性的，而另一半是由肿瘤直接侵犯的（Parasuraman 等，1999）。在 Bouffett 等的研究中，只包括脑实质转移的患者，排除了直接侵犯的病例；因血行播散导致的脑实质转移的比率约为 5.4%（Bouffet 等，1997）。

尤因肉瘤脑转移的治疗通常包括在有症状或孤立病变的情况下考虑手术切除，以及全脑放射治疗（WBRT）和化学治疗。Paulino 等报道了 6 名尤因肉瘤合并脑转移患者，其中 1 名为尸检发现，患者单独接受化学治疗，随后进行放射治疗，或者联合放射治疗和化学治疗。2 名患者死于转移性中枢神经系统疾病，其余 3 名患者死于全身性疾病。脑转移诊断后的中位生存期为 1.5 个月（范围：1～9 个月）（Paulino 等，2003）。Weins 等的研究表明，在他们的脑转移研究中，有 3 名尤因肉瘤患者接受了手术和放射治疗，从被诊断为脑转移起，中位生存期为 4 个月（Wiens 和 Hattab，2014）。虽然大多数患者接受 WBRT 治疗，但也有个别病例报道使用立体定向放射治疗（van Dams 等，2016）。尽管有一些长期存活的报道（Paulino 等），但尤因肉瘤的预后极差，大多数患者在脑转移发生后的 1 年内死亡（Paulino 等，2003；Parasuraman 等，1999；van Dams 等，2016）。

（二）横纹肌肉瘤

横纹肌肉瘤是最常见的儿童软组织肉瘤，在美国每年约有 250 例，约占儿童实体瘤的 10%。多达 20% 的患者最终会进展到转移，最常见的转移部位是肺、淋巴结和骨髓（Goldman 等，2007）。据文献报道，脑转移的发病率为 2%～10%。在一项对 104 名横纹肌肉瘤患者的研究中，6.7% 的患者发生了脑转移，所有 7 名患者都提前或同时存在其他部位的远处转移（Paulino 等，2003）。在原发肿瘤诊断后通过血行扩散或直接浸润出现脑转移的中位时间为 12 个月（Paulino 等，2003；Parasuraman 等，1999）。

危险因素包括脑膜旁肿瘤和颅外部位的远处转移。脑膜旁横纹肌肉瘤伴脑神经麻痹、颅内肿瘤扩散和颅底侵蚀，尤其增加了转移到大脑的风险。脑转移的治疗方法包括对孤立和有症状病变的手术切除，以及放射治疗和化学治疗，脑实质转移的总体预后较差，大多数患者在 1 年内死亡（Kebudi 等，2005；Paulino 等，2003；Parasuraman 等，1999）。化学治疗通常由多种药物组成，包括鞘内注射甲氨蝶呤。已报道的放射治疗剂量和射野尚无统一标准，但一般包括 WBRT，剂量范围从 30Gy/20f 到 50Gy/25f（Stefanowicz 等，2011；Paulino 等，2003）。最近的一系列病例报道了 2 名伴有幕下转移的横纹肌肉瘤患者的结果，2 名患者都接受了积极的三联疗法。一名 1 岁 11 个月大的患儿接受大体肿瘤手术切除，然后对术腔进行放射治疗（23.4Gy），异环磷酰胺 / 卡铂 / 依托泊苷（ICE）化学治疗，术后 8 个月仍未出现复发并且存活。另一名患者在首次诊断 16 个月后出现脑桥和小脑转移，接受大部手术切除、全脑全脊髓放射治疗（30.6Gy），然后再进行 14.4Gy 的局部瘤床加量、ICE 化学治疗和同种异体干细胞移植，患者在 10 个月时无病存活（Osawa 等，2011）。

（三）骨肉瘤

骨肉瘤是最常见的儿童原发性骨肿瘤，通常发生在股骨、胫骨近端或骨盆。虽然肺是最常见的远处转移部位，但 1.8%～16% 的儿童骨肉瘤患者会发生中枢神经系统转移，使其成为发生脑转移的最常见的原发性实体瘤之一（Graus 等，1983；Wiens 和 Hattab，2014；Suki 等，2014；Paulino，2003；Marina，1993）。在一些研究中，在现代化学治疗的背景下，脑转移的发病率增加，从 1982 年之前的 4.5% 上升到 1982 年以后的 15.5%（Marina 等，1993）。患者从原发肿瘤确诊到出现中枢神经系统转移的中位时间为 22～24 个月（Graus 等，1983；Paulino 等；2003）。虽然转移性疾病可由颅骨病变向颅外扩散，但血源性转移被认为是最常见的转移方式。在一项对在圣裘德儿童医院接受治疗的 254 名患者的回顾性研究中，13 名患者发生了脑实质转移，其中 3 名为从邻近部位直接扩散（Marina 等，1993）。此外，大多数存在脑转移的骨肉瘤患者都合并颅外转移，其中 70%～100% 患者既往或同时出现肺转移（Wiens 和 Hattab，2014；Paulino，2003；Marina 等，1993）。然而，很少有患者以脑实质转移作为其第一个转移部位（Niazi 等，2009）。

与其他肉瘤（如横纹肌肉瘤和尤因肉瘤）的治疗方案类似，骨肉瘤的治疗包括对孤立或有症状的病灶进行手术切除，以及放射治疗和可能的进一步化学治疗。出现脑转移的患者预后通常很差，大多数在 6 个月内死亡，尽管有一些个别案例报道接受综合治疗后可达 5 年长期存活（Wiens 和 Hattab，2014；Marina 等，1993；Wexler 等，1993）。

（四）神经母细胞瘤

神经母细胞瘤占所有儿童肿瘤的 8%～10%，是儿童最常见的颅外实体肿瘤。治疗方法是多模式的，可能包括化学治疗、手术、放射治疗、大剂量化学治疗和干细胞移植，以及免疫治疗。对于 1 岁以下的婴儿即使发生转移，仍有非常好的预后；但年龄较大的儿童在诊断时可能会出现广泛转移，预后极差。通常通过淋巴系统和血液转移，最常见的转移部位是骨髓、骨骼、肝脏和皮肤，肺部转移少见（Goldman 等，2007）。脑转移在神经母细胞瘤中是相当罕见的，尽管在一些研究中被报道，并且随着时间的推移发病率不断增加。事实上，据报道，新诊断的神经母细胞瘤的脑转移发病率已从 20 世纪 80 年代初的 1.7% 上升到 90 年代的 11.7%，这可能是由于更有效的综合治疗（Kramer 等，2001）。目前的研究估计脑转移的发病率为 1%～10.4%（Suki

等，2014；Paulino 等，2003；Matthay 等，2003；Zhu 等，2015）。患者通常伴有颅外或孤立的转移病灶，转移灶可能同时累及脑实质和软脑膜，前者在 1 岁以上的婴儿中更常见，后者则在 1 岁以下的婴儿中更常见（Matthay 等，2003；DuBois 等，1999）。据报道，间碘苄胍（MIBG）成像对较小的脑转移敏感性较低，当疑似发生脑转移时，MRI 成像仍然是首选的影像学诊断方式（Nabavizadeh 等，2014；Matthay 等，2003）。

神经母细胞瘤的治疗可以包括手术切除孤立的或有症状的病灶，全脑放射治疗或局部放射治疗，以及干细胞移植。即使采用积极的综合治疗，预后仍然非常差，大多数脑转移患者均会死亡（Paulino 等，2003；Croog 等，2010）。然而，据报道仍有个别患者可长期存活者（Stefanowicz 等，2011；Zhu 等，2015；Croog 等，2010）。圣裘德儿童研究医院在 1979—1989 年治疗的高危神经母细胞瘤脑转移患者中，有 2 名长期存活，他们接受了全脑全脊髓放射治疗，并在被诊断为脑转移后分别存活了 50 个月和 62 个月（Kellie 等，1991）。最近，Croog 等报道了 1989—2007 年在纪念斯隆 – 凯特林癌症中心治疗的 26 例脑实质转移患者的结果。这项研究包括两组：一组有 16 名患者接受全脑全脊髓放射治疗，另一组 13 名患者同时接受全脑放射治疗或局部放射治疗。接受全脑全脊髓放射治疗组的放射剂量为 12.6～21.6Gy，加或不加瘤床 ^{131}I–8H9 和 ^{131}I–3F8 的放射免疫治疗（25.2～36.6Gy）。虽然 2 名患者死亡（没有接受放射免疫治疗），其中 1 名患者死于其他原因，但 13 名患者在中位随访 28 个月时仍然存活。3 名患者出现了中枢神经系统复发，并接受了再次颅脑或局部放射治疗。中枢神经系统转移的患者接受全脑放射治疗或局部放射治疗后的中位生存期为 8.8 个月，其中 62% 的患者出现复发。值得注意的是，诊断为中枢神经系统转移后，没有接受全脑全脊髓放射治疗的患者也没有接受放射免疫治疗（Croog 等，2010）。Zhu 等报道了他们的 8 例高危神经母细胞瘤合并脑转移的患者；在 3 名长期生存（＞ 2 年）的患者中，2 名接受了全脑全脊髓放射治疗，这些患者都没有接受放射免疫治疗（Zhu 等，2015）。虽然最佳治疗方案尚未明确，但考虑到文献中报道的大多数长期存活者均接受了全脑全脊髓放射治疗，进行全中枢神经系统放射治疗并进行放射免疫治疗似乎是目前最有效的治疗手段。

（五）肝母细胞瘤

肝母细胞瘤与多种遗传综合征（Beckwith–Wiedemann 综合征、家族性腺瘤性息肉病综合征、Li–Fraumeni 综合征和 18 三体综合征）相关。表现为右上腹肿块、贫血、血小板增多、腹痛和甲胎蛋白（AFP）升高。新辅助化学治疗后进行手术可使 R_0 切除患者的生存率提高到 80% 以上（Goldman 等，2007）。与许多肿瘤一样，最常见的转移部位是肺，发生率为 3%～5%（Wiens 和 Hattab，2014）。最近一篇综述中报道了 39 例肝母细胞瘤脑转移患者，在这些患者中，24%

的患者在 4 岁以上，63% 的患者同时或以前存在肺转移。治疗方法与其他脑转移瘤相似：孤立性病灶进行手术切除、放射治疗和（或）化学治疗（Rai 和 Feusner，2016）。通过手术切除、局部放射治疗和全身化学治疗相结合的方法，获得了存活时间超过 1 年的病例（Rai 和 Feusner，2016；Robertson 等，1997）。

（六）生殖细胞肿瘤

颅外生殖细胞肿瘤占所有儿童生殖细胞肿瘤的 3%～5%，通常发生在卵巢、睾丸、尾骨和纵隔（Goldman 等，2007）。由于颅内生殖细胞肿瘤在本书的其他章节进行了讨论，下面的主要讨论颅外原发生殖细胞肿瘤的脑转移。

据相关报道，生殖细胞肿瘤脑转移发生率有很大差异，从 0.005% 到 20% 不等（Wiens 和 Hattab，2014；Suki 等，2014；Spunt 等，2004；Gobel 等，2010）。对圣裘德儿童研究医院 40 年来收治的 206 例颅外生殖细胞肿瘤患者的研究中，发现有 16 例有中枢神经系统转移。2 例患者在就诊时被诊断为脑转移；21 例患者在病程中发展为中枢神经系统转移；2 例患者在尸检中发现存在中枢神经系统转移（Spunt 等，2004）。最近印第安纳大学在对 3000 多例生殖细胞肿瘤患者进行了随访，报道脑转移发生率为 0.5%，而 Suki 等则报道的发病率为 43%，特别是在绒毛膜癌组织学亚型患者中发病率更高（Wiens 和 Hattab，2014；Suki 等，2014）。此外，Stefanowicz 等报道了 1 例混合性生殖细胞瘤患者发生脑转移，病理表现为绒毛膜癌的主要特征（Stefanowicz 等，2011）。因此，与其他组织学类型的生殖细胞肿瘤相比，绒毛膜癌患者出现脑转移的风险可能相对更高。患者在初诊后出现脑转移的中位时间为 7 个月，大多数患者在脑转移发生之前或发生时同时存在肺转移（Spunt 等，2004）。除了组织学亚型和肺转移外，原发性纵隔肿瘤也与脑转移风险增加相关（Gobel 等，2010）。

与其他儿童肿瘤脑转移相似，合并脑转移的颅外生殖细胞肿瘤患者常采用手术切除、放射治疗和化学治疗相结合的综合治疗。大多数接受放射治疗的患者接受部分脑放射治疗 20～35Gy 或全脑放射治疗 30～35Gy，瘤床加量 3.5～14.8Gy（Spunt 等，2004）。尽管预后普遍较差，但积极的综合治疗可能出现的长期幸存者（Wiens 和 Hattab，2014；Spunt 等，2004）。

（七）黑色素瘤

黑色素瘤占所有儿童肿瘤的 1%～3%。与成人相似，预后与分期密切相关。据报道，黑色素瘤患者的脑转移发生率为 8%～18%，初诊后发生脑转移的中位时间为 20 个月（Goldman 等，2007 年；Rodriguez-Galindo 等，1997）。Rodriguez-Galindo 等回顾了在圣裘德儿童研究医院治疗的 44 名儿童黑色素瘤患者，报道了 8 名中枢神经系统转移患者的预后。在有完整随访资料的

6 名患者中，5 名存在颅外转移，4 名存在肺转移。在影像上，大多数转移灶位于幕上，但有 2 名患者有小脑病变；3 名患者有孤立性转移灶；大多数病变显示存在病灶内出血。这些患者接受了综合治疗，包括对症处理、全脑放射治疗 45Gy、化学治疗、手术和 α 干扰素。尽管进行了积极的综合治疗，但 8 名患者中只有 3 名中位生存期达到 5 个月，大多数患者死于中枢神经系统转移。这一研究中的 1 名长期幸存者（34 个月时无病存活）接受了手术切除、放射治疗、多药化学治疗和 α 干扰素治疗（Rodriguez-Galindo 等，1997）。同样，在另一个报道的长期存活 13 年的病例中，患者接受了类似的综合治疗，包括手术切除、放射治疗、化学治疗和免疫治疗（Suki 等，2014）。

长期以来，黑色素瘤一直被认为对放射治疗不敏感，而使用更大单次剂量的分割放射治疗模式，可提高局部控制率（Stinauer 等，2011）。类似地，无论是单独治疗还是结合免疫治疗，成人脑转移的治疗方法已经转变为使用立体定向放射外科技术（Selek 等，2004；Ahmed 等，2016；Kiess 等，2015）。在儿童患者中采用类似的治疗策略可能会产生相似的临床获益。

（八）肾母细胞瘤

在美国，肾母细胞瘤占儿童恶性肿瘤的 6%～7%，每年发病约为 500 例。肿瘤复发和预后与肿瘤大小、患者年龄、组织学、分期、染色体 16q 和 LP 杂合性丢失、端粒酶表达水平和肿瘤倍体相关。治疗是多模式的，包括手术，以及根据分期和组织学特征进行辅助放化疗。最常见的转移部位是肺、区域淋巴结、肝脏，很少转移到骨骼。多个研究已经证实，与其他肿瘤相似，脑转移的发生与肺转移密切相关（Wiens 和 Hattab，2014；Paulino 等，2003；Goldman 等，2007）。化学治疗药物的进步使颅内转移率从 1975 年前尸检研究报告的 13% 下降到现代研究的 0%～5%（Vannucci 和 Baten，1974；Graus 等，1983；Wiens 和 Hattab，2014；Suki 等，2014；Kebudi 等，2005；Paulino 等，2003；Lowis 等，1998）。中枢神经系统转移的发生时间从初诊后的 2 个月到 112 个月不等（Wiens 和 Hattab，2014；Lowis 等，1998）。

治疗方法通常包括手术切除、放射治疗和异环磷酰胺 / 卡铂 / 依托泊苷（ICE）联合化学治疗。放射治疗通常包括全脑放射治疗，也有使用全脑全脊髓放射治疗的报道（Bouffet 等，1997；Wiens 和 Hattab，2014；Paulino 等，2003；Lowis 等，1998）。有多项研究报道了长期存活病例，这些病例在治疗结束后存活了 5～18 年；他们中的大多数人都接受了包括放射治疗和化学治疗在内的综合治疗（Lowis 等，1998）。

（九）肾透明细胞肉瘤

肾透明细胞肉瘤（CCSK）占儿童原发肾肿瘤的 3%～6%。它的临床表现通常比肾母细胞瘤更具侵袭性，可以进行手术切除、化学治疗和放射治疗。与其他实体瘤不同的是，骨往往是转移的第一部位，其他部位包括肝、肺、淋巴结和脑。化学治疗药物的进步提高了长期存活率，脑转移被认为是在初诊时出现的微转移灶进展而来（Goldman 等，2007）。据报道，在近期回顾性研究中，脑转移的发生率为 20%～30%（Wiens 和 Hattab，2014；Suki 等，2014），从确诊到出现脑转移的中位时间为 22 个月到 24 个月不等（Wiens 和 Hattab，2014；Radulescu 等，2008）。Radulescu 等报道了 8 名初诊后发生脑转移患者的治疗结果。患者接受手术切除、异环磷酰胺 / 卡铂 / 依托泊苷联合化学治疗和放射治疗的综合治疗，其中 6 名患者在中位随访时间为 30 个月（范围：24～71 个月）时无病存活。所有 6 名患者都接受了放射治疗，4 名患者接受了自体干细胞移植（Radulescu 等，2008）。

（十）肾脏横纹肌样瘤

肾恶性横纹肌样瘤（RTK）多见于婴儿，占儿童肾癌的 1.5%。这是一种侵袭性疾病，超过 80% 的患者在确诊后一年内死亡。治疗是多模式的，包括手术、化学治疗和放射治疗。研究报道脑转移的发生率为 10%～21%（Wiens 和 Hattab，2014；Kebudi 等，2005）。在 NWTS1–5 研究中，142 例 RTK 患者中有 30 例发生了中枢神经系统转移。对其中 10 例进行了中枢神经系统转移灶的病理分析。虽然有 4 例患者被证实有转移，但其余患者均为继发性中枢神经系统肿瘤（原始神经外胚叶肿瘤、间变性星形细胞瘤和不典型畸胎样 / 横纹肌样肿瘤）（Tomlinson 等，2005）。尽管通过积极的综合治疗，大多数脑转移患者仍然会出现死亡。

六、放射治疗技术

儿童脑转移患者中最常用的放射治疗技术是标准的全脑放射治疗，使用总剂量从 10Gy 到 50Gy 的各种剂量分割方案。然而，如果不对诸如立体定向放射外科（SRS）等重要的先进放射治疗技术进行讨论，任何关于脑转移放射治疗的讨论都是不完整的。

尽管脑转移的全脑放射治疗仍然很常见，但今天越来越多的成人脑转移患者无论是否进行过 WBRT 都会接受 SRS 治疗，以努力改善预后和（或）患者的生活质量（Aoyama 等，2006；Sahgal 等，2015）。减少受照射的大脑体积与改善神经认知结果有关，一项比较 SRS 与 SRS 联合 WBRT 的Ⅲ期研究显示，在仅接受 SRS 组中，在 4 个月内学习和记忆功能显著下降的风险较低（Chang 等，2009）。最近的一项 Meta 分析表明，与 SRS 相比，WBRT 的生存获益很低（Soon 等，2014）。此外，最近的另一项 Meta 分析表明，在少于 4 名脑转移灶的患者中，仅 SRS 可能对 50 岁以下的患者有生存获益（Sahgal 等，2015）。在对放射治疗相对不敏感的肉瘤、黑色素瘤和肾癌中，较高的单次放射治疗剂量可能会提高生存获益（Selek 等，2004；Brown 等，2008；Sheehan 等，2003）。许多回顾性研究也对系统疗法和免疫疗法与 SRS 相结合进行了报道（Ahmed 等，2016；Kiess 等，2015）。目前成人脑转移治疗指南在治疗规范中突出了 SRS 的特点（Linskey 等，2010）。

虽然较大的单次剂量和较小的外放边界被认为对成人有益，但潜在的坏死风险和治疗靶区漏照的可能性导致了 SRS 在儿童脑转移中使用较少。此外，在儿童中，由于可能需要麻醉，进行较长时间的治疗和固定相对困难。关于儿童脑转移的 SRS 治疗没有明确的文献报道，因此采用 SRS 治疗儿童脑转移主要是基于成人的相关文献。有一些已发表的研究证明了立体定向放射外科在儿童中的可行性，特别是关于动静脉畸形（AVM），但也适用于其他原发性或复发的中枢神经系统肿瘤（Saran 等，2002；Kano 等，2010；Keshavarzi 等，2009）。例如，Keshavarzi 等报道了 9 例原发性中枢神经系统肿瘤，其中 2 例年龄分别为 12 岁和 14 岁，采用无框架光学引导限光筒立体定向放射外科治疗青少年毛细胞型星形细胞瘤。2 例患者都接受了单次 20Gy 的放射治疗，并在 6 个月和 10 个月时进行复查，患者耐受性良好，没有不良事件。该研究中的另一例松果体细胞瘤患者接受了的 5Gy/5f 放射治疗，获得了 12 个月的局部控制及没有不良反应发生（Keshavarzi 等，2009）。匹兹堡大学的一项研究也评估了 SRS 在儿童复发性室管膜瘤患者中的可行性，这些患者以前曾接受过放射治疗。该组患者的中位年龄为 6.9 岁（2.9—17.2 岁），单次照射剂量在 9～22Gy。在纳入研究的 32 例患者中只有 2 例出现不良反应，显示 SRS 耐受性良好（Kano 等，2010）。图 22-2 说明了 1 例采用 WBRT（A）治疗的多发性儿童脑转移瘤和 1 例采用 SRS（B）治疗的孤立性儿童脑转移瘤。

结　论

虽然成人恶性肿瘤患者发生脑转移很常见，但在儿童颅外恶性肿瘤中则相对罕见。然而，随着系统治疗的持续改进导致生存时间延长，儿童脑转移的发病率可能会上升。儿童脑转移可同时或更先出现在颅外转移之前，尤其是存在肺部转移的患者。关于儿童脑转移治疗的已发表的数据有限，并且还没有明确的最佳治疗方法。治疗通常包括对孤立或有症状的病灶进行手术切除、放射治疗、化学治疗，以及免疫治疗。尽管文献报道的儿童脑转移患者预后极差，但仍然有个别长期存活的报道，这表明可能有一部分患者能从积极的综合治疗中获益。对这些患者进行长期随访及前瞻性研究，对于优化当前的治疗策略和研究出可能改善预后的新的治疗手段至关重要。

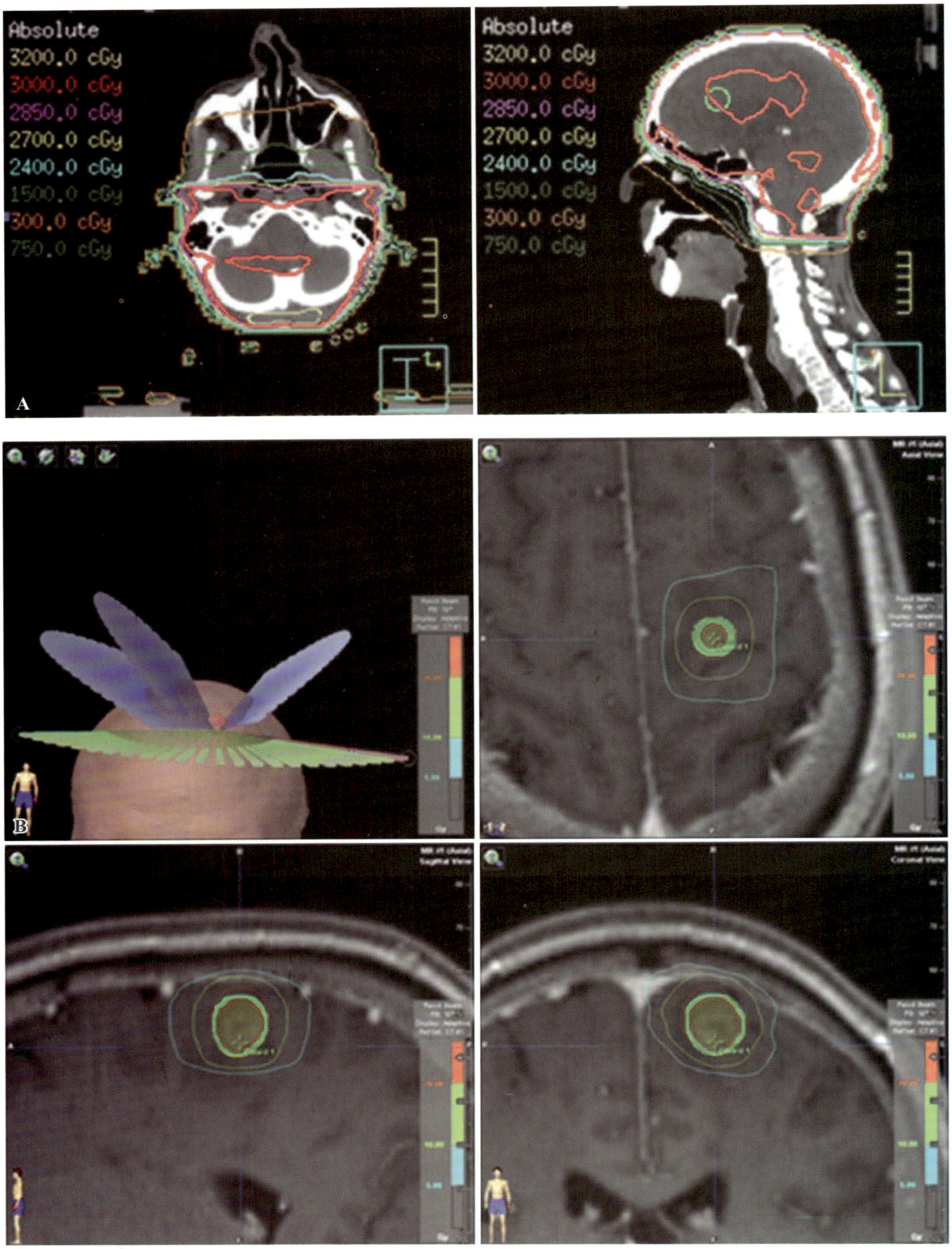

▲ 图 22-2　**A.** 一例 **18** 岁男孩患尤因肉瘤伴弥漫性脑转移，采用 **WBRT** 治疗，**30Gy**，**3Gy/f**；**B.** 一例 **15** 岁女孩患高级别恶性肉瘤，采用无框光学引导限光筒立体定向放射外科治疗孤立性脑转移瘤，采用 **1** 个中心、**4** 个弧的放射治疗；采用 **80%** 等剂量线，总剂量为 **20Gy**，覆盖了 **100%** 的靶区

参考文献

[1] Ahmed KA, Stallworth DG, Kim Y et al (2016) Clinical outcomes of melanoma brain metastases treated with stereotactic radiation and anti–PD–1 therapy. Ann Oncol 27(3):434–441

[2] Aoyama H, Shirato H, Tago M et al (2006) Stereotactic radiosurgery plus whole–brain radiation therapy vs stereotactic radiosurgery alone for treatment of brain metastases: a randomized controlled trial. JAMA 295(21):2483–2491

[3] Bouffet E, Doumi N, Thiesse P et al (1997) Brain metastases in children with solid tumors. Cancer 79(2):403–410

[4] Brown PD, Brown CA, Pollock BE, Gorman DA, Foote RL (2008) Stereotactic radiosurgery for patients with "radioresistant" brain metastases. Neurosurgery 62(Suppl 2):790–801

[5] Chang EL, Wefel JS, Hess KR et al (2009) Neurocognition in patients with brain metastases treated with radiosurgery or radiosurgery plus whole–brain irradiation: a randomised controlled trial. Lancet Oncol 10(11):1037–1044

[6] Croog VJ, Kramer K, Cheung NK et al (2010) Whole neuraxis irradiation to address central nervous system relapse in high–risk neuroblastoma. Int J Radiat Oncol Biol Phys 78(3):849–854

[7] DuBois SG, Kalika Y, Lukens JN et al (1999) Metastatic sites in stage IV and IVS neuroblastoma correlate with age, tumor biology, and survival. J Pediatr Hematol Oncol 21(3):181–189

[8] Gobel U, Schneider DT, Teske C, Schonberger S, Calaminus G (2010) Brain metastases in children and adolescents with extracranial germ cell tumor – data of the MAHO/MAKEI–registry. Klin Padiatr 222(3):140–144

[9] Goldman S, Echevarria ME, Fangusaro J (2007) Pediatric brain metastasis from extraneural malignancies: a review. In: Raizer JJ, Abrey LE (eds) Brain metastases, vol 1. Springer, New York, pp 143–168

[10] Graus F, Walker RW, Allen JC (1983) Brain metastases in children. J Pediatr 103(4):558–561

[11] Kano H, Yang HC, Kondziolka D et al (2010) Stereotactic radiosurgery for pediatric recurrent intracranial ependymomas. J Neurosurg Pediatr 6(5):417–423

[12] Kebudi R, Ayan I, Gorgun O, Agaoglu FY, Vural S, Darendeliler E (2005) Brain metastasis in pediatric extracranial solid tumors: survey and literature review. J Neuro–Oncol 71(1):43–48

[13] Kellie SJ, Hayes FA, Bowman L et al (1991) Primary extracranial neuroblastoma with central nervous system metastases characterization by clinicopathologic findings and neuroimaging. Cancer 68(9):1999–2006

[14] Keshavarzi S, Meltzer H, Ben–Haim S et al (2009) Initial clinical experience with frameless optically guided stereotactic radiosurgery/radiotherapy in pediatric patients. Childs Nerv Syst 25(7):837–844

[15] Kiess AP, Wolchok JD, Barker CA et al (2015) Stereotactic radiosurgery for melanoma brain metastases in patients receiving ipilimumab: safety profile and efficacy of combined treatment. Int J Radiat Oncol Biol Phys 92(2):368–375

[16] Kramer K, Kushner B, Heller G, Cheung NK (2001) Neuroblastoma metastatic to the central nervous system. The Memorial Sloan–kettering Cancer Center Experience and a literature review. Cancer 91(8):1510–1519

[17] Linskey ME, Andrews DW, Asher AL et al (2010) The role of stereotactic radiosurgery in the management of patients with newly diagnosed brain metastases: a systematic review and evidence–based clinical practice guideline. J Neuro–Oncol 96(1):45–68

[18] Lowis SP, Foot A, Gerrard MP et al (1998) Central nervous system metastasis in Wilms' tumor: a review of three consecutive United Kingdom trials. Cancer 83(9):2023–2029

[19] Marina NM, Pratt CB, Shema SJ, Brooks T, Rao B, Meyer WH (1993) Brain metastases in osteosarcoma. Report of a long–term survivor and review of the St. Jude Children's Research Hospital experience. Cancer 71(11):3656–3660

[20] Matthay KK, Brisse H, Couanet D et al (2003) Central nervous system metastases in neuroblastoma: radiologic, clinical, and biologic features in 23 patients. Cancer 98(1):155–165

[21] Nabavizadeh SA, Feygin T, Harding BN, Bilaniuk LT, Zimmerman RA, Vossough A (2014) Imaging findings of patients with metastatic neuroblastoma to the brain. Acad Radiol 21(3):329–337

[22] Nayak L, Lee EQ, Wen PY (2012) Epidemiology of brain metastases. Curr Oncol Rep 14(1):48–54

[23] Niazi TN, Forester C, Afify Z, Riva–Cambrin J (2009) Osteosarcoma presenting as hemorrhagic cerebellar metastasis. Childs Nerv Syst 25(12):1643–1647

[24] Osawa S, Kumabe T, Saito R et al (2011) Infratentorial brain metastases of pediatric non–epithelial malignant tumors: three case reports. Brain Tumor Pathol 28(2):167–174

[25] Parasuraman S, Langston J, Rao BN et al (1999) Brain metastases in pediatric Ewing sarcoma and rhabdomyosarcoma: the St. Jude Children's Research Hospital experience. J Pediatr Hematol Oncol 21(5):370–377

[26] Paulino AC, Nguyen TX, Barker JL (2003) Brain metastasis in children with sarcoma, neuroblastoma, and Wilms' tumor. Int J Radiat Oncol Biol Phys 57(1):177–183

[27] Porto L, Jarisch A, Zanella F, Du Mesnil R, Kieslich M, Schwabe D (2010) The role of magnetic resonance imaging in children with hematogenous brain metastases from primary solid tumors. Pediatr Hematol Oncol 27(2):103–111

[28] Radulescu VC, Gerrard M, Moertel C et al (2008) Treatment of recurrent clear cell sarcoma of the kidney with brain metastasis. Pediatr Blood Cancer 50(2):246–249

[29] Rai P, Feusner JH (2016) Cerebral metastasis of hepatoblastoma: a review. J Pediatr Hematol Oncol 38(4):279–282

[30] Robertson PL, Muraszko KM, Axtell RA (1997) Hepatoblastoma metastatic to brain: prolonged survival after multiple surgical resections of a solitary brain lesion. J Pediatr Hematol Oncol 19(2):168–171

[31] Rodriguez–Galindo C, Pappo AS, Kaste SC et al (1997) Brain metastases in children with melanoma. Cancer 79(12): 2440–2445

[32] Sahgal A, Aoyama H, Kocher M et al (2015) Phase 3 trials of stereotactic radiosurgery with or without whole–brain radiation therapy for 1 to 4 brain metastases: individual patient data meta–analysis. Int J Radiat Oncol Biol Phys 91(4):710–717

[33] Saran FHB, Baumert BG, Khoo VS, Adams EJ, Garré ML, Warrington AP, Brada M (2002) Stereotactically guided conformal radiotherapy for progressive low–grade gliomas of childhood. Int J Radiat Oncol Biol Phys 53(1):43–51

[34] Selek U, Chang EL, Hassenbusch SJ III et al (2004) Stereotactic radiosurgical treatment in 103 patients for 153 cerebral melanoma metastases. Int J Radiat Oncol Biol Phys 59(4):1097–1106
[35] Sheehan JP, Sun MH, Kondziolka D, Flickinger J, Lunsford LD (2003) Radiosurgery in patients with renal cell carcinoma metastasis to the brain: long-term outcomes and prognostic factors influencing survival and local tumor control. J Neurosurg 98(2):342–349
[36] Soon YY, Tham IW, Lim KH, Koh WY, Lu JJ (2014) Surgery or radiosurgery plus whole brain radiotherapy versus surgery or radiosurgery alone for brain metastases. Cochrane Database Syst Rev 3:CD009454
[37] Spunt SL, Walsh MF, Krasin MJ et al (2004) Brain metastases of malignant germ cell tumors in children and adolescents. Cancer 101(3):620–626
[38] Stefanowicz J, Izycka-Swieszewska E, Szurowska E et al (2011) Brain metastases in paediatric patients: characteristics of a patient series and review of the literature. Folia Neuropathol 49(4):271–281
[39] Stinauer MA, Kavanagh BD, Schefter TE et al (2011) Stereotactic body radiation therapy for melanoma and renal cell carcinoma: impact of single fraction equivalent dose on local control. Radiat Oncol 6(34):34
[40] Suki D, Khoury Abdulla R, Ding M, Khatua S, Sawaya R (2014) Brain metastases in patients diagnosed with a solid primary cancer during childhood: experience from a single referral cancer center. J Neurosurg Pediatr 14(4):372–385
[41] Sul J, Posner JB (2007) Brain metastases: epidemiology and pathophysiology. In: Raizer JJ, Abrey LE (eds) Brain metastases, vol 1. Springer, New York, pp 1–22
[42] Tomlinson GE, Breslow NE, Dome J et al (2005) Rhabdoid tumor of the kidney in the National Wilms' Tumor Study: age at diagnosis as a prognostic factor. J Clin Oncol 23(30):7641–7645
[43] van Dams R, Park HS, Alomari AK et al (2016) Adjuvant hypofractionated partial-brain radiation therapy for pediatric Ewing sarcoma brain metastases: case report. J Neurosurg Pediatr 17(4):434–438
[44] Vannucci RC, Baten M (1974) Cerebral metastatic disease in childhood. Neurology 24(10): 981–985
[45] Wexler LH, DeLaney TF, Saris S, Horowitz ME (1993) Long-term survival after central nervous system relapse in a patient with osteosarcoma. Cancer 72(4):1203–1208
[46] Wiens AL, Hattab EM (2014) The pathological spectrum of solid CNS metastases in the pediatric population. J Neurosurg Pediatr 14(2):129–135
[47] Zhu J, Wang J, Zhen ZJ et al (2015) Brain metastasis in children with stage 4 neuroblastoma after multidisciplinary treatment. Chin J Cancer 34(11):531–537

第六篇

放射治疗实践

Radiotherapy Practice

第 23 章　麻醉制动

Anesthesia for Immobilization

Pascal Owusu-Agyemang　著
胥　亮　马星钢　译
麦惠容　文飞球　校

摘　要

已报道有几种镇静方法可使儿童成功接受颅脑放射治疗。详尽的围放射治疗期的计划及监测对于确保最佳预后十分关键。常规监护和全静脉麻醉（有或无安全气道）是常用的麻醉方式。对于麻醉复苏时间长的患者，应考虑在人员配备充足、设备齐全的复苏室进行观察。

一、概述

要保证放射治疗的安全和实施成功，需要患者在一段时间内保持静止状态。这对儿童而言可能比较困难，尤其是对 4 岁以下的儿童。与年龄相关的焦虑、术中难以静卧及配合是对低龄儿童进行放射治疗时面临的一些问题和挑战。尽管有多种方法可用，但麻醉下实施的放射治疗对一些年幼的孩子来说可能是最安全的选择。

二、基本条件

（一）人员

由于儿童颅脑病变病史复杂，建议由麻醉医师或其他经验丰富并受过儿科围术期管理培训的医生参与镇静治疗。对于参与护理儿科患者的麻醉团队和护理人员，也建议具备儿科高级生命支持的认证。

（二）治疗室设置

理想的放射治疗设备应该具备氧气输送和吸引接口。建议使用备用的供氧钢瓶，并且可能需要额外的管道来连接供氧和吸引接口。在有需要的情况下，废气排放接口将提高麻醉机效能。在任何情况下，麻醉呼吸机都应该准备好随时可用。

三、设备

大多数放射治疗室都位于离主手术室相当远的地方。因此，麻醉设备、用品和药物可能无法随时获得。因此，必须准备好物品的设备推车和药物托盘。这些情况可能需要定制的供应包，以确保最常用的物品的可用性。

（一）气道供应

除了合适型号的气管导管和喉镜外，还应备有最常用的鼻导管、面罩及喉罩（LMA）。此外，尚需备有适合婴幼儿的正压通气系统，以及各种型号的口咽和鼻咽气道。

（二）血管通路设备

多数进行颅脑放射治疗的儿童都有某种形式的中心静脉通路。输液港一般在放疗一周开始的时候接入，如果可以，周末的时候可以拔除针头。因此，应随时准备好局部麻醉药膏、针头和专用无菌药箱，还应备好中心静脉套件及肝素冲洗液。

（三）药物

应准备全套的麻醉和急救用药，并附儿童用药剂量表。另外，在治疗区应设置一辆配备有小儿除颤器和血管活性药物的急救车。这一区域有助于人们需要医院其他部门帮助的时候熟悉设备和用品的位置。丙泊酚是最常用的麻醉药，应做好这种药物的额外储备及备有合适的输注设备。

四、监测

整个放射治疗及复苏期应全程标准监测，包括脉搏血氧仪、心电图、无创血压、二氧化碳波形图（Cote 和 Wilson，2008）。便携式监测仪在这种环境中最为实用。吸氧可能延迟呼吸抑制的诊断；因此，除了使用安装在治疗室的摄像头观察儿童面部和胸壁运动外，监测二氧化碳波形可快速发现气道梗阻（美国麻醉医师协会，1996）。单独的观察麻醉监护仪的摄像头可能也有裨益。

五、麻醉管理

（一）术前评估

放射治疗开始前应进行完整的麻醉前评估，包括儿童的病史和体格检查。访谈时需与父母和（或）看护人讨论麻醉计划、禁食指引、静脉通路的建立等。同时应提供局麻药软膏处方和解释血管通路设备应用说明。在每一疗程开始前都需进行全套生命体征监测。这些措施可提醒医生患儿身体状况的任何变化。

（二）禁食指引

当前美国麻醉医师协会关于术前禁食的实践建议如下：清饮料 2 小时，母乳 4 小时，婴儿配方奶 6 小时，便餐 6 小时，全食 8 小时；然而，决定合适的禁食时间时，需要考虑摄入食物的数量和种类。例如，即使是由油炸或脂肪含量高的食物和肉类组成的便餐也可能延长胃排空时间，需要适当地延长禁食时间。此外，非人类的奶水，其胃排空时间与固体食物类似。因此，在确定合适的禁食时间时，必须考虑摄入食物的量（美国麻醉医师协会，2011）。如可能，低龄儿童放射治疗应安排当日较早时间，因其对长时间禁食耐受性较差。

（三）麻醉实施

麻醉方式的选择应根据具体的放疗计划而定并尽力确保安全。在放射治疗模拟和热塑性固定化面罩成型过程中，麻醉团队和放射治疗医师之间的合作是至关重要的。麻醉医师的责任是确保气道通畅而不受面罩形状的影响。应避免头部过度屈曲，此时需选择最佳方法以维持气道开放。在决定行气管插管前可先使颈部轻度后仰或使用口咽通气道。丙泊酚静脉全麻和经鼻导管或面罩供氧已被证明对接受镇静的儿童是安全的（Anghelescu 等，2008）。然而，在决定使用丙泊酚和无保护气道之前，需要考虑以下几个因素。首先，手术的持续时间可能会显著影响丙泊酚的用量，这反过来可能增加与药物使用相关的并发症的风险。在一项对 3833 例丙泊酚镇静手术的大规模回顾性分析中，麻醉时间＞ 1h 和麻醉时间为 31～60min 的患者并发症发生率有显著性差异（$P = 0.0001$）。超过 60min 麻醉时间和少于 30min 麻醉时间的并发症也有显著性差异（$P < 0.0001$）。麻醉时间超过 60min 的并发症发生率是 30～60min 的 4.25 倍，是小于 30min 的 9.85 倍（Anghelescu 等，2008）。因此，时间较长的手术应考虑确保气道的安全性。其次，在决定使用无保护气道之前，应考虑气道病理、肺功能和患者体位情况。气道阻塞患者或慢性肺病患者可受益于安全的气道。此外，在有安全气道的情况下，佩戴紧密固定面罩的患者可能更容易通气。确保气道安全的选择可能包括使用 LMA 或气管插管。最后，在诸如伽马刀治疗等过程中使用立体定向框架可能会妨碍在紧急情况下建立气道，因此必须有一个安全的气道。此外，使用框架的放射治疗，解锁立体定向框架的仪器设备应随手可得。

在极少数情况下，尽管使用大剂量的丙泊酚，儿童仍可出现过度的运动或“抽动”。此时使用小剂量阿片类药有助于减少丙泊酚用量。但必须注意的是，阿片药与丙泊酚混合应用会增加气道梗阻的风险。近年来，α_2 受体激动药右美托咪定在儿科镇静中应用越来越多。然而，当选择该药时，应考虑其导致心动过缓风险的增加及复苏时间延长（Mason 等，2008；Koroglu 等，2006）。

其他固定方法，如借助约束带将麻醉的儿童固定在治疗台上，可能有助于防止坠床等身体损伤。自己的毛毯可用来保暖。但是对于治疗过程超过 30min 的患者，可考虑使用空气加温器。

（四）患者复苏及转出

几分钟内苏醒的患者可由治疗室的麻醉团队进行监护并转出。但如复苏延迟，最好在单独的复苏室，由有资质的复苏室护士，或经过成人和（或）儿童高级生命支持培训的护士进行监护。复苏室应有氧气及吸引接口，并备有急救复苏药物。

离开治疗区前，应符合下列标准。

(1) 患者应清醒，且无须辅助或特殊体位即可维持气道开放。

(2) 血流动力学稳定。

(3) 要有一个负责任的成年人陪伴。

不符合上述标准或需要延长复苏期的患者，应在设施完善的复苏区由合适的医务人员进行观察和监测。

参考文献

[1] American Society of Anesthesiologists Committee (1996) Practice guidelines for sedation and analgesia by non-anesthesiologists. A report by the American Society of Anesthesiologists Task Force on Sedation and Analgesia by Non-Anesthesiologists. Anesthesiology 84:459–471

[2] American Society of Anesthesiologists Committee (2011) Practice guidelines for preoperative fasting and the use of pharmacologic agents to reduce the risk of pulmonary aspiration: application to healthy patients undergoing elective procedures: an updated report by the American Society of Anesthesiologists Committee on Standards and Practice Parameters. Anesthesiology 114:495–511

[3] Anghelescu DL, Burgoyne LL, Liu W, Hankins GM, Cheng C, Beckham PA et al (2008) Safe anesthesia for radiotherapy in pediatric oncology: St. Jude Children's Research Hospital experience, 2004-2006. Int J Radiat Oncol Biol Phys 71: 491–497

[4] Cote CJ, Wilson S (2008) Guidelines for monitoring and management of pediatric patients during and after sedation for diagnostic and therapeutic procedures: an update. Paediatr Anaesth 18:9–10

[5] Koroglu A, Teksan H, Sagir O, Yucel A, Toprak HI, Ersoy OM (2006) A comparison of the sedative, hemodynamic, and respiratory effects of dexmedetomidine and propofol in children undergoing magnetic resonance imaging. Anesth Analg 103:63–67, table of contents

[6] Mason KP, Zurakowski D, Zgleszewski SE, Robson CD, Carrier M, Hickey PR et al (2008) High dose dexmedetomidine as the sole sedative for pediatric MRI. Paediatr Anaesth 18:403–411

第 24 章 图像引导的儿童颅脑放射治疗
Image Guidance in Pediatric Brain Radiotherapy

Sara Alcorn Stephanie Terezakis 著
翟田田 译
陈创珍 校

摘 要

图像引导放射治疗（image guided radiotherapy，IGRT）技术在儿科中的应用使得高度适形的放射治疗计划可以采用更小的外放间距，继而降低治疗的体积。此外，IGRT 还可保证剂量递增和自适应放射治疗。目前，每周 1 次或者每日 1 次的 IGRT 是儿科颅脑 IGRT 的标准临床治疗方法。然而，在 IGRT 的使用过程中一定要权衡好治疗获益与治疗所带来的风险，包括潜在增加的受照剂量，因此在该人群中探讨低剂量图像引导放射治疗就显得尤为重要。本章将总结 IGRT 的常见技术及与之相关的儿童颅脑放射治疗的文献。

IGRT 目前已成为儿童颅脑肿瘤治疗的标准治疗方法（Alcorn 等，2014a）。图像引导是指在患者治疗前或治疗中利用影像学设备对肿瘤及正常器官进行实时监控，以提高对感兴趣区域的定位（Dawson 和 Jaffray，2007；Verellen 等，2008；Gupta 和 Narayan，2012）。在适形放射治疗中我们要求精准的靶区定位，IGRT 因其在这方面的优势使之在临床中得到了大量的应用（Verellen 等，2008）。IGRT 在成年人中的应用表明它能够降低临床靶区的外放间距，降低正常器官的受照剂量，允许靶区剂量递增和自适应放射治疗的应用。尽管 IGRT 在儿科中应用的证据不足，但是基于它在成年人群中的优势，我们可以推断 IGRT 在儿科患者的治疗中也起着重要的作用（Michalski 等，2001；Jaffray 等，2007；Castadot 等，2010；Ahunbay 等，2010；Dong，2012）。常见的治疗前图像引导放射治疗成像方式包括二维摄片、计算机断层扫描

（CT）、磁共振成像（MRI）技术、超声成像，以及一系列其他的追踪技术系统（AAPM，2009；Gupta 和 Narayan，2012；Goyal 和 Kataria，2014）。

一、适应证

图像引导在儿童颅脑放射治疗中的临床应用资料很有限。图像引导应用的方法和频率主要基于一系列的患者相关的和治疗相关的参数。与颅脑 IGRT 应用频率有关的潜在患者因素包括患者的年龄，体能状态，肿瘤的位置，以及类固醇激素基线需要量（Alcorn 等，2014b）。在特定的情况下，治疗计划的实施要求更高频率的 IGRT，包括适形度要求高、肿瘤接近关键器官、需要更小的临床靶区（CTV）到计划靶区（PTV）的间距，以及再程放射治疗等。以上这些因素将与 IGRT 的治疗风险一起在后面进行讨论。

IGRT 最为重要的作用体现在对于中枢神经系统（CNS）治疗靶区的管理中。来自国际儿科研究组织的调查表明几乎 100% 的 CNS 相关的放射治疗都会采用每日 1 次或者每周 1 次的 IGRT 技术（Alcorn 等，2014a）。此外，儿科肿瘤组协会（COG）提出对于需要降低 CTV 到 PTV 外扩间距的治疗，均需要进行每日 1 次的 IGRT，并将其写进近期所有关于 CNS 疾病的治疗指南。

二、图像引导放射治疗的方法

（一）基于二维平片技术的图像引导放射治疗

图像引导放射治疗的二维成像技术包括射野成像技术和诊断级别的 X 线技术。射野成像是由直线加速器产生的 X 线所形成的。传统的射野成像采用胶片装置。现在，这种胶片装置已经被电子照射影像仪（EPID）所替代。EPID 可分为荧光摄像、液体电离室和非晶硅平板阵列等类型（Antonuk，2002）。在射野成像中主要使用 MV 级 X 线，图 24-1A 为 MV 级 X 线所产生的颅脑照射野的图像。kV 级 X 线在某些系统也有使用（Goyal 和 Kataria，2014），kV 成像设备可以安装在直线加速器上或者置于治疗间内以产生 kV 图像（Antonuk，2002），对于颅脑的质子图像引导放射治疗多采用这种 kV 成像设备来进行靶区定位。

由于射野成像的软组织分辨率差，在绝大多数的情况下，我们不能够很好地在射野图像中

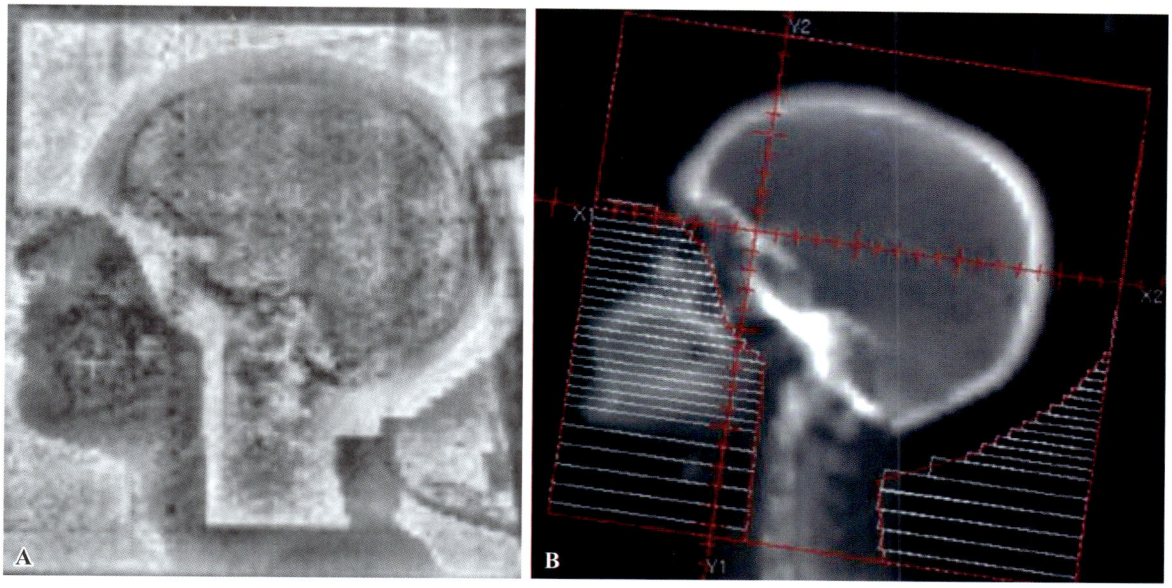

▲ **图 24-1**　一位 15 岁接受颅脑脊髓放射治疗的患者的电子射野影像系统所产生的图像（A）与全脑照射野成像系统给出的数字重建图像（DRR）（B）

定位感兴趣区域。因此，基于二维平片的图像引导放射治疗主要用于骨性或者金属标记物的探测（Alcorn 等，2014a），如对于颅脑的质子放射治疗就是通过探测在颅骨外板预埋的金属标记物来确定靶区位置（Chen 等，2007）。由于我们假定射野成像即是我们治疗时的图像，靶区随着时间所产生的靶区移位和变形是没有被考虑在内的。另外，射野成像的二维特性也决定了我们不能够评价旋转误差（Goyal 和 Kataria，2014）。

（二）基于 CT 技术的图像引导放射治疗

儿童颅脑 IGRT 最常见的成像方式为 CT 成像技术（Alcorn 等，2014a）。CT 图像可以通过直线加速器配置的锥形束 CT（cone-beam CT，CBCT）技术或者离线的滑轨 CT（CT-on-rail）技术获取。CBCT 是利用配置在直线加速器上的 X 线成像系统绕患者旋转获取不同角度的 kV- 或者 MV- 透视图像进行 3D 图像重建（Jaffray 等，2002）。滑轨 CT 技术是指治疗床可以在常规诊断 kV-CT 机和直线加速器之间移动（de Crevoisier 等，2006；Goyal 和 Kataria，2014）。螺旋断层放射治疗加速器采用它本身的 MV 级的治疗射线产生 MV-CT 图像来进行图像引导放射治疗（Ruchala 等，1999；Goyal 和 Kataria，2014）。CBCT 技术在质子放射治疗中的作用目前仍在探索阶段（Engelsman 等，2013）。

与基于二维平片技术的 IGRT 相比，基于 CT 的 IGRT 表现出了众多优势，但是 CT 图像对于颅脑软组织分辨率仍较低，因此骨性标志及金属标记物仍然被应用于靶区位置的校准。另外，由于光子线对于 CT 成像过程有影响，基于 CT 的 IGRT 不能够与治疗同时进行，因此，同一治疗分次中的实时误差仍然不能够被校准。

（三）基于 MRI 技术的图像引导放射治疗

截至目前，基于 MRI 技术的图像引导放射治疗的临床应用尚不普遍，但该技术在儿童颅脑肿瘤治疗中具有重要意义。首先，MRI 的软组织分辨率高，能够更好地定位颅脑内的靶区；其次，MRI 不产生电离辐射，也就不会像二维平片或者三维 CT 一样产生额外的放射剂量；最后，MRI 系统可以在治疗过程中实施实时图像引导，在同一治疗分次中进行调整。值得注意的是，MRI 图像对于运动和金属制品极其敏感，可产生大量的伪影（Goyal 和 Kataria，2014），需要对进行治疗的儿童进行麻醉处理。

（四）其他图像引导放射治疗技术

除了上述成像方法外，还有超声成像、PET 成像、光学成像、红外成像及电磁追踪系统（Goyal 和 Kataria，2014）。超声系统具备无电离辐射和可实时动态监测的特点，这些特点使其在儿科 IGRT 具有发展潜力。但是，由于超声不能够完全穿透完整的颅骨，超声成像技术在囟门已经闭合的儿童中的使用受到限制。在上文中我们提到了安装在治疗机上的 PET 系统（Nishio 等，2010），但是由于 PET 成像所使用的对比剂对脑实质有高亲和力，这就增加了我们准确勾画靶区的难度，因此限制了 PET 系统在颅脑肿瘤中的应用。目前，尚未见光学成像及红外成像系统在儿科颅脑 IGRT 的应用报道。电磁追踪系统需要将接收器经外科手术植入颅脑，这也降低了它在颅脑放射治疗中的应用。

（五）图像引导流程

基于 3D 成像的 IGRT 技术进行患者校位包括以下步骤（图 24–2）：首先采用带有或不带有表面标记物的固定装置将患者固定于治疗床上，获取 IGRT 的扫描图像（如 CBCT），通过对靶区的直接观测或者通过对骨性结构或者预埋的标记物进行间接观测以明确治疗位置；然后对比 IGRT 的扫描图像与计划图像例如数字重建图像（DRR），将 IGRT 扫描图像上的治疗区域与计划图像上的位置进行配准，根据配准的结果调整治疗床的位置。同样的，治疗的等中心点也将随之调整。在治疗前、中和后也可以获取额外的 IGRT 图像进行校位。图 24–3 展示了如何融合配准 kV 级的 CBCT 图像与 DRR 图像。

由于颅脑的立体定位光子放射治疗和质子放射治疗都具有大分割、剂量快速跌落及使用小的或不使用外放间距的特性，额外的校准步骤能够保证靶区的准确度。使用伽马射线进行治疗时，采用立体定向头架固定患者的头部，治疗计划图像扫描与治疗应当在同一天内进行。利用头架上的坐标系对治疗区域进行定位（Chen 等，2007）。对于使用直线加速器进行立体定向放射治疗的患者，常规采用热塑膜进行固定，在进行治疗计划图像扫描后即尽快实施治疗，这一类患者常采用二维摄片或者 CBCT 进行校位（图 24-3）。颅脑的 IGRT 常采用基于颅骨解剖结构的二维透视平片。通过二维—三维（2D-3D）的图像配准算法将二维图像与治疗计划图像配准，通过移动治疗床来校准摆位误差和靶区运动。在治疗过程中定期摄取二维图像，能够有效地降低治疗分次中的变化（Fu 和 Kuduvalli，2008）。在质子立体定向放射治疗中，IGRT 采用 kV 级的透视平片来配准骨性解剖结构或颅骨内预埋的标记物（Chen 等，2007）。

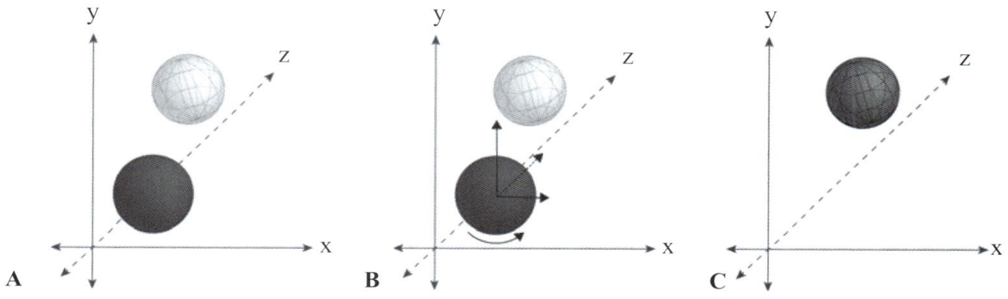

▲ **图 24-2**　**A.** 灰色范围代表 **IGRT** 图像上的靶区位置，白色范围代表计划图像上的靶区位置；**B.** 在 **x**、**y**、**z** 轴上的误差数据及旋转误差数据；**C.** 治疗床和（或）患者图像的配准（由 **Jacob S. J. Joseph** 提供）

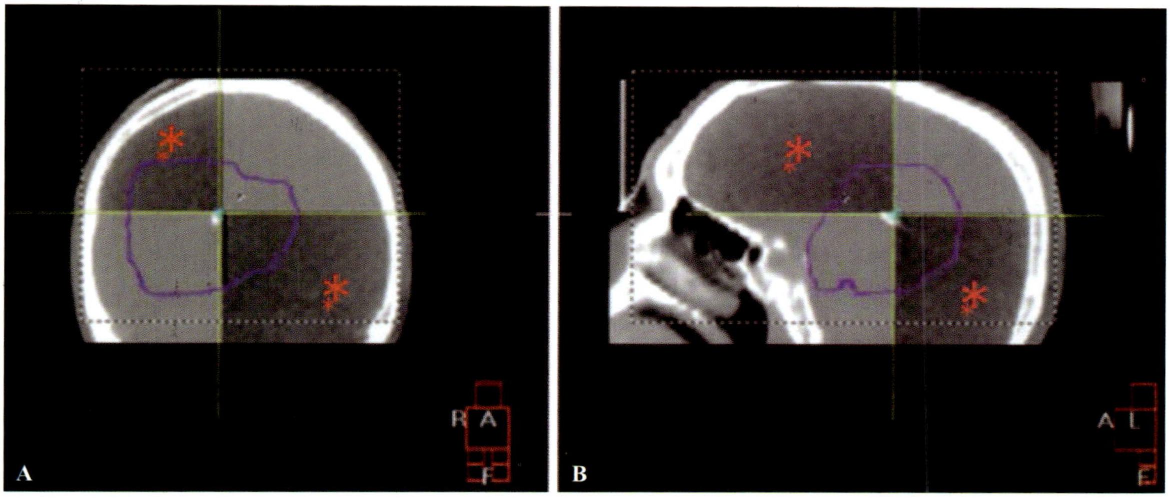

▲ **图 24-3**　使用 **IMRT** 加量治疗幕上颅脑肿瘤患者（图 **24-1**）的 **kV** 级锥形束扫描的冠状面（**A**）和矢状面（**B**）图像

经过图 24-2 的配准步骤，kV-CBCT 以棋盘格的模式与计划图像重叠；其中紫色区域代表 PTV；红色星号标记的图像为 kV-CBCT 图像；与计划图像相比，kV-CBCT 图像由于 X 线的散射增加了图像中的噪声，降低了图像的质量；然而，骨性解剖结构在 kV-CBCT 图像和计划图像中都能很好地显示

三、潜在的优劣势

（一）图像引导放射治疗的优势

通过对靶区的校位，IGRT 能够显著提高放射治疗的精确度和准确性。IGRT 不仅能够提高靶区的剂量覆盖率，而且能够潜在降低危及器官的受照剂量。在颅脑放射治疗中，像眼睛和脑干这种关键器官对剂量敏感，过量的照射可引起严重的并发症或致死，治疗的精准度就显得尤为重要。Beltran 等（2012）的研究表明在 CNS 的放射治疗中，≥ 4° 的旋转误差可以引起 PTV 和相邻危及器官的剂量发生显著变化。

此外，IGRT 的应用允许我们缩小治疗的外放间距。根据 ICRU 的定义，CTV—PTV 的外放间距是用于保证在有靶区的运动和摆位误差的情况下，靶区不会被漏照（Stroom 和 Heijmen，2002）。IGRT 能够通过调整患者的位置来消除患者治疗过程中靶区的运动误差。此外，IGRT 还能够通过减少摆位的偏差来提高摆位的准确性。因此，IGRT 减少了靶区运动和摆位误差的不确定性，从而允许我们缩小外放间距（Goyal 和 Kataria，2014）。

缩小的外放间距即意味着治疗体积的缩小。IGRT 与日益发展的适形放射治疗技术相结合使我们能够在不提高邻近危及器官受照剂量的情况下提高靶区剂量（Michalski 等，2001；Jaffray 等，2007），这对于放射敏感性低的肿瘤类型很重要，提高靶区的剂量可以改善肿瘤的局部控制率（Pollack 等，2002；Chauvet 等，2003）。考虑到高剂量对儿科患者产生的远期毒性，高适形度和更小的治疗靶区可以为他们带来更多获益。

IGRT 另一个重要的优势是与自适应放射治疗的联合应用。有证据表明在特定的实体瘤的放射治疗过程中靶区和邻近危及器官的体积都会发生显著改变。这种变化导致了患者实际上接受的放射治疗剂量与计划剂量发生偏差（Bucci 等，2007；Frank 等，2008）。这些偏差主要是由于靶区或者其他感兴趣结构发生形变而产生的，往往不能够通过简单的移床来校正（Dong，2012）。自适应放射治疗则是通过在放射治疗过程中对治疗计划进行调整来解决实际受照剂量与计划剂量存在偏差这一问题。此外，自适应放射治疗能够进一步确定靶区的变化和摆位误差，也就使得我们能够进一步缩小 CTV 到 PTV 的外放间距。

自适应放射治疗最优的技术仍在不断的探索中。使用图像形变配准技术来融合 CBCT 图像和计划图像是一种极具前景的方法。这种方法是在发生形变的治疗区域上重新计算靶区及危及器官的受照剂量。另外一种方法是利用 PET 和 MRI 的功能成像监测放射治疗过程中靶区的变化，以此来指导自适应放射治疗（Cao，2011）。Beltran 等报道了这种自适应放射治疗在儿童颅咽管瘤中的重要性，通过每周 1 次的 MRI 图像和重新设计放射治疗计划来评估由于肿瘤大小的波动引起的靶区的变化（Beltran 等，2009）。然而，截至目前，尚未见到上述技术在儿童群体中应用的大量报道。

IGRT 的另一重要优势是评价治疗的不确定性。通过对比一系列的扫描图像可以估计治疗分次间的误差，治疗前和治疗后图像的对比可以估计治疗分次中的误差。治疗分次间和分次中的误差可以用来估计整体随机误差。患者之间和组间的平均误差可以进一步用来评估系统误差。这些值为我们定义整体人群的治疗间距提供了依据（Van Herk，2004，2011）。

（二）图像引导放射治疗的弊端

尽管 IGRT 的优点很多，但仍在存在一些不容忽视的缺点。主要的问题是缺乏前瞻性的证据证明 IGRT 在儿童颅脑放射治疗中的有效性，尤其是联合高度适形放射治疗及缩小外放间距时。例如野内或者边界的漏照可能带来的颅内复发是致命的。另外，为了避免 IGRT 技术的滥用，需要对放射治疗师、物理师和临床医师进行专业的培训。

即使 IGRT 被最优的执行，也不能够完全消除放射治疗过程中的不确定性。临床医师勾画 GTV 和 CTV 的一致性和准确性就影响了治疗的疗效；IGRT 所选用的标记物也不能够完全代表靶区的运动和形变（van Herk，2011）；在颅脑的 IGRT 中，二维平片和三维 CT 图像不能够很好地定义靶区，需要更可靠的骨性或者金属标记物来进行定位。此外，在治疗过程中，靶区可能会变大或者水肿，这些都会导致靶区的移位。通过 IGRT 技术对骨性结构进行校位效果较好，但是可能会忽视靶区的运动。

临床医师最关心的问题是频繁的 IGRT 会增加患者的受照剂量。每日 1 次的基于二维平片技术的 IGRT 会为靶区及邻近器官带来额外 2%～3% 的处方剂量（Hitchen 等，2012）。治疗过程中多次获取 CBCT 图像，骨性结构会增加约 8.4Gy 的照射剂量（Ding 和 Coffey，2009），因此也会增加继发肿瘤的发生率（Kim 等，2010）。下一节将详细讨论这些研究。ICRP 指出，即使增加的剂量低于 100mSv，理论上癌症的发生率和遗传效应会随着器官和组织受照剂量的增加而成比例升高（Grégoire 和 Mackie，2011）。

多次进行图像扫描对于医患双方来说都增加了治疗成本和时间。虽然图像扫描的过程只需要 2～3min，但是对于好动的儿童患者或者是繁忙的治疗中心，这些时间都是很重要的。在临床实践中，需要临床医师能够及时地批准新的 IGRT 计划才能够得以进行下一次放射治疗，这是耗时且潜在影响治疗流程的。对于患者和医疗保健系统所产生的医疗费用也是巨大的。

四、临床试验及临床数据

IGRT 在儿童颅脑放射治疗中的研究非常少，几乎没有前瞻性研究的文献报道。大部分研究都集中在放射治疗剂量及放射治疗毒性方面，因此我们将围绕着这两点进行探讨。

（一）IGRT 的放射剂量及毒性

Hitchen 等（2012）回顾分析了 20 例接受 IMRT 治疗的儿童颅脑肿瘤患者进行二维摄片的受照剂量。每一位患儿都接受了头颅区域的治疗野和正交野摄片，并基于这些图像估算出剂量一体积直方图。每位患儿平均摄取了 58.5 张二维摄片，平均接受了 173.3MU 的剂量。二维摄片将 PTV 的处方剂量最多增加了 2.9%（±0.7%），最少增加了 2.2%（±1.0%），平均增加了 2.5%（±0.7%）。同时脑干、眼睛结构和耳蜗，以及下丘脑和垂体区域的受照剂量分别增加了 2.8%、2.6% 和 2.4%。文献作者认为额外的受照剂量可能会导致危及器官接受超量的照射，建议尽可能地使用低剂量摄片技术。

为了评估 kV 级 CBCT 对正常组织所产生的剂量，Ding 等（2009）分析了 8 例患者，其中包括 3 例儿童患者的影像资料。在这项研究中，成年及儿童患者都采用相同的 CBCT 技术（125kVp，80mA，25ms），并使用 Vanderbilt-Monte-Carlo-Beam 算法来计算正常组织受到的剂量。该研究表明 kV 级 CBCT 所产生的剂量与患者的体型高度相关，儿童患者正常组织受照剂量高于成年人。研究发现，原子序数较高的组织可能更容易在 kV 级射线照射下产生光电效应，因此受照剂量相对较高。例如儿童患者接受 25～35 次的 kV-CBCT，骨的受照剂量为 4.5～8.4Gy，比软组织的受照剂量高 2～4 倍。这些额外的受照剂量可能会对正常组织产生毒性，尤其是生长板尚未闭合的儿童患者可发生放射相关畸形和发育障碍。Zhang 等（2012）也进行了相似的研究，回顾性分析了 42 例接受头颈部或盆腔区域 kV-CBCT 的儿童患者。该研究采用 Monte Carlo 算法计算 kV-CBCT 图像的三维剂量分布，并分析其与平均器官剂量、年龄、体重、头围和臀围的相关关系。对于头颈部来说，可能也是由于颅骨骨质的高原子序数所产生的光电效应，头颈部结构每一次扫描接受最高剂量为 5.5～7.5cGy。另外，研究表明体重和头围是适合用来评估 kV-CBCT 剂量的指标，由于不同年龄患者的体型差异较大，年龄作为评价指标不如体重和头围。总而言之，这些研究都支持低剂量 kV-CBCT 技术在儿童患者中的应用。

（二）儿童低剂量图像引导放射治疗的应用

临床工作中需要降低图像引导放射治疗中 kV-CBCT 所产生的剂量，考虑到这种需求，国际儿科联合致力于编撰及评估在中枢神经系统疾病中儿童患者进行低剂量 CBCT 的草案（Alcorn 等，2014b）。参照成年人的建议皮肤受照剂量约为 0.17cGy，该 CBCT 草案建议每次扫描时皮肤的受照剂量约为 0.1cGy。基于激光基准线进行的摆位与 CBCT 之间在水平方向（x）、前后方向（y）及头脚方向（z）所产生的矢量值（$VM=\sqrt{(x^2+y^2+z^2)}$）被用于评价摆位的精确性。

共有 96 例儿童患者的 2179 个 CBCT 图像纳入研究。该研究中患者的中位年龄为 9 岁（范围 1—20 岁），中位体能状态评分为 80 分（范围 40～100），44% 的肿瘤为幕上肿瘤，48% 的患者需要接受类固醇激素的治疗，32% 患者进行了麻醉处理，中位治疗次数为 30 次（范围：12～33 次）。截止到文章发表，摆位的组间平均、患者之间、机构之间及随机误差的矢量值分别为 3.13mm、3.02mm、1.64mm 和 1.48mm。在 99% 的图像中，采用低剂量方案的图像质量并未下降。在多因素分析中，按年龄、性别、体能状态、靶区位置、手术范围、同期放化疗，或者是否使用激素和麻醉进行分组，平均矢量值都没有统计学差异。这些数据表明可以在 CTV—PTV 外放边界在 3mm 的颅脑病变患儿中采用基于 CT 技术的低剂量 IGRT。

此外，一研究机构的数据表明在接受标准剂量 CBCT 的成人患者和接受低剂量 CBCT 的颅脑病变患儿中，两组之间的摆位差异矢量值无统计学差异（Huynb-Le 等，2014）。这进一步证明了低剂量 CBCT 在儿童患者中的可行性，并表明该方案应进一步在成年患者中进行探讨。

尽管低剂量 IGRT 草案是为颅脑疾病的患儿设计的，但是 Kim 等（2010）的研究探讨了该草案在其他部位应用的可行性。Kim 分析了不同 kV 级 CBCT 方案所产生的吸收剂量和有效剂量。该项研究分析了标准剂量 CBCT（125kVp，80mA，25ms）和低剂量 CBCT（125kVp，40mA，10ms）在一个模拟 5 岁儿童的模体上所产生的腹部 CBCT 图像。采用低剂量 CBCT 的图像质量能够恰当地定位骨性结构。研究表明一次标准剂量 CBCT 对于危及器官所产生的吸收剂量为 5.1～7.2cGy，显著高于一次低剂量 CBCT 所产生的吸收剂量（1.1～1.6cGy）。因此采用标准剂量 CBCT 进行扫描，不同器官继发肿瘤的风险显著高于低剂量 CBCT，对于胃部恶性肿瘤来说，采用标准剂量 CBCT 该值高达 1.053，采用低剂量 CBCT 则为 1.012。尽管这项研究是基于模体的模拟数据，但是它为低剂量 CBCT 在其他部位应用的可行性提供了依据。

未来进行的研究包括有无使用 IGRT 对疾病控制及毒性的影响，前瞻性对比低剂量和标准剂量图像引导方案，以及自适应放射治疗在儿童患者中的应用的早期探索。

参考文献

[1] AAPM (2009) The role of in-room kV X-ray imaging for patient setup and target localization. Report of AAPM Task Group 104. In: American Association of Physicists in Medicine. Medical Physics Publishing, Madison, WI

[2] Ahunbay EE, Peng C, Holmes S et al (2010) Online adaptive replanning method for prostate radiotherapy. Int J Radiat Oncol Biol Phys 77:1561–1572. doi:10.1016/j.ijrobp.2009.10.013
[3] Alcorn SR, Chen MJ, Claude L et al (2014a) Practice patterns of photon and proton pediatric image guided radiation treatment: results from an International Pediatric Research Consortium. Pract Radiat Oncol 4(5):336–341. doi:10.1016/j.prro.2014.03.014
[4] Alcorn S, Nilsson K, McNutt T et al (2014b) Low-dose cone-beam CT protocol for image-guided CNS radiotherapy: predictors of setup accuracy from a multinational pediatric consortium. In: SIOP 46th Congress, Toronto
[5] Antonuk LE (2002) Electronic portal imaging devices: a review and historical perspective of contemporary technologies and research. Phys Med Biol 47:R31–R65. doi:10.1088/0031-9155/47/6/201
[6] Beltran C, Naik M, Merchant TE (2009) Role of adaptive radiotherapy in pediatric craniopharyngioma. In: ASTRO 51st annual meeting
[7] Beltran C, Pegram A, Merchant TE (2012) Dosimetric consequences of rotational errors in radiation therapy of pediatric brain tumor patients. Radiother Oncol 102:206–209. doi:10.1016/j. radonc.2011.06.013
[8] Bucci M, Dong L, Liao Z et al (2007) Comparison of tumor shrinkage in proton and photon radiotherapy of lung cancer. In: ASTRO 49th annual meeting
[9] Cao Y (2011) The promise of dynamic contrast-enhanced imaging in radiation therapy. Semin Radiat Oncol 21:147–156. doi:10.1016/j.semradonc.2010.11.001
[10] Castadot P, Lee JA, Geets X, Grégoire V (2010) Adaptive radiotherapy of head and neck cancer. Semin Radiat Oncol 20:84–93. doi:10.1016/j.semradonc.2009.11.002
[11] Chauvet B, de Rauglaudre G, Mineur L et al (2003) [Dose-response relationship in radiotherapy: an evidence?]. Cancer Radiother 7 Suppl 1:8s–14s
[12] Chen CC, Chapman P, Petit J, Loeffler J (2007) Proton radiosurgery in neurosurgery. Neurosurg Focus 23:E5. doi:10.3171/FOC-07/12/E5
[13] Dawson LA, Jaffray DA (2007) Advances in image-guided radiation therapy. J Clin Oncol 25:938– 946. doi:10.1200/JCO.2006.09.9515
[14] De Crevoisier R, Kuban D, Lefkopoulos D (2006) Radiothérapie guidée par tomodensitométrie associée à l'accélérateur linéaire dans la salle de traitement. Cancer/Radiotherapie 10:245–251. doi:10.1016/j.canrad.2006.06.004
[15] Ding GX, Coffey CW (2009) Radiation dose from kilovoltage cone beam computed tomography in an image-guided radiotherapy procedure. Int J Radiat Oncol Biol Phys 73:610–617. doi:10.1016/j.ijrobp.2008.10.006
[16] Dong L (2012) What do we know about adaptive radiotherapy? In: AAMD region II meeting, Houston
[17] Engelsman M, Schwarz M, Dong L (2013) Physics controversies in proton therapy. Semin Radiat Oncol 23:88–96. doi:10.1016/j.semradonc.2012.11.003
[18] Frank SJ, Dong L, Kudchadker RJ et al (2008) Quantification of prostate and seminal vesicle interfraction variation during IMRT. Int J Radiat Oncol Biol Phys 71:813–820. doi:10.1016/j. ijrobp.2007.10.028
[19] Fu D, Kuduvalli G (2008) A fast, accurate, and automatic 2D-3D image registration for image-guided cranial radiosurgery. Med Phys 35:2180–2194. doi:10.1118/1.2903431
[20] Goyal S, Kataria T (2014) Image guidance in radiation therapy: techniques and applications. Radiol Res Pract 2014:1–10. doi:10.1155/2014/705604
[21] Grégoire V, Mackie TR (2011) State of the art on dose prescription, reporting and recording in Intensity-Modulated Radiation Therapy (ICRU report No. 83). Cancer Radiother 15:555–559. doi:10.1016/j.canrad.2011.04.003
[22] Gupta T, Narayan CA (2012) Image-guided radiation therapy: physician's perspectives. J Med Phys 37:174–182. doi:10.4103/0971-6203.103602
[23] Hitchen CJ, Osa E-O, Dewyngaert JK et al (2012) Dose to craniofacial region through portal imaging of pediatric brain tumors. J Appl Clin Med Phys 13:3385
[24] Huynh-Le M-P, Alcorn S, Smith K et al (2014) Comparison of setup accuracy with low-dose vs. standard-dose CBCT in pediatric and adult brain image-guided radiotherapy. In: ASTRO 56th annual meeting, San Francisco
[25] Jaffray DA, Siewerdsen JH, Wong JW, Martinez AA (2002) Flat-panel cone-beam computed tomography for image-guided radiation therapy. Int J Radiat Oncol Biol Phys 53:1337–1349. doi:10.1016/S0360-3016(02)02884-5
[26] Jaffray D, Kupelian P, Djemil T, Macklis RM (2007) Review of image-guided radiation therapy. Expert Rev Anticancer Ther 7:89–103. doi:10.1586/14737140.7.1.89
[27] Kim S, Yoshizumi TT, Frush DP et al (2010) Radiation dose from cone beam CT in a pediatric phantom: risk estimation of cancer incidence. Am J Roentgenol 194:186–190. doi:10.2214/AJR.08.2168
[28] Michalski J, Purdy JA, Gaspar L et al (2001) Radiation Therapy Oncology Group. Research Plan 2002–2006. Image-Guided Radiation Therapy Committee. Int J Radiat Oncol Biol Phys 51:60–65. doi:10.1038/358375a0
[29] Nishio T, Miyatake A, Ogino T et al (2010) The development and clinical use of a beam ON-LINE PET system mounted on a rotating gantry port in proton therapy. Int J Radiat Oncol Biol Phys 76:277–286. doi:10.1016/j.ijrobp.2009.05.065
[30] Pollack A, Zagars GK, Starkschall G et al (2002) Prostate cancer radiation dose response: results of the M. D. Anderson phase III randomized trial. Int J Radiat Oncol Biol Phys 53:1097–1105
[31] Ruchala KJ, Olivera GH, Schloesser EA, Mackie TR (1999) Megavoltage CT on a tomotherapy system. Phys Med Biol 44:2597–2621. doi:10.1088/0031-9155/44/10/316
[32] Stroom JC, Heijmen BJM (2002) Geometrical uncertainties, radiotherapy planning margins, and the ICRU-62 report. Radiother Oncol 64:75–83. doi:10.1016/S0167-8140(02)00140-8
[33] Van Herk M (2004) Errors and margins in radiotherapy. Semin Radiat Oncol 14:52–64
[34] Van Herk M (2011) Margins and margin recipes. In: AAPM Summer School
[35] Verellen D, De Ridder M, Storme G (2008) A (short) history of image-guided radiotherapy. Radiother Oncol 86:4–13. doi:10.1016/j.radonc.2007.11.023
[36] Zhang Y, Yan Y, Nath R et al (2012) Personalized assessment of kV cone beam computed tomography doses in image-guided radiotherapy of pediatric cancer patients. Int J Radiat Oncol Biol Phys 83:1649–1654. doi:10.1016/j.ijrobp.2011.10.072

第25章　小儿中枢神经系统肿瘤的适形放射治疗

Conformal Radiation Therapy for Pediatric CNS Tumors

Thomas B. Daniels　Nadia N. Laack　著
穆娅莎　全　晶　译
马　俊　陈志坚　校

摘　要

三维适形放射治疗（3D conformal radiation therapy，3D-CRT）和调强放射治疗（intensity-modulated radiation therapy，IMRT）均是小儿脑肿瘤常用的治疗手段。3D-CRT 已在临床运用多年，对使用 3D-CRT 的患者已有长期随访结果。而 IMRT 是相对新颖的技术，它与其他放射治疗技术（如图像引导）并行发展。无论 3D-CRT 或 IMRT 均可覆盖大体肿瘤，但是在不规则体积周围实现与靶区相符剂量分布的能力不同。IMRT 虽然影响了剂量的均匀性，但剂量分布与靶区更适形。VMAT 是旋转形式的 IMRT。添加静态或旋转束会降低非靶区辐射剂量。放射治疗计划对肿瘤的覆盖程度、剂量均匀性与危及器官的损伤（如全脑放疗影响神经认知功能）、全中枢神经系统照射对心肺、肾功能的影响是小儿中枢系统肿瘤放疗需考虑的主要因素。

一、概述

三维适形放射治疗和调强放射治疗均是小儿脑肿瘤常用的治疗手段。3D-CRT 已在临床运用多年，对使用 3D-CRT 的患者已有长期随访结果。而 IMRT 是相对新颖的技术，它与其他放射治疗技术（如图像引导）并行发展。无论 3D-CRT 或 IMRT 均可覆盖大体肿瘤，但是在不规则体积周围实现与靶区相符剂量分布的能力不同。IMRT 虽然影响了剂量的均匀性，但剂量分布与靶区更适形。VMAT 是旋转形式的 IMRT。添加静态或旋转束会降低非靶向辐射剂量。放射治疗计划对肿瘤的覆盖程度、剂量均匀性与危及器官的损伤（如全脑放疗影响神经认知功能）、全中枢神经系统照射对心肺、肾功能的影响是小儿中枢系统肿瘤放疗需考虑的主要因素。

二、小儿中枢神经系统肿瘤的适形放射治疗

3D-CRT 利用人工优化的线束参数可以适形肿瘤，是“正向计划”。手动生成、加权和修改的多线束角度通过在 CT 上勾画肿瘤体积创建围绕肿瘤的剂量分布。多叶准直器的发展，使临床中不需要为每个单独的线束制作个体化铅挡块就可以使线束改变形态。多叶准直器及计算机控制系统的建立与发展为 IMRT 的开展铺平了道路。

IMRT 是“逆向计划”，它是根据目标靶区剂量和限制剂量分布要求，通过计算机逆向优化生成相应的线束参数和强度（Bakiu 等，2013）。肿瘤的覆盖率和正常组织的优先顺序由放射治疗医师决定，并由物理师实现。根据肿瘤和患者的情况，将肿瘤覆盖范围的剂量—体积指标相对于危及器官内的剂量进行优先排序进行个体化制定。计算机算法产生多次迭代，直到产生满足尽可能多的计划参数的“最佳拟合”照射计划，试图满足计划约束。当由于毒性风险或肿瘤覆盖范围不足而无法优化出可接受的迭代结果时，需要临床医生来判断并修改优化参数的优先级。

IMRT 可以用固定的线束或通过扇形束的旋转照射来实施，这种利用扇形束围绕患者体纵轴旋转照射的技术被称为断层治疗技术。在轴向断层治疗中，患者在治疗期间保持静止状态。连续断层治疗是使用多个轴向断面进行切片治疗，但患者在照射时处于静止状态，然后利用床的步进，完成下一个切片的治疗（Mackie，2006）。而在螺旋断层治疗中采取类似螺旋 CT 方式，机架边旋转床边缓慢前进（Fenwick 等，2006）。所有形式的断层治疗都属于容积调强弧形治疗（VMAT），是 IMRT 的一种形式。它与固定线束 IMRT 一样，在照射过程中，剂量和 MLC 叶片运动速度会发生改变。而与固定线束 IMRT 不同的是，在照射过程中机架会同时旋转。

虽然美国正在运行的质子中心数量在增加，但 2014 年，在美国大多数接受放射治疗的儿科患者仍以光子治疗为主（Chang 等，2014）。因此，了解适形光子技术的最佳治疗方案仍然很重要。美国的绝大多数放射治疗中心都能同时使用 3D 和 IMRT 技术。当决定治疗小儿中枢神经

系统肿瘤的最佳光子治疗方案时，必须考虑肿瘤的覆盖范围、计划的适形性和不均匀性，以及对周边正常结构的剂量。

适形指数（conformity index，CI）可以定义为处方剂量覆盖的体积与靶区体积的比值。理想情况下，CI = 1，即肿瘤外没有组织受到照射。与 3D-CRT 相比，IMRT 和 VMAT 通常可以达到更好的适形度，特别是当靶区体积轮廓是凹的或凸的。尽管在肿瘤与正常临界结构间存在明显剂量梯度的调强计划可以导致剂量不均匀性的增加，但是 IMRT 计划现在可以在肿瘤体积中产生均匀的剂量分布。均匀性指数可以表示为最大点剂量与处方剂量的比值。无论是 3D-CRT 还是 IMRT，都可以获得充分的肿瘤体积覆盖，因此危及器官剂量往往是决定性因素。

如果肿瘤周围危及器官嵌入到计划靶区（PTV）中，PTV 中的剂量不均匀性也会导致正常结构中出现“热点”。剂量不均匀性对上方肿瘤靶区尤其重要，该区域处方剂量可以接近视交叉的最大耐受剂量。必须权衡 IMRT 和 VMAT 相对于 3D-CRT 的改进与累积剂量（integral dose，ID）对患者的潜在的长期影响。ID 等于沉积在患者体内的体积积分剂量，等于照射平均剂量乘以体积（Aoyama 等，2006）。ID 是绝对剂量—绝对体积曲线下微分直方图的面积（D'Souza 和 Rosen，2003）。ID 与肿瘤体积、患者体积、剂量和计划参数有关（Pirzkall 等，2002）。尽管一些报道称 IMRT 的 ID 较高（Hall 和 Wuu，2003），但已有对胶质瘤放射治疗时 IMRT 的 ID 低于 3D-CRT 的研究（Koshy 等，2004；Hermanto 等，2007）。

射线对发育中的大脑可能有长期及深远的不良反应，这取决于放射治疗剂量和被照射的大脑体积。大脑的不同部位对射线的敏感性不同，具有不同的长期影响。神经对辐射非常敏感，根据既往研究，将辐射剂量限制在海马和脑室区域可能会保留神经认知功能（Eriksson 等，1998；Monje 等，2007）。哺乳动物模型表明，电离辐射后两个区域之间的恢复存在差异（Hellstrom 等，2009）。在不影响肿瘤体积覆盖的情况下，尽量保留神经源是有可能的（Blomstrand 等，2012）。特别是在儿科神经肿瘤学领域，人们越来越多地了解到剂量—体积指标与可量化的长期神经内分泌毒性之间的关系。处方剂量与靶区的适形度可以随着更复杂的照射方式而增加；然而，如在 VMAT 中随着线束角度的增加，正常组织的受到的低剂量区可能会增加，这是小儿中枢神经系统肿瘤需要考虑的重要因素（Fogliata 等，2009）。

IMRT 和 VMAT 提供了更高的适形度，同时可能使更多的正常组织暴露于低剂量照射中（图 25-1）。与 3DCRT 相比，IMRT 需要更多的机器跳数，并且通过 MLC 的辐射泄漏会增加区域内外的低剂量散射。必须权衡是否使用 3D-CRT、IMRT 与放射野中发生第二恶性肿瘤（secondary malignant neoplasm，SMN）的风险，以及因保留邻近器官所带来的益处及承受的风险。虽然难以量化 IMRT 诱发的 SMN 的风险，但高于 3D-CRT（Hall 和 Wuu，2003），年轻患者更有可能出现 SMN（Lee 等，2016）。在一项针对各种脑肿瘤的小儿模体中远距离非靶向组织剂量的研究中，尽管与机器跳数数量无线性关系，但是使用固定射线束 IMRT 靶外卵巢、睾丸和乳房得到的外周剂量要比使用 3D-CRT 时剂量高（Mansur 等，2007）。

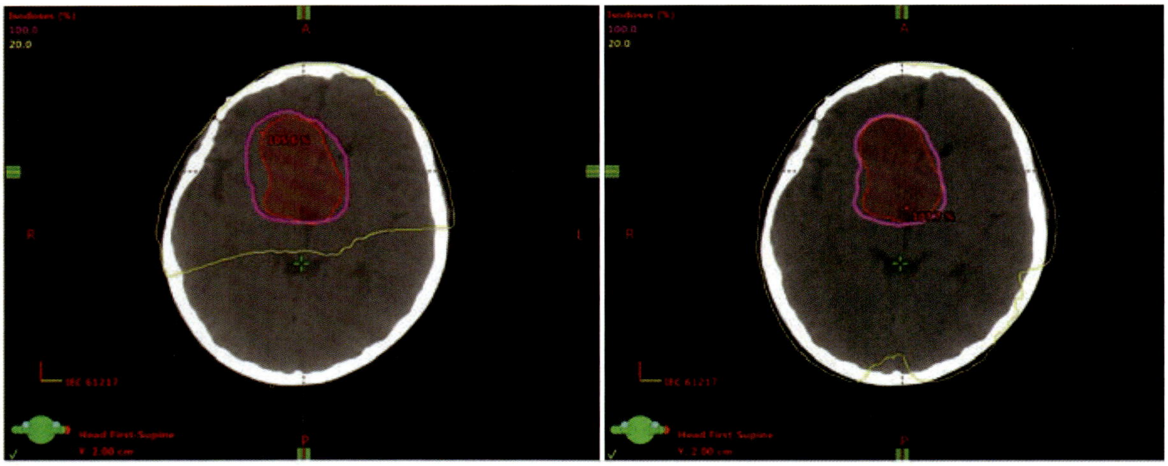

左图 3D 图像相对应的（剂量分布）图

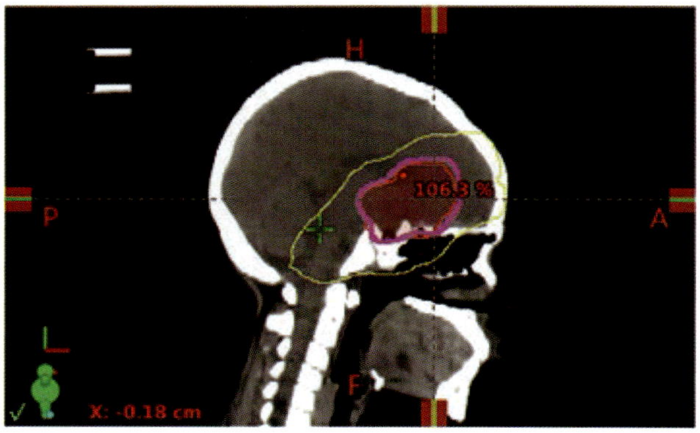

右图 IMRT 图像相对应的（剂量分布）图

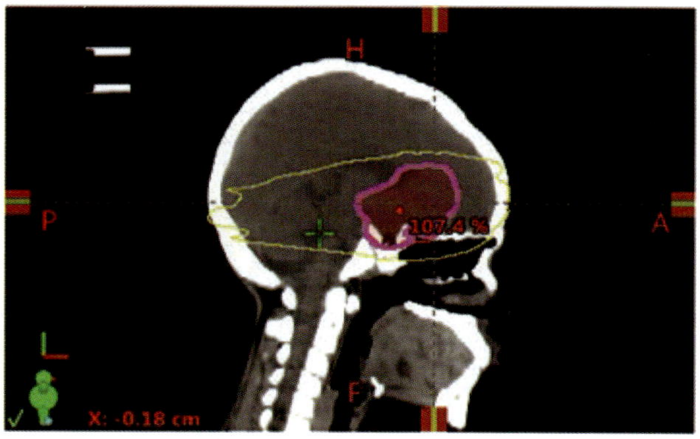

▲ 图 25-1　左侧的非共面 3D-CRT 计划适形性低于 IMRT 计划，更多的 PTV（红色区域）外大脑接受处方剂量；IMRT 计划中处方剂量分布更适形，但 PTV 外的低剂量区增大

因为许多研究结果为单中心少样本研究，且对现代技术应用结果随访有限，故对 SMN 风险的理解有限。目前用于估算 SMN 的数学模型种类繁多，我们的大部分理解都来自估算受原子弹辐射幸存者的全身剂量，并且已经提出了其他特定器官的模型。在超过 2.5Gy 的中、高剂量区域，估算固定光束 IMRT 与 VMAT 的 SMN 风险大致相等（Moteabbed 等，2014）。目前对于诱发 SMN 的辐射剂量阈值没有确切数值。换句话说，接受任意剂量辐射的任意组织在理论上都可以出现 SMN。

用 3D-CRT 和 IMRT 技术都可以实现类似的肿瘤覆盖率。比较这两种技术的报道证实了这一点，尽管 3D-CRT 中的长期随访时间通常更长，从而使这种比较更具挑战性。IMRT 应用的增长也伴随着 6D 治疗床、图像引导和热塑性固定装置的技术的进步，所有这些都使每间次内照射更加适形（Lightstone 等，2012）。长期以来，尽管 3D-CRT 与各种 IMRT 技术之间可以进行剂量学比较，但很少有书籍详细介绍了用 IMRT 治疗的小儿中枢神经恶性肿瘤的长期临床结果。低级别胶质瘤（LGG）在放射治疗前的病理和治疗方面体现了小儿神经系统肿瘤的异质性特点。使用 IMRT 技术后肿瘤的复发模式与 3D-CRT 相同。大多数复发发生在原瘤床区(Paulino 等，2013)，已有报道使用 VMAT 限制海马剂量（Kazda 等，2015）。无论使用哪种技术，放射治疗对神经认知功能的影响及影响预后的主要因素是患儿年龄（Merchant 等，2009；Oh 等，2011；Paulino 等，2013）。同样，对于室管瘤和颅咽管瘤，3D-CRT 与 IMRT 的使用不影响肿瘤复发率（Merchant 等，2006，2013；Schroeder 等，2008；Greenfield 等，2015）。

根据剂量学数据可以推测和评估不同的长期毒性效应。一般中枢神经系统生殖细胞瘤预后良好。对于全脑室放射治疗（WVRT），IMRT 比 3D-CRT 更好地保护正常大脑，而 3D-CRT 可使用针对侧脑室的对穿射野（Chen 等，2010）。有研究对比生殖细胞瘤患者中，使用 3D-CRT 或 VMAT 行 WVRT 23.4Gy 后缩野加量 21.6Gy 对智商的 5 年影响。VMAT 计划有更好的 CI 同时 HI 只是轻度升高，由于提高了适形度并减少了对颞叶的影响，因此接受 VMAT 的患者的预计智商高于接受 3D-CRT 的患者（Qi 等，2012）。

在颅后窝（PF）髓母细胞瘤的计划中，全脑全脊髓照射（CSI）后 IMRT 的适形度优于 3D-CRT。3D-CRT 覆盖 PF 时，对穿射野使 90% 的耳蜗接受到处方剂量的照射，而 80% 的处方剂量也将覆盖 50% 的垂体。IMRT 可以在 PF 处方剂量下将耳蜗 90% 的覆盖率降低到 33.4%，同时将垂体 50% 的覆盖率降低到 20%（St Clair 等，2004）。对于髓腔母细胞瘤的瘤床加切缘的放射治疗中，IMRT 的 CI 优于 3D-CRT 且不增加复发率。3D-CRT 和 IMRT 可以覆盖有限体积的颅后窝，因此可以选择针对瘤床（手术腔加上一定边缘）的局部放射治疗。相对于通过骨性标志来确定 PF 的二维放射治疗，这两种方法都可以保护邻近结构。利用斜共面楔形野的三维射线束可以提供与后颅窝相似的覆盖范围，同时保护耳蜗和垂体，但会增加甲状腺剂量

（Tarbell 等，2000）。

Memorial Sloan Kettering 的研究表示可使用固定光束 IMRT 做 CSI 后的瘤床加量治疗 IFRT。该研究显示，治疗术后瘤床区加量有效地治愈了 10 例患者，且无复发，这项研究中随访中位时间为 42 个月（Merchant 等，1999）。作者描述了一个位于中线的肿瘤放射治疗过程中机架和治疗床位置的六种组合。患者接受了基于顺铂的化学治疗，但短期耳毒性低于其他研究（Polkinghorn 等，2011）。Baylor 的小组利用 IMRT 行受累野照射，并将剂量和毒性与 3D-CRT 治疗的队列研究进行比较。所有患者均为小儿年龄组并接受顺铂化学治疗，IMRT 治疗的患者听力损失率较低：达 3 级或 4 级占 13%，而传统放射治疗组为 64%（$P < 0.014$）。47% 的 IMRT 组患者没有听力损失（Huang 等，2002）。

对于全脑全脊髓放射治疗已有各种技术供选择。俯卧位治疗可以很容易地显示 SSD 皮肤标记，但增加了改变治疗床旋转和准直器旋转的难度，特别是在患者正处于麻醉状态下。目前的常规做法是仰卧位进行全脑全脊髓放射治疗。现在，光子 CSI 至少需要采用 3D 计划。IMRT 可以用于整个区域或也可以与 3D-CRT 一起使用。一种标准的 3D 方法包括在与脑放射野等中心点的固定距离内选择脊髓野等中心点，然后将不对称的准直器移动，使匹配的放射野间隙“严丝合缝”（Parker 和 Freeman，2006）。IMRT 可以用于其他 3D 计划，以匹配超过几厘米的放射野，允许一个 CSI 计划，而不是在不同的匹配线上生成多个 3D 计划。螺旋断层治疗的优点是整个中枢神经系统在一个不间断的放射野里（Fenwick 等，2006）。IMRT 可以提高全中枢神经系统放射治疗的适形度，但比 3D 计划具有更高的累积剂量（Mascarin 等，2011；Harron 和 Lewis，2012）。

CSI 脊髓部分的 VMAT，可提供较单一后野 3D-CRT 计划的几个剂量学优势，如更好的适形度及均匀性。VMAT 可以给予较低的心脏平均剂量，同时使较小比例的肺脏受到较高剂量（即当处方剂量为 23.4Gy 时所受剂量超过 20Gy）但肺平均剂量增加（Lee 等，2012）。使用 VMAT 进行 CSI 并同时进行化学治疗时，尽管肺受到大体积低剂量照射，但是急性放射性肺炎还是罕见的（Penagaricano 等，2009）。一种 3 野照射可替代后方垂直野覆盖脊髓。使用 1 个后方垂直野，2 个后放斜线野的 3D-CRT 3 放射野计划在心脏剂量上较与 VMAT 更优，但同时使肾脏受到小幅度更多的剂量，并将增加肺的高剂量区减少肺的低剂量区（Bandurska-Luque 等，2015）。

光子通常用于治疗儿童脑肿瘤，在肿瘤控制和不良反应方面有较长期的数据。决定使用 IMRT 或 3D-CRT 取决于多种因素。IMRT 剂量适形度更优，但以不均匀性及累积剂量增加作为代价。在决定选择 3D-CRT 或 IMRT 时，放射治疗医师必须考虑适形度带来的好处与低剂量射线对危及器官的潜在长期影响。随着对放射治疗剂量与邻近正常结构（包含海马体）的关系更加紧密，对小儿中枢神经系统恶性肿瘤放射治疗的长期毒性的理解会更加深入。

参考文献

[1] Aoyama H et al (2006) Integral radiation dose to normal structures with conformal external beam radiation. Int J Radiat Oncol Biol Phys 64(3):962–967
[2] Bakiu E et al (2013) Comparison of 3D CRT and IMRT treatment plans. Acta Inform Med 21(3):211–212
[3] Bandurska–Luque A et al (2015) Prospective study on dosimetric comparison of helical tomotherapy and 3DCRT for craniospinal irradiation—a single institution experience. Rep Pract Oncol Radiother 20(2):145–152
[4] Blomstrand M et al (2012) Estimated clinical benefit of protecting neurogenesis in the developing brain during radiation therapy for pediatric medulloblastoma. Neuro Oncol 14(7): 882–889
[5] Chang A et al (2014) Pediatric proton therapy: patterns of care across the United States. Int J Particle Ther 1(2):357–367
[6] Chen MJ et al (2010) Intensity–modulated and 3D–conformal radiotherapy for whole–ventricular irradiation as compared with conventional whole–brain irradiation in the management of localized central nervous system germ cell tumors. Int J Radiat Oncol Biol Phys 76(2):608–614
[7] D'Souza WD, Rosen II (2003) Nontumor integral dose variation in conventional radiotherapy treatment planning. Med Phys 30(8):2065–2071
[8] Eriksson PS et al (1998) Neurogenesis in the adult human hippocampus. Nat Med 4(11):1313–1317
[9] Fenwick JD et al (2006) Tomotherapy and other innovative IMRT delivery systems. Semin Radiat Oncol 16(4):199–208
[10] Fogliata A et al (2009) On the performances of intensity modulated protons, rapidarc and helical tomotherapy for selected paediatric cases. Radiat Oncol 4:2
[11] Greenfield BJ et al (2015) Long–term disease control and toxicity outcomes following surgery and intensity modulated radiation therapy (IMRT) in pediatric craniopharyngioma. Radiother Oncol 114(2):224–229
[12] Hall EJ, Wuu CS (2003) Radiation–induced second cancers: the impact of 3D–CRT and IMRT. Int J Radiat Oncol Biol Phys 56(1):83–88
[13] Harron E, Lewis J (2012) Bowel sparing in pediatric cranio–spinal radiotherapy: a comparison of combined electron and photon and helical TomoTherapy techniques to a standard photon method. Med Dosim 37(2):140–144
[14] Hellstrom NA et al (2009) Differential recovery of neural stem cells in the subventricular zone and dentate gyrus after ionizing radiation. Stem Cells 27(3):634–641
[15] Hermanto U et al (2007) Intensity–modulated radiotherapy (IMRT) and conventional three–dimensional conformal radiotherapy for high–grade gliomas: does IMRT increase the integral dose to normal brain? Int J Radiat Oncol Biol Phys 67(4):1135–1144
[16] Huang E et al (2002) Intensity–modulated radiation therapy for pediatric medulloblastoma: early report on the reduction of ototoxicity. Int J Radiat Oncol Biol Phys 52(3):599–605
[17] Kazda T et al (2015) Volumetric modulated arc therapy for hippocampal–sparing radiotherapy in transformed low–grade glioma: a treatment planning case report. Cancer Radiother 19(3):187–191
[18] Koshy M et al (2004) Extra–target doses in children receiving multileaf collimator (MLC) based intensity modulated radiation therapy (IMRT). Pediatr Blood Cancer 42(7):626–630
[19] Lee YK et al (2012) Development and evaluation of multiple isocentric volumetric modulated arc therapy technique for craniospinal axis radiotherapy planning. Int J Radiat Oncol Biol Phys 82(2):1006–1012
[20] Lee JS et al (2016) Increased risk of second malignant neoplasms in adolescents and young adults with cancer. Cancer 122(1):116–123
[21] Lightstone AW et al (2012) Cone beam CT (CBCT) evaluation of inter– and intra–fraction motion for patients undergoing brain radiotherapy immobilized using a commercial thermoplastic mask on a robotic couch. Technol Cancer Res Treat 11(3):203–209
[22] Mackie TR (2006) History of tomotherapy. Phys Med Biol 51(13):R427–R453
[23] Mansur DB et al (2007) Measured peripheral dose in pediatric radiation therapy: a comparison of intensity–modulated and conformal techniques. Radiother Oncol 82(2):179–184
[24] Mascarin M et al (2011) Helical tomotherapy in children and adolescents: dosimetric comparisons, opportunities and issues. Cancers (Basel) 3(4):3972–3990
[25] Merchant TE et al (1999) Preliminary results of conformal radiation therapy for medulloblastoma. Neuro Oncol 1(3): 177–187
[26] Merchant TE et al (2006) Phase II trial of conformal radiation therapy for pediatric patients with craniopharyngioma and correlation of surgical factors and radiation dosimetry with change in cognitive function. J Neurosurg 104(2 suppl):94–102
[27] Merchant TE et al (2009) Late effects of conformal radiation therapy for pediatric patients with low–grade glioma: prospective evaluation of cognitive, endocrine, and hearing deficits. J Clin Oncol 27(22):3691–3697
[28] Merchant TE et al (2013) Disease control after reduced volume conformal and intensity modulated radiation therapy for childhood craniopharyngioma. Int J Radiat Oncol Biol Phys 85(4):e187–e192
[29] Monje ML et al (2007) Impaired human hippocampal neurogenesis after treatment for central nervous system malignancies. Ann Neurol 62(5):515–520
[30] Moteabbed M et al (2014) The risk of radiation–induced second cancers in the high to medium dose region: a comparison between passive and scanned proton therapy, IMRT and VMAT for pediatric patients with brain tumors. Phys Med Biol 59(12):2883–2899
[31] Oh KS et al (2011) Outcomes of multidisciplinary management in pediatric low–grade gliomas. Int J Radiat Oncol Biol Phys 81(4):e481–e488
[32] Parker WA, Freeman CR (2006) A simple technique for craniospinal radiotherapy in the supine position. Radiother Oncol 78(2):217–222
[33] Paulino AC et al (2013) Intensity–modulated radiotherapy (IMRT) in pediatric low–grade glioma. Cancer 119(14): 2654–2659
[34] Penagaricano J et al (2009) Pediatric craniospinal axis irradiation with helical tomotherapy: patient outcome and lack of acute pulmonary toxicity. Int J Radiat Oncol Biol Phys

75(4):1155–1161

[35] Pirzkall A et al (2002) The effect of beam energy and number of fields on photon-based IMRT for deep-seated targets. Int J Radiat Oncol Biol Phys 53(2):434–442

[36] Polkinghorn WR et al (2011) Disease control and ototoxicity using intensity-modulated radiation therapy tumor-bed boost for medulloblastoma. Int J Radiat Oncol Biol Phys 81(3):e15–e20

[37] Qi XS et al (2012) Potential for improved intelligence quotient using volumetric modulated arc therapy compared with conventional 3-dimensional conformal radiation for whole-ventricular radiation in children. Int J Radiat Oncol Biol Phys 84(5):1206–1211

[38] Schroeder TM et al (2008) Intensity-modulated radiation therapy in childhood ependymoma. Int J Radiat Oncol Biol Phys 71(4):987–993

[39] St Clair WH et al (2004) Advantage of protons compared to conventional X-ray or IMRT in the treatment of a pediatric patient with medulloblastoma. Int J Radiat Oncol Biol Phys 58(3):727–734

[40] Tarbell NJ et al (2000) The challenge of conformal radiotherapy in the curative treatment of medulloblastoma. Int J Radiat Oncol Biol Phys 46(2):265–266

第 26 章　儿童脑肿瘤的质子放射治疗
Proton Therapy for Pediatric Brain Tumors

Anita Mahajan　著
邱春燕　陈志坚　译
兰凤鸣　陈志坚　校

摘　要

质子治疗（proton therapy，PRT）是带电粒子放射治疗的一种，能够有效地降低患脑瘤儿童的放射治疗毒性。尽管 PRT 具有理论上的优势，但并非所有脑瘤患者均接受这种治疗方式。本章将回顾质子治疗儿童脑肿瘤的历史、潜在获益、现状、证据及未来展望。我们讨论 PRT 的作用、治疗的患者类型，以及可能获益最大的方面。

一、概述

放射肿瘤学家的主要工作之一是制订针对患者的放射计划，该计划可将放射剂量有效地投照到靶区，并最大限度地减少未受累组织的剂量。为实现这一结果，医疗人员需要评估患者和疾病的具体因素，并更有策略性地应用可及的放射治疗方法。近几十年来的技术进步，提供了各种放射治疗技术的选择，使得靶区勾画、剂量适形性、治疗传递达到准确性和精确性。粒子治疗利用与带电粒子相关的独特剂量沉积特性，进一步提高了治疗指数。本章将概述质子治疗的潜在益处、临床应用、现有数据和未来方向。

二、历史

Ernest Rutherford 于 1919 年发现了质子，质子一词来自希腊词“first”。有趣的是，William Henry Bragg 早在 1903 年就已经描述了快速带电粒子在物质中剂量沉积的布拉格峰现象。这一独特能量沉积的特征在于，粒子能量在特定深度处剂量沉积会急剧下降，实际上没有向该深度的远端传递剂量。另外，与 X 线辐射相比，进入的剂量也会减弱。1946 年，Robert Wilson 战略性地提出使用快质子治疗癌症的设想，认为患者的不良反应会更少，并能更好地控制肿瘤。1954 年，首名患者在劳伦斯伯克利实验室接受治疗（Wilson，1946），此后，全球的 53 个中心共有超过 118 000 名患者接受了 PRT。

三、质子治疗投照系统

所有粒子治疗设施都是由加速器产生的高能粒子束。对于 PRT，临床上使用的典型治疗质子能量从 60MeV（用于眼睛等浅表靶区）至 250MeV（用于治疗成人骨盆）。对于脑肿瘤的治疗，120～160MeV 的能量就足够了。在临床上常见的一种加速器是回旋加速器，在该加速器中，粒子通过快速变化的电场而加速，并通过静磁场将其保持在螺旋轨道上。另外还有同步加速器，该加速器通过随时间变化的磁场将粒子加速为各种能量。在这两种系统中，粒子束都通过一系列磁体被导入治疗室。现在的机架类似于 X 线治疗系统的等中心技术。碳离子等较重的粒子需要较大的加速器和机架系统才能产生和控制高能束。

过去，加速器和治疗传递系统占地面积大，需要在多个房间中安装。但是，较新的 PRT 的小型加速器可以安装在一个房间，产品已经商业化。

传统的 PRT 是通过固定散射技术投照，并通过补偿器和准直器达到射野适形。在新设备中使用的笔形束 PRT 是一种新技术，它不需要额外的时间和资源来制作患者个体化补偿器。PRT 技术的进步可以通过改变照射入靶区质子笔形束的能量，给靶体提供多层剂量，从而向复杂靶体提供高度适形的剂量分布。这一发展也就是所谓的质子调强治疗（IMPT）（Blattmann 等，1990）。

四、在儿童的初步剂量学研究

由于最初在非医院环境中治疗儿童的复杂性，小儿患者使用 PRT 的评估晚于成人。质子设施在医院安装之后不久，因为其对人体辐射的整体剂量较低，所以在儿童患者中提倡使用 PRT（Miralbell 等，2002；St Clair 等，2004；Yuh 等，2004；Lee 等，2005）。在这些早期研究中，PRT 被建议应用于常见的儿童肿瘤，包括髓母细胞瘤、视网膜母细胞瘤和横纹肌肉瘤，这与成人应用质子治疗的疾病颅底肿瘤和脉络膜黑色素瘤完全不同。这些剂量学研究证实：持续降低正常组织受量以有效地降低晚反应损伤的风险，尤其是继发性恶性肿瘤的发生，这在技术上是可行的。

当使用标准的 X 线技术时，全脑全脊髓照射（CSI）需要大的射野，这些射野会穿过人体。目前已针对这种适应证研究 PRT 的价值，因为出射剂量明显下降，致使颈部、胸部，腹部和骨盆内未受累器官的剂量减少，从而降低器官功能障碍的风险。St. Clair 等描述了质子 CSI（p–CSI）在髓母细胞瘤患者中的潜在剂量学优势（Lee 等，2005；St Clair 等，2004）。St. Clair 在一个 43 个月大的男孩中分别分析了 p–CSI、x–CSI，以及 X 线调强放射治疗（IMXT–CSI）计划的剂量—体积直方图（DVH）。p–CSI 计划使用标准的布野方式，两个侧对穿的颅部野加一个覆盖整个椎体的后直野。文献作者描述了使用 p–CSI 可以显著降低耳蜗、横结肠、胃、肾脏、心脏和肺的剂量。有趣的是，IMXT–CSI DVH 减少了靶区外结构的高剂量，但与标准 x–CSI 相比，却增加了低剂量区的范围（St Clair 等，2004）。

Howell 等评估了 18 名 2—18 岁患者 p–CSI 和 x–CSI 计划的剂量学数据。他们的体重和身高分别在 11.9～138.2kg 和 85～191cm。p–CSI 在所有病例中均能规避危及器官，靶区覆盖也更均一（Howell 等，2012）。Yoon 等描述了 10 名不同诊断的患者中 p–CSI 对比 x–CSI 和螺旋断层治疗 –CSI 的剂量学优势。有趣的是，螺旋断层治疗 –CSI 与 IMXT–CSI 相似，对正常组织的剂量介于 p–CSI 和 x–CSI 之间，但全身低剂量区较后两者均高。与 p–CSI 和 x–CSI 相比，螺旋断层治疗对腮腺、晶状体和甲状腺的 DVH 具有更好的优势（Yoon 等，2011）。图 26–1 说明了 PRT–CSI 和 XRT–CSI 之间的出射剂量差异。观察到 PRT–CSI 对甲状腺的辐射剂量大大减少，这可能会降低原发性甲状腺功能减退症和继发性肿瘤的发生率。

正如预想的，CSI 的全脑剂量在 PRT 和 XRT 之间没有差异。但是，但 PRT 在缩影加量阶段具有优势。例如，图 26–1 所示，典型的髓母细胞瘤患者的 PRT 调强加量计划减少神经内分泌结构、视路结构和幕上大脑结构（如海马）的剂量。上述研究还表明，使用 PRT 可以减少其他非靶区颅内结构（包括下丘脑、垂体、眼睛、视交叉和耳蜗）的总剂量（Lee 等，2005；St

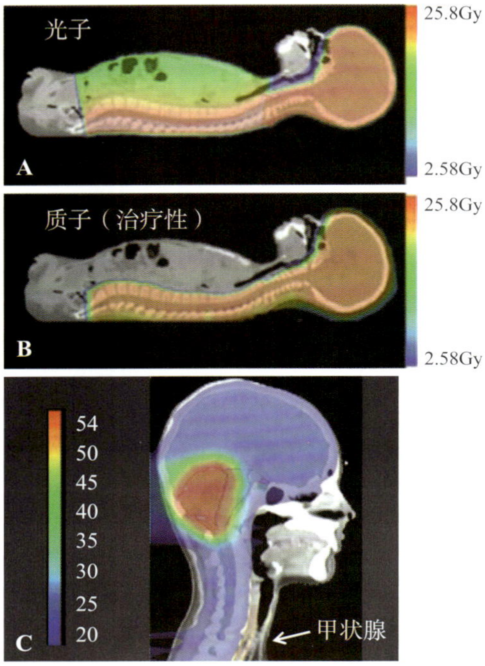

D 器官	平均剂量（Gy）	最大剂量（Gy）
睾丸	0	0
肾脏	1.3	19.3
胰腺	1.6	17.9
肝脏	0.4	19.3
心脏	0.9	16.7
肺	1.6	23.0
食管	7.7	19.1
甲状腺	2.3	8.8
腮腺	4.5	18.3
耳蜗	26.2	32.7
下丘脑	24.9	27.2
垂体	24.0	24.8
泪腺	8.5	14.9
晶体	4.8	2.6
筛板	23.4	25.1

▲ 图 26-1　A 和 B. 质子和光子全脑全脊髓照射的等剂量线比较，质子 **CSI** 通过患者颈部、胸部、腹部和骨盆的出射剂量明显降低；**C.** 典型的髓母细胞瘤 **CSI** 的等剂量分布与局部加量，没有额外的剂量传递到神经内分泌结构、大脑和甲状腺；**D.** 质子 **CSI** 正常结构的所受平均和最大剂量数值

Clair 等，2004）。

对于其他常见儿童脑肿瘤的治疗也需要使用 PRT 进行非 CSI 脑照射，如室管膜瘤、低级别神经胶质瘤、颅咽管瘤和脊柱肿瘤。剂量学研究还表明其能降低靶区以外的颅内结构的整体剂量，这在多项早期研究中已得到证实（Archambeau 等，1992；Merchant 等，2008；Amsbaugh 等，2012；Boehling 等，2012；Eaton 和 Yock，2014）。这些研究中使用的模型表明 PRT 对神经认知功能的影响减少。低级别神经胶质瘤 PRT 和 IMXT 之间的剂量学差异示例见图 26–2。典型的低级别右额叶星形细胞瘤的最终计划的等剂量曲线图和剂量—体积直方图显示，PRT 对几种关键的正常组织的剂量均有明显减少。PRT 在保留躯干内器官方面的优势将适用于椎管内肿瘤的患者。

五、现状

在儿童肿瘤学，PRT 已被认为是可治愈的脑肿瘤儿童的治疗选择。PRT 通常不建议用于预后不良且生存时间短的患儿。医疗人员正积极收集有关在儿童中使用 PRT 的现状数据。在美国，

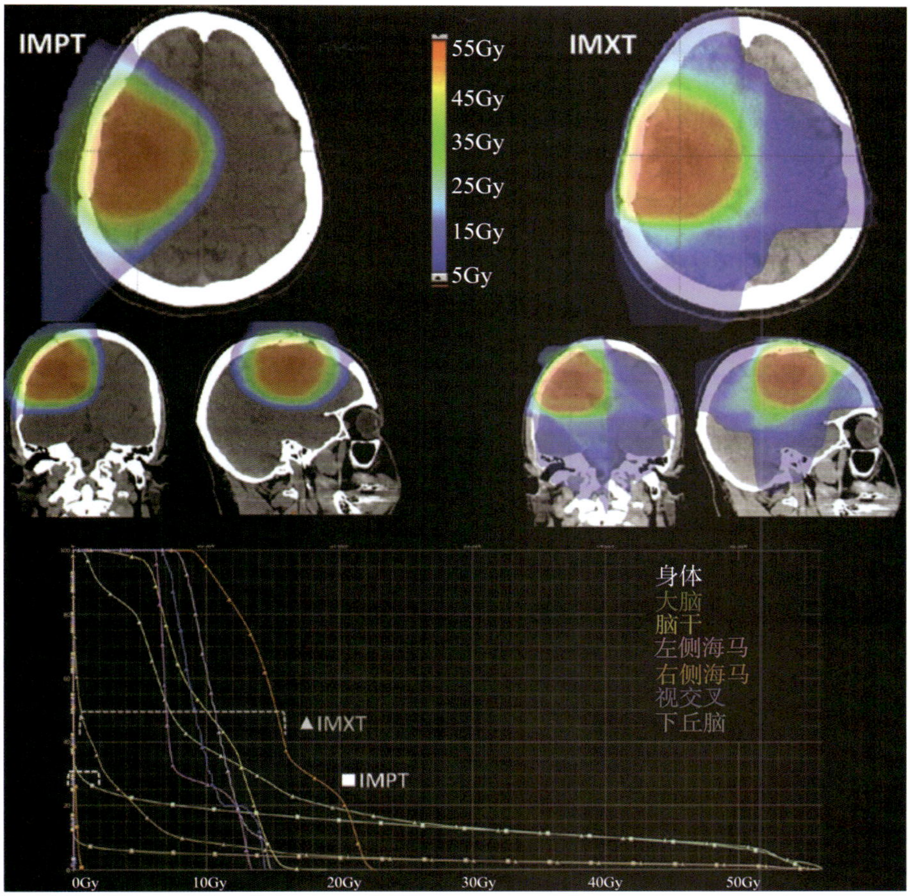

▲ 图 26-2 右额叶低级别星形胶质瘤切除后的质子 IMPT 和 X 线 IMRT 计划的等剂量线、剂量—体积直方图比较；质子计划降低了所有相邻正常结构的总剂量

小儿质子基金会（PPF）收集的数据表明接受 PRT 治疗的儿童数量从 2010 年的 465 名增加到 2014 年的 989 名。这一增加反映了美国对质子中心的接受程度、知名度和可及性的提高。在美国，中枢神经系统肿瘤约占 PRT 适应证的 70%，前三位的诊断为：室管膜瘤、髓母细胞瘤和低级别胶质瘤。质子中心的大多数患者年龄＜ 10 岁，超过一半的患者年龄＜ 5 岁。

2015 年，粒子治疗肿瘤协作组（PTCOG）收集了上一年在全球粒子治疗中心接受治疗的儿科患者的具体数据。全球共有 29 个中心共 1349 名儿童（由 Martin Jermann PTCOG.ch 提供）接受 PRT 治疗。有关肿瘤类型的更多详细信息将在以后的调查中收集。

六、临床疗效

最早临床报道之一来自 McAllister 等开展的关于小儿脑肿瘤的 PRT 治疗，他们回顾了 28

例患者的疗效，在中位随访时间 25 个月时治疗相关的毒性较低。而对于那些疗效较差的组织类型肿瘤仍然是一个挑战，因此有必要进一步随访以评估后期效果（McAllister 等，1997）。自此之后，PRT 治疗各种组织类型肿瘤的疗效和治疗毒性的初步研究结果相继发表，包括颅咽管瘤、室管膜瘤、非典型畸胎样 / 横纹肌样肿瘤和低级别神经胶质瘤（Suneja 等，2013；Neelima 等，2012；Mizumoto 等，2015；McGovern 等，2014；Luu 等，2006；Lucas 等，2015；Hug 等，2002；Fossati 等，2009；Eaton 和 Yock，2014；Bian 等，2013；Amsbaugh 等，2012a）。所有研究均报道了与 X 线治疗相似的肿瘤控制率，不良反应相当或有所改善。具有可信度的纵向的长期评估仍在进行中。

Yuh 等首先描述了 2001—2003 年使用 p-CSI 治疗的三名 3 岁女孩的疗效。预期的急性毒性包括吞咽困难、声音嘶哑、吞咽困难、白细胞减少症、恶心和呕吐，但 2 级皮炎的发生并未在预料之中。有趣的是，在这些年轻患者中，为了保护骨髓放射治疗计划并未涵盖整个椎骨。报道中没有显示椎骨生长不对称，但报道者也认为当时的随访时间太短（Yuh 等，2004）。Suneja 等报道了 48 名接受 PRT 治疗的小儿脑肿瘤的急性毒性。在该报道中，有 12 名患者使用了 p-CSI，与非 CSI 组相比，他们发现 2、3 级厌食和恶心的频率更高，但没有呕吐、脱发或皮炎的症状（Suneja 等，2013）。根据笔者的经验，有 40% 的患者会感到恶心，需要使用止吐药来预防恶心。大多数患者会有一定程度的脱发和皮肤干燥，这取决于总剂量。目前正在积极评估关于骨髓抑制和恢复（未发表的数据）。Owusu-Agyemang 回顾了笔者所在机构在 2006—2013 年接受麻醉治疗的 340 例患者的经验。在全部治疗过程中，130 例（约 40%）患者进行了 p-CSI 和麻醉。总体对治疗的耐受性良好，意外事件发生率极低（Owusu-Agyemang 等，2014）。

Ray 等已经报道了用 p-CSI 治疗 22 例软脑膜脊髓转移患者的临床疗效。作者得出的结论是，这些患者接受了根治强度的治疗，其中 68% 的患者肿瘤控制超过 1 年。治疗毒性包括治疗期间的 1 级红斑（Ray 等，2013）。Bian 等报道了 5/6 弥漫性毛细胞型星形细胞瘤的患者在 p-CSI 后 24 个月获得良好的肿瘤控制（Bian 等，2013）。Jimenez 等报道了在最大程度的手术切除和放射治疗前应用化学治疗的 11 名年轻患者（中位年龄 41 个月，年龄范围 28—62 个月）对 p-CSI 极好的耐受性。15 名患者中只有 1 名在中位随访时间（放射治疗后 39 个月）出现局部失败（Jimenez 等，2013）。Yock 等报道了 Ⅱ 期单臂研究的 59 名小儿髓母细胞瘤患者的疗效：与历史数据对比，耳毒性、认知丧失和内分泌病发生率在可接受范围之内；3 年无进展生存率为 83%，5 年无进展生存率为 80%。文献作者得出的结论是，PRT 是髓母细胞瘤儿童可接受的治疗选择，在保证疗效的同时并可能减少毒性作用（Yock 等，2016）。

目前阐明 p-CSI 的各个方面的其他报道已经发布。Moeller 等报道了髓母细胞瘤患者接受

p-CSI 治疗后 1 年听觉良好。文献作者描述，与之前发表的基于 X 线的 CSI 治疗相比，至少随访了 1 年的患者，其高度听力丧失的发生率明显降低（Moeller 等，2011）。Jimenez 还描述了一组接受化学治疗后进行 PRT 年轻患者的毒性结果：9 例听力损失患者中有 6 例放射治疗前有损失。所有 9 例患者均接受了放射治疗前的顺铂治疗。3 例患者患有 2 级内分泌病，需要激素替代治疗。早期的神经认知评估并未显示该队列有任何明显的下降（Jimenez 等，2013）。Kulthau 等报道了 142 例患者健康相关生活质量（HR-QoL）的结果：其中 61 例接受了 p-CSI。接受 p-CSI 的患者与接受部分脑部 PRT 的患者相比 HR-QoL 评分更差，但与肿瘤相关的 HR-QoL 相似。在这项研究中，CSI 和化学治疗均与较低的 HR-QoL 评分相关（Kuhlthau 等，2012）。该队列并未对比接受 XRT 治疗的患者。

对于其他非 CSI 适应证，新发现的结果表明 PRT 在毒性和肿瘤控制方面可能具有治疗优势，但仍缺乏长期随访。特别是神经认知、生活质量、听觉、影像学评估和脑干损伤方面备受关注（Eaton 和 Yock，2014；Gunther 等，2015；Indelicato 等，2014；Kahalley 等，2016；LassenRamshad 等，2015；Pulsifer 等，2015）。放射治疗最具破坏性的并发症之一是脑干坏死。Indelicato 等对 2007—2013 年在其机构接受 PRT 治疗的 563 例发生脑干坏死的患儿进行了定量回顾。文献作者报道，2 年累积风险为 3.8%，3 级或更高级别脑干损伤的风险为 2.1%。其中危险因素包括年龄较小、颅后窝肿瘤，以及 17% 接受 55Gy 或更高剂量的脑干剂量。总体而言，文献作者提出了和非 PRT 治疗相似的剂量学模式指引，进一步评估仍在开展。

Jones 等认为 PRT 对肿瘤细胞与正常组织的相对生物学效应（RBE）存在差异，引起了人们的关注。在当前的实践中，用于计划的 RBE 定义为 1.1，但文献作者建议，它实际上可能在 0.8～1.2 内变化，具体取决于被照射的组织类型（Jones 等，2012）。人们同样也关注到布拉格峰内不同的 RBE（Mohan 等，2013）。Sethi 报道了 109 例接受 PRT 治疗的髓母细胞瘤患者的失败模式。在中位随访 38.8 个月期间出现 16 例患者复发，分析显示放射治疗技术、质子射程范围、传能线密度（LET）和 RBE 之间没有相关性（Sethi 等，2014）。是否应考虑采用差异化的 RBE 或 LET 加权设计方法还需要进一步研究（Mohan 等，2013）。

笔形束 PRT 已用于儿科肿瘤的适应证，包括髓母细胞瘤、生殖细胞肿瘤和颅底脊索瘤（Rutz 等，2008；Park 等，2015；Lin 等，2014；Hill-Kayser 和 Kirk，2015）。初步结果令人鼓舞，并且随着更多经验的获得，带扫描束 PRT 的其他进展将使小儿脑肿瘤的治疗获益更多。

七、非质子带电粒子

其他非质子带电粒子，例如碳离子或氦离子，可能在这组患者中起作用。然而，由于缺乏对这些粒子及它们对儿童正常组织影响的认识，这方面经验非常有限。在 2016 年 PTCOG 调查中，全世界不到 50 名儿童接受了碳离子治疗，而进行剂量递增或超分割放射治疗抵抗的肿瘤还需要进一步的研究。

八、成本效益

由于粒子治疗系统需要庞大的基础设施、昂贵的设备和专业人才，因此与 PRT 相关的成本一直处于仔细的审查之中。几位作者评估了 PRT 在患者和社会层面的成本效益。这些研究表明，与基于 XRT 的技术相比，PRT 通过降低毒性，是一种治疗儿童髓母细胞瘤节省成本的方法。影响成本效益的因素包括智商下降、听力下降、骨质疏松、心脏病和第二恶性肿瘤（Hirano 等，2014；Mailhot Vega 等，2013；Lundkvist 等，2005）。Hirano 等报道称，在社会愿意为听力损失和耳蜗剂量付出代价时，p-CSI 有 99% 的可能性具有一定的成本效益性（Hirano 等，2014）。Mailhot 等评估了运用 PRT 可以很好地保护神经内分泌结构，从而减少了生长激素的需求。他们得出的结论是，与 XRT 技术相比，如果可以保护下丘脑和垂体，PRT 在生长激素替代需求方面具有成本效益（Mailhot Vega 等，2015）。Verma 等回顾了文献以确定 PRT 在哪些方面最具成本效益，他们得出结论认为 PRT 在一些小儿脑肿瘤中最有价值（Verma 等，2016）。

九、伦理

在伦理方面，人们普遍关注费用的增加和儿童进行质子治疗的伦理问题。Wolden 认为，尽管在理论上有优势且有早期结果，但对于所有需要 CSI 的患者，目前仍缺乏长期的结果获得 PRT 的一致性支持（Wolden，2013）。Johnstone 等辩称，PRT 中心有义务治疗所有因其理论优势和现有临床数据而被转诊的患者，并为患儿父母提供有关 PRT 选择的咨询服务，以便他们可以代表孩子做出明智的决定（Johnstone 等，2013）。

结　论

在过去的 15 年中，人们对儿科脑肿瘤的 PRT 进行了研究并得到越来越多的使用。从以下因素看：①初步的理论考虑；②多因素剂量学评估；③预测模型应用；④临床结果。越来越多的证据表明 PRT 可提供传统 X 线放射治疗相似的肿瘤控制并且降低放射治疗相关的毒性。儿童的 PRT 可能既耗时又在技术上具有挑战性，应高度重视治疗的各个方面。未来的改进包括使用笔形束 PRT 可能会进一步减少正常组织剂量和中子污染。还需要对 RBE 或 LET 加权计划进行其他考虑，以完善治疗计划并提高治疗率。

参考文献

[1] Amsbaugh MJ, Grosshans DR, McAleer MF, Zhu R, Wages C, Crawford CN, Palmer M, De Gracia B, Woo S, Mahajan A (2012a) Proton therapy for spinal ependymomas: planning, acute toxicities, and preliminary outcomes. Int J Radiat Oncol Biol Phys 83(5):1419–1424. doi:10.1016/j.ijrobp.2011.10.034

[2] Amsbaugh MJ, Zhu XR, Palmer M, Poenisch F, McAleer MF, Mahajan A, Grosshans DR (2012b) Spot scanning proton therapy for craniopharyngioma. Pract Radiat Oncol 2(4):314–318. doi:10.1016/j.prro.2012.01.001

[3] Archambeau JO, Slater JD, Slater JM, Tangeman R (1992) Role for proton beam irradiation in treatment of pediatric CNS malignancies. Int J Radiat Oncol Biol Phys 22(2):287–294

[4] Bian SX, McAleer MF, Vats TS, Mahajan A, Grosshans DR (2013) Pilocytic astrocytoma with leptomeningeal dissemination. Childs Nerv Syst 29(3):441–450. doi: 10.1007/s00381–012–1970–y

[5] Blattmann H, Coray A, Pedroni E, Greiner R (1990) Spot scanning for 250 MeV protons. Strahlenther Onkol 166(1):45–48

[6] Boehling NS, Grosshans DR, Bluett JB, Palmer MT, Song X, Amos RA, Sahoo N, Meyer JJ, Mahajan A, Woo SY (2012) Dosimetric comparison of three–dimensional conformal proton radiotherapy, intensity–modulated proton therapy, and intensity–modulated radiotherapy for treatment of pediatric craniopharyngiomas. Int J Radiat Oncol Biol Phys 82(2):643–652. doi:10.1016/j.ijrobp.2010.11.027

[7] Eaton BR, Yock T (2014) The use of proton therapy in the treatment of benign or low–grade pediatric brain tumors. Cancer J 20(6):403–408. doi:10.1097/PPO.0000000000000079

[8] Fossati P, Ricardi U, Orecchia R (2009) Pediatric medulloblastoma: toxicity of current treatment and potential role of protontherapy. Cancer Treat Rev 35(1):79–96. doi:10.1016/j.ctrv. 2008.09.002

[9] Gunther JR, Sato M, Chintagumpala M, Ketonen L, Jones JY, Allen PK, Paulino AC, Okcu MF, JM S, Weinberg J, Boehling NS, Khatua S, Adesina A, Dauser R, Whitehead WE, Mahajan A (2015) Imaging changes in pediatric intracranial ependymoma patients treated with proton beam radiation therapy compared to intensity modulated radiation therapy. Int J Radiat Oncol Biol Phys 93(1):54–63. doi:10.1016/j.ijrobp.2015.05.018

[10] Hill–Kayser C, Kirk M (2015) Brainstem–sparing craniospinal irradiation delivered with pencil beam scanning proton therapy. Pediatr Blood Cancer 62(4):718–720. doi:10.1002/pbc.25378

[11] Hirano E, Fuji H, Onoe T, Kumar V, Shirato H, Kawabuchi K (2014) Cost–effectiveness analysis of cochlear dose reduction by proton beam therapy for medulloblastoma in childhood. J Radiat Res 55(2):320–327. doi:10.1093/jrr/rrt112

[12] Howell RM, Giebeler A, Koontz–Raisig W, Mahajan A, Etzel CJ, D’Amelio AM Jr, Homann KL, Newhauser WD (2012) Comparison of therapeutic dosimetric data from passively scattered proton and photon craniospinal irradiations for medulloblastoma. Radiat Oncol 7:116. doi:10.1186/1748–717X–7–116

[13] Hug EB, Muenter MW, Archambeau JO, DeVries A, Liwnicz B, Loredo LN, Grove RI, Slater JD (2002) Conformal proton radiation therapy for pediatric low–grade astrocytomas. Strahlenther Onkol 178(1):10–17

[14] Indelicato DJ, Flampouri S, Rotondo RL, Bradley JA, Morris CG, Aldana PR, Sandler E, Mendenhall NP (2014) Incidence and dosimetric parameters of pediatric brainstem toxicity following proton therapy. Acta Oncol 53(10):1298–1304. doi:10.3109/0284186X.2014.957414

[15] Jimenez RB, Sethi R, Depauw N, Pulsifer MB, Adams J, McBride SM, Ebb D, Fullerton BC, Tarbell NJ, Yock TI, Macdonald SM (2013) Proton radiation therapy for pediatric medulloblastoma and supratentorial primitive neuroectodermal tumors: outcomes for very young children treated with upfront chemotherapy. Int J Radiat Oncol Biol Phys 87(1):120–126. doi:10.1016/j. ijrobp.2013.05.017

[16] Johnstone PA, McMullen KP, Buchsbaum JC, Douglas JG, Helft P (2013) Pediatric CSI: are protons the only ethical approach? Int J Radiat Oncol Biol Phys 87(2):228–230. doi:10.1016/j. ijrobp.2013.05.037

[17] Jones B, Wilson P, Nagano A, Fenwick J, McKenna G (2012) Dilemmas concerning dose distribution and the influence of relative biological effect in proton beam therapy

of medulloblastoma. Br J Radiol 85(1018):e912–e918. doi:10.1259/bjr/24498486

[18] Kahalley LS, Ris MD, Grosshans DR, Okcu MF, Paulino AC, Chintagumpala M, Moore BD, Guffey D, Minard CG, Stancel HH, Mahajan A (2016) Comparing intelligence quotient change after treatment with proton versus photon radiation therapy for pediatric brain tumors. J Clin Oncol. doi:10.1200/JCO.2015.62.1383

[19] Kuhlthau KA, Pulsifer MB, Yeap BY, Rivera Morales D, Delahaye J, Hill KS, Ebb D, Abrams AN, Macdonald SM, Tarbell NJ, Yock TI (2012) Prospective study of health-related quality of life for children with brain tumors treated with proton radiotherapy. J Clin Oncol 30(17):2079– 2086. doi:10.1200/JCO.2011.37.0577

[20] Lassen-Ramshad Y, Petersen JB, Tietze A, Borghammer P, Mahajan A, McGovern SL (2015) Pseudoprogression after proton radiotherapy for pediatric low grade glioma. Acta Oncol 54(9):1701–1702. doi:10.3109/0284186X.2015.1078498

[21] Lee CT, Bilton SD, Famiglietti RM, Riley BA, Mahajan A, Chang EL, Maor MH, Woo SY, Cox JD, Smith AR (2005) Treatment planning with protons for pediatric retinoblastoma, medulloblastoma, and pelvic sarcoma: how do protons compare with other conformal techniques? Int J Radiat Oncol Biol Phys 63(2):362–372. doi:10.1016/j.ijrobp.2005.01.060

[22] Lin H, Ding X, Kirk M, Liu H, Zhai H, Hill-Kayser CE, Lustig RA, Tochner Z, Both S, McDonough J (2014) Supine craniospinal irradiation using a proton pencil beam scanning technique without match line changes for field junctions. Int J Radiat Oncol Biol Phys 90(1):71–78. doi:10.1016/j.ijrobp.2014.05.029

[23] Lucas JT Jr, Ladra MM, MacDonald SM, Busse PM, Friedmann AM, Ebb DH, Marcus KJ, Tarbell NJ, Yock TI (2015) Proton therapy for pediatric and adolescent esthesioneuroblastoma. Pediatr Blood Cancer 62(9):1523–1528. doi:10.1002/pbc.25494

[24] Lundkvist J, Ekman M, Ericsson SR, Jonsson B, Glimelius B (2005) Cost-effectiveness of proton radiation in the treatment of childhood medulloblastoma. Cancer 103(4):793–801. doi:10.1002/ cncr.20844

[25] Luu QT, Loredo LN, Archambeau JO, Yonemoto LT, Slater JM, Slater JD (2006) Fractionated proton radiation treatment for pediatric craniopharyngioma: preliminary report. Cancer J 12(2):155–159

[26] Mailhot Vega R, Kim J, Hollander A, Hattangadi-Gluth J, Michalski J, Tarbell NJ, Yock TI, Bussiere M, MacDonald SM (2015) Cost effectiveness of proton versus photon radiation therapy with respect to the risk of growth hormone deficiency in children. Cancer 121(10):1694– 1702. doi:10.1002/cncr.29209

[27] Mailhot Vega RB, Kim J, Bussiere M, Hattangadi J, Hollander A, Michalski J, Tarbell NJ, Yock T, MacDonald SM (2013) Cost effectiveness of proton therapy compared with photon therapy in the management of pediatric medulloblastoma. Cancer 119(24):4299–4307. doi:10.1002/cncr.28322

[28] McAllister B, Archambeau JO, Nguyen MC, Slater JD, Loredo L, Schulte R, Alvarez O, Bedros AA, Kaleita T, Moyers M, Miller D, Slater JM (1997) Proton therapy for pediatric cranial tumors: preliminary report on treatment and disease-related morbidities. Int J Radiat Oncol Biol Phys 39(2):455–460

[29] McGovern SL, Okcu MF, Munsell MF, Kumbalasseriyil N, Grosshans DR, McAleer MF, Chintagumpala M, Khatua S, Mahajan A (2014) Outcomes and acute toxicities of proton therapy for pediatric atypical teratoid/rhabdoid tumor of the central nervous system. Int J Radiat Oncol Biol Phys 90(5):1143–1152. doi:10.1016/j.ijrobp.2014.08.354

[30] Merchant TE, Hua CH, Shukla H, Ying X, Nill S, Oelfke U (2008) Proton versus photon radiotherapy for common pediatric brain tumors: comparison of models of dose characteristics and their relationship to cognitive function. Pediatr Blood Cancer 51(1):110–117. doi:10.1002/ pbc.21530

[31] Miralbell R, Lomax A, Cella L, Schneider U (2002) Potential reduction of the incidence of radiation-induced second cancers by using proton beams in the treatment of pediatric tumors. Int J Radiat Oncol Biol Phys 54(3):824–829

[32] Mizumoto M, Oshiro Y, Takizawa D, Fukushima T, Fukushima H, Yamamoto T, Muroi A, Okumura T, Tsuboi K, Sakurai H (2015) Proton beam therapy for pediatric ependymoma. Pediatr Int 57(4):567–571. doi:10.1111/ped.12624

[33] Moeller BJ, Chintagumpala M, Philip JJ, Grosshans DR, McAleer MF, Woo SY, Gidley PW, Vats TS, Mahajan A (2011) Low early ototoxicity rates for pediatric medulloblastoma patients treated with proton radiotherapy. Radiat Oncol 6:58. doi:10.1186/1748-717X-6-58

[34] Mohan R, Mahajan A, Minsky BD (2013) New strategies in radiation therapy: exploiting the full potential of protons. Clin Cancer Res 19(23):6338–6343. doi: 10.1158/1078-0432.CCR-13-0614

[35] Neelima R, Easwer HV, Kapilamoorthy TR, Hingwala DR, Radhakrishnan VV (2012) Embryonal tumor with multilayered rosettes: two case reports with a review of the literature. Neurol India 60(1):96–99. doi:10.4103/0028-3886.93614

[36] Owusu-Agyemang P, Grosshans D, Arunkumar R, Rebello E, Popovich S, Zavala A, Williams C, Ruiz J, Hernandez M, Mahajan A, Porche V (2014) Non-invasive anesthesia for children undergoing proton radiation therapy. Radiother Oncol. doi:10.1016/j.radonc.2014.01.016

[37] Park J, Park Y, Lee SU, Kim T, Choi YK, Kim JY (2015) Differential dosimetric benefit of proton beam therapy over intensity modulated radiotherapy for a variety of targets in patients with intracranial germ cell tumors. Radiat Oncol 10:135. doi:10.1186/s13014-015-0441-5

[38] Pulsifer MB, Sethi RV, Kuhlthau KA, MacDonald SM, Tarbell NJ, Yock TI (2015) Early cognitive outcomes following proton radiation in pediatric patients with brain and central nervous system tumors. Int J Radiat Oncol Biol Phys 93(2):400–407. doi:10.1016/j.ijrobp.2015.06.012

[39] Ray GL, Buchsbaum JC, McMullen KP, Simoneaux RV, Hines M, Douglas JG, Johnstone PA (2013) Definitive treatment of leptomeningeal spinal metastases in children. Pediatr Blood Cancer 60(11):1839–1841. doi:10.1002/pbc.24659

[40] Rutz HP, Weber DC, Goitein G, Ares C, Bolsi A, Lomax AJ, Pedroni E, Coray A, Hug EB, Timmermann B (2008) Postoperative spot-scanning proton radiation therapy for chordoma and chondrosarcoma in children and adolescents: initial experience at paul scherrer institute. Int J Radiat Oncol Biol Phys 71(1):220–225. doi:10.1016/j.ijrobp.2007.09.014

[41] Sethi RV, Giantsoudi D, Raiford M, Malhi I, Niemierko A, Rapalino O, Caruso P, Yock TI, Tarbell NJ, Paganetti H, MacDonald SM (2014) Patterns of failure after proton therapy in medulloblastoma; linear energy transfer distributions and relative biological effectiveness associations for relapses.

Int J Radiat Oncol Biol Phys 88(3):655–663. doi:10.1016/j.ijrobp.2013.11.239

[42] St Clair WH, Adams JA, Bues M, Fullerton BC, La Shell S, Kooy HM, Loeffler JS, Tarbell NJ (2004) Advantage of protons compared to conventional X-ray or IMRT in the treatment of a pediatric patient with medulloblastoma. Int J Radiat Oncol Biol Phys 58(3):727–734. doi:10.1016/S0360–3016(03)01574–8

[43] Suneja G, Poorvu PD, Hill–Kayser C, Lustig RA (2013) Acute toxicity of proton beam radiation for pediatric central nervous system malignancies. Pediatr Blood Cancer 60(9):1431–1436. doi:10.1002/pbc.24554

[44] Verma V, Mishra MV, Mehta MP (2016) A systematic review of the cost and cost–effectiveness studies of proton radiotherapy. Cancer. doi:10.1002/cncr.29882

[45] Wilson RW (1946) Radiological use of fast protons. Radiology 47(5):487–491

[46] Wolden SL (2013) Protons for craniospinal radiation: are clinical data important? Int J Radiat Oncol Biol Phys 87(2):231–232. doi:10.1016/j.ijrobp.2013.05.036

[47] Yock TI, Yeap BY, Ebb DH, Weyman E, Eaton BR, Sherry NA, Jones RM, MacDonald SM, Pulsifer MB, Lavally B, Abrams AN, Huang MS, Marcus KJ, Tarbell NJ (2016) Long–term toxic effects of proton radiotherapy for paediatric medulloblastoma: a phase 2 single–arm study. Lancet Oncol. doi:10.1016/S1470–2045(15)00167–9

[48] Yoon M, Shin DH, Kim J, Kim JW, Kim DW, Park SY, Lee SB, Kim JY, Park HJ, Park BK, Shin SH (2011) Craniospinal irradiation techniques: a dosimetric comparison of proton beams with standard and advanced photon radiotherapy. Int J Radiat Oncol Biol Phys 81(3):637–646. doi:10.1016/j.ijrobp.2010.06.039

[49] Yuh GE, Loredo LN, Yonemoto LT, Bush DA, Shahnazi K, Preston W, Slater JM, Slater JD (2004) Reducing toxicity from craniospinal irradiation: using proton beams to treat medulloblastoma in young children. Cancer J 10(6):386–390

第 27 章　全脑全脊髓照射

Craniospinal Irradiation

Bree R. Eaton　Judith Adams　Torunn I. Yock　著
兰凤鸣　金　晶　译
邱春燕　陈志坚　校

摘　要

全脑全脊髓照射是一项复杂的照射技术，主要用于涉及中枢神经系统的肿瘤及白血病的治疗。靶区范围大，形状不规则，体位固定难度大，照射技术复杂。本章将回顾 CSI 的处方剂量、目标靶区定义、治疗技术，以及与治疗相关的临床问题、急性和晚期毒性反应的监测和相关管理。

一、概述

儿童中枢神经系统肿瘤可能沿着整个中枢神经轴播散，全脑全脊髓照射（craniospinal irradiation，CSI）是治疗这一系列肿瘤的关键组成部分。CSI 最常用于儿童第二常见的脑肿瘤——髓母细胞瘤的多模态治疗（Ward 等，2014）。Bloom 等在 1969 年首次证明单用 CSI 可以治疗髓母细胞瘤（Bloom 等，1990）。自此之后，随着化学治疗的加入，髓母细胞瘤的临床结果有所改善，对标准危险度患者即使降低 CSI 的剂量，仍能保持良好的结果（Packer 等，1999）。此外，CSI 还用于治疗幕上原始神经外胚叶肿瘤（SPNET）（Jakacki 等，1995；Chintagumpala 等，2009）、颅内生殖细胞肿瘤（Ogawa 等，2004；Maity 等，2004；Bamberg 等，1999）、复发或播散性室管膜瘤、非典型畸胎样 / 横纹肌样肿瘤（AT/RT）、胶质瘤和白血病。本章将回顾 CSI 的处方剂量、目标靶区定义、治疗技术，以及与治疗相关的临床问题、急性和晚期毒性反应的监测和相关管理。

二、全脑全脊髓照射剂量

CSI 处方剂量依赖于肿瘤组织学和疾病分期。同步放化疗治疗标准风险的髓母细胞瘤推荐剂量为 23.4Gy（Packer 等，1999，2006），高危疾病组 36～39.6Gy（Zeltzer 等，1999；Gajjar 等，2006），单日治疗剂量 1.8Gy。标准风险患者中应用低剂量放射治疗是目前的研究热点。一项前瞻性研究入组 10 名诊断髓母细胞瘤时年龄＜ 5 岁的儿童，CSI 的剂量为 18Gy，其中 7 名患儿的疾病得到控制且神经认知功能得到很好的保护（Goldwein 等，1996）。基于上述初步研究结果，儿童肿瘤组协会（COG）进行了一项Ⅲ期临床实验 ACNS0331，随机入组 3—7 岁标准风险的髓母细胞瘤患者，予以 18Gy 或 23.4Gy 的全脑全脊髓照射，该研究结果以摘要形式发表，5 年的结果显示减少剂量组在疾病控制和整体生存方面更差，因此，23.4Gy 仍然是标准风险患者的推荐剂量（Michalski 等，2016）。到目前为止，这项试验所发表的结果没有根据髓母细胞瘤的分子分型进行分析。目前仍有相关研究在进行中，例如 St. Jude 儿童研究医院于 2013 年开放的一项研究（NCT01878617），在低风险的 WNT 通路髓母细胞瘤患者中应用更低的 CSI 剂量 15Gy。

关于不同分割模式的研究，在髓母细胞瘤中应用超分割的治疗模式与标准每日 1 次的分割模式进行比较。HIT-SIOP PNET4 临床研究中应用 1.0Gy，每日 2 次，总剂量 36Gy 的 CSI，瘤床的累计剂量为 68Gy，结果显示与标准剂量相比在肿瘤控制及长期毒性方面无明显差别（Lannering 等，2012）。其他研究也评估了超分割的作用（Gandola 等，2009），虽然与常规分割相比疾病控制没有差异，但超分割并没有明显的获益，因此常规每日 1 次的放射治疗仍然是 CSI 标准的治疗方式。

传统上，SPNET 的治疗与高危髓母细胞瘤相似，3 岁以上儿童应用 CSI 剂量为 35.2～36Gy，每日 1.6～1.8Gy（Jakacki 等，1995；Timmermann 等，2002）。然而，最近来自 St. Jude 医院的数据表明，对无远处转移和无明显局部残留病灶的术后 SPNET 患者，应用风险分层调整低剂量 23.4Gy 的 CSI 也可以取得良好的结果（Chintagumpala 等，2009）。对播散性室管膜瘤、ATRT 和胶质瘤的大龄患儿，通常 CSI 的推荐剂量仍为 36～39.6Gy。

对于非生殖性生殖细胞肿瘤，最近的 COG 协议 ACNS0122 推荐在诱导化学治疗之后使用 36Gy CSI 然后再 54Gy 的累及野加量。然而，基于患者对化学治疗完全或部分反应的优异结果（Balmaceda 等，1996）和混合非生殖性 GCT 患者单用全脑室和加量照射所取得令人鼓舞的结果（Matsutani 等，1998；Matsutani，2001），正在进行的 ACNS1123 试验最初对化学治疗完全或部分反应的患者使用全脑室照射，但该试验现在已被修正为所有患者使用 CSI。对于播散性纯生殖瘤，化学治疗后放射治疗的 CSI 剂量推荐为 21Gy，单独放射治疗的 CSI 剂量推荐为 24Gy，CSI 后均局部肿瘤加量。对于局限性纯生殖细胞瘤，由于全脑室照射的良好结果，已不建议应用 CSI（Shikama 等，2005；Rogers 等，2005；Calaminus 等，2013）。

中枢性白血病对低剂量放射治疗敏感，采用 15～18Gy 的低剂量脊髓照射联合 24Gy 的全脑照射（Kumar 等，1995；Hiniker 等，2014）。急性非淋巴细胞白血病绿色瘤或骨髓增生异常综合征通常需要 20～24Gy 的放射治疗剂量（Bakst 等，2012）。

对小于 3 岁的年幼患者，因为 CSI 可引起显著的神经认知功能障碍，应尽量避免使用（Walter 等，1999；Chapman 等，1995）。术后多药诱导化学治疗，然后大剂量化学治疗巩固和干细胞抢救，是这一年龄组治疗的主要方法，放射治疗通常应用于化学治疗后残留或进展的患者（Geyer 等，2005；Dhall 等，2008；Rutkowski 等，2005）。年龄＜ 3 岁而没有发生远处转移的儿童应首选累及野放射治疗而不是 CSI（Ashley 等，2012）。对于有发生高播散性风险肿瘤的幼儿，现行的 COG 髓母细胞瘤方案和 SPNET ACNS0334 方案建议 CSI 减量至 18Gy，然后根据年龄和化学治疗反应瘤床局部加量至 45～54Gy。

三、全脑全脊髓放射治疗靶区

CSI 的目的是给予整个颅内和脊髓蛛网膜下腔均匀的治疗剂量。治疗前进行 CT 模拟定位，并根据三维解剖调整靶区边界，以确保靶区充分覆盖整个颅骨和鞘囊。在勾画颅内靶区时要考虑包括筛板和颅中窝在内的重要区域。放射治疗质量控制研究表明，全脑放射治疗颞窝边缘不足时，幕上失败的风险增加（Miralbell 等，1997a；Carrie 等，1999）。勾画筛板有助于确保额叶和近邻眼球有适当的边缘。此外，应该允许筛板有足够的边缘，以保持足够的额下覆盖区域。个体化挡块可以使眼睛和晶体得到更好的保护。

明确脊髓治疗的靶区，以确保全硬膜囊的覆盖，骶外侧神经根也应包括在靶区之内。建议使用矢状位 T_2 加权 MRI 图像来确定每个患者鞘囊的下缘。脊髓照射野的下缘应在鞘囊末端以下 2cm，通常在 $S_{2\sim3}$ 间隙和 S_4 之间。脊髓靶区的外侧边缘应包括整个椎体陷凹边缘外 1cm 的范围（这可能取决于患者的身体大小），以确保沿神经根延伸的硬膜下空间的充分覆盖。对于骨骼尚未发育成熟的儿童，外照射应该覆盖整个椎体，以防止骨骼的不对称生长和脊柱畸形。当使用单后野照射时，处方归一于椎管前缘时剂量也包括大部分椎体。使用调强放射治疗或质子治疗时，椎体应包括在目标靶区内，以确保照射覆盖范围。

在进行加量治疗时，应考虑以下危及器官的剂量限制：耳蜗、晶状体、视神经和交叉、下丘脑和垂体、脑干、脊髓和整个大脑。勾画大脑的各个亚区，如幕上、幕下区，左、右颞叶和海马，从而评估这些区域的剂量—体积统计与认知结果之间的关联。

四、全脑全脊髓放射治疗技术

（一）三维适形光子放射治疗

CSI 最常用的标准治疗技术是三维适形放射治疗（3D–CRT），该技术根据患者的高度应用两个对穿野照射全脑结合一个或多个后前（PA）脊髓野，俯卧或仰卧位都可以使用（Hawkins，2001）。回顾性分析比较仰卧位与俯卧位对 CSI 治疗的影响，临床结果无明显差异，唯一区别是仰卧位治疗患者颅底射野照片误判率显著降低（8% vs. 35%）（Verma 等，2015）。对于需要麻醉的患者，麻醉师通常更倾向于仰卧位，有利于保持气道通畅（Thomadsen 等，2003），而俯卧位时，可能需要气管插管来固定气道。

在模拟定位时，热塑性面罩可以与定制的头垫或颈部支架一起使用，用于俯卧或仰卧位时的颅骨固定（图 27–1）。对于任何一个位置，重要的是最大限度地延伸下巴，以尽量减少后部脊髓照射野从下颌骨和口腔穿出的剂量。发泡胶模或真空袋可以进一步加强脊柱的固定。

SSD 或 SAD 摆位均可使用。SSD 可以通过增加放射源到物体表面的距离来增加射野大小。SAD 装置将等中心放置在患者内部的适当深度，虽然射野大小有限，但这种方法可以方便移动射野拼接点，实现从颅野等中心到脊髓野等中心方向的直接纵向移动。

对于多个脊髓野的匹配，上下脊髓野的发散边界拼接于椎管前缘（图 27–2）。当以这种方式匹配多个脊髓野时，两射野在皮肤表面的间隙长度（通常为 10～20mm）由以下方程式算出，其中 *S*= 间距，*L*=PA 脊髓野的长度，深度 *D*= 两个野相交点（或前椎管）的深度，*SSD*=PA 脊髓野源到皮肤表面的距离（图 27–3A）

$$\text{间隙长度}（Gap）= S_{\text{野}1} + S_{\text{野}2} = \frac{1}{2}\left(\frac{L_1 \times \text{深度}_1}{SSD_1}\right) + \frac{1}{2}\left(\frac{L_2 \times \text{深度}_2}{SSD_2}\right)$$

颅野的下缘应放在低位颈椎肩膀上的水平以避免肩膀的影响，并应与上脊髓野的发散角度相平行。准直角度可由下列方程求出（图 27–3B）。

$$\text{准直器角度}\ \theta = \tan^{-1}\left(\frac{1}{2} \times \frac{L}{SSD}\right)$$

颅野下界和脊髓野上界应间隔 0～5mm 的间隙。此外，还可以使用修正的床角来减少颅颈

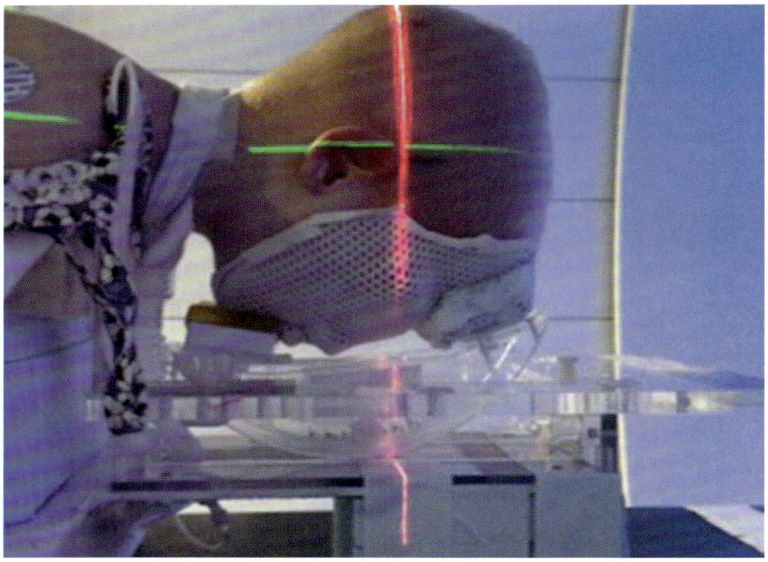

▲ 图 27-1　俯卧位面罩与颈部支架固定示意

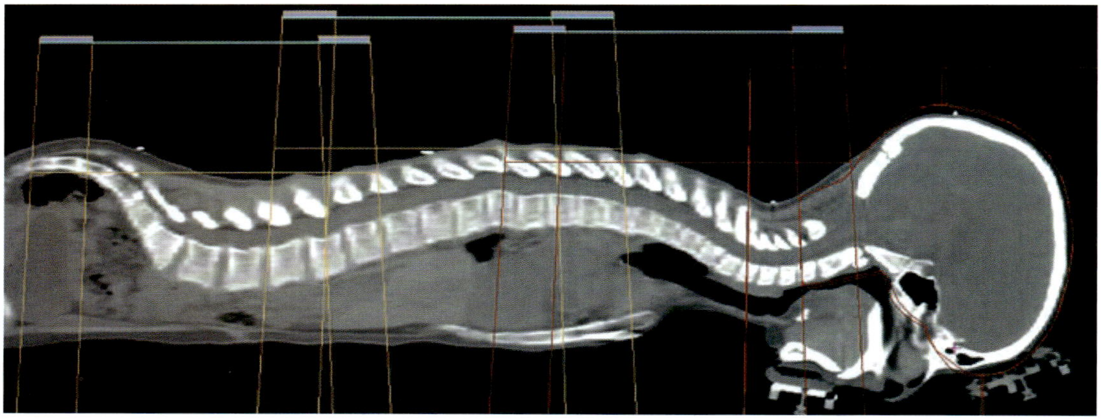

▲ 图 27-2　颅脑脊髓射野的拼接示意，上下脊髓野的发散边界相接在椎管前缘

野的尾部散射。这可以通过以下角度向机架转床来实现，其中 SAD 为源到一侧颅野的轴距离（图 27-3C）。

$$治疗床角度\ \theta=\tan^{-1}\left(\frac{1}{2}\times\frac{L}{SAD}\right)$$

此外，颅野的机架角可以前后旋转约 5°，形成一个后斜野，以减少年轻患者对侧晶体的受量（图 27-3D）。脊髓野之间，以及上脊髓野和颅野之间的连接应间隔 5～10mm，约每 9Gy 或 5 次照射后移动拼接点。因此，颅野的下边界和每个脊髓野的大小必须能够适应重复减少或增加的治疗长度，因为边界是随之移动的。标准 SSD 中最大的射野应该不超过 40cm，以允许移动。

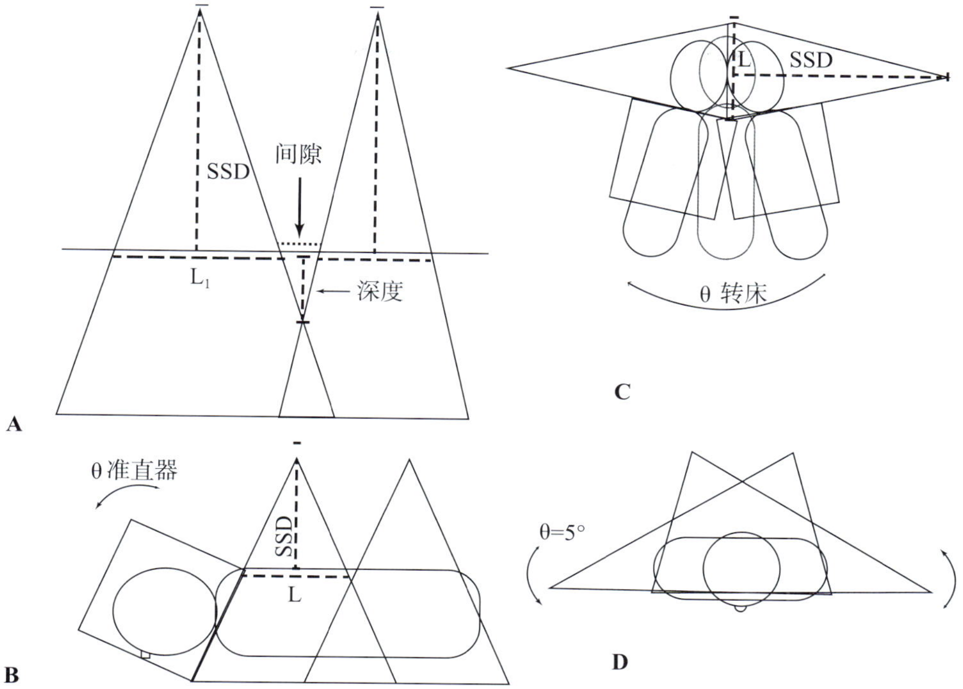

▲ 图 27-3　颅脊野的计算设计

A. 射野之间拼接的间隙计算；B. 准直器旋转以匹配颅野与上脊髓野的发散边界；C. 转床以避免全脑野下界斜穿到脊髓野；D. 机架角旋转角度，使全脑射野前界向后倾以避开对侧晶体

（二）先进的光子放射治疗技术

上述提到的 3D-CRT 治疗野之间的重叠区或间隙造成整个靶区显著的剂量不均匀，以及对椎体前器官的大剂量照射。使用更先进的放射治疗技术能够改善这一结果，如 IMRT（Cao 等，2012；Parker 等，2007；Pai Panandiker 等，2007）、容积调强弧形治疗（VMAT）（Bedford 等，2012；Lee 等，2012）和螺旋断层治疗（TOMO）（Sharma 等，2009；Bauman 等，2005）。这些技术可以多种方式用于 CSI 治疗计划中。IMRT 可与标准的 PA 脊髓射野多野拼接一起使用，根据不同的深度和靶区形状优化计划靶区的剂量，从而改善适形性，减少椎管前的剂量（Parker 等，2007）。此外，这些技术可以方便地使用治疗计划优化，在两个野之间的重叠区域上生成均匀的剂量分布，并消除治疗野之间拼接及移动的需要（Cao 等，2012）。这些技术的使用已被证明可以改善剂量适形性，减少不均匀性，并减少心脏和肝脏等前部器官的受量和总的受照射剂量（Parker 等，2007；Pai Panandiker 等，2007；Bauman 等，2005）。

（三）电子线治疗

电子线能够通过减少靶区腹侧的受照射范围从而减少 CSI 的急性反应而受到学者们的重视。

1985 年，Maor 等阐述了使用 15～17MeV 电子线，考虑骨校正之后使得 90% 的等剂量线至少覆盖脊髓前 3mm（Maor 等，1985）。MD Anderson 癌症中心比较使用电子线和光子治疗技术之间的差别，在放射性皮炎和体重减轻方面结果是相似的，但使用电子线治疗的患者白细胞减少和血小板减少发生率更高（Chang 等，2002）。

（四）质子治疗

质子放射治疗（PRT）是上述光子治疗技术外的另一选项。由于 PRT 独特的剂量学特性，较少的入射剂量，近乎没有的出射剂量，PRT 可提供和治疗靶区范围一致的剂量覆盖的同时显著降低了椎体前所有器官的剂量，也降低了颅后窝加量治疗时对颅内关键结构的剂量（Miralbell 等，1997b；St Clair 等，2004；Krisch 和 Tarbell，2004）（图 27–4）。正常组织的受照射剂量明显减少，预计将减少全脑全脊髓照射相关的后遗症（St Clair 等，2004；Chung 等，2013；Merchant 等，2008；Brodin 等，2011；Fossati 等，2009）。基于这一剂量学研究和令人鼓舞的临床数据（Yock 等，2016；Sethi 等，2014），在美国，接受质子治疗的儿童髓母细胞瘤患者的数量正在稳步增加（Andrew，2014）。

三维适形被动散射 PRT 的治疗体位和实施流程与上述 3D–CRT 相似，尽管有细微的差异。PRT 光束的发散角小于光子治疗的发散角，因此上述光子治疗布野时使用的各种计算公式（机

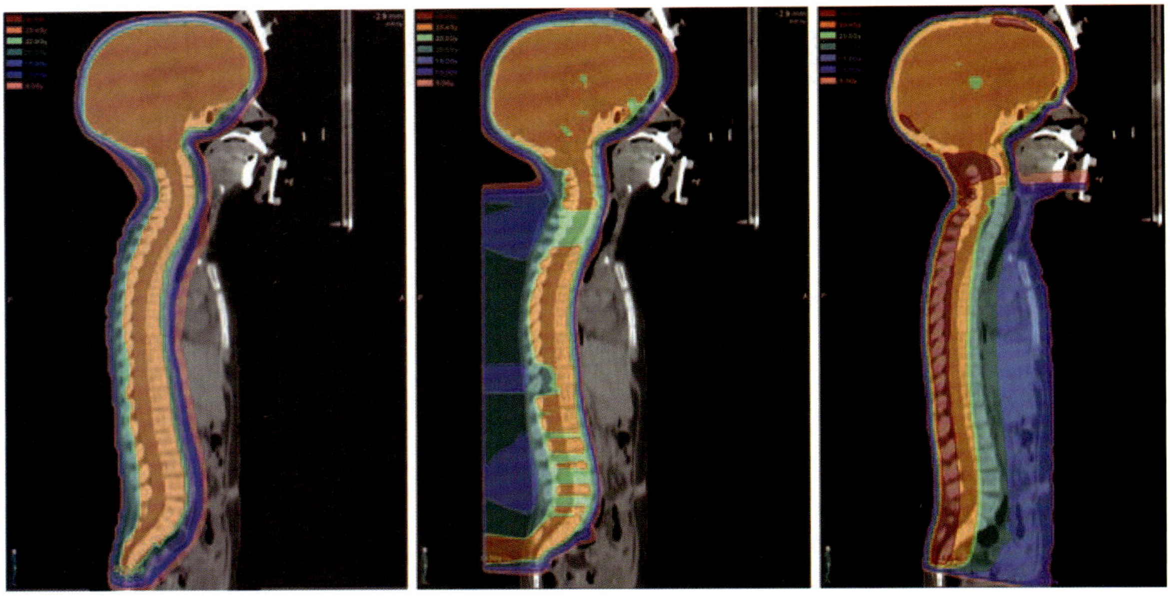

▲ 图 27–4　笔形束扫描质子治疗（左）、被动散射质子治疗（中）和三维适形放射治疗（右）在矢状面中的剂量分布比较

与光子治疗相比，两种质子治疗 CSI 方案较光子治疗显著减少了椎体前结构的照射，笔形束扫描质子治疗则较被动散射质子治疗提供了更好的剂量均匀性和皮肤保护

架、治疗床和准直器角度，以及射野拼接）不再需要。脊髓野同样拼接在鞘囊前缘，这可在模拟 CT 上直视标出。如果使用俯卧技术，照射野在价格表的间隔可直接从 CT 测量标记并用于每次治疗对位。颅脑照射野的挡块在设计时可根据上部脊髓野边界的微小分散角度作少许调整达到最大程度的匹配，因此不必旋转准直器。也不需要转床来匹配颅脑和脊髓野之间的分散角度。此外，由于没有出射剂量，也不再需要在光子技术颅脑照射中通常应用的后前斜野用以避开对侧晶体（Cochran 等，2008）。此外，因为脊髓野没有通过口腔的射出剂量，因此不需要过度拉伸下巴，以最大限度地提高气道安全，并尽量减少颈后的皮肤褶皱。

采用笔形束扫描（PBS）的调强质子治疗进一步改善了质子的剂量分布，消除了射野匹配的需要，改善了剂量均匀性和适形性（图 27–4）（Timmermann 等，2002；Lin 等，2014）。与上述 IMRT 相似，PBS 允许治疗计划使用梯度剂量优化，在重叠区域创建均匀的剂量分布，而不需要射野匹配或优化（Lin 等，2014；Yom 等，2007）。使用 PBS，颅脑照射可以用两个横向或斜野设计，也可以用单个 PA 野设计。PBS 相比被动散射质子的额外好处，除了改善剂量均匀性和易于治疗的设置，还能减少皮肤剂量，以及降低硬件成本和减少中子散射剂量（Lomax 等，2004）。

（五）治疗摆位验证

X 线（kV 或 MV）成像系统，通常用于确保治疗前颅骨解剖的准确对位。仰卧位治疗时，脊髓野对位可以在颅野的基础上另外参照 kV 影像。俯卧位治疗时，可直接用可视化的光野对准到患者皮肤标志线上。每次拍摄脊柱摆位影像可以确保日常摆位的正确。Gupta 等使用每日 MV 锥束 CT，分析了使用 IMPT 进行 CSI 治疗时的三维摆位误差，从大脑到腰椎的误差逐步增加，并显示出明显的趋势，大脑、上部脊髓和下部脊髓的三维矢量位移分别为 2.28、1.45 和 3.15mm（Gupta 等，2015）。这项研究和其他类似的研究强调了在实施 CSI 的过程中需要精确的固定技术、外扩的 PTV 及图像引导系统（Stoiber 等，2011 年；Al–Wassia 等，2013）。

（六）治疗实施和毒性监测

目前 COG 用于髓母细胞瘤和 SPNET 的治疗方案都建议在手术后 31 天内开始 CSI。HIT–SIOP PNET4 试验的分析显示，手术后放射治疗延迟到 7 周后的患者预后更差（Lannering 等，2012）。虽然多个单一机构的回顾性研究未能确定临床结果与手术后开始放射治疗时间之间的直接关系（del Charco 等，1998；Paulino 等，2003）。治疗应在 45 天内完成，尽量减少治疗中断，因为放射治疗时间的延长会造成疾病控制率的下降（del Charco 等，1998；Paulino 等，2003）。全脑全脊髓照射的患者不管是否接受同步化学治疗都有发生急性血液学和非血液学毒性的风险。

那些同步非长春新碱化学治疗的患者如每日卡铂方案或在放射治疗前接受过化学治疗的患者，白细胞减少的风险明显增加。治疗期间应每周监测血常规。如果中性粒细胞绝对数＜500/μl，则应考虑使用生长因子或暂停 CSI 并切换到局部加量放射治疗计划。然而，应避免因为单纯的低血细胞所引起的放射治疗中断，以尽量减少放射治疗的总持续时间（del Charco 等，1998；Paulino 等，2003）。当中性粒细胞绝对数＞750/μl 或连续两天上升 10% 时，应恢复 CSI 治疗。当血小板计数＜30×10^9/L 或临床有出血症状时输注血小板，当血小板计数＞50×10^9/L 或在连续两次检验中增加＞10% 时，CSI 应重新启动。当血红蛋白＜90mg/L 时，可推荐红细胞输注。为了尽量减少治疗延迟，如果必须中断 CSI，可以切换到局部加量野来继续放射治疗。

胃肠毒性是一种常见的非血液性急性效应。患者可使用昂丹司琼治疗恶心。其他二线药物，包括右美酮、劳拉西泮、抗组胺药或屈大麻酚（Marinol），可与昂丹司琼联合使用治疗严重恶心。术后有明显残余的患者，常伴有明显的恶心呕吐致使 CSI 不能正常进行。严重病例对阿瑞匹坦（Aprepitant）反应良好。患者应每周称重，密切监测营养状态，并酌情接受营养咨询。促进食欲的药物，如西庚啶（Cyroheptadine）或屈大麻酚可能有价值。体重减轻超过 10% 时，应考虑肠内或肠外营养支持。通常建议在放射治疗期间和完成后 2 个月内，进行化学治疗时，每周连续应用 2 天甲氧苄啶 / 磺胺甲噁唑以预防肺孢子菌病。

接受颅脑照射的患者有可能出现多个晚期治疗相关后遗症，其发生风险可能取决于特定组织的耐受剂量、患者年龄和接受的额外治疗。长期随访应重点关注晚期反应的监测和管理。表 27-1 列出了对晚期反应监测的建议。

表 27-1　全脑全脊髓照射患者 COG 长期随访指南

晚期反应	建　议
继发性恶性肿瘤	• 每年诊视照射野皮肤及软组织触诊 • 病史询问是否有痣的改变、骨痛、神经症状 • 有相关临床症状时脑磁共振 • 每年的甲状腺检查 • 结肠镜检查每 5 年 1 次，从放射治疗后 10 年或 35 岁开始，以最后的年龄为准（如果肠剂量＞30Gy） • 不吸烟、饮酒，保持健康体重和饮食等健康行为
皮肤变化	• 每年进行皮肤检查
神经认知缺陷	• 每年评估教育或职业进展评估 • 基线神经认知评估，然后定期随访
临床白质脑病	• 每年进行神经学检查
头面部异常	• 每年进行身体检查和心理社会评估

（续表）

晚期反应	建　议
内分泌功能障碍	• 年度筛查，包括身高、体重、BMI、血压、身体检查与坦纳分级评估 • 每 6 个月 1 次生长和营养状况评估，直到性和身体发育成熟 • 生长不良儿童骨龄 X 线检查 • 如放射治疗剂量＞30Gy，或生长速度下降或生长 / 体重低于 30%，应做内分泌咨询 • 健康生活方式教育 • 每年的甲状腺检查
白内障 / 其他眼部毒性	• 视觉变化的病史 • 眼科年度检查，包括视力和眼底检查 • 如果颅骨或眼眶放射治疗剂量＞30Gy，每年眼科检查
听力缺陷	• 听力困难的病史 • 每年进行耳镜检查 • 放射治疗后 5 年内或 10 岁前每年进行听力检查，之后每 5 年 1 次
口干 / 牙齿异常	• 每年的口腔检查 • 每 6 个月 1 次牙科检查
心脏（任何剂量的心脏）	• 每年进行肺和 CV 检查 • 基线心电图然后规律随访 • 超声心动图：如果＜5 岁，心脏受到照射，每 2 年 1 次，如果＞5 岁，心脏受到照射，每 5 年 1 次 • 每 2 年 1 次空腹血糖或糖化血红蛋白和血脂谱
肌肉骨骼生长问题	• 每年身高、体重和坐姿检查 • 脊柱侧凸和后凸的检查 • 脊柱如有明显弯曲，骨科会诊 • 骨折风险（如果剂量＞40Gy）
肠胃问题 / 食管狭窄（＞30Gy）	• 慢性小肠结肠炎病史 • 有吞咽困难病史，有症状的患者做胃肠钡餐检查（GI）或手术咨询
颈动脉疾病（＞40Gy）	• 年度颈动脉检查，神经学检查和问诊 • 多普勒超声

参考文献

[1] Al-Wassia R, Bahig H, Poon E, Parker W, Freeman C (2013) Daily setup uncertainty analysis for craniospinal irradiation using helical tomotherapy. Pract Radiat Oncol 3(4):349–355

[2] Andrew L, Chang MD, Yock TI, Mahajan A et al (2014) Pediatric proton therapy: patterns of care across the United States. Int J Part Ther 1(2):357–367

[3] Ashley DM, Merchant TE, Strother D et al (2012) Induction chemotherapy and conformal radiation therapy for very young children with nonmetastatic medulloblastoma: Children's Oncology Group Study P9934. J Clin Oncol 30(26):3181–3186

[4] Bakst R, Wolden S, Yahalom J (2012) Radiation therapy for chloroma (granulocytic sarcoma). Int J Radiat Oncol Biol Phys 82(5):1816–1822

[5] Balmaceda C, Heller G, Rosenblum M et al (1996)

Chemotherapy without irradiation—a novel approach for newly diagnosed CNS germ cell tumors: results of an international cooperative trial. The First International Central Nervous System Germ Cell Tumor Study. J Clin Oncol 14(11):2908–2915
[6] Bamberg M, Kortmann RD, Calaminus G et al (1999) Radiation therapy for intracranial germinoma: results of the German cooperative prospective trials MAKEI 83/86/89. J Clin Oncol 17(8):2585–2592
[7] Bauman G, Yartsev S, Coad T, Fisher B, Kron T (2005) Helical tomotherapy for craniospinal radiation. Br J Radiol 78(930):548–552
[8] Bedford JL, Lee YK, Saran FH, Warrington AP (2012) Helical volumetric modulated arc therapy for treatment of craniospinal axis. Int J Radiat Oncol Biol Phys 83(3):1047–1054
[9] Bloom HJ, Glees J, Bell J, Ashley SE, Gorman C (1990) The treatment and long–term prognosis of children with intracranial tumors: a study of 610 cases, 1950–1981. Int J Radiat Oncol Biol Phys 18(4):723–745
[10] Brodin NP, Munck Af Rosenschold P, Aznar MC et al (2011) Radiobiological risk estimates of adverse events and secondary cancer for proton and photon radiation therapy of pediatric medulloblastoma. Acta Oncol 50(6):806–816
[11] Calaminus G, Kortmann R, Worch J et al (2013) SIOP CNS GCT 96: final report of outcome of a prospective, multinational nonrandomized trial for children and adults with intracranial germinoma, comparing craniospinal irradiation alone with chemotherapy followed by focal primary site irradiation for patients with localized disease. Neuro–Oncology 15(6): 788–796
[12] Cao F, Ramaseshan R, Corns R et al (2012) A three–isocenter jagged–junction IMRT approach for craniospinal irradiation without beam edge matching for field junctions. Int J Radiat Oncol Biol Phys 84(3):648–654
[13] Carrie C, Hoffstetter S, Gomez F et al (1999) Impact of targeting deviations on outcome in medulloblastoma: study of the French Society of Pediatric Oncology (SFOP). Int J Radiat Oncol Biol Phys 45(2):435–439
[14] Chang EL, Allen P, Wu C, Ater J, Kuttesch J, Maor MH (2002) Acute toxicity and treatment interruption related to electron and photon craniospinal irradiation in pediatric patients treated at the University of Texas M.D. Anderson Cancer Center. Int J Radiat Oncol Biol Phys 52(4):1008–1016
[15] Chapman CA, Waber DP, Bernstein JH et al (1995) Neurobehavioral and neurologic outcome in long–term survivors of posterior fossa brain tumors: role of age and perioperative factors. J Child Neurol 10(3):209–212
[16] del Charco JO, Bolek TW, McCollough WM et al (1998) Medulloblastoma: time–dose relationship based on a 30–year review. Int J Radiat Oncol Biol Phys 42(1):147–154
[17] Chintagumpala M, Hassall T, Palmer S et al (2009) A pilot study of risk–adapted radiotherapy and chemotherapy in patients with supratentorial PNET. Neuro–Oncology 11(1): 33–40
[18] Chung CS, Yock TI, Nelson K, Xu Y, Keating NL, Tarbell NJ (2013) Incidence of second malignancies among patients treated with proton versus photon radiation. Int J Radiat Oncol Biol Phys 87(1):46–52
[19] Cochran DM, Yock TI, Adams JA, Tarbell NJ (2008) Radiation dose to the lens during craniospinal irradiation–an improvement in proton radiotherapy technique. Int J Radiat Oncol Biol Phys 70(5):1336–1342
[20] Dhall G, Grodman H, Ji L et al (2008) Outcome of children less than three years old at diagnosis with non–metastatic medulloblastoma treated with chemotherapy on the "Head Start" I and II protocols. Pediatr Blood Cancer 50(6): 1169–1175
[21] Fossati P, Ricardi U, Orecchia R (2009) Pediatric medulloblastoma: toxicity of current treatment and potential role of protontherapy. Cancer Treat Rev 35(1):79–96
[22] Gajjar A, Chintagumpala M, Ashley D et al (2006) Risk–adapted craniospinal radiotherapy followed by high–dose chemotherapy and stem–cell rescue in children with newly diagnosed medulloblastoma (St Jude Medulloblastoma–96): long–term results from a prospective, multicentre trial. Lancet Oncol 7(10):813–820
[23] Gandola L, Massimino M, Cefalo G et al (2009) Hyperfractionated accelerated radiotherapy in the Milan strategy for metastatic medulloblastoma. J Clin Oncol 27(4): 566–571
[24] Geyer JR, Sposto R, Jennings M et al (2005) Multiagent chemotherapy and deferred radiotherapy in infants with malignant brain tumors: a report from the Children's Cancer Group. J Clin Oncol 23(30):7621–7631
[25] Goldwein JW, Radcliffe J, Johnson J et al (1996) Updated results of a pilot study of low dose craniospinal irradiation plus chemotherapy for children under five with cerebellar primitive neuroectodermal tumors (medulloblastoma). Int J Radiat Oncol Biol Phys 34(4):899–904
[26] Gupta T, Upasani M, Master Z et al (2015) Assessment of three–dimensional set–up errors using megavoltage computed tomography (MVCT) during image–guided intensity–modulated radiation therapy (IMRT) for craniospinal irradiation (CSI) on helical tomotherapy (HT). Technol Cancer Res Treat 14(1):29–36
[27] Hawkins RB (2001) A simple method of radiation treatment of craniospinal fields with patient supine. Int J Radiat Oncol Biol Phys 49(1):261–264
[28] Hiniker SM, Agarwal R, Modlin LA et al (2014) Survival and neurocognitive outcomes after cranial or craniospinal irradiation plus total–body irradiation before stem cell transplantation in pediatric leukemia patients with central nervous system involvement. Int J Radiat Oncol Biol Phys 89(1):67–74
[29] Jakacki RI, Zeltzer PM, Boyett JM et al (1995) Survival and prognostic factors following radiation and/or chemotherapy for primitive neuroectodermal tumors of the pineal region in infants and children: a report of the Childrens Cancer Group. J Clin Oncol 13(6):1377–1383
[30] Kirsch DG, Tarbell NJ (2004) New technologies in radiation therapy for pediatric brain tumors: the rationale for proton radiation therapy. Pediatr Blood Cancer 42(5):461–464
[31] Kumar P, Mulhern RK, Regine WF, Rivera GK, Kun LE (1995) A prospective neurocognitive evaluation of children treated with additional chemotherapy and craniospinal irradiation following isolated central nervous system relapse in acute lymphoblastic leukemia. Int J Radiat Oncol Biol Phys 31(3):561–566
[32] Lannering B, Rutkowski S, Doz F et al (2012) Hyperfractionated versus conventional radiotherapy followed by chemotherapy in standard–risk medulloblastoma: results from

the randomized multicenter HIT–SIOP PNET 4 trial. J Clin Oncol 30 (26):3187–3193

[33] Lee YK, Brooks CJ, Bedford JL, Warrington AP, Saran FH (2012) Development and evaluation of multiple isocentric volumetric modulated arc therapy technique for craniospinal axis radiotherapy planning. Int J Radiat Oncol Biol Phys 82(2):1006–1012

[34] Lin H, Ding X, Kirk M et al (2014) Supine craniospinal irradiation using a proton pencil beam scanning technique without match line changes for field junctions. Int J Radiat Oncol Biol Phys 90(1):71–78

[35] Lomax AJ, Bohringer T, Bolsi A et al (2004) Treatment planning and verification of proton therapy using spot scanning: initial experiences. Med Phys 31(11):3150–3157

[36] Maity A, Shu HK, Janss A et al (2004) Craniospinal radiation in the treatment of biopsy–proven intracranial germinomas: twenty–five years' experience in a single center. Int J Radiat Oncol Biol Phys 58(4):1165–1170

[37] Maor MH, Fields RS, Hogstrom KR, van Eys J (1985) Improving the therapeutic ratio of craniospinal irradiation in medulloblastoma. Int J Radiat Oncol Biol Phys 11(4):687–697

[38] Matsutani M (2001) Combined chemotherapy and radiation therapy for CNS germ cell tumors— the Japanese experience. J Neuro–Oncol 54(3):311–316

[39] Matsutani M, Ushio Y, Abe H et al (1998) Combined chemotherapy and radiation therapy for central nervous system germ cell tumors: preliminary results of a Phase II study of the Japanese Pediatric Brain Tumor Study Group. Neurosurg Focus 5(1):e7

[40] Merchant TE, Hua CH, Shukla H, Ying X, Nill S, Oelfke U (2008) Proton versus photon radiotherapy for common pediatric brain tumors: comparison of models of dose characteristics and their relationship to cognitive function. Pediatr Blood Cancer 51(1):110–117

[41] Michalski J, Janns A, Vezina G, et al (2016) Results of COG ACNS0331: a phase III trial of involved–field radiotherapy (IFRT) and low dose craniospinal irradiation (LD–CSI) with chemotherapy in average–risk medulloblastoma: a report from the children's oncology group. In: ASTRO's 58th annual meeting, Boston, MA

[42] Miralbell R, Bleher A, Huguenin P et al (1997a) Pediatric medulloblastoma: radiation treatment technique and patterns of failure. Int J Radiat Oncol Biol Phys 37(3):523–529

[43] Miralbell R, Lomax A, Russo M (1997b) Potential role of proton therapy in the treatment of pediatric medulloblastoma/primitive neuro–ectodermal tumors: spinal theca irradiation. Int J Radiat Oncol Biol Phys 38(4):805–811

[44] Ogawa K, Shikama N, Toita T et al (2004) Long–term results of radiotherapy for intracranial germinoma: a multi–institutional retrospective review of 126 patients. Int J Radiat Oncol Biol Phys 58(3):705–713

[45] Packer RJ, Goldwein J, Nicholson HS et al (1999) Treatment of children with medulloblastomas with reduced–dose craniospinal radiation therapy and adjuvant chemotherapy: a Children's Cancer Group study. J Clin Oncol 17(7):2127–2136

[46] Packer RJ, Gajjar A, Vezina G et al (2006) Phase III study of craniospinal radiation therapy followed by adjuvant chemotherapy for newly diagnosed average–risk medulloblastoma. J Clin Oncol 24(25):4202–4208

[47] Pai Panandiker A, Ning H, Likhacheva A et al (2007) Craniospinal irradiation with spinal IMRT to improve target homogeneity. Int J Radiat Oncol Biol Phys 68(5):1402–1409

[48] Parker W, Filion E, Roberge D, Freeman CR (2007) Intensity–modulated radiotherapy for craniospinal irradiation: target volume considerations, dose constraints, and competing risks. Int J Radiat Oncol Biol Phys 69(1):251–257

[49] Paulino AC, Wen BC, Mayr NA et al (2003) Protracted radiotherapy treatment duration in medulloblastoma. Am J Clin Oncol 26(1):55–59

[50] Rogers SJ, Mosleh–Shirazi MA, Saran FH (2005) Radiotherapy of localised intracranial germinoma: time to sever historical ties? Lancet Oncol 6(7):509–519

[51] Rutkowski S, Bode U, Deinlein F et al (2005) Treatment of early childhood medulloblastoma by postoperative chemotherapy alone. N Engl J Med 352(10):978–986

[52] Sethi RV, Giantsoudi D, Raiford M et al (2014) Patterns of failure after proton therapy in medulloblastoma; linear energy transfer distributions and relative biological effectiveness associations for relapses. Int J Radiat Oncol Biol Phys 88(3):655–663

[53] Sharma DS, Gupta T, Jalali R, Master Z, Phurailatpam RD, Sarin R (2009) High–precision radiotherapy for craniospinal irradiation: evaluation of three–dimensional conformal radiotherapy, intensity–modulated radiation therapy and helical TomoTherapy. Br J Radiol 82(984): 1000–1009

[54] Shikama N, Ogawa K, Tanaka S et al (2005) Lack of benefit of spinal irradiation in the primary treatment of intracranial germinoma: a multiinstitutional, retrospective review of 180 patients. Cancer 104(1):126–134

[55] St Clair WH, Adams JA, Bues M et al (2004) Advantage of protons compared to conventional X–ray or IMRT in the treatment of a pediatric patient with medulloblastoma. Int J Radiat Oncol Biol Phys 58(3):727–734

[56] Stoiber EM, Giske K, Schubert K et al (2011) Local setup reproducibility of the spinal column when using intensity–modulated radiation therapy for craniospinal irradiation with patient in supine position. Int J Radiat Oncol Biol Phys 81(5):1552–1559

[57] Thomadsen B, Mehta M, Howard S, Das R (2003) Craniospinal treatment with the patient supine. Med Dosim 28(1):35–38

[58] Timmermann B, Kortmann RD, Kuhl J et al (2002) Role of radiotherapy in the treatment of supratentorial primitive neuroectodermal tumors in childhood: results of the prospective German brain tumor trials HIT 88/89 and 91. J Clin Oncol 20(3):842–849

[59] Verma J, Mazloom A, Teh BS, South M, Butler EB, Paulino AC (2015) Comparison of supine and prone craniospinal irradiation in children with medulloblastoma. Pract Radiat Oncol 5(2):93–98

[60] Walter AW, Mulhern RK, Gajjar A et al (1999) Survival and neurodevelopmental outcome of young children with medulloblastoma at St Jude Children's Research Hospital. J Clin Oncol 17(12):3720–3728

[61] Ward E, DeSantis C, Robbins A, Kohler B, Jemal A (2014) Childhood and adolescent cancer statistics, 2014. CA Cancer J Clin 64(2):83–103

[62] Yock TI, Yeap BY, Ebb DH, Weyman E, Eaton BR, Sherry NA, Jones RM, MacDonald SM, Pulsifer MB, Lavally B, Abrams AN, Huang MS, Marcus KJ, Tarbell NJ (2016) Long–term toxic effects of proton radiotherapy for paediatric medulloblastoma: a phase 2 single–arm study. Lancet Oncol.

17(3):287–298. doi:10.1016/S1470–2045(15)00167–9. Epub 2016 Jan 30.

[63] Yom SS, Frija EK, Mahajan A et al (2007) Field–in–field technique with intrafractionally modulated junction shifts for craniospinal irradiation. Int J Radiat Oncol Biol Phys 69(4):1193–1198

[64] Zeltzer PM, Boyett JM, Finlay JL et al (1999) Metastasis stage, adjuvant treatment, and residual tumor are prognostic factors for medulloblastoma in children: conclusions from the Children's Cancer Group 921 randomized phase III study. J Clin Oncol 17(3):832–845

第 28 章 儿童中枢神经系统肿瘤中的特殊放射治疗技术

Special Radiation Techniques for Pediatric Brain Tumors: Hypofractionation, Radiosurgery, and Brachytherapy

Susan M. Hiniker　Iris C. Gibbs　著
马　俊　译
陈志坚　金　晶　校

摘　要

放射治疗是治疗儿童中枢神经系统肿瘤的一个重要的手段。为了应对放射治疗引起的晚期并发症，提高放射治疗疗效并减小放射治疗毒性，已提出很多新的治疗方式。在这一章节，我们将逐一介绍目前儿童中枢神经系统肿瘤中常用的几种先进放射治疗方式，包括低分割放射治疗、立体定向放射外科及近距离治疗。

一、概述

放射治疗是儿童中枢神经系统肿瘤治疗中的一个重要手段。然而，对儿童使用脑部放射治疗也带来一些长期的并发症，包括认知功能障碍和生长发育迟缓，以及继发性恶性肿瘤的形成（Merchant 等，2005，2009；Shih 等，2009；Vern–Gross 等，2014；Lawrence 等，2010）。因此，各种努力尝试尽可能减少或避免对儿童使用脑部放射治疗。然而，多项临床试验表明，在治疗儿童中枢神经系统恶性肿瘤时避免使用放射治疗会导致更高的复发率（Balmaceda 等，1996；Kellie 等，2004）。因此，尽管有后续不良反应的风险，放射治疗仍是治疗手段之一。更重要的是，许多报道放射治疗相关不良反应的研究使用了较老的放射治疗技术，可能高估了现代放射治疗技术的相关毒性。最新的技术进步使我们能够使用图像引导技术来达到更精确的定位精度和更小的靶区边缘外扩，从而减少大脑接受照射的体积，减少肿瘤邻近范围接受的剂量，同时允许更安全地给予更大剂量照射。在这一章节中，我们着重讨论儿童中枢神经系统肿瘤治疗中使用的先进的放射治疗技术和治疗方案，以及在特定肿瘤中的相关结果。

二、治疗方式

低分割放射治疗是指减少照射次数，同时提高每次的照射剂量，从而达到与传统分割方式相等或更高的有效生物剂量。低分割治疗起源于 20 世纪 50 年代并被持续关注至 70 年代，主要是由于当时对乳腺癌辅助放射治疗需求的增加和放射治疗资源的短缺。然而，早期的低分割治疗方案也带来了更多的不良反应，包括皮肤纤维化和臂丛神经病变，从而限制了低分割放射治疗的使用（Ko 等，2011；Friberg 和 Ruden，2009）。不过低分割放射治疗也带来了明显好处，比如缩短治疗疗程，提升了患者及其家庭治疗期间的便利性，同时它还具有重要的放射生物学效应（Slotman 等，1996）。目前，关于低分割放射治疗的放射生物学效应理论基础仍然存在争议，一部分人认为线性二次模型可以预测放射生物学效应，而另一些人则认为线性二次模型低估了低分割放射治疗的生物学效应。低分割放射治疗中所报道的更大的放射生物学效应可能与多个因素有关，包括不同肿瘤细胞群体中的放射敏感性差异，以及免疫效应在调节辐射诱导损伤中的潜在作用（Ko 等，2011；Yu 等，2015）。此外，治疗时间的缩短可能会减少肿瘤细胞在治疗过程中的再繁殖，这在具有快速倍增时间的侵袭性中枢神经系统肿瘤中尤为重要（Iuchi 等，2014）。通过在每一治疗分次中给予更高的剂量，低分割放射治疗也可能被应用于以前认为对放射治疗不敏感的肿瘤治疗中。然而，这些假定的好处必须与低分割放射治疗的潜在短期和长期不良反应相权衡，与传统分割方式相比，这些不良反应目前还并未得到很好的认识（Iuchi 等，2014）。

立体定向放射外科（stereotatic radiosurgery，SRS）发展于 20 世纪 50 年代早期，通过给予消融剂量，用来治疗颅内病灶，通常利用实时追踪，并对靶区进行精确定位（Leksell，1951）。这种精确定位使靶区外放更小或不外放的情况下进行治疗，同时剂量跌落非常迅速。目前，有多种不同类型的设备可以用来实现立体定向放射外科，包括伽马刀及医用直线加速器。伽马刀使用多个 ^{60}Co 放射源，将每个放射源的射线聚焦在等中心处的靶区中心，精度高达 0.3mm。伽马刀需要使用有创的头部框架来固定患者头部，并且根据要治疗部位的外轮廓，可能需要使用多个治疗等中心。而基于直线加速器的立体定向放射外科利用单个 X 线源围绕患者移动，配备有圆孔准直器或者多叶准直器，能够使用静态射束或动态容积旋转进行治疗。同时，治疗床是可移动的，可以在摆位时进行平移和旋转修正。此外，基于直线加速器的立体定向放射外科治疗在体位固定时可以使用无创的面罩固定装置，治疗分次的选择自由度更大。

近距离治疗是体内放射治疗的一种特殊形式，在中枢神经系统肿瘤中，通过组织间插植通常植入 ^{125}I 粒子来实施。这种治疗方式直接将剂量投递到粒子植入区域，区域以外剂量快速跌落，从而使邻近正常脑组织的沉积剂量最小化。这一过程通常在活检后立即进行，通过靶区导航软件的辅助来进行操作（Ruge 等，2011a）。与外照射放射治疗不同，近距离治疗提供了更持久的低剂量活性，在为病灶提供持续治疗的同时，潜在地减少了毒性（Peraud 等，2007）。

三、儿童患者的特殊注意事项

在治疗过程中的实际操作及长期效果方面，必须针对儿童患者进行特殊考虑。放射外科和放射治疗中的注意事项需要对儿童患者进行针对性修订，特别是在体位固定方面。框架式的固定方式通常需要使用固定钉对颅骨进行固定，以精确地固定靶区，这样才能确保安全且精确地进行大剂量的照射。但是儿童的颅骨较薄且更加柔软，在使用固定钉进行固定时，应格外注意，以避免对正常组织造成损伤。此外，相比成人儿童颅骨更易产生形变，可能会影响治疗的精确性。在立体定向放射外科中使用框架式无创固定装置方面有很多尝试，很多临床试验集中在各种头部固定技术中，包括附着在上牙的头盔式固定技术（Greitz 等，1980；Kingsley 等，1980）。然而，这样可能很难或无法通过气管通路进行麻醉。其他无须进行颅骨固定的固定装置也已被研究过，但可能会产生高达 3～4mm 的误差，从而无法在每个治疗分次中安全并精确地进行大剂量照射（Kooy 等，1994）。还有一类基于机械臂控制的系统可以用来实现立体定向放射外科的治疗，比如射波刀。射波刀采用了无框架式的固定系统，依赖先进的图像融合算法，能够达到与框架式固定方式相同的精度（Giller 等，2007）。这种通过简单的定制化面罩固定的无创固定手段可以达到与框架式固定手段同样的固定精度，从而为麻醉提供了通路（Murphy 和 Cox，1996）。

儿童放射治疗中的另一个需要考虑的问题是儿童患者经常需要麻醉，这在与某些固定方式结合时可能特别具有挑战性。即使是较大的儿童在进行伽马刀或者框架式固定下的放射治疗时，也可能需要全身麻醉，这便增加了治疗过程中的风险。一项针对 68 例儿童患者的麻醉与立体定向放射外科手术的研究表明，有 4 例与流程相关的严重事件发生（Stokes 等，1995）。由于全身麻醉相关的风险和挑战，而立体定向放射外科治疗能够在 1～5 次治疗内完成整个疗程，这使得立体定向放射外科技术的使用在儿童患者中更有吸引力。

尽管低分割放射治疗在中枢神经系统肿瘤儿童患者的治疗中带来了受益，但仍有一些关于会增加不良反应的潜在担忧，比如脑坏死。图像引导下的低分割放射治疗或者立体定向放射外科照射的区域更小，且与肿瘤相邻的正常脑组织受到的剂量更少，从而可能有助于限制毒性，也有利于降低儿童大脑的辐射剂量体积效应（Lawrence 等，2010）。另外，使用放射治疗治疗儿童中枢神经系统肿瘤存在后期诱发继发性恶性肿瘤的风险。不过，模型预测立体定向放射外科治疗后诱发继发性恶性肿瘤的风险较低，低于全身麻醉导致的死亡风险（Rowe 等，2007）。但是，儿童患者的低分割放射治疗或立体定向放射外科的最佳分次剂量仍然有待商榷。出于对后期不良反应的担忧，有部分研究将儿童患者的剂量降低约 25%（Giller 等，2007）。然而，有研究表明，与标准的成人剂量相比，降低对儿童患者使用的处方剂量会导致较差的局部控制率（Smyth 等，2002）。而诸如辐射坏死等严重不良反应的发生率相对较低，因此建议将处方剂量增加至成人标准治疗中使用的剂量水平（Tanaka 等，1996）。

四、低分割放射治疗及立体定向放射外科的应用

（一）恶性肿瘤

1. 脑干胶质瘤

(1) 弥漫性内生性脑桥神经胶质瘤：在儿童中枢神经系统肿瘤中，最广泛使用低分割放射治疗的应该是弥漫性内生性脑桥胶质瘤（DIPG）的治疗。尽管已有许多系统治疗和包括低分割放射治疗在内的各种放射治疗的临床试验，常规分割放射治疗仍然是目前治疗的标准（Vallero 等，2014）。标准的放射治疗流程通常包括 6 周的每日放射治疗，但疗效很差，大多数儿童在确诊后存活时间不到 1 年。一个小样本的回顾性病例分析研究表明，15 分次，总处方 45Gy 的低分割放射治疗没有提高生存率，患者耐受良好。然而，一部分患者需要服用类固醇药物或将单日处方剂量从 3Gy 减少至 2Gy（Negretti 等，2011）。另一项类似的针对低分割放射治疗（13～16 分次）与常规放射治疗的对比研究表明，其生存时间接近，分别为 9 个月和 9.4 个月（Janssens 等，2013）；两组的毒性相当。截至目前，针对 DIPG 中低分割放射治疗的最大的临床试验由 Zaglhoul 领导。包括了 71 例患者，随机分组至 39Gy/13f 和 54Gy/30f。尽管这项研究未能证

明低分割疗法的统计学非劣性，但两组的结果差异不大。低分割放射治疗的中位总生存期更差，分别为 7.8 个月和 9.5 个月；但 1 年的生存率更好，分别为 36.4% 和 26.2%（Zaghloul 等，2014）。与其他研究结果一致，两组之间的毒性没有显著差异。总之，低分割放射治疗在疗效与毒性方面与常规放射治疗基本一致，但显著地缩短了治疗的周期。因此，低分割放射治疗是一种合理和安全的治疗手段，特别是对部分可能难以接受治疗的患者，或希望减少在治疗过程中产生的负担的患者。

(2) 局灶性脑干胶质瘤：局灶性脑干胶质瘤是脑干胶质瘤的一种独特类型，其病程发展较慢，且预后较好，但手术切除极具挑战性甚至不可能，因为肿瘤的位置特殊，通常会因局部进展而引起问题。立体定向放射外科被研究用来作为手术的辅助治疗或者替代方案。对 1990—2001 年的 20 例使用伽马刀进行治疗的患者的回顾性研究表明，立体定向放射外科可能是治疗局灶性脑干胶质瘤的一种有效方法。通过 10～18Gy 处方剂量的照射，12 例患者的肿瘤缩小，4 例患者的肿瘤完全消失。与其他立体定向放射外科的研究一样，增强磁共振经常能够观察到瘤内变化，但不认为与疗效相关（Karger 等，1997；Kihlstrom 等，1994）。不良反应通常能够较好地耐受，尽管有一位患者的肿瘤有影像学的治疗反应，出现反复的意识障碍（介于嗜睡到昏迷状态），持续了 6 个月（Yen 等，2007）。这些结果与另一宗针对 12 例使用立体定向放射外科治疗的局灶性脑干胶质瘤患者的回顾性研究结果相似，在这一研究中，平均的边缘剂量为 12Gy，其中 6 例患者的治疗有效，5 例患者病情稳定（Fuchs 等，2002）。

目前，针对儿童局灶性脑干胶质瘤患者的放射外科手术经验仍然有限。考虑儿童的神经系统处于发育过程中，普遍担心会导致儿童患者的毒性增加。一项关于两名分别为 2.5 岁和 5.5 岁的儿童的案例研究给出了积极的结果。在这两名儿童患者中，肿瘤位于不适合显微手术切除的区域。两位患者成功地使用了伽马刀进行治疗，肿瘤处方剂量为 14～16Gy，边缘剂量为 11～12Gy。两名儿童的肿瘤都出现显著缩小，并在 4 年和 8 年随访时无不良神经学结果（Liao 等，2012）。

迄今为止，在儿童局灶性脑干胶质瘤中，有限的证据表明立体定向放射外科在特定病例中是一种安全且有效的替代手术的治疗方式。而低分割治疗带来的毒性中，最常见的是短暂神经功能缺陷，但随着时间的推移能够恢复（Sharma 等，2008）。

2. 室管膜瘤

室管膜瘤的标准治疗是手术和术后放射治疗。儿童室管膜瘤患者的主要失败模式是局部的，多组报道都指出手术是后期生存中最重要的预后因素（Robertson 等，1998）。放射治疗使用的剂量似乎也是影响预后的很重要的因素，特别是对于接受不完全切除术的患者（Lo 等，2006）。两组在室管膜瘤初期治疗中使用立体定向放射外科进行加量放射治疗的临床试验都给出了良好的结果。在一项对初始手术和化学治疗后或常规放射治疗后直径＜3cm的残余肿瘤患者的研究中，立体定向放射外科的处方给到靶区80%的覆盖剂量，最大剂量为11.25～18.75Gy。在5名患者中，4名在首次放射治疗后30天内接受立体定向放射外科照射的患者在治疗后24个月的中位时间内肿瘤未出现进展（Aggarwal等，1997）。患者均未出现急性神经毒性，尽管有1名患者发展出一个明显的亚急性反应过程，需要接受短期类固醇治疗，但随后症状得到缓解（Aggarwal等，1997）。1名患者在首次放射治疗6个月后接受了加量放射治疗，这是唯一出现进展的患者。华盛顿大学在治疗9名患有室管膜瘤的儿童方面的经验也表明，将立体定向外科照射与首次治疗结合起来也有类似的好处。在4例接受SRS治疗的患者中，没有一例在3年内复发。对于使用伽马刀治疗的患者，处方剂量为14～18Gy，规定50%等剂量线覆盖；而对于使用直线加速器治疗的患者，处方剂量为14～20Gy，规定为80%～90%等剂量线覆盖。其中只发现两例严重的不良反应，包括一例患者治疗后癫痫发作和一例患者出现面部神经麻痹（Mansur等，2004）。一项Ⅱ期的临床试验计划在常规放射治疗后肿瘤有残留的情况下，结合SRS治疗，这将有助于评估SRS的引入在室管膜瘤治疗中的好处，但不幸的是，这项研究由于患者入组情况不理想而终止（Lo等，2006）。

低分割放射治疗和SRS在复发性室管膜瘤的治疗中有更广泛的报道。Liu等报道了6名儿童局部复发性室管膜瘤的结果，手术最大安全切除后，在直线加速器上进行了总剂量为24～30Gy共3个分次的低分割放射治疗。在28个月的随访时，6名儿童均存活并且没有疾病证据；3名儿童在临床或影像学上发现辐射坏死的迹象，但没有一个需要干预（Liu等，2009）。在梅奥诊所，对26名复发性室管膜瘤患者进行了SRS治疗，其中8名患者不满18岁。3年的局部控制率为72%，2名患者（8%）在SRS治疗后出现有症状的放射坏死，他们之前都进行过外照射放射治疗（Stauder等，2012）。匹兹堡的研究组报道了另一项使用SRS治疗复发性室管膜瘤的研究结果。在39名中位年龄为22.8岁的患者中，32.1%的患者在SRS治疗后5年内仍然存活，无进展生存率为45.8%。小体积和均匀增强表现似乎是SRS有效的显著预测因子，其他组也报道了这一观点。对于更具侵袭性的间变性室管膜瘤，通常认为儿童比成人的疗效更差，但在这项研究中，按年龄来看没有显著差异（Kano等，2010）。另一些人则发现，复发性室管膜瘤的治疗结果并不理想。在一项包含25例复发性室管膜瘤患者的研究中，只有12%的患者在随访中肿瘤消失（Hodgson等，2001），另一项对7名患者因复发接受SRS治疗的研究表明，在随访中没有发现任何患者症状得到缓解（Grabb等，1996）。

播散性复发也可发生在室管膜瘤患者中，软脑膜受到波及在高级别室管膜瘤中更为常见，在确诊播散性转移后中位生存期仅有7个月（Calvo等，1983）。在播散性复发的情况下使用SRS治疗还没有得到很好的研究，尽管在一份含两名儿童患者的病例报告中表明，在这种具有挑战性的情况下，SRS 可能是一种有效的治疗方法。两名儿童在最初治疗后，发生结节性复发，通过使用 SRS 对转移灶进行治疗后，患者在 21 个月后仍存活并且没有复发（Endo 等，2004）。

3. 低级别恶性胶质瘤

低级别胶质瘤在儿童中表现出不同的侵袭性。

鉴于手术切除的程度和手术后残留肿瘤的存在与预后相关，人们有兴趣使用 SRS 来消融残留的肿瘤（Kortmann 等，2003），其中包括成人（Heppner 等，2005）和儿童（Wang 等，2006）。相当多的文献报道了 SRS 在毛细胞型星形细胞瘤患者中的应用。在这类疾病中，已证明 SRS 与化学治疗或标准分割外照射放射治疗（Boethius 等，2002）相比，具有更好的无进展生存和完整的肿瘤反应。在一份研究报道中，49 例接受 SRS 治疗的毛细胞型星形细胞瘤患者中，85% 的患者具有边界清楚的实体肿瘤，33 例（67%）患者肿瘤得到控制。两例患者出现暂时的放射治疗引起的急性不良反应，但没有发生永久性并发症状（Hadjipanayis 等，2002）。其他研究也显示出类似的结果（Hallemeier 等，2012）。

Kano 等报道了他们使用 SRS 治疗 50 名中位年龄为 10.5 岁的毛细胞型星形细胞瘤儿童患者的经验（Kano 等，2009）。中位边缘剂量为 14.5Gy。SRS 治疗后，包括肿瘤生长和囊肿扩大在内的 5 年无进展生存率为 70.8%，其中小体积残留实体肿瘤患者的疗效最佳（Kano 等，2009）。在对伽马刀治疗低级别星形细胞瘤患者的长期随访中也发现了类似的结果，研究包括 51 名患者，12 名为Ⅰ级星形细胞瘤和Ⅱ级星形细胞瘤。Ⅰ级星形细胞瘤患者主要为儿童，平均年龄 9.8 岁，控制率 91.7%。18 名患者出现放射性水肿（其中 16 例为Ⅱ级疾病），5 名发现囊肿形成或扩大，3 名出现短暂肿瘤增大，这些患者均为Ⅱ级疾病（Kida 等，2000）。Somaza 等在儿童生长毛细胞型星形细胞瘤中使用 SRS 也得到了类似的结果（Somaza 等，1996）。

在一项样本量更大的低级别胶质瘤的研究中，Weintraub 等报道了伽马刀在治疗 24 例儿童低级别胶质瘤患者中的结果。他们的肿瘤均无法手术切除，或在手术后出现残留或复发。在 74 个月的中位影像学随访和 144 个月的中位临床随访中，75% 的患者肿瘤大小缩小至少 50%，21% 的患者肿瘤完全消失。83% 的患者直至最后一次随访均能够无进展生存。治疗前肿瘤大小是唯一预测肿瘤无进展生存期的显著指标。研究者认为，伽马刀治疗可以很好地控制儿童胶质瘤的残留或复发（Weintraub 等，2012）。一项研究报道了在 25 名儿童使用 SRS 对胶质瘤进行再程治疗的结果。13 名患有毛细胞型和低级别星形细胞瘤，11 名接受了首程常规分割外照射放射治疗。在 21 个月的中位随访时间内，13 名儿童中有 11 名肿瘤得到控制，所有儿童都存活（Grabb 等，1996）。

Dana Farber 癌症研究院的一项前瞻性试验针对 81 例儿童低级别胶质瘤患者研究了立体定

向放射治疗的使用和边缘失败。其中包括 50 例低级别星形细胞瘤，23 例残留或复发颅咽管瘤，4 例颅后窝室管膜瘤，4 例其他类型。平均处方剂量为 52.2Gy，单次剂量为 1.8Gy。5 年无进展生存率为 82.5%，8 年无进展生存率为 65%。没有边缘失败发生，因此支持使用最小靶区外放来使用立体定向技术进行治疗。6 例患者的肿瘤有局部进展，都发生在瘤床内，瘤床均受到了整个处方剂量的照射（Marcus 等，2005）。

4. 髓母细胞瘤

将立体定向放射外科引入髓母细胞瘤的治疗是一种已有的治疗策略，用来改善对初始治疗反应不佳或有明确复发患者的局部控制。在 Patrice 等的一项研究中，12 例患者接受了不完全切除，2 例患者接受了全部切除。在 3 例患者中，SRS 被用来治疗残留肿瘤，11 例患者使用 SRS 来治疗复发部位。值得注意的是，作为初步治疗方案的一部分，3 例患者在 27 个月的中位随访时间内没有局部失效，而治疗复发性髓母细胞瘤的 11 例患者中有 6 例死于肿瘤恶化（Patrice 等，1995）。同样，Woo 等也报道了将 SRS 加量治疗纳入初始治疗方案的类似的良好结果，高级别髓母细胞瘤患者被认为具有较高的局部复发风险，通过使用 SRS 对瘤床进行加量放射治疗，剂量为 4.5～10Gy，处方于 80%～100% 等剂量线内。4 例以这种方式治疗的患者在治疗后 12～48 个月均存活且未发现肿瘤迹象（Woo 等，1997）。唯一的晚期不良反应是其中 1 例患者出现垂体功能减退，这归因于先前的全脑照射。在本研究中没有患者出现坏死。

立体定向放射外科也被有效地用于治疗小体积转移复发的髓母细胞瘤，如上文在 Patrice 报道中所指出的，11 例患者中的 5 例复发患者在 SRS 后肿瘤得到有效控制。King 等报道了 3 例用伽马刀治疗复发性髓母细胞瘤的儿童患者的结果，治疗仅一次分割，剂量为 15～25Gy，平均随访时间 39 个月，2 例患者肿瘤完全消失，1 例病情稳定。没有与 SRS 相关的严重不良反应（King，2014）。

5. 原始神经外胚叶肿瘤

使用 SRS 治疗儿童原始神经外胚叶肿瘤数据较少，主要用于多种方式治疗后局部失效或远处颅内复发的治疗（Hodgson 等，2001）。在匹兹堡大学使用伽马刀治疗复发性儿童原始神经外胚叶肿瘤的经验中，7 名患者共接受了 15 次伽马刀治疗，用于局部复发或远端颅内复发。所有患者均死亡，从确诊开始的中位生存期为 37 个月，接受伽马刀治疗后的中位生存期为 15 个月。2 名患者有早期肿瘤恶化（伽马刀治疗后中位生存期为 5 个月），5 名患者疾病进展延迟（疾病进展后的中位生存期为 30 个月）。在这些患者中，对伽马刀治疗似乎有良好的耐受性，所有患者都曾接受过颅脊照射和化学治疗。然而，7 名儿童中有 6 名最终死于系统性疾病（Flannery 等，2009）。鉴于这些患者的总体不良结果，都表明复发时存在肿瘤扩散的可能性，因此有人质疑 SRS 在原始神经外胚层肿瘤治疗中的价值与合理性（Boop，2009）。

6. 生殖细胞瘤

SRS 也被研究作为颅内生殖细胞肿瘤的治疗方案。Zissaidis 等报道了针对 18 名无脊柱侵犯的颅内生殖细胞瘤患者使用 SRS 治疗的结果，肿瘤最大直径< 50mm。肿瘤的中位照射剂量为 48Gy，单次 1.8～2Gy。5 名具有多个中线肿瘤的患者在中枢神经系统照射后，又进行了 SRS 针对肿瘤部位的照射。8 名单发生殖细胞瘤的患者在全脑照射后，又进行了 SRS 照射。在 5 名混合组织学患者中，2 名接受中枢神经系统照射加 SRS 加量照射，3 名仅接受肿瘤照射。在 38 个月的中位随访中，14 名患者存活且肿瘤消失。1 名患者在治疗后出现甲状腺功能减退，而在辐射前功能良好（Zissiadis 等，2001）。目前关于生殖细胞瘤一线治疗中所使用的放射治疗的研究，集中在尽量减少照射体积和剂量，因此使用立体定向放射外科这种手段是很重要的一个手段。

（二）良性病

1. 动静脉畸形

儿童颅内出血最常见的原因是动静脉畸形。处理手段包括观察，栓塞术，手术切除或立体定向放射外科照射。有大量研究报道使用 SRS 治疗儿童动静脉畸形。英国的一份报道中，阐述了使用 SRS 治疗儿童动静脉畸形的经验，研究样本包括 363 名 1—16 岁的儿童，平均年龄为 12 岁，患者一共接受了 410 次治疗，仅接受一次治疗的患者的闭塞率为 71.3%，接受再次治疗的患者的闭塞率为 62.5%，总体闭塞率为 82.7%。当照射剂量在 20～25Gy 时，治疗效果与照射剂量没有相关性，表明 20Gy 的处方照射剂量就足够（Dinca 等，2012）。

在弗吉尼亚大学，针对 200 名儿童动静脉畸形患者使用伽马刀治疗进行了研究，49.5% 的患者在首次伽马刀照射后获得了全血管造影闭塞，第二次或多次伽马刀照射后闭塞率增加至 58.6%，4.8% 的患者获得了不完全闭塞。伽马刀照射后两年内出血率为 5.4%，2～5 年内出血率为 0.8%。值得注意的是，6 名患者出现神经功能缺损并伴随辐射引起的变化，2 名患者在伽马刀照射 10 年和 12 年后出现无症状脑膜瘤（Yen 等，2010）。匹兹堡大学小组也报道了他们使用 SRS 治疗 135 名儿童动静脉畸形患者的成功经验，其中位边缘剂量为 20Gy。血管造影闭塞率 5 年为 67%，10 年为 72%。6% 的患者在潜伏期内发生出血。2 名患者发生与辐射有关的永久性神经功能缺陷，其中 1 名患者形成囊肿（Kano 等，2012）。

2. 颅咽管瘤

颅咽管瘤是由外胚叶形成的颅咽管残余的上皮细胞，发展起来的一种常见的胚胎残余组织肿瘤，虽然是良性肿瘤，但可能会因为局部生长侵袭至视觉结构、下丘脑和垂体而产生危险。肿瘤可发生在儿童和成人中，大多数关于颅咽管瘤 SRS 治疗结果的报道都包括了成人和儿童患者。Kobayashi 等报道了对显微手术切除后残余或复发颅咽管瘤患者使用 SRS 治疗的长期疗效，使用的肿瘤平均边缘剂量为 11.5Gy，肿瘤控制率为 79.6%。98 名患者中有 38 名儿童(Kobayashi 等，2005)。其他研究的结果也类似，颅咽管瘤的放射外科手术似乎是安全且相当有效的，5 年的肿瘤控制率为 67%～69%（Niranjan 等，2010；Minniti 等，2009；Xu 等，2011)。

3. 垂体腺瘤

垂体腺瘤在成人中比儿童更常见，最初的治疗通常是外科手术。在肿瘤残留或无法手术的情况下，SRS 是一种治疗选择，所需剂量取决于肿瘤的分泌状态（Jagannathan 等，2009)。在一项使用伽马刀治疗分泌性垂体腺瘤的最大研究中，Sheehan 等报道肿瘤生长控制率为 90%，内分泌缓解率为 20%～54%（Sheehan 等，2011)。内分泌缓解更常见于生长激素和促肾上腺皮质激素分泌肿瘤（分别为 53% 和 54%)，较不常见于泌乳素瘤和纳尔逊综合征（分别为 26% 和 20%)。此外，这项研究表明，边缘剂量不仅与内分泌控制直接相关，而且与实现内分泌控制的时间呈负相关。在 Kobayashi 等用伽马刀在成人和儿童中治疗库欣病研究中表明，完整的反应率为 30%，总体反应率为 85%，肿瘤控制率为 100%。微腺瘤和小腺瘤的控制率较高。治疗后内分泌缓解达到 35%，85% 的患者的激素水平下降（Kobayashi 等，2002)。

4. 前庭神经鞘瘤

前庭神经鞘瘤在儿童中相对罕见，当发生时，往往与神经纤维瘤 2 型有关。在一份包括 55 名 40 岁以下的年轻前庭神经鞘瘤患者的研究报道中，其中包括儿童患者，5 年的免于额外治疗的比率为 96%，中位随访时间为 5.3 年。10 年听力保留率为 87%，面神经和三叉神经功能保留率分别为 98.2% 和 96.4%。没有患者产生放射治疗引起的二次肿瘤（Lobato-Polo 等，2009)。需要更长的随访期来探究肿瘤的长期控制及放射治疗诱导的后期风险。Regis 等以前曾报道过，年轻患者的功能，包括听力功能更容易保留，预后更好，来自匹兹堡的数据也证实了这一点（Regis 等，2004)。然而，许多年轻的前庭神经鞘瘤患者也患有神经纤维瘤病 2 型，理论上这样的患者放射治疗后的恶性转化率会更高，虽然这一观点还没有在临床上得到证实。据报道，神经纤维瘤病 2 型患者与其他患者相比局部控制更差且有更多的并发症，同时手术结果也不理想（Mathieu 等，2007)。需要更多的研究来确定用于前庭神经鞘瘤的最佳治疗方法。

5. 脑膜瘤

在 I 级脑膜瘤的治疗中，SRS 具有较高的局部控制率，局部控制率与完全手术切除接近，并发症率较低（Pollock 等，2003)。Im 等对儿童脑膜瘤进行了回顾性分析。所有 11 例患者均先进行了手术切除，对肿瘤残留和复发患者进行放射治疗。2 例患者在初次手术后 2.5 年和 5 年因肿瘤复发而使用伽马刀治疗，结果肿瘤无局部复发。另一例患者在海绵窦脑膜瘤不完全切除后接受伽马刀治疗，之后病情稳定 2.5 年后肿瘤无进展（Im 等，2001)。据报道，SRS 还可有效治疗放射导致的脑膜瘤（Galloway 等，2011)。

五、特殊病例

婴儿

患有中枢神经系统肿瘤的婴儿是一个特殊的患者群体，通常有着不同的疾病进展过程和对治疗的反应。例如，先天性多形性胶质母细胞瘤与成人多形性胶质母细胞瘤在治愈率上有很大差异，有一定比例的患者成为疾病的长期幸存者（Macy 等，2012；Song 等，2010）。鉴于已知的在幼儿期内的脑部放射治疗会损害神经认知功能，大多数治疗方案试图通过使用强化化学治疗来推迟放射治疗的时间，直到至少 3 岁。虽然一些亚分组的患者使用这一方案结果良好，包括那些没有完全切除的髓母细胞瘤，但其他组更倾向于更早地引入放射治疗而获得受益。放射外科手术是最大限度地减少对邻近正常组织剂量的一个很好的选择，有报道表明治疗后并没有发现认知下降，而在常规外照射放射治疗后通常会伴随认知功能下降（Kondziolka 等，1990）。但由于婴儿的颅骨较薄，因此固定颅骨比较困难，体位固定存在较大的问题。Giller 等报道了使用图像引导的射波刀对 5 例恶性中枢神经系统肿瘤婴儿治疗的结果，所有 5 例患者均成功完成治疗。平均随访时间 11 个月内，3 例患者仍存活，疾病无进展。在这些患者中没有观察到放射性坏死或神经毒性（Giller 等，2004）。这项研究采用了针对婴儿的特殊固定技术，包括用真空袋固定整个婴儿身体，用热塑膜和面罩固定头部，同时留出开口以方便使用麻醉设备。

六、近距离治疗

近距离治疗在儿童中枢神经系统肿瘤的应用主要是在不可手术的低级别胶质瘤的治疗中有所报道。虽然这些肿瘤的 5 年总体生存率超过 90%，因复发较晚导致 5 年无进展生存率接近 70%（Ruge 等，2011b）。治疗通常由多种治疗方式组成，如果肿瘤位于较深或难以探及的区域而无法完全切除，则可使用放射治疗来提高局部控制。然而，由于邻近正常脑组织接收到剂量，包括在外照射中所需要设置的靶区外扩，都有可能产生不良的神经认知后遗症。由于近距离放射治疗无须增加靶区的外扩，并且在靶区外剂量跌落很快，因此近距离治疗是一种很有吸引力的选择。Vbges 等最早报道了这一技术的使用，研究对象为德国的 19 名脑胶质瘤儿童，包括 13 名低级别胶质瘤和 6 名高级别胶质瘤。低级别胶质瘤患者接受的到肿瘤表面的平均剂量为 74Gy，平均剂量率为 85.3Gy/h。所有患者对治疗均有反应，治疗后 6 个月平均肿瘤体积缩小

77%（Vbges 等，1990）。单独使用 ^{125}I 进行间质内照射或联合显微外科手术治疗良好定位的低级别胶质瘤的儿科患者的一项单独的试点研究显示，在所有 11 名接受治疗的患者中，均有完全或部分反应，在随访期间没有手术或放射治疗导致的并发症(Peraud 等，2007)。值得注意的是，治疗成功与否与肿瘤位置无关，深部肿瘤也能够得到成功的治疗。所有患者的功能评分均得到改善或稳定。Herrera 等报道了他们的经验，对 12 名儿童毛细胞型星形细胞瘤患者使用 ^{125}I 间质低剂量率内照射，计算的参考剂量为 60Gy，肿瘤周围的剂量为 100Gy。接受治疗的患者最小的只有 8 个月。12 个肿瘤中有 11 个治疗后肿瘤缩小。2 名患者在治疗后出现短暂症状，包括水肿和腿部轻微瘫痪，最终这两名患者症状都得到缓解。这些患者在 13.4 年的最长随访时间内没有发生神经认知障碍（Herrera 等，2007）。

Ruge 等报道了 142 例无法手术切除的儿童低级别胶质瘤使用 ^{125}I 粒子植入进行立体定向近距离放射治疗的结果。结果表明，5 年和 10 年的生存率分别为 93% 和 82%，WHO Ⅰ级和Ⅱ级肿瘤之间没有差异，14.8% 的患者在（67.1 ± 57.7）个月的中位随访期内复发。重要的是，57.8% 的患者神经学状态得到改善，23.0% 的患者神经学状态保持稳定。治疗引起的死亡率为零，治疗引起的永久并发症率为 3%，没有出现需要手术或类似烟雾病的血管相关放射性坏死，结论是这是一种安全有效的局部治疗策略（Ruge 等，201la）。Korinthenberg 等报道了一项研究，在 94 例低级别胶质瘤患者中，治疗后 5 年和 10 年的生存率相似（分别为 97% 和 92%），尽管注意到 31.9% 的患者需要对后期的疾病进展进行辅助治疗（Korinthenberg 等，2011）。尽管在 Ruge 的研究中没有进行前瞻性神经认知测试，大家可能会期望由于接受照射的大脑体积较小而减少神经认知功能的影响。近距离治疗对医生技能有更强的依赖性，但在有经验的专家医生的手中，可以是一个非常有效的治疗手段，尤其对小的不可切除的低级别胶质瘤。值得注意的是，为了减少对周围脑组织照射的风险，直径超过 5cm 的肿瘤不建议使用近距离治疗。考虑到陡峭的剂量梯度，当肿瘤与关键的具有重要功能的器官邻近时，可以使用这种技术。由于肿瘤细胞的倍增时间较长，而 ^{125}I 在超过 9 个月的时间内可以一直释放剂量，因此 ^{125}I 一直是低级别胶质瘤粒子植入中使用的主要同位素（Ruge 等，2011b）。过去，高活性植入物的植入时间较短，为 3～6 天，剂量率为 0.007～0.013Gy/min，但在很大比例患者中，疗效并不优越，并诱发了辐射坏死，需要手术修复，因此无法被接受（Ruge 等，2011b）。

七、毒性

虽然 SRS 和低分割放射治疗通常在短期内耐受性良好，但重要的是需要考虑潜在的长期影响，特别是对于儿童患者。放射引起的脑干损伤是 SRS 的重要潜在毒性。在一项主要针对成人患者的研究中，Davidson 等研究了伽马刀治疗肿瘤及脑干附近肿瘤引起的延期毒性。在 114 例脑干及其附近的病灶治疗后，13 例患者显示出了延迟毒性的临床证据，中位潜伏期为 6 个月。毒性包括新的脑神经病变和脑干水肿和脑积水，辅以治疗后 13 例患者中，8 例临床症状完全恢复，3 例部分恢复，2 例无好转。产生毒性患者的肿瘤均没有继续生长（Davidson 等，2009）。其他研究也调查了与低分割 SRS 治疗后毒性相关的整体脑干剂量（Mayo 等，2010；Clark 等，1998）。

辐射诱导的肿瘤也是儿童患者治疗中的重要考虑因素。Galloway 等报道了在儿童中使用放射治疗治疗中枢神经系统肿瘤后发生脑膜瘤的患者的良好结果（Galloway 等，2011）。根据多项研究，似乎没有与立体定向放射外科诱发恶性肿瘤的显著风险（Rowe 等，2007；Kondziolka 等，2008；Santacroce 等，2012），但需要更多的后续研究来排除这种风险。

八、随访

普遍认为，由于治疗后的一些效应，解释放射治疗后尤其是立体定向发射外科后的影像学改变是比较困难的（King 等，2014）。在一项观察儿童颅内肿瘤立体定向放射外科治疗后影像学变化的研究中，持续 6～15 个月（Nath 等，2011），与治疗相关的 MRI 改变是常见的。因此对 SRS 后近期的可疑肿瘤进展影像学改变，建议在一段时间内仔细观察。更重要的是应综合考虑影像学改变和 SRS 的时效关系，以区分肿瘤进展或放射改变。

结　论

总之，先进的放射治疗技术，包括低分割治疗、立体定向放射外科和近距离治疗，相比常规放射治疗，拥有更陡的剂量梯度并能够更好地保护正常组织，这为安全治疗儿童中枢神经系统肿瘤提供了一种可能性。虽然患者的数据仍需继续积累，但截至目前的结果是比较乐观的，这种方法可以用来治疗复发肿瘤，或者作为对恶性肿瘤的最初治疗的完善。鉴于在这些治疗中的有利结果，需要在儿童患者中进一步探索这一技术。进一步的研究将使我们更好地了解治疗的疗效和风险。

参考文献

[1] Aggarwal R, Yeung D, Kumar P, Muhlbauer M, Kun LE (1997) Efficacy and feasibility of stereotactic radiosurgery in the primary management of unfavorable pediatric ependymoma. Radiother Oncol 43(3):269–273

[2] Balmaceda C, Heller G, Rosenblum M, Diez B, Villablanca JG, Kellie S, Maher P, Vlamis V, Walker RW, Leibel S, Finlay JL (1996) Chemotherapy without irradiation—a novel approach for newly diagnosed CNS germ cell tumors: results of an international cooperative trial. The First International Central Nervous System Germ Cell Tumor Study. J Clin Oncol 14(11):2908–2915

[3] Boethius J, Ulfarsson E, Rahn T, Lippittz B (2002) Gamma knife radiosurgery for pilocytic astrocytomas. J Neurosurg 97(5 Suppl):677–680. doi:10.3171/jns.2002.97.supplement 5.0677

[4] Boop FA (2009) Stereotactic radiosurgery for primitive neuroectodermal tumors. J Neurosurg Pediatr 3(3):203.; discussion 204. doi:10.3171/2008.11.PEDS08387

[5] Calvo FA, Hornedo J, de la Torre A, Sachetti A, Arellano A, Aramburo P, Aragon G, Otero J (1983) Intracranial tumors with risk of dissemination in neuroaxis. Int J Radiat Oncol Biol Phys 9(9):1297–1301

[6] Clark BG, Souhami L, Pla C, Al–Amro AS, Bahary JP, Villemure JG, Caron JL, Olivier A, Podgorsak EB (1998) The integral biologically effective dose to predict brain stem toxicity of hypofractionated stereotactic radiotherapy. Int J Radiat Oncol Biol Phys 40(3):667–675

[7] Davidson L, Zada G, Yu C, Petrovich Z, Pagnini PG, Zee CS, Giannotta SL, Zelman V, Apuzzo ML (2009) Delayed toxicity from gamma knife radiosurgery to lesions in and adjacent to the brainstem. J Clin Neurosci 16(9):1139–1147. doi:10.1016/j.jocn.2009.03.003

[8] Dinca EB, de Lacy P, Yianni J, Rowe J, Radatz MW, Preotiuc–Pietro D, Kemeny AA (2012) Gamma knife surgery for pediatric arteriovenous malformations: a 25–year retrospective study. J Neurosurg Pediatr 10(5):445–450. doi:10.3171/2012.8.PEDS1241

[9] Endo H, Kumabe T, Jokura H, Shirane R, Tominaga T (2004) Stereotactic radiosurgery for nodular dissemination of anaplastic ependymoma. Acta Neurochir 146(3):291–298.; discussion 298. doi:10.1007/s00701–003–0208–x

[10] Flannery T, Kano H, Martin JJ, Niranjan A, Flickinger JC, Lunsford LD, Kondziolka D (2009) Boost radiosurgery as a strategy after failure of initial management of pediatric primitive neuroectodermal tumors. J Neurosurg Pediatr 3(3):205–210. doi:10.3171/2008.11.PEDS08268

[11] Friberg S, Ruden BI (2009) Hypofractionation in radiotherapy. An investigation of injured Swedish women, treated for cancer of the breast. Acta Oncol 48(6):822–831. doi:10.1080/02841860902824917

[12] Fuchs I, Kreil W, Sutter B, Papaethymiou G, Pendl G (2002) Gamma knife radiosurgery of brainstem gliomas. Acta Neurochir Suppl 84:85–90

[13] Galloway TJ, Indelicato DJ, Amdur RJ, Swanson EL, Morris CG, Marcus RB (2011) Favorable outcomes of pediatric patients treated with radiotherapy to the central nervous system who develop radiation–induced meningiomas. Int J Radiat Oncol Biol Phys 79(1):117–120. doi:10.1016/j.ijrobp.2009.10.045

[14] Giller CA, Berger BD, Fink K, Bastian E (2007) A volumetric study of CyberKnife hypofractionated stereotactic radiotherapy as salvage for progressive malignant brain tumors: initial experience. Neurol Res 29(6):563–568. doi:10.1179/016164107X166245

[15] Giller CA, Berger BD, Gilio JP, Delp JL, Gall KP, Weprin B, Bowers D (2004) Feasibility of radiosurgery for malignant brain tumors in infants by use of image–guided robotic radiosurgery: preliminary report. Neurosurgery 55(4):916–924. discussion 924–915

[16] Grabb PA, Lunsford LD, Albright AL, Kondziolka D, Flickinger JC (1996) Stereotactic radiosurgery for glial neoplasms of childhood. Neurosurgery 38(4):696–701. discussion 701–692

[17] Greitz T, Bergstrom M, Boethius J, Kingsley D, Ribbe T (1980) Head fixation system for integration of radiodiagnostic and therapeutic procedures. Neuroradiology 19(1):1–6

[18] Hadjipanayis CG, Kondziolka D, Gardner P, Niranjan A, Dagam S, Flickinger JC, Lunsford LD (2002) Stereotactic radiosurgery for pilocytic astrocytomas when multimodal therapy is necessary. J Neurosurg 97(1):56–64. doi:10.3171/jns.2002.97.1.0056

[19] Hallemeier CL, Pollock BE, Schomberg PJ, Link MJ, Brown PD, Stafford SL (2012) Stereotactic radiosurgery for recurrent or unresectable pilocytic astrocytoma. Int J Radiat Oncol Biol Phys 83(1):107–112. doi:10.1016/j.ijrobp.2011.05.038

[20] Heppner PA, Sheehan JP, Steiner LE (2005) Gamma knife surgery for low–grade gliomas. Neurosurgery 57(6):1132–1139; discussion

[21] Herrera EJ, Viano JC, Gomez JM, Surur A, Suarez JC (2007) Interstitial stereotactic radiosurgery of pilocytic astrocytomas in paediatric patients. Acta Neurochir 149(9):887–896.; discussion 896. doi:10.1007/s00701–007–1237–7

[22] Hodgson DC, Goumnerova LC, Loeffler JS, Dutton S, Black PM, Alexander E III, Xu R, Kooy H, Silver B, Tarbell NJ (2001) Radiosurgery in the management of pediatric brain tumors. Int J Radiat Oncol Biol Phys 50(4):929–935

[23] Im SH, Wang KC, Kim SK, CW O, Kim DG, Hong SK, Kim NR, Chi JG, Cho BK (2001) Childhood meningioma: unusual location, atypical radiological findings, and favorable treatment outcome. Childs Nerv Syst 17(11):656–662. doi:10.1007/s003810100507

[24] Iuchi T, Hatano K, Kodama T, Sakaida T, Yokoi S, Kawasaki K, Hasegawa Y, Hara R (2014) Phase 2 trial of hypofractionated high–dose intensity modulated radiation therapy with concurrent and adjuvant temozolomide for newly diagnosed glioblastoma. Int J Radiat Oncol Biol Phys 88(4):793–800. doi:10.1016/j.ijrobp.2013.12.011

[25] Jagannathan J, Yen CP, Pouratian N, Laws ER, Sheehan JP (2009) Stereotactic radiosurgery for pituitary adenomas: a comprehensive review of indications, techniques and long–term results using the Gamma Knife. J Neurooncol 92(3):345–356. doi:10.1007/s11060–009–9832–5

[26] Janssens GO, Jansen MH, Lauwers SJ, Nowak PJ, Oldenburger FR, Bouffet E, Saran F, Kamphuis–van Ulzen K, van Lindert EJ, Schieving JH, Boterberg T, Kaspers GJ, Span PN, Kaanders

JH, Gidding CE, Hargrave D (2013) Hypofractionation vs conventional radiation therapy for newly diagnosed diffuse intrinsic pontine glioma: a matched–cohort analysis. Int J Radiat Oncol Biol Phys 85(2):315–320. doi:10.1016/j.ijrobp.2012.04.006

[27] Kano H, Kondziolka D, Flickinger JC, Yang HC, Flannery TJ, Awan NR, Niranjan A, Novotny J, Lunsford LD (2012) Stereotactic radiosurgery for arteriovenous malformations, part 2: management of pediatric patients. J Neurosurg Pediatr 9(1):1–10. doi:10.3171/2011.9.PEDS10458

[28] Kano H, Niranjan A, Kondziolka D, Flickinger JC, Pollack IF, Jakacki RI, Lunsford LD (2009) Stereotactic radiosurgery for pilocytic astrocytomas part 2: outcomes in pediatric patients. J Neurooncol 95(2):219–229. doi:10.1007/s11060–009–9912–6

[29] Kano H, Yang HC, Kondziolka D, Niranjan A, Arai Y, Flickinger JC, Lunsford LD (2010) Stereotactic radiosurgery for pediatric recurrent intracranial ependymomas. J Neurosurg Pediatr 6(5):417–423. doi:10.3171/2010.8.PEDS10252

[30] Karger CP, Hartmann GH, Peschke P, Debus J, Hoffmann U, Brix G, Hahn EW, Lorenz WJ (1997) Dose–response relationship for late functional changes in the rat brain after radiosurgery evaluated by magnetic resonance imaging. Int J Radiat Oncol Biol Phys 39(5): 1163–1172

[31] Kellie SJ, Boyce H, Dunkel IJ, Diez B, Rosenblum M, Brualdi L, Finlay JL (2004) Primary chemotherapy for intracranial nongerminomatous germ cell tumors: results of the second international CNS germ cell study group protocol. J Clin Oncol 22(5):846–853. doi: 10.1200/ JCO.2004.07.006

[32] Kida Y, Kobayashi T, Mori Y (2000) Gamma knife radiosurgery for low–grade astrocytomas: results of long–term follow up. J Neurosurg 93(Suppl 3):42–46. doi:10.3171/jns.2000.93.supplement 3.0042

[33] Kihlstrom L, Lindquist C, Lindquist M, Karlsson B (1994) Stereotactic radiosurgery for tectal low–grade gliomas. Acta Neurochir Suppl 62:55–57

[34] King D, Connolly D, Zaki H, Lee V, Yeomanson D (2014) Successful treatment of metastatic relapse of medulloblastoma in childhood with single session stereotactic radiosurgery: a report of 3 cases. J Pediatr Hematol Oncol 36(4):301–304. doi:10.1097/MPH.0b013e3182830fd4

[35] Kingsley DP, Bergstrom M, Berggren BM (1980) A critical evaluation of two methods of head fixation. Neuroradiology 19(1):7–12

[36] Ko EC, Forsythe K, Buckstein M, Kao J, Rosenstein BS (2011) Radiobiological rationale and clinical implications of hypofractionated radiation therapy. Cancer Radiother 15(3):221–229. doi:10.1016/j.canrad.2010.12.007

[37] Kobayashi T, Kida Y, Mori Y (2002) Gamma knife radiosurgery in the treatment of Cushing disease: long–term results. J Neurosurg 97(5 Suppl):422–428. doi:10.3171/jns.2002.97.supplement 5.0422

[38] Kobayashi T, Kida Y, Mori Y, Hasegawa T (2005) Long–term results of gamma knife surgery for the treatment of craniopharyngioma in 98 consecutive cases. J Neurosurg 103(6 Suppl):482– 488. doi:10.3171/ped.2005.103.6.0482

[39] Kondziolka D, Lunsford LD, Flickinger JC (1990) Stereotactic radiosurgery in children and adolescents. Pediatr Neurosurg 16(4–5):219–221

[40] Kondziolka D, Mathieu D, Lunsford LD, Martin JJ, Madhok R, Niranjan A, Flickinger JC (2008) Radiosurgery as definitive management of intracranial meningiomas. Neurosurgery 62(1):53– 58.; discussion 58–60. doi:10.1227/01.NEU.0000311061.72626.0D

[41] Kooy HM, Dunbar SF, Tarbell NJ, Mannarino E, Ferarro N, Shusterman S, Bellerive M, Finn L, McDonough CV, Loeffler JS (1994) Adaptation and verification of the relocatable Gill–Thomas–Cosman frame in stereotactic radiotherapy. Int J Radiat Oncol Biol Phys 30(3):685–691

[42] Korinthenberg R, Neuburger D, Trippel M, Ostertag C, Nikkhah G (2011) Long–term results of brachytherapy with temporary iodine–125 seeds in children with low–grade gliomas. Int J Radiat Oncol Biol Phys 79(4):1131–1138. doi:10.1016/j.ijrobp.2009.12.040

[43] Kortmann RD, Timmermann B, Taylor RE, Scarzello G, Plasswilm L, Paulsen F, Jeremic B, Gnekow AK, Dieckmann K, Kay S, Bamberg M (2003) Current and future strategies in radiotherapy of childhood low–grade glioma of the brain. Part I: treatment modalities of radiation therapy. Strahlenther Onkol 179(8):509–520

[44] Lawrence YR, Li XA, el Naqa I, Hahn CA, Marks LB, Merchant TE, Dicker AP (2010) Radiation dose–volume effects in the brain. Int J Radiat Oncol Biol Phys 76(3 Suppl):S20–S27. doi:10.1016/j.ijrobp.2009.02.091

[45] Leksell L (1951) The stereotaxic method and radiosurgery of the brain. Acta Chir Scand 102(4):316–319

[46] Liao CH, Pan DH, Yang HC, HM W, Ho DM, Wong TT, Shih YH (2012) Gamma Knife radiosurgery as a treatment modality for low–grade pediatric brainstem gliomas: report of two cases. Childs Nerv Syst 28(1):175–178. doi:10.1007/s00381–011–1620–9

[47] Liu AK, Foreman NK, Gaspar LE, Trinidad E, Handler MH (2009) Maximally safe resection followed by hypofractionated re–irradiation for locally recurrent ependymoma in children. Pediatr Blood Cancer 52(7):804–807. doi:10.1002/pbc.21982

[48] Lo SS, Chang EL, Sloan AE (2006) Role of stereotactic radiosurgery and fractionated stereotactic radiotherapy in the management of intracranial ependymoma. Expert Rev Neurother 6(4):501– 507. doi:10.1586/14737175.6.4.501

[49] Lobato–Polo J, Kondziolka D, Zorro O, Kano H, Flickinger JC, Lunsford LD (2009) Gamma knife radiosurgery in younger patients with vestibular schwannomas. Neurosurgery 65(2):294–300.; discussion 300–1. doi:10.1227/01.NEU.0000345944.14065.35

[50] Macy ME, Birks DK, Barton VN, Chan MH, Donson AM, Kleinschmidt–Demasters BK, Bemis LT, Handler MH, Foreman NK (2012) Clinical and molecular characteristics of congenital glioblastoma. Neuro Oncol 14(7):931–941. doi:10.1093/neuonc/nos125

[51] Mansur DB, Drzymala RE, Rich KM, Klein EE, Simpson JR (2004) The efficacy of stereotactic radiosurgery in the management of intracranial ependymoma. J Neurooncol 66(1–2):187–190

[52] Marcus KJ, Goumnerova L, Billett AL, Lavally B, Scott RM, Bishop K, Xu R, Young Poussaint T, Kieran M, Kooy H, Pomeroy SL, Tarbell NJ (2005) Stereotactic radiotherapy for localized low–grade gliomas in children: final results of a prospective trial. Int J Radiat Oncol Biol Phys 61(2):374–379. doi:10.1016/j.ijrobp.2004.06.012

[53] Mathieu D, Kondziolka D, Flickinger JC, Niranjan A, Williamson R, Martin JJ, Lunsford LD (2007) Stereotactic

radiosurgery for vestibular schwannomas in patients with neurofibromatosis type 2: an analysis of tumor control, complications, and hearing preservation rates. Neurosurgery 60(3):460–468.; discussion 468–470. doi:10.1227/01.NEU.0000255340.26027.53
[54] Mayo C, Yorke E, Merchant TE (2010) Radiation associated brainstem injury. Int J Radiat Oncol Biol Phys 76(3 Suppl):S36–S41. doi:10.1016/j.ijrobp.2009.08.078
[55] Merchant TE, Conklin HM, Wu S, Lustig RH, Xiong X (2009) Late effects of conformal radiation therapy for pediatric patients with low-grade glioma: prospective evaluation of cognitive, endocrine, and hearing deficits. J Clin Oncol 27(22):3691–3697. doi:10.1200/JCO.2008.21.2738
[56] Merchant TE, Kiehna EN, Li C, Xiong X, Mulhern RK (2005) Radiation dosimetry predicts IQ after conformal radiation therapy in pediatric patients with localized ependymoma. Int J Radiat Oncol Biol Phys 63(5):1546–1554. doi:10.1016/j.ijrobp.2005.05.028
[57] Minniti G, Esposito V, Amichetti M, Enrici RM (2009) The role of fractionated radiotherapy and radiosurgery in the management of patients with craniopharyngioma. Neurosurg Rev 32(2):125–132.; discussion 132. doi:10.1007/s10143-009-0186-4
[58] Murphy MJ, Cox RS (1996) The accuracy of dose localization for an image-guided frameless radiosurgery system. Med Phys 23(12):2043–2049
[59] Nath SK, Carmona R, Rose BS, Simpson DR, Russell M, Lawson JD, Mundt AJ, Murphy KT (2011) Observed magnetic resonance imaging changes in pediatric patients treated with stereotactic radiosurgery for intracranial tumors. Childs Nerv Syst 27(3):399–406. doi:10.1007/ s00381-010-1288-6
[60] Negretti L, Bouchireb K, Levy-Piedbois C, Habrand JL, Dhermain F, Kalifa C, Grill J, Dufour C (2011) Hypofractionated radiotherapy in the treatment of diffuse intrinsic pontine glioma in children: a single institution's experience. J Neurooncol 104(3):773–777. doi:10.1007/s11060-011-0542-4
[61] Niranjan A, Kano H, Mathieu D, Kondziolka D, Flickinger JC, Lunsford LD (2010) Radiosurgery for craniopharyngioma. Int J Radiat Oncol Biol Phys 78(1):64–71. doi:10.1016/j.ijrobp.2009.07.1693
[62] Patrice SJ, Tarbell NJ, Goumnerova LC, Shrieve DC, Black PM, Loeffler JS (1995) Results of radiosurgery in the management of recurrent and residual medulloblastoma. Pediatr Neurosurg 22(4):197–203
[63] Peraud A, Goetz C, Siefert A, Tonn JC, Kreth FW (2007) Interstitial iodine-125 radiosurgery alone or in combination with microsurgery for pediatric patients with eloquently located low-grade glioma: a pilot study. Childs Nerv Syst 23(1):39–46. doi:10.1007/s00381-006-0203-7
[64] Pollock BE, Stafford SL, Utter A, Giannini C, Schreiner SA (2003) Stereotactic radiosurgery provides equivalent tumor control to Simpson Grade 1 resection for patients with small- to medium-size meningiomas. Int J Radiat Oncol Biol Phys 55(4):1000–1005
[65] Regis J, Delsanti C, Roche PH, Thomassin JM, Pellet W (2004) Functional outcomes of radiosurgical treatment of vestibular schwannomas: 1000 successive cases and review of the literature. Neurochirurgie 50(2–3 Pt 2):301–311
[66] Robertson PL, Zeltzer PM, Boyett JM, Rorke LB, Allen JC, Geyer JR, Stanley P, Li H, Albright AL, McGuire-Cullen P, Finlay JL, Stevens KR Jr, Milstein JM, Packer RJ, Wisoff J (1998) Survival and prognostic factors following radiation therapy and chemotherapy for ependymomas in children: a report of the Children's Cancer Group. J Neurosurg 88(4):695–703. doi:10.3171/ jns.1998.88.4.0695
[67] Rowe J, Grainger A, Walton L, Silcocks P, Radatz M, Kemeny A (2007) Risk of malignancy after gamma knife stereotactic radiosurgery. Neurosurgery 60(1):60–65.; discussion 65–66. doi:10.1227/01.NEU.0000255492.34063.32
[68] Ruge MI, Simon T, Suchorska B, Lehrke R, Hamisch C, Koerber F, Maarouf M, Treuer H, Berthold F, Sturm V, Voges J (2011a) Stereotactic brachytherapy with iodine-125 seeds for the treatment of inoperable low-grade gliomas in children: long-term outcome. J Clin Oncol 29(31):4151– 4159. doi:10.1200/JCO.2011.37.3381
[69] Ruge MI, Suchorska B, Maarouf M, Runge M, Treuer H, Voges J, Sturm V (2011b) Stereotactic 125iodine brachytherapy for the treatment of singular brain metastases: closing a gap? Neurosurgery 68(5):1209–1218.; discussion 1218–1209. doi:10.1227/NEU.0b013e31820b526a
[70] Santacroce A, Walier M, Regis J, Liscak R, Motti E, Lindquist C, Kemeny A, Kitz K, Lippitz B, Martinez Alvarez R, Pedersen PH, Yomo S, Lupidi F, Dominikus K, Blackburn P, Mindermann T, Bundschuh O, van Eck AT, Fimmers R, Horstmann GA (2012) Long-term tumor control of benign intracranial meningiomas after radiosurgery in a series of 4565 patients. Neurosurgery 70(1):32–39.; discussion 39. doi:10.1227/NEU.0b013e31822d408a
[71] Sharma MS, Kondziolka D, Khan A, Kano H, Niranjan A, Flickinger JC, Lunsford LD (2008) Radiation tolerance limits of the brainstem. Neurosurgery 63(4):728–732.; discussion 732– 723. doi:10.1227/01.NEU.0000325726.72815.22
[72] Sheehan JP, Pouratian N, Steiner L, Laws ER, Vance ML (2011) Gamma Knife surgery for pituitary adenomas: factors related to radiological and endocrine outcomes. J Neurosurg 114(2):303–309. doi:10.3171/2010.5.JNS091635
[73] Shih HA, Loeffler JS, Tarbell NJ (2009) Late effects of CNS radiation therapy. Cancer Treat Res 150:23–41. doi:10.1007/b109924_3
[74] Slotman BJ, Kralendonk JH, van Alphen HA, Kamphorst W, Karim AB (1996) Hypofractionated radiation therapy in patients with glioblastoma multiforme: results of treatment and impact of prognostic factors. Int J Radiat Oncol Biol Phys 34(4):895–898
[75] Smyth MD, Sneed PK, Ciricillo SF, Edwards MS, Wara WM, Larson DA, Lawton MT, Gutin PH, McDermott MW (2002) Stereotactic radiosurgery for pediatric intracranial arteriovenous malformations: the University of California at San Francisco experience. J Neurosurg 97(1):48–55. doi:10.3171/jns.2002.97.1.0048
[76] Somaza SC, Kondziolka D, Lunsford LD, Flickinger JC, Bissonette DJ, Albright AL (1996) Early outcomes after stereotactic radiosurgery for growing pilocytic astrocytomas in children. Pediatr Neurosurg 25(3):109–115
[77] Song KS, Phi JH, Cho BK, Wang KC, Lee JY, Kim DG, Kim IH, Ahn HS, Park SH, Kim SK (2010) Long-term outcomes in children with glioblastoma. J Neurosurg Pediatr 6(2):145–149. doi:10.3171/2010.5.PEDS09558
[78] Stauder MC, Ni Laack N, Ahmed KA, Link MJ, Schomberg

PJ, Pollock BE (2012) Stereotactic radiosurgery for patients with recurrent intracranial ependymomas. J Neurooncol 108(3):507– 512. doi:10.1007/s11060–012–0851–2
[79] Stokes MA, Soriano SG, Tarbell NJ, Loeffler JS, Alexander E III, Black PM, Rockoff MA (1995) Anesthesia for stereotactic radiosurgery in children. J Neurosurg Anesthesiol 7(2): 100–108
[80] Tanaka T, Kobayashi T, Kida Y, Oyama H, Niwa M (1996) Comparison between adult and pediatric arteriovenous malformations treated by Gamma Knife radiosurgery. Stereotact Funct Neurosurg 66(Suppl 1):288–295
[81] Vallero SG, Bertin D, Basso ME, Pittana LS, Mussano A, Fagioli F (2014) Diffuse intrinsic pontine glioma in children and adolescents: a single–center experience. Childs Nerv Syst 30(6):1061–1066. doi:10.1007/s00381–014–2359–x
[82] Vern–Gross TZ, Schreiber JE, Broniscer A, Wu S, Xiong X, Merchant TE (2014) Prospective evaluation of local control and late effects of conformal radiation therapy in children, adolescents, and young adults with high–grade glioma. Neuro Oncol 16(12):1652–1660. doi: 10.1093/ neuonc/nou101
[83] Voges J, Sturm V, Berthold F, Pastyr O, Schlegel W, Lorenz WJ (1990) Interstitial irradiation of cerebral gliomas in childhood by permanently implanted 125–iodine––preliminary results. Klin Padiatr 202(4):270–274. doi:10.1055/s–2007–1025532
[84] Wang LW, Shiau CY, Chung WY, Wu HM, Guo WY, Liu KD, Ho DM, Wong TT, Pan DH (2006) Gamma Knife surgery for low–grade astrocytomas: evaluation of long–term outcome based on a 10–year experience. J Neurosurg 105(Suppl):127–132. doi:10.3171/sup.2006.105.7.127
[85] Weintraub D, Yen CP, Xu Z, Savage J, Williams B, Sheehan J (2012) Gamma knife surgery of pediatric gliomas. J Neurosurg Pediatr 10(6):471–477. doi:10.3171/2012.9.PEDS12257
[86] Woo C, Stea B, Lulu B, Hamilton A, Cassady JR (1997) The use of stereotactic radiosurgical boost in the treatment of medulloblastomas. Int J Radiat Oncol Biol Phys 37(4):761–764
[87] Xu Z, Yen CP, Schlesinger D, Sheehan J (2011) Outcomes of Gamma Knife surgery for craniopharyngiomas. J Neurooncol 104(1):305–313. doi:10.1007/s11060–010–0494–0
[88] Yen CP, Monteith SJ, Nguyen JH, Rainey J, Schlesinger DJ, Sheehan JP (2010) Gamma Knife surgery for arteriovenous malformations in children. J Neurosurg Pediatr 6(5):426–434. doi:10.3171/2010.8.PEDS10138
[89] Yen CP, Sheehan J, Steiner M, Patterson G, Steiner L (2007) Gamma knife surgery for focal brainstem gliomas. J Neurosurg 106(1):8–17. doi:10.3171/jns.2007.106.1.8
[90] Yu VY, Nguyen D, Pajonk F, Kupelian P, Kaprealian T, Selch M, Low DA, Sheng K (2015) Incorporating cancer stem cells in radiation therapy treatment response modeling and the implication in glioblastoma multiforme treatment resistance. Int J Radiat Oncol Biol Phys 91(4):866–875. doi:10.1016/ j.ijrobp.2014.12.004
[91] Zaghloul MS, Eldebawy E, Ahmed S, Mousa AG, Amin A, Refaat A, Zaky I, Elkhateeb N, Sabry M (2014) Hypofractionated conformal radiotherapy for pediatric diffuse intrinsic pontine glioma (DIPG): a randomized controlled trial. Radiother Oncol 111(1):35–40. doi:10.1016/j. radonc.2014.01.013
[92] Zissiadis Y, Dutton S, Kieran M, Goumnerova L, Scott RM, Kooy HM, Tarbell NJ (2001) Stereotactic radiotherapy for pediatric intracranial germ cell tumors. Int J Radiat Oncol Biol Phys 51(1):108–112

第 29 章　再程放射治疗

Reirradiation

Patricia E. Daly　Normand J. Laperriere　著
张文珏　陈志坚　译
兰凤鸣　金　晶　校

摘　要

儿童脑肿瘤放射治疗后复发，既往常规行再次手术或尝试系统药物治疗，然而这些方法很难改善患者 1～2 年的生存。随着过去 15 年技术的进步，放射治疗在首程治疗和再程治疗时均可实现更好的靶区覆盖和周围正常组织的保护。由于大部分儿童脑肿瘤复发时缺乏有效的系统治疗，部分肿瘤中再程放射治疗已经成为常规推荐。过去 10 年，数个中心的研究结果表明，再程放射治疗相对安全，并且与无再程放射治疗的患者相比可能延长生存。研究显示再程放射治疗在多数复发恶性胶质瘤和弥漫性脑桥胶质瘤患者中能够改善短期神经系统症状，并且延长 3～9 个月的生存时间。再程放射治疗在复发颅内室管膜瘤和髓母细胞瘤中同样有显著的生存获益，小部分患者再程放射治疗后存活时间超过 5～10 年，使得长期的局部控制成为可能。本章将总结儿童脑肿瘤复发后再程放射治疗的治疗结果。

一、背景

大多数情况下，复发性中枢神经系统肿瘤预后很差。随着技术和治疗的进步，临床医师需要在临床证据匮乏的情况下做出日益复杂的治疗决策。在成人和儿童肿瘤中，无进展生存和生活质量的临床意义越来越受重视，治愈性和姑息性病例之间的界限逐渐模糊。此外，儿童大脑具有特殊性，必须考虑儿童大脑发育的特殊情况，谨慎权衡治疗的获益和早期、晚期不良反应。近几年，部分中心报道了儿童复发性中枢神经系统肿瘤行再程放射治疗回顾性分析结果，没有较高的临床证据证实再程放射治疗的潜在的获益和治疗风险。现有情况下，再程放射治疗的随机试验很难通过伦理审批以获得更高水平的证据，至少目前必须以回顾性报道的临床结果为决策依据。然而，报道再程放射治疗的文献数量较少，且各方面差异性明显，包括肿瘤类型、手术方法、化学治疗和放射治疗技术的类型和方法。

解读文献前需明确一些基本概念。关键危及器官的耐受性制约了脑的照射，最重要的是视交叉、视神经、脑干、脊髓和大脑本身。正常组织对照射的反应不仅与总剂量有关，还与分割大小和再次放射治疗间隔长短有关。单次分割剂量越低，耐受性越高。因此在根治性治疗中使用常规分割（1.8～2Gy）的较长疗程放射治疗，而在姑息性治疗中使用较大分割、较短疗程的放射治疗。大多数治疗毒性的模型基于常规分割模式。立体定向消融性放射治疗采用较大的单次分割、具有不同的放射生物学原理，所以不能直接与常规分割方案相比较。其他影响正常组织反应的因素包括化学治疗、放射治疗的类型（如质子放射治疗与光子放射治疗），以及照射范围。患者因素如固有的放射敏感性和自身并发症也很重要。

（一）生物等效剂量

通常采用生物等效剂量（BED），比较两种不同剂量分割方式，BED 通过单次分割剂量和总剂量计算真实生物学剂量。BED 被定义为通过线性二次方程计算出总剂量采用极小的分割产生的生物效应（Joiner 和 Kogel，2009）。为了计算 BED，每种组织必须有一个衡量放射治疗分割敏感度的 α/β 值，晚反应组织如大脑和脊髓，该值通常为 2 或 3。

（二）正常组织耐受

2010 年的系列研究为目前的正常组织提供了详细剂量限制标准，称为临床正常组织效应的定量分析（QUANTEC）指南，并已在世界范围内推广。QUANTEC 指南中关于中枢系统关键结构的指南如下。除非另有说明，QUANTEC 指南仅适用于常规分割。

(1) 脑干：全脑干可接受 54Gy 照射，较小体积的脑干在单次分割＜ 2Gy 时，可承受的最大剂量为 59Gy。当剂量＞ 64Gy 时，毒性风险显著增加。单次立体定向放射外科（SRS）治疗中，12.5Gy 的最大脑干剂量与低毒性风险（＜ 5%）相关（Mayo 等，2010）。

(2) 视交叉与视神经：最大剂量（D_{max}）＜ 55Gy 时放射性视神经病变（RION）发生率较低，在 55～60Gy 的剂量范围内风险增加（3%～7%），而当最大剂量＞ 60Gy 时，风险进一步升高（＞ 7%～20%）。对于单次 SRS，研究表明在 D_{max} ＜ 8Gy 时 RION 的发病率罕见，达到

12～15Gy 时风险＞ 10%（Mayo 等，2010）。

(3) 脊髓：最高剂量达到 54Gy 和 61Gy 时放射性脊髓病变的风险分别＜ 1% 和＜ 10%。如采用立体定向放射外科，当脊髓受照最大剂量被限制在单次 13Gy 或三次 20Gy 时，脊髓病变发生率很低（＜ 1%）（Kirkpatrick 等，2010）。

(4) 脑：BED 达到 120Gy（100～140Gy）和 150Gy（140～170Gy）时，有症状的放射性脑坏死的发生率分别为 5% 和 10%（对应于 72Gy 和 90Gy，单次分割 2Gy，α/β 值为 3），大脑对超过 2Gy 的单次分割和每天 2 次的放射治疗特别敏感。在放射外科中，并发症的风险随着照射靶区增大而增加。一旦大脑照射剂量＞ 12Gy 的受照靶区超过 5～10cm^3，毒性会显著增加（Lawrence 等，2010）。

首程放射治疗应用这些剂量限制相对简单，但应用于再程放射治疗和已经接受最大耐受剂量照射的组织则非常困难。正常组织有修复能力并"忘记"接受的部分剂量，但修复的程度尚不确定。修复程度受放射治疗总剂量、单次剂量、剂量率和两次放射治疗间隔时间的影响。化学治疗的使用也会增加正常组织的放射治疗敏感性。再程放射治疗的数据来自脊髓动物模型。模型表明，放射治疗后 6 个月左右，放射治疗诱导的脊髓亚临床损伤的开始部分修复，程度逐渐增加至放射治疗后 2 年。再程放射治疗的耐受性取决于首程放射治疗剂量及距离首程放射治疗的时间（Vander Kogel，1993）。大脑的修复机制与此类似。成人胶质瘤再程放射治疗的综述中发现单次 2Gy、累积总剂量＞ 100Gy 时（相当于 BED 200Gy，α/β 值为 2）发生放射性脑坏死，但距离首程放射治疗的时间并不是重要的影响因素（Mayer 和 Sminia，2008）。这篇综述提示大脑对再程照射的耐受性可能高于之前的假设。但是，同样适用于儿童发育中的大脑吗？儿童中枢神经系统肿瘤复发行再程放射治疗并非新事。早在 1979 年，Cumberlin 就报道了复发性髓母细胞瘤患者接受颅后窝和全脑全脊髓放射治疗后"症状基本完全缓解"。在这个小样本研究中，值得注意的是有 1 例患者疾病控制但死于放射性脑坏死（Cumberlin 等，1979）。目前今非昔比的放射治疗技术可进行精确、分布均匀的高剂量照射，影像学技术可识别放射诱导损伤的区域。以下将探讨现代技术下儿科的再程放射治疗研究。

二、不同类型的儿童中枢神经系统肿瘤

（一）室管膜瘤

既往接受过放射治疗的室管膜瘤患者的挽救治疗选择有限，2 年总生存率约 29%（Goldwein

等，1990）。室管膜瘤手术难以治愈，化学治疗疗效有限。尽管不愿对儿童行再程放射治疗，但过去因此类患者缺乏其他治疗手段，积累了部分再程放射治疗经验。行再程放射治疗前需进行全面考虑，如治疗目标、患者年龄、复发部位和靶区范围。例如，如果复发是局限的，是否应该照射全脑全脊髓。全脑全脊髓照射可能造成更高的毒性，但不做可能导致不可接受的脑脊液播散风险。此外室管膜瘤通常发生在靠近脑干的颅后窝，照射剂量受到限制。表 29–1 描述了再程放射治疗照射的报道结果，详情如下。

表 29–1 既往照射室管膜瘤的研究结果

作者 / 技术 / 年份	再程放射治疗后中位无进展生存	再程放射治疗后中位生存	无再程放射治疗中位无进展生存	无再程放射治疗中位生存
Merchant/FFRT/2008	NA	67%（5 年）	NA	NA
Merchant/CSI/2008	53%（4 年）	NA	NA	NA
Merchant/SRS/2008	NA	20%（5 年）	NA	NA
Bouffet/2012	3.3 年	4.5 年	6 个月	11 个月
Zacharoulis/2010	18 个月	51 个月	8 个月	22 个月
Stafford/SRS/2000	18 个月	40.8 个月	NA	NA
Kano/SRS/2010	41.6%（3 年）	23%（3 年）	NA	NA
Hoffman/SRS/2014	40.8 个月	71%（2 年）	NA	NA
Mohindra/PDR/2013	35.7%（4 年）	60%（4 年）	NA	NA

FFRT. 局部分次放射治疗；CSI. 全脑全脊髓照射；SRS. 立体定向放射外科；PDR. 脉冲剂量放射治疗；NA. 未提供

目前已有多项相关结果发表，其中样本量最大的研究是 Merchant 等 38 例儿童室管膜瘤复发再程放射治疗的回顾分析结果。患者接受的再程放射治疗包括立体定向放射外科（SRS）、全脑全脊髓照射（CSI）或局部分次再照射（FFRT）（Merchant 等，2008）。随访期间挽救治疗采用再程照射或其他替代疗法没有统一要求。全组患儿在初诊时都接受了局部放射治疗，36 例患者首次放射治疗时采用常规分割，中位剂量为 50.4Gy（37.8～60.4Gy），2 例患者采用超分割，只有 1 例接受全脑全脊髓照射。13 例局部进展患者接受局部分次放射治疗，中位剂量 52.2Gy（50.4～54Gy）。两次累积中位剂量为 111.6Gy（98.4～120Gy），再程放射治疗距离首次放射治疗中位时间为 23 个月（10～82 个月）。再程放射治疗后中位随访时间为 30 个月（2～136 月），13 例中有 10 例患儿无病生存，3 例患者在再程放射治疗后 20 个月内死于转移。19 例同时局部远处混合病变的患者尝试切除所有病灶后进行了全脑全脊髓照射和局部加量。3 例局部失败的患者仅接受全脑全脊髓挽救治疗，其中 1 例在照射剂量为 39.6Gy 的情况下 6 个月后远处转移。12 例远处失败患者中位随访时间 22 月（3～69 个月），其中 9 例无进展，3 例再次复发，随访期内无人死亡。4 例局部、远处均失败的患者中，只有 1 例存活并且再程放射治疗 20 年后仍然生存。全组 1 例患者出现症状性小脑坏死，出现在总剂量 99Gy 照射的范围内，这例患者的首程、再程放射治疗的间隔为 4 个月，为全组最短。1 例患者在接受手术和 54Gy 照射区域出现颈段放射性脊髓病的影像学改变，1 例患者在照射 59.4Gy 范围内出现第二原发高级别胶质肿瘤。6 例患者接受 SRS 治疗，中位剂量为 18Gy（15～20Gy），其中 5 例患者既往同区域曾接受高剂量放射治疗，4 例患者在 SRS 前接受手术切除。SRS 组患者中首程放射治疗和再程放射治疗间隔的中位时间为 21.9 个月（7.5～67.7 个月），4 例患者 18 个月内复发并死亡，其中 2 例患者仅有局部失败，2 例合并局部和远处失败，4 例患者均出现影像或病理证实的脑坏死。余下 2 例患者中 1 例 40 个月时死于放射性脑坏死，1 例患者通过手术和高压氧疗法治疗脑坏死，再程放射治疗 10 年后疾病无进展。这篇论文给出了合理的证据支持室管膜瘤的再程放射治疗，但再程放射治疗毒性，特别是SRS的毒性仍然是问题。此外SRS组即使出现了神经毒性，局部控制也并不理想。

Bouffet 等 2012 年报道了他们在复发性室管膜瘤患者中进行再程放射治疗的结果（Bouffet 等，2012）。该研究较为特殊的是除生存和毒性数据外，还报道了生活质量和分子生物学标记的结果。研究共 18 例患者接受再程放射治疗，其中 2 例接受 SRS 治疗，12 例接受局部分次放射治疗，4 例因远处失败接受全脑全脊髓照射。首程放射治疗和再程放射治疗的中位间隔时间为 2.2 年。再程放射治疗中位剂量为 54Gy（45～59.4Gy），累积剂量为 108～113.4Gy。再程放射治疗总体耐受性良好，但有 1 例患者接受原发病灶的 SRS 治疗后出现毒性反应。此例患者经临床和影像学证据明确放射性脑坏死与明显的神经功能下降有关。与 Merchant 的发现类似，4 例因远处失败接受全脑全脊髓照射的患者均存活，中位随访时间为 1.9 年（范围 0.6 ± 1.7 年）。此研究及其他几项研究结果均出现一个值得注意的现象：再程放射治疗后的进展时间明显长于首次放射治疗后复发 / 进展的时间（再程放射治疗后 3 年 PFS 率为 61%，首程放射治疗后为 25%）。为了进一步明确机制，文献作者研究了 γH2AX 作为辐射诱导 DNA 损伤标志物的作用。再程放射治疗前切除病灶 γH2AX 表达阳性预示再程放射治疗后无进展时间更长（P=0.002），所有病灶 γH2AX 阴性提示放射治疗抵抗，患者在 2 年内复发。这些标志物可能在今后复发患者中应用再程放射治疗时发挥着越来越重要的作用。29 例复发时仅接受手术和（或）化学治疗的患者 3 年总生存率为 7% ± 6%，18 例除手术和（或）化学治疗外接受再程放射治疗的患者总生存率为 81% ± 12%。值得注意的是，在决定对所有复发性室管膜瘤患者行再程放射治疗后，在队列研究中有 18 例接受过再程放射治疗的患者是一系列连续入组的，将可能的选择性偏倚降至最低。

2009 年 Liu 等发表了小样本 6 例患者的治疗结果，患者接受 24～30Gy/8～10f 的照射，28

个月的中位随访期内患者均存活（Liu 等，2009）。然而 3 例患者出现放射性脑坏死，其中 2 例具有临床症状。同年，英国研究结果报道了 14 例接受再程放射治疗的患儿，其中 9 例儿童接受了局部分次放射治疗，3 例儿童接受了单次或多次的立体定向放射治疗，2 例儿童接受了全脑全脊髓照射（Messahel 等，2009），证实在复发时接受全脑全脊髓照射的大龄患儿（*n*=10，包括既往未接受放射治疗的患者）比接受局部放射治疗或不接受放射治疗的患儿预后更好。

SRS 在再程放射治疗中具有吸引力，因其最大限度地减少了正常组织的治疗量，潜在地减少了诸如智商变化等后遗症，且与重复 5 或 6 周的常规分割治疗相比缩短了治疗时间。然而，上述研究提示 SRS 放射性脑坏死的风险可能过高。一些研究报道了 SRS 治疗复发性室管膜瘤的结果。Stafford 报道了 11 例既往接受中位数 54Gy 照射、复发后伽马刀 SRS 剂量为 18Gy 患者的结果（Stafford 等，2000）。2 例患者发生放射性坏死，其中 1 例患者接受了 24Gy 治疗，另 1 例患者在毗邻部位接受了 18Gy 和 12Gy 两处 SRS 治疗。全组局部控制率为 82%，预估 3 年局部控制率为 68%。2 例患者发生远处失败。Kano 报道了 21 例既往接受 52.2Gy 常规外照射后中位时间 36.7 个月的复发患者，再程接受中位 15Gy 的 SRS，中位生存期为 27.6 个月。2 例患者在影像学上表现为放射性脑坏死，其中 1 例有症状。这 2 例患者的外照射和 SRS 的间隔时间分别为 22 个月和 37 个月。10 例患者在常规外照射放射治疗及 SRS 后出现颅内或脊髓远处复发。单因素分析中，与远处肿瘤复发相关的因素包括既往有脊髓转移（*P*=0.037），肿瘤位于第四脑室（*P*=0.002），两次放射治疗间隔＜ 18 个月（*P*=0.015）（Kano 等，2010）。Hoffman 报道了 12 例 55.8Gy 常规外照射后接受 24～30Gy/3～5f 立体定向治疗的患者的回顾分析结果，3 年局部控制率为 89%（Hoffman 等，2014）。两次放射治疗中位间隔时间为 25 个月。6 例患者在平均 5 个月的时间内表现出与放射性脑坏死相同的影像学改变，包括 1 例在首程放射野外接受立体定向放射治疗的患者。其中 5 例有症状，3 例接受了贝伐珠单抗治疗。似乎单次高剂量的获益伴随着再程放射治疗的代价。Mohindraet 等在另一组室管膜瘤患者中采取了不同的方法，这些患者在再程放射治疗时的中位年龄为 25 岁，在首次放射治疗时的中位年龄为 10 岁（Mohindra 等，2013）。传统放射治疗的剂量率为 400～600cGy/min，本组患者再程放射治疗时采用 6cGy/min 的低剂量率的脉冲放射治疗（PDR），可能改善正常组织的修复。两次放射治疗的中位间隔时间为 58 个月（32～212 个月），首程常规放射治疗的中位剂量为 48.4Gy，中位累积剂量为 105.2Gy（90～162.4Gy）。末次随访时一半的病灶得到了控制。在磁共振检查中，无一例患者出现脑坏死，但有 1 例患者有进行性神经根病变，接受了高压氧治疗。这项研究只有 5 例患者首次放射治疗剂量较低，且两次放射治疗之间的间隔很长，患者年龄偏大。而低剂量率伴随的治疗时间延长导致年幼患者可能无法耐受。虽然很难从这项研究中得出结论，但研究结果提供了关于替代治疗方案的思考。

所有的研究都提到了最大限度切除病灶的好处，且大多数尽可能切除转移瘤。几项研究一致认为再程放射治疗具有生存获益，常规分割照射在放射性脑坏死方面毒性较小。适当照射范围尚无定论，即使在局部控制的情况下也会发生远距离复发，应该根据个体情况选择全脑全脊髓照射和局部补量。部分研究结果提示复发时接受全脑全脊髓照射预后更佳。

（二）髓母细胞瘤

根据历史数据，复发的髓母细胞瘤（MB）的中位生存期约为 12 个月（Packer 和 Finlay，1996）。最近的几项研究探讨了复发性髓母细胞瘤中再程放射治疗的经验（表 29–2）。

表 29–2　髓母细胞瘤再程放射治疗的结果

作者（病例数）	中位 PFS	中位 OS
Wetmore（14）		5 年 55%，10 年 33%，从确诊复发再程放射治疗时计算
		5 年 46%，10 年 0%，从确诊复发时
Baskt（13）	5 年：48%	5 年 65%
Chojnacka（8）	6.5 个月	17.5 个月
Saran（12）	12 个月	29 个月

PFS. 无进展生存；OS. 总生存

Wetmore 等报道了 38 例复发的髓母细胞瘤患者的治疗结果，其中 14 例既往曾行放射治疗后行再程放射治疗，结果表明再程放射治疗加入挽救治疗可延长生存（Wetmore 等，2014）。2003 年前，标准风险（SR）患者的首程放射治疗照射范围包括全脑全脊髓（23.4Gy）、颅后窝（36Gy），原发肿瘤（外扩 2cm 形成 CTV，剂量 55.8Gy）。2003 年后，SR 患者接受全脑全脊髓照射（23.4Gy）和原发部位照射（55.8Gy），原发灶外扩 1cm 形成 CTV。高危（HR）患者接受全脑全脊髓照射（36～39.6Gy）后原发灶外扩 2cm（2003 年前）或 1cm（2003 年后）形成 CTV 照射至 55.8Gy。首程放射治疗和再程放射治疗间中位间隔 39 个月。既往放射治疗组包括 11 例初诊 SR 患者和 3 例初诊 HR 患者。11 例 SR 患者中有 8 例接受全脑全脊髓照射和局部加量，2 例行脊髓病变再程放射治疗（病变复发部位），1 例接受颅后窝复发部位的再程局部放射治疗。HR 患者均未接受全脑全脊髓照射预照射。总的中位再程照射剂量为 36Gy（18～54Gy），总累积剂量为 91.9Gy（73.8～109.8Gy）。6 例 SR 患者在接受再程放射治疗（全脑全脊髓照射和局部加量）后肿瘤进展，其中 5 例肿瘤复发在全脑全脊髓照射范围内，但在局部加量范围外。1 例患者在再程放射治疗野内外均有疾病复发。再程放射治疗患者的放射性脑坏死发生率显著高于既往未接受过放射治疗者（64% vs. 29%），但文章未详细报道发生脑坏死患者接受的累积剂量的情况。发生脑坏死的患者无症状，不需要临床干预。再程放射治疗组垂体功能减退和甲状腺功能减退的发生率也较高，但未达到统计学意义。1 例患者因脑水肿提前终止治疗。Bakst 报道了 13 例髓母细胞瘤患者接受再程放射治疗的结果，11 例完成了治疗，再程放射治疗后的中位随访时间为 30 个月（0～176 个月）（Bakst 等，2011）。首程放射治疗和再程放射治疗中位间隔时间为 57 个月（25～112 个月），放射治疗均是在化学治疗和手术后进行。首程全脑全脊髓中位照射剂量为 36Gy（18～36Gy），原发肿瘤局部加量至 54Gy（50～59.5Gy）。中位再程放射治疗剂量为 30Gy（19.8～45Gy），单次分割中位剂量为 1.5Gy（1.0～1.8Gy）。脑、脊髓的最大累积中位剂量为 84Gy（范围 65～98.4Gy）。只有 1 例患者接受了再程的全脑全脊髓照射，最大累积剂量为 66Gy。中位随访时间 17 个月（2～59 个月）时有 6 例患者失败，其中 5 例患者再程放射治疗时有大体肿瘤残存。照射野内外均有病情进展发生。2 例患者接受了进一步手术，随后对颅后窝进行了再程 30Gy 的照射，累积剂量分别为 115.8Gy 和 110Gy。再程放射治疗耐受性良好，1 例患者 39 个月时出现无症状放射性脑坏死。其他毒性包括 38% 的显著听力损失，但这可能是多因素的，也有 15% 的患者发展为垂体功能减退。1 例患者出现了神经认知障碍。

Chojnacka 报道了 8 例复发性中枢神经系统肿瘤患儿接受再程放射治疗的治疗结果和危及器官累计受量（Chojnacka 等，2011）。8 例患者中有 6 例为髓母细胞瘤，1 例生殖细胞肿瘤，1 例非生殖细胞肿瘤。两次放射治疗间隔 5～51 个月，中位随访时间 16 个月（6～27 个月）。首次放射治疗剂量 55.11Gy（40～55.11Gy），单次 1.67Gy。再程放射治疗剂量 40Gy，2Gy/f，总累计剂量 75Gy（65～95Gy），中位累计 BED 为 144Gy（126～181Gy）。再程放射治疗后 1 年内进展的 6 例患儿中，有 2 例发生在放射野内。其他患者无放射治疗野内失败，病情进展发生在大脑 2 例、脊髓 1 例，扩散至整个中枢神经系统 1 例。未发现 3—5 级急性毒性，4 例患儿出现 1 级放射治疗毒性，不需要药物治疗，另外 4 例患儿出现 2 级头痛和呕吐，需要低剂量类固醇和（或）止吐治疗。1 例患者脑干再程放射治疗最大点剂量为 37.93Gy，全组平均为 8.87Gy；脑干最高平均剂量 18.40Gy，最大剂量 21.63Gy。视神经通路再程照射最高剂量平均 20.42Gy。研究没有给出上述两个研究的最大点剂量，也没有给出这些关键结构的累计最大剂量。此外，首程放射治疗单次较低分割在两次放射治疗间可实现更好的正常组织修复。Padiovani 报道了 5 例髓母细胞瘤再程放射治疗患者的局部控制情况（Padovani 等，2011）。4 例患者中位随访 28 个月（范围 14～36 个月）时脑脊液播散。这些患者的首程全脑全脊髓照射中位剂量为 36Gy（23.4～36Gy），肿瘤中位照射剂量为 54Gy（54～55.8Gy），局部再程放射治疗中位剂量为 29.3Gy（20～36Gy），中位累积 BED2 为 168Gy。本组未发现神经毒性。所有患者在确诊复发时都接受了标准的挽救化学治疗，然而或进展或无效。

Massimino 研究了髓母细胞瘤复发的挽救治疗方案，主要针对高剂量化学治疗，也包含 10 例接受再程放射治疗的患者（Massimino 等，2009）。作为首程放射治疗的一部分，所有患者都接受了全脑全脊髓照射和原发灶补量至 54Gy 的照射。首程放射治疗全脑全脊髓照射剂量从 19.5Gy、单次 1.5Gy 到 39Gy、单次 1.3Gy 不等。7 例患者接受了再程全脑全脊髓照射治疗，总剂量 20.2Gy，每日 2 次，每次 1.3Gy，3 例仅照射局部病灶至超过 50Gy。整组患者（包括未再程放射治疗）的中位生存期为 41 个月（11～93 个月）。未报道放射治疗引起的神经毒性结果。

部分研究探讨了 SRS 和分次立体定向放射治疗（FSRT）在髓母细胞瘤中的应用。Saran 等报道了 14 例接受 FSRT 治疗患者的结果，FSRT 剂量为 30～40Gy，单次剂量 5Gy，既往曾接受全脑全脊髓照射及原发肿瘤补量至 50～55Gy（Saran 等，2008）。3 例患者在治疗期间出现颅压升高症状，需大剂量皮质类固醇治疗。其中 1 例在 FSRT 完成 10 周后因顽固性颅高压症状行减压手术。1 例患者除残留 / 复发疾病外 1 年内出现放射性脑坏死。未发现其他 SCRT 后晚期毒性反应。患者中位生存期 29 个月。观察到 9 例复发，中位进展时间 12 个月（5～19 个月）。4 例患者在照射野内复发，5 例复发于颅后窝照射野外，3 例复发于幕上区。有 5 例患者软脑膜肿瘤扩散，其中 2 例患者的脊髓轴线是唯一的复发部位。1 例患者发生骨转移。Milker-Zabel 报道，20 例患者的 29 个病灶接受 FSRT（n=21）或 SRS（n=8）治疗的局部控制率为 89.7%（Milker-Zabel 等，2002）。所有患者既往接受全脑全脊髓照射和原发肿瘤补量至 54Gy。29 个病灶中有 18 个在首程原发灶补量野内。再程放射治疗总剂量 FSRT 平均为 24Gy，单次 4Gy，SRS 剂量为 15Gy。平均随访时间 88.5 个月。3 例患者平均 5 个月后发生局部进展。9 例患者出现多灶性颅内进展，5 例患者出现颅外的脊髓转移。13 例患者死于弥漫性脑脊髓进展，中位生存时间为 72.6 个月。该研究 SRS 后没有观察到超过 2 级的急性或慢性毒性，也未出现颅内压升高，未出现症状性放射性脑坏死。

几乎所有的髓母细胞瘤患者在首程放射治疗时均行全脑全脊髓照射，因此局部治疗是复发时最常见的方法。再程放射治疗时有肉眼肿瘤残留的患者预后极差。局部复发目前看是可控的，但远处失败仍无解决良方。随着靶向药物的不断发展，髓母细胞瘤的远处失败可能得到改善。

（三）胶质瘤

Fontanilla 在脑桥胶质瘤姑息性再程放射治疗的研究中，对 6 例先前接受 54～55.8Gy 照射的儿童进行了脑干再程放射治疗至 18～20Gy，同时应用同步化学治疗（Fontanilla 等，2012）。两程放射治疗的最短间隔 8 个月。治疗耐受性良好，4 例患儿临床症状改善，影像学检查上病灶缩小。再程放射治疗后的中位无进展生存期为 5 个月。在非脑桥高级别胶质瘤患者中，Muller 报道了 8 例接受再程放射治疗患者的治疗结果（Muller 等，2014），首程放射治疗中位剂量为

59.4Gy（54～60Gy）。5 例接受分次立体定向放射治疗（FSRT），中位剂量 30.6Gy（30.6～55.8Gy，译者注：原著表述似有误），两程放射治疗之间的中位时间为 9 个月。3 例接受大分割治疗，24.2～30Gy/ 分 5～10 次（1 例通过分次的立体定向放射外科）。3 例患者出现短期内明显的神经症状改善和影像学病变的缩小。未发生重大毒性反应（包括放射性坏死），也无治疗相关死亡，但此组患者的总体生存时间仅为 4.6 个月。此类患者的短生存期意味着接受放射性脑坏死高风险治疗可能是合理的，放射性脑坏死是晚期毒性，患者剩余生存期生活质量的获益可能超过晚期毒性风险。

三、制订放射治疗计划时的特殊问题

表 29-3 汇总了已有再程放射治疗并发症发生情况。复发的位置决定了再程放射治疗的难度和可能的照射剂量。例如，与远离重要危及器官的颅内复发相比，复发灶紧邻已经接受最大限量的脑干第四脑室的再程放射治疗更具挑战性，潜在治疗毒性也更大。这需要医师结合患者的情况行个体化给量。

表 29-3　再程分割放射治疗累积量、局部控制和神经毒性汇总

作　者	再程放射治疗间隔（月）	再程放射治疗剂量（Gy）	累积剂量（Gy）	局部控制	神经毒性
Merchant	23（10～82）	52.2（50.4～54）	111.6（98.4～120）	50%	全脑全脊髓照射组：症状性脑坏死——99Gy 放射治疗间短间隔 4 个月
					颈段脊髓病——既往手术、放射治疗 54Gy
					第二原发高级别肿瘤——59Gy
Bouffet	26.4	54（45～59.4）	108～113.4	NA	无放射性脑坏死
Mohindra 脉冲放射治疗	58（32～212）		105.2（90～162.4）	50%	无放射性脑坏死
					高压氧治疗神经根病变
Wetmore	39	36（18～54）	91.9（73.8～109.8）	NA	64% 无症状放射性脑坏死
Bakst	57（25～112）	30（19.8～45），单次 1.5	84（65～98.4）	NA	1 例无症状放射性脑坏死

（续表）

作　者	再程放射治疗间隔（月）	再程放射治疗剂量（Gy）	累积剂量（Gy）	局部控制	神经毒性
Chojnacka	5～51	40	75（65～95）	67%	
Padiovani		29.3（20～36）	BED2 168（约 84）	100%	无放射性脑坏死
Fontanilla	8	18～20	72～75.8	0%	无 3/4 级毒性
Muller	9	30.6（30.6～55.8）		0%	无 3/4 级毒性

大多数研究没有给出 CTV 或 PTV 的外扩边界，通常由医生自主决定，即使在同一中心也存在差异。再程放射治疗时，在可能的情况下减少边界似乎是明智的。Merchant 外扩 5mm 形成 CTV，Bouffet 采用 0～10mm，Liu 采用 3mm，而 Chojnacka 的 PTV 直接由 GTV 外扩 4mm 形成、不设置 CTV。应仔细审核放射计划，特别注意首程放射治疗和再程放射治疗的热点，以最大限度地减少放射性脑坏死的风险。质子治疗等粒子治疗可能在保护接受过放射治疗的正常结构方面具有优势（McDonald 等，2013），但越来越多的来自质子放射治疗中心的数据表明，即使在一程治疗后，放射性脑坏死也是令人担忧的问题（Indelicato 等，2014），可能与布拉格峰区域内生物等效剂量的变化有关，质子在这种情况下可能并不合适。

结　论

上述结果支持在儿童复发性脑瘤患者中选择性的接受再程放射治疗，多数研究的长期存活数据表明再程放射治疗具有生存获益。复发性室管膜瘤具有较好的证据支持，因除手术外无其他有效的治疗方法，且有相当部分患者获得了长时间的生存。复发恶性胶质瘤和弥漫性内生性脑桥胶质瘤（DIPG）的患者可能有生存获益，并有神经症状的改善，因此在选择性的应用再程放射治疗可能是合理的。再程放射治疗的治疗毒性数据仍然较粗糙，因此很难得出关键危及器官的最佳耐受剂量和耐受性的结论（表 29-3）。与常规分割相比，SRS 的放射性坏死风险似乎更大。在这种情况下，常规分割放射治疗可能是谨慎的选择。再程放射治疗可能导致未成熟的儿童大脑损伤，造成进一步的神经认知问题。Bouffet（Bouffet 等，2012）是唯一一个报道了再程放射治疗后神经认知改变的研究，再程放射治疗后重新评估的 7 例患者的均出现智商下降。Baskt（Bakst 等，2011）报道 1 例患者在大学期间需要额外的教育援助，而 Milker-Zabel（Milker-Zabel 等，2002）报道 1 例患者表现为智力缺陷，需要特殊学校教育。接受再程放射治疗的患儿也需监测内分泌变化（Wetmore 等，2014；Bakst 等，2011）。上述研究中的患者同时应用系统治疗药物，可能以无法量化的方式影响放射敏感性。同步的化学治疗药物可能会提高肿瘤和正常组织的敏感性，在提高放射治疗剂量时需要考虑到这一点。再程放射治疗也可改善神经系统症状，因此在不太需要考虑长期毒性风险的情况下，再程放射治疗也可发挥姑息减症作用。

下一步的研究应该详细说明危及器官的受量，并报道与剂量相关的毒性，以便帮进一步确定再程放射治疗的耐受性。目前来看，证据支持再程放射治疗在选定的病例中既可用于改善症状，也具有生存获益。

参考文献

[1] Bakst RL, Dunkel IJ, Gilheeney S, Khakoo Y, Becher O, Souweidane MM, Wolden SL (2011) Reirradiation for recurrent medulloblastoma. Cancer 117(21):4977–4982. doi:10.1002/cncr.26148

[2] Bouffet E, Hawkins CE, Ballourah W, Taylor MD, Bartels UK, Schoenhoff N, Tsangaris E, Huang A, Kulkarni A, Mabbot DJ, Laperriere N, Tabori U (2012) Survival benefit for pediatric patients with recurrent ependymoma treated with reirradiation. Int J Radiat Oncol Biol Phys 83(5):1541– 1548. doi:10.1016/j.ijrobp.2011.10.039

[3] Chojnacka M, Skowronska-Gardas A, Pedziwiatr K, Morawska-Kaczynska M, Perek M, Perek D (2011) Reirradiation of relapsed brain tumors in children. Rep Pract Oncol Radiother 17(1):32– 37. doi:10.1016/j.rpor.2011.10.004

[4] Cumberlin RL, Luk KH, Wara WM, Sheline GE, Wilson CB (1979) Medulloblastoma: treatment results and effect on normal tissues. Cancer 43(3):1014–1020

[5] Fontanilla HP, Pinnix CC, Ketonen LM, Woo SY, Vats TS, Rytting ME, Wolff JE, Mahajan A (2012) Palliative reirradiation for progressive diffuse intrinsic pontine glioma. Am J Clin Oncol 35(1):51–57. doi:10.1097/COC.0b013e318201a2b7

[6] Goldwein JW, Glauser TA, Packer RJ, Finlay JL, Sutton LN, Curran WJ, Laehy JM, Rorke LB, Schut L, D'Angio GJ (1990) Recurrent intracranial ependymomas in children. Survival, patterns of failure, and prognostic factors. Cancer 66(3): 557–563

[7] Hoffman LM, Plimpton SR, Foreman NK, Stence NV, Hankinson TC, Handler MH, Hemenway MS, Vibhakar R, Liu AK (2014) Fractionated stereotactic radiosurgery for recurrent ependymoma in children. J Neuro-Oncol 116(1):107–111. doi:10.1007/s11060-013-1259-3

[8] Indelicato DJ, Flampouri S, Rotondo RL, Bradley JA, Morris CG, Aldana PR, Sandler E, Mendenhall NP (2014) Incidence and dosimetric parameters of pediatric brainstem toxicity following proton therapy. Acta Oncol 53(10):1298–1304. doi:10.3109/0284186X.2014.957414

[9] Joiner M, Kogel A (2009) Basic clinical radiobiology, 4th edn. Hodder Arnold, London

[10] Kano H, Yang HC, Kondziolka D, Niranjan A, Arai Y, Flickinger JC, Lunsford LD (2010) Stereotactic radiosurgery for pediatric recurrent intracranial ependymomas. J Neurosurg Pediatr 6(5):417–423. doi:10.3171/2010.8.PEDS10252

[11] Kirkpatrick JP, van der Kogel AJ, Schultheiss TE (2010) Radiation dose-volume effects in the spinal cord. Int J Radiat Oncol Biol Phys 76(3 Suppl):S42–S49. doi:10.1016/j.ijrobp.2009.04.095

[12] van der Kogel AJ (1993) Retreatment tolerance of the spinal cord. Int J Radiat Oncol Biol Phys 26(4):715–717

[13] Lawrence YR, Li XA, el Naqa I, Hahn CA, Marks LB, Merchant TE, Dicker AP (2010) Radiation dose-volume effects in the brain. Int J Radiat Oncol Biol Phys 76(3 Suppl):S20–S27. doi:10.1016/j.ijrobp.2009.02.091

[14] Liu AK, Foreman NK, Gaspar LE, Trinidad E, Handler MH (2009) Maximally safe resection followed by hypofractionated re-irradiation for locally recurrent ependymoma in children. Pediatr Blood Cancer 52(7):804–807. doi:10.1002/pbc.21982

[15] Massimino M, Gandola L, Spreafico F, Biassoni V, Luksch R, Collini P, Solero CN, Simonetti F, Pignoli E, Cefalo G, Poggi G, Modena P, Mariani L, Potepan P, Podda M, Casanova M, Pecori E, Acerno S, Ferrari A, Terenziani M, Meazza C, Polastri D, Ravagnani F, Fossati-Bellani F (2009) No salvage using high-dose chemotherapy plus/minus reirradiation for relapsing previously irradiated medulloblastoma. Int J Radiat Oncol Biol Phys 73(5):1358–1363. doi:10.1016/j.ijrobp.2008.06.1930

[16] Mayer R, Sminia P (2008) Reirradiation tolerance of the human brain. Int J Radiat Oncol Biol Phys 70(5):1350–1360. doi:10.1016/j.ijrobp.2007.08.015

[17] Mayo C, Martel MK, Marks LB, Flickinger J, Nam J, Kirkpatrick J (2010a) Radiation dose-volume effects of

optic nerves and chiasm. Int J Radiat Oncol Biol Phys 76(3 Suppl):S28–S35. doi:10.1016/j.ijrobp.2009.07.1753

[18] Mayo C, Yorke E, Merchant TE (2010b) Radiation associated brainstem injury. Int J Radiat Oncol Biol Phys 76(3 Suppl):S36–S41. doi:10.1016/j.ijrobp.2009.08.078

[19] McDonald MW, Wolanski MR, Simmons JW, Buchsbaum JC (2013) Technique for sparing previously irradiated critical normal structures in salvage proton craniospinal irradiation. Radiat Oncol 8:14. doi:10.1186/1748–717X–8–14

[20] Merchant TE, Boop FA, Kun LE, Sanford RA (2008) A retrospective study of surgery and reirradiation for recurrent ependymoma. Int J Radiat Oncol Biol Phys 71(1):87–97. doi:10.1016/j. ijrobp.2007.09.037

[21] Messahel B, Ashley S, Saran F, Ellison D, Ironside J, Phipps K, Cox T, Chong WK, Robinson K, Picton S, Pinkerton CR, Mallucci C, Macarthur D, Jaspan T, Michalski A, Grundy RG, Children's Cancer Leukaemia Group Brain Tumour Committee (2009) Relapsed intracranial ependymoma in children in the UK: patterns of relapse, survival and therapeutic outcome. Eur J Cancer 45(10):1815–1823. doi:10.1016/j.ejca.2009.03.018

[22] Milker–Zabel S, Zabel A, Thilmann C, Zuna I, Hoess A, Wannenmacher M, Debus J (2002) Results of three–dimensional stereotactically–guided radiotherapy in recurrent medulloblastoma. J Neuro–Oncol 60(3):227–233

[23] Mohindra P, Robins HI, Tome WA, Hayes L, Howard SP (2013) Wide–field pulsed reduced dose rate radiotherapy (PRDR) for recurrent ependymoma in pediatric and young adult patients. Anticancer Res 33(6):2611–2618

[24] Muller K, Scheithauer H, Pietschmann S, Hoffmann M, Rossler J, Graf N, Baumert BG, Christiansen H, Kortmann RD, Kramm CM, von Bueren AO (2014) Reirradiation as part of a salvage treatment approach for progressive non–pontine pediatric high–grade gliomas: preliminary experiences from the German HIT–HGG study group. Radiat Oncol 9:177. doi:10.1186/1748–717X–9–177

[25] Packer RJ, Finlay JL (1996) Chemotherapy for childhood medulloblastoma and primitive neuroectodermal tumors. Oncologist 1(6):381–393

[26] Padovani L, Andre N, Gentet JC, Figarella Branger D, Scavarda D, Verschuur A, Chinot O, Cowen D, Muracciole X (2011) Reirradiation and concomitant metronomic temozolomide: an efficient combination for local control in medulloblastoma disease? J Pediatr Hematol Oncol 33(8):600–604. doi:10.1097/MPH.0b013e3182331eaf

[27] Saran F, Baumert BG, Creak AL, Warrington AP, Ashley S, Traish D, Brada M (2008) Hypofractionated stereotactic radiotherapy in the management of recurrent or residual medulloblastoma/ PNET. Pediatr Blood Cancer 50(3):554–560. doi:10.1002/pbc.21382

[28] Stafford SL, Pollock BE, Foote RL, Gorman DA, Nelson DF, Schomberg PJ (2000) Stereotactic radiosurgery for recurrent ependymoma. Cancer 88(4):870–875

[29] Wetmore C, Herington D, Lin T, Onar–Thomas A, Gajjar A, Merchant TE (2014) Reirradiation of recurrent medulloblastoma: does clinical benefit outweigh risk for toxicity? Cancer 120(23):3731–3737. doi:10.1002/cncr.28907

第七篇

放射治疗毒性及处理
Radiotherapy Toxicity and Management

第 30 章　儿童脑瘤放射治疗对神经心理学功能的远期影响

Neuropsychological Late Effects of Radiotherapy for Pediatric Brain Tumors

Marsha Nortz Gragert　Tanya N. Antonini　Lisa S. Kahalley　著
杨斌让　林　鄞　译
麦惠容　文飞球　校

摘　要

随着儿童脑瘤治疗方法的进步，患儿总体生存率得到了提高。但与此同时，治疗所带来的后遗症也逐渐显现出来，涉及生理、认知、学业 / 职业技能及社会情感等多个领域。迄今为止的研究表明，放射治疗对患儿的神经认知功能有显著影响。然而，也有一些研究探讨了其他影响因素对结局指标的影响。未来的研究需要更详细地考察医疗因素、儿童自身的特点、更广泛的环境因素对儿童脑瘤患儿预后的直接和间接影响。本章将结合现有的文献，系统地阐述儿童脑瘤生存者的神经心理学功能及其他相关功能结局的特征。同时，本章将综述儿童脑瘤生存者功能指标的影响因素、病理生理学，以及循证干预方法及预防措施。此外，本章也会讨论方法学上的问题，以便为理解当前该领域研究的局限性提供背景，并为未来的研究提供重要的方向指导。

随着现代医学检测技术和治疗手段的进步，脑瘤患儿总生存率的提高，儿童脑瘤生存者远期的神经心理学功能和生活质量问题越来越受到研究者和临床医师的关注（Howlader 等，2015）。神经心理学功能的“远期影响”，指的是治疗之后的最初几年内，在儿童脑瘤（PBT）生存者身上延迟出现的诸如认知功能、学业成绩、社交情感 / 行为等方面的后遗症。有越来越多的研究去探究这些远期影响及相关的风险因素和其神经病理学机制。甚至在最近，已出现探索可能的治疗和预防方法的研究。

一、影响因素

有很多因素会影响 PBT 生存者的神经心理学功能，但每项研究均未完全探讨这些大部分因素，因此尚无法确定放射治疗与神经心理学功能之间的特定关系，也很难建立更准确的模型来预测 PBT 生存者的神经心理学功能。在这种背景下，研究者探讨最多的是与治疗相关的变量。总的来说，虽然现有的文献不能解释许多结局变量，但放射治疗与神经认知功能损害的最大风险之间存在相关性（de Ruiter 等，2013；Silber 等，1992）。放射治疗的强度和类型可减轻放射治疗相关的长期神经心理学功能影响（Reddick 等，2014）。全脑全脊髓放射治疗风险最大，而现代的局灶性放射治疗方法（如 3D 适形和强度调节放射治疗）则能减少对健康脑组织的辐射暴露（Moore，2005；Mulhern 等，2004b；Olsson 等，2014）。放射治疗的剂量越高，产生的损伤可能更大。例如，在髓母细胞瘤（MB）患者中，降低剂量的全脑全脊髓放射治疗与常规剂量相比，智力下降的程度更小（Moxon-Emre 等，2014；Ris 等，2001）。

手术和化学治疗同样也是影响神经认知功能的风险因素（Beebe 等，2005；Ris 等，2008；de Blank 等，2016），但尚无一致性的研究证据。在外科手术方面，术后小脑性缄默症对神经心理学功能的影响可能被低估，特别是考虑到高达 24% 的 MB 患者可能出现这一现象（Robertson 等，2006）。小脑性缄默症常伴发情绪不稳、共济失调、肌张力低下等其他神经系统症状，统称为“颅后窝综合征”。当这些患者的语言功能恢复的时候，颅后窝综合征的其他症状却可能持续，或在数月甚至数年才慢慢消失。此外，颅后窝综合征的患者还存在长期的认知、学业和社会心理功能损害的风险（Palmer 等，2010；Schreiber 等，2014；Wolfe-Christensen 等，2007）。由于肿瘤表现的个体差异，加之化学治疗常常与放射治疗联合使用导致研究结果的混淆，因此很难研究化学治疗对 PBT 患者神经认知功能的影响（de Ruiter 等，2013）。尽管研究者普遍认为化学治疗的毒性比放射治疗小，但若是合并放射治疗与化学治疗，其所可能带来的认知损害（如学习和记忆等）往往比单纯放射治疗要大（Di Pinto 等，2012）。在临床实践中，针对非常年幼的患儿，许多治疗方案会选择化学治疗以避免或延缓放射治疗，以减少放射治疗对认知的长期影响。

PBT 的治疗方式对神经心理学功能的影响，尤其是放射治疗，还会受到患者诊断年龄及治疗时间的影响。具体而言，在接受手术、放射治疗或者化学治疗的 MB 患儿中，诊断和治疗的年龄越小，其处理速度、工作记忆、注意力和智力等认知能力就越差（Palmer 等，2013；

Schreiber 等，2014）；在接受低剂量放射治疗辅助化学治疗的 MB 患儿中，年龄越小则非语言智力也越差（Ris 等，2001）；另外，在接受化学治疗或（和）放射治疗的纯生殖细胞瘤和非生殖细胞性生殖细胞瘤患者中，年龄越小，IQ 和数学能力更低（Sands 等，2001）。患者的认知功能损害常随着诊断 / 治疗时间的推移而恶化或变得更加明显（de Ruiter 等，2013；Palmer 等，2001）。同时一些研究表明，认知功能在治疗后不久急剧下降，之后认知能力损害的速度将会逐年下降（Palmer 等，2003；Spiegler 等，2004）。

除了上述治疗相关的因素以外，还有一些与肿瘤本身相关的因素可能会影响神经认知功能。但是我们很难把肿瘤部位和病理等肿瘤本身因素的影响分开，因为这些因素往往与其他医学和治疗因素混杂在一起。例如，MB 位于小脑幕下，常伴有显著的神经认知功能损害，通常幼年确诊，并采用外科完整切除术、全脑全脊髓放射治疗和化学治疗等综合治疗。在如此复杂的情况下，想要单独地探讨肿瘤部位对认知功能的影响非常困难。虽然一项早期的研究发现，幕上的大脑半球肿瘤的患儿，其认知功能损害更严重（Ellenberg 等，1987），但是另一项最近的研究却发现，在排除诊断年龄和放射治疗剂量的影响之后，幕下肿瘤的患儿认知能力要低于幕上肿瘤的患儿（Patel 等，2011）。肿瘤部位的影响可能还取决于研究者关注的具体认知功能。例如，若考察言语学习能力，考虑放射治疗和化疗因素外，肿瘤位于第三脑室的 PBT 患者的表现要显著差于肿瘤位于小脑的患者；相反，若关注的是工作记忆，则小脑肿瘤患者的表现更弱（King 等，2004）。特定领域的认知功能与日常功能区域之间的关系也可能因肿瘤部位而异。例如有研究发现，在小脑肿瘤的患者中，听觉注意力广度能显著地预测日常的沟通能力；而在第三脑室肿瘤的患者中，则是言语记忆能力能显著预测社交技能（Papazoglou 等，2008）。除了肿瘤部位，肿瘤的大小及其病理学属性也会影响患者的功能。一般情况下，肿瘤越大，则智力水平越低（Olsson 等，2014）；在 MB 患者中，肿瘤的恶性程度越高，其处理速度、工作记忆、注意及智力水平也越差（Palmer 等，2013；Schreiber 等，2014），尽管如上所述，病理的恶性程度与其他医学和治疗因素是混杂在一起的。

特定的人口学变量，如性别、社会经济地位、种族和病前认知水平等，也会影响患者的功能。就性别而言，一些证据表明女性的认知能力下降和神经系统变化可能比男性更严重（Palmer 等，2003；Reddick 等，2014；Ris 等，2001）。然而，最近的研究发现，男性患者表现出长期（确诊后平均 4.6 年）损害风险更高；但总体而言，除性别外的其他因素（如肿瘤大小）可能是长期缺陷更好的预测因素（Olsson 等，2014）。虽然父母的受教育水平和婚姻状态与患儿基线水平的认知能力相关，但很少有研究关注家庭收入或父母教育水平等社会经济因素对神经认知功能的影响（Palmer 等，2013）。另外，PBT 诊断后 1～2 年内较低的家庭社会经济地位越与诊断后 3～4 年内出现的行为问题相关（Kullgren 等，2003）。虽然在接受放射治疗和化学治疗的 MB 生存者中，种族与患者基线水平及诊断 5 年后的工作记忆、处理速度和注意等认知功能的改变之间并不存在显著关联，但与社会经济地位相似，种族对神经认知功能的长期影响的研究也很少（Palmer 等，2013）。

在 PBT 生存者中，其基线水平更好的认知功能与随着时间推移，其认知功能更大的下降有相关性。例如，在 MB 患者中，基线水平更好的处理速度、工作记忆和注意力，与之后 5 年内，这些认知功能的更大下降有关（Palmer 等，2013）。此外，在接受低剂量放射治疗辅助化学治疗的 MB 儿童中，基线较好的认知功能与之后 4 年内更大的 IQ 得分下降有关（Ris 等，2001）。

二、病理生理学

颅脑放射治疗会影响小胶质细胞和微血管环境，也会影响神经发生、神经免疫反应和细胞凋亡等过程，这些因素构成了放射治疗诱发的神经心理后遗症的潜在病理生理学机制。其中，最受研究者关注的是放射治疗对皮质和皮质下白质变化的影响。大量的研究发现，颅脑放射治疗与正常出现的白质减少之间存在关联（Fouladi 等，2004；Mulhern 等，2004c），但是需要注意的是，其中一些研究并不是只针对 PBT 患者，其研究样本中还包含一些其他接受放射治疗和有 / 无化学治疗的小儿肿瘤患者。影像学研究表明，放射治疗的强度增加与白质体积减少相关（Reddick 等，2014）；也有报道称正常的白质与神经认知功能，包括 IQ、数学、言语工作记忆直接相关（Fouladi 等，2004；Jacola 等，2014；Mabbott 等，2006）。Mulhern 等（2001）发现，在 MB 生存者中，控制颅脑放射治疗时长的影响后，正常出现的白质能很大程度上解释颅脑放射治疗的年龄与 IQ 之间的相关性。近年来，弥散张量成像（DTI）的研究证实放射治疗会导致白质纤维完整性的改变，同时 DTI 还能帮助研究者更好地研究那些最容易受到放射治疗影响的白质纤维束。特别是在一项针对 MB 长期生存者的研究中发现，尽管接受相同的放射治疗剂量，额叶白质完整性受损比顶叶更严重（Qiu 等，2007）。另一项对颅后窝肿瘤患者的 DTI 研究发现，接受手术和放射治疗的患者与仅接受手术的患者相比，小脑—丘脑—大脑束小脑区白质完整性损伤更严重（Law 等，2011）。此外，这项研究还发现，该白质纤维束较差的完整性与工作记忆功能较差相关。这一发现与其他 DTI 研究相一致，即在 PBT 患者、急性淋巴细胞白血病（ALL）和 PBT 混合的患者群体中，白质的完整性与 IQ 相关（Khong 等，2006；Mabbott 等，2006）。

除了白质改变外，采用动物模型，以及成人和儿童 PBT 的研究还发现，颅脑放射治疗造成的海马损伤是另一种病理生理变化。在对接受全脑放射治疗的小鼠研究中，神经生成减少与慢性炎性反应有关（Monjie 等，2003），神经生成减少与放射治疗 3 个月后海马依赖性空间记忆的缺陷有关（Rola 等，2004）。在针对成人或者儿童脑肿瘤患者的研究也发现，放射治疗后海马及其他对记忆重要的大脑结构会出现异常，一些研究也发现了与这些结构改变相关的记忆或听觉注意力的缺陷（Farjam 等，2015；Jayakar 等，2015；Riggs 等，2014）。

三、临床表现和后果

我们将在以下部分对 PBT 的神经心理学后遗症进行概述。考虑针对神经心理功能的某些方面的文献较多，且以前的发现对当前治疗方案的适用性有限，因此，我们在这里主要集中过去十年来发表的研究及 Meta 分析。表 30–1 列出了本篇综述中纳入的部分常见的神经心理学测量方法以供参考。

表 30–1　儿童脑肿瘤文献中常用的神经心理学测量工具

	神经认知功能领域						
	智力 / 一般认知能力	学术成就	视觉空间和运动能力	注意和工作记忆	记忆	处理速度	执行功能
测量工具	WISC 总智商	WJ– 成就测验	WISC 知觉推理指数	WISC 工作记忆指数	CVLT	WISC 处理速度指数	DKEFS 分测验
	WAIS 总智商	WIAT	Beery VMI	Conners CPT	CMS	WJ– 认知处理速度 / 认知效率	连线测验测验 B
	WJ– 一般认知能力	WRAT	拼板测验（多种）	数字广度任务（多种）	WMS	连线测验 A	言语流畅性测验（多种）

Beery VMI. 贝利发展性测验中的视觉—运动整合，多种版本；CMS. 儿童记忆量表；Conners CPT. Conners 持续性操作测验，多种版本；CVLT. 加利福尼亚言语学习测验；DKEFS. 执行功能系统（如连线测验，言语流畅性，塔测验）；TOL–Dx. Drexel 伦敦塔；WAIS. 韦氏成人智力测验，多种版本；WISC. 韦氏儿童智力测验，多种版本；WIAT. 韦氏个人成就测验；WJ. 认知能力测验，多种版本；WMS. 韦氏记忆测验；WRAML. 广泛记忆与学习测验，多种版本；WRAT. 广泛成就测验，多种版本

（一）神经认知功能

PBT 患者放射治疗后，相关的神经认知功能会发生改变。一项 Meta 分析（de Ruiter 等，2013）研究了 PBT 患者与健康对照组的智力水平差异，发现采用 WISC Ⅲ进行测试，患者整体、言语和视觉—知觉智力能力较对照组差，其效应量为中等到较大。研究估计，在治疗后的最初 4 年里，患者的 IQ 每年下降 2～4 分，治疗后不久幅度会急剧下降，之后会趋于平稳（Spiegler

等，2004）。研究证明年龄较大的儿童（平均诊断年龄 11 岁）并不是在诊断后迅速出现智力衰退，而是有一段延迟期；而年龄较小的儿童（平均诊断年龄约 6 岁）则表现智力早期下降，随后趋于稳定（Palmer 等，2003）。然而，还需要更长期的追踪随访来充分了解这种模式。一般认知能力（IQ）和其他一些特殊的认知功能的下降，通常反映的是相对于健康同龄儿童，他们学习技能的速度较慢，而非已有技能的丧失。

除 IQ 以外，大部分脑肿瘤文献集中在评估注意力、处理速度、执行功能等特定神经认知功能的短期和长期缺陷的研究上。事实上，Palmer（2008）通过回顾 MB 患儿的神经认知功能文献以后，创建了一个模型，该模型认为注意力、处理速度和工作记忆等认知功能的损害会进一步影响包括智力和学业成就在内的更远端功能缺陷的指标。这与文献记载的正常儿童及 ALL 生存者的这一联系的研究结果相一致（Fry 和 Hale，1996；Schatz 等，2000）。

关于注意力的研究是利用标准化评分量表和基于表现的测试来记录这一患者群体的注意缺陷。在标准化评分量表上，尽管评分常常低于临床显著水平，但与正常人群的报告相比，家长和教师报告显示出更大的注意力问题（Moyer 等，2012；Willard 等，2014）。尽管青少年患者注意力的自评报告得分在正常范围之内，即在均值的一个标准差内，但其注意力问题也比正常人群严重（Beek 等，2015）。家长评定的注意问题与 PBT、ALL 生存者更差的社会功能有关（Moyer 等，2012），证明治疗后的 PBT 患者存在明显的注意功能影响。

Meta 分析表明，采用包括连线测验 A 和 Conners 持续性操作测验（CPT）等在内的标准化和基于表现的注意测试工具，PBT 患者与正常对照组相比，表现出大效应量的缺陷（Robinson 等，2010）。另一项 Meta 分析表明，PBT 患者比正常对照组存在大效应量更严重的 CPT 遗漏错误（持续性注意力），但 CPT 执行错误（去抑制）无显著性差异（de Ruiter 等，2013），这一研究结果提示，治疗可能导致生存者更多的注意缺陷，而不影响冲动性。但是，在一项同时考察接受放射治疗和化学治疗的 MB 生存者的注意力和工作记忆两项认知能力的研究中，在基线时患者认知能力在平均水平内下降，而在诊断后 5 年，患者组的认知能力估计仍保持在平均水平或略低于平均水平（Palmer 等，2013）。由此可见，注意力的测量结果存在差异，这可能在一定程度上与不同工具测量注意力的不同方面及测量工具的精确性不同有关。迄今为止，PBT 研究通常没有利用更多的实验任务来研究已建立的注意力模型上特定的注意成分（如 Petersen 和 Posner，2012）。然而，一项研究采用了专门测量“指向性注意网络”的电脑任务，证明小脑星形细胞瘤术后的患者（$n = 19$）的表现显著差于健康对照（$n = 48$）（Quintero-Gallego 等，2011）。

基于 PBT 患者存在注意缺陷这一研究结果，人们提出了这样一个问题：这类患者的注意缺陷问题是否能达到注意缺陷多动障碍（ADHD）的诊断标准？ Kahalley 等（2011）的研究发现，9% 的 PBT 生存者（$n = 100$）符合严格的 ADHD 诊断标准，该患病率与美国儿童青少年 ADHD 的估计患病率上限无显著差异。然而，在 PBT 患者中，许多存在注意困难和受损的儿童并不符合严格的 DSM- Ⅳ诊断标准，说明 PBT 患儿中的注意缺陷可能不同于 ADHD 儿童由于发育问题所导致的注意障碍。文献中运用认知速度缓慢（SCT）的概念框架来描述一组表现出懒散、白日梦、凝视和组织能力差的 ADHD 亚型患儿。Willard 等（2013）的研究表明，与 ALL 生存者和健康对照组相比，PBT 生存者（综合诊断和治疗）的父母报告他们的孩子存在更多的 SCT 症状。SCT 症状与总体 IQ 和工作记忆能力呈显著负相关，但未发现其与处理速度得分之间的负相关关系。其他的多个临床指标，包括肿瘤部位、辐射范围、放射治疗时年龄、诊断年龄及结束治疗的时间等，均与 SCT 得分无显著相关。

除注意力缺陷外，PBT 生存者还表现出处理速度的减慢。例如，最近的研究表明一组患有多种肿瘤的生存者与正常组相比，WISC 处理速度指数得分较低（Kahalley 等，2013）。此外，采用 WJ 第 3 版认知能力测验，发现接受外科手术、根据危险度调整的放射治疗和干细胞支持的高剂量化学治疗的 MB 患者比一般人群表现出更慢的处理速度（Palmer 等，2013）。另外，一项最近的采用 ImPACT 任务（该简化版的电脑任务常用于脑震荡的筛查）的研究发现，PBT 生存者，相比其健康的同胞或者其他实体瘤对照组，任务的反应时间存在缺陷（Conklin 等，2013）。

执行功能是指为维持内部目标而执行任务相关行为的认知能力（Miller 和 Cohen，2001），可包括工作记忆、抑制控制、计划、问题解决及其他目标导向的高级认知功能（如排序、转换、监控等）。其中，工作记忆在 PBT 中是研究得最为深入。例如，研究表明，PBT 患者在一系列测量语言和空间工作记忆的任务中的得分低于其他实体肿瘤患者和同胞对照组(Conklin 等，2012，2013）。另一项研究发现，接受放射治疗和（或）化学治疗颅后窝肿瘤患儿的工作记忆的表现要差于仅接受手术治疗的颅后窝肿瘤患者或健康对照（Law 等，2011）。虽然在多种 PBT 患者中都观察到工作记忆的缺陷，但是这一认知功能的缺陷在所有研究中结论并不完全一致。例如，Mabbott 等（2008）的研究未发现颅后窝肿瘤手术和放射治疗的生存者、与仅颅后窝肿瘤手术和非中枢神经系统肿瘤的生存者在工作记忆方面存在差异。手术治疗联合放射治疗的颅后窝肿瘤患者，与仅接受手术治疗的颅后窝肿瘤患者或非中枢神经系统肿瘤患者，存在显著的工作记忆差异。对于除工作记忆外的更广泛的执行功能，Winter 等（2014）研究发现，大多数 PBT 生存者的执行功能大致在该年龄的正常范围内（尽管处于低限水平）。然而，相当数量的 PBT 生存者表现出临床显著的执行功能缺陷，这似乎与广泛的能力受损相一致，影响了高阶和低阶的执行功能（即处理速度和工作记忆）。

虽然注意力、工作记忆和处理速度这些神经认知领域是迄今为止在 PBT 患者中研究最多的，但有证据表明，这些患者在其他领域也可能出现缺陷，包括语言、视觉空间技能、记忆和精细运动控制等。相对于正常对照组，PBT 患者的语言和视觉空间功能缺陷的总体平均效应值范围较大（Robinson 等，2010）。尽管早期的研究记录了多种可能与肿瘤部位相关的发现（King 等，2004；Spiegler 等，2004），但近年来的研究通过神经心理测试（Jayakar 等，2015；Őzyurt 等，2014；Riggs 等，2014）和 ImPACT 测验（Conklin 等，2013）表明 PBT 生存者存在记忆缺陷。在精细运动控制方面，相对于正常人群，PBT 患者的总体平均效应值在大范围内下降（Robinson 等，2010）。

（二）学业能力

尽管关于 PBT 生存者的学术障碍程度的研究是混合的，但在 PBT 生存者中经常出现的神经认知障碍可以伴随学术技能困难。例如，Mabbott 等（2005）对 53 名接受放射治疗的颅后窝肿瘤的患者，采用标准化的阅读、拼写和数学能力测验，结合父母和教师对学校表现的评价，结果表明患者所有学业指标都比标准平均值低约一个标准差（12～15 分）。学术分数或评分手术切除范围、是否接受化学治疗及放射治疗剂量均无关。此外，Conklin 等（2008）的研究发现，接受放射治疗的室管膜瘤患者标准化阅读测验成绩会出现显著的下降，而拼写和数学推理能力未表现出下降趋势。在基线水平，幕上区域的肿瘤和多次手术治疗这两个因素的阅读能力更差，男性、更长的症状间隔期、放射治疗前采取化学治疗、脑积水及接受放射治疗时更小的年龄（＜ 5 岁）这几个因素能预测随着时间的推移其阅读成绩显著下降。Holland 等（2014）的研究则指出，学业效率的缺陷（如学术技能表现的速度和准确性），而非学业技能本身，在 PTB 患者中影响最大，这或许可以归因于上文中提到的 PTB 患者出现的注意、处理速度和工作记忆的缺陷。值得注意的是，PBT 生存者学业成就的下降，不仅可能受神经认知功能损伤的影响，也与由于疾病导致的缺课等其他因素有关。

最近一项对室管膜瘤生存者的研究发现，该群体在放射治疗后相对早期阶段（6 个月）和整个 5 年研究期间，出现临床显著的学习问题（如父母对学业表现的评分、参与特殊教育和留级等方面）的发生率更高（Willard 等，2014）。学业能力下降会影响长期的教育和职业结局。一些研究关于 PBT 生存者的成年结局的研究发现了“近期”的学习困难（如留级、接受特殊教育、成绩差）和更“远期”的教育和职业不良结局（如毕业成绩差，更低的高中和大学毕业率，失业）的风险增加（Barrera 等，2005；de Boer 等，2006；Kirchhoff 等，2010；Lorenzi 等，2009；Mitby 等，2003；Pang 等，2008）。

（三）适应性、情绪 / 行为和社会心理功能

PBT 生存者也会出现适应性、情绪 / 行为和社会心理功能方面的问题。在适应性功能方面

（日常生活活动），研究表明，与正常人群相比，PBT 患者在某些领域存在轻度缺陷，但其得分在均值的一个标准差之内（Robinson 等，2015）。Ashford 等（2014）发现，相对于他们健康的同胞或者其他实体瘤患者，接受放射治疗的 PBT 生存者的适应性功能的缺陷更大。然而，除了放射治疗以外，还有其他因素也可能影响适应性功能。例如，Robinson 等（2015）的研究并没有发现放射治疗的剂量与父母适应性功能评分之间存在相关，但却发现肿瘤的大小与总体适应功能得分，以及概念、实践及社交技能存在相关。此外，在一组室管膜瘤患者中，较低的基线适应性评分与放射治疗前化学治疗、分流管放置、手术切除次数和范围较小的治疗年龄等多种因素相关（Netson 等，2012）。一项针对颅咽管瘤幸存者的研究表明，在 5 年的时间里，女性在父母评定的功能性沟通技能方面较男性下降程度更大（Netson 等，2013）。

对脑肿瘤生存者情绪功能的研究结果是不一致的。Mabbott 等（2005）的研究发现，采用标准化行为评定量表，PBT 患者在父母和教师评定的内部化和外部化症状上的评分大致在正常范围内，但在另一研究中存在临床上显著的内部化症状（Poggi 等，2005）。据报道，PBT 生存者的家庭成员，与此不太一致的是，生存者本身也出现了可诊断的创伤后应激障碍（PTSD）亚临床症状（Kazak 等，2001，2004a）。Brinkman 等（2012）研究显示，父母报告抑郁 / 戒断症状在女性生存者中可能比男性更多见。重要的是，Brinkman 等（2013a，b，c）通过大量研究建议医学专家密切关注儿童期及至成人期 PBT 生存者出现的心理健康问题，因为 11% 的 PBT 患者（10—35 岁）报告他们曾有自杀意念。此自杀意念（SI）的比例远远高于美国一般成年人（3.7%；Crosby 等，2011）。那些接受过手术治疗的 PBT 生存者比接受其他治疗方式（包括放射治疗）出现自杀意念的可能性高 3.5 倍。

多项研究考察了 PBT 生存者的社交问题。通过标准化评分量表对父母评分的研究一般不会发现 PBT 生存者的临床上显著的社交困难。例如，最近一项针对室管膜瘤患者的研究发现，从基线水平到放射治疗后 5 年，父母的社交能力评分稳定（Willard 等，2015）。然而，也有研究发现，有些 PBT 患者的社交技能存在显著的下降，低于一般人群（Brinkman 等，2012；Willard 等，2014）。一项研究表明，部分 PBT 生存者出现临床上显著的内部化问题、社交困难、退缩的风险更高，而后两种问题会从诊断后持续更长的时间（Poggi 等，2005）。患者本身可能更容易低估他们正在经历的社交困难（Radcliffe 等，1996）。在一项包括 PBT 生存者在内的研究中，与同龄人相比，他们更有可能高估自己的领导力受欢迎程度，低估自己的被孤立和受害程度（Salley 等，2014）。社交功能障碍可能与不同的神经认知功能受损相关，包括总体智力水平低下（Brinkman 等，2012；Holmquist 和 Scott，2002）、注意缺陷（Moyer 等，2012）和（或）执行功能受损（Wolfe 等，2013a，b）等。

四、方法学考量

在对关键的方法学问题进行考量的情况下，有必要查看现有的与 PBT 的神经认知功能损害及其相关风险因素有关的文献。对这些方法学考量进行回顾分析，有助于强调 PBT 这一群体本身固有的神经认知功能研究的独特挑战，也有助于确定该领域未来重要的研究方向。

由于 PBT 的低患病率和生存率导致样本量小，这是制约 PBT 结局研究的一个因素。通常情况下，通过牺牲特异性，即纳入不同诊断、不同治疗和（或）不同年龄的患者，长期积累和（或）多中心合作如儿童肿瘤组协会（COG）积累患者以获得更大的样本量。由于在类似 COG 这样的组织中，不同的成员机构拥有的资源（如训练有素的专业人员、测量工具）存在差异，这常常导致数据缺失或者所评估的认知领域的局限。虽然这些一般是研究的局限性，但这些专业组已经发表了相对大样本的、混合的肿瘤类型比较少的研究，这将会推动该领域的发展。

很多 PBT 文献缺乏对照组研究，而更多的是已发表的实验规范进行比较。这种方法往往无法有效控制可能的重要混杂因素，如人口学变量、慢性疾病相关的问题等。此外，神经认知功能会受到医疗因素、儿童自身因素、更广泛的背景因素（如家庭作用等）等多种因素综合的直接和间接影响，但相对缺乏对许多这些非医疗因素的关注。最后，神经认知功能指标的数据采集，往往跟不上 PBT 治疗方案 / 技术的发展，导致研究不太适用于该领域的当前状态。这对于那些需要通过长时间招募来积累大样本的研究，或者对于那些需要数年时间来研究同一队列的神经心理学结局的纵向研究来说，尤其如此。事实上，纵向研究的数量远远超过横断面研究，这使其难以检查和解释成熟阶段的变化。

五、治疗干预

在过去的 10～15 年里，针对 PBT 生存者神经心理远期影响的各种干预措施的研究受到越来越多的关注。这反映在《COG 长期随访指南》（COG–LTFU 指南；儿童肿瘤协作组，2013）。该指南推荐对生存者进行神经心理学评估、每年病史采集和社会心理学评估，将生存者分流到学校联络服务机构、社区残疾服务机构、药物干预、直接心理服务机构和认知康复机构。职业的、物理治疗和言语治疗，不仅涵盖了神经心理学功能相互重叠的领域，而且在对 PBT 生存者进行神经心理学的照护时被加以考虑并得到了协调。在 PBT 生存者中实施这些建议过程中，虽然其中部分建议很大程度上依赖于临床经验和该领域的已建立的实践模式，但其他建议有不同程度的证据支持。

（一）药物干预

目前仅针对 PBT 生存者的药理学研究数量有限，但在接受了以 CNS 为导向的治疗研究中，包括放射治疗和（或）鞘内注射甲氨蝶呤和阿糖胞苷，或者仅接受鞘内注射甲氨蝶呤和阿糖胞苷儿童癌症患者的药物治疗，哌甲酯（MPH）的研究最广泛。已发表的研究主要来自两个独立、随机、双盲、安慰剂对照试验。研究者在使用哌甲酯治疗 3 周后，通过直接测量 PBT 生存者的注意、父母 / 教师的行为评分来检验药物短期疗效（Conklin 等，2007，2010a；Mulhern 等，2004a；Thompson 等，2001）。最近的这些研究（Conklin 等，2010a）表明，药物治疗前父母和老师对注意问题的更高评分可以预测药物的阳性反应，同时儿童癌症患者的总体药物反应率（45%）低于发展性 ADHD 的患者（约 75%）。研究者分析可能的原因包括：①这项研究对于选取可靠的变化指标来衡量药物阳性反应有更加严格的标准；②相对于发展性 ADHD 患者，这项研究的患者不良预后因素的发生率更高（即更少的多动，共患学习问题和神经系统疾病更多）；③潜在不同病因的注意力问题（如儿童 ALL 与发展性 ADHD 中的多巴胺转运 / 再摄取的遗传多态性）。两项关于哌甲酯在儿童癌症生存者中不良反应的研究中，其中一项由 Conklin 等（2009）的随机试验发现，哌甲酯的总体耐受性良好，不良反应增加与中等剂量（0.6mg/kg）[相对于安慰剂或低剂量（0.3mg/kg）]、女性和低 IQ 相关。在发展性 ADHD 的群体中也发现类似结果，在为期 3 周的治疗期间，对于不良反应的评分低于患者开始接受哌甲酯之前的基线评分。研究者认为，这一现象是因为不良反应的等级量表反映的注意力问题，这恰好是哌甲酯的治疗作用，而不是哌甲酯本身所引起的药物不良反应。

随访时间短是这些随机试验的一个局限性。然而，两项非随机研究报道了 Conklin 及其同事试验最后阶段的长期结果（Conklin 等，2007，2010a；Mulhern 等，2004a）。总的来说，研究表明，药物干预后的 3 周，症状有明显改善，且这种改善保持了 12 个月，这是通过直接测量注意力、父母对社交技能和行为问题的评级、家长、教师和自我报告（青少年患者）的注意力评级来衡量的（Conklin 等，2010b；Netson 等，2011）。但是，在探讨为期 12 个月中的变化模式时发现，在药物治疗的第 6—12 个月期间，认知问题和注意力不集中有轻微反弹。作为此项为期 12 个月的研究的一部分，Jasper 等（2009）观察到，在研究期间，与未用药的匹配病例对照组比较，药物治疗组患者的 BMI 和体重的增长速度显著降低，但身高没有显著变化，而匹配病例对照组患者中没有生长减慢现象发生。考虑相对于疾病控制中心的标准化数据而言，哌甲酯治疗组患者的生长减慢速率是适度的。文献作者认为，哌甲酯在患儿短期的生长方面具有较好的耐受性，特别是考虑儿童癌症生存者的肥胖倾向。然而，仍然需要更长期试验来阐明在哌甲酯治疗 12 个月后可能出现的任何对生长的影响。

除哌甲酯之外，许多研究已经证明，相对于同胞、同龄人和普通人群，儿童癌症生存者使用抗抑郁药和其他精神药有所增加（Brinkman 等，2013b；Deyell 等，2013；Lund 等，2015；Portteus 等，2006），但尚无关于精神药物疗效的文献报道。然而，Brinkman 等（2013c）发表了一份来自儿童癌症生存者研究（CCSS）的报道，证明精神活性药（如抗抑郁药、抗惊厥药、CNS 兴奋药和神经安定药）与神经认知的多个领域（如任务效率、组织、记忆和情绪调节）功能损害之间的联系。同时，精神药对神经认知的影响，超过了既定的预测因子对神经认知损害的影响。这些预测因子包括放射治疗、神经疾病病史和急性心理障碍。这一发现的关联性并不能阐明精神活性药与神经认知之间的关系是因果关系，抑或只是仅仅反映了药物最初所针对的潜在神经损伤。

多奈哌齐是一种乙酰胆碱酯酶抑制剂，有两项针对成年脑肿瘤生存者和一项 PBT 生存者的试验重点研究的了多奈哌齐的疗效。一项前瞻开放性Ⅱ期研究（n = 24；Shaw 等，2006）和一项随机安慰剂对照的Ⅲ期临床试验（n = 198；Rapp 等，2015）研究表明，多奈哌齐组的患者在干预期 24 周后，与基线相比，接受脑肿瘤放射治疗的成年人的认知能力得到了多个方面的改善；且前者也观察到与健康相关的生活质量和情绪的积极变化。然而，后一项的随机安慰剂对照试验也发现，与安慰剂组患者相比，仅在基线时有更严重认知损害的患者在服用多奈哌齐 24 周后，才观察到有显著的认知改善。迄今为止，由 Castellino 等（2012）在 PBT 研究仅有的文献中，发现 11 位接受剂量＞ 23.4Gy 放射治疗，且在开放标签试验时处于癌症治疗疗程结束后至少 1 年的 PBT 生存者，对多奈哌齐具有良好的耐受性。初步结果支持药物对执行功能、视觉记忆、注意和听觉 / 言语工作记忆方面的益处，表明将来有必要研究多奈哌齐对 PBT 生存者的潜在益处。

（二）认知矫正

近年来，各种认知矫正技术作为 PBT 生存者神经认知功能损害的潜在干预手段，得到越来越多的关注。这种实证研究基本上是始自 Butler 及其同事（Butler，1998；Butler 和 Copeland，2002；Butler 等，2008）对认知矫正计划（CRP）效果的研究工作。该计划涉及康复技术（分层次级别的大量练习来提高注意控制和信息处理速度）、教育干预（应对准备工作、任务方法、任务行为和泛化的 15 种元认知策略）和临床心理学技术（提高对分心的抵抗力和自我指导能力的认知行为干预措施）的三方模型。尽管初步研究为 CRP 提供了早期的实证支持，但针对患有 CNS 疾病的儿童癌症生存者的研究（包括随访、多中心、随机对照试验）结果并不一致。患儿在学习成绩、自我报告的元认知策略使用，以及父母（非老师）对于患儿注意评分方面有显著改善（效应量为小到中等）；但对神经认知功能的直接测量没有改善作用。一项关于使用不同认知矫正计划对于患有神经系统疾病或接受神经系统治疗的具有认知障碍的儿童癌症生存者（$n = 12$）的研究，发现为期 15 节基于临床的代偿性学习和解决问题技能课程仅对社交技能和写作两个领域有显著效应，尽管父母和孩子的满意度很高（Patel 等，2009）。

与上述耗时、资源繁重的干预措施相反，在线、计算机化的认知训练程序已成为近期研究的重点，尤其针对工作记忆或更广泛的执行功能。Conklin 等（2015）在 PBT 生存者的研究中证实了这类方法相较于以前使用的药理干预和临床认知矫正计划有许多优势。这些优势包括了由于远程管理功能而扩大的地域范围，计划灵活性减少了时间负担，且对于儿童参与者采用了引人入胜的界面。这些有益于进行进度监控，也减少了医学上的禁忌证。Kesler 等（2011）进行了一项单臂开放性研究，探究了 Lumos Labs 所开发的在线认知康复计划的功效。该训练旨在对一个小样本的 ALL 儿童或 PBT 生存者（处于以 CNS 为导向的治疗后至少 6 个月的期间），进行认知灵活性、工作记忆和注意的训练。通过前后对照设计，研究发现患儿的处理速度、认知灵活性、视觉和言语记忆都得到了提高。同时，在功能 MRI 也发现项目所产生的变化与背外侧前额叶皮质的激活相关；然而，认知和功能 MRI 变化之间的关联尚未明确。此外，该研究仅报道了干预后的即时结果，因此尚不清楚该干预所产生的持久影响。

最初，Cogmed（www.cogmed.com）在一项 ALL 和有以 CNS 为导向治疗史的 PBT 患者进行放射治疗的生存者中，初步证明了工作记忆干预的可行性和可接受性（Cox 等，2015；Hardy 等，2013）。之后，另一个研究小组报道了一项随机单盲候补对照试验的结果，该研究尝试在 PBT 和有以 CNS 为导向治疗史的 ALL 生存者中，探索 Cogmed 的有效性及其与神经系统相关改变的联系（Conklin 等，2015）。在完成 5～9 周的 Cogmed 计划后，干预组在工作记忆、注意和处理速度，以及照料者的注意力不集中和执行功能障碍的评分，相较于对照组有更大的改善。但是，处理速度的提高并未带来学习的改善。因此，功能改善与这些初步发现的关系尚未明确。尽管候补名单对照者的功能 MRI 检查并没有完成，但干预组证实了左前额叶、左扣带回和双侧额中叶区域存在与训练相关的神经可塑性。但是，这些激活变化与工作记忆分数的变化无关。综上所述，当前的研究强调了在矫治 CNS 疾病或有此治疗史的儿童癌症患者的某些神经心理学损害的远期影响方面，这些技术具有潜在前景。但是，广泛推荐在此人群中使用这些程序之前，研究在非常具体的认知任务之外这些缺陷的维持和泛化是必不可少的下一步。

（三）教育干预

COG-ETFU 指南建议在开始及长期随访（治疗后 2 年）时进行基线神经心理学评估，并根据其后的临床表现定期评估（Children's Oncology Group，2013）。作为该领域专家合作努力的一部分，近期发布的更多指南（Wiener 等，2015）总结了进行神经心理学评估的重要性并对此提供了支持，但对评估时间的指导不够明确（Annett 等，2015）。最终，作者建议在治疗完成后及其后每 2～3 年定期进行神经心理学评估，除非临床上另有说明。探讨神经心理学评估对 PBT 生存者或混合的儿童癌症患者有效性的实证研究有限。Quillen 等（2011）报道，在混合的儿童癌症生存者中，不到一半的神经心理学报告建议是由父母实施的。在另一项研究中，尽管约有 75% 的儿童癌症生存者的父母和老师对神经心理学报告有很好的理解，但只有不到一半的建议得到了实施（Cheung 等，2014）。然而，在一项 ALL 儿童接受化学治疗和 18Gy 颅脑放射治疗的患者中，Anderson 等（2000）发现相较于治疗 2 年时进行初始神经心理学评估，患者的阅读和拼写技能在 3 年后进行的后续评估中得到了改善。研究的初始评估结果是口头形式反馈给父母，并为父母和学校提供了书面信息。一项全面的神经心理学报告可以通过规定在学业环境下对孩子最有利的特定的学校服务和评价，从而对 PBT 生存者进行有效干预。尽管如此，但要想确保这些报告提供至学校且被恰当使用，仍是一项持续的挑战。

在诊断后和生存期间，制定正式的计划以在治疗期间继续学业、再入学和实施适当的教育干预措施方面非常重要（Mitby 等，2003）。许多专门的儿童癌症中心都利用学校联络专业人员来支持此类计划，并在医疗和教育团队之间交流信息。尽管 10 年前进行了正式的教育干预（即学校人员工作坊、同辈教育计划、多种教育干预的综合计划），但近年来却没有进行过此类研究。此外，尚无研究专门纳入包括患有 CNS 疾病或以 CNS 为导向接受治疗的儿童。这些儿童在学校适应和学校表现方面的风险最高，并且许多研究由于方法学上的局限性而影响了其文献贡献。在这种情况下，现有研究没有明确排除脑瘤患儿，并记录了初步但有效的证据，证明了参与者更多知晓孩子的医疗状况对与癌症同伴互动的兴趣增加，并且个人对癌症的担心减少（Benner 和 Marlow，1991；Prevatt 等，2000；Rynard 等，1998；Treiber 等，1986）。

尽管尚未对 PBT 生存者进行任何具体的学业干预研究，但一项研究对仅接受化学治疗的所有生存者样本进行了基于多重表征理论的数学干预研究（Moore 等，2012）。研究发现，干预与计算和应用数学技能的即时提升有关，但这种改进在阅读和拼写上并不明显，表明了干预具有特异性。干预结束约一年后，应用数学的改进仍然很明显，并且其总体上比 Butler 及其同事研究的 CRP 干预提高程度更大（Butler，1998；Butler 和 Copeland，2002；Butler 等，2008）。此研究显示了一个重要的问题，即在尝试弥补特定的学业技能缺陷时，与广泛的认知矫正技术相比，特定的学业干预措施是否可以更有效地利用资源。我们需要进一步开展干预研究来解答这个问题。

（四）社会情感干预

儿童癌症领域内的现有社会情感干预研究主要是在混合的多个诊断组的样本中进行，因此，对于那些具有较高社会情感风险的 PBT 生存者，其应用可能更为有限（Zeltzer 等，2009）。目前最完善的项目是针对这三个领域：母亲问题的解决、儿童和家庭成员的创伤后应激障碍及儿童的社会功能。已经证明了对母亲的问题解决的干预有益于新诊断为儿童癌症的母亲，且在三项随机对照试验中验证了其有效性（Sahler 等，2002，2005）。据笔者所知，迄今为止尚无研究调查这种干预措施对生存者自身心理社会适应的间接影响。

Kazak 等（2004b）对 150 名青少年癌症患者、其父母和兄妹进行了一次家庭干预的随机轮候对照研究。研究整合认知行为和系统式家庭治疗方法来治疗与癌症经历相关的创伤后应急激症状。研究表明创伤应激症状显著改善，尤其是患者父亲的侵入性思维和患者的过度唤醒症状，但对患者母亲并没有显著作用。

一项针对在初诊的儿童癌症患者或停药超过 6 个月的 PBT 生存者中进行的两种不同的操作性社交技能干预措施研究，初步证据显示干预对预后有获益，包括对父母和孩子的行为问题评分、父母评定的学校和社交能力、患者对社交能力的评价，以及患者对同伴和老师的社会支持的看法（Barakat 等，2003；Vami 等，1993）。社交能力模型（Yeates 等，2007）认为社交情感和认知执行过程与解决社交问题相关，并同时影响社交能力和最终的社交适应水平。Schulte 等（2014）根据这个模型，对一小部分 PBT 患者（平均癌症治疗后 3.9 年）进行了为期 8 周的社交技能小组干预，结果发现，患者的社交行为有改善，例如与同龄人保持眼神交流、与同龄人的社交对话、合作游戏，但并未发现患者的社交问题解决技能有所改进。尽管如此，已证实的有益于 PBT 生存者的领域对于患者而言很重要，未来的对照试验进一步通过探索每个所假设的社会能力水平来指导未来的社交干预。

六、预防

目前主要通过减少放射线的剂量或延迟放射治疗来预防或使儿童患者在接受放射治疗后对其远期影响最小，以避免因治疗年龄较小而增加对其神经认知损害的风险。虽然已证实脑脊髓放射治疗剂量的减小与认知能力和学术能力下降的减弱有关，但其下降仍具有显著性，且部分相关受年龄或基线 IQ 较高等因素的影响（Mulhern 等，2005；Ris 等，2013）。其他放射治疗技术（超分割）和化学治疗方案（化学保护剂）可有效增加对肿瘤的放射剂量，但不增加其相关毒性，并且，已有某些证据支持，接受超分割放射治疗的 PBT 患者的 IQ 下降的程度有所减弱（Carrie 等，2009）。

适形放射治疗技术（例如 3D 适形、调强放射治疗法、调强电弧疗法、体积调强电弧疗法）以先进的成像方法和增强的计算技术为指导，向目标区域提供更精确的辐射治疗，同时减少对健康组织的辐射（Kun 和 Beltran，2009）。虽然治疗已采用了这些先进的技术，但靶区域周围的健康组织被暴露于入射和出射的辐射剂量，而且神经心理学的远期影响持续存在，尽管在某些 PBT 研究中已证明这种影响已有所减轻（Jain 等，2008；Kirsch 和 Tarbell，2004；Merchant 等，2004）。鉴于有证据显示，神经生成的关键区域（如海马）在对 PBT 患者进行放射治疗所导致的神经认知远期影响的病理生理学中发挥作用，这样就促使我们研究是否应该使用先进的适形技术，来避免或最大限度地减少对这些关键脑区的辐射以预防某些神经认知的后遗影响，尤其是记忆损害。迄今为止，尚未有关于 PBT 的研究发表，但成人脑肿瘤研究已证明，海马保留技术与记忆的维持、生活质量、执行功能和处理速度有关。一项研究表明言语记忆损害受到局部放射的影响，两者之间存在剂量—反应关系（尤其体现在对左侧海马增加剂量的情况下）（Gondi 等，2014；Tsai 等，2015）。这些研究受到较短的随访间隔（4 个月）的限制，但它们确实为先前关于成年脑肿瘤患者海马放射治疗剂量与记忆能力之间关系的发现提供了初步的支持，并建议此类适形技术应作为预防神经认知远期影响的方法来进行研究（Gondi 等，2012）。

传统的放射疗法（XRT）利用光子穿透组织并将放射线传递到目标，而质子束放射疗法（PBRT）可能具有用于医学放射的优异物理性能。也就是说，PBRT 在最大的组织穿透深度处沉积最大剂量，这可以精确地使它符合临床目标（Yock 和 Tarbell，2004）。这样可以有效减少入射的辐射剂量同时消除出射的辐射剂量，从而将靶区域周围的健康组织受到的辐射降至最低。通过保留更多的健康脑组织，PBRT 可能比放射治疗更好地保护 PBT 患者的认知能力。然而，在现有文献中有关 PBRT 的神经认知结果的研究才刚刚开始。

三项关于髓母细胞瘤（MB）/ 原始神经外胚叶肿瘤（PNET）（Jimenez 等，2013）、室管膜瘤（Macdonald 等，2013）或低级别胶质瘤（Greenberger 等，2014）的患者进行的长期随访研究表明，相较于基线水平，平均 IQ 在 1～3 年、1～5 年和 1～8 年的随访评估中并没有下降。但是，这些研究的样本量非常小（n=5 到 n=14），也缺乏对照组。在一项对 43 名 MB 儿童的队列研究中，这些患儿在接受全脑 PBRT 治疗后时间中位数为 5.2 年（中位剂量 23.4Gy），另外对颅后窝或相关区域增加了剂量（中位剂量 54Gy），Yock 等（2016）报道，IQ 总分相对于基线平均每年平均下降 1.5 个百分点，主要体现在处理速度和言语理解能力的下降。IQ 总分受年龄调节，其中，8 岁以下患者 IQ 有所下降，但 8 岁以上患者却没有下降。尽管研究结果由于年龄对放射治疗的干扰作用使放射治疗对 IQ 的不良反应降到最低，但作者仍然发现，接受完整颅后窝的增强放射治疗的患者（相对于仅接受所涉及的区域放射治疗的患者）表现出更大程度的 IQ 下降。该小组的另一份报道测量了 60 例接受 PBRT 治疗的具有多种脑肿瘤患者的 IQ 变化(Pulsifer 等，2015)。虽然在 IQ 总分中未发现明显变化，但处理速度评分平均下降了 5.2 分，下降幅度最大的主要在年轻患者和基线评分较高的患者中。尽管这些研究首次描述了接受 PBRT 治疗的 PBT 患者的神经认知结果，但两项研究均未包括对照组。因此，现有研究并未直接解决 PBRT 是否与 XRT 的神经认知保护作用相关。

Kahalley 等（2016）回顾性分析了接受 XRT（n = 60）或 PBRT（n = 90）治疗的 PBT 生存者（混合肿瘤组织学）的 IQ 随时间变化。这项研究支持了现有的神经认知文献，显示 XRT 后 IQ 显著下降，但是接受 PBRT 治疗的患者中并未发现 IQ 显著下降。尽管如此，PBRT 和 XRT 患者组之间的 IQ 随时间的变化也并无显著差异。因此，这项研究没有提供明确的证据表明，相对于 XRT 方法，PBRT 对于 IQ 总分有显著的临床意义。虽然研究结果反映出 PBRT 和 XRT 两组之间 IQ 变化确实没有差异，但其他的可能解释包括：统计效能不足；接受现代放射治疗方法的患者的整体 IQ 对神经认知变化的敏感性不足（如与处理速度、执行功能等技能相比）；PBRT 组从基线到随访之间时间间隔不足以发现有效差异。相比用于治疗 PBT 的现代 XRT 方案，还需要进行其他研究来全面探讨 PBRT 所起到的神经认知保护功能。

除了放射治疗技术的进步，研究个体对放射敏感性的遗传基础，是针对有神经认知后遗症的儿童来开发有效个体化治疗的重要步骤。虽然神经认知结果的遗传介质已成为儿童白血病（Cole 等，2015；Kamdar 等，2011；Krull 等，2008，2013）及成年脑瘤（Correa 等，2014）的关注重点，但在 PBT 文献中尚缺乏此类研究。此外，药理预防技术也具有重大潜力，尤其是其旨在逆转放射治疗对小胶质和微脉管系统环境、神经发生、慢性炎症和细胞凋亡的技术。尽管此类技术尚未在人体中得以研究，但动物模型已确定了影响这些放射治疗诱导的病理生理过程的几种药物（如非甾体抗炎药、锂盐、过氧化物酶增殖激活受体激动药、紫草素）(Gan 等，2015；Monje 等，2003；Ramanan 等，2009；Yang 等，2009；Yazlovitskaya 等，2006）。在小鼠的研究中，与单独使用放射治疗相比，在放射治疗时合用锂盐可以改善神经认知功能，就如同在放射治疗之前使用紫草素一样。相比之下，过氧化物酶体增殖物激活受体激动药，饮食性 GW0742，阻止了放射治疗相关的炎症标志物和海马小胶质细胞的增加，但它无法恢复海马神经发生或无法阻止早期的迟发性海马依赖性认知障碍（Schnegg 等，2013）。

最后，有充分证据显示参加体育运动对身体和情绪有益，这对 PBT 生存者而言非常重要，因为他们面临更高的心脏和肺部的远期影响，以及社会情感障碍的风险增加。运动被证明可以增加生长激素（Blackmore 等，2009）并减少炎症（Handschin 和 Spiegelman，2008），这是两种可以抵消放射治疗的病理生理作用的潜在机制。在啮齿动物模型中，初步研究表明，运动能够缓解放射治疗所导致的神经发生和认知功能障碍（Naylor 等，2008；Wong-Goodrich 等，2010）。鉴于在 PBT 生存者中初步发现了心肺功能适应性与执行功能之间的关系，特别是工作记忆，运动也可能有望减轻放射治疗对人们认知的远期影响（Wolfe 等，2013a，b）。

七、小结

PBT 生存者所经历的神经心理学功能的远期影响已经是一个热门研究领域，但需要进一步研究以更好地了解其本质及其预测因素。随着放射治疗技术发展得越来越先进，早期的研究可能无法准确地描述与现代治疗方案相关的风险。未来研究不仅需要关注放射治疗对神经认知和社会情感功能的“近端”作用，也需要关注其“远端”或“真实世界”相关的影响因素，才能更好地理解患者经历童年至成年期间已经发生的神经心理学远期影响与其功能缺陷之间的关系。随着放射治疗效应的病理生理学及其与神经认知表面的关系得到更好的理解，为未来基于医学预防途径开辟了新的道路。然而，相较于目前有关神经心理学远期影响的文献，各种矫正和预防技术的研究还处于萌芽阶段，扩展预防和矫治技术的证据将是该领域未来的重要研究方向。

参考文献

[1] Anderson VA, Godber T, Smibert E et al (2000) Cognitive and academic outcome following cranial irradiation and chemotherapy in children: a longitudinal study. Br J Cancer 82(2):255–262

[2] Annett RD, Patel SK, Phipps S (2015) Monitoring and assessment of neuropsychological outcomes as a standard of care in pediatric oncology. Pediatr Blood Cancer 62(Suppl 5):S460–S513

[3] Ashford JM, Netson KL, Clark KN et al (2014) Adaptive functioning of childhood brain tumor survivors following conformal radiation therapy. J Neuro–Oncol 118(1):193–199

[4] Barakat LP, Hetzke JD, Foley B et al (2003) Evaluation of a social–skills training group intervention with children treated for brain tumors: a pilot study. J Pediatr Psychol 28(5):299–307

[5] Barrera M, Shaw AK, Speechley KN et al (2005) Educational and social late effects of childhood cancer and related clinical, personal, and familial characteristics. Cancer 104(8):1751–1760

[6] Beebe DW, Ris MD, Armstrong FD et al (2005) Cognitive and adaptive outcome in low–grade pediatric cerebellar astrocytomas: evidence of diminished cognitive and adaptive functioning in national collaborative research studies (CCG 9891/POG 9130). J Clin Oncol 23(22):5198–5204

[7] Beek L, Schappin R, Gooskens R et al (2015) Surviving a brain tumor in childhood: impact on family functioning in adolescence. Psycho–Oncology 24(1):89–94

[8] Benner AE, Marlow LS (1991) The effect of a workshop on childhood cancer on students' knowledge, concerns, and desire to interact with a classmate with cancer. Child Health Care 20:101–107

[9] Blackmore DG, Golmohammadi MG, Large B et al (2009) Exercise increases neural stem cell number in a growth hormone–dependent manner, augmenting the regenerative response in aged mice. Stem Cells 27(8):2044–2052

[10] Brinkman TM, Palmer SL, Chen S et al (2012) Parent–reported social outcomes after treatment for pediatric embryonal tumors: a prospective longitudinal study. J Clin Oncol 30(33):4134–4140

[11] Brinkman TM, Liptak CC, Delaney BL et al (2013a) Suicide ideation in pediatric and adult survivors of childhood brain tumors. J Neurooncol 113(3):425–432

[12] Brinkman TM, Ullrich NJ, Zhang N et al (2013b) Prevalence and predictors of prescription psychoactive medication use in adult survivors of childhood cancer: a report from the Childhood Cancer Survivor Study. J Cancer Surviv 7(1): 104–114

[13] Brinkman TM, Zhang N, Ullrich NJ et al (2013c) Psychoactive medication use and neurocognitive function in adult survivors of childhood cancer: a report from the Childhood Cancer

Survivor study. Pediatr Blood Cancer 60(3):486–493
[14] Butler RW (1998) Attentional processes and their remediation in childhood cancer. Med Pediatr Oncol 30(Suppl 1):75–78
[15] Butler RW, Copeland DR (2002) Attentional processes and their remediation in children treated for cancer: a literature review and the development of a therapeutic approach. J Int Neuropsychol Soc 8(1):115–124
[16] Butler RW, Copeland DR, Fairclough DL et al (2008) A multicenter, randomized clinical trial of a cognitive remediation program for childhood survivors of a pediatric malignancy. J Consult Clin Psychol 76(3):367–378
[17] Carrie C, Grill J, Figarella–Branger D et al (2009) Online quality control, hyperfractionated radiotherapy alone and reduced boost volume for standard risk medulloblastoma: long–term results of MSFOP 98. J Clin Oncol 27(11): 1879–1883
[18] Castellino SM, Tooze JA, Flowers L et al (2012) Toxicity and efficacy of the acetylcholinesterase (AChe) inhibitor donepezil in childhood brain tumor surivivors: a pilot study. Pediatr Blood Cancer 59(3):540–547
[19] Cheung LL, Wakefield CE, Ellis SJ et al (2014) Neuropsychology reports for childhood brain tumor survivors: implementation of recommendations at home and school. Pediatr Blood Cancer 61(6):1080–1087
[20] Children's Oncology Group (2013) Long–term follow–up guidelines for survivors of childhood, adolescent and young adult cancers, version 4.0. Monrovia, CA: Children's Oncology Group. www.survivorshipguidelines.org. Accessed 5 Apr 2016
[21] Cole PD, Finkelstein Y, Stevenson KE et al (2015) Polymorphisms in genes related to oxidative stress are associated with inferior cognitive function after therapy for childhood acute lymphoblastic leukemia. J Clin Oncol 33(19):2205–2211
[22] Conklin HM, Khan RB, Reddick WE et al (2007) Acute neurocognitive response to methylphenidate among survivors of childhood cancer: a randomized, double–blind, cross–over trial. J Pediatr Psychol 32(9):1127–1139
[23] Conklin HM, Li C, Xiong X et al (2008) Predicting change in academic abilities after conformal radiation therapy for localized ependymoma. J Clin Oncol 26(24):3965–3970
[24] Conklin HM, Lawford J, Jasper BW et al (2009) Side effects of methylphenidate in childhood cancer survivors: a randomized placebo–controlled trial. Pediatrics 124(1):226–233
[25] Conklin HM, Helton S, Ashford J et al (2010a) Predicting methylphenidate response in long–term survivors of childhood cancer: a randomized, double–blind, placebo–controlled, crossover trial. J Pediatr Psychol 35(2):144–155
[26] Conklin HM, Reddick WE, Ashford J et al (2010b) Long–term efficacy of methylphenidate in enhancing attention regulation, social skills, and academic abilities of childhood cancer survivors. J Clin Oncol 28(29):4465–4472
[27] Conklin HM, Ashford JM, Howarth RA et al (2012) Working memory performance among childhood brain tumor survivors. J Int Neuropsychol Soc 18(6):996–1005
[28] Conklin HM, Ashford JM, Di Pinto M et al (2013) Computerized assessment of cognitive late effects among adolescent brain tumor survivors. J Neuro–Oncol 113(2): 333–340
[29] Conklin HM, Ogg RJ, Ashford JM et al (2015) Computerized cognitive training for amelioration of cognitive late effects among childhood cancer survivors: a randomized controlled trial. J Clin Oncol 33(33):3894–3902
[30] Correa DD, Satagopan J, Baser RE et al (2014) APOE polymorphisms and cognitive functions in patients with brain tumors. Neurology 83(4):320–327
[31] Cox LE, Ashford JM, Clark KN et al (2015) Feasibility and acceptability of a remotely administered computerized intervention to address cognitive late effects among childhood cancer survivors. Neurooncol Pract 2(2):78–87
[32] Crosby AE, Han B, Ortega LAG et al (2011) Suicidal thoughts and behaviors among adults aged 18 years–United States, 2008–2009. MMWR Surveill Summ 60(13):1–22
[33] de Blank PMK, Berman JI, Fisher MJ (2016) Systemic chemotherapy and white matter integrity in tracts associated with cognition among children with neurofibromatosis type 1. Pediatr Blood Cancer 63:818–824
[34] de Boer AG, Verbeek JH, Van Dijk FJ (2006) Adult survivors of childhood cancer and unemployment: a metaanalysis. Cancer 107(1):1–11
[35] de Ruiter MA, Van Mourik R, Schouten–Van Meeteren AY et al (2013) Neurocognitive consequences of a paediatric brain tumour and its treatment: a meta–analysis. Dev Med Child Neurol 55(5):408–417
[36] Deyell RJ, Lorenzi M, Ma S et al (2013) Antidepressant use among survivors of childhood, adolescent and young adult cancer: a report of the Childhood, Adolescent and Young Adult Cancer Survivor (CAYACS) Research Program. Pediatr Blood Cancer 60(5):816–822
[37] Di Pinto M, Conklin HM, Li C et al (2012) Learning and memory following conformal radiation therapy for pediatric craniopharyngioma and low–grade glioma. Int J Radiat Oncol Biol Phys 84(3):e363–e369
[38] Ellenberg L, McComb JG, Siegel SE et al (1987) Factors affecting intellectual outcome in pediatric brain tumor patients. Neurosurgery 21(5):638–644
[39] Farjam R, Pramanik P, Aryal MP et al (2015) A radiation–induced hippocampal vascular injury surrogate marker predicts late neurocognitive dysfunction. Int J Radiat Oncol Biol Phys 93(4):908–915
[40] Fouladi M, Chintagumpala M, Laningham FH et al (2004) White matter lesions detected by magnetic resonance imaging after radiotherapy and high–dose chemotherapy in children with medulloblastoma or primitive neuroectodermal tumor. J Clin Oncol 22(22):4551–4560
[41] Fry AF, Hale S (1996) Processing speed, working memory, and fluid intelligence: evidence for a developmental cascade. Psychol Sci 7:237–241
[42] Gan L, Wang ZH, Zhang H et al (2015) Protective effects of shikonin on brain injury induced by carbon ion beam irradiation in mice. Biomed Environ Sci 28(2):148–151
[43] Gondi V, Hermann BP, Mehta MP, Tomé WA (2012) Hippocampal dosimetry predicts neurocognitive function impairment after fractionated stereotactic radiotherapy for benign or low–grade adult brain tumors. Int J Radiat Oncol Biol Phys 83(4):e487–e493
[44] Gondi V, Pugh SL, Tome WA et al (2014) Preservation of memory with conformal avoidance of the hippocampal neural stem–cell compartment during whole–brain radiotherapy for brain metastases (RTOG 0933): a phase II multi–institutional trial. J Clin Oncol 32(34):3810–3816

[45] Greenberger BA, Pulsifer MB, Ebb DH et al (2014) Clinical outcomes and late endocrine, neurocognitive, and visual profiles of proton radiation for pediatric low-grade gliomas. Int J Radiat Oncol Biol Phys 89(5):1060–1068

[46] Handschin C, Spiegelman BM (2008) The role of exercise and PGC1alpha in inflammation and chronic disease. Nature 454(7203):463–469

[47] Hardy KK, Willard VW, Allen TM, Bonner MJ (2013) Working memory training in survivors of pediatric cancer: a randomized pilot study. Psychooncology 22(8):1856–1865

[48] Holland AA, Hughes CW, Stavinoha PL (2014) School competence and fluent academic performance: informing assessment of educational outcomes in survivors of pediatric medulloblastoma. Appl Neuropsychol Child 14:1–8

[49] Holmquist LA, Scott J (2002) Treatment, age, and time-related predictors of behavioral outcome in pediatric brain tumor survivors. J Clin Psychol Med Settings 9(4):315–321

[50] Howlader N, Noone AM, Krapcho M et al (eds) (2015) SEER Cancer Statistics Review, 1975– 2012, National Cancer Institute. Bethesda, MD, http://seer.cancer.gov/csr/1975_2012/, based on November 2014 SEER data submission, posted to the SEER web site Apr 2015. Accessed 5 Apr 2016

[51] Jacola LM, Ashford JM, Reddick WE et al (2014) The relationship between working memory and cerebral white matter volume in survivors of childhood brain tumors treated with conformal radiation therapy. J Neuro-Oncol 119(1): 197–205

[52] Jain N, Krull KR, Brouwers P et al (2008) Neuropsychological outcome following intensity-modulated radiation therapy for pediatric medulloblastoma. Pediatr Blood Cancer 51(2):275–279

[53] Jasper BW, Conklin HM, Lawford J et al (2009) Growth effects of methylphenidate among childhood cancer survivors: a 12-month case-matched open-label study. Pediatr Blood Cancer 52(1):39–43

[54] Jayakar R, King TZ, Morris R (2015) Hippocampal volume and auditory attention on a verbal memory task with adult survivors of pediatric brain tumor. Neuropsychology 29(2):303–319

[55] Jimenez RB, Sethi R, Depauw N et al (2013) Proton radiation therapy for pediatric medulloblastoma and supratentorial primitive neuroectodermal tumors: outcomes for very young children treated with upfront chemotherapy. Int J Radiat Oncol Biol Phys 87(1):120–126

[56] Kahalley LS, Conklin HM, Tyc VL et al (2011) ADHD and secondary ADHD criteria fail to identify many at-risk survivors of pediatric ALL and brain tumor. Pediatr Blood Cancer 57(1):110–118

[57] Kahalley LS, Conklin HM, Tyc VL et al (2013) Slower processing speed after treatment for pediatric brain tumor and acute lymphoblastic leukemia. Psycho-Oncology 22(9): 1979–1986

[58] Kahalley LS, Ris MD, Grosshans DR et al (2016) Comparing intelligence quotient change after treatment with proton versus photon radiation therapy for pediatric brain tumors. J Clin Oncol 34(10):1043–1049

[59] Kamdar KY, Krull KR, El-Zein RA et al (2011) Folate pathway polymorphisms predict deficits in attention and processing speed after childhood leukemia therapy. Pediatr Blood Cancer 57(3):454–460

[60] Kazak AE, Barakat LP, Alderfer M et al (2001) Posttraumatic stress in survivors of childhood cancer and mothers: development and validation of the impact of traumatic stressors interview schedule (ITSIS). J Clin Psychol Med Settings 8(4):307–323

[61] Kazak AE, Alderfer M, Rourke MT et al (2004a) Posttraumatic stress disorder (PTSD) and posttraumatic stress symptoms (PTSS) in families of adolescent childhood cancer survivors. J Pediatr Psychol 29(3):211–219

[62] Kazak AE, Alderfer MA, Streisand R et al (2004b) Treatment of posttraumatic stress symptoms in adolescent survivors of childhood cancer and their families: a randomized clinical trial. J Fam Psychol 18(3):493–504

[63] Kesler SR, Lacayo NJ, Jo B (2011) A pilot study of an online cognitive rehabilitation program for executive function skills in children with cancer-related brain injury. Brain Inj 25(1): 101–112

[64] Khong PL, Leung LH, Fung AS et al (2006) White matter anisotropy in post-treatment childhood cancer survivors: preliminary evidence of association with neurocognitive function. J Clin Oncol 24(6):884–890

[65] King TZ, Fennell EB, Williams L et al (2004) Verbal memory abilities of children with brain tumors. Child Neuropsychol 10(2):76–88

[66] Kirchhoff AC, Leisenring W, Krull KR et al (2010) Unemployment among adult survivors of childhood cancer: a report from the childhood cancer survivor study. Med Care 48(11):1015–1025

[67] Kirsch DG, Tarbell NJ (2004) New technologies in radiation therapy for pediatric brain tumors: the rationale for proton radiation therapy. Pediatr Blood Cancer 42(5):461–464

[68] Krull KR, Brouwers P, Jain N et al (2008) Folate pathway genetic polymorphisms are related to attention disorders in childhood leukemia survivors. J Pediatr 152(1):101–105

[69] Krull KR, Bhojwani D, Conklin HM et al (2013) Genetic mediators of neurocognitive outcomes in survivors of childhood acute lymphoblastic leukemia. J Clin Oncol 31(17):2182–2188

[70] Kullgren KA, Morris RD, Morris MK et al (2003) Risk factors associated with long-term social and behavioral problems among children with brain tumors. J Psychosoc Oncol 21(1):73–87

[71] Kun LE, Beltran C (2009) Radiation therapy for children: evolving technologies in the era of ALARA. Pediatr Radiol 39(Suppl 1):S65–S70

[72] Law N, Bouffet E, Laughlin S et al (2011) Cerebello-thalamo-cerebral connections in pediatric brain tumor patients: impact on working memory. NeuroImage 56(4):2238–2248

[73] Lorenzi M, McMillan AJ, Siegel LS et al (2009) Educational outcomes among survivors of childhood cancer in British Columbia, Canada: report of the Childhood/Adolescent/Young Adult Cancer Survivors (CAYACS) Program. Cancer 115(10):2234–2245

[74] Lund LW, Winther JF, Cederkvist L et al (2015) Increased risk of antidepressant use in childhood cancer survivors: a Danish population-based cohort study. Eur J Cancer 51(5):675–684

[75] Mabbott DJ, Spiegler BJ, Greenberg ML et al (2005) Serial evaluation of academic and behavioral outcome after treatment with cranial radiation in childhood. J Clin Oncol 23(10): 2256–2263

[76] Mabbott DJ, Noseworthy MD, Bouffet E et al (2006) Diffusion

tensor imaging of white matter after cranial radiation in children for medulloblastoma: correlation with IQ. Neuro-Oncology 8(3):244–252
[77] Mabbott DJ, Penkman L, Witol A et al (2008) Core neurocognitive functions in children treated for posterior fossa tumors. Neuropsychology 22(2):159–168
[78] MacDonald SM, Sethi R, Levally B et al (2013) Proton radiotherapy for pediatric central nervous system ependymoma: clinical outcomes for 70 patients. Neuro-Oncology 15: 1552–1559
[79] Merchant TE, Mulhern RK, Krasin MJ et al (2004) Preliminary results from a phase II trial of conformal radiation therapy and evaluation of radiation-related CNS effects for pediatric patients with localized ependymoma. J Clin Oncol 22(15):3156–3162
[80] Miller EK, Cohen JD (2001) An integrative theory of prefrontal cortex function. Annu Rev Neurosci 24(1):167–202
[81] Mitby PA, Robison LL, Whitton MA et al (2003) Utilization of special education services and educational attainment among long-term survivors of childhood cancer. Cancer 97: 1115–1126
[82] Monje ML, Toda H, Palmer TD (2003) Inflammatory blockade restores adult hippocampal neurogenesis. Science 302(5651):1760–1765
[83] Moore BD (2005) Neurocognitive outcomes in survivors of childhood cancer. J Pediatr Psychol 30:51–63
[84] Moore IM, Hockenberry MJ, Anhalt C et al (2012) Mathematics intervention for prevention of neurocognitive deficits in childhood leukemia. Pediatr Blood Cancer 59(2):278–284
[85] Moxon-Emre I, Bouffet E, Taylor MD et al (2014) Impact of craniospinal dose, boost volume, and neurologic complications on intellectual outcome in patients with medulloblastoma. J Clin Oncol 32(17):1760–1768
[86] Moyer KH, Willard VW, Gross AM et al (2012) The impact of attention on social functioning in survivors of pediatric acute lymphoblastic leukemia and brain tumors. Pediatr Blood Cancer 59(7):1290–1295
[87] Mulhern RK, Palmer SL, Reddick WE et al (2001) Risks of young age for selected neurocognitive deficits in medulloblastoma are associated with white matter loss. J Clin Oncol 19(2):472–479
[88] Mulhern RK, Khan RB, Kaplan S et al (2004a) Short-term efficacy of methylphenidate: a randomized, double-blind, placebo-controlled trial among survivors of childhood cancer. J Clin Oncol 22(23):4795–4803
[89] Mulhern RK, Merchant TE, Gajjar A et al (2004b) Late neurocognitive sequelae in survivors of brain tumours in childhood. Lancet 5:399–408
[90] Mulhern RK, White HA, Glass JO et al (2004c) Attentional functioning and white matter integrity among survivors of malignant brain tumors of childhood. J Int Neuropsychol Soc 10(2):180–189
[91] Mulhern RK, Palmer SL, Merchant TE et al (2005) Neurocognitive consequences of risk-adapted therapy for childhood medulloblastoma. J Clin Oncol 23(24):5511–5519
[92] Naylor AS, Bull C, Nilsson MK et al (2008) Voluntary running rescues adult hippocampal neurogenesis after irradiation of the young mouse brain. Proc Natl Acad Sci U S A 105(38): 14632–14637
[93] Netson KL, Conklin HM, Ashford JM et al (2011) Parent and teacher ratings of attention during a year-long methylphenidate trial in children treated for cancer. J Pediatr Psychol 36(4): 438–450
[94] Netson KL, Conklin HM, Wu S et al (2012) A 5-year investigation of children's adaptive functioning following conformal radiation therapy for localized ependymoma. Int J Radiat Oncol Biol Phys 84(1):217–223
[95] Netson KL, Conklin HM, Wu S et al (2013) Longitudinal investigation of adaptive functioning following conformal irradiation for pediatric craniopharyngioma and low-grade glioma. Int J Radiat Oncol Biol Phys 85(5):1301–1306
[96] Olsson IT, Perrin S, Lundgren J et al (2014) Long-term cognitive sequelae after pediatric brain tumor related to medical risk factors, age, and sex. Pediatr Neurol 51(4): 515–521
[97] Özyurt J, Thiel CM, Lorenzen A et al (2014) Neuropsychological outcome in patients with childhood craniopharyngioma and hypothalamic involvement. J Pediatr 164(4):876–881
[98] Palmer SL (2008) Neurodevelopmental impact on children treated for medulloblastoma: a review and proposed conceptual model. Dev Disabil Res Rev 14(3):203–210
[99] Palmer SL, Goloubeva O, Reddick WE et al (2001) Patterns of intellectual development among survivors of pediatric medulloblastoma: a longitudinal analysis. J Clin Oncol 19(8): 2302–2308
[100] Palmer SL, Gajjar A, Reddick WE et al (2003) Predicting intellectual outcome among children treated with 35–40
[101] Gy craniospinal irradiation for medulloblastoma. Neuropsychology 17(4):548–555
[102] Palmer SL, Hassall T, Evankovich K et al (2010) Neurocognitive outcome 12 months following cerebellar mutism syndrome in pediatric patients with medulloblastoma. Neuro-Oncology 12(12):1311–1317
[103] Palmer SL, Armstrong C, Onar-Thomas A et al (2013) Processing speed, attention, and working memory after treatment for medulloblastoma: an international, prospective, and longitudinal study. J Clin Oncol 31(28):3494–3500
[104] Pang JW, Friedman DL, Whitton JA et al (2008) Employment status among adult survivors in the Childhood Cancer Survivor Study. Pediatr Blood Cancer 50(1):104–110
[105] Papazoglou A, King TZ, Morris RD et al (2008) Cognitive predictors of adaptive functioning vary according to pediatric brain tumor location. Dev Neuropsychol 33(4):505–520
[106] Patel SK, Katz ER, Richardson R et al (2009) Cognitive and problem solving training in children with cancer: a pilot project. J Pediatr Hematol Oncol 31(9):670–677
[107] Patel SK, Mullins WA, O'Neil SH et al (2011) Neuropsychological differences between survivors of supratentorial and infratentorial brain tumours. J Intellect Disabil Res 55(1):30–40
[108] Petersen SE, Posner MI (2012) The attention system of the human brain: 20 years after. Annu Rev Neurosci 35:73–89
[109] Poggi G, Liscio M, Galbiati S et al (2005) Brain tumors in children and adolescents: cognitive and psychological disorders at different ages. Psychooncology 14(5):386–395
[110] Portteus A, Ahmad N, Tobey D, Leavey P (2006) The prevalence and use of antidepressant medication in pediatric cancer patients. J Child Adolesc Psychopharmacol 16(4):467–473

[111] Prevatt FF, Heffer RW, Lowe PA (2000) A review of school reintegration programs for children with cancer. J Sch Psychol 38:447–467
[112] Pulsifer MB, Sethi RV, Kuhlthau KA et al (2015) Early cognitive outcomes following proton radiation in pediatric patients with brain and central nervous system tumors. Int J Radiat Oncol Biol Phys 93(2):400–407
[113] Qiu D, Kwong DL, Chan GC et al (2007) Diffusion tensor magnetic resonance imaging finding of discrepant fractional anisotropy between the frontal and parietal lobes after whole–brain irradiation in childhood medulloblastoma survivors: reflection of regional white matter radiosensitivity? Int J Radiat Oncol Biol Phys 69(3):846–851
[114] Quillen J, Crawford E, Plummer B et al (2011) Parental follow–through of neuropsychological recommendations for childhood–cancer survivors. J Pediatr Oncol Nurs 28(5):306–310
[115] Quintero–Gallego EA, Gómez CM, Morales M et al (2011) Spatial orientation deficit in children due to cerebellum astrocytoma pediatric tumor obtained by means of the Attentional Network Test. Neurosci Lett 504(3):232–236
[116] Radcliffe J, Bennett D, Kazak AE et al (1996) Adjustment in childhood brain tumor survival: child, mother, and teacher report. J Pediatr Psychol 21(4):529–539
[117] Ramanan S, Kooshki M, Zhao W et al (2009) The PPARα agonist, fenofibrate, preserves hippocampal neurogenesis and inhibits microglial activation following whole–brain irradiation. Int J Radiat Oncol Biol Phys 75(3):870–877
[118] Rapp SR, Case LD, Peiffer A et al (2015) Donepezil for irradiated brain tumor survivors: a phase iii randomized placebo–controlled clinical trial. J Clin Oncol 33(15): 1653–1659
[119] Reddick WE, Taghipour DJ, Glass JO et al (2014) Prognostic factors that increase the risk for reduced white matter volumes and deficits in attention and learning for survivors of childhood cancers. Pediatr Blood Cancer 61(6): 1074–1079
[120] Riggs L, Bouffet E, Laughlin S et al (2014) Changes to memory structures in children treated for posterior fossa tumors. J Int Neuropsychol Soc 20(02):168–180
[121] Ris MD, Packer R, Goldwein J et al (2001) Intellectual outcome after reduced–dose radiation therapy plus adjuvant chemotherapy for medulloblastoma: a Children's Cancer Group study. J Clin Oncol 19(15):3470–3476
[122] Ris MD, Beebe DW, Armstrong FD et al (2008) Cognitive and adaptive outcome in extracerebellar low–grade brain tumors in children: a report from the children's oncology group. J Clin Oncol 26(29):4765–4770
[123] Ris MD, Walsh K, Wallace D et al (2013) Intellectual and academic outcome following two chemotherapy regimens and radiotherapy for average–risk medulloblastoma: COG A9961. Pediatr Blood Cancer 60(8):1350–1357
[124] Robertson PL, Muraszko KM, Holmes EJ et al (2006) Incidence and severity of postoperative cerebellar Mutism syndrome in children with medulloblastoma: a prospective study by the Children's Oncology Group. J Neurosurg 105(6 Suppl):444–451
[125] Robinson KE, Kuttesch JF, Champion JE et al (2010) A quantitative meta–analysis of neurocognitive sequelae in survivors of pediatric brain tumors. Pediatr Blood Cancer 55(3):525–531
[126] Robinson KE, Wolfe KR, Yeates KO et al (2015) Predictors of adaptive functioning and psychosocial adjustment in children with pediatric brain tumor: a report from the brain radiation investigative study consortium. Pediatr Blood Cancer 62(3):509–516
[127] Rola R, Raber J, Rizk A et al (2004) Radiation–induced impairment of hippocampal neurogenesis is associated with cognitive deficits in young mice. Exp Neurol 188(2): 316–330
[128] Rynard DW, Chambers A, Klinck AM et al (1998) School support programs for chronically ill children: evaluating the adjustment of children with cancer at school. Child Health Care 27:31–46
[129] Sahler OJZ, Varni JW, Fairclough DL et al (2002) Problem–solving skills training for mothers of children with newly diagnosed cancer: a randomized trial. J Dev Behav Pediatr 23(2):77–86
[130] Sahler OJZ, Phipps S, Mulher RK et al (2005) Using problem–solving skills training to reduce negative affectivity in mothers of children with newly diagnosed cancer: report of a multisite randomized trial. J Consult Clin Psychol 73(2):272–283
[131] Salley CG, Gerhardt CA, Fairclough DL et al (2014) Social self–perception among pediatric brain tumor survivors compared with peers. J Dev Behav Pediatr 35(7):427–434
[132] Sands SA, Kellie SJ, Davidow AL et al (2001) Long–term quality of life and neuropsychologic functioning for patients with CNS germ–cell tumors: from the first international CNS germ–cell tumor study. Neuro–Oncology 3(3):174–183
[133] Schatz J, Kramer JH, Ablin A et al (2000) Processing speed, working memory, and IQ: a developmental model of cognitive deficits following cranial radiation therapy. Neuropsychology 14(2):189–200
[134] Schnegg CI, Greene–Schloesser D, Kooshki M et al (2013) The PPARδ agonist GW0742 inhibits neuroinflammation, but does not restore neurogenesis or prevent early delayed hippocampal–dependent cognitive impairment after whole–brain irradiation. Free Radic Biol Med 61:1–9
[135] Schreiber JE, Gurney JG, Palmer SL et al (2014) Examination of risk factors for intellectual and academic outcomes following treatment for pediatric medulloblastoma. Neuro–Oncology 16(8):1129–1136
[136] Schulte F, Vannatta K, Barrera M (2014) Social problem solving and social performance after a group social skills intervention for childhood brain tumor survivors. Psychooncology 23(2):183–189
[137] Shaw EG, Rosdhal R, D'Agostino RB Jr et al (2006) Phase II study of donepezil in irradiated brain tumor patients: effect on cognitive function, mood, and quality of life. J Clin Oncol 24(9):1415–1420
[138] Silber JH, Radcliffe J, Peckham V et al (1992) Whole brain radiation and decline in intelligence: the influence of dose and age on IQ score. J Clin Oncol 10:1390–1396
[139] Spiegler BJ, Bouffet E, Greenberg ML et al (2004) Change in neurocognitive functioning after treatment with cranial radiation in childhood. J Clin Oncol 22(4):706–713
[140] Thompson SJ, Leigh L, Christensen R et al (2001) Immediate neurocognitive effects of methylphenidate on learning–impaired survivors of childhood cancer. J Clin

Oncol 19(6):1802–1808
[141] Treiber FA, Schramm L, Mabe PA (1986) Children's knowledge and concerns towards a peer with cancer: a workshop intervention approach. Child Psychiatry Hum Dev 16:38–44
[142] Tsai PF, Yang CC, Chuang CC et al (2015) Hippocampal dosimetry correlates with the change in neurocognitive function after hippocampal sparing during whole brain radiotherapy: a prospective study. Radiat Oncol 10:253–268
[143] Varni JW, Katz ER, Colegrove R Jr, Dolgin M (1993) The impact of social skills training on the adjustment of children with newly diagnosed cancer. J Pediatr Psychol 18(6):751–767
[144] Wiener L, Kazak AE, Noll RB et al (2015) Standards for the psychosocial care of children with cancer and their families: an introduction to the special issue. Pediatr Blood Cancer 62(Suppl 5):S419–S424
[145] Willard VW, Hardy KK, Allen TM et al (2013) Sluggish cognitive tempo in survivors of pediatric brain tumors. J Neuro–Oncol 114(1):71–78
[146] Willard VW, Conklin HM, Boop FA et al (2014) Emotional and behavioral functioning after conformal radiation therapy for pediatric ependymoma. Int J Radiat Oncol Biol Phys 88(4):814–821
[147] Willard VW, Conklin HM, Wu S, Merchant TE (2015) Prospective longitudinal evaluation of emotional and behavioral functioning in pediatric patients with low–grade glioma treated with conformal radiation therapy. J Neuro–Oncol 122(1):161–168
[148] Winter AL, Conklin HM, Tyc VL et al (2014) Executive function late effects in survivors of pediatric brain tumors and acute lymphoblastic leukemia. J Clin Exp Neuropsychol 36(8):818–830
[149] Wolfe KR, Madan–Swain A, Hunter GR et al (2013a) An fMRI investigation of working memory and its relationship with cardiorespiratory fitness in pediatric posterior fossa tumor survivors who received cranial radiation therapy. Pediatr Blood Cancer 60(4):669–675
[150] Wolfe KR, Walsh KS, Reynolds NC et al (2013b) Executive functions and social skills in survivors of pediatric brain tumor. Child Neuropsychol 19(4):370–384
[151] Wolfe–Christensen C, Mullins LL, Scott JG, McNall–Knapp RY (2007) Persistent psychosocial problems in children who develop posterior fossa syndrome after medulloblastoma resection. Pediatr Blood Cancer 49(5):723–726
[152] Wong–Goodrich SJ, Pfau ML, Flores CT et al (2010) Voluntary running prevents progressive memory decline and increases adult hippocampal neurogenesis and growth factor expression after whole–brain irradiation. Cancer Res 70(22):9329–9338
[153] Yang ES, Wang H, Jiang G et al (2009) Lithium–mediated protection of hippocampal cells involves enhancement of DNA–PK–dependent repair in mice. J Clin Invest 119(5):1124–1135
[154] Yazlovitskaya EM, Edwards E, Thotala D et al (2006) Lithium treatment prevents neurocognitive deficit resulting from cranial irradiation. Cancer Res 66(23):11179–11186
[155] Yeates KO, Bigler ED, Dennis M et al (2007) Social outcomes in childhood brain disorder: a heuristic integration of social neuroscience and developmental psychology. Psychol Bull 133:535–556
[156] Yock TI, Tarbell NJ (2004) Technology insight: proton beam radiotherapy for treatment in pediatric brain tumors. Nat Clin Pract Oncol 1:97–103
[157] Yock TI, Yeap BY, Ebb DH et al (2016) Long–term toxic effects of proton radiotherapy for paediatric medulloblastoma: a phase 2 single–arm study. Lancet Oncol 17(3):287–298
[158] Zeltzer LK, Recklitis C, Buchbinder D et al (2009) Psychological status in childhood cancer survivors: a report from the childhood cancer survivor study. J Clin Oncol 27(14):2396–2404

第 31 章　中枢神经系统放射治疗的内分泌后遗症

Endocrine Sequelae of Central Nervous System Irradiation

Steven G. Waguespack　Wassim Chemaitilly　著
苏　喆　王　立　赵　岫　苏慧萍　金柯馨　房松华　译
麦惠容　文飞球　校

摘　要

患中枢神经系统肿瘤的儿童接受放射治疗后，由于获得性腺垂体和甲状腺功能不全，极易发生内分泌疾病，进而对其线性生长、青春期发育、新陈代谢、骨骼健康和生活质量产生负面影响。腺垂体功能障碍的风险随着下丘脑—垂体轴（hypothalamic-pituitary axis，HPA）放射治疗剂量的增加和随访时间的延长而增加。脊髓放射治疗亦可增加原发性甲状腺功能减退和甲状腺肿瘤的风险。内分泌后遗症可能经过数年时间才显现出来，其临床症状隐匿，缺乏特异性。早期识别和治疗有利于促进长期健康，并改善儿童脑瘤治愈者的生活质量。放射肿瘤学家通过了解 HPA 和甲状腺的放射剂量耐受性，帮助患儿减少内分泌后遗症的长期影响，并有助于高危患儿的早期转诊和及时诊断。

一、概述

儿童恶性肿瘤的治疗极易影响内分泌系统，高达 50% 甚至更多的儿童期恶性肿瘤治愈者患有内分泌后遗症(Brignardello 等，2013；Diller 等，2009；Chemaitilly 和 Sklar，2010；Tonorezos 等，

2015；Gurney 等，2003a；Miyoshi 等，2008）。患中枢神经系统（CNS）肿瘤的儿童接受放射治疗后，由于获得性腺垂体和甲状腺功能不全，极易发生内分泌疾病，进而对其线性生长、青春期发育、新陈代谢、骨骼健康和生活质量产生负面影响。腺垂体功能障碍的风险随着下丘脑—垂体轴放射剂量的增加和随访时间的延长而增加。受影响的包括所有腺垂体分泌的激素：生长激素（growth hormone，GH）、促性腺激素［促黄体生成素（luteinizing hormone，LH）和促卵泡刺激素（follicle-stimulating hormone，FSH）］、促甲状腺激素（thyroid-stimulating hormone，TSH）、促肾上腺皮质激素（adrenocorticotropic hormone，ACTH）和催乳素（prolactin，PRL）。内分泌后遗症可能经过数年时间才显现出来，其临床症状隐匿，缺乏特异性。本章内容包括头颅放射治疗影响 HPA 导致的神经内分泌效应，以及其他内分泌后遗症（见第 31 章）。这些后遗症可由颅脑脊髓放射治疗引起，但其通常是儿童 CNS 恶性肿瘤的最佳治疗。

二、诱发因素

CNS 肿瘤是儿童最常见的实体瘤，通常采用综合疗法（手术、放射治疗和化学治疗）进行治疗。肿瘤可通过直接浸润 HPA 影响内分泌功能，因此在癌症诊断中可能发现内分泌疾病。手术切除与 HPA 相近的肿瘤，术后可立即出现神经内分泌功能障碍；HPA 放射治疗导致的神经内分泌功能障碍会延迟出现（表 31-1）。放射治疗后损伤 HPA 的诱发因素包括接受治疗的儿童年龄、HPA 的照射剂量、性别和放射治疗后的时间。

表 31-1　CNS 肿瘤儿童下丘脑—垂体轴放射治疗的剂量耐受性、内分泌后遗症和筛查 / 评估建议

激　素	耐受剂量阈值	内分泌后遗症	临床筛选 / 评估建议
生长激素	≥ 18Gy	• 生长激素缺乏症 • 线性生长减速（可能合并中枢性性早熟） • 成年身高较矮	• 生长速度 • 第二性征 Tanner 分期 • 骨龄 • 胰岛素样生长因子 1 • 生长激素激发试验
促黄体生成素 / 促卵泡刺激素	≥ 18Gy	• 中枢性性早熟（易发生于＜ 5 岁女童）；线性生长加速（可能合并生长激素缺乏症） • 早初潮 • 成年身高较矮	• 生长速度 • Tanner 分期 • 盆腔超声（女孩） • 骨龄 • 促黄体生成素 / 促卵泡刺激素和睾酮 / 雌激素 • 亮丙瑞林刺激试验

（续表）

激　素	耐受剂量阈值	内分泌后遗症	临床筛选 / 评估建议
促黄体生成素 / 促卵泡刺激素	≥ 30Gy	• 促性腺功能减退症 • 青春发育延迟 / 不完全 • 成年身高较矮	• 生长速度 • Tanner 分期 • 骨龄 • 促黄体生成素 / 促卵泡刺激素、催乳素和睾酮 / 雌激素
促甲状腺激素	≥ 30Gy	• 中枢性甲状腺功能减退症 • 成年身高较矮	• 游离的 T_4 和促甲状腺激素
促肾上腺皮质激素	≥ 30Gy	• 继发性肾上腺功能减退症 • 肾上腺危象	• 8AM 皮质醇 • 促肾上腺皮质激素刺激试验
催乳素	≥ 50Gy	• 溢乳 • 促性腺功能减退症	• 催乳素

数据表明，不同年龄对放射损伤 HPA 的敏感性具有不同的影响（Darzy，2009）。大多数研究认为，接受放射治疗的年龄越小，出现生长激素缺乏症的风险越大（Diller 等，2009；Chemaitilly 和 Sklar，2010；Darzy，2009；Chemaitilly 等，2015a；Mulder 等，2009；Brauner 等，1986；Schmiegelow 等，2000a）。

诱发 HPA 损伤的另一重要因素是放射剂量。放射剂量越高，患者出现内分泌后遗症的风险越大（Chemaitilly 和 Sklar，2010；Tonorezos 等，2015；Darzy，2009；Chemaitilly 等，2015a；Mulder 等，2009；Rutter 和 Rose，2007；Laughton 等，2008；Merchant 等，2011）。头颅放射治疗剂量＞ 18Gy 可导致生长激素缺乏症，这可能是一个孤立的事件；剂量＞ 30Gy 可增加 LH/FSH、ACTH 和 TSH 缺乏的风险；剂量超过 50Gy 可能更易发生多发性腺垂体激素缺乏和高泌乳素血症。相反，没有确切的阈值剂量可以预防 HPA 损伤，因为即使低剂量（8～11Gy）照射也可导致儿童生长激素缺乏（Mulder 等，2009）。虽然质子治疗在 HPA 远离目标辐射靶点时，有利于减轻 HPA 损伤，但其缺乏良好的质子与光子的对比研究设计。尽管近年的模拟队列模型表明，质子治疗在减少下丘脑的照射剂量方面，可能更具成本效益（Mailhot Vega 等，2015）。

再次，患者的性别是放射治疗诱发神经内分泌功能障碍的另一因素。一般来说，男性患者出现任何内分泌并发症的风险都较高（Brignardello 等，2013）。男性患者可能更易出现 LH/FSH 不足的情况（Chemaitilly 等，2015a）。与在非肿瘤人群中的情况类似，女性患者更易患中枢性性早熟（CPP）（Darzy，2009；Chemaitilly 等，2015b）。高催乳素血症也更常见于女性患者（Darzy，2009；Constine 等，1993）。

最后，放射治疗后的时间是影响内分泌紊乱的重要因素。研究表明，慢性内分泌疾病的累积发病率在诊断几十年后仍呈上升趋势（Brignardello 等，2013；Diller 等，2009）。HPA 功能障碍也是如此，可能需要数年的时间来发展，尤其是在低放射治疗剂量下（Chemaitilly 和 Sklar，2010；Tonorezos 等，2015；Darzy，2009；Chemaitilly 等，2015a；Merchant 等，2011；Gleeson 和 Shalet，2004）。值得注意的是，也可能在放射治疗后几年内出现垂体功能不全（Laughton 等，2008），尤其是在较高放射治疗剂量时（Merchant 等，2011）。

三、病理生理学

放射治疗引起 HPA 损伤的病理生理学尚不清楚，但有研究认为，神经内分泌功能障碍可能由神经元的损伤引起，此外血管损伤和血流量减少也可能有影响（Chieng 等，1991）。下丘脑被认为是受放射治疗影响最大的 HPA 部位（Gleeson 和 Shalet，2004），这是基于对颅脑放射治疗后生长激素缺乏症患者接受外源性生长激素释放激素，体内生长激素反应的观察，以及已知的由于 CNS 高剂量放射治疗后高催乳素血症的发生（Constine 等，1993；Schriock 等，1984；Lam 等，1986；Schmiegelow 等，2000b）。然而，有研究表明垂体对放射治疗有一定程度的脆弱性，特别是在高剂量的照射下（Darzy，2009；Gleeson 和 Shalet，2004）。因此，可以大胆地假设，放射治疗后 HPA 功能障碍很可能是由下丘脑和垂体的共同作用引起的。

一般来说，放射治疗后不同垂体前叶激素的缺失有所不同。最易受影响的是 GH，其次是 LH/FSH、TSH、ACTH，以及更高的放射治疗剂量对 PRL 产生影响（Brignardello 等，2013；Gurney 等，2003a；Darzy，2009；Chemaitilly 等，2015a；Langsenlehner 等，2007；Littley 等，1989；Gan 等，2015）（表 31–1）。放射治疗一般不会损伤神经垂体（下丘脑神经元的远端轴突合成精氨酸加压素和催产素）。因此，中枢性尿崩症不是 CNS 放射治疗的常见并发症或预期的迟发并发症，而更可能是肿瘤直接累及或手术所致（Brignardello 等，2013；Miyoshi 等，2008；Darzy，2009；Gleeson 和 Shalet，2004；Lam 等，1986；Langsenlehner 等，2007）。

四、临床表现和后果

如上所述，放射治疗后数年仍有可能引起 HPA 功能障碍，而且是进展的过程，很少最初就出现所有 HPA 激素分泌的异常。由放射治疗引起的垂体功能减退，发病通常是隐匿的，因此难以诊断。这些症状可能很轻微，容易被忽视，特别在那些曾经接受多种治疗而出现并发症的患者。此外，多种内分泌疾病的表现，如 GH 缺乏和 CPP 共存（图 31–1 和图 31–2），可能使临床诊断具有挑战。神经内分泌功能障碍可对肿瘤治愈者产生深远的长期影响，包括成年身高较矮［可能不成比例（图 31–2）］、肥胖、骨量低、慢性病负担加重、虚弱程度增加和生活质量下降（Diller 等，2009；Chemaitilly 等，2015a）。

（一）生长激素缺乏症

在对 HPA 轴放射治疗过程中，生长激素缺乏症（GHD）是颅脑放射治疗后最常见的，也可能是唯一受损伤的腺垂体激素。最近一项对 748 名儿童期接受颅脑肿瘤放射治疗的成人生存者（包括急性淋巴细胞白血病和 CNS 肿瘤的生存者）的研究中，GHD 的患病率估计为 46.5%（95% CI：42.9%～50.2%）（Chemaitilly 等，2015a）。在颅脑肿瘤生存者中，GHD 的患病的风险甚至更高。根据一项对 192 名局部脑肿瘤患儿进行放射治疗的研究结果显示给予下丘脑平均累积辐

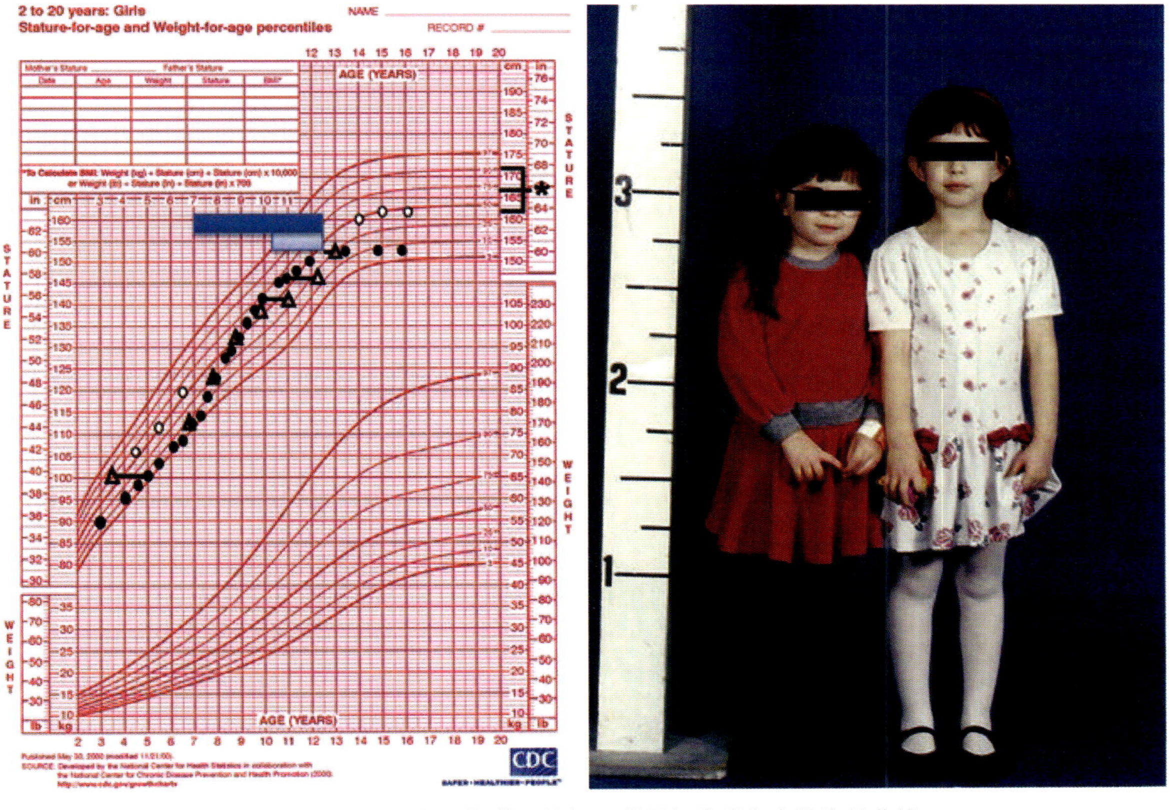

▲ 图 31–1　一名局部进展性视网膜母细胞瘤女童的生长曲线

患儿在 17 个月龄内完成右眼摘除、化学药物治疗、眼眶部位放射治疗（39.6Gy/35f）；身高用实心圆表示，骨龄用空心三角表示；患儿被诊断为生长激素缺乏和中枢性性早熟，并分别用重组人生长激素（深蓝框）和亮丙瑞林（浅蓝框）治疗；初潮年龄为 8 岁，最终成年身高为 152.4cm，远低于父母的遗传身高；23 岁时被诊断为低促性腺激素性性腺功能减退症；而患儿的同卵双胞胎妹妹（身高用空心圆表示）在 5 岁开始就明显高于患儿，初潮年龄为 12 岁，最终成年身高 161.9cm

照量 16.1Gy 情况下，5 年后 50% 患儿被诊断为 GHD（Merchant 等，2011）。

尽管 GHD 很常见，但它并不是导致儿童期尤其是在癌症积极治疗期间线性生长不良的唯一因素，营养不良和糖皮质激素的使用等混杂因素也可能会影响患儿生长。放射治疗数年后，伴发的内分泌相关疾病，如甲状腺功能减退症和青春期发育异常也可能影响身高和生长速度。此外，GHD 儿童进行接受脊柱放射治疗也可能会对其成年身高产生负面影响。脊柱放射治疗

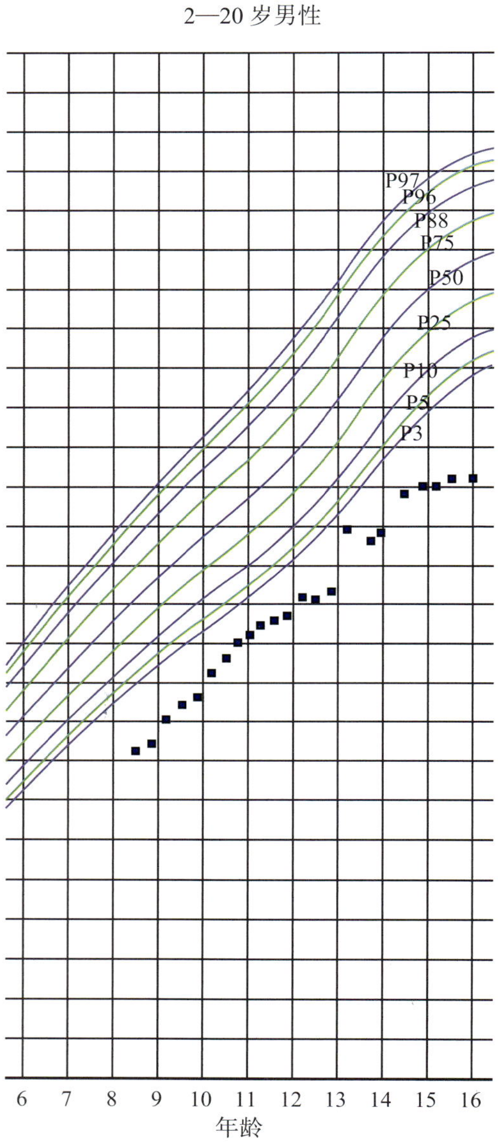

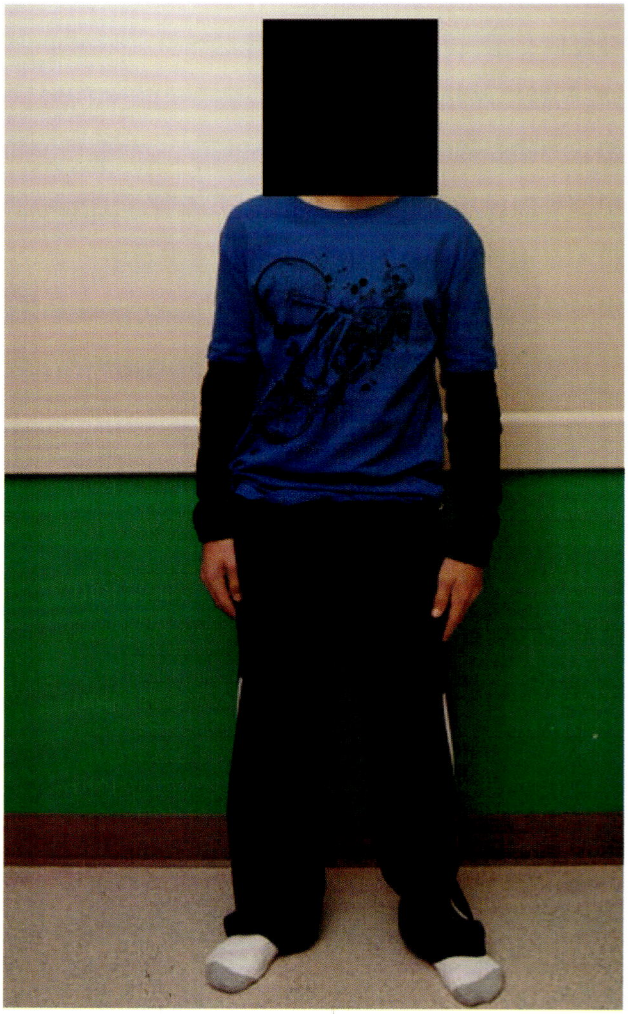

▲ 图 31-2　一名髓母细胞瘤男童的生长曲线

患儿 14 个月龄时确诊为髓母细胞瘤，5 岁时因肿瘤复发最终接受全脑全脊髓放射治疗（辐照量是 30Gy，并且额外增加颅后窝辐照量 25.2Gy）；患儿 8 岁时被诊断为生长激素缺乏症并开始生长激素治疗；10 岁时患儿确诊青春期发育过早开始使用亮丙瑞林治疗；尽管进行了这些治疗，患儿最终成年身高仍然很矮，并且身材不成比例（躯干较四肢短小）

可能直接损害脊椎椎体骨骺，导致不成比例的生长（上部量 / 下部量＜ 0.9，臂展大于身高超过 5cm，坐高标准差小于站立时的身高标准差）（图 31–2）（Diller 等，2009；Shalet 等，1987；Clayton 和 Shalet，1991；Edgat 等，2009；Meacham，2003）。

GHD 的临床表现和诊断在其他地方有更详细的回顾，主要是基于生长发育方面的影响（Growth Hormone Research Society，2000；Stanley，2012）。一般而言，GHD 典型表现为与身高百分比相关的低于正常的生长速度（正常是青春期前儿童每年生长超过 5cm）。X 线骨龄（普通 X 线摄取左上臂和手腕部，通过对比不同年龄阶段的骨骺发育情况来评估骨龄）通常是落后于生理年龄的，并且类胰岛素样生长因子 1（IGF–1）和类胰岛素样生长因子结合蛋白 3（IGF–binding protein 3，IGF–BP3）水平是低于所对应年龄和青春期应有水平的。虽然 GH 激素激发实验的可靠性和可重复性存在一定问题，但还是经常被用来作为确诊 GHD 的标准。

对于放射治疗后出现 GHD 的儿童有一些情况需要注意。首先，血浆 IGF–1 和 IGF–BP3 水平并不是儿童 CNS 放射治疗后 GHD 筛查的可靠指标。因为生长激素激发实验确诊 GHD 的个体中这两个激素水平可能是正常的（Weinzimer 等，1999）。其次，在大量癌症治疗后幸存的儿童中，GHD 可能与性早熟同时发生（图 31–1 和图 31–2）（Sklar 和 Constine，1995）；肥胖和先前的化学治疗中药物治疗（如维 A 酸治疗）也可能会影响骨龄（Hobbie 等，2011；Russell 等，2001）；因此骨龄可能不会延迟，甚至可能会提前。再次，重度 GHD 伴有 CPP 或者肥胖的患儿的生长速度可能是正常的（Edgar 等，2009）。最后，GHD 可能表现为不完全性 GHD 或者只出现青春期身高突增减少（Meacham，2003）。

尽管接受放射治疗的 GHD 儿童可能永远无法自行发挥出其遗传身高潜能（Beckers 等，2010），但 GHD 的儿童可通过每天皮下注射重组人生长激素治疗来改善最终成年身高（Diller 等，2009；Gleeson 等，2003；Ciaccio 等，2010）。考虑到生长激素和 IGF–1 具有促进细胞增殖和有丝分裂的特性，在存在癌症病史的个体中应用生长激素治疗的安全性一直是个值得关注的问题，特别是当涉及二次 CNS 肿瘤的发生（Patterson 等，2014）。最近的研究并没有给出明确的答案，当前的共识认为儿科癌症生存者在完成癌症治疗后 1 年开始 GH 治疗是安全的（Raman 等，2015）。

（二）中枢性性早熟和 LH/FSH 缺乏

青春期的特征是性别所特有的第二性征的发育、生长加速、最终生长板融合和线性生长停止。除了接受性腺毒性药物治疗的患儿外，对女孩而言，乳房的发育是青春期发育的第一个标志，而对男孩来说，睾丸增大是可能和可见到的发育标志。CPP 通常定义为女孩在 8 岁前和男孩在 9 岁前出现青春期发育，它起因于下丘脑—垂体—性腺轴的过早激活，如果不进行治疗，可能导致最终成人身高明显低于遗传身高。当儿童推迟进入青春期（女孩＞13岁和男孩＞14岁）、推迟月经初潮（女孩＞16岁）或进入青春期后出现促性腺激素分泌不足的性腺功能减退（女孩表现为闭经，男孩表现为与睾酮水平降低不相称的LH/FSH水平降低或者正常）。有关青春期疾病的诊断和治疗在其他方面有更全面的回顾（Chen和Eugster，2015；Palmert和Dunkel，2012）。

颅脑放射治疗是促性腺激素分泌异常的重要危险因素（Diller等，2009；Laughton等，2008；Gleeson和Shalet，2004；Gan等，2015；Edgar等，2009；Meacham，2003；Stephen等，2011；Oberfield等，1996；Armstrong等，2009a）。在大范围颅脑放射治疗后，尤其是辐照量＞20～25Gy时可导致CPP发生（Gleeson和Shalet，2004；Muller，2002；Ogilvy-Stuart等，1994），且在放射治疗患儿年龄越小发生则CPP的风险越高（Oberfield等，1996；Ogilvy-Stuart等，1994；Lannering等，1997）。当辐照量超过30Gy时CPP患儿最终发展为LH/FSH缺乏的风险极高（Constine等，1993；Toogood，2004；Brauner等，1984）（见图31-1）。月经初潮的时间也可能受到放射治疗的影响，特别是对5岁以下接受放射治疗的患儿月经初潮可能出现提前或者推迟情况（Armstrong等，2009b；Chow等，2008）。

在儿童癌症生存者中，CPP的临床表现极具挑战性。如上所述，CPP伴发GHD时，生长速度看似正常，但其骨龄增长加快，从而导致成年身高的降低（见图31-1，见图31-2）。重要的是，睾丸体积的增加是男孩进入青春期的标志，明确接受细胞毒性化学药物疗法或直接接受睾丸放射治疗的男性儿童癌症生存者中以睾丸增大为进入青春期的标准可能并不可靠。因此，对LH/FSH和睾酮水平的准确测定是对体格检查的重要补充（Armstrong等，2009a；Quigley等，1989）。血浆雌二醇及促性腺激素水平的测定和（或）通过超声测量子宫长度有助于评估女孩的发育状态。

（三）促甲状腺激素缺乏

促甲状腺激素（TSH）分泌不足因而不能有效地刺激甲状腺滤泡细胞，循环甲状腺素水平低下，可导致儿童出现甲状腺功能减退症的典型体征和症状，包括生长速度减缓、骨骼成熟延迟、便秘、皮肤干燥、疲乏和畏寒等。下丘脑—垂体轴暴露于＞30Gy的放射治疗剂量是引起TSH不足的主要危险因素（Chemaitilly等，2015a；Laughton等，2008；Rose等，1999）。由于缺乏普遍适用的激发试验，中枢性甲状腺功能减退可以在血清TSH水平低、不正常或轻微升高的情况下，通过记录游离甲状腺素水平低于实验室相应的正常范围来确诊。TSH缺乏症的进展可能延长并且难以诊断。通常来说，甲状腺素水平的下降趋势可以帮助临床医师做出诊断（Darzy，2009）。

（四）促肾上腺皮质激素缺乏

虽然下丘脑—垂体—肾上腺轴恢复力更强，但也会受到放射治疗的损害。促肾上腺皮质激素（ACTH）缺乏会通过引起肾上腺皮质逐渐萎缩而导致血清皮质醇水平降低，而中枢性肾上腺功能减退症可表现为厌食 / 恶心、虚弱、疲劳和无意的体重减轻等。尽管在急性生理应激状态下皮质醇不能代偿性分泌可引起低血压，但由于醛固酮的产生不受 ACTH 的直接调控，因此高钾血症和失盐并非 ACTH 缺乏症的表现。导致中枢性肾上腺功能减退症的主要危险因素是下丘脑—垂体轴暴露于超过 30～40Gy 的放射治疗剂量下（Chemaitilly 等，2015a；Laughton 等，2008；Rose 等，2005；Patterson 等，2009）。由于清晨随机的血浆 ACTH 和皮质醇水平不可靠（Patterson 等，2009），故 ACTH 缺乏症往往根据促皮质素激发试验诊断（Chrousos 等，2009）。ACTH 缺乏症可以是部分性的，有些患者可能只需要在应激时补充糖皮质激素，而非从开始就进行每日的糖皮质激素替代治疗（Darzy，2009）。尽管中枢性肾上腺功能减退症是 CNS 放射治疗中最不常见的内分泌后遗症之一，但鉴于未经治疗尤其在急性疾病状态下，可能造成潜在威胁生命的后果，中枢性肾上腺功能减退仍需要受到重视。

（五）高泌乳素血症

由于多巴胺对腺垂体泌乳素分泌的抑制作用丧失，放射治疗后可出现高泌乳素血症，这在成年人中更为常见（Constine 等，1993）。泌乳素水平升高会引起溢乳，并通过抑制促性腺激素分泌而导致低促性腺激素性性腺功能减退症。在儿童颅内肿瘤生存者中，由于促黄体生成素（LH）/ 促卵泡生成素（FSH）缺乏和原发性性腺功能减退症共存的概率很高，高泌乳素血症更倾向于无症状并且很少需要干预。高泌乳素血症最常见于剂量＞ 50Gy 的放射治疗后（Constine 等，1993；Meacham，2003）。

（六）CNS 肿瘤放射治疗后的其他内分泌结局

除了与涉及 HPA 辐射直接相关的内分泌功能障碍外，还有与儿童时期接受过 CNS 肿瘤治疗间接相关的远期代谢后果。骨矿物质密度降低的发生率非常高（Gurney 等，2003a），这可能是垂体功能减退、维生素 D 缺乏及久坐的生活方式（尤其是存在神经系统后遗症的儿童）共同作用的结局。接受放射治疗的 CNS 肿瘤生存者肥胖的发生风险也增加了，特别是放射治疗剂量更高，以及那种直接累及下丘脑的肿瘤（如颅咽管瘤）。（Diller 等，2009；Gan 等，2015；Meacham，2003；Gurney 等，2003b；Lustig 等，2003）。如所预料的那样，高血压、高血脂和糖尿病的风险似乎也在增加，但可能并不总是与体重指数有关（Meacham 等，2009；Gurney 等，2006）。

颅脑脊髓放射治疗常用于治疗儿童 CNS 恶性肿瘤，由脊柱照射导致的潜在内分泌疾病亦不容轻视。最常见的是甲状腺暴露于散射放射后发生的原发性甲状腺功能减退症（通常为亚临床性质）。在一项针对接受治疗的胚胎性脑部肿瘤儿童的研究中，原发性甲状腺功能减退是第二常见的内分泌疾病，存活 4 年者中的发生率为 65%（Laughton 等，2008）。甲状腺癌（主要是甲状腺乳头状癌）（Sigurdson 等，2005），是儿童癌症生存者中常见的第二原发性肿瘤。在一项关于髓母细胞瘤患者的研究中，它是第二常见的继发性恶性肿瘤，在长时间的潜伏期（诊断髓母细胞瘤后平均 25 年时间）之后，在 21% 的生存者中被诊断出甲状腺癌（Ning 等，2015）。放射剂量高达 20～29Gy 时，甲状腺癌的风险会增加，此后剂量—反应关系会下降（Sigurdson 等，2005）。睾丸和卵巢虽然主要是受到细胞毒性化学治疗（主要是烷基化剂）的影响，但也可以受到放射治疗散射的影响而引起原发性性腺功能减退症，特别是在女性中（Gleeson 和 Shalet，2004；Livesey 等，1990）。

五、治疗干预和预防

有一些综述和指南，例如儿童肿瘤协作组（www.survivorshipguidelines.org）的文章和指南，指导临床医师对易感者进行识别和筛查（Tonorezos 等，2015；Darzy，2009；Edgar 等，2009；Meacham，2003；Gan 和 Spoudeas，2014；儿童肿瘤协作组，2013）。一般说来，接受治疗性放射的所有颅内肿瘤患儿童出现内分泌疾病的风险都是增加的。对于 HPA 暴露于放射线中，尤其是接受剂量＞18Gy 的放射治疗的儿童而言，应至少每 6 个月进行 1 次体格检查，包括生长发育和青春期（Tanner）分期的评估，并应考虑转诊至熟悉该人群的儿科内分泌专科医师处就诊。垂体功能障碍的早期征象包括生长速度的变化（即跨越身高百分位线）和第二性征的提前出现。实验室评估和评估骨骼成熟度可以用于对体格检查进行补充（表 31-1）。此外，对于同时接受脊柱放疗的儿童而言，每年进行甲状腺功能检测以了解是否存在原发性甲状腺功能减退症，以及进行甲状腺和颈部淋巴结检查以识别甲状腺癌，这些都是十分必要的。内分泌紊乱的具体治疗要根据患者和所遇到问题的性质而定，在所有生存者中，每次访视时都应鼓励采取健康的生活方式，以尽可能减少低骨量、肥胖症和代谢综合征的发生。

六、总结

内分泌并发症在接受颅脑或全脑全脊髓放射治疗的儿童期 CNS 肿瘤生存者中很常见，并且在临床表现中具有特殊的挑战性。通过了解 HPA 和甲状腺的剂量耐受性，放射肿瘤学家可以帮助降低远期内分泌后遗症的影响，并有助于高危患者的早期转诊和及时诊断。

参考文献

[1] Armstrong GT, Chow EJ, Sklar CA (2009a) Alterations in pubertal timing following therapy for childhood malignancies. Endocr Dev 15:25–39. doi:10.1159/000207616

[2] Armstrong GT, Whitton JA, Gajjar A, Kun LE, Chow EJ, Stovall M, Leisenring W, Robison LL, Sklar CA (2009b) Abnormal timing of menarche in survivors of central nervous system tumors: a report from the Childhood Cancer Survivor Study. Cancer 115(11):2562–2570. doi: 10.1002/ cncr.24294

[3] Beckers D, Thomas M, Jamart J, Francois I, Maes M, Lebrethon MC, De Waele K, Tenoutasse S, De Schepper J (2010) Adult final height after GH therapy for irradiation–induced GH deficiency in childhood survivors of brain tumors: the Belgian experience. Eur J Endocrinol 162(3):483–490. doi:10.1530/ EJE–09–0690

[4] Brauner R, Czernichow P, Rappaport R (1984) Precocious puberty after hypothalamic and pituitary irradiation in young children. N Engl J Med 311(14):920

[5] Brauner R, Czernichow P, Rappaport R (1986) Greater susceptibility to hypothalamopituitary irradiation in younger children with acute lymphoblastic leukemia. J Pediatr 108(2):332

[6] Brignardello E, Felicetti F, Castiglione A, Chiabotto P, Corrias A, Fagioli F, Ciccone G, Boccuzzi G (2013) Endocrine health conditions in adult survivors of childhood cancer: the need for specialized adult–focused follow–up clinics. Eur J Endocrinol 168(3):465–472. doi:10.1530/EJE–12–1043

[7] Chemaitilly W, Sklar CA (2010) Endocrine complications in long–term survivors of childhood cancers. Endocr Relat Cancer 17(3):R141–R159. doi:10.1677/ERC–10–0002

[8] Chemaitilly W, Li Z, Huang S, Ness KK, Clark KL, Green DM, Barnes N, Armstrong GT, Krasin MJ, Srivastava DK, Pui CH, Merchant TE, Kun LE, Gajjar A, Hudson MM, Robison LL, Sklar CA (2015a) Anterior hypopituitarism in adult survivors of childhood cancers treated with cranial radiotherapy: a report from the St Jude Lifetime Cohort study. J Clin Oncol 33(5):492–500. doi:10.1200/JCO.2014.56.7933

[9] Chemaitilly W, Merchant TE, Li Z, Barnes N, Armstrong GT, Ness KK, Pui CH, Kun LE, Robison LL, Hudson MM, Sklar CA, Gajjar A (2015b) Central precocious puberty following the diagnosis and treatment of paediatric cancer and central nervous system tumours: presentation and long–term outcomes. Clin Endocrinol 84(3):361–371. doi:10.1111/ cen.12964

[10] Chen M, Eugster EA (2015) Central precocious puberty: update on diagnosis and treatment. Paediatr Drugs 17(4):273–281. doi:10.1007/s40272–015–0130–8

[11] Chieng PU, Huang TS, Chang CC, Chong PN, Tien RD, Su CT (1991) Reduced hypothalamic blood flow after radiation treatment of nasopharyngeal cancer: SPECT studies in 34 patients. AJNR Am J Neuroradiol 12(4):661–665

[12] Children's Oncology Group (2013) Long–term follow–up guidelines for survivors of childhood, adolescent and young adult cancers, Version 4.0. Children's Oncology Group. http:// www. survivorshipguidelines.org

[13] Chow EJ, Friedman DL, Yasui Y, Whitton JA, Stovall M, Robison LL, Sklar CA (2008) Timing of menarche among survivors of childhood acute lymphoblastic leukemia: a report from the Childhood Cancer Survivor Study. Pediatr Blood Cancer 50(4):854–858. doi:10.1002/ pbc.21316

[14] Chrousos GP, Kino T, Charmandari E (2009) Evaluation of the hypothalamic–pituitaryadrenal axis function in childhood and adolescence. Neuroimmunomodulation 16(5):272–283. doi:10.1159/000216185

[15] Ciaccio M, Gil S, Guercio G, Vaiani E, Alderete D, Palladino M, Warman DM, Rivarola MA, Belgorosky A (2010) Effectiveness of rhGH treatment on adult height in GH–deficient childhood survivors of medulloblastoma. Horm Res Paediatr 73(4):281–286. doi:10.1159/000284393

[16] Clayton PE, Shalet SM (1991) The evolution of spinal growth after irradiation. Clin Oncol 3(4):220–222

[17] Constine LS, Woolf PD, Cann D, Mick G, McCormick K, Raubertas RF, Rubin P (1993) Hypothalamic–pituitary dysfunction after radiation for brain tumors. N Engl J Med 328(2):87– 94. doi:10.1056/NEJM199301143280203

[18] Darzy KH (2009) Radiation–induced hypopituitarism after cancer therapy: who, how and when to test. Nat Clin Pract Endocrinol Metab 5(2):88–99. doi:10.1038/ncpendmet1051

[19] Diller L, Chow EJ, Gurney JG, Hudson MM, Kadin–Lottick NS, Kawashima TI, Leisenring WM, Meacham LR, Mertens AC, Mulrooney DA, Oeffinger KC, Packer RJ, Robison LL, Sklar CA (2009) Chronic disease in the Childhood Cancer Survivor Study cohort: a review of published findings. J Clin Oncol 27(14):2339–2355. doi:10.1200/JCO.2008.21.1953

[20] Edgar AB, Morris EM, Kelnar CJ, Wallace WH (2009) Long–term follow–up of survivors of childhood cancer. Endocr Dev

15:159–180. doi:10.1159/000207614

[21] Gan HW, Spoudeas HA (2014) Long-term follow-up of survivors of childhood cancer (SIGN Clinical Guideline 132). Arch Dis Child Educ Pract Ed 99(4):138–143. doi:10.1136/archdischild-2013-305452

[22] Gan HW, Phipps K, Aquilina K, Gaze MN, Hayward R, Spoudeas HA (2015) Neuroendocrine morbidity after pediatric optic gliomas: a longitudinal analysis of 166 children over 30 years. J Clin Endocrinol Metab 100(10):3787–3799. doi:10.1210/jc.2015-2028

[23] Gleeson HK, Shalet SM (2004) The impact of cancer therapy on the endocrine system in survivors of childhood brain tumours. Endocr Relat Cancer 11(4):589–602. doi:10.1677/erc.1.00779

[24] Gleeson HK, Stoeter R, Ogilvy-Stuart AL, Gattamaneni HR, Brennan BM, Shalet SM (2003) Improvements in final height over 25 years in growth hormone (GH)-deficient childhood survivors of brain tumors receiving GH replacement. J Clin Endocrinol Metab 88(8):3682–3689. doi:10.1210/jc.2003-030366

[25] Growth Hormone Research Society (2000) Consensus guidelines for the diagnosis and treatment of growth hormone (GH) deficiency in childhood and adolescence: summary statement of the GH Research Society. GH Research Society. J Clin Endocrinol Metab 85(11):3990–3993. doi:10.1210/jcem.85.11.6984

[26] Gurney JG, Kadan-Lottick NS, Packer RJ, Neglia JP, Sklar CA, Punyko JA, Stovall M, Yasui Y, Nicholson HS, Wolden S, McNeil DE, Mertens AC, Robison LL, Childhood Cancer Survivor S (2003a) Endocrine and cardiovascular late effects among adult survivors of childhood brain tumors: Childhood Cancer Survivor Study. Cancer 97(3):663–673. doi:10.1002/cncr.11095

[27] Gurney JG, Ness KK, Stovall M, Wolden S, Punyko JA, Neglia JP, Mertens AC, Packer RJ, Robison LL, Sklar CA (2003b) Final height and body mass index among adult survivors of childhood brain cancer: childhood cancer survivor study. J Clin Endocrinol Metab 88(10):4731– 4739. doi:10.1210/jc.2003-030784

[28] Gurney JG, Ness KK, Sibley SD, O'Leary M, Dengel DR, Lee JM, Youngren NM, Glasser SP, Baker KS (2006) Metabolic syndrome and growth hormone deficiency in adult survivors of childhood acute lymphoblastic leukemia. Cancer 107(6):1303–1312. doi:10.1002/cncr.22120

[29] Hobbie WL, Mostoufi SM, Carlson CA, Gruccio D, Ginsberg JP (2011) Prevalence of advanced bone age in a cohort of patients who received cis-retinoic acid for high-risk neuroblastoma. Pediatr Blood Cancer 56(3):474–476. doi:10.1002/pbc.22839

[30] Lam KS, Wang C, Yeung RT, Ma JT, Ho JH, Tse VK, Ling N (1986) Hypothalamic hypopituitarism following cranial irradiation for nasopharyngeal carcinoma. Clin Endocrinol 24(6):643–651

[31] Langsenlehner T, Stiegler C, Quehenberger F, Feigl GC, Jakse G, Mokry M, Langsenlehner U, Kapp KS, Mayer R (2007) Long-term follow-up of patients with pituitary macroadenomas after postoperative radiation therapy: analysis of tumor control and functional outcome. Strahlenther Onkol 183(5):241–247. doi:10.1007/s00066-007-1706-1

[32] Lannering B, Jansson C, Rosberg S, Albertsson-Wikland K (1997) Increased LH and FSH secretion after cranial irradiation in boys. Med Pediatr Oncol 29(4):280–287. doi:10.1002/ (SICI)1096-911X(199710)29:4<280::AID-MPO8>3.0.CO;2-I. [pii]

[33] Laughton SJ, Merchant TE, Sklar CA, Kun LE, Fouladi M, Broniscer A, Morris EB, Sanders RP, Krasin MJ, Shelso J, Xiong Z, Wallace D, Gajjar A (2008) Endocrine outcomes for children with embryonal brain tumors after risk-adapted craniospinal and conformal primary-site irradiation and high-dose chemotherapy with stem-cell rescue on the SJMB-96 trial. J Clin Oncol 26(7):1112–1118. doi:10.1200/JCO.2008.13.5293

[34] Littley MD, Shalet SM, Beardwell CG, Ahmed SR, Applegate G, Sutton ML (1989) Hypopituitarism following external radiotherapy for pituitary tumours in adults. Q J Med 70(262):145–160

[35] Livesey EA, Hindmarsh PC, Brook CG, Whitton AC, Bloom HJ, Tobias JS, Godlee JN, Britton J (1990) Endocrine disorders following treatment of childhood brain tumours. Br J Cancer 61(4):622–625

[36] Lustig RH, Post SR, Srivannaboon K, Rose SR, Danish RK, Burghen GA, Xiong X, Wu S, Merchant TE (2003) Risk factors for the development of obesity in children surviving brain tumors. J Clin Endocrinol Metab 88(2):611–616. doi:10.1210/jc.2002-021180

[37] Mailhot Vega R, Kim J, Hollander A, Hattangadi-Gluth J, Michalski J, Tarbell NJ, Yock TI, Bussiere M, MacDonald SM (2015) Cost effectiveness of proton versus photon radiation therapy with respect to the risk of growth hormone deficiency in children. Cancer 121(10): 1694–1702. doi:10.1002/cncr.29209

[38] Meacham L (2003) Endocrine late effects of childhood cancer therapy. Curr Probl Pediatr Adolesc Health Care 33(7): 217–242

[39] Meacham LR, Sklar CA, Li S, Liu Q, Gimpel N, Yasui Y, Whitton JA, Stovall M, Robison LL, Oeffinger KC (2009) Diabetes mellitus in long-term survivors of childhood cancer. Increased risk associated with radiation therapy: a report for the childhood cancer survivor study. Arch Intern Med 169(15):1381–1388. doi:10.1001/archinternmed.2009.209

[40] Merchant TE, Rose SR, Bosley C, Wu S, Xiong X, Lustig RH (2011) Growth hormone secretion after conformal radiation therapy in pediatric patients with localized brain tumors. J Clin Oncol 29(36):4776–4780. doi:10.1200/JCO.2011.37.9453

[41] Miyoshi Y, Ohta H, Hashii Y, Tokimasa S, Namba N, Mushiake S, Hara J, Ozono K (2008) Endocrinological analysis of 122 Japanese childhood cancer survivors in a single hospital. Endocr J 55(6):1055–1063

[42] Mulder RL, Kremer LC, van Santen HM, Ket JL, van Trotsenburg AS, Koning CC, Schouten-van Meeteren AY, Caron HN, Neggers SJ, van Dalen EC (2009) Prevalence and risk factors of radiation-induced growth hormone deficiency in childhood cancer survivors: a systematic review. Cancer Treat Rev 35(7):616–632. doi:10.1016/j.ctrv.2009.06.004

[43] Muller J (2002) Disturbance of pubertal development after cancer treatment. Best Pract Res Clin Endocrinol Metab 16(1):91–103

[44] Ning MS, Perkins SM, Dewees T, Shinohara ET (2015) Evidence of high mortality in long term survivors of childhood medulloblastoma. J Neuro-Oncol 122(2):321–327.

doi:10.1007/ s11060-014-1712-y

[45] Oberfield SE, Soranno D, Nirenberg A, Heller G, Allen JC, David R, Levine LS, Sklar CA (1996) Age at onset of puberty following high-dose central nervous system radiation therapy. Arch Pediatr Adolesc Med 150(6):589–592

[46] Ogilvy-Stuart AL, Clayton PE, Shalet SM (1994) Cranial irradiation and early puberty. J Clin Endocrinol Metab 78(6):1282–1286. doi:10.1210/jcem.78.6.8200926

[47] Palmert MR, Dunkel L (2012) Clinical practice. delayed puberty. N Engl J Med 366(5):443–453. doi:10.1056/NEJMcp1109290

[48] Patterson BC, Truxillo L, Wasilewski-Masker K, Mertens AC, Meacham LR (2009) Adrenal function testing in pediatric cancer survivors. Pediatr Blood Cancer 53(7):1302–1307. doi:10.1002/ pbc.22208

[49] Patterson BC, Chen Y, Sklar CA, Neglia J, Yasui Y, Mertens A, Armstrong GT, Meadows A, Stovall M, Robison LL, Meacham LR (2014) Growth hormone exposure as a risk factor for the development of subsequent neoplasms of the central nervous system: a report from the childhood cancer survivor study. J Clin Endocrinol Metab 99(6):2030–2037. doi:10.1210/jc.2013-4159

[50] Quigley C, Cowell C, Jimenez M, Burger H, Kirk J, Bergin M, Stevens M, Simpson J, Silink M (1989) Normal or early development of puberty despite gonadal damage in children treated for acute lymphoblastic leukemia. N Engl J Med 321(3):143–151

[51] Raman S, Grimberg A, Waguespack SG, Miller BS, Sklar CA, Meacham LR, Patterson BC (2015) Risk of neoplasia in pediatric patients receiving growth hormone therapy—a report from the Pediatric Endocrine Society Drug and Therapeutics Committee. J Clin Endocrinol Metab 100(6):2192–2203. doi:10.1210/jc.2015-1002

[52] Rose SR, Lustig RH, Pitukcheewanont P, Broome DC, Burghen GA, Li H, Hudson MM, Kun LE, Heideman RL (1999) Diagnosis of hidden central hypothyroidism in survivors of childhood cancer. J Clin Endocrinol Metab 84(12):4472–4479. doi:10.1210/jcem.84.12.6097

[53] Rose SR, Danish RK, Kearney NS, Schreiber RE, Lustig RH, Burghen GA, Hudson MM (2005) ACTH deficiency in childhood cancer survivors. Pediatr Blood Cancer 45(6):808–813. doi:10.1002/pbc.20327

[54] Russell DL, Keil MF, Bonat SH, Uwaifo GI, Nicholson JC, McDuffie JR, Hill SC, Yanovski JA (2001) The relation between skeletal maturation and adiposity in African American and Caucasian children. J Pediatr 139(6):844–848. doi:10.1067/mpd.2001.119446

[55] Rutter MM, Rose SR (2007) Long-term endocrine sequelae of childhood cancer. Curr Opin Pediatr 19(4):480–487. doi:10.1097/MOP.0b013e3282058b56

[56] Schmiegelow M, Lassen S, Poulsen HS, Feldt-Rasmussen U, Schmiegelow K, Hertz H, Muller J (2000a) Cranial radiotherapy of childhood brain tumours: growth hormone deficiency and its relation to the biological effective dose of irradiation in a large population based study. Clin Endocrinol 53(2):191–197

[57] Schmiegelow M, Lassen S, Poulsen HS, Feldt-Rasmussen U, Schmiegelow K, Hertz H, Muller J (2000b) Growth hormone response to a growth hormone-releasing hormone stimulation test in a population-based study following cranial irradiation of childhood brain tumors. Hormone Res 54(2):53–59. doi:53232

[58] Schriock EA, Lustig RH, Rosenthal SM, Kaplan SL, Grumbach MM (1984) Effect of growth hormone (GH)-releasing hormone (GRH) on plasma GH in relation to magnitude and duration of GH deficiency in 26 children and adults with isolated GH deficiency or multiple pituitary hormone deficiencies: evidence for hypothalamic GRH deficiency. J Clin Endocrinol Metab 58(6):1043–1049. doi:10.1210/jcem-58-6-1043

[59] Shalet SM, Gibson B, Swindell R, Pearson D (1987) Effect of spinal irradiation on growth. Arch Dis Child 62(5):461–464

[60] Sigurdson AJ, Ronckers CM, Mertens AC, Stovall M, Smith SA, Liu Y, Berkow RL, Hammond S, Neglia JP, Meadows AT, Sklar CA, Robison LL, Inskip PD (2005) Primary thyroid cancer after a first tumour in childhood (the Childhood Cancer Survivor Study): a nested case-control study. Lancet 365(9476):2014–2023. doi:10.1016/S0140-6736(05)66695-0

[61] Sklar CA, Constine LS (1995) Chronic neuroendocrinological sequelae of radiation therapy. Int J Radiat Oncol Biol Phys 31(5):1113–1121. doi:10.1016/0360-3016(94)00427-M

[62] Stanley T (2012) Diagnosis of growth hormone deficiency in childhood. Curr Opin Endocrinol Diabetes Obes 19(1):47–52. doi:10.1097/MED.0b013e32834ec952

[63] Stephen MD, Zage PE, Waguespack SG (2011) Gonadotropin-dependent precocious puberty: neoplastic causes and endocrine considerations. Int J Pediatr Endocrinol 2011:184502. doi:10.1155/2011/184502

[64] Tonorezos ES, Hudson MM, Edgar AB, Kremer LC, Sklar CA, Wallace WH, Oeffinger KC (2015) Screening and management of adverse endocrine outcomes in adult survivors of childhood and adolescent cancer. Lancet Diabetes Endocrinol 3(7):545–555. doi:10.1016/ S2213-8587(15)00038-8

[65] Toogood AA (2004) Endocrine consequences of brain irradiation. Growth Horm IGF Res 14(Suppl A):S118–S124. doi:10.1016/j.ghir.2004.03.038

[66] Weinzimer SA, Homan SA, Ferry RJ, Moshang T (1999) Serum IGF-I and IGFBP-3 concentrations do not accurately predict growth hormone deficiency in children with brain tumours. Clin Endocrinol 51(3):339–345

第 32 章 儿童中枢神经系统放射治疗的眼部结果
Ophthalmic Outcomes for Children Treated with CNS Radiation

Irene T. Tung　Jane C. Edmond　著
钟　晖　译
麦惠容　文飞球　校

摘　要

中枢神经系统的放射治疗可引起眼部不同部位短暂或永久性的损伤，本章讨论放射治疗对眼球、眼眶、眶周结构，以及前后视路、脑神经的潜在影响。此外，还提供了对急慢性不良反应的治疗干预措施。

一、概述

视力在生活中的许多方面有着重要的作用，包括学习 / 教育和日常活动。世界卫生组织将中度视力损害定义为 20/200 到 20/60 之间的视力（Steinkuller，2010）。即使中度视力障碍也会降低儿童的生活质量。正常视力取决于眼球屈光介质的清晰度（角膜和晶体），正常的视网膜、视神经及前后视觉通路。深度知觉有赖于正常的视力、眼位和眼球运动。

二、诱发因素

累及眼附属器、眼球和视路的儿童肿瘤的治疗方法包括手术、化学治疗和放射治疗，很难确定哪一种治疗方法会造成眼部和视觉系统更严重的不良反应。

放射治疗能诱发抑癌基因的突变从而增加第二恶性肿瘤发生的风险。例如，放射线可诱发视网膜母细胞瘤（胚系突变）和神经胶质瘤患者发生肉瘤，亦可诱发神经纤维瘤病1型和2型患者发生周围神经鞘瘤。

一些化学治疗药物会对眼部结构、眼球运动或视觉系统产生不良反应，包括引起结膜炎、角膜病变和比较少见的上睑下垂、脑神经病变（Hazin 等 2009；Singh 和 Singh，2012）。

神经外科对脑肿瘤的活检和切除会损伤视觉通路，有可能导致中心视力和周边视力的丧失及第Ⅲ、Ⅳ、Ⅴ和Ⅵ对脑神经的损伤。

三、病理生理

直接或间接的放射治疗存在损伤眼部结构的风险，包括眼附属器（眼睑、泪腺和眼眶），眼球（结膜、角膜、晶状体和视网膜），视觉通路也有受损的风险（视神经、视交叉、视神经束和视皮质）。眼外肌由第Ⅱ、Ⅳ和Ⅵ对脑神经支配，其中任意一支脑神经的损伤将导致斜视。第Ⅴ对脑神经受损可能导致角膜知觉减退，进而可能导致角膜受损。

尽管尚不清楚放射治疗的确切机制，一般认为这是由于自由基的形成导致了迅速分裂中的癌细胞 DNA 破坏（Barabino 等，2005）。辐射剂量与视觉毒性相关性的大多数信息来源于对成年患者的研究或报道，很少有针对儿童辐射耐受性的研究；然而，在较小的年龄接受较高剂量治疗的儿童可能更容易受到长期影响（Larson 等，1990）。

四、临床表现

随着时间的推移，放射治疗的适应证已经发生了改变。例如，以往外射束放射治疗（EBRT）常规用于视网膜母细胞瘤（Rb）的治疗，直到人们注意到，许多有 Rb 基因生殖细胞性突变的受照患者有很高的继发恶性肿瘤的风险，尤其是受照区域。这一发现导致视网膜母细胞瘤

EBRT 的使用减少，目前视网膜母细胞瘤的标准治疗方法包括全身化学治疗、激光光凝、动脉内和玻璃体内化学治疗及斑块放射治疗。EBRT 仍然适用于希望保住眼球而其他治疗干预措施不成功的患者。

儿童眼眶放射治疗主要用于下列可能累及眼眶结构的肿瘤：横纹肌肉瘤、急性髓系白血病、神经母细胞瘤、原发性眼眶骨肿瘤如尤因肉瘤，罕见的婴儿毛细血管瘤和朗格汉斯组织细胞增多症。

视觉通路放射治疗的适应证包括可能累及视神经、视交叉 / 下丘脑和视神经束的视神经胶质瘤。

全身照射（TBI），通常用于骨髓移植前的准备，可使整个眼部受到辐射。TBI 被用于急性淋巴细胞白血病，偶尔用于急性髓性白血病的患者。

全脑全脊髓放射治疗（CSI）可用于治疗儿童常见的恶性脑肿瘤，包括髓母细胞瘤、室管膜瘤和生殖细胞肿瘤，会使眼部暴露于辐射中。

五、后果

（一）眼睑、泪腺和泪道、结膜

上下眼睑由皮肤、肌肉组成，并内衬结膜。眼睑包含形成三层泪膜所必需的各种腺体（Krachmer 等，2011）。睑板腺分泌脂质参与形成泪膜，防止泪液蒸发（Servodidio 和 Abramson，1993）。睑板腺垂直排列于上下眼睑，其开口位于眼睑边缘，与睫毛相邻。泪膜的水液层部分由泪腺和结膜的 Wolfring 和 Krause 腺产生。泪膜的最内层即黏蛋白层由结膜的杯状细胞产生。瞬目使得泪液在眼表均匀涂布并通过位于眼睑内侧的上、下泪小点排出（Servodidio 和 Abramson，1993）。瞬目反射由三叉神经和面神经控制，帮助泪液在眼表均匀分布以润滑眼球（Krachmer 等，2011）。

眼睑即使暴露于低至 2.5Gy 的放射下数小时至数天便可能会出现短暂性红斑（Barabion 等，2005；Gordon 等，1995）。包括永久性睫毛脱失，扩张，色素沉着和睑外翻等慢性病变发生（Barabion 等，2005；Gordon 等，1995）。这些后期效应在 30～60Gy 的分次辐射剂量后发生的频率越来越高（Servodidio 和 Abramson，1993）。放射后可能会发生鼻泪管阻塞，继发于泪小点及泪小管狭窄，导致慢性溢泪（Barabino 等，2005）。放射治疗后可能引起泪腺萎缩，导致反射性泪液分泌减少（Gordon 等，1995）。泪腺也可提供基础性的泪液分泌，据报道，单次剂量为

20Gy 和 50～60Gy 常规分割治疗后可能导致泪腺损害（Kennerdell 等，1999）。

27～30Gy 的分割剂量可使结膜出现炎症（非感染性结膜炎）或治疗几周后出现水肿，持续数天（Barabino 等，2005）。若剂量高达 30～60Gy，结膜可能受到更严重的损害：角质化、睑球粘连和杯状细胞的永久性丢失（Barabino 等，2005；Servodidio 和 Abramson，1993）。如果杯状细胞大量破坏，则可能损害正常的泪膜成分而导致眼干燥病（DED）（Gordon 等，1995）。

（二）角膜

角膜是透明的，凸起的，无血管的眼前部结构，是眼屈光力的主要来源（Krachmer 等，2011）。泪膜覆盖于角膜前表面，并润滑角膜。因为角膜是无血管的，所以角膜组织的供氧直接来自于空气。健康的泪膜对维持角膜的透明性及健康至关重要。最外层是上皮层，由单层非角化复层鳞状细胞组成。角膜上皮细胞能够再生，因此少量角膜上皮缺损通常会愈合而不会留下影响视力的角膜瘢痕（Servodidio 和 Abramson，1993）。前弹力层由胶原蛋白纤维组成，位于角膜上皮层下方，不能无瘢痕愈合（Gordon 等，1995）。角膜基质层最厚，占总厚度的 90%。后弹力层和角膜内皮是角膜最靠后也是最内的两层，其作用是使角膜处于轻度脱水状态，以维持角膜的透明性。

角膜对辐射非常敏感（Barabino 等，2005）。在 10～20Gy 的辐射剂量下，可发生急性角膜病变，包括上皮变得不规则、上皮缺损（角膜擦伤）、角膜炎（角膜基质感染性或非感染性炎症），以及由于支配角膜的第 V 对脑神经分支损伤造成角膜感觉下降（Servodidio 和 Abramson，1993）。

当角膜暴露于 40Gy 以上的辐射剂量时，可发生迟发性病变，包括角膜上皮完全剥脱、基质水肿和新生血管形成。慢性角膜上皮缺损可能会使病原微生物进入暴露的角膜基质，导致感染性角膜溃疡（微生物性角膜炎）（Barabino 等，2005；Servodidio 和 Abramson，1993）。在 50Gy 或更高辐射剂量下，在放射治疗后的数年，角膜可能发生上皮角化和基质瘢痕（Barabino 等，2005）。

角膜感觉对角膜健康也至关重要。支配角膜的感觉主要来源于三叉神经（第 V 对脑神经）。角膜具有高度的神经支配，神经末梢的密度是皮肤的 300～400 倍，因此大多数角膜疾病会导致明显的疼痛、溢泪和畏光。三叉神经的辐射损伤可能导致神经营养性角膜病变，并诱发干眼，其特征是泪膜异常、角膜上皮不规则、容易发生角膜溃疡，可能伴有角膜溶解和（或）永久性角膜瘢痕（Krachmer 等，2011）。由于角膜神经支配的减少，这些患者不会感到太多的疼痛。

（三）虹膜和眼前段

虹膜也会受到辐射的影响。急性辐射剂量为 20Gy 时，由于虹膜血管渗漏，可发生虹膜炎或前葡萄膜炎（Servodidio 和 Abramson，1993）。患者主诉可能包括畏光、疼痛、溢泪和一过性视力下降（Hazin 等，2009）。前房炎症是虹膜炎的标志，可以通过生物显微镜（裂隙灯检查）发现。虹膜炎的治疗包括类固醇滴眼液和睫状肌麻痹滴眼液散瞳。眼压升高可能是暂时的，可以用局部降血压药治疗。辐射对虹膜的后期影响是虹膜红变（虹膜新生血管）、虹膜后粘连（虹膜与晶体的粘连）或虹膜萎缩（Servodidio 和 Abramson，1993）。虹膜红变可导致新生血管性青光眼，患者可出现急性青光眼的症状：疼痛、结膜充血和角膜水肿（Gordon 等，1995）。

（四）晶状体

晶状体是一种双凸、透明的结构，是屈光力的第二主要来源（Steinert 等，2004）。正常晶状体是透明的，任何晶状体的混浊，无论混浊的大小或密度如何，均称为白内障。晶状体混浊在视觉上是否明显取决于白内障的位置、大小和形态（Nelson 和 Olitsky，2005）。晶状体核位于中央，由皮质包绕，最外层是晶状体包膜。白内障可以发生在晶状体任何组成部分。

儿童晶状体由于存在持续的有丝分裂活动（Servodidio 和 Abramson，1993），更易受到辐射影响。可发生急性晶状体改变如晶状体水肿、诱发近视、继发性视物模糊等（Servodidio 和 Abramson，1993）。白内障的形成是一种众所周知的辐射后期效应，早在 1908 年就有报道（Barabino 等，2005），通常发生在暴露于辐射后的 2～8 年。与辐射有关的白内障形成的风险存在剂量依赖性，低至 0.5Gy 的辐射剂量可能会发生白内障(Salvin 和 Hendricks，2012）。据报道，剂量＞ 40Gy 时，发病率为 62%～100%（Takeda 等，1999）。后囊下白内障（PSC）通常是最初的晶状体改变，表现为红色反射受阻，很容易通过裂隙灯检查做出诊断。小的 PSC 不会导致视力下降，随着混浊变大，视力开始下降。有时，辐射相关的晶状体改变可能出现类似老年性白内障的情况（Gordon 等，1995）。

（五）视网膜

视网膜是一种光敏神经组织，贴附在眼球后部，将视觉信息传输入大脑（Ryan，2006）。视网膜靠近玻璃体的内 2/3 由视网膜中央动脉（CRA）供给，视网膜中央动脉是眼动脉离开颈内动脉后的第一个分支。视网膜中央动脉在眼球后方进入视神经，从视盘伸出，发出多条分支，为视网膜内层供血。视网膜中央静脉与视网膜中央动脉相伴，也经视盘进入眼球。

辐射暴露后，有报道会发生急性视网膜水肿，多数在几周内消退（Servodidio 和 Abramson，1993）。放射性视网膜病变是放射治疗的长期不良反应。早期治疗后 6 个月就可能出现症状和体征，但糖尿病患者或有其他危险因素的患者（如同期或近期有化学治疗），可能会更早出现视网膜病变（Salvin 和 Hendricks，2012；Takeda 等，1999）。放射性视网膜病临床表现与糖尿病性视网膜病相似，表现为棉絮斑、微动脉瘤、视网膜出血、增殖性视网膜病和玻璃体积血（Hazin 等，2009；Servodidio 和 Abramson，1993；Gordon 等，1995）。每日剂量＜ 1.9Gy 或总辐射剂量＜ 45～55Gy 时，视网膜损伤的风险会降低。（Parsons 等，1994）。也有报道放射治疗后出现视网膜中央动脉阻塞（CRAO）（Takeda 等，1999）。

（六）视神经通路

视神经，又称第Ⅱ对脑神经，起源于视网膜内层的神经节细胞（RGC）。双眼由神经节细胞轴突构成的视神经在视交叉处交汇，此后经过视束在外侧膝状核交换神经元。视网膜形成的视觉信息由此通路被传送到视皮质。累及视神经的病变被称为视神经病变。

放射性视神经病变是一个潜在的破坏性后果，常导致放射治疗后患者产生永久性的视力丧失。放射性视神经病变主要出现在放射治疗后 3 年内，发病高峰在放射治疗后 12～18 个月内。患者常有短暂一过性视物模糊病史，随后出现突发无痛性视力减退（Gordon 等，1995）。在检查中可发现患眼可出现传入性瞳孔反应缺陷和色觉障碍。根据放射性损伤位置不同（视神经的前段或者后段），眼底检查可见视盘正常或苍白，在急性期视盘可出现水肿。视神经萎缩常出现在放射性损伤后 4～8 周内（Hazin 等，2009；Gordon 等，1995；Indaram 等，2015），放射性视神经病变常发现在放射量＞ 50～55Gy 病例中（Servodidio 和 Abramson，1993；Gordon 等，1995）。当放射量＞ 60Gy 时，患放射性视神经病变风险显著增高（Janathan 等，2011；Shih 等，2009）。视路较其他脑神经对单次大剂量放射治疗更敏感。

（七）其他非视神经的脑神经

部分脑神经对眼外肌功能有重要影响。动眼神经（第Ⅲ对脑神经）支配上直肌、下直肌、内直肌、下斜肌。此外，动眼神经支配瞳孔括约肌、睫状肌、提上睑肌，以控制瞳孔收缩、睫状体调节、上睑抬高。滑车神经（第Ⅳ对脑神经）支配上斜肌，外展神经（第Ⅵ对脑神经）支配外直肌。脑神经自脑干发出，经海绵窦，通过眶上裂进入后段眼眶（Cioffi，2011）。这部分脑神经的损伤常引起斜视及复视。

在一项针对儿童癌症生存者的研究发现，生存者接受剂量＞ 5Gy 眼眶放射治疗或接受剂量＞ 30Gy 颞侧及颅后窝放射治疗，生存者患复视风险增加。复视中位起病时间为 2.2 年，复视发病率在确诊约 20 年后增加（Whelan 等，2010）。暂未发现发生复视的相关因素，但作者认为复视可能由视野缺损、脑神经麻痹、非脑神经麻痹引起的斜视所致。作者怀疑复视可能是由于视野丧失，脑神经麻痹和其他非脑神经麻痹性斜视情况。

对于海绵窦内或海绵窦区域病变，常规放射治疗对第Ⅲ、Ⅳ、Ⅴ和Ⅵ对脑神经的损伤模式和放射手术相似。这些脑神经本身具有相当的抗辐射性。标准分次放射治疗和放射外科治疗很少导致这些脑神经的损伤。即使在单次放射治疗剂量高达 40Gy 的情况下，这些脑神经发生的并发症也相对较少。Tishler 等回顾性地报道了 8 例海绵窦区域放射治疗导致的脑神经病变（共 62 例成年患者），其中 3 例自行康复（Tishler 等，1993）。

六、干预和治疗

（一）眼睑和泪腺系统

鼻泪管狭窄引起的慢性流泪（溢泪）可通过鼻泪管扩张或支架置入。对于顽固的病例，可采用泪囊鼻腔吻合术来治疗。睑外翻或睑内翻可能需要手术。泪腺损伤可能导致 DED（见下面的角膜部分）。

（二）结膜

结膜杯状细胞或 Wolfring 和 Krause 腺受到损伤，导致泪膜成分破坏，继而形成干眼症（见以下角膜部分）（Gordon 等，1995）。广泛的结膜上皮损伤引起睑球粘连，导致眼球运动受限和眼睑畸形（Servodidio 和 Abramson，1993）。如果眼睑畸形严重或眼球运动受限严重引起复视，需要手术治疗睑球粘连。

（三）角膜

眼干燥症，又被称作角膜干燥症（干燥性角膜炎），是由于泪液分泌不足引起，而负责分泌产生泪液的任何一个腺体损伤都会造成泪液分泌不足。虽然需要频繁使用泪液替代药物滴眼（最多可每隔 15 分钟滴 1 次），润滑性的人工泪液或眼膏仍然是唯一且必需的治疗方法。更严重的干眼症需要泪小管栓塞或佩戴特殊的角膜接触镜，以储存泪液保护角膜。眼表生态系统假体置换（PROSE）接触镜已经被用来治疗以下几种情况引起的干眼症：放射性角膜病变，史–约综合征和三叉神经损伤引起的神经营养性角膜病变（Rathi 等，2012）。当出现无菌性的角膜溃疡，可以通过频繁滴人工泪液和角膜绷带镜治疗（Barabino 等，2005；Servodidio 和 Abramson，1993）。感染性的角膜溃疡需要局部频繁滴广谱抗生素滴眼液治疗（最多可每隔 1 小时滴 1 次）。如果角膜溃疡没有愈合，并且继续进展，将导致角膜穿孔。此时需要紧急行角膜移植术以保证眼球的完整性（Barabino 等，2005；Gordon 等，1995）。

（四）虹膜

新生血管性青光眼可以局部应用降眼压眼药水和口服碳酸酸酐酶抑制药来治疗（Takeda 等，1999）。对于药物不能控制的青光眼，需要手术治疗。

（五）晶状体

并不是所有的白内障都影响视力，小范围和周围性晶状体混浊可以先观察。如果白内障严重遮挡视轴，应该考虑摘除。令人遗憾的是，成人白内障摘除术后视力并不相同，它取决于晶状体明显混浊的年龄（Servodidio 和 Abramson，1993）。患有严重白内障的婴儿或幼儿在白内障摘除后可能会出现严重的弱视，为了治疗和预防幼儿弱视，手术后的及时遮盖治疗是必要的，尤其是单眼白内障（Medsinge 和 Nischal，2015）。其他术后问题如继发性青光眼、炎症和后囊膜混浊等也会影响视力，儿童比成人更容易发生。由于儿童眼睛的眼轴和角膜曲率都在不断变化，很难预测眼睛的屈光度改变和走势，因此准确计算人工晶体度数是一个挑战。

（六）视网膜

采用激光光凝术治疗放射性视网膜病变引起的增殖性视网膜病变（Servodidio 和 Abramson，1993）。

（七）视神经通路和其他脑神经

据报道，在发现视力下降后不久就开始使用高压氧，可能会对放射性视神经病变有所帮助（Salvin 和 Hendricks，2012；Danesh Meyer，2008）。尽管如此，目前尚未有治疗放射性视神经病变的有效方法。可以考虑静脉注射使用类固醇激素，也有一些针对辐射诱导的视神经以外其他脑神经疾病的治疗。

脑神经麻痹继发斜视应观察 9 个月，等待可能的自愈。三棱镜或遮盖可用于帮助相关双眼视功能的紊乱。幼儿斜视可能造成弱视的发生。无法解决的脑神经麻痹继发斜视可以通过手术矫正。

七、预防

防止辐射对眼睛的影响包括限制日常和总的辐射量，包括尽可能地测算和屏蔽对眼眶、眼球和视路结构的辐射量。通过细致评估 3D 辐射范围，有针对性放置射线的装置，以避免对非相关正常结构包括眼球、眼附件和视神经造成不必要的辐射。计算机引导下断层摄影术的辐射也可以通过计算改变扫描野角度以限制辐射剂量（Barabino 等，2005）。当在眼睛附近使用电子疗法时 Comeal 护具可能有一定的作用（Gordon 等，1995；Nelson 和 Olitsky，2005）。最后，与眼科医师保持良好的工作关系，且其能胜任儿童检查，并接受过眼部放射治疗并发症的培训，对患者的管理和治疗至关重要。

参考文献

[1] Barabino S, Raghavan A, Loeffler J, Dana R (2005) Radiotherapy–induced ocular surface disease. Cornea 24(8):909–914

[2] Cioffi GA (2011) Pediatric ophthalmology & strabismus. Basic and clinic science course, Section 6, 2011–2012

[3] Danesh–Meyer HV (2008) Radiation–induced optic neuropathy. J Clin Neurosci 15(2):95–100

[4] Gordon KB, Char DH, Sagerman RH (1995) Late effects of radiation on the eye and ocular adnexa. Int J Radiat Oncol Biol Phys 31(5):1123–1139

[5] Hazin R, Abuzetun JY, Daoud YJ, Abu–Khalaf MM (2009) Ocular complications of cancer therapy: a primer for the ophthalmologist treating cancer patients. Curr Opin Ophthalmol 20:308–317

[6] Indaram M, Ali FS, Levin MH (2015) In search of a treatment for radiation–induced optic neuropathy. Curr Treat Options Neurol 17(1):325

[7] Jeganathan VSE, Wirth A, MacManus MP (2011) Ocular risks from orbital and periorbital radiation therapy: a critical review. Int J Radiat Oncol Biol Phys 79(3):650–659

[8] Kennerdell JS, Flores NE, Hartsock RJ (1999) Low–dose radiotherapy for lymphoid lesions of the orbit and ocular adnexa. Ophthal Plast Reconstr Surg 15(2):129–133

[9] Krachmer JH, Mannis MJ, Holland EJ (2011) Cornea, 3rd edn. Mosby, St Louis

[10] Larson DL, Kroll S, Jaffe N, Serure A, Goepfert H (1990) Long–term effects of radiotherapy in childhood and adolescence. Am J Surg 160:348–351

[11] Medsinge A, Nischal KK (2015) Pediatric cataract: challenges and future directions. Clin Ophthalmol 9:77–90

[12] Nelson LB, Olitsky SE (2005) Harley's pediatric ophthalmology, 5th edn. Lippincott Williams & Wilkins, Philadelphia

[13] Parsons JT, Bova FJ, Fitzgerald CR et al (1994) Radiation retinopathy after external–beam irradiation: analysis of time–dose factors. Int J Radiat Oncol Biol Phys 30:765–773

[14] Rathi VM, Mandarthara PS, Vaddavalli PK, Srikanth D, Sangwan VS (2012) Fluid filled scleral contact lens in pediatric patients; challenges and outcome. Cont Lens Anterior Eye 35:189–192

[15] Ryan SJ (2006) Retina: basic science, inherited retinal disease and tumors, vol 1, 4th edn. Elsevier, New York

[16] Salvin JH, Hendricks D (2012) Ophthalmology manifestations of pediatric cancer treatment. Curr Opin Ophthalmol 23:394–399

[17] Servodidio CA, Abramson DH (1993) Acute and long–term effects of radiation therapy to the eye in children. Cancer Nurs 16(5):371–381

[18] Shih HA, Loffler JS, Tarbell NJ (2009) Late effects of CNS radiation therapy. In: Goldman S, Turner CD (eds) Late effects of treatment for brain tumors, cancer treatment and research, vol 150. Springer, New York

[19] Singh P, Singh A (2012) Ocular adverse effects of anti–cancer chemotherapy and targeted therapy. J Cancer Ther Res:1–7

[20] Steinert RF, Fine IH, Gimbel HV, Koch DD, Lindstrom RL, Neuhann TF, Osher RH (2004) Cataract surgery: technique, complications, and management, 2nd edn. Saunders, Philadelphia Steinkuller PG (2010) Legal vision requirements for drivers in the United States. Virtual Mentor 12(12):938–940

[21] Takeda A, Shigematsu M, Suzuki S et al (1999) Late retinal complications of radiation therapy for nasal and paranasal malignancies: relationship between irradiated–dose area and severity. Int J Radiat Oncol Biol Phys 44(3):588–605

[22] Tishler RB, Loeffler JS, Lunsford LD et al (1993) Tolerance of cranial nerves of the cavernous sinus to radiosurgery. Int J Radiat Oncol Biol Phys 27:215–221

[23] Whelan KF, Stratton K, Kawashima T et al (2010) Ocular late effects in childhood and adolescent cancer survivors: a report from the childhood cancer survivor study. Pediatr Blood Cancer 54:103–109

第33章 听 力
Hearing

Paul W. Gidley 著
潘宏光 译
麦惠容 文飞球 校

摘 要

听觉是人类语言学习和社交往来最基础的感觉输入。耳蜗区域放射治疗剂量超过30Gy时会出现听力损失，化学治疗药物顺铂也可导致较大比例患者的听力损失，特别是剂量超过300mg/m^{2}时。耳蜗区域的放射治疗再加上顺铂的化学治疗可导致大多数人的听力损失。放射治疗和顺铂化学治疗常用于儿童髓母细胞瘤患者，两者共同使用更易出现听力损失。质子束放疗可以减小耳蜗放射治疗剂量而减轻听力损失。下面我们将讨论脑瘤患儿出现听力损失的易感因素、病理生理、临床特征，也简要介绍如何治疗、预防和安全剂量的选择。

一、概述

听觉是言语交流的最基本的感觉。婴儿出生时即有听力，1岁时听觉通路基本成熟，语言和词汇学习随之形成。听力损失影响患儿的学习、交流、社交、学校表现和生活质量。Grewal等报道耳蜗区放射治疗剂量超过30Gy会导致听力损失，髓母细胞瘤和头颈肿瘤的常用药顺铂会导致进一步听力下降。

作为引言部分，本章介绍听力损失、听力检测和听力下降的分级和分型。声音用音调和频率来描述，单位是赫兹（Hz），用分贝（dB）来描述强度。人类可感知的声音频率范围为

20～20 000Hz，可以接受的声音强度为 -10～120dB。

听力师通常采用听力仪在隔音室里检测听力，测试结果用听力图表示，纯音测听可以检测 250～20 000Hz 的听阈，人的语频区为 500～2000Hz。听力师通过升降 5dB 来确定能听到的最小声音即听阈，相差 10dB 为正常波动，超过 15dB 有意义。

声音通过耳道式耳塞或头套式耳机检测到的听力为气导听力，可以用于评估耳道、鼓膜、听骨链、耳蜗的整个通路功能。

声音还可以通过耳后或者额部骨质的震动而形成骨导听力。检测骨导时声音可以高效传导到双侧耳蜗，检测时需要掩蔽非检测耳。骨导听阈可以提示耳蜗功能的好坏。

气骨道听力差异又称气骨导差可用于评估传导性听力损失程度。

对频率 500～4000Hz 的结果进行平均，以产生纯音听阈均值（PTA）。4000Hz 的听阈可灵敏反应耳毒性药物的高频听力损失。单词有助于评估低频言语听力，也称言语识别阈。言语听力和纯音听力差异在 10dB 以内。40dB 平衡词汇也用于言语测听。言语识别力（SDS）或单词识别分数（WR）用重复正确率来表述。这些主观测试可用于 5 岁以上儿童。

更小的婴儿需要专门的客观测听技术。幼儿（30 个月—5 岁）也可以进行主观的行为测听，如丢个积木到桶里的声音引起的反应。可以配合的孩子也可以尝试耳机给声。新生儿、婴幼儿需要用诱发电位测听技术。短声刺激的听性脑干反应（ABR）可以评估 1～4kHz 的听力情况，这种检查耗时并需要镇静。

耳声发射（OAE）是另外一种诱发电位测试，畸变产物耳声发射（DPOAE）已广泛用于听力筛查。该测试记录乐声通过耳道刺激的声反馈信号，回馈信号来自外毛细胞。耳毒性药物常导致外毛细胞的损伤，所以该测试可以用于监测药物暴露时的听力损失。OAE 异常可以预测 30dB 及以上的听力损失，当然中耳疾病如中耳炎或者鼓膜穿孔影响 OAE 记录的结果。

听力损失有两种类型。感觉神经性耳聋提示耳蜗或者听神经受损。感觉神经性耳聋（SNHL）常见原因：基因缺陷、感染、肿瘤、耳毒性致病因素（药物和放射治疗）。传导性耳聋是指耳朵的传音结构受损，包含耳道、鼓膜、中耳、听骨链。引起传导性耳聋的原因有：外耳道闭锁、耵聍堵塞、鼓膜穿孔、中耳感染、听骨链异常。混合性耳聋合并传导性耳聋和感觉神经性耳聋特点。

听力损失分级如下。正常：-10～20dB；轻度：21～40dB；中度：41～55dB；中重度：56～70dB；重度：71～90dB；极重度＞ 90dB。

听力损失也可以通过发病时间来描述，出生时就有可能发生。学语前聋指语言发育前即有的耳聋，一般为 5 岁前的患儿。学语后聋可以发生在任何已经会语言的人群。

放射治疗可以导致感觉神经性耳聋。这个章节将介绍放射治疗对听觉的影响。本书重点介绍儿童脑肿瘤，成人部分有所涉及。实体瘤放射治疗导致的耳聋是本文的主题，而听神经瘤引起的耳聋不在本文讨论之列。

二、诱发因素

耳蜗位于颅中窝，不管是头颈肿瘤还是脑瘤的放射治疗都容易累及耳蜗。

如果患者之前存在感觉神经性耳聋，放射治疗会加速听力下降。这些患者的“耳蜗储备”更少以至难以承受额外的伤害。Honore 等 2002 年报道放射治疗后那些听力不好的患者听力下降更严重。老年人较青年人更加容易出现听力损失，也即 Fligor 等称的“年龄”因素。

顺铂

化学治疗，特别是顺铂，是感觉神经性耳聋的主要诱发因素，Schell 和 Brock 等认为 60% 耳毒性耳聋都是顺铂所致。顺铂（CDDP）通常导致双侧、不可逆性、进行性高频感觉神经性耳聋（2kHz 及以上）。

顺铂在 26%～68% 的患者中引起不可逆的，进行性的高频听力损失（Schell 等，1989；Op de Beeck 等，2011）。当累积剂量超过 400mg/m² 时，高达 90% 的幼儿可能会遭受中度至重度听力损失，需要使用助听器来补偿听力（Bertolini 等，2004；Grewal 等，2010）。

顺铂引起的听力损失与剂量有关，并且与年龄成反比（Walker 等，1989）。与成年人相比，儿童比成年人更容易受到铂类药的耳毒性损伤（Grewal 等，2010）。5 岁以内儿童较 15 岁以上的儿童对顺铂的毒性更为敏感。即使在控制了累积剂量后，5 岁以下的儿童仍旧更为敏感（Li 等，2004）。

临床上可检测到的听力损失可能出现在顺铂治疗一个疗程后。Knight 等根据 ASHA 标准，观察到听力损失的平均时间为 135d（Knight 等，2005）。最后一次服用铂类化合物后，渐进性听力损失可能会持续长达 11 年（Bertolini 等，2004）。

顺铂耳毒性与活性氧的产生有关，这种活性氧会引发耳蜗毛细胞的凋亡。用顺铂处理的颞骨的组织学检查显示内，外毛细胞丢失，血管纹萎缩，螺旋神经节和耳蜗神经退化（Hoistad 等，1998）。

低龄、高剂量的铂类药、中枢神经系统肿瘤，以及伴随的中枢神经系统放射治疗的综合作用，使患有中枢神经系统肿瘤的儿童特别容易出现听力损失（Grewal 等，2010）。

髓母细胞瘤的患儿具有更高的风险。这些肿瘤约占小儿脑瘤的 20%。治疗包括最大程度的安全切除，全脑全脊髓放射治疗（CSI），颅后窝增量放疗，以及基于顺铂的化学治疗（Paulino等，2010）。5年生存率在标危患儿中接近80%，在高危髓母细胞瘤中接近70%。具有高危肿瘤的儿童通常比标危患者接受更高的平均耳蜗辐射剂量（Paulino等，2010）。

在治疗过程中进行性听力损失通常需要减少顺铂剂量。在4～8kHz（POG 3级耳毒性）下，听力损失达到40dB或更大时，顺铂剂量减少50%。

高生存率是以儿童的听力损失作为代价的。髓母细胞瘤患者的听力损失比例从13%到25%不等（Paulino等，2010；Polkinghorn等，2011；Fouladi等，2008）。Paulino等的一项大型研究检查了44例髓母细胞瘤儿童的听力结果，平均随访时间为41个月（范围11～91个月）（Paulino等，2010）。他们发现，只有25%的儿童的两耳都没有听力损失。25%的儿童发生严重的听力损失，被评定为儿童肿瘤协作组（POG）分级的3级和4级。发生严重听力损失的平均时间为8.5个月（范围3～77个月），他们发现11名POG 3级或4级耳毒性患者中有6名出现了严重的单侧听力损失。考虑到顺铂会导致双侧听力损失，因此两耳之间的听力损失的差异可归因于耳蜗辐射剂量。

为了减少对内耳的辐射剂量，在此介绍几种不同的放射疗法（Paulino等，2010；Moeller等，2011；Jimenez等，2013；Lannering等，2012；Polkinghorn等，2011；Merchant等，2008）。质子束放疗可以在有效治疗肿瘤的同时维持较低的耳蜗放射治疗剂量（Moeller等，2011；Merchant等，2008）。虽然质子束放疗的总体成本可能比IMRT或其他形式的放射疗法更高，但鉴于耳蜗放射治疗剂量的减少和生活质量的改善，质子束放疗可能更具有成本效益（Hirano等，2014；Mailhot Vega等，2013）。Moeller等的一项平均随访时间为12个月的研究表明，在19名患者中，发生高级别耳毒性的比率为5%（Moeller等，2011）。

中耳积液或浆液性中耳炎（SOM）是放射治疗后持续性SNHL的一个重要因素，近50%的放射治疗后SOM患者发展为持续性SNHL（Kwong等，1996）。

顺铂给药的长短可能会影响听力下降的程度。当顺铂与放射治疗同时或在放射治疗后直接给药时，听力损失更为严重（Walker等，1989）。

幕上肿瘤和脑室腹腔（VP）分流术也与放射治疗导致听力损失的风险更高有关。在患有幕上肿瘤和脑室腹腔（VP）分流的儿童中，剂量＜30Gy时可能会发生1～2kHz的听力损失（Merchant等，2004）。

三、病理生理学

本章着重介绍放射治疗对耳的影响，特别是放射治疗对耳蜗的损害。放射治疗可导致外耳、耳道、中耳、耳蜗的严重改变。

（一）外耳

外耳和耳道放射治疗损伤表现为急性的充血与皮肤刺激症状，偶尔脱落的皮屑堵塞耳道时需要额外的清理，长期的影响还表现为耳道失去了自洁功能，角质碎屑可以堵塞耳道导致传导性听力损失。

（二）中耳

放射治疗可引起中耳黏膜充血和水肿，显微镜下可见杯状细胞的变化，假复层纤毛上皮转化成立方上皮或者扁平上皮。鼻咽部或者腮腺疾病放射治疗后中耳积液的发生率高达 26%，称放射治疗后分泌性中耳炎（Wang 等，2009）。

（三）内耳

放射治疗诱发的感觉神经性耳聋（SNHL）是一种具备剂量依赖性、渐进性、永久性和迟发性的效应。辐射剂量达到 60Gy 后，SNHL 的发生率可能高达 24%～36%（Kwong 等，1996；Merchant 等，2009；Mujica–Mota 等，2014）。

相比脑组织和听神经，耳蜗对放射治疗更敏感（Bohne 等，1985；Low 等，2009）。耳蜗的基底处受影响更加明显。辐照耳蜗的组织病理学检查提示螺旋器受损，以及基底膜、耳蜗螺旋韧带和血管纹萎缩（Leach，1965；Schuknecht 和 Karmody，1966；Asenov 等，2007；Hoistad 等，1998）。这些变化的发生率相对于年龄匹配的对照组要大。外毛细胞缺失主要发生在底转，有时在中转。这一改变与这些患者的高频听力下降相对应，尤其是 4kHz 的频率（Asenov 等，2007）。

细胞死亡的机制可能与活性氧（ROS）和坏死有关。在照射后 1h，活性氧的产物呈剂量依赖性（Low 等，2006）。ROS 可以解释放射治疗后患者的高频听力的丢失，因为底转的外毛细胞的抗氧化能力低于顶转的外毛细胞（Rybak 和 Whitworth，2005）。

耳蜗毛细胞无再生能力；毛细胞损伤后会导致这些细胞功能永久性的丧失。在体外实验的基础上，上皮细胞会因凋亡而死亡（Low 等，2006）。耳蜗毛细胞比第Ⅷ对脑神经的螺旋神经节细胞更容易受到辐射的影响（Winther，1969）。然而，辐射对耳蜗毛细胞的直接损伤常导致突发性的听力损失，这并不能解释辐射诱发的感音神经性听力损失的延迟和长潜伏期（Mujica–Mota 等，2014）。

P53 的激活是细胞凋亡的公认过程，并且是一个剂量依赖性的过程（Chao 等，2000）。P53

在放射治疗后72h开始激活，并呈剂量依赖性。

非凋亡途径可能包括p53非依赖性机制或胱天蛋白酶非依赖性凋亡机制（Low等，2009）。鞘磷脂神经酰胺途径是一种剂量依赖性、p53非依赖性的凋亡途径，在辐射诱导的DNA损伤后24h上皮细胞中显著表现（Kolesnick，2002；Kim和Shin，1994）。这种途径在耳蜗毛细胞中没有发现，但在血管纹中发现的血管内皮细胞中存在（Paris等，2001）。可能是血管纹的血管效应和放射治疗引起的炎症改变共同导致了辐射诱发的感觉神经性耳聋的相对较长的潜伏期。

半规管可出现囊泡和淋巴管周围出血，但嵴和前庭神经纤维的感觉上皮细胞可能不受影响（Asenov等，2007）。

Williams等报道了100名患有脑瘤的儿童（Williams等，2005）。他们发现，到放射治疗后第5年，20dB或更大听力损失的累计发生率为27%。在第9年时的累计发病率增加到50%。这些患者都没有接受化学治疗，他们的平均辐射剂量为54Gy（36～70Gy），发病时间为14～102个月（平均49个月）。

Hua等进行了类似的研究，并报道3～5年内听力损失的发生率为14%（Hua等，2008）。研究发现听力损失与剂量有关，＜30Gy情况下听力下降机会减小，而超过40～45Gy的情况下听力下降机会增加，而听力损失在6～8kHz时最大。

Moeller等发现使用质子束放射治疗儿童髓母细胞瘤可降低1岁时听力丧失的风险（Moeller等，2011）。

四、临床表现

儿童听力损失表现为言语发育迟缓、学业成绩下降、退缩的社交。听力损失的患儿言语理解力下降，特别是在嘈杂环境里。电话交流困难和经常提高电视音量都是听力下降的表现。

听力对新生儿尤为重要，人们早先就发现听力损失的宝宝在各方面很难赶上同龄孩子。强制的新生儿听力筛查可早期发现听力损失患儿。同样接受耳毒性药物治疗的癌症患儿也需要强制的听力检测。治疗前的听力图可作为基准，既往的听力损失可能会加重药物引起的进一步听力下降。

放射治疗导致高频听力损失，4kHz以上，高于语言交流范围（Mujica-Mota等，2013）。对于孩子或父母来说，4kHz以上的听力损失不易发现。但是高频听觉（2～4kHz）在单词识别中非常重要。辅音字母则是高频音。随着高频听力的丧失，单词理解逐渐受到影响（Kwong等，

1996）。这一事实对正在学习说、读、写的儿童尤其重要。

随着时间的推移，连续听力图显示渐进性全频听力损失（Mujica-Mota 等，2013）。

听力损失一般发生在两个阶段。早发型感觉神经性耳聋发生在放射治疗期间或放射治疗后。迟发性感觉神经性耳聋一般发生在几个月到几年内之间。Kwong 等发现听力丧失平均发生在放射治疗后 4 个月内，范围为 0～48 个月（Kwong 等，1996）。在他们的研究中，有 90% SNHL 的患者都有记录。病程短的 SNHL 也有报道，但是持续时间超过 1 年的一般不会随着时间的推移而改善（Kwong 等，1996）。

放射治疗后引起的听力损失常常是渐进性的，其主要损害高频区域。由于这种听力损失进展缓慢，长期随访是必要的，以便更好地了解其进展过程。12 个月的随访对于准确评估 SNHL 发病率来说可能太短了（Leighton 等，1997）。

Hua 等对 78 名单纯接受放射治疗的脑瘤儿童进行了研究，发现听力损失率为 14%（Hua 等，2008）。他们发现耳蜗受到放射的平均剂量≤ 30Gy 的儿童没有听力损失。如果耳蜗平均剂量＞50Gy，则听力阈值增加到 40～60dB，属于中度或中重度感觉神经性耳聋。他们发现听力损失大部分在高频率范围（6～8kHz）。如果耳蜗受辐射平均剂量达到 59.4Gy，5 年后发生高频听力损失的概率为 37%。他们发现在 18 个月的时间里，听力从正常慢慢变为中度重度损失；但永久性听力损失平均发生年龄在 3.4 岁（3～5 岁）（Hua 等，2008）。

对 100 名接受放射治疗的脑部肿瘤的儿童进行的研究显示，在 0.5～2kHz 的任何频率中，有 27.4% 的儿童出现听力损失（Williams 等，2005）。

有多种量表用于描述和记录药物的耳毒性（表 33-1）（Brock 等，1991；Chang 和 Chinosornvatana，2010；Brock 等，2012；National Cancer Institute：Common Terminology Criteria for Adverse Events，Version 4.03；；Schmidt 等，2007）。这些量表在比较临床试验结果和监测不良事件方面很重要。但其评分系统也有缺点，量表是根据主观听力图来设计的。然而，有些孩子太小或因病情太重而不适合进行常规的主观测试。部分儿童需行 ABR 或 OAE 测试，但这些测试结果不能对应为主观的纯音听力图表。此外，在分析听力资料时，必须考虑中耳炎的影响，它在儿童时期很常见，特别是在放射治疗之后，这部分听力损失是可逆的。

以下三种量表不太适合评估听力损失，肿瘤放射治疗标准认为主观听觉减退是一种不良反应，不需要区分传导性和感觉神经性耳聋（Cox 等，1995）。欧洲癌症治疗组织认为晚期不良反应不包括“耳”的伤害（Cox 等，1995）。正常组织主观、客观、管理和分析量表的晚期影响包括客观评估工具与分析评估工具，但是否使用听力图取决于治疗医生。

表 33-1　小儿耳毒性听力分级量表

分级	Brock，1991（Brock 等，1991）	明斯特分类，2007（Schmidt 等，2007）	Chang 和 Chinosomvatana，2010（Chang 和 Chinosomvatana，2010）	国家癌症研究所 CTCAE v. 4.0，2010（国家癌症研究所：不良反应通用术语标准，4.03 版）	国际儿科肿瘤学会，波士顿，Brock 等，2012（Brock 等，2012）
0	所有频率听力＜40dB	所有频率听力＜0dB	1000、2000、4000Hz 听力＜20dB		所有频率听力≤20dB
1	8000Hz 频率听力＞40dB	所有频率听力：10～20dB	1a 6000～12 000Hz 频率听力＞40dB	单耳，两个频率，听力损失或者阈值升高 15～25dB	听力＞20dB（如＞25dB 或更多）；感觉神经性耳聋 4000Hz 以上（如 6000 或 8000Hz）
			1b 4000Hz 听力：20～40dB		
2	4000Hz 及以上频率听力＞40dB	2a 4000Hz 及以上听力：20～40dB	2a 4000Hz 及以上听力≥40dB	单耳，两个频率，听力损失或阈值升高 25～90dB	4000Hz 及以上时听力损失＞20dB 感觉神经性耳聋
		2b 4000Hz 及以上听力：40～60dB	2b 4000Hz 以下听力：20～40dB		
		2c 4000 Hz 及以上听力＞60dB			
3	2000Hz 及以上听力＞40dB	3a 4000Hz 以内听力：20～40dB	2000 或 3000Hz 或以上听力＞40dB	双侧语言频率的损失＞20dB 或者单侧语言频率的损失＞30dB 或需要使用助听器者	2000 或 3000Hz 和更高频率听力损失＞20dB 感觉神经性耳聋
		3b 4000Hz 以内听力：40～60dB			
		3c 4000Hz 以内听力＞60dB			
4	1000Hz 及以上听力＞40dB	4000Hz 以内听力＞80dB	1000Hz 及以上听力≥40dB	人工耳蜗植入指征	听力损失＞40dB（如 45dB 或更多）；2000Hz 时感觉神经性耳聋

dB. 分贝；Hz. 赫兹

五、不良后果

听力下降对语言理解能力、学习成绩、社交及生活质量都有很大的影响。15～25dB 的轻度双侧听力损失会对学习成绩产生不利影响，其中 40% 有听力损失的儿童可能需要留级(Bess 等，1998)。总的来说，与年龄相近儿童进行横向比较，这些儿童更需要特殊教育、大学入学率较低、亲密朋友更少和失业率更高（ Gurney 等，2009 ）。在这类调查中，听力损失起的作用尚不十分清楚。

有明显听力损失的儿童应该由听力学家进行评估，佩戴助听设备或助听器（ Lafay–Cousin 等，2013 ）。声音适当的放大对言语发育和语言习得具有重要意义。在普通学校，安排听力损失儿童坐在前排或 FM 系统有较大的帮助。学习困难儿童需要在特殊学校接受教育或者更多的直接辅导和一对一的辅导。

六、治疗干预

（一）氨磷汀

氨磷汀（ Amifostine ）是一种具有细胞保护作用的有机硫代磷酸酯化合物，Kemp 等（ 1996 ）和 Glover 等（ 1986，1987 ）证实了其在不减弱化学治疗药物的抗肿瘤作用的情况下，可预防化学治疗对血液、肾脏、神经及黏膜的并发症。氨磷汀于顺铂输注之前和期间每日 2 次以 $600mg/m^2$ 的剂量给药。它的半衰期非常短，仅为 8min，因此必须在顺铂给药前立即输注。氨磷汀可引起低钙血症，需密切监测血钙。Fouladi 等（ 2008 ）的研究发现，在中等级别髓母细胞瘤儿童中，氨磷汀可有效降低严重（ 3 级或 4 级 ）耳毒性的风险。Treskes 等（ 1992 ）报道氨磷汀的活性代谢产物 WR–1065 可充当 ROS 的清除剂，并与铂试剂结合以防止和逆转 DNA 平台化。

三项研究都认为放射治疗及应用顺铂后会导致长期的听力损失（ Knight 等，2005；Merchant 等，2004；Bertolini 等，2004 ）。而 Fouladi 等（ 2008 ）报道氨磷汀似乎可以对抗顺铂迟发性的耳毒效应长达 3 年。

其他研究显示可预防顺铂相关耳毒性的药物，包括硫代硫酸钠（ Muldoon 等，2000；Dickey 等，2005；Madasu 等，1997 ）、水杨酸钠（ Hyppolito 等，2006 ）和乙酰半胱氨酸（ Dickey 等，2005；Low 等，2008 ）。

（二）类固醇激素

鼓室内给药可避免类固醇激素潜在的全身不良反应。鼓室注射时，相对高剂量的类固醇激素可通过圆窗膜吸收或扩散的方式直接进入内耳。目前已有实验研究类固醇激素在预防放射治疗或化学治疗耳毒性中的作用，早期结果显示出一定的成功前景，但这种治疗方法尚未被广泛采用。

（三）助听器

助听器的验配详见上文“不良后果”部分。

（四）人工耳蜗植入

儿童耳蜗植入治疗不同原因的听力损失有很长的成功历史。已分别报道了横纹肌肉瘤（Torkos 等，2002）、髓母细胞瘤（Roland 等，2010）和鼻咽癌（Chua 和 Tan，2007）患儿放化疗后成功接受耳蜗植入治疗听力损失。Soh 等（2012）报道放射治疗中照射耳与未照射耳的听力康复成功率似乎是相等的。Adunka 和 Buchman（2007）报道了即使患耳伴有放射性骨坏死也可以成功植入人工耳蜗并具有良好的语言识别能力。

七、预防

减少耳蜗的辐射剂量是预防听力损失的最佳方式。提高定位技术和靶点治疗及影像成像技术的进步可以降低放射治疗的不确定性，并减少耳蜗暴露在靶区（Hua 等，2008）。高度适形计划和放射治疗技术，如 IMRT 或质子束放疗，也有助于减少耳蜗接受到的放射治疗量。

当使用顺铂时，密切监测血药浓度和听力水平非常重要。当听力出现严重受损时，需调整剂量或停止用药。虽然顺铂对许多肿瘤有着被证实的疗效记录，但是寻找靶向药物是为了避免不良反应，如耳毒性或肾毒性。在研发出新的、有效的化学治疗药物之前，当患有脑瘤的儿童需顺铂与放射治疗同时使用时，听力损失不可避免。

八、放射治疗耐受剂量指导方针

关于儿童耳蜗的放射治疗耐受剂量的资料普遍缺乏。绝大部分现有资料来源于成人的研究，并被外推到儿童身上。文献报道5年内使5%耳蜗出现并发症的可能性的放射治疗耐受剂量为60Gy（Emami等，1991）。在5年内使50%耳蜗出现并发症的可能性的放射治疗耐受剂量为70Gy（Emami等，1991）。这些数据可能需要根据最新的研究重新评估，特别是考虑到伴随化疗的影响。

在成年患者，当放射治疗剂量达到45Gy或更高时，在2kHz和更高频率上会出现明显的听力损失（≥ 10dB改变）（Pan等，2005）。Chen等报道在大多数成年患者，当放射治疗伴随化学治疗时，48Gy以上的放射治疗剂量与4kH频率上的听力损失相关联（Chen等，2006）。

文献报道儿童在放射治疗后出现听觉毒性的安全阈值在35～45Gy内（Merchant等，2004；Hua等，2008）。剂量＜30Gy对听力的影响极小（Merchant等，2004；Linskey和Johnstone，2003；Hua等，2008）。Thibadoux等对61例患急性淋巴细胞白血病的儿童的研究成果与以上报道事实相一致，这61例儿童患者接受了24Gy的全脑全脊髓放射治疗且不伴化学治疗，3年中没有人出现听力损失（Thibadoux等，1980）。出现听觉毒性的剂量阈值在患幕上肿瘤和行脑室腹腔分流术的儿童中更低，可能低至30Gy（Merchant等，2004）。

中耳出现急性反应的最大耐受剂量（TD50/5）估计为40Gy，导致慢性中耳炎的最大耐受剂量（TD50/5）为65～70Gy（Emami等，1991）。Wang等报道，如果中耳的剂量保持在34Gy以下，并且咽鼓管峡部的剂量保持在53Gy以下，出现中耳积液的概率会下降（Wang等，2009）。在一项更早的研究中认为中耳积液的概率和给咽鼓管峡部的放射治疗剂量相关（Wang等，2007）。在鼻咽癌患者的研究人群中，当峡部的剂量保持在52Gy以下，并且中耳的剂量保持在46Gy以下，出现中耳积液的概率会下降（Wang等，2007）。

参考文献

[1] Adunka OF, Buchman CA (2007) Cochlear implantation in the irradiated temporal bone. J Laryngol Otol 121(1):83–86. doi:10.1017/S0022215106002180

[2] Asenov DR, Kaga K, Tsuzuku T (2007) Changes in the audiograms of a nasopharyngeal cancer patient during the course of treatment: a temporal bone histopathological study. Acta Otolaryngol 127(10):1105–1110. doi:10.1080/00016480601127026

[3] Bertolini P, Lassalle M, Mercier G, Raquin MA, Izzi G, Corradini N, Hartmann O (2004) Platinum compound–related ototoxicity in children: long–term follow–up reveals continuous worsening of hearing loss. J Pediatr Hematol Oncol 26(10): 649–655

[4] Bess FH, Dodd–Murphy J, Parker RA (1998) Children with minimal sensorineural hearing loss: prevalence, educational performance, and functional status. Ear Hear 19(5):339–354

[5] Bohne BA, Marks JE, Glasgow GP (1985) Delayed effects of ionizing radiation on the ear. Laryngoscope 95(7 Pt 1):818–828

[6] Brock PR, Bellman SC, Yeomans EC, Pinkerton CR, Pritchard J (1991) Cisplatin ototoxicity in children: a practical grading system. Med Pediatr Oncol 19(4):295–300

[7] Brock PR, Knight KR, Freyer DR, Campbell KC, Steyger PS, Blakley BW, Rassekh SR, Chang KW, Fligor BJ, Rajput K, Sullivan M, Neuwelt EA (2012) Platinum–induced ototoxicity in children: a consensus review on mechanisms, predisposition, and protection, including a new International Society of Pediatric Oncology Boston ototoxicity scale. J Clin Oncol 30(19):2408– 2417. doi:10.1200/JCO.2011.39.1110

[8] Chang KW, Chinosornvatana N (2010) Practical grading system for evaluating cisplatin ototoxicity in children. J Clin Oncol 28(10):1788–1795. doi:10.1200/JCO.2009.24.4228

[9] Chao C, Saito S, Anderson CW, Appella E, Xu Y (2000) Phosphorylation of murine p53 at ser–18 regulates the

p53 responses to DNA damage. Proc Natl Acad Sci U S A 97(22):11936–11941. doi:10.1073/pnas.220252297

[10] Chen WC, Jackson A, Budnick AS, Pfister DG, Kraus DH, Hunt MA, Stambuk H, Levegrun S, Wolden SL (2006) Sensorineural hearing loss in combined modality treatment of nasopharyngeal carcinoma. Cancer 106(4):820–829. doi:10.1002/cncr.21683

[11] Chua DY, Tan HK (2007) Successful rehabilitation with cochlear implant in post–irradiation induced hearing loss in nasopharyngeal carcinoma patient. Ann Acad Med Singapore 36(1):74–77

[12] Cox JD, Stetz J, Pajak TF (1995) Toxicity criteria of the Radiation Therapy Oncology Group (RTOG) and the European Organization for Research and Treatment of Cancer (EORTC). Int J Radiat Oncol Biol Phys 31(5):1341–1346. doi:10.1016/0360–3016(95)00060–C

[13] Dickey DT, YJ W, Muldoon LL, Neuwelt EA (2005) Protection against cisplatin–induced toxicities by N–acetylcysteine and sodium thiosulfate as assessed at the molecular, cellular, and in vivo levels. J Pharmacol Exp Ther 314(3):1052–1058. doi:10.1124/jpet.105.087601

[14] Emami B, Lyman J, Brown A, Coia L, Goitein M, Munzenrider JE, Shank B, Solin LJ, Wesson M (1991) Tolerance of normal tissue to therapeutic irradiation. Int J Radiat Oncol Biol Phys 21(1):109–122

[15] Fligor BJ, Krasker JD, Villaluna D, Krailo M, Frazier AL (2012) "Accelerated ear–age": a new measure of chemotherapy–induced ototoxicity. Pediatr Blood Cancer 59(5):947–949. doi:10.1002/pbc.24169

[16] Fouladi M, Chintagumpala M, Ashley D, Kellie S, Gururangan S, Hassall T, Gronewold L, Stewart CF, Wallace D, Broniscer A, Hale GA, Kasow KA, Merchant TE, Morris B, Krasin M, Kun LE, Boyett JM, Gajjar A (2008) Amifostine protects against cisplatin–induced ototoxicity in children with average–risk medulloblastoma. J Clin Oncol 26(22):3749–3755. doi:10.1200/ JCO.2007.14.3974

[17] Glover D, Glick JH, Weiler C, Hurowitz S, Kligerman MM (1986) WR–2721 protects against the hematologic toxicity of cyclophosphamide: a controlled phase II trial. J Clin Oncol 4(4):584–588

[18] Glover D, Glick JH, Weiler C, Fox K, Guerry D (1987) WR–2721 and high–dose cisplatin: an active combination in the treatment of metastatic melanoma. J Clin Oncol 5(4):574–578

[19] Grewal S, Merchant T, Reymond R, McInerney M, Hodge C, Shearer P (2010) Auditory late effects of childhood cancer therapy: a report from the Children's Oncology Group. Pediatrics 125(4):e938–e950. doi:10.1542/peds.2009–1597

[20] Gurney JG, Krull KR, Kadan–Lottick N, Nicholson HS, Nathan PC, Zebrack B, Tersak JM, Ness KK (2009) Social outcomes in the Childhood Cancer Survivor Study cohort. J Clin Oncol 27(14):2390–2395. doi:10.1200/JCO.2008.21.1458

[21] Hirano E, Fuji H, Onoe T, Kumar V, Shirato H, Kawabuchi K (2014) Cost–effectiveness analysis of cochlear dose reduction by proton beam therapy for medulloblastoma in childhood. J Radiat Res 55(2):320–327. doi:10.1093/jrr/rrt112

[22] Hoistad DL, Ondrey FG, Mutlu C, Schachern PA, Paparella MM, Adams GL (1998) Histopathology of human temporal bone after cis–platinum, radiation, or both. Otolaryngol Head Neck Surg 118(6):825–832

[23] Honore HB, Bentzen SM, Moller K, Grau C (2002) Sensori–neural hearing loss after radiotherapy for nasopharyngeal carcinoma: individualized risk estimation. Radiother Oncol 65(1):9–16

[24] Hua C, Bass JK, Khan R, Kun LE, Merchant TE (2008) Hearing loss after radiotherapy for pediatric brain tumors: effect of cochlear dose. Int J Radiat Oncol Biol Phys 72(3):892–899. doi:10.1016/j.ijrobp.2008.01.050

[25] Hyppolito MA, de Oliveira JA, Rossato M (2006) Cisplatin ototoxicity and otoprotection with sodium salicylate. Eur Arch Otorhinolaryngol 263(9):798–803. doi:10.1007/s00405–006–0070–6

[26] Jimenez RB, Sethi R, Depauw N, Pulsifer MB, Adams J, McBride SM, Ebb D, Fullerton BC, Tarbell NJ, Yock TI, Macdonald SM (2013) Proton radiation therapy for pediatric medulloblastoma and supratentorial primitive neuroectodermal tumors: outcomes for very young children treated with upfront chemotherapy. Int J Radiat Oncol Biol Phys 87(1):120–126. doi:10.1016/j. ijrobp.2013.05.017

[27] Kemp G, Rose P, Lurain J, Berman M, Manetta A, Roullet B, Homesley H, Belpomme D, Glick J (1996) Amifostine pretreatment for protection against cyclophosphamide–induced and cisplatin–induced toxicities: results of a randomized control trial in patients with advanced ovarian cancer. J Clin Oncol 14(7):2101–2112

[28] Kim CS, Shin SO (1994) Ultrastructural changes in the cochlea of the guinea pig after fast neutron irradiation. Otolaryngol Head Neck Surg 110(4):419–427

[29] Knight KR, Kraemer DF, Neuwelt EA (2005) Ototoxicity in children receiving platinum chemotherapy: underestimating a commonly occurring toxicity that may influence academic and social development. J Clin Oncol 23(34):8588–8596. doi:10.1200/JCO.2004.00.5355

[30] Kolesnick R (2002) The therapeutic potential of modulating the ceramide/sphingomyelin pathway. J Clin Invest 110(1):3–8. doi:10.1172/JCI16127

[31] Kwong DL, Wei WI, Sham JS, Ho WK, Yuen PW, Chua DT, Au DK, Wu PM, Choy DT (1996) Sensorineural hearing loss in patients treated for nasopharyngeal carcinoma: a prospective study of the effect of radiation and cisplatin treatment. Int J Radiat Oncol Biol Phys 36(2):281–289

[32] Lafay–Cousin L, Purdy E, Huang A, Cushing SL, Papaioannou V, Nettel–Aguirre A, Bouffet E (2013) Early cisplatin induced ototoxicity profile may predict the need for hearing support in children with medulloblastoma. Pediatr Blood Cancer 60(2):287–292. doi:10.1002/pbc.24307

[33] Lannering B, Rutkowski S, Doz F, Pizer B, Gustafsson G, Navajas A, Massimino M, Reddingius R, Benesch M, Carrie C, Taylor R, Gandola L, Bjork–Eriksson T, Giralt J, Oldenburger F, Pietsch T, Figarella–Branger D, Robson K, Forni M, Clifford SC, Warmuth–Metz M, von Hoff K, Faldum A, Mosseri V, Kortmann R (2012) Hyperfractionated versus conventional radiotherapy followed by chemotherapy in standard–risk medulloblastoma: results from the randomized multicenter HIT–SIOP PNET 4 trial. J Clin Oncol 30(26):3187–3193. doi:10.1200/ JCO.2011.39.8719

[34] Leach W (1965) Irradiation of the ear. J Laryngol Otol 79(10):870–880

[35] Leighton SE, Kay R, Leung SF, Woo JK, Van Hasselt CA (1997) Auditory brainstem responses after radiotherapy for nasopharyngeal carcinoma. Clin Otolaryngol Allied Sci

22(4):350–354
[36] Li Y, Womer RB, Silber JH (2004) Predicting cisplatin ototoxicity in children: the influence of age and the cumulative dose. Eur J Cancer 40(16):2445–2451. doi:10.1016/j.ejca.2003.08.009
[37] Linskey ME, Johnstone PA (2003) Radiation tolerance of normal temporal bone structures: implications for gamma knife stereotactic radiosurgery. Int J Radiat Oncol Biol Phys 57(1):196–200
[38] Low WK, Tan MG, Sun L, Chua AW, Goh LK, Wang DY (2006) Dose-dependent radiation-induced apoptosis in a cochlear cell-line. Apoptosis 11:2127–2136
[39] Low WK, Sun L, Tan MG, Chua AW, Wang DY (2008) l-N-Acetylcysteine protects against radiation-induced apoptosis in a cochlear cell line. Acta Otolaryngol 128(4):440–445. doi:10.1080/00016480701762490
[40] Low WK, Tan MG, Chua AW, Sun L, Wang DY (2009) 12th Yahya Cohen Memorial Lecture: the cellular and molecular basis of radiation-induced sensori-neural hearing loss. Ann Acad Med Singapore 38(1):91–94
[41] Madasu R, Ruckenstein MJ, Leake F, Steere E, Robbins KT (1997) Ototoxic effects of supradose cisplatin with sodium thiosulfate neutralization in patients with head and neck cancer. Arch Otolaryngol Head Neck Surg 123(9):978–981
[42] Mailhot Vega RB, Kim J, Bussiere M, Hattangadi J, Hollander A, Michalski J, Tarbell NJ, Yock T, MacDonald SM (2013) Cost effectiveness of proton therapy compared with photon therapy in the management of pediatric medulloblastoma. Cancer 119(24):4299–4307. doi:10.1002/ cncr.28322
[43] Merchant TE, Gould CJ, Xiong X, Robbins N, Zhu J, Pritchard DL, Khan R, Heideman RL, Krasin MJ, Kun LE (2004) Early neuro-otologic effects of three-dimensional irradiation in children with primary brain tumors. Int J Radiat Oncol Biol Phys 58(4):1194–1207. doi:10.1016/j. ijrobp.2003.07.008
[44] Merchant TE, Hua CH, Shukla H, Ying X, Nill S, Oelfke U (2008) Proton versus photon radiotherapy for common pediatric brain tumors: comparison of models of dose characteristics and their relationship to cognitive function. Pediatr Blood Cancer 51(1):110–117. doi:10.1002/ pbc.21530
[45] Merchant TE, Conklin HM, Wu S, Lustig RH, Xiong X (2009) Late effects of conformal radiation therapy for pediatric patients with low-grade glioma: prospective evaluation of cognitive, endocrine, and hearing deficits. J Clin Oncol 27(22):3691–3697. doi:10.1200/ JCO.2008.21.2738
[46] Moeller BJ, Chintagumpala M, Philip JJ, Grosshans DR, McAleer MF, Woo SY, Gidley PW, Vats TS, Mahajan A (2011) Low early ototoxicity rates for pediatric medulloblastoma patients treated with proton radiotherapy. Radiat Oncol 6:58. doi:10.1186/1748-717X-6-58
[47] Mujica-Mota M, Waissbluth S, Daniel SJ (2013) Characteristics of radiation-induced sensorineural hearing loss in head and neck cancer: a systematic review. Head Neck 35(11):1662–1668. doi:10.1002/hed.23201
[48] Mujica-Mota MA, Lehnert S, Devic S, Gasbarrino K, Daniel SJ (2014) Mechanisms of radiation-induced sensorineural hearing loss and radioprotection. Hear Res 312:60–68. doi:10.1016/j. heares.2014.03.003
[49] Muldoon LL, Pagel MA, Kroll RA, Brummett RE, Doolittle ND, Zuhowski EG, Egorin MJ, Neuwelt EA (2000) Delayed administration of sodium thiosulfate in animal models reduces platinum ototoxicity without reduction of antitumor activity. Clin Cancer Res 6(1):309–315
[50] National Cancer Institue: Common Terminology Criteria for Adverse Events, Version 4.03. http:// evs.nci.nih.gov/ftp1/CTCAE/CTCAE_4.03_2010-06-14_QuickReference_8.5x11.pdf
[51] Op de Beeck K, Schacht J, Van Camp G (2011) Apoptosis in acquired and genetic hearing impairment: the programmed death of the hair cell. Hear Res 281(1–2):18–27. doi:10.1016/j.heares.2011.07.002
[52] Pan CC, Eisbruch A, Lee JS, Snorrason RM, Ten Haken RK, Kileny PR (2005) Prospective study of inner ear radiation dose and hearing loss in head-and-neck cancer patients. Int J Radiat Oncol Biol Phys 61(5):1393–1402. doi:10.1016/j.ijrobp.2004.08.019
[53] Paris F, Fuks Z, Kang A, Capodieci P, Juan G, Ehleiter D, Haimovitz-Friedman A, Cordon-Cardo C, Kolesnick R (2001) Endothelial apoptosis as the primary lesion initiating intestinal radiation damage in mice. Science 293(5528):293–297. doi:10.1126/science.1060191
[54] Paulino AC, Lobo M, Teh BS, Okcu MF, South M, Butler EB, Su J, Chintagumpala M (2010) Ototoxicity after intensity-modulated radiation therapy and cisplatin-based chemotherapy in children with medulloblastoma. Int J Radiat Oncol Biol Phys 78(5):1445–1450. doi:10.1016/j. ijrobp.2009.09.031
[55] Pavy JJ, Denekamp J, Letschert J, Littbrand B, Mornex F, Bernier J, Gonzales-Gonzales D, Horiot JC, Bolla M, Bartelink H (1995) EORTC Late Effects Working Group. Late effects toxicity scoring: the SOMA scale. Radiother Oncol 35(1):11–15
[56] Polkinghorn WR, Dunkel IJ, Souweidane MM, Khakoo Y, Lyden DC, Gilheeney SW, Becher OJ, Budnick AS, Wolden SL (2011) Disease control and ototoxicity using intensity-modulated radiation therapy tumor-bed boost for medulloblastoma. Int J Radiat Oncol Biol Phys 81(3):e15–e20. doi:10.1016/j.ijrobp.2010.11.081
[57] Roland JT Jr, Cosetti M, Liebman T, Waltzman S, Allen JC (2010) Cochlear implantation following treatment for medulloblastoma. Laryngoscope 120(1):139–143. doi:10.1002/lary.20669
[58] Rybak LP, Whitworth CA (2005) Ototoxicity: therapeutic opportunities. Drug Discov Today 10(19):1313–1321. doi:10.1016/S1359-6446(05)03552-X
[59] Schell MJ, McHaney VA, Green AA, Kun LE, Hayes FA, Horowitz M, Meyer WH (1989) Hearing loss in children and young adults receiving cisplatin with or without prior cranial irradiation. J Clin Oncol 7(6):754–760
[60] Schmidt CM, Bartholomaus E, Deuster D, Heinecke A, Dinnesen AG (2007) The "Muenster classification" of high frequency hearing loss following cisplatin chemotherapy. HNO 55(4):299– 306. doi:10.1007/s00106-005-1368-1
[61] Schuknecht HF, Karmody CS (1966) Radionecrosis of the temporal bone. Laryngoscope 76(8):1416–1428. doi:10.1288/00005537-196608000-00010
[62] Soh JM, D'Souza VD, Sarepaka GK, Ng WN, Ong CS, Low WK (2012) Cochlear implant outcomes: a comparison between irradiated and non-irradiated ears. Clin Exp Otorhinolaryngol 5(Suppl 1):S93–S98. doi:10.3342/ceo.2012.5.S1.S93
[63] Talmi YP, Finkelstein Y, Zohar Y (1989) Postirradiation hearing loss. Audiology 28(3):121–126

[64] Thibadoux GM, Pereira WV, Hodges JM, Aur RJ (1980) Effects of cranial radiation on hearing in children with acute lymphocytic leukemia. J Pediatr 96(3 Pt 1):403–406
[65] Torkos A, Jori J, Toth F, Szamoskozi A, Kiss JG, Czigner J (2002) Successful cochlear implantation in a child after recovery from a head and neck malignancy: a case report. Eur Arch Otorhinolaryngol 259(7):343–346. doi:10.1007/s00405–002–0474–x
[66] Treskes M, Nijtmans L, Fichtinger–Schepman AM, van der Vijgh WJ (1992) Cytostatic activity of cisplatin in the presence of WR2721 and its thiol metabolite WR1065 in OVCAR–3 human ovarian cancer cells as compared to V79 fibroblasts. Anticancer Res 12(6B):2261–2265
[67] Walker DA, Pillow J, Waters KD, Keir E (1989) Enhanced cis–platinum ototoxicity in children with brain tumours who have received simultaneous or prior cranial irradiation. Med Pediatr Oncol 17(1):48–52
[68] Wang SZ, Wang WF, Zhang HY, Guo M, Hoffman MR, Jiang JJ (2007) Analysis of anatomical factors controlling the morbidity of radiation–induced otitis media with effusion. Radiother Oncol 85(3):463–468. doi:10.1016/j.radonc.2007.10.007
[69] Wang SZ, Li J, Miyamoto CT, Chen F, Zhou LF, Zhang HY, Yang G, Wang WF, Guo M, Ni XC, Wang L (2009) A study of middle ear function in the treatment of nasopharyngeal carcinoma with IMRT technique. Radiother Oncol 93(3):530–533. doi:10.1016/j.radonc.2009.09.013
[70] Williams GB, Kun LE, Thompson JW, Gould HJ, Stocks RM (2005) Hearing loss as a late complication of radiotherapy in children with brain tumors. Ann Otol Rhinol Laryngol 114(4):328–331
[71] Winther FO (1969) X–ray irradiation of the inner ear of the guinea pig. Early degenerative changes in the cochlea. Acta Otolaryngol 68(1):98–117

第 34 章　颅脑放射治疗的血管晚期效应
Vascular Late Effects of Cranial Radiation

Christine Hill-Kayser　Louis Constine　著
肖南杰　金　晶　译
廖俊芳　姜　威　校

摘　要

颅脑放射治疗作为综合治疗的一部分，许多儿童肿瘤幸存者都曾经接受过，其中最多为白血病和中枢神经系统原发肿瘤患儿。放射治疗可能显著影响发育中的血管，总的来说，会导致血管过早老化和脆性增加。这些血管变化导致幸存者处于血管病变的风险中，包括缺血性脑卒中、血管畸形，如烟雾病、动脉瘤和海绵状血管瘤等，出血、坏死、复杂的偏头痛，以及其他罕见的综合征。某些因素，包括年龄、遗传易感性，以及放射治疗照射剂量和体积，可能和此类病变有关。通过调控危险因素（包括代谢因素）进行预防的重要性与日俱增。此外，放射治疗后出现的血管病变的治疗仍与推荐用于新生血管疾病的治疗相类似。

一、概述

颅脑放射治疗可能对大脑和颈部血管造成永久性损害，这会使需要这种治疗的儿童肿瘤幸存者面临许多相关的远期效应的风险。这些风险可能包括但不限于脑血管事件（缺血性脑卒中和出血）、静脉闭塞综合征、血管畸形和组织坏死。最近的研究表明，与对照组相比，儿童肿瘤幸存者的血管系统可能存在过早老化，表现为颈动脉内膜中膜厚度增加、斑块形成和动脉硬化（Vatanen 等，2015；Krystal 等，2015）。这些特征可能促使血管病变的发生发展。

血管系统脆性增加可能影响深远并严重致残。神经认知远期效应在其他文章中讨论；然而，血管健康和神经认知功能之间的紧密联系不容忽视。这种关系可能是非常浅显的，比如脑梗死或脑出血会影响认知功能，或者更准确地说：在接受颅脑放射治疗的患者中，海马区的血管不良反应与神经认知功能下降有关（Farjam 等，2015），并且恢复海马区毛细血管密度的策略可能会促进认知功能恢复（Warrington 等，2013）。类似的，血管病变可能对其他系统（包括视觉和听觉）产生重要影响。本章将讨论与儿童肿瘤颅脑放射治疗有关的主要血管病变的病理生理学和临床表现，以及限制其发生发展的预防措施。

二、颅脑放射治疗后幸存者中观察到的血管病变类型

（一）缺血性脑卒中

大多数有关儿童肿瘤脑卒中发生率的数据已根据儿童肿瘤幸存者研究（Childhood Cancer Survivorship Study，CCSS）数据库发布。在 CCSS 中，1970—1986 年被确诊为儿童肿瘤患者作为研究组，其兄弟姐妹作为对照组回答同样的研究问题。在整个 CCSS 的研究组中，儿童肿瘤患者脑卒中的相对危险度是兄弟姐妹组的 9.8 倍（Oeffinger 等，2006）。

毫无疑问，在 CCSS 中，接受头部或颈部放射治疗的患者（诸如急性淋巴细胞白血病、霍奇金淋巴瘤和原发性脑肿瘤）的脑卒中风险最高（Bowers 等，2005，2006）。与兄弟姐妹相比，霍奇金淋巴瘤脑卒中风险增加了 5.6 倍，这可能与照射纵隔和（或）颈部，并由此导致的动脉粥样硬化及血管过早老化有关。这种治疗方法与颈动脉疾病有关。在 CCSS 急性淋巴细胞白血病患者中，接受颅脑放射治疗的患者脑血管事件的相对危险度比同胞兄弟姐妹增加 6 倍，而单纯化学治疗患者则是 4 倍（Bowers 等，2006）。这意味着这两种治疗方式（可能潜在致病）都增加了脑卒中风险，但是放射治疗所致脑卒中风险要高于单纯化学治疗。

在中枢神经系统恶性肿瘤幸存者中，尤其是那些接受颅脑放射治疗并且照射剂量＞ 50Gy 的患者，脑卒中风险会进一步增加。许多原发性儿童脑肿瘤（包括神经胶质瘤、髓母细胞瘤和室管膜瘤）标准剂量超过 50Gy。CCSS 数据表明，这类患者脑卒中的风险比其兄弟姐妹增加 40 倍。如同许多常见的儿童中枢神经系统肿瘤幸存者情况一样，对于基底动脉环接受照射的患者而言，脑卒中风险可能特别高（Campen 等，2010）。

对于所有接受过颅脑放射治疗的患者，脑卒中的风险似乎一直存在，甚至脑卒中恢复后依然存在再次脑卒中的风险。和预想一致，在 CCSS 中，接受颅脑放射治疗的白血病和（或）中

枢神经系统肿瘤幸存者，复发性脑卒中 5 年和 10 年累积发生率分别为 38% 和 59%（Mueller 等，2013a，b）。

（二）血管畸形

1. 静脉阻塞性疾病和烟雾病

Moyamoya 综合征在日语中翻译为“浓烟”，其典型的 X 线影像学表现为逐渐缩小的大血管和随后形成的侧支血管。烟雾病最典型的特征是阻塞了较大的脑动脉，并形成了通过吻合形成网状的小血管（Rogers，2003）。烟雾病不是特指一种接受颅脑放射治疗患者的综合征，可以自然发生或者在神经纤维瘤病的情况下发生（Rosser 等，2005）。但是，Wang 及其同事最近的文献综述显示，在 40 年间（1967—2007）接受颅脑放射治疗的儿童肿瘤幸存者中，有 46 例出现烟雾病。最常见的肿瘤类型是神经胶质瘤，其次是髓母细胞瘤，这和需要放射治疗的儿童中枢神经系统肿瘤类型的发病率相似。大多数（75%）在 9 岁以下时接受放射治疗，发生烟雾病的时间在放射治疗后 3 年（Wang 等，2014）。其他研究发现，类似烟雾病的血管病可能与基底动脉环附近的鞍上区肿瘤放射治疗有关（Morris 等，2009）。这些作者指出，接受至少 45Gy 剂量照射的颅咽管瘤、视神经胶质瘤和生殖细胞肿瘤的患者处于发生血管病变的特殊风险中，发生血管病变的时间类似，约为放射治疗后 3 年。他们认为放射治疗导致颈内动脉狭窄，并随后形成侧支血管；但需要着重强调的是，即使没有接受放射治疗，伴有鞍上肿瘤的患者可能由于动脉血流压力增高，烟雾病的发病率可能也会增加（Desai 等，2006；Aoiki 等，2002）。

毫无疑问，接受颅脑放射治疗的有 NF1 的儿童（最常见于视神经胶质瘤）患烟雾病的风险特别高，并且有证据表明在较低放射剂量（18～39Gy）下会出现烟雾病（Kestle 等，1993；Kikuchi 等，2007）。

2. 动脉瘤

颅脑放射治疗后，动脉瘤的血管壁组织病理学改变包括炎性细胞浸润及平滑肌退化（Lucas 和 Mack，2014；Nanney 等，2014）。最近对该文献的评论显示，1978—2013 年，总共报道了 46 例患者放射治疗靶区内有 69 个动脉瘤（Nanney 等，2014）。在报道的动脉瘤中，有 55% 存在某种形式的出血。在成年癌症幸存者中，已经证实随着年龄的增长，动脉瘤破裂风险增加。但是在儿童癌症幸存者中，患有动脉瘤的风险尚未得到很好的描述。话虽如此，放射治疗后动脉瘤组织似乎和其他放射治疗后血管畸形组织相似，并且可以合理地假设，与同龄人相比，接受颅脑放射治疗的儿童由于内皮细胞受损而患动脉瘤的风险增加，即使这些风险仍然较低。

3. 海绵状畸形和毛细血管扩张

海绵状畸形和毛细血管扩张可能代表了一定范围内的血管损伤形式，范围从血液停滞的扩张血管（海绵状畸形）到正常实质组织内的裸露毛细血管（毛细血管畸形）（Partap，2012）。接受颅脑放射治疗的儿童患海绵状血管瘤的发生风险是1%～4%，对于放射治疗前已存在血管畸形的儿童来说，其发生风险最高。最大宗儿童系列报道297例儿童癌症幸存者中，有10例发生海绵状血管瘤，其发生中位时间为放射治疗后37个月（Burn等，2007）。据报道，20%白血病和脑肿瘤幸存者中有毛细血管扩张（Koike等，2004）。在大多数情况下，这些病变是在常规随访中发现的。

（三）出血

在儿童癌症幸存者的特定人群中，脑出血已经被描述为其他放射治疗诱发的血管并发症的延伸，包括缺血性脑卒中、血管畸形和烟雾病。Wang和其同事指出，由于儿童癌症幸存者患高血压和淀粉样血管病（成年人最常见的脑出血原因）较成年人的可能性要小，因此这一独特人群的脑出血很可能是其他血管病变原因引起的，特别是血管畸形（Wang等，2014）。这些作者认为放射治疗诱导的脑血管病是该特定人群脑出血的诱发因素。综上，由于异常血管壁中自身存在的这些特性，由血管硬化、变脆导致的血管畸形可能增加破裂的可能性。

同一作者的文献综述发现，在40年的时间里，颅脑放射治疗后的儿童癌症幸存者中有31例脑出血，中位发生时间为放射治疗后7.5年。他们的综述未确定血管畸形和随后发展的出血之间的剂量和（或）时间关系。

（四）坏死

放射性坏死被认为是由于微血管损伤而引起的一种严重的颅脑放射治疗晚期并发症（Coderre等，2006）。坏死的表征可能因各种术语、多种影像手段难以鉴别和缺乏组织病理学而变得复杂。它引起的症状和部位，以及严重程度有关，临床表现可从无症状到严重的残疾甚至死亡。尽管在30年前就有学者首次描述，但是放射治疗引起的脑坏死在文献中最近才受到关注。在Indelicato及其同事最近的一系列病例中，脑干特有的症状性坏死患者被描述为在关注区域内有局灶性T_2高信号和对比增强。这些发现与血管分布不一致（Indelicato等，2014）。Plimpton及其同事进行的另一篇综述显示，101例接受颅脑放射治疗的儿童实体肿瘤患者中有5例发生放射性坏死，发病中位时间为1.2个月（Plimpton等，2015）。其中3个儿童有症状，并且使用类固醇和贝伐珠单抗治疗有效。Indelicato的团队专门研究了脑干坏死，发现313名脑干接受剂量＞50.4GyRBE质子治疗的患者脑干坏死2年累积发生率为3.8%（Indelicato等，2014）。

这两项最新研究表明，无论采用何种放射治疗方式，脑坏死的发生率均类似。人们对质子放射治疗增加相关的脑干和其他脑坏死风险的担忧日益增加，目前这个课题仍在研究中。但是，目前尚无可比较的数据证明，在根据临床正常组织效应的定量分析（quantitative analyses of normal tissue effects in the clinic，QUANTEC）和儿童肿瘤组协会（Childrens' Oncology Group，COG）剂量学指南，并由有经验和了解这项技术的特殊性的团队进行安全计划，质子放射治疗会增加脑干和其他脑坏死风险。Indelicato 和其他团队建议对年幼的儿童（＜3 岁）、接受多药化学治疗，以及患有非典型畸胎瘤样 / 横纹肌样肿瘤的儿童进行放射治疗时，应格外小心（Indelicato 等，2014；Kralik 等，2015），因为具有这些临床特征的患者可能出现症状性坏死的风险最高。如果这些相关因素被证实是正确的，那么关于质子治疗的研究结果可能因为以下事实而混淆，即由于 X 线的治疗可能会导致很小的患儿严重的神经认知障碍，很小的患儿不太可能接受质子以外的其他任何形式的放射治疗。的确，Freund 及其同事已经发表的模型暗示与 X 线旋转疗法相比，使用质子疗法可降低坏死风险，这与其他研究组相反，他们担心质子治疗的放射生物学等效剂量更高，尤其在远侧束边缘，会增加坏死风险（Freund，2015）。关于这个有争议的话题目前研究正在进行中（图 34–1）。

（五）其他的颅脑放射治疗的血管并发症

矿化性微血管病是影响小血管并可能导致基底神经节钙化的过程。尸检报告提示 15Gy 的辐射剂量与矿化性微血管病的发生风险相关（Okuno 等，1985），并且在接受颅脑放射治疗的儿童白血病幸存者中，其发病率为 17%（Rajakulasingam 等，1979）。

浅表铁沉积症是一种罕见的血管并发症，由反复出血和含铁血黄素沉积到蛛网膜下腔引起（Koeppen 等，1993）。它的临床表现包括耳聋（感觉神经性）、共济失调和脊髓病变，并且和颅后窝和（或）脊柱肿瘤的放射治疗有关（Fearnley 等，1995）。

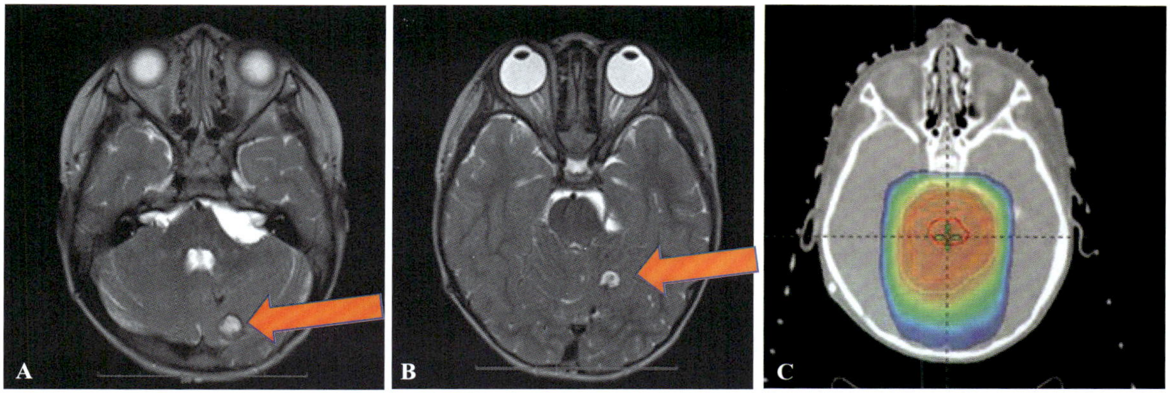

▲ **图 34-1**　在完成颅后窝间变性室管膜瘤放射治疗约 **18** 个月后，在常规随访中观察到多个海绵状血管畸形；海绵状瘤见图 **A** 和 **B** 中的橙箭所示；剂量分布见图 **C**

完成剂量＞ 50Gy 的放射治疗后，可能会出现复杂的偏头痛（Bratleson 等，2003）。一些作者认为这可能是因为放射治疗损伤三叉神经血管系统导致的神经血管性头痛。头痛症状可能持续数小时到数天，并且通常是可逆的。

三、危险因素、预防和治疗

（一）风险与预防

放射治疗诱导的脑血管疾病的危险因素分为两大类。某些因素，比如年龄和遗传易感性，在放射治疗时就存在，并潜在影响是否放射治疗，以及放射治疗方式、剂量和体积的决策。放射治疗时的年龄似乎在血管并发症的发生风险中起着作用，年幼的儿童（＜ 3 岁）其放射治疗诱导的脑坏死风险增加，而年纪相对较大的儿童则是血管畸形和脑卒中的风险增加。如前所述，对年幼的特别是接受多药化学治疗的儿童进行放射治疗的医生，可以选择稍微降低放射治疗剂量直到更好地了解坏死的风险为止，但需要谨慎使用以免增加肿瘤复发相关的风险。探索某些儿童肿瘤剂量降低的研究正在进行中，包括急性淋巴细胞白血病、生殖细胞瘤和髓母细胞瘤，这些结论可能有利于降低总放射治疗剂量并可能有助于降低血管病变的风险，但是，目前不建议在临床试验之外进行。同样，某些肿瘤的位置，比如靠近脑干和基底动脉环，可能会因肿瘤压迫和治疗所致的放射治疗风险而对血管造成特殊风险。尽管存在如上所述一样缩小放射治疗范围和降低放射治疗剂量的研究痛点，但是不建议在临床试验之外进行。

即使在没有恶性肿瘤的情况下，神经纤维瘤病也会增加血管病变的风险（Rosser 等，2005；Hersh，2008），这可能是由于神经纤维蛋白的变异破坏了血管内皮和平滑肌细胞的完整性所致。放射治疗可能会对已经受损的血管造成损毁，从而进一步加剧这种风险。当存在与放射治疗疗效相当的其他治疗方式时，选择放射治疗的决策，尤其是在低级别恶性胶质瘤中，可能会改变该特定人群的风险收益比。

血管病变的其他危险因素，例如某些代谢因素，在放射治疗时及随后的任何时间都可以调整为生存因素。低水平的高密度脂蛋白（HDL）（Lo 等，2016）和高血压（Mueller 等，2013a，b）都会增加颅脑放射治疗后幸存者的脑卒中风险，而生长激素（补充或内源性）可能起到预防作用（Lo 等，2016）。体力活动的增加间接减少内皮集落形成细胞（血管损伤的生物标志物）所致的血管疾病，该生物标志物在颅脑放射治疗后降低，但体力活动却增加（Pradhan 等，2015）。或许最恰当的总结是，Partap 及其同事指出，颅脑放射治疗后幸存者常见的代谢异常，包括下丘脑性肥胖、生长激素缺乏、性腺功能减退、甲状腺功能减退、低水平高密度脂蛋白、胰岛素抵抗和久坐的生活方式均可能增加放射治疗损伤导致的血管畸形和事件的发生风险。其中许多因素可逆转的，并且在可能的情况下进行密切随访和治疗；这些最好由专门的具有专业看护儿童脑瘤幸存者的生存诊所提供。

同样支持知情的临床医师进行密切随访的需求，复发性头痛已经被观察到可以预测接受放射治疗的脑瘤患儿的脑缺血的发展。反复报告严重头痛的患者可能会成为脑卒中预防和监视的对象（kranick 等，2013）。

（二）治疗

一般来说，颅脑放射治疗后儿童发生的血管疾病的治疗与疾病本身的标准治疗相似。缺血可以通过快速再灌注和损伤修复来治疗。通常可以密切监测海绵状畸形和毛细血管扩张，如果出现快速生长或出现症状（头痛、出血、癫痫发作），建议进行干预。复杂的偏头痛可以通过抗惊厥药治疗，以及通过水化、营养和避免血管收缩药来预防头痛（Morris 等，2009）。一研究团队指出，放射治疗前存在于靶区范围内的动脉瘤本质上比其他动脉瘤脆弱，并且破裂的可能性更高，因此建议对这一特定患者群考虑采用更加积极的治疗手段（Lucas 和 Mack，2014）。由于修复受照射血管的固有风险增加，此建议变得复杂，需要进一步研究。对其他血管畸形或烟雾病，没有特定的治疗推荐是有效的。预防性抗血小板尚未证明可以获益。在某些情况下对烟雾病进行外科血运重建可能获益（Fung 等，2005）。放射性坏死可以采用全身性类固醇联合贝伐珠单抗治疗，在某些情况下，这种联合治疗有助于恢复（Plimpton 等，2015）。

当前的 COG 长期随访指南建议对剂量≥ 18Gy 颅脑放射治疗史的患者进行年度神经系统检查，并根据临床指征推荐进行弥散加权成像和磁共振血管造影的脑 MRI 检查（www.survivorshipguidelines.org）。在颈部接受放射治疗的患者中，颈动脉超声筛查狭窄的效果尚不清楚。由于干预的风险大于潜在的收益，不建议在普通人群中使用这种筛查工具（LeFevre 和美国预防服务工作特别小组，2014）；但是，一般人群的结论不一定适用于这种高风险人群。对于患有放射治疗相关血管疾病的患者，治疗应侧重于干预可以阻止血管病变的进程和（或）进一步损伤的发生的危险因素，以及上述支持性治疗。

四、展望

当前，许多合作小组和研究机构都正在研究需要颅脑和颈部放射治疗的儿童的放射治疗剂量减少和体积减小（减少扩大的边界的形式）的安全性。某些历史上使用全脑全脊髓或全脑放射治疗的肿瘤，例如髓母细胞瘤，在一定患者中可能仅需通过颅后窝或瘤床放射治疗即可治愈，随着遗传特征的越来越容易获取，这种方法的应用前景越来越大：当前许多研究正在探索基于遗传特征减少放射治疗体积和剂量。如果这些治疗不会影响疗效，那么它们将来可能有助于降低血管风险，并且我们值得追求——CCSS 数据表明，每增减 100Gy 的放射治疗剂量，脑卒中的危险就增加 5%（Mueller 等，2013a，b），减少剂量可能有助于减少血管晚期效应。已经证明改变霍奇金淋巴瘤的治疗技术——累及淋巴结照射而不是累及野照射——可以显著降低颈动脉剂量，预测的脑卒中风险远低于传统覆盖区域（Moraldo 等，2013）。可以减少正常组织暴露的技术改进也可能对此有所贡献；例如，粒子治疗可以避免应用 IMRT 对正常脑组织的低剂量辐射“浴”，这将有望消除远离肿瘤的大脑区域血管的风险。最后，更好理解血管风险及更深入理解预示血管健康欠佳的系统性标志物，可能有助于帮助临床医师为那些处于潜在的毁灭性的晚期效应最高风险的患者提供有针对性的预防性医疗。

参考文献

[1] Aoiki S et al (2002) Radiation–induced arteritis: thickened wall with prominent enhancement on cranial MR images—report of five cases and comparison with 18 cases of moyamoya disease. Radiology 223:683–688

[2] Bartleson JD et al (2003) Reversible, strokelike migraine attacks in patients with previous radiation therapy. Neuro–Oncology 5(2):121–127

[3] Bowers DC et al (2005) Stroke as a late treatment effect of Hodgkin's disease: a report from the Childhood Cancer Survivor Study. J Clin Oncol 23:6508–6515

[4] Bowers DC et al (2006) Late–occurring stroke among long–term survivors of childhood leukemia and brain tumors: a report from the Childhood Cancer Survivor Study. J Clin Oncol 24:5277–5282

[5] Burn S et al (2007) Incidence of cavernoma development in children after radiotherapy for brain tumors. J Neurosurg 106:379–383

[6] Campen C et al (2010) Late neurovascular events in pediatric brain tumor patients. Stroke 43(11):3035–3040

[7] Children's Oncology Group (2013) Long–term follow–up guidelines for survivors of childhood, adolescent and young adult cancers, version 4.0. Children's Oncology Group, Monrovia, CA. Available on–line: www.survivorshipguidelines.org.

[8] Coderre JA et al (2006) Late effects of radiation on the central nervous system: role of vascular endothelial damage and glial stem cell survival. Radiat Res 166:495–503

[9] Desai SS et al (2006) Radiation–induced moyamoya syndrome. Int J Radiat Oncol Biol Phys 65:1222–1227

[10] Farjam R et al (2015) Radiation–induced hippocampal vascular injury surrogate marker predicts late neurocognitive dysfunction. Int J Radiat Oncol Biol Phys 93(4):908–915

[11] Fearnley JM, Stevens JM, Rudge P (1995) Superficial siderosis of the central nervous system. Brain 118:1051–1066

[12] Freund D et al (2015) Predictive risk of radiation induced cerebral necrosis in pediatric brain cancer patients after VMAT versus proton therapy. Cancers (Basel) 7(2):617–630

[13] Fung LW, Thompson D, Ganesan V (2005) Revascularisation surgery for paediatric moyamoya: a review of the literature. Childs Nerv Syst 21:358–364

[14] Hersh JH (2008) American Academy of Pediatrics Committee on genetics: health supervision for children with neurofibromatosis. Pediatrics 121:633–642

[15] Indelicato DJ et al (2014) Incidence and dosimetric parameters of pediatric brainstem toxicity following proton therapy. Acta Oncol 53(10):1298–1304

[16] Kestle JR, Hoffman HJ, Mock AR (1993) Moyamoya phenomenon after radiation for optic glioma. J Neurosurg 79:32–35

[17] Kikuchi A et al (2007) Moyamoya syndrome following childhood acute lymphoblastic leukemia. Pediatr Blood Cancer 48:268–272

[18] Koeppen AH et al (1993) Pathogenesis of superficial siderosis of the central nervous system. Ann Neurol 34:646–653

[19] Koike S et al (2004) Asyptomatic radiation–induced telangiectasia in children after cranial radiation: frequency, latency, and dose relation. Radiology 230:93–99

[20] Kralik SF et al (2015) Radiation necrosis in pediatric patients

with brain tumors treated with proton radiotherapy. AJNR Am J Neuroradiol 36(8):1572–1578. doi:10.3174/ajnr.A4333. Epub 2015 Jul 2

[21] Kranick SM et al (2013) Headache as a risk factor for neurovascular events in pediatric brain tumor patients. Neurology 80(16):1452–1456

[22] Krystal JI et al (2015) Arterial stiffness in childhood cancer survivors. Pediatr Blood Cancer 62(10):1832–1837

[23] LeFevre M, U.S. Preventive Services Task Force (2014) Screening for asymptomatic carotid artery Stenoisis: U.S. Preventive Services Task Force Recommendation Statement. Ann Intern Med 161(5):356–362

[24] Lo AC et al (2016) A cross-sectional cohort study of cerebrovascular disease and late effects after radiation therapy for Craniopharyngioma. Pediatr Blood Cancer 63(5):786–793

[25] Lucas J, Mack WJ (2014) Effects of ionizing radiation on cerebral vasculature. World Neurosurg 81(3–4):490–491

[26] Moraldo MV et al (2013) Doses to carotid arteries after modern radiation therapy for Hodgkin Lymphoma: is stroke still a late effect of treatment? Int J Radiat Oncol Biol Phys 87(2):297–303

[27] Morris B et al (2009) Cerebrovascular disease in childhood cancer survivors: a Children's Oncology Group report. Neurology 73(22):1906–1913

[28] Mueller S et al (2013a) Risk of first and recurrent stroke in childhood cancer survivors treated with cranial and cervical radiation therapy. Int J Radiat Oncol Biol Phys 86(4):643–648

[29] Mueller S et al (2013b) Radiation, atherosclerotic risk factors, and stroke risk in survivors of pediatric cancer: a report from the Childhood Cancer Survivor Study. Int J Radiat Oncol Biol Phys 86(4):649–655

[30] Nanney AD et al (2014) Intracranial aneurysms. World Neurosurg 81(3–4):5–6

[31] Oeffinger KC et al (2006) Chronic health conditions in adult survivors of childhood cancer. N Engl J Med 355:1572–1582

[32] Okuno T, Prensky AL, Gado M (1985) The moyamoya syndrome associated with irradiation of an optic glioma in children: report of two cases and review of the literature. Pediatr Neurol 1:311–316

[33] Partap S (2012) Stroke and cerebrovascular complications in childhood cancer survivors. Semin Pediatr Neurol 19(1):18–24

[34] Plimpton SR et al (2015) Cerebral radiation necrosis in pediatric patients. Pediatr Hematol Oncol 32(1):78–83

[35] Pradhan K et al (2015) Differences in circulating endothelial progenitor cells among childhood cancer survivors treated with and without radiation. J Hematol Thromb 1(1):ii

[36] Rajakulasingam K, Cerullo LJ, Raimondi AJ (1979) Childhood moyamoya syndrome. Postradiation pathogenesis. Childs Brain 5:467–475

[37] Rogers LR (2003) Cerebrovascular complications in cancer patients. Neurol Clin 21:167–192

[38] Rosser TL, Vezina G, Packer RJ (2005) Cerebrovascular abnormalities in a population of children with neurofibromatosis type 1. Neurology 64:553–555

[39] Vatanen A et al (2015) Radiotherapy-related arterial intima thickening and plaque formation in childhood cancer survivors detected with very-high resolution ultrasound during young adulthood. Pediatr Blood Cancer 62(11):2000–2006

[40] Wang C et al (2014) Delayed cerebral vasculopathy following cranial radiation therapy for pediatric tumors. Pediatr Neurol 50(6):549–556. doi:10.1016/j.pediatrneurol.2013.09.018. Epub 2014 Jan 25. Review

[41] Warrington JP et al (2013) Whole brain radiation-induced vascular cognitive impairment: mechanisms and implications. J Vasc Res 50(6):445–457

第 35 章　儿童中枢神经系统肿瘤成功治疗后的第二肿瘤

Second Neoplasms After Successful Treatment for Pediatric Central Nervous System Tumors

Mark J. Amsbaugh　Shiao Y. Woo　著
邱春燕　陈志坚　译
肖南杰　李　宁　校

摘　要

随着儿童中枢神经系统肿瘤治疗后生存率不断提高，儿童癌症幸存者却面临着广泛的健康、神经认知、社会和精神疾病问题。儿童癌症幸存者面临的最重大并最具破坏力的并发症可能是第二肿瘤。第二肿瘤的发展是一个多因素过程，受癌症组织学、遗传学、治疗技术和强度，以及环境因素的影响。这是一组组织学上不同的癌症，它们可以在体内的任何位置发生，且潜伏时间不同。另外许多第二原发恶性肿瘤的预后极差。尽管放射治疗的剂量和射野设计与第二肿瘤的发展相关，但是新的治疗策略和技术（如质子治疗）有可能显著减少这种破坏性的治疗并发症。随着我们对风险因素的理解及量化能力的提高，未来有可能将准确预测个体风险的模型纳入治疗选择中。

一、概述

在过去 30 年中，美国接受恶性肿瘤治疗的儿童的结局有了显著改善。中枢神经系统（CNS）恶性肿瘤占所有儿童期癌症近 20%。虽然获益不能与急性淋巴细胞白血病（ALL）等恶性肿瘤相提并论，但自 1975 年以来 5 年生存率仍提高了 20%（Smith 等，2010）。显然，原发性中枢神经系统肿瘤治愈的儿童面临着广泛的健康、神经认知、社会和精神疾病问题的风险（Armstrong，2010；Oeffingeret 等，2006）。对于这些恶性肿瘤幸存者而言，最重要和最具破坏力的并发症可能是成功治愈后诊断出第二肿瘤（second neoplasm，SN）。

对于第二肿瘤的分类比较困难。第二肿瘤是发生在原始治疗部位附近的第二个肿瘤，具有不同的组织学类型，并且是自初次治疗以来经过一段合理的时间后发生的。这些可以是良性肿瘤，例如海绵状瘤和脑膜瘤，或者是第二恶性肿瘤（secondary malignant neoplasms，SMN），例如神经胶质瘤。

在儿童癌症幸存者中，第二肿瘤发病率增加（Maule 等，2008；Peterson 等，2006）。考虑到发生第二肿瘤需要时间，CNS 肿瘤患儿长期存活率的增加似乎可以部分解释这一现象（图 35–1）。第二肿瘤的发生是一个多因素事件（图 35–2）（Travis 等，2012），受到遗传易感性、对治疗的敏感性（包括治疗年龄）、治疗类型和强度、治疗结束后的时间，以及其他外在因素，例如吸烟和肥胖的影响。

儿童 CNS 肿瘤后出现 SMN 而接受 SMN 治疗的结果几乎都令人失望（Carret 等，2006；Neglia 等，2006；Paulino 等，2008；Taylor 等，2009；Walter 等，1998）。对于原发疾病，患者经常接受最大程度的耐受治疗方案，导致对于第二肿瘤只有有限的治疗选择。因此，重要的是保留治愈机会的同时尽可能地采取措施来降低 CNS 原发肿瘤治疗期间发生第二恶性肿瘤的风险，并对儿童 CNS 肿瘤的存活患者进行积极的长期监测。

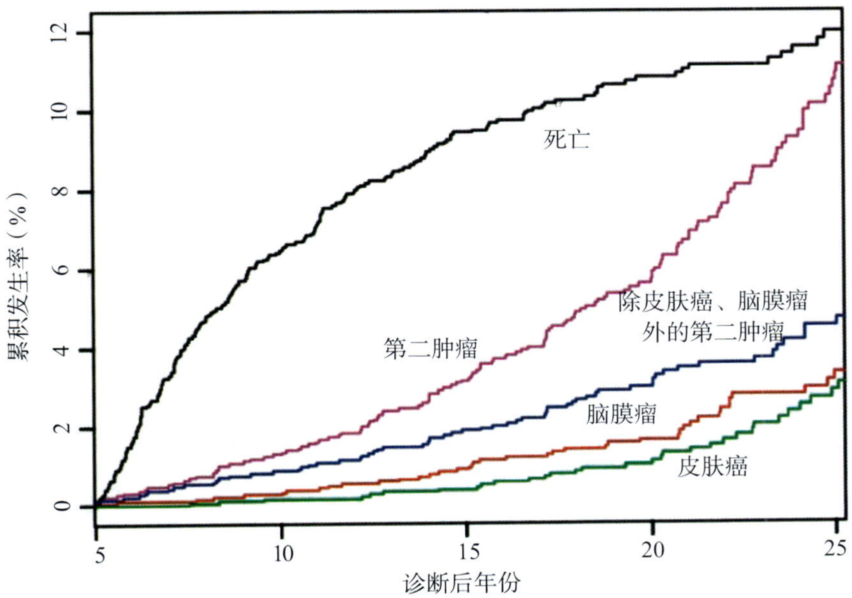

▲ **图 35–1　以死亡为竞争风险的第二肿瘤累积发生率（Armstrong 等，2009）**

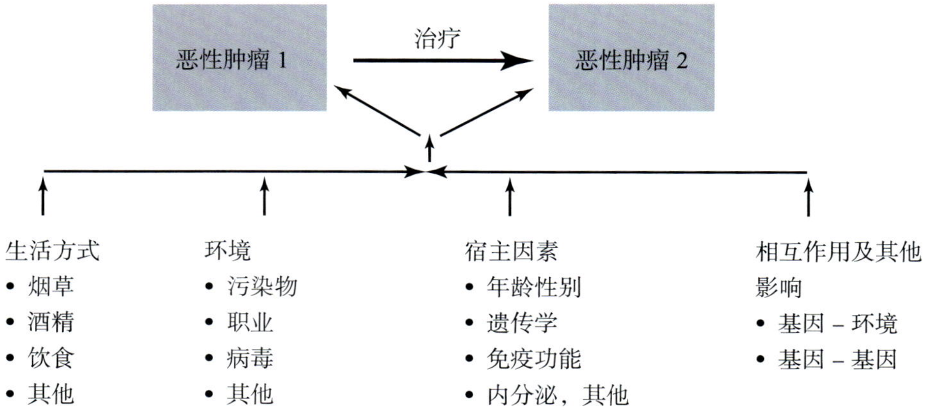

▲ 图 35-2　多种恶性肿瘤发展涉及的病因学因素（Travis 等，2009）

随着疗法的迅速变化，而对于第二肿瘤的遗传认识尚处于幼稚阶段，我们很难预测正在接受 CNS 肿瘤治疗的儿童发生第二肿瘤的风险。然而，随着多模式疗法变得越来越普遍，以及我们通过更深入的治疗方案支持儿童的能力不断提高，第二肿瘤的生存率将继续提高，并且将成为越来越重要的临床问题。

二、影响第二肿瘤发生的遗传和家族因素

就像中枢神经系统的原发性肿瘤，小儿第二肿瘤的病因也是多因素的。尽管癌症疗法确实起着作用（见下文），但遗传因素的作用也越来越明显（Kony 等，1997；Korones 等，2003；Kuenzle 等，1994；Little 等，1998；Salminen 等，1999）。Salminen 和同事回顾了 1953—1994 年的芬兰癌症登记处数据，发现被诊断患有原发性中枢神经系统肿瘤的患者单独接受手术治疗时，罹患 SN 的风险更高。未经放射治疗的患者的标准发生率（SIR）为 2.0，表明包括遗传易感性在内的宿主因素可能促进 SMN 的发生（Salminen 等，1999）。Cardous-Ubbink 及其同事在阿姆斯特丹一个仅接受手术治疗的儿童队列中发现第二肿瘤的发生风险更高（SIR=13）（Cardous-Ubbink 等，2007）。患有中枢神经系统肿瘤的儿童可能尤为危险。Little 和他的同事检查了一组治疗儿童癌症的 4400 例患者，发现与其他位置的首发肿瘤相比，CNS 首发肿瘤可预测 CNS 的第二肿瘤（Little 等，1998）。当检查患有遗传综合征的患者时，他们发现发生中枢神经系统 SN 的相对危险度为 8.28。在排除诊断为神经纤维瘤病 1 型（NF1）的患者后，未发现这种关联具有统计学意义，这很可能是由于这项研究中的大量参与者患有该疾病（Little 等，1998）。

有几种众所周知的家族性肿瘤综合征使儿童易患中枢神经系统肿瘤（表 35-1）（Pan 和 Prados，2003）。在英国儿童癌症幸存研究（CCSS）、儿童癌症幸存者研究（BCCSS），以及流行病学监测与最终结果（SEER）数据库的大量 SN 分析中发现患有家族性综合征的儿童。除非有临床指征，否则不作为儿童中枢神经系统原发性肿瘤的常规筛查手段，使得 SN 的真实发生率难以确定。在某些队列中，患有这些家族综合征的儿童最多可占参与者的 20%（Tsui 等，2015；Kony 等，1997），而考虑所有遗传原因后，其发病率可能更高（Broniscer 等，2004）。不同的案例系列都发现 SMN 的发生与患有原发性脑肿瘤的儿童的特定遗传综合征相关联（Garwicz 等，2000；Kingston 等，1987；Little 等，1998；Meadows 等，1985；Stavrou 等，2001；Torres 等，1997）。

NF1 和 SN 之间的关联众所周知（Garwicz 等，2000；Kingston 等，1987；Little 等，1998；Meadows 等，1985；Sharif 等，2006；Friedman 和 Birch，1997）。患有 NF1 的儿童不仅脑瘤发生风险增高，对放射疗法等治疗的易感性也可能增强（Sharif 等，2006）。患视神经胶质瘤（OPG）的患者风险尤为高。据报道，一个 OPG 患者队列在不接受放射治疗的情况下发生第二肿瘤的比例为 20%，而在接受放射治疗的患者中发生率为 50%（Sharif 等，2006）。其他研究估计风险为 11%～52%（Korones 等，2003；Kuenzle 等，1994）。原发性中枢神经系统肿瘤治疗后被诊断为 SMN 的患者中，痣样基底细胞癌综合征（naevoid basal cell carcinoma syndrome，NBCCS）的发病率也高于预期（Albrecht 等，1994；Kingston 等，1987；Stavrou 等，2001）。

对于一些未患家族性癌症综合征的患者，SN 发生的遗传风险增加。Kony 及其同事对单一机构接受治疗的 649 名儿童中的 25 名被诊断为 SMN 的患者进行了病例对照研究。有癌症早期发生家庭成员的患者，其随后的发生 SMN 的发生比率（OR）为 4.7（Kony 等，1997）。对治疗的遗传易感性可能导致了这种风险增加。Flint-Richter 及其同事检查了 525 个家庭，发现因头癣行颅脑放射治疗的患者的家属一级亲属的脑膜瘤患病率更高（11%），表明其中有遗传易感性的作用（Flint-Richter 和 Sadetzki，2007）。

CCSS 提供了进一步的证据。Friedman 及其同事对参加 CCSS 并被确诊为原发性中枢神经系统肿瘤的患者的兄弟姐妹进行了检查，发现有癌症诊断的 SIR 升高的趋势。其中，该比率在诊断为 SN 的 CCSS 研究参与者的兄弟姐妹（SIR=2.4）和后代（SIR=15.0）（Friedman 等，2005）中较高；而在诊断出已知的癌症遗传综合征而未发生 SN 的儿童癌症者的父母、孩子或兄弟姐妹中未观察到这种关联（Olsen 等，1995，2009；Sankila 等，1998；Winther 等，2001；Friedman 等，2005）。除了罕见的遗传性癌症综合征外，小儿癌症本身似乎并不增加家庭发病风险。然而，似乎某些患有 SN 的儿童可能具有未知的遗传易感性。目前我们对家族性癌症综合征的认识并不完整，并且某些患者家庭的癌症风险可能尚未能归因于特定的综合征。

表 35-1 CNS 家族性肿瘤综合征

综合征	特征性 CNS 损害	特征性皮肤损害	眼部特征	染色体	基因	蛋白
NF1	视路胶质瘤、脑干胶质瘤	咖啡牛奶斑、腋窝雀斑	Lisch 结节	17q11	NF1	神经纤维瘤蛋白
NF2	双侧听神经瘤、多发性脑膜瘤	NF2 斑块、皮下神经鞘瘤		22q12	NF2	膜突样蛋白
视网膜母细胞瘤	松果体母细胞瘤		白瞳	13q14	Rb1	Rb1
Von-Hippel-Lindau	小脑或脊髓血管母细胞瘤		视网膜血管瘤	3p25	VHL	VHL
结节性脑硬化	室管膜下巨细胞星形细胞瘤、室管膜下结节、皮质结节	灰斑、皮脂腺瘤、Ungal 纤维瘤	视网膜星形细胞瘤	9q34，16p13.3	TSC1、TSC2	错构瘤蛋白、马铃薯球蛋白
Stuge-Weber	软脑膜血管瘤病、皮质钙化、半球萎缩	葡萄酒样痣	脉络膜血管瘤、青光眼			
Turcot	胶质母细胞瘤、脑瘤息肉病 1 型和 2 型、髓母细胞瘤			5q21	APC	
Gorlin（痣样基底细胞癌）	髓母细胞瘤	基底细胞癌		9q22.3	PTCH	
UhermitteDuclos/Cowden	小脑发育不良神经节细胞瘤	面部毛鞘瘤		10q23.3	PTEN	
Li-Fraumeni	恶性胶质瘤、PNET			17q（外显子 5～9）		P53

NF. 神经纤维瘤病；PNET. 原始神经外胚叶肿瘤
引自 Pan，2003

三、肿瘤治疗对 CNS 肿瘤发生的作用

如今，被诊断患有中枢神经系统原发性恶性肿瘤的儿童将接受各种各样的癌症治疗，每种治疗都有其自身的不良事件和长期并发症的风险。越来越多儿童接受二联或三联疗法，这为治疗后的生存带来了真正的历史性突破。

放射治疗是最常见的癌症疗法，与增加 SN 的风险有关。但是，一些用于原发性中枢神经系统癌症的全身治疗方案，无论是单独使用还是与放射治疗联合使用，都可能提高 SMN 的发生率（Duffner 等，1998；Relling 等，1999；Walter 等，1998）。甲氨蝶呤不仅静脉内化学治疗会增加风险，而且鞘内也显示出可增加儿童癌症幸存者中枢神经系统中 SMN 的发生率，并不受其他风险因素的影响（Taylor 等，2010）。

（一）健康个体增加的风险

分次放射治疗已显示，在 2 周内接受 35Gy 后，可以在非人类灵长类动物中高效率诱导恶性脑肿瘤（Lonser 等，2002）。虽然人类的数据有限，但是，接受放射治疗的头颈部非癌性疾病患者及原子弹的幸存者提供了一些认识。尽管认识到电离辐射诱发非中枢神经系统肿瘤的致癌作用已有一段时间，发生中枢神经系统第二肿瘤的却在很久以后才被认识到。

我们对全身电离辐射治疗后的肿瘤发展的了解主要来自日本原子弹爆炸的幸存者。尽管任意部位发生癌症的风险均有所增加（Peterson 等，2006），但由于病例数很少，很难具体确定 CNS 肿瘤的风险。尽管如此，发现在原子弹幸存者中，放射线照射与非脑部的神经系统肿瘤之间存在关联（Thompson 等，1994）。除了原子弹暴露外，还发现儿童期对各种不良环境（包括强直性脊柱炎、扁桃体炎和头癣）的治疗性辐射暴露还与中枢神经系统肿瘤的发病率增加相关（Darby 等，1987；Shore 等，2003；Shore-Freedman 等，1983）。

在最大型的经验报道之一中，1948—1960 年，约有 20 000 名以色列成年人和儿童接受了头癣的治疗性放射治疗。治疗后不久，研究人员开始关注这一人群，以更好地了解电离辐射对大脑 / 脑膜正常部位的影响。经过 40 年的随访，Sadetzki 及其同事报道了这些孩子中超过 10 000 名的结果，并与兄弟姐妹和人口进行了对照，发现暴露于治疗性放射治疗的 SN 风险增加（Sadetzki 等，2005）。并且发现升高的风险取决于所接受的剂量及接受放疗的年龄。据报道，中枢神经系统良性和恶性肿瘤的相对危险度（RR）分别为 4.63/Gy 和 1.98/Gy。这意味着每 10 000 人年超额绝对风险（EAR）为 0.48/Gy 和 0.34/Gy。年龄较小的儿童患病风险增加。辐射暴露时，4 岁及以下儿童发生恶性脑瘤的风险为 3.56/Gy，10 岁以上儿童仅为 0.47/Gy。

（二）非 CNS 肿瘤个体增加的风险

已观察到接受预防性颅脑放射治疗以减少 CNS 白血病复发的高级别的白血病儿童中 CNS SN 的发生率增加（Bhatia 等，2002；Hijiya 等，2007；Jenkinson 和 Hawkins，1999；Loning 等，2000；Neglia 等，1991；Nygaard 等，1991；Perkins 等，2013）。表 35–2 列出了各个机构和大型数据库的结果。总而言之，这些数据有力地证明，即使在没有原发性中枢神经系统癌症的儿童中，颅脑照射似乎也会增加大脑 SN 的风险。

成功治疗后，被诊断患有中枢神经系统原发性肿瘤的儿童可能需要进行监测。重要的是，已经证明使用电离辐射的诊断扫描（如 CT）可以独立增加无癌症儿童的 SMN 风险。其中主要观察到白血病和中枢神经系统肿瘤的风险增加，并且风险随着儿童累积剂量的增加和接触时年龄的降低而增加（Mathews 等，2013；Pearce 等，2012）。

（三）CNS 肿瘤个体增加的风险

1. *放射治疗*

外照射放射治疗是最早发现的 SN 危险因素之一，但难以解释。不同的原发性中枢神经系统肿瘤可接受的剂量处方和治疗量差异很大。不同机构之间的剂量水平、靶区和适形技术可能因机构而异，具体取决于临床试验的随机性，以及对儿童进行首次恶性肿瘤治疗的不同时代。这些问题使得我们难以阐明放射治疗剂量和靶区在长期治疗或使用不同方法的机构之间的人群中的作用。

Armstrong 其同事发现，在对接受中枢神经系统原发治疗的 CCSS 中的一组儿童进行检查时，对中枢神经系统原发肿瘤进行放射治疗可诱发第二肿瘤的风险（Armstrong 等，2009）。当作者通过对接受的放射剂量进一步分析时，他们发现，在诊断后 25 年，接受 50Gy 或以上的儿童中枢神经系统第二肿瘤的累积发生率为 7.1%（95% Cl：4.5%～9.6%），而无辐射暴露者仅为 1.0%（95% Cl：0%～2.3%）（$P < 0.001$）。其中接受少于 50Gy 辐射者的中位累积发生率为 5.2%（95% Cl：2.1%～8.3%）。其他研究也显示了这种与高辐射剂量的相关性，表明了其中的剂量—反应关系（Chojnacka 等，2014；Vinchon 等，2011）。儿科癌症方面的新证据表明，尽管放射治疗会增加罹患 SN 的风险，但直到 5 年后才能看到放射治疗的影响（Svahn–Tapper 等，2006）。目前尚不清楚这种延迟风险是否特异地见于原发性中枢神经系统肿瘤患者。

这些数据显示了原发性中枢神经系统肿瘤患儿第二恶性肿瘤的潜在剂量 – 反应关系，该结果与 Neglia 和同事证明的在任何部位原发性癌症的 CNS 第二肿瘤均具有剂量 – 反应关系的结论一致（图 35–3）。他们证明了 RR 的线性关系，对于第二神经胶质瘤计算得出的斜率为 0.33/Gy，

表 35-2 对于儿童白血病治疗后第二恶性肿瘤风险的部分研究

作者	机构	N	年份	颅脑 XRT	治疗间隔	CNS 肿瘤标准发生率	任意部位的第二恶性肿瘤的累积风险	预测因素
Neglia	儿童恶性肿瘤研究组	9720	1972—1988	NR	0.3～13.2	21.7[a]	15 年时 2.5%	XRT，年龄< 5 岁
Nygaard	挪威	981	1958—1985	58.4%	7.5～16.5	26.7（5.5–78.1）[b]	20 年时 2.9%（8.1% 经过 XRT）	XRT
Jenkinson	国家儿童肿瘤登记处（英国）	3961	1962—1987	87%	NR	23（11–43）[c]	10 年时 0.5%[c]	XRT
Loning	德国儿童肿瘤登记处	5006	1979—1995	77.2%	1～15	18.6（9.8–29.4）	15 年时 3.3%（1.0% 为 CNS）	XRT，年龄< 7 岁
Bhatia	儿童恶性肿瘤研究组	8831	1983—1995	38%	1.1～15.8	10.1（5.9–16.2）	10 年时 1.18%（0.82% 为 CNS）	男性，XRT，复发
Hijiya	St. Jude 医院	2169	1962—1998	NR	1.7～31.7	31.8（19.7–47.6）	30 年时 10.85%（CNS 除外脑膜瘤 15 年时 1.17%）	无 SS

NR. 未报道；SS. 统计学显著性

a. 观察值 / 期望值

b. 只进行放射治疗患者的 SIR，未进行放射治疗患者的 SIR 为 0

c. 只有恶性肿瘤

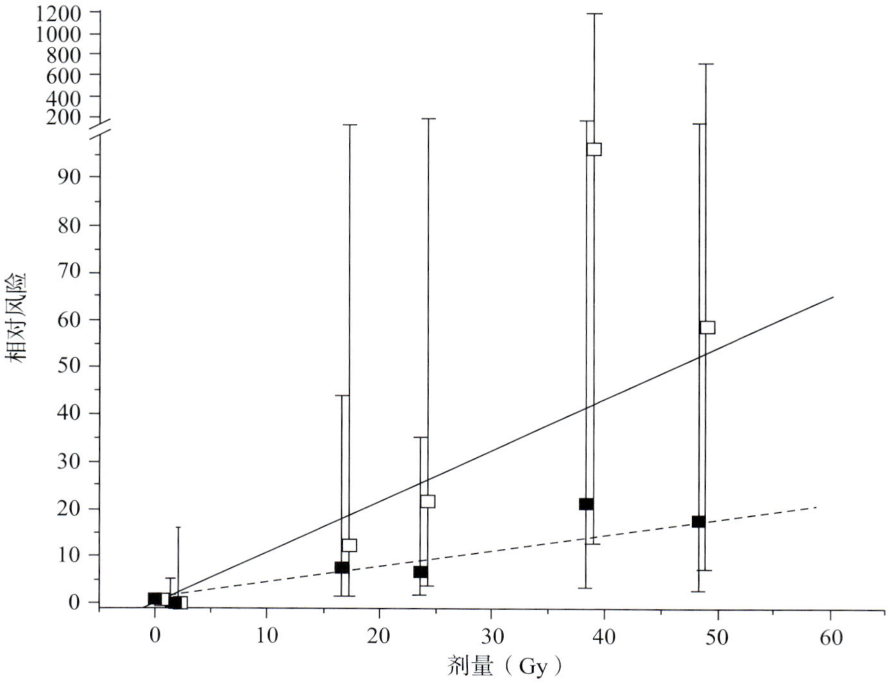

▲ **图 35-3　儿童期恶性肿瘤幸存者研究队列随后发生胶质瘤和脑膜瘤的相对风险，按放射治疗剂量分组（Neglia 等，2006）**

（译者注：原著图片引用有误，根据上下文对图片进行了调整）

对于第二脑膜瘤计算得出的斜率为 0.36/Gy（Neglia 等，2006）。对于所有继发的中枢神经系统肿瘤，斜率为 0.69/Gy。还发现放射治疗剂量也可预测 BCCSS 中的中枢神经系统第二肿瘤（Taylor 等，2010）。泰勒及其同事证明，第二脑膜瘤的 RR 升高至 5.1/Gy，神经胶质瘤 /PNET 的 RR 升高至 0.08。暴露年龄和遗传易感性都会影响这些风险（Taylor 等 2010）。

2. 细胞毒性化学治疗

接受细胞毒性化学疗法治疗癌症的儿童比以往任何时候都要多。通常认为化学疗法（如烷基化剂和拓扑异构酶）具有促进儿童 SMN 的潜力，其他抗代谢药治疗也有这种作用(Relling 等，1999；Klein 等，2003）。通常受限于可获得的信息，很难在大型队列中检查化学治疗的影响。但我们仍然可以从这些数据库中获取一些信息：在对美国 SEER 癌症登记系统的分析中，在儿童期原发性 CNS 癌症的 5 年幸存者中发生 SMN 的最重要风险因素是原发癌症诊断和治疗所在的时代（Peterson 等，2006）。与 1979 年之前接受治疗的患者相比，1985 年以后接受治疗的患者患病风险增加了 6.7 倍。即使在控制放射治疗的使用之后，治疗所在时代也是最重要的因素。其他研究中也观察到了这种趋势。一些研究报道，单独进行化学疗法或与放射疗法结合会增加发生 SN 的风险（Maule 等，2008；de Vathaire 等，1999；Guerin 等，2007）。作者注意到高剂量化学疗法是在 20 世纪 80 年代后期首次用于治疗儿童脑瘤的，因此作者不得而知，化疗是以单一疗法还是与放射治疗相结合的形式增加第二恶性肿瘤的发生率（Peterson 等，2006）。

多中心的临床试验和单一的机构研究系列可以在更同质的治疗人群中评价化学疗法对 SMN 的作用，或者能提供比基于人群的研究更详细的记录。Duffer 及同事报道了儿科肿瘤小组（POG–8633）的研究结果，其中 3 岁以下患有恶性脑肿瘤的儿童接受了延长的术后化学治疗和延迟的放射治疗（Duffner 等，1998）。根据年龄的不同，参与者接受长春新碱、环磷酰胺、顺铂和依托泊苷的治疗时间为 12 或 24 个月。对于 2 岁以下接受治疗的儿童，作者称 8 岁时发生 SN 的累积风险为 18.9%。如此高的 SN 率，尤其是 SMN，部分是由接受治疗的儿童年龄较小及他们在研究期间接受的化学治疗剂量过大导致（Duffner 等，1998）。对放射治疗第二肿瘤的敏感性的这种变化可能与年幼儿童组织增殖的增加或未分化干细胞的数量相对较高有关。此外，幼儿的组织暴露于更高水平和更长时间的生长激素，可能导致癌症播散的增加（Tubiana，2009）。

一系列年龄较大的孩子的研究也表现出很高的 SN 形成率，尽管没有 POG 研究中看到的那么高。在儿童肿瘤组协会（COG）A9961 试验中，具有平均风险的髓母细胞瘤患儿接受了颅骨脊髓照射和化学治疗。患者在 10 年时的第二肿瘤累积发生率为 4.2%（Packer 等，2013）。同样，在德国 HIT91 试验中，髓母细胞瘤患者的第二恶性肿瘤总发生率为 4.3%（von Hoff 等，2009）。尽管所有患者均接受了全脑全脊髓照射，但相比于维持化学治疗患者，使用强度更大的三明治治疗的患者发生第二恶性肿瘤的比例更高（6.3% vs 2.6%）。

鉴于文献中关于 SMN 的报道越来越多，Tsui 及其同事调查了 1985—2012 年在 St. Jude 儿童研究医院接受治疗的 2779 例原发性中枢神经系统肿瘤患者（Tsui 等，2015）。尽管他们指出在 20 年内接受多模式疗法治疗的髓母细胞瘤或 PNET 患者第二肿瘤的累积发生率为 12.0%，当这些患者与接受放射治疗的类似患者进行比较时，他们发现这些患者没有任何差异。但是，多模式组 SN 的 10 年累积发生率显著更高（Tsui 等，2015）。这表明化学治疗的加入可能会改变 SN 发生的时间模式，但不会改变最终数目，这已被其他系列文献所报道（You 等，2013）。对于所有患有原发性中枢神经系统肿瘤的患者，放化疗或单纯放射治疗的患者之间的多变量分析未见差异（Tsui 等，2015）。

因此，化学治疗有可能通过增强放射治疗的作用来影响 SN 的发生。Garwicz 及其同事在五个北欧国家对接受癌症治疗的儿童进行了嵌套的病例对照研究（Garwicz 等，2000）。虽然单靠化学治疗并没有增加 SMN 的风险，但发现在所有辐射剂量水平下，化学治疗与放射治疗的相互作用在统计学上都是显著的。虽然这已在所有儿童期癌症诊断病例中得到证实（原发性中枢神经系统的比例为 20%），但鉴于文献报道存在相互矛盾的结果，我们尚无足够的数据将这一发现完全推论至原发性中枢神经系统癌症的儿童。例如，Broniscer 及其同事在 St. Jede 儿童研究医院的经验中报道，尚未在接受化学治疗或化学治疗与放射治疗相结合的原发性中枢神经系统癌症患者中发现第二发恶性肿瘤风险增加（Broniscer 等，2004）。

（四）其他危险因素

其他因素可能促进第二种癌症的发生。Inskip 和 Curtus 使用美国 SEER 数据库证明，与其他 CNS 组织学相比，患有 PNET 肿瘤的儿童的 SMN 发生率更高（Inskip 和 Curtis，2007）。被诊断患有原发性星形细胞瘤的儿童发生 SN 的 SIR 为 13（95% Cl：5.4～25），而 PNET 的 SIR 为 45（95% Cl：19～88）（Inskip 和 Curtis，2007）。Tsui 及其同事（Chojnacka 等，2014；Duffner 等，1998；Broniscer 等，2004）证明年龄较小的儿童，特别是 5 岁以下的儿童，罹患 SN 的风险更高，证实了较早的报道，但未发现有性别或种族差异（Tsui 等，2015）。对于小于 5 岁儿童的这一发现与 Negila 先前讨论建立的第二神经胶质瘤剂量—反应相符（Neglia 等，2006）。在一组因中枢神经系统肿瘤接受颅骨放射治疗的患者中，Vichon 及其同事证明，与女孩相比，男孩的累积发病率更高（Vinchon 等，2011）。但鉴于研究人群的多样性及结果经常相互矛盾，故在解释这一发现时必须格外谨慎。

四、儿童中枢神经系统肿瘤治疗后的第二肿瘤

（一）儿童中枢神经系统肿瘤幸存者的第二肿瘤发生率

我们认识到接受原发性中枢神经系统恶性肿瘤治疗的儿童有患 SN 的风险已有一段时间（Mann 等，1953）。虽然许多最初报道的病例来自单一机构，但在确定治疗后的真实发生率方面能力有限（Kantar 等，2004；Makidono 等，2009；Soffer 等，1989；Strojan 等，2000；Amirjamshidi 和 Abbassioun，2000），研究人员现正在大型的多机构和跨国系列研究中探讨该问题（Cardous-Ubbink 等，2007；Friedman 等，2010；Inskip 和 Curtis，2007；Jazbec 等，2004；Jenkinson 等，2004；MacArthur 等，2007；Olsen 等，2009；Reulen 等，2011；Meadows 等，1985；Rosso 等，1994）。这些较大的系列可以识别更细微的风险因素。

表 35-3 显示了一些近期公布的结果，报道了被诊断患有原发性中枢神经系统肿瘤的儿童的人群研究中第二恶性肿瘤的发生率（Jenkinson 等，2004；Cardous-Ubbink 等，2007；Inskip 和 Curtis，2007；MacArthur 等，2007；Olsen 等，2009；Reulen 等，2011；Armstrong 等，2009；Hammal 等，2005）。据报道，与普通人群相比，治疗儿童中枢神经系统肿瘤后任何 SN 的标准

表 35-3　对于儿童期原发 CNS 肿瘤幸存者第二肿瘤发生率的部分大型人群研究

研究组	发表年份	入组年份	原发 CNS 肿瘤患者数量	接受颅脑放射治疗的患者百分比	SN 观察值	标准化发病率比值	超额绝对风险[a]
British Childhood Cancer Survivor Study（UK）	2011	1940–1991	4111	NR	338	2.7（2.4–3.2）	12.2
Childhood Cancer Survivors Study	2009	1970–1986	1877	77	151	4.1（3.2–5.2）	NR
Nordic[b]	2009	1943–2005	10 970	NR	78	1.6（1.3–2.0）	NR
US SEER	2007	1973–2002	4806	55.5	69	6.3（4.9–8.0）	15.3
British Columbia	2007	1970–1995	438	NR	9	5.1（2.7–9.6）	16.9
Dutch	2007	1966–1996	109	NR	9	17.4（6.98–35.8）	53.6
Northern Region Young Persons Malignant Disease Registry（UK）	2005	1968–1999	745	NR	14	6.1（3.3–10.2）	NR
National Register of Childhood Tumors（UK）	2004	1962–1968	4009	NR	55	4.7（3.66–6.2）	10
France 和 UK	1999	1985 年以前	722	84	15	5（3–9）[c]	14

a. 每 10 000 人年
b. 丹麦、芬兰、冰岛、挪威、瑞典
c. 观察值 / 期望值

发病率为 1.6～17.4。除了实践模式和治疗方法的差异外，这些比率还因随访时间长短、良性肿瘤的纳入及所使用的监测方法而异。

中枢神经系统原发癌幸存者的大部分数据来自所有儿童期癌症的大型队列研究的亚组。相对较少的已发表的文章仅关注单机构或基于协作小组的研究之外的被诊断患有原发性 CNS 肿瘤的儿童（Peterson 等，2006；Maule 等，2008；Armstrong 等，2009）。CCSS 就是这样一个大型队列，该队列旨在评估各种儿童癌症（包括原发性中枢神经系统肿瘤）的 5 年生存者的健康结局。共招募了 14 000 多名参与者，患者在 1970—1986 年美国或加拿大的几个机构之一接受治疗（Friedman 等，2010）。

Armstrong 及其同事研究了较大的 CCSS 队列纳入的 1877 名患有原发性中枢神经系统癌症的儿童患者（Armstrong 等，2009）。星形细胞瘤和神经胶质瘤是最常见的原发癌病理类型。大多数患者接受了手术治疗及术后单纯放射治疗（41.6%）或放化疗（27.0%），部分患者仅接受手术（26.0%）。对于接受放射治疗的患者，有 51.8% 的患者接受了 50Gy 或更高的剂量，而有 36.8% 的患者接受了脊柱放射治疗。作者明确了从诊断开始的 25 年内，所有 SN 的累积发生率均为 10.7%（95% Cl 8.8%～12.6%）（Armstrong 等，2009）。当排除非黑色素瘤皮肤癌和脑膜瘤时，累积发生率为 4.5%（3.3%～5.7%）。特定 SN 的发生率见表 35–4。与其他 CCSS 参与者相比，患有原发性 CNS 肿瘤的患者发生第二 CNS 肿瘤的比率较高，而乳腺癌的发生率较低。由于已经证明放射治疗会增加任何儿童期癌症幸存者继发中枢神经系统肿瘤的风险（Neglia 等，2006），这很可能因为患有 CNS 原发肿瘤与其他部位肿瘤的患儿相比，靶向 CNS 的放射治疗有更高的继发中枢神经系统肿瘤发生率。

表 35–4 显示了选定的单一机构队列研究和基于合作小组的研究，这些研究调查了原发性中枢神经系统恶性肿瘤患者的 SN 发生率（Duffner 等，1998；von Hoff 等，2009；Vinchon 等，2011；Packer 等，2013；Tsui 等，2015）。根据随访、所用化学治疗的类型及接受治疗的患者的年龄，这些比率差异很大，累积发生率从 3.0% 到 18.9% 不等。这些队列中的绝大部分患者接受了放射治疗，而某些队列仅包括接受颅骨放射治疗的患者。Vinchon 及其同事调查了自 1970 年以来在法国一家机构接受放射治疗的所有儿童（Vinchon 等，2011）。他们计算出 10 年后第二肿瘤的累积发生率为 8%～9%。由于所有患者均接受了颅骨照射且随访时间较长，因此该发生率可能高于先前报道的一些研究。许多 SN 是海绵状瘤，显示与颅骨辐射密切相关（Bum 等，2007；Duhem 等，2005；Lew 等，2006；Strenger 等，2008；Heckl 等，2002）。

许多以大量人群为基础的队列研究对象包括很早以前就接受治疗的患者（有些是在 20 世纪 40 年代），并且所用的治疗方法和技术陈旧，今天已不再使用（Armstrong 等，2009；Maule 等，2008；Peterson 等，2006；Cardous–Ubbink 等，2007；Friedman 等，2010；Inskip 和 Curtis，

表 35-4 对于儿童期原发 CNS 肿瘤幸存者第二肿瘤发生率的部分单中心和多中心研究

机构	发表年份	入组年份	原发恶性肿瘤	患者数量	接受颅脑放射治疗的患者百分比	累积发生率	潜伏期	危险因素
St. Jude	2015	1985—2012	任何 CNS	2779	75.6	10 年累积发生率，3.0%（4.6%～7.7%）	7.7 年	XRT
COG A9961	2013	1996—2000	髓母细胞瘤	421	100	10 年累积发生率，4.2%（1.9%～6.5%）	5.8 年	NR
Lillie FR	2011	1970—2010	任何 CNS	552	100	10 年累积发生率，8.9%	13.1 年	女性，XRT 剂量
HIT -91	2009	1991—1997	髓母细胞瘤	280	100	280 例中有 12 例出现 SN[a, b]	8 年	Sandwich 臂
POG	1998	1986—1990	任何 CNS	198	NR	8 年累积发生率，18.9%（0%～70%）	4.75 年	年轻[c]

NR. 未报道

a. 并非累积发生率；b.8/12 的 SN 在强度更大的三明治化学治疗人群中发生，未提供统计学显著性；c.4/5 的第二恶性肿瘤发生在小于 2 岁的儿童

2007；Jazbec 等，2004；Jenkinson 等，2004；Olsen 等，2009）。在现代，通常需要 10～20 年的随访来确定准确的比率，确定 SN 的发生率非常困难。Tsui 及其同事在“现代时代”（1985—2012 年）对在 St. Jude 儿童医院对接受过原发性 CNS 肿瘤治疗的患者进行了调查（Tsui 等，2015），发现 SN 的累积发生率在 10 年时为 3.0%，在 20 年时为 6.0%。

在先前讨论的研究中，最常报道的 SN 是颅内的（Olsen 等，2009；Reulen 等，2011；Armstrong 等，2009），但是，并非所有的 SN 都存在于 CNS 中。Maule 及其同事研究了来自 13 个人口中心的 CNS 癌症儿童幸存者的国际队列（Maule 等，2008），目标是确定这些患者中非 CNS 肿瘤的发生率。对于任何非 CNS SN 的发生，其 45 年累积发病率为 3.30%。表 35-5 显示了发现有风险的特定颅外 SN。

表 35-5　原发 CNS 肿瘤治疗后常见第二肿瘤

作者，年份	第二肿瘤增加风险的部位（SIR）
Tsui 等，2015	• 任何 CNS（49.7） • 胶质瘤（57.2） • 软组织肉瘤（29.3） • 甲状腺（20.9） • 骨（16.3） • 白血病（13.6）
Reulen 等，2011	• 胶质瘤（12.3） • 骨（8.7） • 消化系统（3.6） • 泌尿生殖系统（1.6）
Armstrong 等，2009	• 任何 CNS（25.3） • 甲状腺（11.2） • 软组织肉瘤（8.4）
Maule 等，2008	• 所有非 CNS（2.25） • 其他内分泌系统（13） • 甲状腺（11） • 软组织肉瘤（7.7） • 结肠（5.0） • NHL（4.3） • 白血病（2.8）

SIR. 标准化发生率比值；NHL. 非霍奇金淋巴瘤

（二）第二肿瘤增加的发生率

许多基于人口的大型数据库显示 SN 的发病率有所增加。尽管这可能部分归因于病例数的增加和更长的随访时间，但这些因素并未能完全解释这种现象。这种无法解释的增加可能是由于多种治疗方法的比率增加、强化治疗的更广泛使用、更高分辨率成像的广泛可用性或提供者对生存率和第二恶性肿瘤风险的了解导致的。无论出于何种原因，SN 诊断将继续成为治疗小儿中枢神经系统肿瘤的重要问题。未来的治疗策略将需要维持或提高治愈率，同时利用技术和药理创新来降低发生率。

（三）原发癌诊断至第二肿瘤诊断的时间

SN 出现的时间各不相同，但是，观察到的 SN 率随随访次数的增加而增加（Armstrong 等，2009；Maule 等，2008；Vinchon 等，2011；Hijiya 等，2007；Goshen 等，2007）。系列报道中枢神经系统肿瘤治疗儿童的中位发生时间为 5.8—21 岁（Packer 等，2013；Peterson 等，2006；Tsui 等，2015；Vinchon 等，2011；Armstrong 等，2009；Broniscer 等，2004；Devarahally 等，2003；Duffner 等，1998；Maule 等，2008；von Hoff 等，2009）。包括组织学、原发性恶性肿瘤、性别、辐射剂量和辐射场设计在内的多个因素可能影响这些队列的发生时间（Paulino 等，2008，2009）。具有不同组织学特征的第二肿瘤往往在治疗后的不同时间间隔发生，与脑膜瘤相比，神经胶质瘤在治疗后发生的间隔时间更短（图 35–4）（Neglia 等，2006）。

Paulino 及其同事对现有文献进行了回顾，发现尽管从治疗到发展成与放射相关的恶性神经胶质瘤的中位潜伏期为 8.75 年（图 35–5），但是 10 年内发生的 SN 比例在接受治疗的患者之间有所不同：白血病或淋巴瘤为 81%、实体瘤为 59%、良性疾病为 18%（Paulino 等，2008）。这

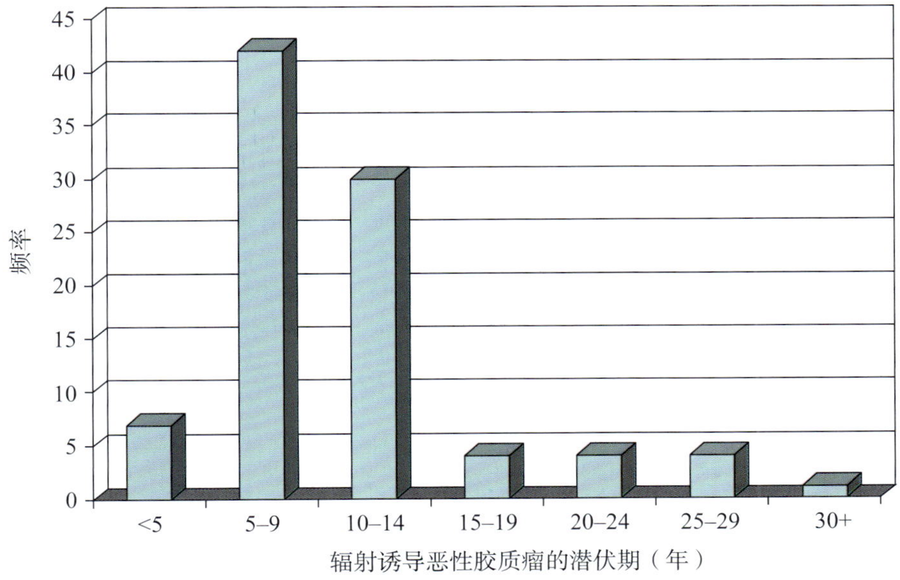

▲ 图 35–4 儿童期恶性肿瘤幸存者研究队列在最初诊断后发生第二胶质瘤或脑膜瘤的时间（**Neglia 等，2006**）

与报道中位发生时间为 9 年的另外两项研究（Elsamadicy 等，2015；Neglia 等，2006）相吻合，其中 82% 的病例在 15 年内发生（Elsamadicy 等，2015）。在 Paulino 的评论中，还发现放射治疗方面的设计会影响潜伏时间。在接受全脑或全脑全脊髓放射治疗的患者中，有 72.5% 的放射诱发性恶性神经胶质瘤是在初次放射治疗后的 10 年内发生的，相比之下，接受局部射野放疗的患者只有 51.2% 发生。其他系列报道了恶性神经胶质瘤的中位潜伏期间隔为 8～17.4 年（Bowers 等，2013）。Taylor 及其同事发现，儿童期恶性肿瘤后发生脑胶质瘤的潜伏时间取决于 SMN 的等级，低级别肿瘤平均为 15.5 年，高级别肿瘤平均为 21.0 年（Taylor 等，2010）。

脑膜瘤仍然是小儿脑肿瘤幸存者的终生问题（图 35-6）。甚至在诊断出第一个癌症后 20 年未患脑膜瘤的幸存者在接下来的 10 年中也有 5.3% 的脑膜瘤发生率（Armstrong 等，2009）。在

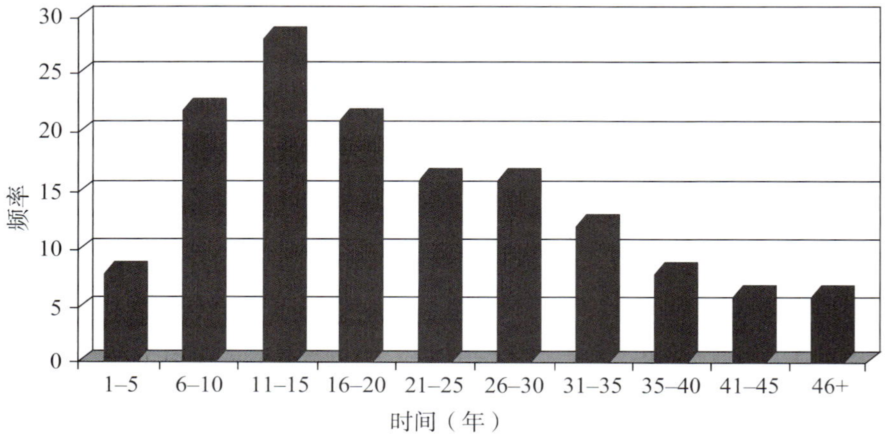

▲ 图 35-5　发生辐射诱导恶性胶质瘤的潜伏期和频率（**Paulino 等，2008**）

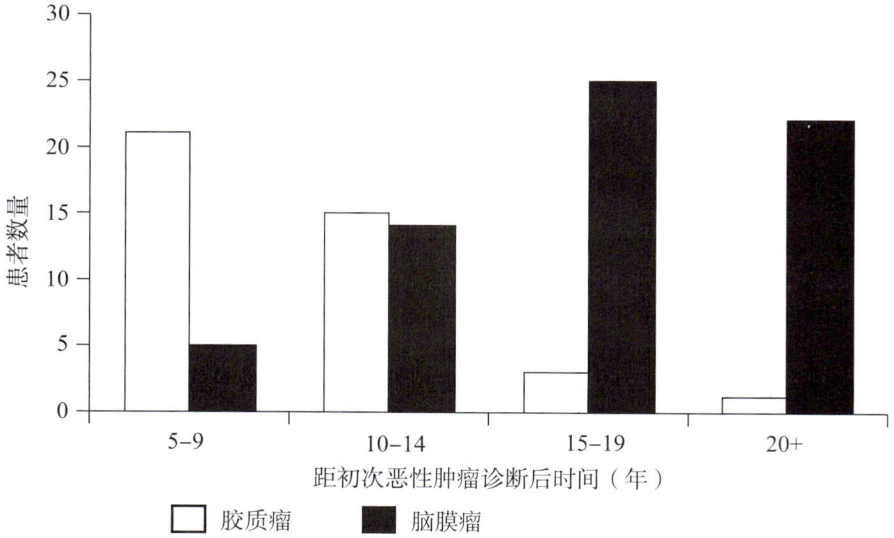

▲ 图 35-6　儿童期恶性肿瘤幸存者研究队列随后发生胶质瘤和脑膜瘤的时间（**Paulino 等，2009**）

（译者注：原著图片引用有误，根据上下文对图片进行了调整）

对与辐射有关的脑膜瘤的现有文献进行的分析中，Paulino 及其同事发现，男性的潜伏期比女性短（Paulino 等，2009）。与恶性神经胶质瘤相似，作者观察到最初接受白血病治疗的患者的潜伏期（14.9 年）比脑肿瘤（20.2 年）和良性疾病（32.1 年）短。其他研究报道了儿童癌症幸存者的中位潜伏期时间较长，这些幸存者发展为随后的脑膜瘤的潜伏期为 12～23.1 年（Ghim 等，1993；Hijiya 等，2007；Neglia 等，2006；Taylor 等，2010；Vinchon 等，2011；Walter 等，1998）。

（四）常见第二肿瘤病理类型

在诊断出患有中枢神经系统原发性肿瘤的儿童中，与年龄和性别相匹配的健康个体有相似的最常见的 SN 部位。这些儿童罹患特定癌症的风险要高得多，而健康儿童中很少出现这种癌症。在 CCSS 中被诊断患有原发性中枢神经系统肿瘤的儿童最常发生非黑色素瘤皮肤癌，例如鳞状细胞癌和基底细胞癌。这些癌症占所有诊断出的后续癌症的 43.9%。在调查儿童 CNS 癌症幸存者中更常见的癌症时发现，与普通人群相比，CNS 肿瘤是该队列中 SMN 最常见的部位（Armstrong 等，2009）。表 35-5 中显示了原发性 CNS 肿瘤治疗后的 SN 发生的常见部位。

1. 中枢神经系统内部

脑膜瘤是临床医师注意到的一些最早的第二肿瘤（Mann 等，1953）。目前已清楚地认识到，接受颅骨放射治疗的患者终生有发生脑膜瘤的风险（Paulino 等，2009）。儿童中枢神经系统肿瘤的幸存者罹患脑膜瘤的风险更高，而且发生的脑膜瘤通常比健康人群预期的级别更高（2 级和 3 级）。除了脑膜瘤，神经胶质瘤很快也被认识到是一种特别严重的 SN。在最近的分析中，星形细胞瘤 / 神经胶质瘤和恶性脑膜瘤的 SIR 分别为 24.3 和 714.7（Armstrong 等，2009）。发生神经胶质瘤的级别确实比患者年龄预期发生的更高（Taylor 等，2010）。

2. 中枢神经系统外部

虽然中枢神经系统恶性肿瘤仍然是最常见的（Svahn-Tapper 等，2006；Cardous-Ubbink 等，2007；Inskip 和 Curtis，2007；Jazbec 等，2004；Olsen 等，2009；Armstrong 等，2009；Amirjamshidi 和 Abbassioun，2000），这些 SN 可能在 CNS 以外发生，尤其是在接受全身化学治疗或全脑全脊髓照射的患者中。CCSS 和其他队列通常可确定儿童中枢神经系统肿瘤的幸存者在甲状腺（Armstrong 等，2009；Maule 等，2008；Tsui 等，2015）（SIR 11～20.9）、软组织肉瘤（Armstrong 等，2009；Maule 等，2008；Tsui 等，2015）（SIR 7.7～29.3），以及其他颅外部位存在风险。Maule 及其同事对 13 个以人群为基础的中心所进行的研究仅调查了 CNS 以外的第二肿瘤（Maule 等，2008）。他们确定了其他内分泌癌（13）、非霍奇金淋巴瘤（4.3）、白血病（2.8）和结肠癌（5.0）的标准化发生率（Maule 等，2008）。在 BCCSS 的主要 CNS 队列中，也发现了 GI 癌和 GU 癌的发病率升高（Reulen 等，2011）。

五、CNS 第二肿瘤治疗结局

如前所述，常见的第二肿瘤包括脑膜瘤、神经胶质瘤、神经鞘瘤和 PNET（Neglia 等，2006；Taylor 等，2010；Pettorini 等，2009）。这些肿瘤可能给临床医师带来管理上的挑战，特别是当原发性恶性肿瘤起源于中枢神经系统或初始治疗涉及对头部或大脑的放射治疗时。患者通常会预先接受积极的治疗，包括最大程度的安全手术切除、高剂量放射治疗或扩大视野放射治疗，以及日益激进的化学治疗。这些干预措施对于在较短的潜伏时间后最终在相似位置发生肿瘤并最终存活较差的患者而言，几乎没有选择余地，尤其是对于 SMN 患者。由于潜在的遗传综合征而在中枢神经系统中出现 SN 的儿童，其结局可能更差（Taylor 等，2009）。尽管如此，鉴于发生 SN 的绝对数量相对较小，在 CCSS 中，SN 的年死亡率直到治疗后 30 年才超过疾病复发或进展的死亡率（Armstrong 等，2009）。

（一）胶质瘤

在对 BCCSS 参与者中的 247 例第二原发性 CNS 肿瘤的研究中，Taylor 及其同事发现，随后诊断为胶质瘤的 5 年总生存率为 19.5%（95% Cl 8.6%～33.7%）（Taylor 等，2009）。胶质瘤的级别是预测生存的唯一因素。其他研究证实，级别是第二原发神经胶质瘤的不良预后因素。这些研究中报道的 5 年总生存率为 0%～19.5%（Carret 等，2006；Neglia 等，2006；Paulino 等，2008；Taylor 等，2009；Walter 等，1998；Romeike 等，2007）。第二原发神经胶质瘤的绝大多数报道是在暴露于颅脑辐射的儿童中（Carret 等，2006；Neglia 等，2006；Taylor 等，2009；Walter 等，1998；Salvati 等，2008）。尽管治疗选择常常受到限制，并且取决于初始治疗和潜伏时间，但研究者已尝试对第二原发恶性神经胶质瘤进行再次照射（Carret 等，2006；Paulino 等，2008）。Carrett 及其同事调查了来自加拿大小儿脑肿瘤联盟（Carret 等，2006）的 17 家机构的患者。他们确定了 18 位在先前儿童期癌症后发生高级别神经胶质瘤的患者。他们诊断为第二原发神经胶质瘤的中位生存期为 9.75 个月。18 例患者中有 8 例接受了再照射，但接受放射治疗的患者的转归没有改善，这可能是因为该研究中的患者人数很少（Carret 等，2006）。Paulino 及其同事对文献报道的放射线诱发的恶性神经胶质瘤病例进行了调查，当调查的人数更多时，发现了不同的结果（Paulino 等，2008）。在报道的 85 个病例中，作者发现所有患者的中位生存期均为 11 个月。接受再放射治疗的患者 2 年生存率为 20.5%，而没有接受再放射治疗的患者为 3%

（Paulino 等，2008）。解释这些发现时必须谨慎，因为无法获得完整的患者数据，未使用多元分析，并且治疗选择可能主要取决于这些患者的 PS（performance status）评分。

（二）脑膜瘤

与发生恶性神经胶质瘤的儿童癌症幸存者相比，被诊断患有第二脑膜瘤的儿童结局更好。队列研究的总生存率范围为 69%～100%（Ghim 等，1993；Taylor 等，2009；Walter 等，1998；Goshen 等，2007；Hijiya 等，2007）。对于 BCCS 的参与者，男性和女性在诊断出随后的脑膜瘤后的 5 年生存率相似（84.0% vs 81.7%）（Taylor 等，2009）。脑膜瘤等级和潜在遗传综合征的存在均影响生存。据报道，低级别脑膜瘤的 5 年生存率（84.3%）要比高级别脑膜瘤（57.3%）好得多（Taylor 等，2009）。大多数第二脑膜瘤是低级别单发的（Ghim 等，1993；Paulino 等，2009）。治疗通常包括外科手术切除（Ghim 等，1993），但如果其中一名患者可能发生多发脑膜瘤或最初的肿瘤已经接受放射治疗的情况下，第二肿瘤仍有辅助治疗指征时治疗策略的确定就显得艰难（Sugden 等，2014）。

六、减少风险的策略

随着对越来越多的儿童癌症幸存者罹患 SN 的风险认识的深入，研究者正在制定一些策略来减轻这种风险。当前，重点是制定策略和技术，以专门降低治疗性放射线暴露的额外风险（最常明确的风险因素）。

辐射暴露已被证明是第二肿瘤形成的危险因素。此外，已证实处方总剂量（Neglia 等，2006；Taylor 等，2010）及各个器官的估计剂量的剂量关系（Guerin 等，2007）。文献报道具有较强的剂量关系，因此人们正在努力减少接受放射治疗的患者的总剂量、靶区和全身累积量。

通过改变放射治疗靶区来实现具有临床意义的 SN 减少的一个障碍是，笔者的模型在预测单个患者或器官的真实风险方面尚不准确。虽然较小的区域是相当合适的拟合模型，但在较大的器官中，尚不清楚全器官剂量、部分器官剂量或点剂量是否是更重要的预测指标（Nguyen 等，2008）。

Diallo 及其同事调查了法国和英国接受治疗的 4581 名儿童的队列，他们观察到，大多数（66%）SMN 发生在波束边界区域（Diallo 等，2009）。距光束的距离远时 SMN 的比率较低（22%），而在辐射束路径中的发生率（12%）要低得多。作者得出的结论是，这种高发生率的原因是剂量通常不足以杀死细胞，但剂量又不足以避免正常的组织效应（Diallo 等，2009）。

随着越来越多的临床医师使用诸如螺旋断层治疗和调强放射治疗（IMRT）之类的技术来增加暴露于该中间剂量的组织数量，这一结果令人担忧（Hall，2006；Kry 等，2005）。目前这些技术被更频繁地用于儿童治疗，包括患有原发性中枢神经系统肿瘤的儿童，以提供更适形的高剂量区域，并有可能减少早期和晚期的影响。但伴随这些技术增加的累积剂量具有不确定的临床意义。使问题进一步复杂化的是，IMRT 将需要更多的投照剂量以达到相同的处方剂量（Klein 等，2006）。IMRT 将导致更多的机器漏射量，从而给儿科患者带来更高的全身剂量(Hall，2006）。在关于儿童任意恶性肿瘤 IMRT 治疗后的第二肿瘤的第一份报道中，Casey 及其同事报道的累积发病率为 3.3%（95% CI：1.0%～7.8%）（Casey 等，2014），与以前 2D 和 3D 适形技术的报道一致（Cardous-Ubbink 等，2007；Friedman 等，2010；Hammal 等，2005；Inskip 和 Curtis，2007；Jazbec 等，2004；Jenkinson 等，2004；MacArthur 等，2007；Meadows 等，2009；Olsen 等，2009；Reulen 等，2011；Gold 等，2003）。

粒子疗法，例如质子疗法，正引起人们的兴趣，它能改善高剂量均一性同时避免光子束极端调制所见的低剂量漏射。在儿童恶性肿瘤，尤其是脑和脊柱肿瘤中，质子疗法越来越多地被使用，部分原因是其理论上降低了 SN 的风险。使用散布的布拉格峰（SOBP），质子治疗减少了低剂量靶区，尤其是出射方向的剂量。当敏感器官在靶区的后方时，质子治疗的这种剂量学属性特别有用（图 35-7）（Amsbaugh 等，2012）。

在对质子或光子放射治疗患者的第二恶性肿瘤发生率进行的比较分析中，Chung 及其同事将 558 名接受质子辐射治疗的患者与 SEER 数据库中包括的患者进行了匹配（Chung 等，2013）。他们发现，对性别、年龄、主要部位和诊断年份进行调整后，质子治疗与第二恶性肿瘤的发生相关性较小（HR 0.52，95% CI：0.32～0.85）。由于其中包括 18 岁以下的少数儿童，所以需要做进一步的分析以确认在儿童人群中的结果。

几位研究者报道了质子与光子被用于全脑全脊髓照射后 SN 发生潜能的比较研究（Miralbell 等，2002；Mu 等，2005；Newhauser 等，2009）。即使考虑到中子散射，使用光子估计的癌症风险也要高 7.1 倍（Newhauser 等，2009）。尽管对于同一位患者，质子治疗计划的低剂量区域通常比光子计划小得多，但现代计划系统并未考虑产生的中子散射。被动散射质子治疗等技术可以产生大量次生中子，虽然这些中子的临床意义可能并不显著（Moteabbed 等，2014）。而束流扫描质子治疗是一种有较少中子散射的常用技术，在儿科患者中越来越多地被采用（Hall，2006）。

当我们收集到各种新技术如 IMRT 和质子治疗相关第二肿瘤发生结果后，可以了解到第二肿瘤发生的风险因素，并在临床放射治疗计划设计阶段加以考虑和规避，希望借此能降低继发肿瘤的实际风险。然而，因为第二肿瘤通常发生于治疗后 15～20 年后，各种可能的预防措施均

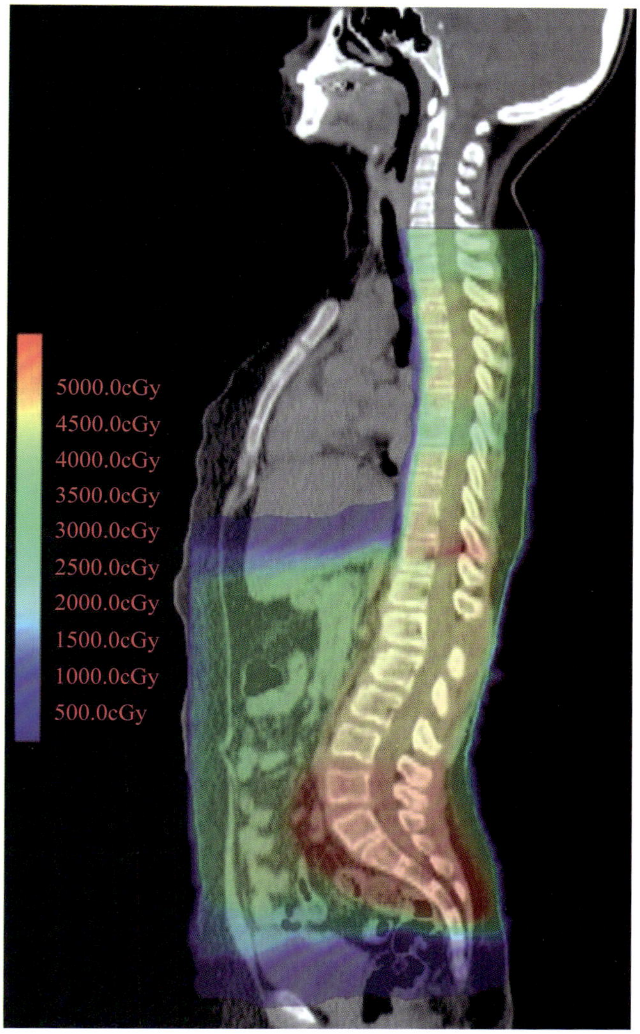

◀ 图 35-7 一位患儿的光子及质子剂量分布比较（**Amsbaugh 等，2012**）

要经过很长的时间才能完全显现。不管如何，第二肿瘤总是小儿原发神经系统肿瘤治疗后的长期风险。

总 结

随着初次治疗结果的不断改善，儿童中枢神经系统肿瘤治疗中出现 SN 的风险将受到越来越多的重视。治疗后 SN 的发生是一个多因素过程，取决于原发疾病、患者和肿瘤遗传学及原发病灶的治疗。治疗及遗传因素相互作用，极大地改变了 SN 的风险。儿童的中枢神经系统内部和外部都处于 SN 发生风险中。一些第二恶性肿瘤是良性的或容易治疗的，而另一些 SMN 的预后则很差。

对导致 SMN 风险的治疗因素有了更深入的了解后，研究人员在初次进行治疗时即可使用当前技术来降低未来第二恶性肿瘤的风险。包括放射治疗计划和粒子治疗在内的较新技术也开始获得更多的临床结果数据，对于可及该技术的患者具有吸引力。随着对全身治疗的影响有更深入的了解，我们可以在设计治疗方法时考虑到第二恶性肿瘤的风险。

尽管根治小儿原发性中枢神经系统癌症一直是治疗的最重要目标，但是随着我们对 SN 的了解不断增加，我们将能够更好地了解哪些患者的风险更高。而继续探讨与 SN 发育相关的遗传风险因素，可使我们在该领域取得更多成果。把对遗传危险因素的这种理解与对放射疗法的剂量—体积反应关系的详细剂量学理解相结合，对于构建更好的 SN 模型至关重要。随着这些模型不断改进，可以将它们纳入到病情讨论交代过程中，以预测儿童个体出现 SN 的风险，从而使家庭可以做出更明智的治疗决定。

我们希望，治疗后对幸存者的监测应长期进行，并在期间尤其关注第二恶性肿瘤的风险、位置，以及第二恶性肿瘤的发生时间。尽管考虑到患者人数少且人群异质大，道路显然困难，但仍需要进行更多的研究来为 SMN 患者提供治疗策略。

参考文献

[1] Albrecht S, Goodman JC, Rajagopolan S, Levy M, Cech DA, Cooley LD (1994) Malignant meningioma in Gorlin's syndrome: cytogenetic and p53 gene analysis. Case report. J Neurosurg 81(3):466–471. doi:10.3171/jns.1994.81.3.0466

[2] Amirjamshidi A, Abbassioun K (2000) Radiation-induced tumors of the central nervous system occurring in childhood and adolescence. Four unusual lesions in three patients and a review of the literature. Childs Nerv Syst 16(7):390–397

[3] Amsbaugh MJ, Grosshans DR, McAleer MF, Zhu R, Wages C, Crawford CN, Palmer M, De Gracia B, Woo S, Mahajan A (2012) Proton therapy for spinal ependymomas: planning, acute toxicities, and preliminary outcomes. Int J Radiat Oncol Biol Phys 83(5):1419–1424. doi:10.1016/j.ijrobp.2011.10.034

[4] Armstrong GT (2010) Long-term survivors of childhood central nervous system malignancies: the experience of the Childhood Cancer Survivor Study. Eur J Paediatr Neurol 14(4):298–303. doi:10.1016/j.ejpn.2009.12.006

[5] Armstrong GT, Liu Q, Yasui Y, Huang S, Ness KK, Leisenring W, Hudson MM, Donaldson SS, King AA, Stovall M, Krull KR, Robison LL, Packer RJ (2009) Long-term outcomes among adult survivors of childhood central nervous system malignancies in the Childhood Cancer Survivor Study. J Natl Cancer Inst 101(13):946–958. doi:10.1093/jnci/djp148

[6] Bhatia S, Sather HN, Pabustan OB, Trigg ME, Gaynon PS, Robison LL (2002) Low incidence of second neoplasms among children diagnosed with acute lymphoblastic leukemia after 1983. Blood 99(12):4257–4264

[7] Bowers DC, Nathan PC, Constine L, Woodman C, Bhatia S, Keller K, Bashore L (2013) Subsequent neoplasms of the CNS among survivors of childhood cancer: a systematic review. Lancet Oncol 14(8):e321–e328. doi:10.1016/s1470-2045(13)70107-4

[8] Broniscer A, Ke W, Fuller CE, Wu J, Gajjar A, Kun LE (2004) Second neoplasms in pediatric patients with primary central nervous system tumors: the St. Jude Children's Research Hospital experience. Cancer 100(10):2246–2252. doi:10.1002/cncr.20253

[9] Burn S, Gunny R, Phipps K, Gaze M, Hayward R (2007) Incidence of cavernoma development in children after radiotherapy for brain tumors. J Neurosurg 106(5 Suppl):379–383. doi:10.3171/ ped.2007.106.5.379

[10] Cardous-Ubbink MC, Heinen RC, Bakker PJ, van den Berg H, Oldenburger F, Caron HN, Voute PA, van Leeuwen FE (2007) Risk of second malignancies in long-term survivors of childhood cancer. Eur J Cancer (Oxford, England: 1990) 43(2):351–362. doi:10.1016/j.ejca.2006.10.004

[11] Carret AS, Tabori U, Crooks B, Hukin J, Odame I, Johnston DL, Keene DL, Freeman C, Bouffet E (2006) Outcome of

secondary high-grade glioma in children previously treated for a malignant condition: a study of the Canadian Pediatric Brain Tumour Consortium. Radiother Oncol 81(1):33–38. doi:10.1016/j.radonc.2006.08.005

[12] Casey DL, Friedman DN, Moskowitz CS, Hilden PD, Sklar CA, Wexler LH, Wolden SL (2014) Second cancer risk in childhood cancer survivors treated with intensity-modulated radiation therapy (IMRT). Pediatr Blood Cancer. doi:10.1002/pbc.25285

[13] Chojnacka M, Pedziwiatr K, Skowronska-Gardas A, Perek-Polnik M, Perek D, Olasek P (2014) Second brain tumors following central nervous system radiotherapy in childhood. Br J Radiol 87(1041):20140211. doi:10.1259/bjr.20140211

[14] Chung CS, Yock TI, Nelson K, Xu Y, Keating NL, Tarbell NJ (2013) Incidence of second malignancies among patients treated with proton versus photon radiation. Int J Radiat Oncol Biol Phys 87(1):46–52. doi:10.1016/j.ijrobp.2013.04.030

[15] Darby SC, Doll R, Gill SK, Smith PG (1987) Long term mortality after a single treatment course with X-rays in patients treated for ankylosing spondylitis. Br J Cancer 55(2):179–190

[16] de Vathaire F, Hawkins M, Campbell S, Oberlin O, Raquin MA, Schlienger JY, Shamsaldin A, Diallo I, Bell J, Grimaud E, Hardiman C, Lagrange JL, Daly-Schveitzer N, Panis X, Zucker JM, Sancho-Garnier H, Eschwege F, Chavaudra J, Lemerle J (1999) Second malignant neoplasms after a first cancer in childhood: temporal pattern of risk according to type of treatment. Br J Cancer 79(11–12):1884–1893. doi:10.1038/sj.bjc.6690300

[17] Devarahally SR, Severson RK, Chuba P, Thomas R, Bhambhani K, Hamre MR (2003) Second malignant neoplasms after primary central nervous system malignancies of childhood and adolescence. Pediatr Hematol Oncol 20(8):617–625

[18] Diallo I, Haddy N, Adjadj E, Samand A, Quiniou E, Chavaudra J, Alziar I, Perret N, Guerin S, Lefkopoulos D, de Vathaire F (2009) Frequency distribution of second solid cancer locations in relation to the irradiated volume among 115 patients treated for childhood cancer. Int J Radiat Oncol Biol Phys 74(3):876–883. doi:10.1016/j.ijrobp.2009.01.040

[19] Duffner PK, Krischer JP, Horowitz ME, Cohen ME, Burger PC, Friedman HS, Kun LE (1998) Second malignancies in young children with primary brain tumors following treatment with prolonged postoperative chemotherapy and delayed irradiation: a Pediatric Oncology Group study. Ann Neurol 44(3):313–316. doi:10.1002/ana.410440305

[20] Duhem R, Vinchon M, Leblond P, Soto-Ares G, Dhellemmes P (2005) Cavernous malformations after cerebral irradiation during childhood: report of nine cases. Childs Nerv Syst 21(10):922– 925. doi:10.1007/s00381-004-1120-2

[21] Elsamadicy AA, Babu R, Kirkpatrick JP, Adamson DC (2015) Radiation-induced malignant gliomas: a current review. World Neurosurg 83(4):530–542. doi:10.1016/j.wneu.2014.12.009

[22] Flint-Richter P, Sadetzki S (2007) Genetic predisposition for the development of radiation-associated meningioma: an epidemiological study. Lancet Oncol 8(5):403–410. doi:10.1016/ s1470-2045(07)70107-9

[23] Friedman JM, Birch P (1997) An association between optic glioma and other tumours of the central nervous system in neurofibromatosis type 1. Neuropediatrics 28(2):131–132. doi:10.1055/s-2007-973687

[24] Friedman DL, Kadan-Lottick NS, Whitton J, Mertens AC, Yasui Y, Liu Y, Meadows AT, Robison LL, Strong LC (2005) Increased risk of cancer among siblings of long-term childhood cancer survivors: a report from the childhood cancer survivor study. Cancer Epidemiol Biomark Prev 14(8):1922–1927. doi:10.1158/1055-9965.EPI-05-0066

[25] Friedman DL, Whitton J, Leisenring W, Mertens AC, Hammond S, Stovall M, Donaldson SS, Meadows AT, Robison LL, Neglia JP (2010) Subsequent neoplasms in 5-year survivors of childhood cancer: the Childhood Cancer Survivor Study. J Natl Cancer Inst 102(14):1083– 1095. doi:10.1093/jnci/djq238

[26] Garwicz S, Anderson H, Olsen JH, Dollner H, Hertz H, Jonmundsson G, Langmark F, Lanning M, Moller T, Sankila R, Tulinius H (2000) Second malignant neoplasms after cancer in childhood and adolescence: a population-based case-control study in the 5 Nordic countries. The Nordic Society for Pediatric Hematology and Oncology. The Association of the Nordic Cancer Registries. Int J Cancer 88(4):672–678

[27] Ghim TT, Seo JJ, O'Brien M, Meacham L, Crocker I, Krawiecki N (1993) Childhood intracranial meningiomas after high-dose irradiation. Cancer 71(12):4091–4095

[28] Gold DG, Neglia JP, Dusenbery KE (2003) Second neoplasms after megavoltage radiation for pediatric tumors. Cancer 97(10):2588–2596. doi:10.1002/cncr.11356

[29] Goshen Y, Stark B, Kornreich L, Michowiz S, Feinmesser M, Yaniv I (2007) High incidence of meningioma in cranial irradiated survivors of childhood acute lymphoblastic leukemia. Pediatr Blood Cancer 49(3):294–297. doi:10.1002/pbc.21153

[30] Guerin S, Guibout C, Shamsaldin A, Dondon MG, Diallo I, Hawkins M, Oberlin O, Hartmann O, Michon J, Le Deley MC, de Vathaire F (2007) Concomitant chemo-radiotherapy and local dose of radiation as risk factors for second malignant neoplasms after solid cancer in childhood: a case-control study. Int J Cancer 120(1):96–102. doi:10.1002/ijc.22197

[31] Hall EJ (2006) Intensity-modulated radiation therapy, protons, and the risk of second cancers. Int J Radiat Oncol Biol Phys 65(1):1–7. doi:10.1016/j.ijrobp.2006.01.027

[32] Hammal DM, Bell CL, Craft AW, Parker L (2005) Second primary tumors in children and young adults in the North of England (1968–99). Pediatr Blood Cancer 45(2):155–161. doi:10.1002/ pbc.20448

[33] Heckl S, Aschoff A, Kunze S (2002) Radiation-induced cavernous hemangiomas of the brain: a late effect predominantly in children. Cancer 94(12):3285–3291. doi:10.1002/cncr.10596

[34] Hijiya N, Hudson MM, Lensing S, Zacher M, Onciu M, Behm FG, Razzouk BI, Ribeiro RC, Rubnitz JE, Sandlund JT, Rivera GK, Evans WE, Relling MV, Pui CH (2007) Cumulative incidence of secondary neoplasms as a first event after childhood acute lymphoblastic leukemia. JAMA 297(11):1207–1215. doi:10.1001/jama.297.11.1207

[35] Inskip PD, Curtis RE (2007) New malignancies following childhood cancer in the United States, 1973–2002. Int J Cancer 121(10):2233–2240. doi:10.1002/ijc.22827

[36] Jazbec J, Ecimovic P, Jereb B (2004) Second neoplasms after treatment of childhood cancer in Slovenia. Pediatr Blood Cancer 42(7):574–581. doi:10.1002/pbc.20025

[37] Jenkinson H, Hawkins M (1999) Secondary brain tumours

in children with ALL. Lancet 354(9184):1126. doi:10.1016/s0140-6736(05)76922-1

[38] Jenkinson HC, Hawkins MM, Stiller CA, Winter DL, Marsden HB, Stevens MC (2004) Long-term population-based risks of second malignant neoplasms after childhood cancer in Britain. Br J Cancer 91(11):1905–1910. doi:10.1038/sj.bjc.6602226

[39] Kantar M, Cetingul N, Kansoy S, Anacak Y, Demirtas E, Ersahin Y, Mutluer S (2004) Radiotherapy-induced secondary cranial neoplasms in children. Childs Nerv Syst 20(1):46–49. doi:10.1007/ s00381-003-0798-x

[40] Kingston JE, Hawkins MM, Draper GJ, Marsden HB, Kinnier Wilson LM (1987) Patterns of multiple primary tumours in patients treated for cancer during childhood. Br J Cancer 56(3):331–338

[41] Klein G, Michaelis J, Spix C, Wibbing R, Eggers G, Ritter J, Kaatsch P (2003) Second malignant neoplasms after treatment of childhood cancer. Eur J Cancer (Oxford, England: 1990) 39(6):808–817

[42] Klein EE, Maserang B, Wood R, Mansur D (2006) Peripheral doses from pediatric IMRT. Med Phys 33(7):2525–2531

[43] Kony SJ, de Vathaire F, Chompret A, Shamsaldim A, Grimaud E, Raquin MA, Oberlin O, Brugieres L, Feunteun J, Eschwege F, Chavaudra J, Lemerle J, Bonaiti-Pellie C (1997) Radiation and genetic factors in the risk of second malignant neoplasms after a first cancer in childhood. Lancet 350(9071):91–95. doi:10.1016/s0140-6736(97)01116-1

[44] Korones DN, Padowski J, Factor BA, Constine LS (2003) Do children with optic pathway tumors have an increased frequency of other central nervous system tumors? Neuro-Oncology 5(2):116–120. doi:10.1215/s1522-8517-02-00030-3

[45] Kry SF, Salehpour M, Followill DS, Stovall M, Kuban DA, White RA, Rosen II (2005) The calculated risk of fatal secondary malignancies from intensity-modulated radiation therapy. Int J Radiat Oncol Biol Phys 62(4):1195–1203. doi:10.1016/j.ijrobp.2005.03.053

[46] Kuenzle C, Weissert M, Roulet E, Bode H, Schefer S, Huisman T, Landau K, Boltshauser E (1994) Follow-up of optic pathway gliomas in children with neurofibromatosis type 1. Neuropediatrics 25(6):295–300. doi:10.1055/s-2008-1073043

[47] Lew SM, Morgan JN, Psaty E, Lefton DR, Allen JC, Abbott R (2006) Cumulative incidence of radiation-induced cavernomas in long-term survivors of medulloblastoma. J Neurosurg 104(2 Suppl):103–107. doi:10.3171/ped.2006.104.2.103

[48] Little MP, de Vathaire F, Shamsaldin A, Oberlin O, Campbell S, Grimaud E, Chavaudra J, Haylock RG, Muirhead CR (1998) Risks of brain tumour following treatment for cancer in childhood: modification by genetic factors, radiotherapy and chemotherapy. Int J Cancer 78(3):269–275. doi:10.1002/(sici)1097-0215(19981029)78:3<269::aid-ijc1>3.0.co;2-t

[49] Loning L, Zimmermann M, Reiter A, Kaatsch P, Henze G, Riehm H, Schrappe M (2000) Secondary neoplasms subsequent to Berlin-Frankfurt-Munster therapy of acute lymphoblastic leukemia in childhood: significantly lower risk without cranial radiotherapy. Blood 95(9):2770–2775

[50] Lonser RR, Walbridge S, Vortmeyer AO, Pack SD, Nguyen TT, Gogate N, Olson JJ, Akbasak A, Bobo RH, Goffman T, Zhuang Z, Oldfield EH (2002) Induction of glioblastoma multiforme in nonhuman primates after therapeutic doses of fractionated whole-brain radiation therapy. J Neurosurg 97(6):1378–1389. doi:10.3171/jns.2002.97.6.1378

[51] MacArthur AC, Spinelli JJ, Rogers PC, Goddard KJ, Phillips N, McBride ML (2007) Risk of a second malignant neoplasm among 5-year survivors of cancer in childhood and adolescence in British Columbia, Canada. Pediatr Blood Cancer 48(4):453–459. doi:10.1002/pbc.20921

[52] Makidono A, Kobayashi N, Saida Y, Manabe A, Kawamori J, Suzuki K (2009) Metachronous gliomas following cranial irradiation for mixed germ cell tumors. Childs Nerv Syst 25(6):713–718. doi:10.1007/s00381-009-0829-3

[53] Mann I, Yates PC, Ainslie JP (1953) Unusual case of double primary orbital tumour. Br J Ophthalmol 37(12):758–762

[54] Mathews JD, Forsythe AV, Brady Z, Butler MW, Goergen SK, Byrnes GB, Giles GG, Wallace AB, Anderson PR, Guiver TA, McGale P, Cain TM, Dowty JG, Bickerstaffe AC, Darby SC (2013) Cancer risk in 680,000 people exposed to computed tomography scans in childhood or adolescence: data linkage study of 11 million Australians. BMJ 346:f2360. doi:10.1136/bmj.f2360

[55] Maule M, Scelo G, Pastore G, Brennan P, Hemminki K, Pukkala E, Weiderpass E, Olsen JH, Tracey E, McBride ML, Brewster DH, Pompe-Kirn V, Tonita JM, Kliewer EV, Chia KS, Jonasson JG, Martos C, Magnani C, Boffetta P (2008) Risk of second malignant neoplasms after childhood central nervous system malignant tumours: an international study. Eur J Cancer (Oxford, England: 1990) 44(6):830–839. doi:10.1016/j.ejca.2008.02.012

[56] Meadows AT, Baum E, Fossati-Bellani F, Green D, Jenkin RD, Marsden B, Nesbit M, Newton W, Oberlin O, Sallan SG et al (1985) Second malignant neoplasms in children: an update from the Late Effects Study Group. J Clin Oncol 3(4):532–538

[57] Meadows AT, Friedman DL, Neglia JP, Mertens AC, Donaldson SS, Stovall M, Hammond S, Yasui Y, Inskip PD (2009) Second neoplasms in survivors of childhood cancer: findings from the Childhood Cancer Survivor Study cohort. J Clin Oncol 27(14):2356–2362. doi:10.1200/ jco.2008.21.1920

[58] Miralbell R, Lomax A, Cella L, Schneider U (2002) Potential reduction of the incidence of radiation-induced second cancers by using proton beams in the treatment of pediatric tumors. Int J Radiat Oncol Biol Phys 54(3):824–829

[59] Moteabbed M, Yock TI, Paganetti H (2014) The risk of radiation-induced second cancers in the high to medium dose region: a comparison between passive and scanned proton therapy, IMRT and VMAT for pediatric patients with brain tumors. Phys Med Biol 59(12):2883–2899. doi:10.1088/0031-9155/59/12/2883

[60] Mu X, Bjork-Eriksson T, Nill S, Oelfke U, Johansson KA, Gagliardi G, Johansson L, Karlsson M, Zackrisson DB (2005) Does electron and proton therapy reduce the risk of radiation induced cancer after spinal irradiation for childhood medulloblastoma? A comparative treatment planning study. Acta Oncol (Stockholm, Sweden) 44(6):554–562. doi:10.1080/02841860500218819

[61] Neglia JP, Meadows AT, Robison LL, Kim TH, Newton WA, Ruymann FB, Sather HN, Hammond GD (1991) Second neoplasms after acute lymphoblastic leukemia in childhood. N Engl J Med 325(19):1330–1336. doi:10.1056/nejm199111073251902

[62] Neglia JP, Robison LL, Stovall M, Liu Y, Packer RJ, Hammond S, Yasui Y, Kasper CE, Mertens AC, Donaldson SS, Meadows AT, Inskip PD (2006) New primary neoplasms of the central

nervous system in survivors of childhood cancer: a report from the Childhood Cancer Survivor Study. J Natl Cancer Inst 98(21):1528–1537. doi:10.1093/jnci/djj411

[63] Newhauser WD, Fontenot JD, Mahajan A, Kornguth D, Stovall M, Zheng Y, Taddei PJ, Mirkovic D, Mohan R, Cox JD, Woo S (2009) The risk of developing a second cancer after receiving craniospinal proton irradiation. Phys Med Biol 54(8):2277–2291. doi:10.1088/0031–9155/54/8/002

[64] Nguyen F, Rubino C, Guerin S, Diallo I, Samand A, Hawkins M, Oberlin O, Lefkopoulos D, De Vathaire F (2008) Risk of a second malignant neoplasm after cancer in childhood treated with radiotherapy: correlation with the integral dose restricted to the irradiated fields. Int J Radiat Oncol Biol Phys 70(3):908–915. doi:10.1016/j.ijrobp.2007.10.034

[65] Nygaard R, Garwicz S, Haldorsen T, Hertz H, Jonmundsson GK, Lanning M, Moe PJ (1991) Second malignant neoplasms in patients treated for childhood leukemia. A population–based cohort study from the Nordic countries. The Nordic Society of Pediatric Oncology and Hematology (NOPHO). Acta Paediatr Scand 80(12):1220–1228

[66] Oeffinger KC, Mertens AC, Sklar CA, Kawashima T, Hudson MM, Meadows AT, Friedman DL, Marina N, Hobbie W, Kadan–Lottick NS, Schwartz CL, Leisenring W, Robison LL (2006) Chronic health conditions in adult survivors of childhood cancer. N Engl J Med 355(15):1572– 1582. doi:10.1056/NEJMsa060185

[67] Olsen JH, Boice JD Jr, Seersholm N, Bautz A, Fraumeni JF Jr (1995) Cancer in the parents of children with cancer. N Engl J Med 333(24):1594–1599. doi:10.1056/nejm199512143332403

[68] Olsen JH, Moller T, Anderson H, Langmark F, Sankila R, Tryggvadottir L, Winther JF, Rechnitzer C, Jonmundsson G, Christensen J, Garwicz S (2009) Lifelong cancer incidence in 47,697 patients treated for childhood cancer in the Nordic countries. J Natl Cancer Inst 101(11):806– 813. doi:10.1093/jnci/djp104

[69] Packer RJ, Zhou T, Holmes E, Vezina G, Gajjar A (2013) Survival and secondary tumors in children with medulloblastoma receiving radiotherapy and adjuvant chemotherapy: results of Children's Oncology Group trial A9961. Neuro–Oncology 15(1):97–103. doi:10.1093/neuonc/nos267

[70] Pan E, Prados MD (2003) Familial tumors syndromes of the central nervous system. In: Pollock RE, Weichselbaum RR (eds) Holland–Frei cancer medicine. BC Decker, Hamilton (ON)

[71] Paulino AC, Mai WY, Chintagumpala M, Taher A, Teh BS (2008) Radiation–induced malignant gliomas: is there a role for reirradiation? Int J Radiat Oncol Biol Phys 71(5):1381–1387. doi:10.1016/j.ijrobp.2007.12.018

[72] Paulino AC, Ahmed IM, Mai WY, Teh BS (2009) The influence of pretreatment characteristics and radiotherapy parameters on time interval to development of radiation–associated meningioma. Int J Radiat Oncol Biol Phys 75(5):1408–1414. doi:10.1016/j.ijrobp.2009.01.052

[73] Pearce MS, Salotti JA, Little MP, McHugh K, Lee C, Kim KP, Howe NL, Ronckers CM, Rajaraman P, Craft AW, Parker L, Berrington de González A (2012) Radiation exposure from CT scans in childhood and subsequent risk of leukaemia and brain tumours: a retrospective cohort study. Lancet 380(9840):499–505. doi:10.1016/s0140–6736(12)60815–0

[74] Perkins SM, Dewees T, Shinohara ET, Reddy MM, Frangoul H (2013) Risk of subsequent malignancies in survivors of childhood leukemia. J Cancer Surviv 7(4):544–550. doi:10.1007/ s11764–013–0292–8

[75] Peterson KM, Shao C, McCarter R, MacDonald TJ, Byrne J (2006) An analysis of SEER data of increasing risk of secondary malignant neoplasms among long–term survivors of childhood brain tumors. Pediatr Blood Cancer 47(1):83–88. doi:10.1002/pbc.20690

[76] Pettorini BL, Narducci A, de Carlo A, Abet F, Caldarelli M, Massimi L, Tamburrini G, Di Rocco C (2009) Thyroid neoplasm after central nervous system irradiation for medulloblastoma in childhood: report of two cases. Childs Nerv Syst 25(5):631–634. doi: 10.1007/s00381–009–0814–x

[77] Relling MV, Rubnitz JE, Rivera GK, Boyett JM, Hancock ML, Felix CA, Kun LE, Walter AW, Evans WE, Pui CH (1999) High incidence of secondary brain tumours after radiotherapy and antimetabolites. Lancet 354(9172):34–39. doi:10.1016/s0140–6736(98)11079–6

[78] Reulen RC, Frobisher C, Winter DL, Kelly J, Lancashire ER, Stiller CA, Pritchard–Jones K, Jenkinson HC, Hawkins MM (2011) Long–term risks of subsequent primary neoplasms among survivors of childhood cancer. JAMA 305(22):2311–2319. doi:10.1001/jama.2011.747

[79] Romeike BF, Kim YJ, Steudel WI, Graf N (2007) Diffuse high–grade gliomas as second malignant neoplasms after radio–chemotherapy for pediatric malignancies. Childs Nerv Syst 23(2):185– 193. doi:10.1007/s00381–006–0199–z

[80] Rosso P, Terracini B, Fears TR, Jankovic M, Fossati Bellani F, Arrighini A, Carli M, Cordero di Montezemolo L, Garre ML, Guazzelli C et al (1994) Second malignant tumors after elective end of therapy for a first cancer in childhood: a multicenter study in Italy. Int J Cancer 59(4):451–456

[81] Sadetzki S, Chetrit A, Freedman L, Stovall M, Modan B, Novikov I (2005) Long–term follow–up for brain tumor development after childhood exposure to ionizing radiation for tinea capitis. Radiat Res 163(4):424–432

[82] Salminen E, Pukkala E, Teppo L (1999) Second cancers in patients with brain tumours—impact of treatment. Eur J Cancer (Oxford, England: 1990) 35(1):102–105

[83] Salvati M, D'Elia A, Melone GA, Brogna C, Frati A, Raco A, Delfini R (2008) Radio–induced gliomas: 20–year experience and critical review of the pathology. J Neuro–Oncol 89(2):169–177. doi:10.1007/s11060–008–9565–x

[84] Sankila R, Olsen JH, Anderson H, Garwicz S, Glattre E, Hertz H, Langmark F, Lanning M, Moller T, Tulinius H (1998) Risk of cancer among offspring of childhood–cancer survivors. Association of the Nordic Cancer Registries and the Nordic Society of Paediatric Haematology and Oncology. N Engl J Med 338(19):1339–1344. doi:10.1056/nejm199805073381902

[85] Sharif S, Ferner R, Birch JM, Gillespie JE, Gattamaneni HR, Baser ME, Evans DG (2006) Second primary tumors in neurofibromatosis 1 patients treated for optic glioma: substantial risks after radiotherapy. J Clin Oncol 24(16):2570–2575. doi:10.1200/jco.2005.03.8349

[86] Shore RE, Moseson M, Harley N, Pasternack BS (2003) Tumors and other diseases following childhood x–ray treatment for ringworm of the scalp (Tinea capitis). Health Phys 85(4):404–408

[87] Shore–Freedman E, Abrahams C, Recant W, Schneider AB

(1983) Neurilemomas and salivary gland tumors of the head and neck following childhood irradiation. Cancer 51(12): 2159–2163
[88] Smith MA, Seibel NL, Altekruse SF, Ries LA, Melbert DL, O'Leary M, Smith FO, Reaman GH (2010) Outcomes for children and adolescents with cancer: challenges for the twenty–first century. J Clin Oncol 28(15):2625–2634. doi:10.1200/jco.2009.27.0421
[89] Soffer D, Gomori JM, Siegal T, Shalit MN (1989) Intracranial meningiomas after high–dose irradiation. Cancer 63(8): 1514–1519
[90] Stavrou T, Bromley CM, Nicholson HS, Byrne J, Packer RJ, Goldstein AM, Reaman GH (2001) Prognostic factors and secondary malignancies in childhood medulloblastoma. J Pediatr Hematol Oncol 23(7):431–436
[91] Strenger V, Sovinz P, Lackner H, Dornbusch HJ, Lingitz H, Eder HG, Moser A, Urban C (2008) Intracerebral cavernous hemangioma after cranial irradiation in childhood. Incidence and risk factors. Strahlenther Onkol 184(5):276–280. doi:10.1007/s00066–008–1817–3
[92] Strojan P, Popovic M, Jereb B (2000) Secondary intracranial meningiomas after high–dose cranial irradiation: report of five cases and review of the literature. Int J Radiat Oncol Biol Phys 48(1):65–73
[93] Sugden E, Taylor A, Pretorius P, Kennedy C, Bhangoo R (2014) Meningiomas occurring during long–term survival after treatment for childhood cancer. JRSM Open 5(4):2054270414524567. doi:10.1177/2054270414524567
[94] Svahn–Tapper G, Garwicz S, Anderson H, Shamsaldin A, De Vathaire F, Olsen JH, Dollner H, Hertz H, Jonmundsson G, Langmark F, Lanning M, Sankila R, Tulinius H, Moller T (2006) Radiation dose and relapse are predictors for development of second malignant solid tumors after cancer in childhood and adolescence: a population–based case–control study in the five Nordic countries. Acta Oncol (Stockholm, Sweden) 45(4):438–448. doi:10.1080/02841860600658633
[95] Taylor AJ, Frobisher C, Ellison DW, Reulen RC, Winter DL, Taylor RE, Stiller CA, Lancashire ER, Tudor EC, Baggott C, May S, Hawkins MM (2009) Survival after second primary neoplasms of the brain or spinal cord in survivors of childhood cancer: results from the British Childhood Cancer Survivor Study. J Clin Oncol 27(34):5781–5787. doi:10.1200/jco.2009.22.4386
[96] Taylor AJ, Little MP, Winter DL, Sugden E, Ellison DW, Stiller CA, Stovall M, Frobisher C, Lancashire ER, Reulen RC, Hawkins MM (2010) Population–based risks of CNS tumors in survivors of childhood cancer: the British Childhood Cancer Survivor Study. J Clin Oncol 28(36):5287–5293. doi:10.1200/jco.2009.27.0090
[97] Thompson DE, Mabuchi K, Ron E, Soda M, Tokunaga M, Ochikubo S, Sugimoto S, Ikeda T, Terasaki M, Izumi S et al (1994) Cancer incidence in atomic bomb survivors. Part II: solid tumors, 1958–1987. Radiat Res 137(2 Suppl):S17–S67
[98] Torres CF, Korones DN, Pilcher W (1997) Multiple ependymomas in a patient with Turcot's syndrome. Med Pediatr Oncol 28(1):59–61
[99] Travis LB, Ng AK, Allan JM, Pui CH, Kennedy AR, Xu XG, Purdy JA, Applegate K, Yahalom J, Constine LS, Gilbert ES, Boice JD Jr (2012) Second malignant neoplasms and cardiovascular disease following radiotherapy. J Natl Cancer Inst 104(5):357–370. doi:10.1093/jnci/djr533
[100] Tsui K, Gajjar A, Li C, Srivastava D, Broniscer A, Wetmore C, Kun LE, Merchant TE, Ellison DW, Orr BA, Boop FA, Klimo P, Ross J, Robison LL, Armstrong GT (2015) Subsequent neoplasms in survivors of childhood central nervous system tumors: risk after modern multimodal therapy. Neuro–Oncology 17(3):448–456. doi:10.1093/neuonc/nou279
[101] Tubiana M (2009) Can we reduce the incidence of second primary malignancies occurring after radiotherapy? A critical review. Radiother Oncol 91(1):4–15. ; discussion 11–13. doi:10.1016/j. radonc.2008.12.016
[102] Vinchon M, Leblond P, Caron S, Delestret I, Baroncini M, Coche B (2011) Radiation–induced tumors in children irradiated for brain tumor: a longitudinal study. Childs Nerv Syst 27(3):445– 453. doi:10.1007/s00381–011–1390–4
[103] von Hoff K, Hinkes B, Gerber NU, Deinlein F, Mittler U, Urban C, Benesch M, Warmuth–Metz M, Soerensen N, Zwiener I, Goette H, Schlegel PG, Pietsch T, Kortmann RD, Kuehl J, Rutkowski S (2009) Long–term outcome and clinical prognostic factors in children with medulloblastoma treated in the prospective randomised multicentre trial HIT'91. Eur J Cancer (Oxford, England: 1990) 45(7):1209–1217. doi:10.1016/j.ejca.2009.01.015
[104] Walter AW, Hancock ML, Pui CH, Hudson MM, Ochs JS, Rivera GK, Pratt CB, Boyett JM, Kun LE (1998) Secondary brain tumors in children treated for acute lymphoblastic leukemia at St Jude Children's Research Hospital. J Clin Oncol 16(12):3761–3767
[105] Winther JF, Sankila R, Boice JD, Tulinius H, Bautz A, Barlow L, Glattre E, Langmark F, Moller TR, Mulvihill JJ, Olafsdottir GH, Ritvanen A, Olsen JH (2001) Cancer in siblings of children with cancer in the Nordic countries: a population–based cohort study. Lancet 358(9283):711– 717. doi:10.1016/s0140–6736(01)05838–x
[106] You SH, Lyu CJ, Kim DS, Suh CO (2013) Second primary brain tumors following cranial irradiation for pediatric solid brain tumors. Childs Nerv Syst 29(10):1865–1870. doi: 10.1007/ s00381–013–2098–4